AF287445

ab dem haupttext ist diese schrift als ein rap zu verstehen
zum rap gehören nicht die zitate
der rap fängt an mit der musik von griegs morgenröte
ein langsamer übergang zu hendrix hey joe stimmung und
dann der übergang zu rap im stiel von eminem in seinen
besten zeiten mit lil wayne und No Love, um dann wieder einzutauchen
in griegs morgenröte

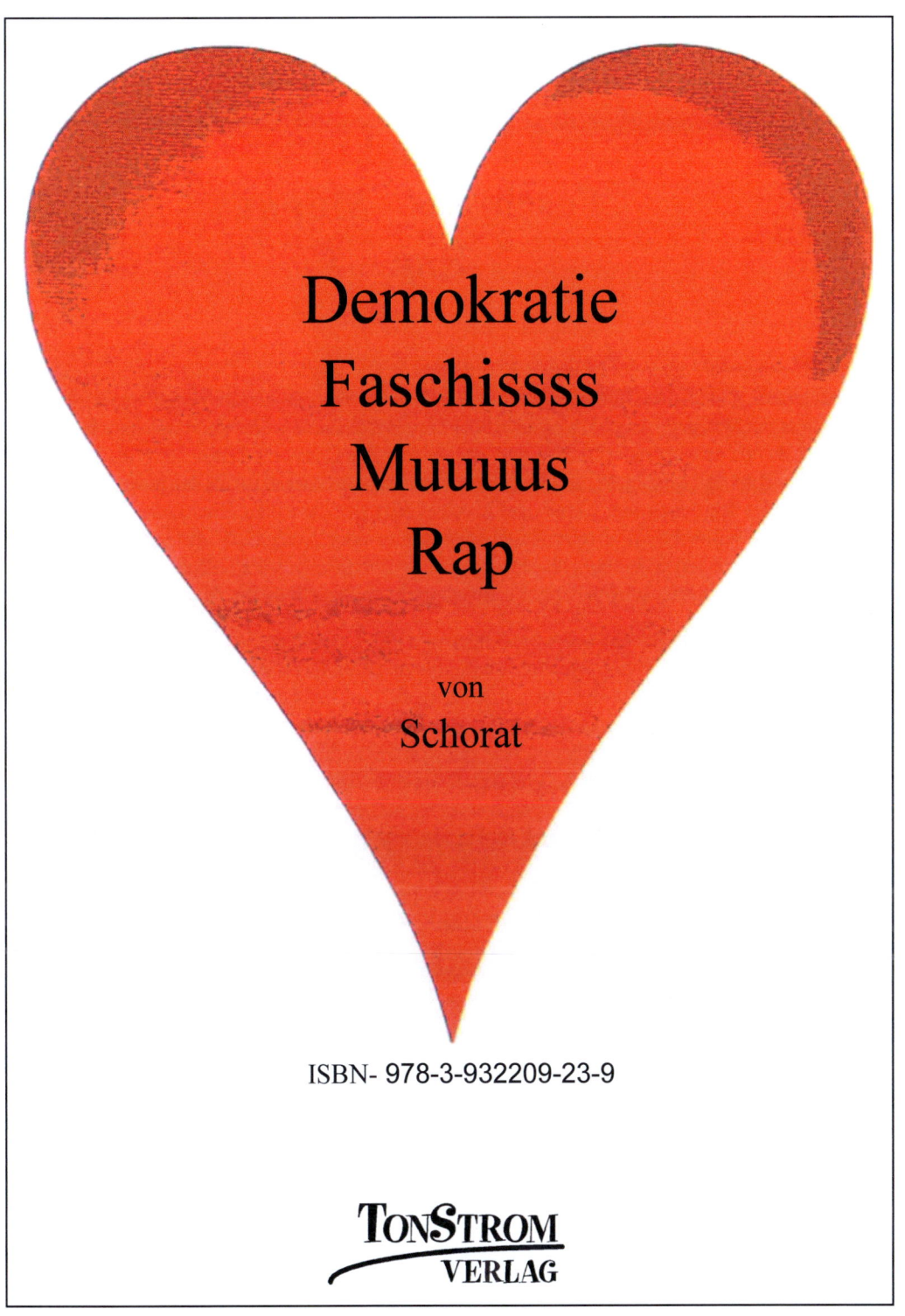

Demokratie
Faschissss
Muuuus
Rap

von
Schorat

ISBN- 978-3-932209-23-9

TonStrom
VERLAG

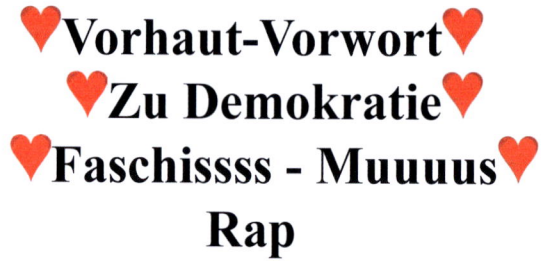

♥Vorhaut-Vorwort♥
♥Zu Demokratie♥
♥Faschissss - Muuuus♥
Rap

♥ Der Künstler steht über der Moral. Schöner Spruch. Das ist eher ein Privatproblem. Graben ist hier aber erlaubt. Es soll dazu führen das man sich ändert. Das man angelernte Verhaltensweisen eines braven Konsumenten und braven Untertanen oder braven Lohnsklaven für die WirtschaftsPolitmafia fallen lässt das sie ausgeblendet werden und man wieder das Chaos ins Leben lässt, die Kreativität die nicht auf Zahl und Messen beruht. Man kann heutzutage praktisch sagen das jeder der von sich sagt er sein Dies und Jenes oder Christ oder Moslem oder Buddhist oder Hindu oder Politiker oder Mediziner oder Wissenschaftler oder Roter oder Grüner oder „„jedenfalls das jeder der sich mit definitiv Bezeichnungen schmückt , als eine Art von Selbsterkenntnis der Selbstverblödung für sich selber und andere,„„das der schwer,schwer,schwer, ganz schwer, ein an der Birne hat..

♥ Das sind alles vorgeschobene Selbstbezeichnungen Filter, Gardinen, Nebelbomben die verblöden und somit keine weitere Erkenntnisse oder Evolution zulassen. Es ist wie Religion, ein gefährliches Missverständnis. Zivilisationen Gesellschaften bauen sich auf und zerstören sich auch wieder durch ihre eigene Ignoranz und der Ignoranz der Geldkartelle und Wirtschaftskartelle. Und da alle diese Selbstverblöder schlecht und unliebevoll erzogen wurden ist das Resultat ja auch das gleiche. Das geht für eine weile gut mit den Schecks und dem Schmiergeld läuft aber unweigerlich auf Zerstörung und zwar von allem hinaus. In einer Demokratie Faschissmuuus Gesellschaft sind Tugenden wie Ellenbogenmentalität und Täuschen und Ausbeuten sehr gefragt, weil sie dem Raubtier Mensch noch am nahesten liegen. Duchsetzungsblowjobs und Konfliktfähigkeitsabzockerei im beruflichen Alltag im Universum sind unverzichtbare Schmeichelprogramme für den Aufstieg zum Abstieg. Der ganze sozialisationstheoretische Murks dieser Quark, wo der Mensch von Natur aus gut sei, er aber durch eine schwierige Sozialisation in die Gewalt gedrängt wird, das ist alles Murks, denn der Mensch also das sichtbare, ist das tierische, das transformiert werden muss und will im Langlauf der Evolution,. Und der Mensch sei von Natur aus polymorph pervers und kann nur über die Kultur und Erziehung auf den rechten Weg gebracht werden ist auch Murks. Denn beides ist prozentual richtig und zwar für die Äußerlichkeiten also die Bindung an Äußerlichkeiten. Das innere das Innenleben des Raubmenschen das wird so aber nicht transformiert. Und der ganze GenenMurks, also das Erklärungsmodul für unerklärliches auf dem dann alles erklärt wird wenn einem nix und doppelnix mehr einfällt, das ist auch Murks. Denn wer programmiert die Gene und wie und von wo und so weiter. Das ganze Demokratiegelaber ist pures Geheuchel und Missbrauch der Positionen für eine Gierige und Vollgefressene Wirtschaftmonopolisten Schmiergeldseuche und eine Politische Unfähigkeitsseuche mit dem Schleier der Schein Scheinfähigkeit also der Geldfähigkeit. Das ist Totalwahnsinn. Die Magerkur der Kartellindustrien und Kartellpolitik und Kartellreligionen weltweit ist so Senil geworden das Magersucht in Haushalt und Portmoney und Energie zu

Megggaverschlankung der Massen führt, geführt hat und führen wird. Die Angriffslust des Tiere des Raubtieres also der Mainstreammenschen des Kollektives wie sich die Industrie gerne darstellt aber in Wahrheit das bloß ausnützerisch kanalisiert um ihre Roboterarbeiterschaft zu züchten für den Weg in die Totalverblödung, ist Globalzüchtung, ob Asiaten ob Russen ob Chinesen die Tibetmörder die Völkerbanditen die Stinkfratzen der Erde, ob Amerikaner Europäer, sie wollen sich alle gegenseitig platt machen. Ist dass das Zielfernrohr für das menschliche Schöne Gute, das da irgendwo irgendwie irgendwann schlummern soll und aufgeweckt werden soll, könnte, oder besser schlafen gelassen wird, weil ja sonst die Fratze des Raubmenschen nicht weiter gelebt werden kann.. Ist das nicht alles der Kreislauf der Wiederkehr des Raubtiers des Raubmenschens und mehr nicht mit den üblichen Resultaten, also Zerstörung, und heutzutage ja sogar planetarisch mit Klimaverseuchung mit Klimakatastrophalis. Sind die Aggressionen und die Boshaftigkeit nicht schon längst wieder kollektive Globale Wolken und Wetter für die Erde geworden, wo gut geschmiert gut betrogen gut ausgebeutet das elektrische Lächeln für die Kameras abläuft und im Hinterzimmer Schönwetterpolitik gesabbert wird. Und schnell noch nebenbei den Politikern die Abzockgehälter erhöht werden damit das Üble der üblen Strategien auch gut entlohnt werden im Zusammenspiel der industriellen satanischen Erdkräfte die immer sooo Megablöde sind auf Verbrennung also Steinzeitmethoden zu setzen sooo blöde sind die noch. Bloß die Formen haben sich geändert mehr nicht. Und großzügige Entlohnung wird ja auch den Managern egal welcher BerufsGruppe gewährleistet damit die schmerzfreier die Massen entlassen können und über den Kotzsalat ihrer Entscheidungen und Strategien hinweg schauen können wo das Schicksal von zig , zig Tausenden von Menschen in den Armutsdumpkopfsalat geschmiert wird, da sie ja für sich und ihre Familien von Bildung bis Huren alles parat haben wenn sie gefeuert werden und milde auf Bewährung verurteil werden oder Vergleiche geschlossen werden von korrupten Staatsanwälten die alle selber Teil des Mainstreamsystem des Kollektivs sind. Also ganz, ganz, ganz, niedere Schwingungsenergie außer Bösartigkeitsenergie die ist hoch. Da hilf auch keine Schönredekunst unter dem Motto ich tu das nur zum Besten egal von welcher Berufssparte das kommt. Aber was soll's, ich kenne ja das hinterfotzige Industrieraubmensch Leben zu gut aus Deutschland USA Kanada Indien England Griechenland oder Afrika. Die Raubmenschen sind dort überall die gleichen mit den gleichen Hinterfotzigen Gierzielen und Egonebelbömbchen, der Angst denn das ist alles angstbesetztes Verhalten, also die Unwahrheit die Unliebe. Diese blöden dumpfen Machtspiele der Raubsäuger Menschen genannt, sind einfach zu blöde für ein Leben im Universum Gottes viel, viel, zu blöde. Aber das merken die gar nicht die sind ja sogar noch eins mit ihren Gedanken und Vorstellungen und denken und glauben sie seien das Denken und die Fantasie und der Körper so gefangen sind die Mainstreammenschen noch. Und das ist dann das Resultat global. Aggressionen und gegenseitiges Ausbeuten und Platt machen durch Abzocke Morde Kriege und anderen senilen Nebelbewusstheiten. Der materialistische Dream also der Amerikanische Dream das ist wahrlich nur ein Traum des Kollektivbewusstseins des Mainstream das ist ein billiges Rezept denn für jeden der das Ziel schafft für jede Firma egal ob in China Russland USA Europa Afrika Südamerika beißen zigtausenden ja Millionen ins berühmte Gras, wenn's wenigstens echtes Grass Ho, Ho, Ho, Kambodian oder Acapulco Gold wäre, HoHo, jedenfalls über die wird nie ein Wort verloren denn die haben verloren, und die Amerikaner und Chinesen und Europäer werden sehr verstört sein wenn sie erkennen müssen das Materialismus Muus also Demokratie FaschissMuus nur zur Zerstörung führen wird da gibt es kein Happy End. Das ist eine Selbstbelügung eine Selbstbetrügung der Massen der Völker das ganze Leben wird zu einem Desaster es ist eine Fantasiewelt die für immer aufrecht erhalten werden soll durch die Gekldkartelle also die gleichen Zerstörungen durch die Religionskartelle also die gleichen Illusionen durch die Politikkartelle also Sekten also die gleichen Zerstörungen, auch wenn es heute so aussieht

5

so gut aussieht im Nobelkarossenvorfahren bei dem und den Staatsmännern und Staatsfrauen wo alles im Pomp auf Steuergelder gelebt wird, die Massen der Menschen werden sich das nicht gefallen lassen werden revoltieren und werden dann von ihren eignen durch Steuergelder finanzierten Polizei und Armee und Faschissmuuuskräften niedergemacht werden, wenn es in einer dicken fetten Wooooge kommen wird, da die Gier also das Schwarze das Böse die Ignoranz in Wirtschaft also Menschen und Politik also Menschen und BankGeldkartellen also Menschen so weiter geht. Wirklichkeitsflucht in Geld und Materieprojekten wird bestraft durch die Begrenzung des Themas des Materials und wird zwangsläufig zur Zerstörung führen ohne jegliche Einsicht zur Erweiterung eines spirituellen Lebens. Die Schein also Geldschein Scheinordnung wird zerfallen aber das unerwartete darf nicht erwartet werden. Das Chaos also die Freiheit darf nicht kommen das Lebensgefühl des Rationalitätstaats der in Wahrheit IRRATIONALITÄTSPOLITIK DURCH IHRE SCHEIBENWISCHER LOBBYISTEN GUT GESCHMIERT darf dieses falsche Ordnungssystem nicht berühren, der Demokratiefaschissmuuus muss erweitert werden im Sinne von Tsunamioptionen für die Geldmafia die Kartellmafia die Politikmafia zu einem subtileren Ausbeuten durch Gesetze glaubhaft gemacht für die gläubigen Schafe also die Arbeiterschaft die Angestellten die Akademiker und so weiter, also die Raubsäugetiere. Das ist alles erschwindelte Konsenskultur also das falsche das unspielerische das nichtspaßfreie das penetrante es ist das verschleiern offener Worte so wie jetzt China die Tibeter platt machen da sagt kein Polischwein etwas echtes gegen die Barbaren in der chinesischen Politik die Faschisten dort sie pflegen lieber eine erschwindelte Konsenskultur weil sie an die Gedanken die sie haben glauben und glauben das sei richtig und wahr, dabei ist aber auch jeder Gedanke jede Fantasie Unwahrheit labil und ersetzbar und vor allen Dingen der Wahnsinn des Lebens im Traum. Ho, Ho, Ho. Denn die so genannten Wissenden sie sind und waren immer dümmer. Denn Wissen ist ein verdammt, verdammt, schmaler Pfad der Fachidioten und Materialisten und das gepaaaart ist eine verdammt, verdammt, explosive Mischung von Zerstörung und Demokratiefaschisssmuuus. Egal ob in Europa oder China oder USA und die letztere ist schon ein Polizei und Militärstaat und zwar ein totaler. So wie China und Russland wird das auch wieder. Die faschistoide Geisteshaltung wird gewinnen so wie im Johannesevangelium vorausgesehen und die Zerstörung wird kommen. Da rufe ich euch dich auf wollt ihr den totalen,,,, wollt ihr wieder den totalen,,,wollt ihr wieder den totalen Demokratie Faschisss Muuuus. Sorry kleine Denkschleife, schleif, schleif, schleif…Aber die existierenden politisch wirtschaftlichen Klassen also das Kastensystem, auf demokratisch, egal ob in Europa USA Russland oder China, Japan, damit wird es keine signifikante Veränderung in der Politik des Menschen also des Raubmenschens geben, da sie alle gegenseitig aus dem gleiche Schweinetrog fressen dem Staatshaushalt und dem abzocken der Massenschaft der Menschheit. Der Demokratie Faschissmuus der Kapitalismuuus ist wirklich nicht die letzte Antwort in der Geschichte der doch noch ziemlich blöden Menschheit. Ho, Ho, Ho. Wer sich nach Dingen sehnt ist blöde sehne dich nach Erlebnissen. Erlebnisse deiner selbst wer und was du bist. Sehne dich nach deiner wahren Identität deinem wahren Wesen deiner Echtheit deiner Wahrhaftigkeit deines Ichs.. Nicht nach sichtbaren Objekten auf die ihr gewohnheitsmäßig traumatisch getrimmt seid, seit du auf der Erde bist….Oleeee. Ollle Oleee Ollle…..

Und nun noch einiges zum Banditentum zum Raubtierraubmenschtum in Nahrung Gesundheit und Wirtschaft und Politik.. Es ist offensichtlich das auch das Kapital also Raubmenschen also das Satanische das Üble der Faschismuuus nicht halt gemacht hat vor der Nahrung der Menschheit. Wenn miterlebt werden muss wie es in der konventionellen Landwirtschaft (Gemeint ist Agrarindustrie. Denn konventionelle Landwirtschaft ist irreführend, falsch, da Konventionell, traditionell, also althergebracht, also von früher also Einklang mit der Natur, also BIO,bedeuten würde. Aber das ist die heutige konventionelle Landwirtschaft total nicht. Sie ist eine Giftküche) ausschließlich vergiftete Nahrungsmittel gibt und das auch durch Subventionen gefördert wird durch Lobbypolitiker in allen großen Organisation wie EU oder WTO da kann nur gesagt werden Hände weg von unserer Nahrung. Die Welthandelsorganisation wird benutzt um Gift und Dreck Produkte weltweit durchzufaschissten und wie gentechnisch verändertes Faschistengut, was sie Lebensmittel nennen,die aber Todesmittel sind, durchgezockt und durchgemordet wird. Wo Gentechnik-Konzerne Milliarden investiert haben die den Rockefeller Rothschildkartellen gehören den IG-Farben Kartellen den Kirchenkartellen in die Entwicklung gentechnisch veränderter Lebensmittel, die keiner außer die Sataner haben wollen, kein Mensch will diese Mordprodukte die allesamt auf Lügen beruhen,. Wo die Verbreitung solcher GVOs die Möglichkeit nehmen für Verbraucher, Gentechnik freie Lebensmittel zu bekommen und auch Giftfreie Lebensmittel zu bekommen denn diese Firmen stellen auch die Gifte her, durch die über Pollen verbreiteten gentechnisch veränderten Giftpflanzen, da ist wunderbar sichtbar das diese Menschen in Politik und Wirtschaft und Religionen schwer, schwer, ein an der Birne haben. Es muss ein Totalverbot für chemische Mittel sowohl in der Erde als auch in Lebensmittel geben, ein Totalverbot. Synthetik hat aber auch nichts im Erdboden und in Lebensmitteln zu tun. Totalverbot. Es reicht schon wenn das Falsche die Synthetik außerhalb der Erde ist, das ist schon Gift in unvorstellbaren Mengen das verseucht. Der Klagefaktor Kapital darf nicht mehr bevorzugt werden. Also wegen Geschäftsschädigung verklagen weil man seine Produkte nicht da und dort erlaubt hat. Wie das Superschwein Busch die Weltmärkte zwingen will da seine Monsantomafiakollegen Klage bei der WTO eingereicht hatten und die EU verdonnern will weil sie angeblich Illegal, welch Faschistenwort, versucht den Handel mit GVOs zu behindern. Das Kapital das ja falsch ist weil es auf Zins und Zinseszins beruht also auf Fantasialandwahnsinn, darf nicht mehr der Faktor sein der regiert sondern es muss der Mensch sein und die Natur . Das Kapital muss durch freien Handel ohne Kapital ersetzt werden. Diese Firmen wie Monsanto und alle andren Firmen die da dran hängen aus den RockefellerRothschild-IG-FarbenKartellen, drohen anderen Völkern und zwar nur auf der Basis von GeldgeilFaschismuuus Muuus und nicht wegen der Menschenliebe oder Zuneigung für die Reinheit des Lebens oder der Natur bloß wegen Geld,. Das müssen die Menschen sich nicht länger gefallen lassen. Alle Lobbyisten die für so was in die Politische Arena gehen müssen vor Gericht gestellt werden und nach China zu den Megafaschisten Banditen der Chinapolitik ausgewiesen werden und dort 10 Jahre lang die Arschlöcher der Chinapolitikmafia lecken. Und die Namen der Menschen dieser Geldgeilkartelle sind ja bekannt und man weiß wo sie leben in welchen Villen und wo ihre Kinder leben und zu welchen Universitäten sie gehen und welche Politiker in den Ländern für solche Mafiabanden stimmen und Gesetze durchzocken diesen Faschistenminister die dann danach wen sie untragbar geworden sind in den Firmen Aufsichtsratpositionen bekommen. Das ist alles der Satan der auch in den Religionen schmunzelt und dort sein Fleisch frisst. Der Papst frisst zum Beispiel gerne Kälber. Also schneidet man dem Kalb die Kehle durch damit er sein bestialisches Verhalten aufrechterhalten kann. Sind das nicht wunderbare Führungspersönlichkeiten. Ohhh wie wunderbar sind die Verhältnisse die dadurch entstanden sind. Aber die EU Saupolitiker haben ja inzwischen schon durch den Arschfick in ihre

eigene Kacke hinein das verbreiten der GVOs erhöht. Die WTO ♥ ist eine kriminelle Organisation. Die Situation ist ja mittlerweilen schon übel genug, stellt euch das mal vor, eure Nahrungsmittel sind ununterbrochen vergiftet außer Bio aber auch da wirken sich die faschistoiden Tendenzen aus durch die Chemie in der Luftübertragung, jedenfalls, euch, mir, ist das Recht schon längst genommen worden durch ignorante und üble Politiker und Firmenlobbyisten und Ruhigredner der Kartelle, frei zu wählen, selbst die Wahlen sind ja eine Farce da die Politiker sich mit üblen Wahlkonsonanten also

Wahlmethodik wählen, wir essen, ich ess, nur noch Bio, aber was auf unseren Feldern wächst ist längst vergiftet und in den Händen der Faschisten WTO und deren Geldgeber die Nahrungsmittelkonzerne wie Nestle und Monsanto und Bayer und Unilever und so weiter. Diese Firmen sind darauf aus die Kontrolle über die Nahrung zu haben, um die Ziele ihrer faschistoiden Machtregierungen aufzubauen auszubauen, da sie das Üble das Satanische sind und dem Ziel der Apokalypse dienen Weltherrschaft durch faschistisches Nichtfaschissmuus durch subtile Aushöhlung der Kräfte der Menschheit und durch Massenverblödung und durch Bildungsreduzierung und Kulturreduzierung und schlichtweg durch Geldreduzierung solange diese total verblödete Politik und Wirtschaftssystem des Kapitals regiert, also Gier denn im Wort Re-Gieren ist Gier und die Gier weiterleiten enthalten und zwar weiterleiten an die Ziele und Konten dieser Sataner. Das Saatgut wird kaltgestellt und kontrolliert und es soll eine Ödheit auf der Erde entstehen die der Wüste gleicht das Ebenbild ihrer inneren Werte eben. Das unschöne die rationale Linie ohne Liebe und blühendes für alle. Die Artenvielfalt die jetzt schon stark vermindert ist und nur noch politisch, Beamten erlaubt ist, so blöde sind diese Menschen, wird und ist stark reduziert und wird zur Wüste gestaltet der inneren Wüste der Leere des Mangels der künstlich aufrechterhalten wird, wie in Finanzsystem, das ist alles Methodik und kein Gott macht das keine Götter. Das machen die Dunklen die Ignoranten und die Üblen die Verbrecher . Diese Verbrecher in den USARegierungen und anderen Ländern die bildungsmäßig etwas unterblöde geblieben sind und überrascht werden können durch Worte der Hoffnung und Möglichkeiten und Gewinne, wolle erreichen das alle Länder weltweit also Erdweit,

ihren Widerstand gegen GVOs und auch gegen Schönheit ❤ und Nichtgifte aufgeben. Sie verweigern den Menschen ganz bewusst das Wissen und die Gefahren dieser Betrugspflanzen und Verbrecherpflanzen die ihre wissenschaftlichen Unterlagen alle ohne Ausnahme durch Lügen und Fälschungen zusammengereimt haben. Um das Kapital zu vermehren. Ich will noch mal darauf hinweisen das es hier viel, viel größere Dimensionen gibt, da wir ja nicht bloß in Berlin London New York oder Timbuktu leben, sondern wir leben auf der Erde und im Universum und zwar Universum Gottes zur gleichen Zeit, und das es andere höhere Welten gibt und andere Wesenheiten und Geister und Feen und, und so weiter das ist alles Tatsache , wird aber durch den Materialismus Muus dem Demokratie Faschissssmuuus ununterbrochen weg geredet und weg gedacht, ihr sollt Eindimensional Eintönig also Unmelodisch also Unsymphonisch also Schwach und Ungebildet bleiben. Meint ihr etwa das hier ist das Paradies bloß weil im Frühling Blumen blühen und die Wärme zurückkommt. Nein. Das hier ist das Territorium des Satans. Ihr habt wohl die Aussagen von Jesus und Buddha und Krischna und anderen Meistern nicht verstanden, das hier ist die Welt des Satans. Und die Apokalypse wird kommen. Dass das Kapital eine Totalherrschaft aufgebaut hat also das falsche. Die Lämmer und Wölfe werden sich gegenüber stehen. Seht ihr nicht wie schon Global in der Politik überall die Zweiheit der Dualismus in den Wahlen immer mehr auf die 50-50 hinzu gewählt wird. Es profitieren nur noch eine Handvoll von Konzernen und deren Kartellgründer, das sind ganz wenige Gruppen von Menschen auf der Erde. Die haben alles das was nötig ist um gerecht und frei auf der Erde zu leben, längst in ihrer Kontrolle und bestimmen die Abläufe dieser Verhältnisse der Vergiftung und Ausbeutungen. Es geht nur um Profitinteressen von Oligarchischen Halbaffensystemen. Noch mal, denen ist es mehr als Kotz und Scheißegal was dir und mir passiert und den Kindern und der Erde und den anderen Lebewesen. Die leben doch in der Megaillusion das diese Finanzsysteme dieses Kapitalsystem ewig so bleiben wird und somit haben ihre Nachkommen und Mitläufer auch auf ewig das Geld auf das sie bauen und somit geht es ihnen dann auf ewig bestens, da ja alle andern ununterbrochen auf Sparflamme gehalten werden insbesondere durch die heutige abgrundtief verlogenen Politiker weltweit die alle ohne Ausnahme keine Vision keine Visionskraft und keine

Freiheitskraft haben sondern nur den Konsens vermarkten der besagt , ♥ ES GIBT KEINE ALTERNATIVE,, ♥ , sooo abgrundtief blöde sind die so abgrundtief bösartig sind die. So armselig. Das dürfen nicht die Führungspersönlichkeiten der Menschen sein. Die haben kein Rückrat. Die sind Rad los Ratlos. Kein Beamtentum Gekotze kein Politikgekotze kein Firmengekotze hat die Erlaubnis jemals bekomme die Erde zu vergiften und Monsantogiftprodukte weltweit unter die Lebensmittel zu bringen. Nicht die Firmen und Politikerbanditen haben jemals die Erlaubnis bekommen das die Erde vergiftet wird und das Lebensmittel vergiftet werden dürfen. Die haben kein Recht die Erde mit Synthetik zu vergiften der Kapitalgerechtigkeitsfaschismuuus muss beendet werden. Das Kapital darf keine Erlaubnis mehr haben die Menschheit zu vergiften mit ihren Profiten und den Profitprodukten also mit falschen Produkten und falschen Arbeitsplätzen. Das muss verboten werden . Aber wo sind Faschismus also Ignoranzfreie Richter. Ho, Ho.Ho Denn das was durch Monsanto und IG-Farben und Rockefeller Kartelle gemacht wird mit der Erde und Lebensmittel das ist Mord. Mord an Leben und Menschen. Bewusster Mord da die auch Ziele haben die eine Überbevölkerung dezimieren will , für so was sind die. Natürlich wird das wenn's zu öffentlich wird alles abgeleugnet. Und die Gegner werden so hingestellt das sie wenn's nicht anders geht einfach ermordet oder anderswie tot gestellt kaltgestellt werden. Wir haben es hier nicht nur mit Kapital zu tun, nein wir haben es mit Faschisten zu tun denn wer die Natur und Menschen so knebelt wie es bisher ja nun unausweichlich erkannt wird, der ist schlichtweg ein ganz , ganz unliebsamer Zeitgenosse ein ganz, ganz übler der die Lüge als die Wahrheit vermarktet hat. Vergesst das nicht das läuft ununterbrochen hier in Politik und Wirtschaft und auch Religionen ab. Es geht nur um Macht über ALLES: Alle Länder der Erde müssen sich von den Chemischen Firmen distanzieren und alles Leben auf der Erde vor diese Monsantoorganisationen schützen und diese Organisationen öffentlich diskreditieren, auch die WTO gehört dazu und die Welthandelsbanken und die Geldsysteme überhaupt, denn wer Geld vor Menschen stellt der ist bekloppt und Senil und braucht einen sehr, sehr guten Psychologen und die gibt es nur ganz, ganz wenige auf der Erde. Wer Finanzen vor Arbeit stellt der ist schlichtweg verrückt und hat schwer ein an der reinen Logik der ist schon vergiftet und kann nicht klar denken und sehen und hören. Der ist vergiftet. Wer Gentechnik Nahrung für Tier und Mensch vor Gerechtigkeit und Menschenleben und Naturleben stellt der ist ein Verbrecher und muss weg der muss Therapie machen und wenn er das nicht will, ab nach China und Iran zu den Mullahs die genauso verbrecherisch sind wie damals die bekloppten Päpste und deren Anhänger die gemordet und geplündert haben das heute der Vatikanstaat daraus geworden ist mit all seinem Prunk und seiner Todesstrafen Abschaffung erst vor einigen Jahren, das sind alle abgrundtiefe Mordorganisationen und das sind die Mullaspolitiksysteme heute auch. Die Moslems sind heute so abgrundtief blöde wie die so genannten Christen damals im Mittelalter in Europa, Die sind auch 600 Jahre später erschienen haben heute also das Mittelalter erreicht in ihrer Ent-Wicklung und sind aber mit einer fortgerasten christlichen Verrücktheitskultur umgeben mit der sie klarkommen müssen. Ho, Ho, Ho..Oleeee. Also die Verbrecherfirmen wie Monsanto und die US Politik Klicke und deren englischen Mitmacher weil das Kapital in London ja das Rothschildkapital ist und das ist mit dem Rockefellerkapital ein System, hat nicht das Recht, obwohl denen Recht Scheißegal ist, über die Regulierung des Handels mit GVOs Entscheidungen zu treffen. Das muss im Einklang, Einsymphonie Einmusik mit den UN Protokollen stehen über die Biologische Sicherheit und nicht den Protokollen der Weisen von Zion, mögen sie auch gefälscht sein, das ist völlig unbedeutend, von Bedeutung ist, das es sie gibt und so was gemacht wird. Der Menschheit wird das Recht von rechtlosen Politikern und Lobbysatanern und Benamtengekotze genommen, zu wissen und zu wählen, denn was zum wählen da liegt ist ja nur vergiftete Nahrung und vergiftete Rede Die bekloppten Politiker müssen ihre verschissenen Hosen runter lassen und Licht und Farbe bekennen und zwar gegen das Kapital, denn wer für das Kapital stimmt, ist Senil und Vertreter des Satans, so einfach ist das. Wird aber durch Dummschwätzer kompliziert gedacht und gelabert. Also Monsanto und Chemiefirmen sind gleich Geldfaschismus. Gleich Totalmaterialismus gleich Totalignoranz (denn sie wissen nicht was sie tun) denn wer Unterlagen fälscht der weiß nicht was er tut auch wenn die Logik dieser Verbrecher Raubmenschen meint das zu erkennen mit den Konsequenzen. Gleich Konstant Lug Betrug Gleich bewusster Mord an allem Leben ergo Totaldemokratie Faschismus ala USA, und allen Kranken ähnlichen mitarmen Ländern die da dran hängen und mitmachen. Ich rufe euch mal anders auf : Wollt ihr das totale Kapital. Wollt ihr das totale Kapital wollt ihr das totale Kapital ..Ho, Ho, HO.. Ich kann die meisten hören Jaaaaaaaaaaaaaaaaaaaaaa.

Ernährung – Gesundheit- Hoffnung- sagt Monsanto. Aber Monsanto fälscht sämtliche Studien, immer,. Der Wolf im Schafspelz ist hier ein Spruch aus der Steinzeit dafür. Monsanto, Rockefeller, IG-Farben- Politik- Kartelle sind am besten damit zu bezeichnen : Eine blinde schwarze Katze in einem Lichtlosen Raum taub und bestialisch davon redend, Demokratie, Gerechtigkeit, Hoffnung, Freiheit . Der Satan ist in allen Big Geschäftsposten mit seinen öffentlichen Organisationen und Politiker. Ihr seht das Round Up Agent Orange Feld. Nein, besser, ihr seid das Round up Agent Orange Feld. Monsanto ist ein Teil vom alten IG-Farben-Kartell den Rockefeller Rothschild Kartell.. Monsanto ist identisch mit Faschismus ala Hitler- Stalin, Mao, Nero, Tamerlain. Aber alle zusammengenommen, nicht einzeln. Johannes Evangelium. Das Tier hat die Zahl 666. Und keiner kann kaufen und verkaufen wenn er nicht das Zeichen des Tieres hat. Strichcode. Schaut im Internet nach. IG-Farben usw. Monsanto ist selbst ein Pestizid ergo satanisch. Und warum werden Menschen im Glauben der Schulden und Schuld gehalten von Finanzämtern ergo Menschen. Warum werden Schulen nicht Topfit gemacht im Glauben ans Geld ans Kapital. Warum werden wohl Arbeiter im Glauben gehalten es wäre kein Geld da wo doch Politiksäue und Managersatanisten abzocken. Warum wird euch wohl der Glaube durch Medien und Satansmanager und Satanspolitiker und Satansärzte und Satanspharma eingetrichtert das Geld die Welt regiert und ihr sollt das Glauben und Verblöden und Veröden und Sie achten. Warum wird wohl in Afrika nix gemacht und in China ausgebeutet und ihr sollt glauben es ist vom Geld abhängig. Glaube, Glauben, Glauben, und nicht frei denken und Wissen und Tun. Oleeee. Warum wohl. Weil der Satan das Üble das verlogene euch beherrscht. Und wo sind überall die Erfüllungshilfen zu finden in der Staatsanwaltschaft die für die Industrie nun sogar Musikkapital einfordert auf Steuergelder. Wo die Intervention von Medienvertreter auf „Höherer Stelle" solch eine Massenverblödung, denn das ist keine „Höhere Stelle" es ist bloß ein „Anderssein" und nicht sichtbar machen wollen das hier Verbrecher ihre Raubmenschgedanken und Ausbeutgedanken damit denn das gehört zum Raubmenschen zum Raubtiermenschen also satanischen Menschen, erkannt werden und ihr in Ängste gehalten werden sollt, sehr ihr den weltweit nicht das Verbrecher die Menschheit beherrschen. Akteneinsichten auf Kosten der Steuerzahler wie im Falle der Musikindustrie. Staatsanwälte als Erfüllungsgehilfen der Medienindustrie. Das Kapital hat sie alle total verrückt werden lassen. Es herrschen Verrückte. Überall in allen Demokratien und in den anderen politischen oder raubmenschlichen Systemen sind die Strafverfolgungsbehörden zu Handlanger des Kapitals geworden. Warum das so ist, ist einfach, sie haben die Systeme selber für sich aufgebaut, die Politiker sind bloß das Nebelgewandt für die Bevölkerungen, Die daran glauben sollen dass es so was wie Demokratie wirklich gibt. Das ist bloß eine stupide Ideologie für Gläubige so wie schon vorher in den Religionen und so weiter. Es herrscht überall die Primitivität des Kapitals, sooooooo abgrundtief stupide sind Raubmenschens immer noch, obwohl sie Meister und Heilige auf der Erde hatten und haben. Sie sind sozusagen noch Totalverblödet die Menschen. Und verblödet worden durch das was sie folgen in ihren Raubtierglaube. Und was kann da schon wirklich schönes und befreites zum Vorschein kommen, an den Früchten werdet ihr sie erkennen. Und sind synthetisch und Kapital. So blöde haben sich die Menschen gelebt so abgrundtief verblödet leben sie hier auf der Erde. Gammelfleisch und, und Gengifte sind ihre Götter und Kapital ist ihr Gott. Die Industrie die ja totalgläubig an das Kapital ist und damit auch ihr politisches System, und das bedeutet das man ja immer mehr neue Produkte kaufen muss bis zu Totalkollaps, weil die glauben nur so kann die Wirtschaft funktionieren , sooo tief Unterblöde sind diese Menschen, Systeme, baut deswegen auch ihre Produkte bloß mit einem minimalen Lebenswert, denn sonst kann ja kein frisches Kapital gemacht werden so blöde sind die sie halten sich auf ewig in der Gefangenschaft des Kapital und deren tötenden Folgen. Und Reparaturen sowohl an den minderwertigen Produkten ist sinnlos gleichwohl wie Reparatur am System dann sinnlos wird und so gedacht wird. Es wird viel Schrott produziert die Industriellen getrieben von Finanzwahn stellen Produkte her aufwendige Produkte die sehr schnell auf dem Schrotplatz landen aufwendig hergestellt und unter Billiglohnvarianten indem sie Lohn umgehen durch Leiharbeitssklaven so wird die Umwelt die Mitwelt versaut gehalten die Arbeitskraft vergeudet damit alles schnell auf der Deponie landet, denn der Kreislauf des Geldes muss ja aufrechterhalten werden, so Megablöde sind die. Und wie sieht es mit dem Morden aus. Was machen die Jäger, hier eine Reportage von Dr... Karl-Heinz Loske die ich in der Zeitschrift Tattva Viveka fand : „Freizeitjagd und Freizeitjäger .Tiere als Brüder und Schwestern auf einem gemeinsamen Weg respektieren

»Tiere fühlen und haben Angst, sie sehnen sich nach Liebe und Anerkennung. Wir machen uns keinen Begriff davon, wie diese Wesen missachtet und missbraucht werden.« (Ronald Engert, Vorwort der Tattva Viveka Nr.. 34) Fehlende Vorstellungskraft über Empfindungen und Gefühle von Tieren sowie die enorme Fähigkeit zur Herabsetzung allen nichtmenschlichen Lebens sorgen dafür, dass das Thema Jagd und Jäger seit Jahrzehnten in der Öffentlichkeit ignoriert wird. Wer sich aber damit befasst, dem wird rasch klar, dass sich in der Anonymität der Wälder ein furchtbares, sinnloses Leid zahlloser Wildtiere abspielt. Karl-Heinz Loske, der Autor des Buches »Von der Jagd und den Jägern - Bruder Tier und sein Recht zu leben, berichtet hier über seine Erfahrungen mit der Jagd und den Jägern.

Welche ethischen Schandtaten im Rahmen der Jagd geschehen, ist kaum vorstellbar. Beginnen wir mit den Fakten: In Europa gibt es rund 7 Millionen Jäger. Allein die hälfte davon, nämlich 3,4 Millionen, stellen die drei Länder Frankreich, Italien und Spanien. In Deutschland sind rund 340.000 Freizeitjäger unterwegs, das sind etwa 0,4% der Bevölkerung. Das Interesse der Jäger gilt den 125 Tierarten, darunter 100 Vogelarten. Die Palette reicht vom Elch, Rothirsch, Seehund, Fischotter und Luchs bis zu Wachtel, Rebhuhn und Waldschnepfe. Allein 34 Greifvögel- und 23 Entenarten unterliegen dem Jagdrecht.

Die Freizeitjagd ist eine Männerdomäne. Der weibliche Anteil der Jägerschaft dürfte bei unter 5 % liegen, auch wenn es lokal anders sein kann. Die Jagd boomt in Deutschland wie nie zuvor. So hat die offizielle Zahl getöteter Tiere von 4,5 Millionen im Jagdjahr 2000/2001 auf 5,1 Millionen im Jagdjahr 2004/2005 zugenommen (Tab. 1). Viele getötete Tiere tauchen dabei in keiner Statistik auf, z.B. Hauskatzen und Hunde. Allein 300.00 Katzen bleiben alljährlich auf der Strecke«. Zahlen sind nüchtern, Einzelschicksale nicht: Da ist der Keiler, der länger ein Jahr mit weggeschossenem Unterkiefer überlebt hat und das männliche Wildschwein, das 15 Stunden Totenwache bei seiner Bache hielt. Vor allem bei den zahllosen Fehlschüssen tut sich ein Abgrund an Grausamkeit auf. Angeschossene oder bedrängte Tiere schreien, heulen, quieken, fauchen, stöhnen, zittern oder krümmen den Körper vor Schmerz. Die Jagd mit Schrot ist besonders grausam. Aufgrund der großen Streuwirkung der Schrotkugeln werden zahllose Tiere »krankgeschossen«. Blei ist zudem ein Schwermetall, das mit der Nahrung aufgenommen wird und alljährlich Tausende von Wasser- und Greifvögeln über den Blutkreislauf vergiftet. Wildfleisch ist das einzige Lebensmittel, bei dem in Deutschland exorbitant hohe Bleiwerte auftreten.

Deutschland hat dem Tierschutz 2002 als erstes Parlament Europas den Rang eines Staatszieles gegeben. Doch im Rahmen der Jagd scheint alles erlaubt: Treib-, Drück- und Kesseljagden mit schusshitzigen Jägern und chancenlosen, panisch flüchtenden Wildtieren, die in Todesangst oder mit Schussverletzungen wie kleine Kinder schreien. Scharfgemachte Dackel, die den Füchsen in ihrem Bau auf den Pelz rücken und diese zerreißen. Jagdhunde, die man zur Ausbildung auf flügellahme Enten hetzt. Scheren-, Bügel- und Quetschfallen, die Tiere mit zerschmetterten Beinen und Flügeln, gequetschten Brustkörben und zersplittertem Rückrat hinterlassen. Nicht täglich kontrollierte Lebendfallen, in denen gefangene Tiere an Hunger und Durst buchstäblich krepieren.

Was sind das für Menschen, die in ihrer Freizeit töten wollen, obwohl sie weder Hunger haben noch das Töten einen Sinn macht? Bis zu zwei Drittel der geschossenen Tiere werden gar nicht verwertet, weil das Aufbrechen, Rupfen und Entsorgen der Eingeweide viel zu viel Mühe macht. Was sind das für Menschen, die in der Natur Waffen und Jagdhörner tragen, eine spezielle »Jägersprache« sprechen und kein Tier, sondern ein »Stück« Wild erlegen. Die »Strecke legen«, tote Tiere »verblasen« und Trophäen in ihr Wohnzimmer hängen? Für die Füchse »Raubzeug« sind, die Wildtiere als ihr Eigentum betrachten und die ihr heimisches Jagdrevier vor jeder Treibjagd mit ausgesetzten Zuchtfasanen bereichern? Hat das wirklich mit ökologischen Notwendigkeiten oder gar Naturschutz zu tun, wie die Jäger behaupten? Die Antwort heißt ganz klar Nein! Es kann als erwiesen gelten, dass die Freizeitjagd nicht ökologisch notwendig, sondern für die Natur überflüssig und schädlich ist. Die heutige Hobbyjagd mit ihren Mythen wie Hege, Wildfütterung und Raubtierersatz ist gegen lebendiges Fließen in der Natur gerichtet. Sie steht nicht mehr im Einklang mit natürlichen Prozessen, sondern verkörpert den männlichen Anspruch auf Manipulation der natürlichen Welt.

Doch warum sind dann all die vielen Publikationen und Bücher gegen die Jagd wirkungslos verpufft? Warum gibt es trotz druckender Beweise und Jahrzehnte alter Kritik der deutschen Naturschutzverbände seit über 70 Jahren keine Jagdreformen? Liegt es wirklich nur am öffentlichen Desinteresse und daran, dass die Jagd vorrangig ein Blutsport gehobener, verfilzter Kreise aus Politik, Wirtschaft und Geldadel ist? Dieser Ansatz ist nicht falsch, greift aber zu kurz, denn um das Phänomen der Jagd zu verstehen, muss man die Motive und Leidenschaften der Jäger verstehen. Und diese Motive - so glaube ich - sind den Jägern oft selbst nicht bewusst.

Allen Mythen zum Trotz hat die heutige, von Jägern beschworene »Jagdkultur« nichts mehr mit der Tradition und spirituellen Ethik von Jägervölkern zu tun.. Sie ist zu einer Beherrschung und Manipulation des Lebendigen verkommen. Während die alten Mythen der Naturvölker authentisch waren und durch Rituale des Respekts und der Dankbarkeit gelebt wurden, sind die Mythen der Hobbyjäger tot und durch die abendländische Kulturgeschichte konditioniert. Anders ausgedrückt: Die Gedankenprodukte der Freizeitjagd wie die Regulation der Beutegreifer, Jagdreservate als Naturschutzgebiete oder die Erhaltung des biologischen Gleichgewichts in der Kulturlandschaft sind der Ökologie wesensfremd. Sie sind das Ergebnis einer patriarchalischen Schöpfungsidee. Anders als bei den alten Jagervölkern hat diese Idee Mensch und Tier radikal getrennt. Wie Eugen Drewermann überzeugend darlegen konnte, hat sie in Verbindung mit dem jüdisch-christlichen Herrschaftsanspruch auch für die Abtötung der Tierseele gesorgt. So ist die Degradierung des Tiers und die Eliminierung der Gefühle aus unserem Weltbild direkte Ursache dafür, dass wir heute Rehe,

Wildschweine, Hasen und Gänse schießen, als ob man Heu erntet oder Sand abbaut.

Zweifellos hat die Jagdmotivation unter tiefenpsychologischen Aspekten viel mit männlich getönten und unerlösten Aggressionen zu tun. Sie treten als Verdrängung, Projektion, Minderwertigkeit und Geltungssucht zutage. Studien zeigen, dass der Umgang mit Waffen den Testosteronspiegel erhöht und damit das Aggressionsniveau. „l have a rifle, I have a gun, one is for killing, the other for fun« - nicht zufällig lautet so ein Wahlspruch der Marines. Die Hobbyjagd ist also eine kurzfristige Triebentladung, ein zwanghaftes und im Kern unbeständige Pseudo-Lustritual, das von männlich destruktiven Emotionen lebt, die auf die Abreaktion an schwächeren Geschöpfen aus sind. Dieses Denken steht nicht für den Fluss natürlicher Prozesse, sondern verkörpert den männlichen Anspruch auf Manipulation der natürlichen Welt. Jagd ist daher kein Ausdruck von Liebe zur Natur, sondern wird durch krankhafte, Emotionale Strukturen und irrationale Leidenschaften geprägt. Wer tötet was er liebt, ist nach Ansicht aller Pioniere der Tiefenpsychologie seelisch krank. Wenn das Töten von Lebewesen auf der Freizeitjagd aber keinen Sinn macht, dann kann es auch keine Therapie für die Natur sein, sondern ist das Symptom einer psychischen Krankheit, die „behandelt" werden muss.

Die Evolution zwingt uns zu ständiger Veränderung, nicht aber dazu, anderen Lebewesen Schmerz und Leid zuzufügen. Wie uns einige Tierarten wie z. B. die Bonobos zeigen, bietet uns auch die Natur selbst Alternativmodelle zu Gewalt und Dominanz. Auch mit Hilfe der Theorien der Jungianischen Psychologie von Anima und Animus sowie des kollektiven Unbewussten lässt sich darstellen, dass destruktive Jagdleidenschaften ganz wesentlich aus der Unterdrückung weiblicher Attribute wie Mitgefühl, Fürsorge und Intuition bzw. der Überbetonung männlicher Begriffe wie Unterdrückung, Herrschaft und Kontrolle entstehen. Jäger müssen ihre herabsetzende Betrachtung von Tieren ändern und ihren weiblichen Scharren akzeptieren. Nur über Liebe und Mitgefühl, das auch Tiere einschließt, lässt sich die emotionale und ethische Grundhaltung unserer Gesellschaft ändern. Mehr noch: Ohne ein Ende dieser Überbetonung des Männlichen lassen sich der Krieg gegen die Natur und der weltweite Kollaps unserer Ökosysteme gar nicht mehr aufhalten.

Jäger müssen nicht auf ihre positiven Aggressionen verzichten oder zum „Waschlappen" mutieren. Wer seine archetypisch männliche Energie nutzt, um dem Leitbild des edlen Kriegers zu folgen, der entdeckt auf diesem Weg eine andere Natur, die auch die innere Schönheit von Tieren würdigt und respektiert. Diese Art Natur lebt nicht von brutaler Dominanz, sondern vom Prinzip der Partnerschaft. Wer es als Jäger schafft, seine Waffe freiwillig fortzulegen und dem Bruder Tier Schutz gewährt, dem wird alles verziehen und der wird mit der Vertrautheit und Zuneigung eines Bruders belohnt. Nur dieses Nichtjagen kann sich glaubhaft auf die Jagdlegende vom Heiligen Hubertus berufen und hat begriffen, dass es keinen Sinn macht, mit dem Vergießen des Blutes fühlender Wesen eigene Probleme lösen zu wollen. Der so ethisch gereifte und durch echte Selbsterkenntnis geläuterte, ehemalige Lustjäger wird so zum Verbündeten, zum Beschützer und Hüter des Lebens, der aus der Kraft seiner Mitte heraus Frieden mit sich selbst und der Erde schließt.

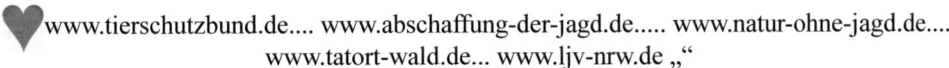 www.tierschutzbund.de.... www.abschaffung-der-jagd.de..... www.natur-ohne-jagd.de....
www.tatort-wald.de... www.ljv-nrw.de „ "

Sooo, und was ist mit dem Morden an den anderen Tieren, Kühe, Schafe , Fische, Wale, Pferde, Hühner, Schweine, Vögel, das sind Milliarden Tiere weltweit, und das zeigt, das sind die Früchte an denen ihr sie erkennen könnt, die Raubtiere. Denn das sind alles noch Gewohnheitsenergien die kapitalmäßig aufrecht erhalten werden, aus dem Tierreich der Menschheit, sie sind und wollen wohl noch Raubmenschen bleiben, anstatt schon mal Menschen zu werden, zumindest das.

Durch intensive und wahre Introspektion jeden Tag, kann jeder seine positive Mentale Energie erhöhen, anstatt im Kapitalunterbewusstsein zu verweilen. Und mit der Selbstlosigkeit in Aktion die noblen Bereiche seines Herzen erreichen und auch leben. Aber zurzeit ist das nicht sichtbar im öffentlichen Leben der Politik und vollgefressenen Leichenfresser der Wirtschaftsmafia und Managermafia. Ruhig und gesammelt sein in jedem Moment und sich bewusst sein das jeder Moment einmalig ist, macht einem bewusst das dieser Moment dir, uns, gehört, was bedeutet das innerhalb dieses Moments wir, du ,die Verbindung fühlen kannst mit der Schöpfung, mit allem das lebt, mit Natur, mit dem Universum, mit der Ewigkeit, die wir selber sind und bleiben werden auch nach dem ablegen des Raumanzugs Körper. Und das gibt einen Sinn einen Bezug eine Einsicht und Erfahrung von Zeitlosigkeit. Wenn man also sowohl gut in guter Verfassung von Körper und Mental ist, was aber das Kapital verhindert verhindern will, ist man zur gleichen Zeit auch im Universum und im Hier und Jetzt, ewig und sterblich..

In den Prophezeiungen werden echte Christen, also jene die, die Worte Jesus wirklich verstanden haben und seine Lehre versuchen zu leben, zu verwirklichen, aber besser noch, keine Christen, denn Jesus war ja kein Christ, das sind bloß die Managerorganisationen wie der Vatikan oder andere Gruppierungen, wenn also diese Nichtchristen Christen in den Prophezeiungen verfolgt werden in der Minderheit also seien werden denn nur Minderheiten werden verfolgt, man sehe ja was in Tibet mit den Tibetern von den Faschisten der Chinese die, die Mehrheit sind gemacht wird, da wird gemordet und Völkermord begannen und die Politiker also die Kumpanen des Kapitals schauen weg und furzen und kotzen leere Scheinformeln, wenn also diese Verfolgungen auch kommen werden auch in Demokratien denn die werden immer satanischer also kapitaler geldlicher, und da ist der Ausweg aus der Geldfalle das töten um zu zerstören und um den gang wieder von vorne anzufangen und die Geldgeilkapitalisten denen ist das egal denn die sind davor sicher und werden nicht getötet werden und so weiter, wenn also diese falsche Religion das falsche Christentum so senil geworden ist das es keine Wahrheit mehr erkennen kann und total dem Kapital verfallen ist und aber von sich behaupten sie beten Gott oder Christus an, wie ja schon heute in USA gesehen werden kann was das für senile Krüppel sind die zur gleichen Zeit Kriege führen und Länder ausbeuten und von sich sagen sie wären Christen Gottverehrer, dann ist das falsche Christentum in Vollblutposition weltweit, ob da nun noch die Moslemfalschheit dazu kommt das ist egal denn auch die leben ja die KAPITALLÜGE DIE MULLAHS: DAS SIND ALLES MENSCHEN DIE ZWAR DIE PERSON JESUS ANNEHMEN ODER DIE PERSON MOHAMMED aber nicht die Lehren. Hat nicht mal Paulus gesagt: Passt euch nicht den Maßstäben dieser Welt an. Lasst euch vielmehr von Gott umwandeln, damit euer ganzes denken erneuert wird. Und übrigens Liebe war nicht das Hauptthema von Jesus, sondern das Himmelreich Gottes, das zu erreichen, Jesus spricht dreimal so viel über das Himmelreich Gottes wie über die Liebe. Also in das reich Gottes zu kommen. Trachtet zuerst nach dem Reich Gottes und nach seiner Gerechtigkeit, so wird euch alles zufallen. Matthäus 6,33. Deswegen ist das was sich heute aus Rom als Christentum darstellt ein falsches Christentum ein abgewandeltes Christentum das Resultat der Annäherung zwischen dem römischen Staat und der späteren Kirche des späteren Christentums. Es galt die Institution Kirche zu verteidigen statt das Reich Gottes zu predigen. Und das Reich Gottes ist zu sehen an den Früchten, das ist am Wichtigsten als Kriterium. Ohne das ich hier jetzt tiefer darauf eingehe. Aber, wenn ihr Liebe untereinander habt und nicht das Geld oder die Finanzen. Denn die Liebe tut den Menschen nichts Böses. So ist nun die Liebe des Gesetzes Erfüllung. Alles was gegen die Software Gottes geht, also seinen Geboten, damit die Hardware der Körper der Mensch besser Funktioniert und Leben kann, wie zum Beispiel Diebstahl oder Ausbeutung oder Versklavung oder Lügen und Betrügen und Täuschen und falsche Worte oder Versprechungen machen das sind Übertretungen der Software und es gibt bisher noch keinen Programmierer der den Computer Mensch so gut mit Software bedient hat oder so ein gutes Software Angebot parat hat wie das Göttliche Gott. Und wenn du selber, dich selber erforscht wirst du erkennen dass du selber das Göttliche bist, denn aus dem Göttlichen kann nur das Göttliche kommen. Bingo. Das was aber in den Kirchen abläuft seien es Moschen, Tempel oder Dome, ist leeres predigen, denn zu behaupten Gott zu kennen, und sich gleichzeitig über die Notwendigkeit die Softwaregebote zu halten hinweg zu setzen, das ist Faschisss Muus. Und wenn Päpste gerne Lämmer also Lammfleisch fressen, dann ist das garantiert jemand der aber auch garnichts vom Göttlichen jemals erkannt und erlebt hat. Denn wenn man sich selbst zumindest erkannt hat, erlebt hat, verwirklicht hat, ist es total unmöglich Tiere zu essen und andere auszubeuten und bloß Wortschleudergnom zu sein. An Christus zu glauben ohne seine Lehre wirklich zu verstehen und zu leben, ist das gleiche wie an dieses System des Kapitals das sich Demokratie nennt zu glauben ohne die Lehre des Kapitals des Geldes wirklich zu verstehen, und wenn das verstanden wird, das es eine falsche Lehre ist, die unweigerlich zum Ruin führt wegen des Zinses und des Zinseszinses, dann wird dieses System als das System der Lüge durchschaut werden bei allen und die Massen können nicht mehr so in Blödheit und Versklavung gehalten werden wie es jetzt global der Fall der Abfall der Reinfall der Ausfall ist. Wo Finanzbedingt Arbeitslosigkeit sein muss, ist, und wo Finanzbedingt die Arbeit hinter dem Geld steht also das Total falsche ist die Antilogik also Irrlogik. Denn die Arbeit ist der einzige Produktionsfaktor. Und sie muss sich wieder aus der faschistisch kapitalistischen Umklammerung befreien. Denn die kapitalistische Ausbeutung und kontinuierliche Zerstörung der Arbeit und damit der Gesellschaften wo nur die Kapitalreichen überleben in der materialistischen Sicherheit ist eine unnatürliche Ordnung die eine Scheinordnung ist, denn an den Früchten werdet ihr sie erkennen, und das sind Polizei und Militär und Überprüfen und Aushorchen und Abhorchen und Kontrolle durch hohe Steuern und Vergiftung der Erde und Krieg und Kontrolle der Rohstoffe und damit künstliche Gestaltung von Preisen aber bloß für die wenigen Megareichkartelle der Industriellen und Notenbankensysteme die ja auch Privatunternehmen sind. Der künstlich gezüchtete Dualismus Arbeitgeber und Arbeitnehmer des kapitalistischen Arbeitsverhältnis muss überwunden und durch Bewusstsein entfernt werden. Oder anders die Überwindung der Vorherrschaft des Kapitals für die Anerkennung des Menschen als einzigen Produktionsfaktors ist ein Thorem für sich und hat Gültigkeit die nicht von den Finanztheorien und Arbeitswerttheorien abhängig gemacht werden kann. Denn selbst das Geld ist von der Arbeit gemacht worden. Und ich lege jedem Senil also Faschisten Banker eine Tonne Gold und eine Tonne Euros und Dollars hin und dann sage ich ihm dass es die Arbeit machen soll und da wird nix passieren. Alles ist bloß menschliche Arbeit und Geld und Gold macht nix und trippel nix. Also Gold und Geld kann nicht wachsen wie es immer so schön verblödend heißt. Geld kann nur von anderen gestohlen werden als Zins und Zinseszins. Das ist alles Banditenrhetorik und wird ganz bewusst ganz kompliziert für die Öffentlichkeit gehalten damit sich das Üble der Satan die Macht über die Ausgebeuteten Menschen weiterhin unaufhaltsam aufrechterhalten kann bis der unweigerliche Zusammenbruch kommt und kein Schuldiger gefunden werden wird. Aber ich sage euch: Diese ganze Finanzsystem also die Besitzer dieser Finanzen und deren Ausbeutung sind die Schuldigen. Es muss eine funktionale Seinsordnung einer wirklich freien also auch monopolfreien Marktwirtschaft geben. Aber heutzutage ist ja das Kapital das Monopol. Und wird es auch immer bleiben solange das Kapital vor der menschlichen Arbeit steht und Menschen zwecks Rendite wegrationalisiert werden. Denn die menschliche Arbeit ist kein Kostenfaktor. Die bloße Arbeitszeit zum Maßstab des Lohnes zu machen, lässt die Arbeit auf die Stufe des Kostenfaktors absinken. Der Mensch wird zum Produktionsmittel degradiert. An den Früchten werdet ihr die Kinder des Satans erkennen am Kapitalismuuus Muus und der Faschismuuus Demokratie der Lüge des Täuschens. Nicht die menschliche Arbeit erzielt einen Preis auf dem

Markt, sondern das Produkt der Arbeit, die Ware nach ihrer Wertschätzung durch die potenziellen Käufer. Arbeitskraft und Arbeitszeit sind geistige Werte und können im Grunde gar nicht in die Wirtschaftsberechnung eines Produktes eingehen. Jeder Geldschein egal welcher Nation ist in Wahrheit ein Schuldschein sind Schulden das ist wunderbar in dem Buch von Edward Griffin „The creature from Jekyll Island ,, nachzulesen. (Das Buch gibt es inzwischen auch in deutscher Übersetzung: **Die Kreatur von Jekyll Island.)** Aber da das Mafia Gesetz der Omerta in der Politik und Wirtschaft und Religion herrscht „Reden ist Silber und Schweigen ist Gold ,,werden die finanziellen Groteskheiten und Ausbeutereien durch eine Blah Blahredelobby der Verschleierungen heruntergespielt und die finanziellen Falschentwicklungen und das Falsche überhaupt niemals in den Vordergrund gebracht, und da dieses System seine eigenen Medien hat ist es praktisch unmöglich außer im Internet über die Finanzfalscheit die Öffentlichkeit zu informieren damit andere Politik und Wirtschaft gemacht wird global. Es werden immer nur andere Gründe für die Fehlentwicklungen und Zusammenbrüche gebracht in den Vordergrund gespielt über ihre Medienvasallen. Und wie gesagt es werden immer finanzielle Dinge als sooooo kompliziert hingestellt das der normale Mensch entmutigt werden soll sich genauer damit zu beschäftigen und den Betrug zu durchschauen. Denn der Kapitalismus produziert in Wahrheit in gigantischen Größen skrupellos wertlose Schulden und Pseudogeldvermögen.. Weil diese Zinseszinsgelder ja nicht erarbeitet sind sondern den Menschen aus der Tasche gezogen werden, bis es eine Seite gibt, ich sage mal die biblischen Lämmer die total platt gemacht sind arbeitslos verschuldet ausgebeutet und eine winzige Minderheit das gesamte Kapital hat und Macht, ich sage mal die biblischen Wölfe die sich dann gegenüberstehen werden. Denn das Geld wird durch unerbittliche Härte und konsequente Ausbeutung durch aller Arten von Steuern und Preiserhöhungen da es ja ihr System ist und sie die Richter und Politiker und Wirtschaftsfachsenilen und sogar Priester und Kardinäle und Päpste dafür haben die Medien und auch die Polizei und Militär das ist alles ihr eigenes System zu ihrer eigenen Mafia Verteidigung die Menschen sind bloß Statisten zum ausbeuten und misshandeln und noch viel schlimmeres wenn der Wolf in allen Positionen seinen Gefolgschaft hätte, es würde Totalfaschismuuus Muus sein, aber selbstverständlich demokratisch. Denn die Welt des Kapitals der Finanzen ist die Welt der Wölfe der Raubmenschen des Satans also. Sie eignet sich wunderbar für Lug und Betrug weil Anleihen und andere verbriefte Schulden nicht anzusehen sind das sie Schrott sind und das für diese Anleihen ewig Zinsen gezahlt werden sollen so das die Zinsverpflichtungen noch an die Kinder der Kindeskinderkinderkinderkinder gezahlt werden sollen. Deshalb sage ich euch als erstes: Glaubt nie niemals das ihr jemals Schulden habt das sind bloß die Gierfantasien und Habgiergesetze der FinazGierGesetze, des Totalmaterialismus vergesst nicht der Mensch lebt nicht vom Brot allein bei weitem, weitem, weitem, weitem, nicht. Ihr dürft niemals daran glauben dass ihr jemals irgendwann irgendwo irgendwie Schulden bei egal wem habt. Das ist nämlich bloß das Unterplattbewusstseinsniveau von Raubmenschen die ununterbrochen die gleichen Zusammenbrüche produzieren natürlich demokratisch natürlich christlich natürlich moslemisch natürlich Wissenschaftlich natürlich rechtsstaatlich und so weiter. Wenn man mit diesen kriminellen Praktiken und kriminell ist auch das was Politiker für sich als straffrei erklärt haben, und Immunität dafür erfantasiert haben, nicht aufgehört wird ist ein Untergang und Plattkofski unausweichlich und eine natürliche Wirtschaftsordnung ala Gesell nicht möglich. Das Geld muss das Kapital muss total von der Erde verschwinden. Der wirtschaftliche und politische Megawahn den Abbau von Personal als Allheilmittel zu produzieren was zum Markenzeichen einer guten Politik gehört ist ja Mode. Aber das sind in Wahrheit alles Kapitalzwänge um im Raubmenschdenken irgendwie klar zu kommen. Der Wirsing Irrsinn Kohl hatte es zum Beispiel geschafft die vorhandenen Schulden noch mal zu verfünffachen. Er hatte fünfmal mehr Schulden gemacht als alle seine Vorgänger zusammen genommen. Und wie war die Auswirkung mehr Steuern für die Niedrigverdiener und weniger Steuern für die Kapitalisten und Industriellen und so weiter. Weniger Geld für Bildung und Kultur viel weniger und weniger Geld für Straßenbau und so weiter. Aber fünfmal mehr als alle seine Vorgänger zusammengenommen. Das ist Staatskunst. Das ist die Liebe zu den Menschen, ja und zwar zu seinen Mafiakollegen den Wölfen den Raubsäugetieren des Demokratie Faschisss Muuus. Diese Schulden die werden aber auch niiiiiiiiiiiiiiiiiiiiiiiiiiiiiiiiiiiiiiiiiiiiiiiiiiiiiiiiiiiiiiiiiiiiiiiiiiiiiiiiiiiiiiiiiiie bezahlt werden können, und was wurde gemacht, die Industriellen die ja die Politik in Demokratien und in Diktaturen machen egal ob nun weltlich oder nichtweltlicher Diktaturen, obwohl es den Dualismus Muus gar nicht gibt denn auch das ist pure Machtrhetorik um die Bevölkerungen „Klein" und „Blöde" zu halten diese Industriellen sie hängen ununterbrochen an den Brüsten des Staates wie perverse vollgefressene Senilkandidaten. Sie müssen für alles riesige staatliche Geschenke bekommen und wenn keine genügenden Profite also sagen wir mal mehrere Milliarden wie bei Nokia in Bochum gemacht werden dann adeeee, ab nach Tohuwabohu. Und diese senile Verbrechermanager in allen industriellen Großunternehmen die lassen sich dann sogar noch ihre Pleiten und Unfähigkeiten vom Staat subventionieren, bezahlen, und sind sogar nicht mehr willens zumindest Mindestlöhne zu bezahlen. An den Früchten werdet ihr sie erkennen. Von denen man in dieser Kapitalgesellschaft mehr dahinkohlt vegetiert. Also die Politik heute in Europa Deutschland ist total kriminell und die Wirtschaft ist Übertotalkriminell. Schaut euch das Gesicht des Hundes an, da seht ihr wie die HabGier die Zügellosigkeit in dessen Hundebacken stehen, denn an den Früchten werdet ihr sie erkennen. Oleeee. Das Traumweltcasino Demokratiekapitalismus ist eine Blase die längst geplatzt ist und nun ihre Kotze über den Globus gekotzt hat. Siehe Vergiftungen und unfähiger Medizin also Pharmazeutik und chemischen also falschen Produkte und dann noch der GenSatan, oleeee. Und diese Ausbeut und Vergiftungsindustrie mit ihren Überbeklopptwissenschaftlern und Weisen Räten, die Luftschlossakrobaten der Rhetoriklogik also der Luftschlösser haben eine Fantasiewelt aufgebaut wo wenn ich da reinhöre und mitdenke und mitrede mit denen die so immens unbewusst sind das sie nichtmal den Unterschied mehr erkennen können zwischen Fantasiewelt und Denkwelt und Realwelt. Die leben alle in der Luftschlossgaskammer die zu ihrer eigenen Falle geworden ist. Diese Luftschlossprediger die fordern dann gebetsmühlenartig wie die Tibeter nach Personalabbau Lohnzurückhaltung Lohnkürzungen Abbau von Sozialleistungen und immense Steuerkürzungen für sich und die Mitmachpolitiker die nun wirklich ein katastrophal dumpfes dunkles Bewusstseinsniveau haben und machen diese gravierenden Denkfehler und Rechenfehler des Kapitalismus Muus gerne mit diesen Forderungen und auch noch die Zins Wachstumsfalle als Weihnachtsgeschenk hinzugeben denn der Steuerpottttttt ist ja da und die Bevölkerungen die, ach ja die, stimmt , die gibt's auch noch, aber die sind unwichtig das sind ja bloß Kostenfaktoren, das sind Finanzumlagen. Und die Zinswachstumsfalle sie kotzt und furzt und röchelt und wächst und entfaltet ihr zerstörerisches Potenzial entwickelt von den gleichen zerstörerischen Raubmenschen. Denn die Früchte die wir hier sehen sind ja das Ebenbild der Schöpfer dieser Früchte. Im Kapitalismus also bei den Menschen die das Kapital haben geht es immer nur um eine Sache, kann das zu verleihende Geld im Operationssaal den gewünschten Kapitalzins erbringen. Wenn nicht gebe ich kein Kapital. So entsteht dann Armut der Bevölkerungen, zuerst wird durch Monopole und Schwindel und Betrug aller Arten das Geld die Macht darüber gewonnen, hatte nicht der alte Kotzbrocken Rothschild mal geröchelt, geeeeebth mia die kontrolli über dat jesammmte Jelllllldh und mir ist es schnuppppppe wer rejieeeeeeerth. Und das sind seine Kartelle heute der hatte das damals schon zu Napoleons Zeiten mit dem Watergate also Waterloooooo Skandal durch Betrug erreicht Kontrolle über Firmen zu bekommen, und vergesst nicht, Aktien sind bloß Papier mehr nicht und Luftschlösser, indem er der englischen Börse durch einen Agenten überbracht, den heutigen Brokern, denn da in den Börsen wird heute nach dem gleichen Schema künstliche durch Agenten Preise hochgetrieben damit Gewinne für sich selber und Verluste und Übernahmemöglichkeiten für die Gegner so ablaufen können, rein demokratisch natürlich, jedenfalls hatte er gewusst das Napoleon die Seeschlacht verloren hatte und teilte aber der englischen Börse mit, Napoleon hat gewonnen, und klatsch, der Börsenkrasch, alle Aktien fielen total in die Themse die damals noch ziemlich voll geschissen war und Lachse wanderten nach Island aus, und so als die Aktien am Boden waren, kaufte es alle was er bekommen konnte, für Pennywerte auf, und wurde damit über Nacht zum Finanz und Wirtschafträchtigsten Raubtiermenschen von England und so wurde das ja so ehrenwerte Monopol heute mit diesen fabelhaften Rotweinen dem Rothschild Betrugswein aufgebaut. Genau das gleiche passiert heute ununterbrochen an den Börsen. Er werden Luftschlossängste erzeug und zwar der Rohstoffknappheit damit deren Kassen gefüllt werden und es werden andere Übernahmekandidaten platt gemacht im ganz großen Stiel durch Absprachen der Geldgeilkartelle um megagroß abzusahnen nämlich bei den ganz großen Zusammenbrüchen der Finanzmärkte wie ala 1929 wunderbar konstruiert von diesen Bankkartellen. Das kann man wunderbar nachlesen in dem Buch „ The Creature from Jekyll Island" wenn also Mangelbeseitigung also die Massen mehr Wohlstand haben durch freieres Geld und mehr Kredite wie zum Beispiel jetzt in den USA mit der Immobilienkrise die aber auch identisch zu der Krise in 1929 ablief, da war es auch der Immobiliemarkt, aufgrund sinkender Zinsen, wird einfach die Geldkapitalbereitstellung eingestellt. Das ist das Gefängnis des Kapitals also deren Besitzer und das sind die Privatmenschen der Zentralbanken, dann bricht die Lüge zusammen die Lüge der Banker, und nach einiger Zeit das ist erkennbar, steigt der Kapitalmangel wieder und damit die Bereitschaft höhere Zinsen zu zahlen. Aber inzwischen erreichen die Banken immer mehr und mehr Kontrolle über wirtschaftliche und politische Bereiche Totalkontrolle kann ja nur deren Ziel sein das geht gar nicht anders also Totalfaschismus ist das Ziel der Banker und Kapitalisten und viele Politiker machen da zu gerne mit weil sie auch die Kinder des Satans sind, der Erde, des Materialismus Muuus. Natürlich Demokratisch. Diese Systemzwänge die müsst ihr erleiden oder nicht? Also Humankapital wird dann ersetzt durch Finanzkapital, und das ist also ein Totalfehler das sind also Totalmegaverblödete aber demokratisch und mit tausenden von Anwälten und Gerichtsforderungen und Gesetze und Verordnungen. Oleee ohhhhjeeeeeeh. Denn Roboter ja die blühenden Roboter die Japaner in ihrem Faschistenpolitikwirtschaftssystem der USAGehirnwäsche sind ja auch so Roboterversessen und die Materialisten überhaupt egal welcher Nation die sind alle den Luftschlössern das Kapitals der Entmenschlichung und Roboterrisierung verfallen. Doch die Zinswachstumsfalle ist eben eine Falle. Das Realprodukt also die Menschen, die das Wachstum überhaupt schaffen können, aber immer seltener das Denkprodukt Zinsen überwinden, und werden von den Zinsen überwunden. Und so zerstört der Kapitalismus Muus in die selbstgebaute Zinswachstumsfalle. Aber das ist den Kapitaleignern aber auch total völlig übervöllig egal ob da ganze Völker Nationen global platt gehen und zusammenbrechen weil ihr System das so verlangt sie haben doch das Kapital und es soll auf ewig solch eine Ausbeuterei und Wirrnislogik der Luftschlössereien geben. Auf ewig. Und da die Zinsen für die Totalverschuldeten Nationen alle sind es, bei den Privatmenschen den Bankern der Notenbanken und Banken verschuldet und nicht mehr aufgebracht werden können, Deutschland kann niiiiiiiiiiiiiiiiiiiiiiiiiiiiiiiiiiiiiie seine Schulden bezahlen, und die USA wo der Mensch mit über 300 000 Euro verschuldet ist jeder Mensch, brauchen erst gar nicht darüber in der größten Ferne des Universums und versteckt in der dunkelsten Ecke damit es keiner hört und sieht nachdenken.. Es ist Totalverblödung von TotalöVerblödeten erschaffen. Halt Raubmenschen. Gott vergib ihnen denn sie wissen nicht was sie tun, hatte der Cowboy Jesus damals gesagt. Der Kapitalismus Muuus muss also in Marktwirtschaft ohne Kapitalismus verändert werden.

Am schwarzen Brett der TU Dresden entdeckt:

Arbeitslosigkeit - eine Volksseuche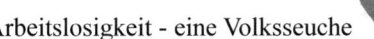

Symptome gut beschrieben, Ausweg noch nicht gefunden

Die Ideen und Heilsversprechen der liberalen Klassiker sind fester Bestandteil der europäischen Geistesgeschichte und enthalten eine Reihe von schlüssigen und unabweisbaren Thesen und Entwürfen, denn sie berufen sich auf die Freiheit des Individuums.

Der Aufstieg des so genannten Neoliberalismus in seiner heutigen Erscheinungsform ist das Ergebnis mehrfacher Traditionsbrüche der letzten Jahrzehnte. Das heutige Individuum ist wurzellos. Gekappt ist die Verbindung zu seinen Vorfahren, zur Geistesgeschichte und Lebenswelt des 19. und 20. Jahrhunderts. So haltlos und blind den Profitzwängen und Marktkräften ausgesetzt, ist es nicht in der Lage, in Freiheit und Würde zu handeln. Das Ende des Neoliberalismus ist nur noch eine Frage der Zeit.

Dieser imperiale Neoliberalismus wird in einigen Jahren - aufgrund seiner destruktiven Auswirkungen von der Bühne abtreten müssen. Zurück bleiben verwüstete und ölverseuchte Landstriche, durch Minen, Streubomben und durch zerstörte Chemieanlagen unzugänglich gemachte Orte; neuartige Krankheiten bei Mensch und Tier, genetisch veränderte Pflanzen mit dominanten bedrohlichen Eigenschaften, eine Welt voller künstlicher Lebensmittel und denaturierter Nahrung, welche die Menschheit zunehmend mit Allergien, Krebs und frühem Tod konfrontieren werden.

Das Freihandelsdogma ‚Globalisierung‘ wird zu einem Anschwellen der Verkehrsströme führen und die Abgase werden die Atmosphäre und das Klima verändern. Die Menschen der westlichen Kultur werden zum großen Teil bewegungsunfähig und Übergewichtig sein. Die Arbeitslosigkeit eine Volksseuche - wird als Ursache von Überhand nehmenden Selbstmorden und chronischen Krankheiten erkannt werden.

Die es sich leisten können, werden sich in gesicherten und bewachten Siedlungen zurückziehen, ihr Vermögen wird durch das organisierte Verbrechen verwaltet werden, ihre Geschäftsinteressen werden von privaten Militärberatern, Warlords und Clanchefs in allen Ländern der unterentwickelten Welt durchgesetzt werden. Die börsennotierten Gefängnisse der so genannten zivilisierten Welt - ein ständig wachsender Markt werden voll sein von Langzeitarbeitslosen, Kriminellen, Triebtätern und Drogensüchtigen, kurz gesagt, voll mit dem Elend der Welt. Krankenhäuser, psychiatrische Anstalten, Schulen und Verwaltungseinrichtungen sind längst privatisiert und müssen mit hohen Zäunen und mobilen bewaffneten Einheiten vor der Wut der Verzweifelten geschützt werden. In Supermärkten wird man erst Zutritt erhalten, wenn man eine Schleuse zur Feststellung seiner Identität passiert haben wird.

Jahrzehnte später wird man fragen:

Wie konnte es soweit kommen?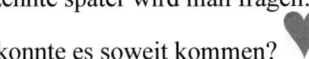

Die bereits in der Bibel den Menschen zugesprochene Gier, in Verbindung mit der Unterwerfung unter ein Fortschrittsdenken, hat die Menschen in eine Sackgasse geführt, die aus eigener Kraft nicht mehr verlassen werden konnte. Geldfixierte Banker, mediengeile Polit-Propagandisten und lebensfeindliche Militaristen haben diesen Zustand für ihre Absichten genutzt und ihre Welt den

Menschen als die einzig mögliche aufgezwungen.
Aber, wieso hat niemand Widerstand geleistet? Ach so, ... ja eben! Wieso nicht
Widerstand war gefährlich und gehörte sich einfach nicht. Das war etwas für Chaoten und Spinner.
Und überhaupt - es war einfach und modern. •

„ Gut gebrüllt, Studenten der TU Dresden!“ Diese Antwort las ich dann in der Zeitschrift
Humanwirtschaft, aus der ich viele sehr gute Reize für dieses Vorhut Vorhaut Vorwort gefunden habe
und in diesen Schrieb eingebaut habe. Ich denke mal es wird da mehr unter www. Humanwirtschaft.
de geben.

Nein es gab was unter <u>www.humanwirtschaftspartei.de</u> und zwar folgendes:

Stünden Euro, Dollar, Rubel auf gleicher Stufe mit den Dingen, die man dafür kaufen kann...

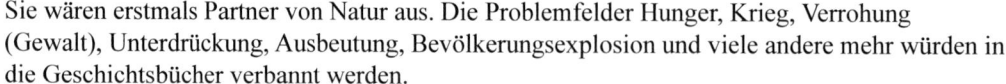

...könnten alle Menschen dieser Erde satt werden.
Sie könnten in behaglichen Räumen leben, über sauberes Wasser verfügen und saubere Luft atmen.
Und wären somit weit gesünder als sie es heute sind.

...würde nicht aus Angst vor Hunger gestohlen, geplündert und gemordet werden.
Es könnten alle Menschen in Sicherheit leben, unversehrt bleiben und sich entsprechend ihren
Fähigkeiten und Neigungen gesund und kreativ entwickeln.

...könnten sich alle Menschen mehr für das Gemeinwohl einsetzen.
Jeder könnte sich gemäß seinen gewachsenen Fähigkeiten in viel stärkerem Maße um seine
Mitmenschen kümmern. Keine Frau müsste mehr 10 Kinder zur Welt bringen, weil davon nur 3
überleben.

...könnten sich alle Menschen ihren Lebensunterhalt aus eigener Kraft verdienen.
Sie wären wirtschaftlich unabhängig und frei. Gleichzeitig könnten sie wirklich für ihr Alter
vorsorgen und sich auf diesen Lebensabschnitt freuen. Die wenigen ernsthaft Kranken könnten
leicht von der Gemeinschaft versorgt werden, wodurch ihr Los deutlich gelindert würde.

...könnten Frauen und Männer auf Augenhöhe Seite an Seite stehen.
Sie wären erstmals Partner von Natur aus. Die Problemfelder Hunger, Krieg, Verrohung
(Gewalt), Unterdrückung, Ausbeutung, Bevölkerungsexplosion und viele andere mehr würden in
die Geschichtsbücher verbannt werden.

Die Begründung dafür findet sich auf den nachfolgenden Internetseiten.

Ausgangssituation

Jeden Tag findet in unserem Land und weltweit eine gigantische Umverteilung von

gesellschaftlich erarbeitetem Reichtum statt.

Diese führt auf der einen Seite zu einer immer größeren Verschuldung von Unternehmen, öffentlichen und privaten Haushalten und mündet auf der anderen Seite in stetig wachsenden Geldvermögen in immer weniger Händen. Die Quellen dieser fatalen Fehlentwicklung sind ein historisch gewachsenes Geldsystem und das geltende Bodenrecht.

Durch das heutige Geld kommt es zu

- periodisch zwangsläufig wiederkehrenden Wirtschaftskrisen

- immer schneller wachsenden leistungslosen Einkommen zugunsten des geldverleihenden Kapitals durch Zins- und Zinseszins,

- einer extrem ungleichen Verteilung von Geldvermögen,

- dem Verschuldungszwang der Volkswirtschaft,

- dem Entzug immer größerer Geldmengen aus der realen Wirtschaft (durch spekulative Kapitalbewegungen, Schwarzgelder, Hortungen, Rüstung und Krieg).

Das heutige Geld ist zurückhaltbar und kann, im Gegensatz zur durchschnittlichen Ware, ohne persönlichen Verlust dem Wirtschaftskreislauf entzogen werden. Um den Geldkreislauf dennoch aufrecht zu erhalten, benötigt das kapitalistische System „Zins" und „Inflation". Sie sollen den Umlauf des Geldes sichern. Diese Methode ist jedoch für die Mehrheit der Bevölkerung mit gravierenden Nachteilen verbunden:

Durch den Zinseszins-Mechanismus erfolgt eine permanente Einkommens- und Vermögensumverteilung von „unten nach oben", von den Arbeitenden zu den Besitzenden. Diese lässt immer mehr Menschen verarmen. Die Umverteilung geschieht durch den Kapitalkostenanteil, der in alle Güterpreise und auch in die Mietpreise einkalkuliert wird und der mittlerweile bei Konsumgütern zu einem Zinsanteil von durchschnittlich 35 Prozent und bei Wohnungsmieten von 70 Prozent führt.

Diese Zinsen zahlen alle Bürger, zumeist ohne es zu wissen, bei jedem Einkauf und bei der Überweisung ihrer Mieten.

Gleichzeitig werden durch die Inflation die Einkommen und Ersparnisse immer weniger wert, da die Preise der Waren und Dienstleistungen steigen. Diese schleichende Enteignung wird von den Verantwortlichen des heutigen Geldsystems schöngeredet. 1,5 bis 2 Prozent Inflation werden von ihnen als „Preisstabilität" bezeichnet, obwohl bereits eine Inflation in dieser Größenordnung innerhalb von 35 Jahren die Geldvermögen im Wert halbiert.

Die Folgen des heutigen Geldsystems für die Wirtschaft sind:

- Zwang zur Erwirtschaftung von Rendite (leistungslose Einkommen der Kapitalgeber)

- aggressive, künstliche Nachfragesteigerung

- Vernachlässigung ökologischer und nachhaltiger Wirtschaftskriterien

- Rationalisierung der Produktion ohne entsprechende Vorteile für die Arbeitnehmer

- Rückgriff auf billige Arbeitskräfte in Niedriglohnländern

- Lohnkürzungen und Verlängerung der Arbeitszeit

- Entlassungen, Arbeitslosigkeit

- Ausweichen in globalisierte Handelsmärkte

- Steuerflucht und Steuerhinterziehung

- Wirtschaftskriminalität und Bilanzfälschung

- Neuverschuldung (Schuldenspirale)

- Insolvenzen

- Monopolbildung

- Korruption

- Abbau gewerkschaftlicher Errungenschaften (Kündigungsschutz, Aufkündigung von Tarifverträgen)

Die Verschuldung des Staates hat inzwischen solche Ausmaße angenommen, dass sie nicht mehr zu tilgen ist. Von Seiten der Politik wird zunehmend versucht, gegenzusteuern. Die ebenso hilf- wie nutzlosen Methoden sind:

- die „Beschwörung" eines kommenden Wirtschaftswachstums

- Abbau sozialer Sicherungssysteme

- „Sparmaßnahmen" jedweder Form

- Einschränkung und Privatisierung öffentlicher Aufgaben

- Verkauf von staatlichen und kommunalen Vermögenswerten

Weil diese Maßnahmen wegen des zugrunde liegenden Systemfehlers nur kurzfristige Erleichterung bringen können, folgen bald die nächsten Schritte:

- Förderung der Rüstungsindustrie

- Beteiligung an militärischen Aktionen

- und natürlich: weitere Neuverschuldung

Armut, Hunger, Gewalt, Stress, Krankheiten, Entsolidarisierungen, Konkurrenzdruck, Kriminalität, Terrorismus, Beseitigung demokratischer Grundrechte, Unterdrückung und Ausgrenzung von sozial Schwächeren, Umweltzerstörung und sinkende Lebensqualität sind allesamt Folgen des bestehenden Geldsystems.

Arbeitslosigkeit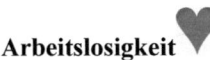

Aus der Palette von Problemen, die der zinsbasierte Kapitalismus mit sich bringt, ragt ein Thema heraus, das von der Mehrzahl der Menschen in unserem Lande als das drängendste Problem begriffen wird: die sogenannte „Arbeitslosigkeit".

Selbst wenn die Quote, wie z.B. im September 2007 mit offiziell „nur" etwas über 3,8 Millionen Menschen, so niedrig liegt wie seit Jahren nicht mehr, darf dies nicht darüber hinwegtäuschen, dass die Gesamtzahl der Menschen, die nicht ohne staatliche Hilfe überleben können in Deutschland bei **über 8 Millionen liegt** (Zahl der Leistungsberechtigten nach SGB III + SGB II)!

Die **HUMANWIRTSCHAFTSPARTEI** erklärt hierzu:

Arbeitslosigkeit – es fehlt nicht der äußere oder innere Antrieb, sondern das Geld!

„Ein Leben ohne Arbeit ist möglich, aber sinnlos", möchte man mit Loriot sagen.
Doch dafür ist das Thema zu ernst. Millionen direkt Betroffene. Noch mal so viel und noch mehr indirekt Betroffene.Und noch mal so viel und noch mehr davon Bedrohte, die noch eine „Arbeit" haben.

Die Arbeitsteilung in der Gesellschaft wird immer wieder weg von alten und hin zu neuen Tätigkeitsfeldern führen. Berufe werden „aussterben". Es entstehen neue.

Diese zeitweilige „Berufslosigkeit", die **berufliche Neuorientierung ist noch keine Arbeitslosigkeit!**

Für die **individuelle Arbeitslosigkeit** werden immer wieder verschiedene „Ursachen" angeführt:

Dummheit (er genügte den Anforderungen nicht mehr)
Faulheit (er war ausgebrannt)
Frechheit (er hat den Sohn vom Inhaber einen Stümper genannt)
Bescheidenheit (sie konnte sich nicht so gut verkaufen)
Klugheit (sie war überqualifiziert, sie wusste zuviel) und viele andere Mängel werden für
eine individuelle Begründung benutzt. Aber all diese „Mängel", so sie nicht nur vorgeschoben
wurden, bewirken keine Langzeitarbeitslosigkeit!

Warum ist Arbeitslosigkeit ein Problem?

Arbeitslosigkeit nährt sich bis zu einem Punkt selbst.
Arbeitslosigkeit bedeutet in der Regel Verzicht - bis hin zu wirklicher Armut.
Arbeitslosigkeit belastet die Gemeinschaft und die Wirtschaft.

Die Steuerlast der Produzenten wird größer. Weil weniger jetzt mehr Steuern zahlen sollen, aber nicht können, wächst die Schuldenaufnahme, und damit dreht sich die Zins- und Steuerspirale schneller und schneller.

Arbeitslose kaufen weniger ein. Die Produzenten nehmen dadurch weniger ein. Weniger Umsätze, weniger Gewinne, noch weniger Steuern, weniger Investitionen. Schlechtere Arbeitsbedingungen. Lohnausfälle.

Druck auf die Unternehmer. Druck auf die Arbeitnehmer, weil diese von den Arbeitslosen ersetzt werden könnten. Druck auf die Löhne.

Ausweg? Entlassungen!

Andere Auswege?
Die Bedürfnisse von Arbeitslosen noch weiter einschränken?
Die Transferleistungen kürzen?
Die Zahlung von Transferleistungen an Billiglohnarbeit knüpfen?

Die Vermittlung von Billiglohnarbeitern führt zum gleichen Ergebnis: Druck auf Löhne, Steuern, Schulden, Zinsen - und die Steigerung dieser Problematik.

Arbeitslosigkeit – ein Zeichen für „gesättigte Märkte"?
Arbeitslosigkeit – ein Opfer auf dem Altar des technologischen Fortschritts?

So möchte man es uns glauben machen!

Aber warum soll dann ausgerechnet WACHSTUM, also genau dieser Fortschritt, nicht nur die Ursache für die Arbeitslosigkeit sondern auch gleichzeitig ihr Ausweg bzw. ihre Lösung sein?

Die Lösung „Wirtschaftswachstum" wird von etablierten Politikern bevorzugt. Wieder andere möchten, dass wir uns freuen, dass so viele Menschen vom „Joch der Erwerbsarbeit" freigestellt werden können.

Arbeitslosigkeit – Ergebnis von zuviel oder zuwenig Wachstum?
Wäre das nicht die folgerichtige Frage?
Es ist die falsche Frage!

Die richtige Frage lautet: Was ist Arbeitslosigkeit wirklich?

In dem Begriff ARBEITSLOSIGKEIT steckt eine Lüge!

Es wird behauptet, dass es zuwenig Arbeit gäbe, weil diese besser von Maschinen, Programmen, Automaten, Systemen oder Robotern erledigt werden würde.

Doch ein Blick in die Geschichte zeigt: Im 19. Jahrhundert wurden zahlreiche technische Erfindungen realisiert. Damit wurde manuelle Arbeit in riesigen Mengen überflüssig gemacht. In diesem Jahrhundert verdoppelte sich die Bevölkerung in einigen Ländern Europas, in anderen europäischen Ländern stieg sie auf das drei- oder vierfache. Mit ihnen auch die Zahl der Arbeitskräfte und Arbeitsplätze! Ebenso in Japan und Amerika.

Zu allen Zeiten wurden Maschinen für das Verschwinden von abhängiger Beschäftigung verantwortlich gemacht. Das Heraustreten des Menschen aus dem physischen Produktionsprozess hat in dem erwähnten 19. Jahrhundert die Zahl der „bezahlten Tätigkeiten" vervielfacht!

Mit Arbeit wird - verkürzt - jede „bezahlte Tätigkeit" bezeichnet. Wenn ARBEIT die Tätigkeit genannt werden kann, mit der „für andere Menschen nützliche Dinge hergestellt werden" oder allgemeiner gesagt, mit der geholfen wird, „die Bedürfnisse anderer Menschen zu befriedigen", dann sollte diese erst dann weniger werden, wenn diese nützlichen Dinge selbst nützliche Dinge herstellen und ohne Qualitätsverlust, die Bedürfnisse anderer Menschen befriedigen helfen.

Damit wären wir beim Zusammenhang von Arbeit und Bedürfnissen.

Was die Gruppe der materiellen Bedürfnisse oder besser gesagt der **Grundbedürfnisse** angeht, so ist die Vorstellung realistisch, sich Maschinen und Technik dafür zu halten.

Vollautomatisierte Fabriken. Vollautomatisierte Wohnhäuser. Das alles gibt es schon. Doch, wer möchte wirklich von einer Maschine unterrichtet werden? Oder im Alter von einer Maschine gepflegt? Bedürfnisbefriedigung ohne Emotionen? Zahlreiche höhere Bedürfnisse können nicht ohne die direkte Mitwirkung des Menschen befriedigt werden. Wer möchte sich einen Roboter als Babysitter vorstellen? Wer einen Musiker aus Blech oder Keramik? Wer möchte sich von einem Roboter im Krankheitsfalle diagnostizieren lassen?

Die Entwicklungsrichtung von menschlichen Bedürfnissen scheint klar ausgerichtet. Werden physische Bedürfnisse ausreichend befriedigt, entstehen neue, höhere Bedürfnisse. Bedürfnisse in den Bereichen Sport, Kunst, Bildung, Wissenschaft, Religion und anderen. Die Besonderheit dieser Bedürfnisse gegenüber den physischen Bedürfnissen: Sie können ins Unendliche wachsen! Selbst materielle Bedürfnisse können sich in eine Richtung entwickeln, die eine Harmonie mit dem Universum anstreben: Fahrzeuge, die mit recycelbaren Energien angetrieben werden, u.ä.

Physische Bedürfnisse sind „ziemlich" endlich. Niemand kann mit einem Körper in 2 oder mehr Wohnstätten gleichzeitig wohnen. Selbst das eigene Haus, die eigene Wohnung, sollte eine endliche Größe haben. Mit dem Elektromobil zum nächsten Mülleimer fahren, oder jeden Schritt mit Dienern gehen? Dieses Bedürfnis würde jedoch die Ungleichheit der Menschen geradezu voraussetzen.

Arbeit ist so eng an menschliche Bedürfnisse gekoppelt, dass vereinfachend gesagt werden kann, dass Arbeit ein menschliches Bedürfnis ist, weil es die Grundlage für die Befriedigung menschlicher Bedürfnisse ist. Bedürfnisse sind nicht begrenzt und die historische Entwicklung deutet nicht darauf hin, dass sich dieser Trend umkehrt.

Damit ist jedoch genug von dem vorhanden, was wir ARBEIT nennen!

Es fehlt also lediglich am Geld, wenn das Phänomen der „Arbeitslosigkeit" seit Jahrzehnten tendenziell zunimmt.

Ein Leben ohne Arbeitslose ist möglich und äußerst sinnvoll!

Erreicht werden kann dies durch die Umsetzung des Programms der HUMANWIRTSCHAFTSPARTEI, wodurch gleichzeitig auch die anderen großen Probleme unserer Zeit, wie z.B. die Staatsverschuldung, gelöst würden.

Staatsverschuldung

Unser Staat sitzt in der Klemme.
Täglich rinnen ihm Millionen Steuereinnahmen durch die Finger.
Mehr als 200 Millionen Euro jeden Tag!
Soviel viel Vermögen hat nicht jeder von uns.
Selbst die stündliche Zinslast von 8,5 Millionen € hat nicht jeder auf seinem Konto.

Jährlich werden nun seit Jahren weit über 50 Milliarden Euro Zinslast fällig.
Über Steuergelder eingenommen.
Alle helfen mit.
Kraftfahrer, Raucher und natürlich und vor allem: Lohnsteuerpflichtige.

Gnade dem, der jede Minute - so wie unser Staat - 142.000 €uro abschreiben muss.
Eingenommen und schon wieder „für nix" ausgegeben.

Der Etat für die Zinslastbedienung ist der zweitgrößte im Staatshaushalt.
Der Staat schuldet in- und ausländischen Geldgebern insgesamt über 1,5 Billionen Euro.
Beachtlich ist nicht nur das absolute Ausmaß an Schulden, sondern besonders der Vergleich mit den Einnahmen.

Der Staat gibt vor, weniger Schulden machen zu wollen.
Er möchte das Tempo der Schuldenmacherei drosseln.

So könnte auch Formel 1-Ikone Michael Schumacher sagen,
dass er beim Anblick eines Hindernisses „weniger beschleunigen" möchte.
Er tritt dann weiter aufs Gaspedal, anstatt auf die Bremse.
Nur eben nicht mehr so stark.
Das Fahrzeug wird trotzdem noch schneller. Es beschleunigt noch!

So wird ohne Schamesröte die Verlangsamung der Schuldenaufnahme wie ein Erfolg gefeiert, obwohl die Schuldenlast weiter steigt. Eine verlangsamte Beschleunigung ist jedoch noch immer eine steigende Geschwindigkeit. Eine Reduzierung der Neuverschuldung von geplanten 33 Milliarden auf 16 Milliarden €uro klingt so wie ein erwirtschafteter Überschuss - obwohl die Schulden- und damit die Zinslasten steigen.

„Alles im Griff" lautet die Parole, die der Staat ausgibt.
„Ab 2011 wird zurückgetilgt."

Wie geht es den anderen Staaten Europas? Wie geht es den Staaten an sich? Ein schuldenfreier Staat ist weitgehend unbekannt, so dass ein spezielles „nationales Versagen" im Umgang mit dem „anvertrauten" Geld ausgeschlossen werden kann.

Staaten anderer Länder haben weniger Auslandschulden. Vielleicht zeigen sich die dortigen Gläubiger dem Staat gegenüber großzügiger und verzichten auf den einen oder anderen Prozentpunkt Zins? In der Regel spielt die Herkunft des geliehenen Geldes jedoch keine Rolle. Entscheidend ist der endgültig abhanden gekommene Spielraum für Verbesserungen innerhalb des „anvertrauten" Gemeinwesens.

Obwohl von Staats wegen die Verschuldung gern in der Gegenüberstellung der Schulden mit dem Bruttosozialprodukt in Form der so genannten „Staatsquote" angegeben wird (1,5 Billionen zu 2,2 Billionen = ca. 65 %), so betragen die diesen Forderungen gegenüberstehenden Steuereinnahmen, aus denen allein die Schuld ja nur beglichen werden kann, lediglich ein Drittel: ca. 500 Milliarden €uro. Da die Steuern von der Höhe der gesellschaftlichen Gesamtumsätze abhängig sind, hat die Staatsschuld schon etwas mit dem Bruttosozialprodukt zu tun. Doch vor dem Hintergrund schwächerer Zuwächse beim BSP, die Schulden mit Steuergeschenken - vor allem für die Vermögenden – reduzieren zu wollen, leuchtet nicht auf Anhieb ein.

Eine Analogie:
Ein Familienvater schuldet seinen Gläubigern 100.000 €uro. Mit einem Einkommen von 50.000 €uro jährlich kann er für die Schuldentilgung theo-retisch maximal 33.000 €uro - nach Abzug der Steuern - „zu (r) Rate" ziehen. Da weder er noch seine Familie von Photosynthese lebt, werden es deutlich weniger sein. Seine Verschuldung ist dreimal größer, als seine jährlich zur Verfügung stehenden Einnahmen. Mit 25% (670 €uro monatlicher Rate bei 2750 €uro monatlichem Einkommen) seines für die Schuldentilgung notwendigen Netto-Einkommens würde er nach 30 Jahren die Summe von 235.000 €uro zurückgezahlt haben - bei einem wahrlich „günstigen" Zins von 7 % fest. Bei den üblichen 9 % Schuldzinsen - die Banken wollen ja auch leben - ist es schon fast der dreifache Betrag der Leihsumme, der zurückgezahlt werden muss. Keine so leichte Aufgabe, wenn der Mann schon 40 Jahre alt ist...

Was sich nicht simulieren lässt, ist die Tatsache, dass andere dieses Geld verdienen, damit die

Schulden zurückgezahlt werden können. Im Falle der Staatsverschuldung, können Schulden nur getilgt werden, wenn die Staatsausgaben entweder niedrig genug oder die Einnahmen hoch genug sind.

Wir erleben jedoch die Verringerung von Staatseinnahmen durch Steuererlässe für die Vermögenden, weniger Steuern durch zunehmende Arbeitslosigkeit und eine gleichzeitige Steigerung der Staatsausgaben für Arbeitslose und Bedürftige.

Sollte der Staat in die Lage kommen wollen, seine Schuld zurückzuzahlen, dann wäre folgender finanzpolitischer Kraftakt notwendig:

Jährliche Rückzahlung von 95 bis 120 Milliarden €uro statt der bisherigen 75 Milliarden. Dies bedürfte einer **Steigerung der Wirtschaftsleistung von 25 % statt der bislang dauernd verfehlten 2,5%!** Dann endet die Schuld nach 30 Jahren bei Rückzahlung von zwischen 3 bis 3,5 Billionen - für aufgenommene 1,5 Billionen!

Jährlich ca. 100 Milliarden €uro, die nicht für Investitionen, nicht für Arbeit & Soziales, nicht für Kultur und Bildung zur Verfügung stehen!

Die bisher gezahlten Zinsen für nicht getilgte Schulden und Schuldenerweiterungen seit 1950 von mehr als 1,5 Billionen €uro bleiben hier unberücksichtigt. Sonst wären es in 30 Jahren fast 5 Billionen €uro. Die werden es vielleicht schon deswegen, weil die künftig wachsenden Pensionsansprüche, für die bisher nicht genügend Rücklagen gebildet wurden, auch noch hinzukommen.

Der Staat ist – allen voran die Finanzminister – nicht zu beneiden. Kein einziger Regierungswechsel brachte den angekündigten Wechsel in der Schuldenpolitik. Je Wechsel, desto Schulden.

Die Absichten des Staates, mit Konjunkturprogrammen, die Wirtschaft anzukurbeln sind nicht grundsätzlich zu kritisieren. Unsere staatlich verantwortlichen Finanzpolitiker sind nicht dünner angerührt, als ihre Kollegen in anderen Ländern der Welt. Unser Geldsystem lässt keinem von ihnen eine andere Wahl.

Einer der ersten Finanzminister nach Ludwig Erhardt ist wegen einer Verschuldung von 2 Milliarden DM während seiner Amtszeit zurückgetreten, ohne dass er bedrängt wurde. An guten Absichten hat es noch keinem gemangelt. Selbst Hans Eichel galt für kurze Zeit als finanzpolitischer Stern am Himmel, als er die Unternehmen zwang, sich zu verschulden, und mit diesen Krediten, die Staatseinnahmen um 20 Prozent erhöht werden konnten.

Es waren die überteuerten UMTS–Lizenzen, für die er den Anbietern von Mobilfunknetzen in Deutschland 51 Milliarden €uro abnahm. Brutto. Die Steuerausfälle für diese Investitionen von ca. 20 Milliarden €uro müssen davon abgezogen werden. Dass diese „Investitionen" die beteiligten Netzanbieter zu jahrelangen „Restrukturierungen" zwangen, sprich zum Abbau von Arbeitsplätzen, damit die Kapitalkosten überhaupt bedient werden konnten und können, daran musste im Jahre 2000 noch keiner denken. Auch daran nicht, dass mit dem Arbeitsplatzabbau auch der Ast dünner wird, der den Staat trägt.

Die Verbindung Arbeitslosigkeit und Steuerausfällen bei gleichzeitiger Aufwandsteigerung für das Gemeinwesen wurde bereits erwähnt. Der Staat nimmt in unserer Volkswirtschaft neben den Unternehmen eine zentrale Stellung ein. Er ist der größte volkswirtschaftliche Kunde. Ein Megaauftraggeber. Und er gibt vor, Interessenunterschiede zwischen Starken und Schwachen ausgleichen zu wollen und ausgleichen zu können. Vernachlässigen wir an dieser Stelle bewusst Anspruch und Wirklichkeit. Vernachlässigen wir die Rolle des Staates bei der Durchsetzung von privaten Interessen, von Interessen der Geldaristokratie, der Geldoligarchie.

Nehmen wir an dieser Stelle den guten Willen für die Tat. Der Staat möchte Benachteiligungen ausgleichen. Möchte den Alten und Kranken den Witwen und Waisen, den Eltern und Kindern einen Halt geben. Einen Halt in der Brandung einer nicht beherrschten Konjunktur. Könnte er dieses Ziel erreichen, selbst fern jeder Anfälligkeit für Korruption und Misswirtschaft?

Warum steht jeder kapitalistische Staat irgendwann unter einem Verschuldungszwang?

Mögen die Absichten von Politikern weit besser sein als ihr Ruf. Gegen die wachsenden Ungleichgewichte, die bei einer wirtschaftlichen Entwicklung welche auf Zinsgeld basiert, auftreten müssen, ist die Regierung, ist der Staat machtlos. Im Gegenteil. Diese Entwicklung erhöht die Anfälligkeit für Korruption und Vetternwirtschaft.

Die Folgen der Wirtschaftskrisen werden von Staaten mit Kreditaufnahmen und Konjunkturprogrammen gepuffert. Es ist zumindest der Versuch, etwas zu puffern. Da die Ursachen der Krisen nicht beseitigt werden, entstehen mit der Schuldenaufnahme neue, stärkere Krisen. Diese machen größere Programme notwendig - und so weiter.

Der Mechanismus, der zu einer strukturell falschen Verteilung von gesellschaftlich erarbeitetem Reichtum führt und damit die Rolle des Staates untergräbt, wird noch ausführlicher beschrieben.

Es ist die Unfähigkeit der Wirtschaft kontinuierlich zu sein, die den Staat an den Abgrund führt. Der Staat selbst ist in keinem Land der Akteur, sondern laviert mehr zwischen den Interessengruppen, die ihn benutzen wollen, als dass er ihnen korrekte Rahmenbedingungen setzt. Solange das Auf und Ab in der Wirtschaft - seit einigen Jahren, dass Ab und Ab - als eine Naturgesetzlichkeit angesehen und entsprechend naiv behandelt wird, können alle Maßnahmen nicht einmal zufällig den gewünschten Erfolg erzielen.

Nicht in Deutschland. Nicht in Europa. Und schon gar nicht weltweit.

Globalisierung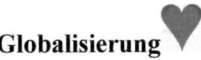

Es gibt keine Alternative - sagen die Politiker aller etablierten Parteien.
Keine Alternative zur „Globalisierung".
Vielleicht haben sie Recht.

Aber muss es die **„Globalisierung des Elends"** sein, die nur wenigen Menschen zugute kommt?

In der so genannten **„dritten Welt"** verhungern und verdursten Kinder.
Oder sie werden einfach umgebracht, bei Übergriffen von anderen Völkern.

Oder sie werden zu Waisen, weil ihre Eltern gestorben sind, oder gestorben wurden.

Aus dieser Welt kennen wir, seit in 10 Tagen 800.000 Menschen eines Stammes von einem anderen Stamm ermordet wurden, den Begriff **Genozid**.
In Schulen werden Feuer gelegt und ganze Schulklassen verbrennen.
Ein Bildungssystem existiert in vielen dieser Länder quasi nicht.

In der **„zweiten Welt"**, werden viele Mädchen gleich nach der Geburt oder nach der Geschlechtsbestimmung getötet.
Man spricht von 500.000 getöteten weiblichen Säuglingen jährlich.
Die Mütter selbst sind es, die gegen ihre Natur handeln und die Säuglinge vergiften oder verhungern lassen.
In Asien fehlen im Jahre 2006 etwa 100.000.000 Frauen und Mädchen für ein demographisches Gleichgewicht.
Der Fachbegriff, der sich in der jüngsten Vergangenheit ein Recht auf Verbleib in der Sprache erkämpft hat, heißt **„Fötizid"**.

Obwohl diese Welt sehr reich an Geburten ist, tickt hier eine demografische Zeitbombe.
In Indien gibt es staatliche Unterstützung vom Staat für die Kinder, deren Eltern – meist arme Bauern – Selbstmord begangen haben, weil sie ihre Schulden nicht mehr bezahlen konnten.
Vorher gibt's nix. Und für von anderen umgebrachte Eltern auch nicht. Und wenn's keiner beweisen kann auch nix. Deswegen sind Pestizide das Mittel der Wahl, seinen Nachkommen noch einen Gefallen zu tun.

In der **„ersten Welt"**, werden die Geburten viel früher verhindert. Aus unserer Welt kennen wir den relativ modernen Begriff der Pädophilie. Kinder werden misshandelt. Sie werden vernachlässigt. Es kommen immer mehr Kinder je 100 Geburten mit einem Erbgutschaden auf die Welt. Kinder mit Behinderungen von Geburt an werden immer zahlreicher.

Viele Paare bleiben kinderlos. Viele Kinder leben von der Sozialhilfe. Viel mehr als noch vor 10 Jahren. Kinder bleiben oft vaterlos. Kinder, die mit nur einem Elternteil zusammenleben, haben einen beachtlichen Anteil an der Zahl aller Kinder erreicht. Schulen werden geschlossen, die Schulwege haben nicht selten die Dauer von 1 Stunde Fahrzeit in jede Richtung.

Kinder sind die Perspektive einer Gesellschaft. Werden Kinder schlecht behandelt, missachtet, vernachlässigt, bekämpft und bedroht, so drückt sich darin die Perspektive dieser Gesellschaft aus. Der Trend ist eindeutig, wenn es auch immer noch glückliches Kinderlachen gibt.

Die Nachrichten aus den Schwellen- bzw. den Entwicklungsländern und aus den Industrieländern sind jedoch alarmierend.

Warum sind viele Menschen so arm?
Warum verhungern täglich tausende von Menschen?
Warum werden täglich tausende Menschen ermordet?
Warum erfährt man so wenig davon?

Warum scheint in unseren reichen Gesellschaften das Geld auszugehen?

Warum ernähren wir uns ungesund, obwohl wir es besser wissen?
Warum holzen wir die Regenwälder ab, die für unsere Erde so wichtig sind?

Wer sind eigentlich „wir"?

Unsere Schulen sind laut, überfüllt, marode.
Nicht alle. Nur eben immer mehr davon.
Auf den Schulhöfen werden Gewaltsequenzen auf Handys angeschaut.
Produziert von Erwachsenen.
In den Schulen wird geprügelt, gestochen und geschossen.
Niemals zuvor gab es so viele Todesopfer in Schulen wie in den letzten 5 Jahren.

Auf den Schulhöfen werden Drogen gehandelt. Produziert von Erwachsenen.
Unsere Kinder nehmen Drogen. Wir nehmen noch viel mehr.

Wir bekommen unsere Lebensmittel zum Teil von weit her.
Wir leben in einer Gegend mit viel Landwirtschaft.
Wenn unsere Gewinne steigen, bauen wir Arbeitsplätze ab.
Wir fühlen uns gestresst, wenn wir Vermögen haben.
Das muss ja zum Arbeiten für uns gebracht werden.

Wir fühlen uns gestresst, wenn wir für dieses Vermögen arbeiten müssen.
Wir fühlen uns gestresst, wenn wir nicht mehr für dieses Vermögen arbeiten dürfen.
Wir fühlen uns gestresst, wenn wir sehen, wie dieses Vermögen an uns vorbei wächst.

1.000.000.000 ist eine Milliarde.
Mit 5 % verzinst, geteilt durch 365 Tage im Jahr und multipliziert mit dem Stückgewicht eines Euros von ca. 5 Gramm fließen den Milliardären täglich Eurogewichte von über einer halben Tonne zu.

Bei 10 % Zins und 20 Milliarden Vermögen kommen täglich 25 Tonnen Euros (über 5 Millionen) über die Besitzer derselben. Drei 7,5-Tonner-LKWs mit Eurostücken. Täglich.
Oder jede Stunde 1 Tonne und ein bisschen.

Gut verbrauchen lässt sich alles bis zu einem Kilo täglich. Danach wird es Stress.
Bill Gates soll 55 Milliarden Dollar Vermögen besitzen.
Das ist nicht der geschätzte Wert seiner Firma, sondern jetzt schon sein Vermögen.

Warum, warum, warum?

Die Welt war schon immer ein Stück aus den Fugen.
Jetzt merken es die Nochvermögenden.
Es ist die Geschwindigkeit mit der diese Verschlechterungen vor sich gehen, die innehalten lassen sollte. Die Beschleunigung der Verschlechterung ist es, die viele Menschen wachgerüttelt hat.
Viele suchen Antworten und misstrauen fast allen, die versuchen, darauf eine Antwort zu wagen.

Wieso könnte es darauf eine Antwort geben?

Die Verschlechterungen spielen sich sehr zeitgleich ab.
Gewalt und Drogen. Gewalt und Hunger. Zerstörung der Umwelt und Verlust von Zukunftsgewissheit. Verlust von Zukunftsgewissheit und Drogen. Drogen und Gewalt. Drogen und Krankheit. Drogen und Dummheit. Dummheit und Gewalt.

Es gibt genug Projekte: Programme gegen Drogen, Gewalt, Dummheit, Umweltzerstörung. Es gibt tausende Kampfansagen gegen die Übel der heutigen Zeit. Es gibt aber genau genommen nur eine einzige wirkliche Ursache.

Oder besser ausgedrückt: Es gibt nur eine einzige wirkliche Kausalkette!

Das ist die gute und schlechte Nachricht zugleich.
Wenn einem die Kette nicht plausibel genug erscheint, dann arbeitet man klaren Blickes weiter am Untergang.

Der Drogenabhängige und der Experimentator in Sachen Drogen sucht.
Er/Sie sucht etwas. Vielleicht einen Ausweg.
Vielleicht hat er/sie keine Perspektive im Leben.
Vielleicht zu viel Druck im Arbeitsleben. In der Familie, in der Schule, an der Uni.
Zukunftsangst. Angst, zu spät zu kommen. Zu allem.

Stabile Preise in der Wirtschaft könnten dem abhelfen.

Zu viel Kranke, zu viel Simulanten, zu volle Wartezimmer, zu viel Gebühren und Zuzahlungen, zu viel Stress im Leben, zu viel Erschöpfung, zu viel Demotivation, zu viel Krankheit.

Stabile Preise in der Wirtschaft könnten dem abhelfen.

Zu viele Hungertote in Afrika, Asien und Südamerika.
Zu viele Spendenaufrufe und Spenden, die wieder nicht die Not gelindert haben.
Der Hungertod ist nicht besiegt.

Stabile Preise in der Wirtschaft könnten dem abhelfen.

Zu wenig Geld vom Amt, zu erniedrigend das Auftreten des Jobvermittlers.
Zu wenige Arbeitsplätze. Zu viel Arbeit die nicht erledigt wird.
Zu wenig Geld für zu viel Arbeit. Zu wenig Aussicht auf Arbeit bzw. Einkommen.
Zu wenig Geld für Hobbys, zu wenig Zeit für Familie und Freunde.

Zu viel Einkommen bei denen, die mehr als genug Geld haben.
Tonnenweise Euros.
Zu viel Geld für zu wenig Arbeit!

Stabile Preise in der Wirtschaft könnten dem abhelfen.

Was hat all das Elend der modernen Welt und das noch größere Elend der weniger modernen Welten mit stabilen Preisen zu tun?

Steigen die Preise, besser steigt das allgemeine Preisniveau, sinkt die Kaufkraft und sinkt der Wert der Ersparnisse.

Die Produktion wird angeheizt.

Die Aussicht auf eine Preiserhöhung belebt die Wirtschaft.

Sich ausweitende Kredite der angelockten Unternehmen können mit den Mehreinnahmen aus dem Verkauf getilgt werden.

Das wissen auch die Banken.

Sobald die Nachfrage nach Krediten steigt, werden die Bedingungen für den Geldverleih verschärft.

Der Darlehenszins steigt und damit auch erneut die Preise, denn es wird versucht, die Zinsen als Kostenbestandteile auf den Kunden abzuwälzen.

Die Preise bilden sich aber weiterhin aus dem Verhältnis von Angebot und Nachfrage nach Waren.

Waren, deren Preise wegen der Preissteigerung so hoch sind, dass sie keinen Abnehmer finden, bleiben liegen.

Waren, die keinen Abnehmer gefunden haben, verursachen erneut Kosten.

Werbungs- und Lagerkosten zum Beispiel.

Der folgende Verkauf für niedrigere Preise (die Preise sind immer noch höher als sonst, nur eben niedriger als die Entstehungskosten für den Unternehmer) führt zu einem noch schwereren Verlust. Erst wurden die Herstellungs- und Zinskosten durch den ausgefallen Verkauf nicht erlöst, dann kamen die Folgekosten noch hinzu, die nicht erlöst wurden.

Tick, tick, tick, die Zinsuhr läuft unerbittlich weiter.

Vor allem dann, wenn in dieser Situation Kreditnehmerunternehmen mit schuldenlosen Unternehmern konkurrieren, die wesentlich niedrigere Preise machen können. Für einige erfüllt sich deshalb der Traum vom Gewinn nach einer Preissteigerung nicht. Sie können erst sich selbst, dann die Arbeiterlöhne und schließlich die Zinsen nicht mehr bezahlen (die in Folge von Preissteigerung, Kreditnachfrageausweitung und Darlehensgeldmangel ebenfalls gestiegen sind).

Den Gewinn aus der Differenz zwischen Herstellungskosten- und Verkaufserlös möchte auch immer der einstecken, der für die Produktion die Kredite vergibt.

Meistens sitzt er am längeren Hebel.

Während die Preise steigen, schlafen die Arbeitnehmer und deren Vertreter nicht.

Sie erwirken mit zeitlicher Verzögerung eine Erhöhung ihrer Löhne und Gehälter.

Wird bei gleicher Umlaufgeschwindigkeit des Geldes mehr davon auf dem Warenmarkt angeboten, steigen die Preise weiter.

Nicht nur die Durchschnittsverdiener verlieren in diesem Spiel. Vielen Unternehmen geht in dieser Hatz nach dem Gewinn bei gleichzeitig wachsenden Kosten im Wettlauf mit den Unternehmen mit geringerem Fremdkapitalanteil die Luft aus. Die Durchschnittsverdiener haben höhere Kosten mit hinter her hinkenden Löhnen.

Das Leben im Allgemeinen wird teurer. Das Gehalt kann trotzdem nur einmal ausgegeben werden. Auch Hypothekendarlehenszinsen werden bei einer allgemeinen Preissteigerung in den Verteilungskampf hinein gerissen. Das kleine Häuschen (für 100.000), das bisher 5000 Zinsen im

Jahr gekostet hat, kostet nun, nach einer 3 prozentigen Inflation 8000 Zinsen im Jahr: Nämlich 3 % mehr von 100.000 Dahrlehenssumme.

Höhere Preise - höhere Zinsen - ein den Bedingungen fortwährend hinterher hinkendes Gehalt. Das ist der Stoff aus dem die Tragödien von heut gewebt sind. Zwangsversteigerung. Abstieg. Kriminalität und oder Drogen als Ausweg.

Steigen die Preise über eine Schmerzgrenze, ziehen sie so viel Geld und Geldersatzmittel in den Markt, dass die Preise auf Grund des Überangebotes nun explodieren. Im Extremfall werden Gelder, die schneller im Wert verlieren, als sie gedruckt werden können, nicht mehr im Austausch gegen Güter angenommen.

Damit geht die Wirtschaft wieder zurück und Formen des Tauschhandels verbreiten sich. Unsägliches Elend stellt sich ein. Oft auch bei den bisherigen Geldbesitzern. Da Geldbesitzer oft auch Sachbesitzer sind, sind diese nach einem Währungsschnitt wieder die Geldbesitzer: Nämlich durch den Verkauf, der im Besitz gehaltenen Mangelware.

Sinken die Preise, so steigt im ersten Moment die Kaufkraft des Geldes. Doch die Folgen davon will keiner haben. Geringere Umsätze von Unternehmen konkurrieren mit Kostenanteilen, die nicht von der Preisminderung betroffen sind. Unternehmer benötigen Geld für ihre Produktion. Ständig werden Kredite mit verschiedenen Laufzeiten an Unternehmen vergeben.

Die Zinszahlungen z.B. sind feste Kostenbestandteile der betriebswirtschaftlichen Kalkulation. Bleiben die Kosten der Unternehmer für Zinszahlungen (auch Mietzins) aus den bisherigen Investitionen bei zurückgehenden Preisen gleich, so müssen diese aus sinkenden Einnahmen befriedigt werden. Die Folge davon sind unterlassene Investitionen und eingesparte Löhne. Zuerst Unternehmerlöhne, denn die anderen sind vertraglich nicht so leicht reduzierbar – höchstens in Form von betriebsbedingten Kündigungen. Sinken die Einnahmen unter den Einstandspreis (unter den Preis, der für eine kostendeckende Produktion erzielt werden muss) so ruht die Produktion. Auch hier haben wir es mit einer Schleife von Preisrückgängen in Wechselwirkung mit Nachfrageausfällen zu tun.

Weniger Umsätze, mehr Entlassungen, weniger Einkommen, weniger Umsätze, mehr Entlassungen.

In jedem anderen Fall außer dem der Stabilität von Preisen auf dem Markt, kommt die Wirtschaft ins Wanken, verlieren Menschen ihre materielle Existenzgrundlage, zerplatzen Träume, häufen sich Verluste, werden Menschen traumatisiert.

Ein Fall ist schlimmer... nämlich der, wenn Menschen - wie in den ärmsten Ländern - so gut wie kein Geld in die Hand bekommen und sich noch vielfach mit Urwirtschaft oder mit Tauschwirtschaft behelfen müssen.

Warum würde eine Strategie, eine Methode, ein Konzept zur Sicherung des Preisniveaus einen wesentlicheren Beitrag zum Bürger- und Völkerfrieden leisten, als irgendeine andere politische Maßnahme? Ja, als jede beliebige andere politische Maßnahme?

Es scheint, der Mangel an grundlegenden Existenzmitteln auf der einen Seite und der stetig zunehmende Überfluss auf der anderen Seite das alles überragende Merkmal unserer Zeit zu sein. Auffällig ist die extrem ungleiche Verteilung der Ansprüche auf Güter und Dienstleistungen. Verhältnismäßig wenige Menschen schaffen es nicht mehr, ihr Einkommen auszugeben, während relativ viele Menschen nicht wissen, wie sie das Notwenigste für ihren Lebensunterhalt bekommen können.

Die Welt leidet unter einer Vielzahl von Spannungen.

Die **HUMAN**WIRTSCHAFTSPARTEI bietet eine Lösung, die in allen Ländern funktioniert. Weltweit. Global.

Eine Lösung, die eine **„Globalisierung des Friedens, des Fortschritts und der Menschlichkeit"** ermöglicht. Unsere Lösung ist mehr als nur eine Vision.

Unsere Vision ist Gewissheit!

Bereit und willens sein

„Wenn wir unfähig bleiben,
die Aufgabe, die uns gestellt wurde, zu lösen,
wird die Regierung von links nach rechts
und von rechts nach links pendeln.
Und jeder Pendelschlag wird die Verwirrung,
die Hilf- und Ratlosigkeit vermehren."

Silvio Gesell, 1930 ♥

Ein Blick in die Welt reicht, um zu wissen, dass wir in großen Schwierigkeiten stecken und dass wir dringend einige neue ökonomische Prinzipien als Grundlage für unser Wirtschaften brauchen. Denn offensichtlich führen die herrschenden Lehrsätze und Überzeugungen der Wirtschaftswissenschaft nicht zu Wohlstand und Wohlergehen für alle.

Das heute allgemein verbreitete Wissen über Wirtschaft, Geld und Arbeit reicht nicht aus, um eine Welt zu schaffen, wie wir sie uns alle wünschen:

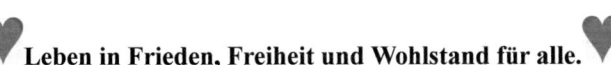

♥ Leben in Frieden, Freiheit und Wohlstand für alle. ♥

Ganz im Gegenteil! Das gegenwärtige System beruht auf Ausbeutung, erzwingt zunehmende Verarmung und Unterdrückung und strebt ständig nach Krieg und Zerstörung.

Da wir alle mit den geltenden Grundannahmen der Ökonomie aufgewachsen sind (ob wir sie verstanden haben oder auch nicht) stehen wir vor der Schwierigkeit, uns etwas vorstellen zu müssen, was außerhalb unserer gewohnten Vorstellungswelt liegt. Und neue Ideen und Vorstellungen lehnen wir üblicherweise als vermeintlich unbrauchbar, falsch oder in sich widersprüchlich ab, weil sie eben nicht unseren Denkgewohnheiten entsprechen.

Um neue Konzepte anzunehmen, müssen wir erst lernen umzudenken und gewohnte Vorstellungen und Begriffe aufzugeben, um dafür neue und ungewohnte anzunehmen. Dieses Umlernen vollzieht sich in Prozessen, daher ist wichtig, dass wir uns selbst dafür eine gewisse Zeit einräumen.

Das Umlernen lässt sich in fünf Schritten gestalten:

1. Eingestehen
dass manche unserer alten Vorstellungen über Geld und Wirtschaft nicht mehr funktionieren.

2. Anerkennen
dass es Dinge gibt, die wir in Bezug auf Geld und Wirtschaft nicht verstehen, und die, wenn wir sie verstünden, alles verändern könnten.

3. Bereit und willens sein
dass sich <u>jetzt</u> ein neues ökonomisches Verständnis entwickelt, ein Verständnis, das eine neue Lebensweise ermöglichen kann.

4. Mutig sein
um neue Informationen zu überprüfen, und - sollten wir sie innerlich bejahen -, unser Wissen so zu erweitern, dass sie Bestandteil unserer Überzeugungen werden.

5. Engagiert und leidenschaftlich sein
um das neue Verständnis schnell verbreiten zu helfen.

Die **HUMAN**WIRTSCHAFTSPARTEI bietet ein wirtschaftspolitisch fundiertes und trotzdem allgemeinverständliches Konzept an, mit dessen Hilfe sich die vorgenannten Probleme auf struktureller Ebene lösen lassen:

- Die Schaffung einer stabilen Währung mit gleichbleibender Kaufkraft:

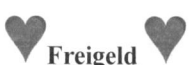

<u>Freigeld</u>

- Die Einführung einer Bodenordnung, die jedem Menschen die Teilhabe an der Erde und ihren Gütern sichert:

<u>Freiland</u>

FREIGELD

Der Handlungsbedarf

Der größte Nachteil unseres derzeitigen Geldes ist, dass es nicht nur die öffentliche Einrichtung „Allgemeines Tauschmittel" ist, sondern dass es gleichzeitig völlig legal dem Kreislauf entzogen werden kann, in dem es zurückgehalten oder zur Spekulation eingesetzt wird. Diesem Widerspruch entspringt der Zins.

Das Geld kann solange zurückgehalten werden, bis das Angebot des Geldes auf dem Kapitalmarkt einen die Geldbesitzer zufrieden stellenden Zins abwirft. Dieser „Geldstreik" tritt regelmäßig ein, wenn der Kapitalmarktzins unter circa 2,5 % zu fallen droht. Das derzeitige System belohnt diejenigen, die Geld zurückhalten und es erst gegen entsprechende Zinsen oder Renditen zur Verfügung stellen.

Zurückgehaltenes Geld fehlt jedoch im Wirtschaftskreislauf für Investitionen und Konsum. Das Ergebnis: die Konjunktur bricht ein. Einen Ausweg aus diesem Dilemma gibt es nicht dadurch, dass der Staat an dieser Stelle mit immer neuen Schulden einspringt, sondern erst dann, wenn diejenigen, die Geld zurückhalten, Verluste zu erwarten haben.

Erst wenn Waren- und Zahlungsverkehr sich zu jeder Zeit in Übereinstimmung befinden, Angebot und Nachfrage sich also decken, gibt es eine stabile Konjunktur. Diese stabile Konjunktur kann nur aufrechterhalten werden, wenn die Geldmenge gesteuert werden kann. Kann die Geldmenge gesteuert werden, gehören die kapitalistischen Wirtschaftskrisen durch Inflation und Deflation der Vergangenheit an.

Der Erfolg der Geldmengensteuerung hängt aber nicht nur von der Menge der emittierten Scheine ab, sondern auch davon, dass das Geld stetig umläuft. Die Steuerung der Geldmenge ist daher heute praktisch unmöglich, weil die Umlaufgeschwindigkeit des Geldes keine verlässlich kalkulierbare Größe ist. Diesen zentralen Fehler des heutigen Geldsystems behebt das Freigeld.

Die Maßnahmen

Um ein **funktionierendes Geldwesen** zu schaffen, in dem das Geld seine Aufgabe als öffentliches Tauschmittel ohne Einschränkungen erfüllt, sind folgende Voraussetzungen nötig:

1. Es wird ein unabhängiges **Währungsamt** eingerichtet, dessen alleinige Aufgabe es ist, die Währung stabil zu halten.

2. Um dies zu erreichen, erhebt das Währungsamt eine **Gebühr auf Bargeld**. Diese Gebühr, auch „Umlaufsicherung" genannt, sorgt dafür, dass das Bargeld stetig umläuft.

Geldmengensteuerung

Dem Währungsamt, welches an die Stelle der Zentralbank tritt, fällt die Aufgabe zu, die Wirtschaft mit der angemessenen Geldmenge zu versorgen. Das Währungsamt lässt Banknoten und Münzen herstellen und gibt sie in Umlauf. Es sorgt über die Regulierung der Geldmenge dafür, dass der Warendurchschnittspreis stabil bleibt. Ein fallender Preisindex zeigt an, dass sich zuwenig Geld im Umlauf befindet. Das Währungsamt gibt dann weiteres Bargeld in den Kreislauf. Weist ein steigender Preisindex auf eine zu große umlaufende Bargeldmenge hin, zieht das Währungsamt Geld aus dem Kreislauf ein.

Umlaufsicherung des Geldes

Ziel der Umlaufsicherung ist, dass die ausgegebene Geldmenge stetig umläuft. Das Geld wird dadurch umlaufgesichert, dass die vorhandenen Banknoten in Abständen gegen neue Scheine ausgetauscht werden. Dabei wird eine Gebühr von den jeweiligen Bargeldbesitzern erhoben. Dies gilt für alle natürlichen wie juristischen Personen, einschließlich aller Banken, Finanzinstitute, Behörden, usw. Geldsurrogate, wie Sichtguthaben, elektronische Geldkarten oder Kreditkarten sind von der Einzahlung von Bargeld abhängig. Sie brauchen daher nicht zusätzlich umlaufgesichert zu werden. Umlaufgebühren, welche die Banken für ihre Bargeldbestände zu zahlen haben, werden sie auf die Konten ihrer Kunden umlegen. Je langfristiger das Geld angelegt ist, desto geringer werden die anfallenden Gebührenanteile sein.

Die Auswirkungen

Stetig umlaufendes Geld

Wegen der beim Geldumtausch fälligen Umlaufgebühr werden alle Menschen ein Interesse daran haben, Bargeld entweder auszugeben, Schulden zu bezahlen oder es zur Bank zu bringen.

Stabiler Preisstand

Ein stabiler allgemeiner Preisstand ist die zentrale Voraussetzung für eine krisenfreie Wirtschaft. Weil das Währungsamt dank der Umlaufsicherung gewiss sein kann, dass das ausgegebene Geld tatsächlich umläuft, kann es die Geldmenge zuverlässig so steuern, dass der durchschnittliche Preisstand (Preisindex) stabil bleibt. Als Folge davon wird die Konjunktur verstetigt und die Wirtschaft nicht mehr durch unvorhersehbare Über- oder Unterangebote von Geld verunsichert und gestört. Inflationäre und deflationäre Entwicklungen gibt es dann nicht mehr.

Sinkende Zinsen

Ein zunehmendes Kreditangebot lässt in der HUMANWIRTSCHAFT die Zinsen gegen Null tendieren, zum Vorteil für alle Unternehmen und Konsumenten. Insbesondere werden die Mieter entlastet, da die Mieten nicht mehr mit Hypothekenzinsen belastet sind.

Steigende Arbeitseinkommen

Wenn die Zinsen sinken, haben die Anbieter von Waren und Dienstleistungen weniger Kapitalkosten. In der Folge steigen zunächst die Unternehmergewinne. Dies schafft den Anreiz, die Produktion auszuweiten oder neue Unternehmen zu gründen, was zu einer steigenden Nachfrage nach Arbeitskräften führt. Deswegen werden in gleichem Umfang, in dem das Zinsniveau sinkt, Löhne und Gehälter ansteigen. Die Arbeitenden werden schließlich ihren vollen, nicht durch Zinslasten geschmälerten, Arbeitsertrag bekommen.

Steigende Nachfrage

Wenn die Arbeitseinkommen steigen, wächst die Nachfrage nach Waren und Dienstleistungen. In der ersten Zeit nach Einführung der umlaufgesicherten Währung geschieht dies insbesondere deshalb, weil ein Nachholbedarf zu befriedigen ist. Langfristig wird sich die Wirtschaft so entwickeln, dass die angebotenen Waren und Dienstleistungen insgesamt ihre Käufer finden und es keine Absatzkrisen mehr gibt.

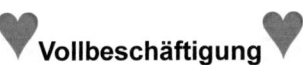 Vollbeschäftigung

Vollbeschäftigung ist dann möglich, wenn die Nachfrage nach Arbeitskräften größer ist als das Angebot. In einem geschlossenen Wirtschaftskreislauf, wie ihn die **HUMAN**WIRTSCHAFT sicherstellt, kann es prinzipiell keine unfreiwillige Arbeitslosigkeit geben, weil jedes Angebot, das ein tatsächliches Bedürfnis befriedigt, seine Nachfrage findet.

Jeder einzelne Mensch bestimmt selbst, wie viel und wie lange er arbeiten will. Mit unterschiedlichen Arbeitszeit- und Erfolgsbeteiligungsmodellen werden sich die Unternehmen bemühen, fähige Mitarbeiter an sich zu binden. Das wird notwendig sein, weil die abhängig Beschäftigten sich bei Zinsen nahe Null jederzeit mit „billigem" Geld selbständig machen können.

Bei einem niedrigen Zinsniveau lassen sich alle gesellschaftlich sinnvollen Projekte realisieren – wie z.B. Ökologische Projekte –, wenn sie langfristig kostendeckend sind. Dies und die steigende Nachfrage nach Gütern und Dienstleistungen, lässt zunehmend Arbeitsplätze entstehen, bis alle unfreiwillig Arbeitslosen in Lohn und Brot sind.

Im Endeffekt entspricht die Nachfrage nach Arbeitskräften dem Angebot: Vollbeschäftigung ist erreicht.
Ein höherer Verdienst bei sinkenden Lohnnebenkosten – da weniger Kosten für Arbeitslosen- und Krankenversicherung anfallen – wird zu spürbaren Verkürzungen der versicherungspflichtigen Erwerbsarbeit führen. Dadurch wird die Grundlage dafür geschaffen, dass andere Aktivitäten das familiäre oder gesellschaftliche Leben bereichern, die nicht unmittelbar in physikalischen Einheiten auszudrücken sind.

Prinzipiell verbessern sich nicht nur die Erwerbsarbeitbedingungen, sondern auch die Auswahlmöglichkeiten in Hinsicht auf die persönlichen Neigungen. Da Arbeit, die gerne gemacht wird, besser und schneller erledigt wird als solche, die nur ungern getan wird, wird das Leistungsniveau der Volkswirtschaft, die Produktivität, stark ansteigen .Geringere Arbeitszeiten und die volle Bezahlung ihrer Arbeit lässt die Menschen stressfrei, einfallsreich und ohne Angst vor der Zukunft ihren Geschäften nachgehen.

Vermögensbildung

Die Vermögensbildung wird in der HUMANWIRTSCHAFT für alle Bürger durch höhere und dauerhafte Einkommen sowie durch die Wertbeständigkeit der Spareinlagen begünstigt.

Höhere Löhne wirken sich sofort auf die Ausweitung der Produktion in Hinsicht auf Qualität aus. Überschüssiges Geld drängt natürlicherweise in den Kauf höherwertiger, qualitativ besserer Produkte und erzwingt dadurch deren Herstellung. Dieser Drang wirkt sich positiv auf die Ressourcennutzung und damit auf unsere Lebensgrundlagen aus. Die unter dem Stichwort „Wegwerfgesellschaft" bekannt gewordene kapitalismusbedingte Fehlentwicklung hört auf.

FREILAND

Der Handlungsbedarf

Die Erde ist Erbteil der gesamten Menschheit. Die Nutzung von Grund und Boden einschließlich der Bodenschätze ist Vorbedingung unseres Lebens.

Der Mensch ist darauf angewiesen, wie auf Wasser, Luft und Licht (Energie). Die Zugangs- und Nutzungsmöglichkeiten sind heute aber nicht für alle Menschen gleich, da eine Minderheit das Eigentumsrecht am Boden hat. Dies ermöglicht dieser Minderheit, von den Menschen ohne Land ein Entgelt zu fordern, die so genannte Bodenrente. Sie entsteht dadurch, dass der Boden unvermehrbar ist. Ihre Höhe ergibt sich aus der Nachfrage und ist unter anderem abhängig von Bodenqualität, Bevölkerungsdichte, Einkommensverhältnissen und Infrastruktur. Die Bodenrente zahlen alle Menschen, wie den Zins, in sämtlichen Preisen und besonders in den Wohnungsmieten.

Die Einführung eines sozialen Bodenrechts ist darum dringend geboten. Sie ist auch deshalb notwendig, weil sinkende Zinsen, als erwünschte Folge der Geldumlaufsicherung, ansonsten zu steigenden Bodenpreisen führen würden.

Die heutige Art der Grundsteuer, die nicht nur den Boden bewertet sondern auch die darauf errichteten Gebäude bietet keinen Anreiz, leer stehende Grundstücke zu bebauen oder sie der Gemeinde anzubieten. Deshalb sind die Verwaltungen gezwungen, erforderlichen Baugrund außerhalb des Ortes zu erschließen, obwohl innerstädtisch ausreichend Baugrund vorhanden wäre. Das führt zu einer größeren Zersiedelung der Landschaft und damit zu erhöhten Infrastrukturkosten. Außerdem wird dem Erwerb und der Zurückhaltung von Boden zu spekulativen Zwecken Vorschub geleistet und Investitionen in Neubauten werden erschwert.

Die Maßnahmen

Es ist ebenso ein Akt der sozialen Gerechtigkeit wie der wirtschaftlichen Vernunft, die Bodenrente – und auch die Erlöse aus den Bodenschätzen – der Allgemeinheit zugute kommen zu lassen. Zu diesem Zweck werden die heutigen Liegenschaftsämter zu Bodenämtern erweitert. Diese übernehmen folgende Aufgaben:

1. Sie stellen den Verkehrswert aller Grundstücke, also die erzielbare Bodenrente der Grundstücke ohne Gebäude, zum Zeitpunkt der Änderung des Bodenrechts fest.

2. Sie richten so genannte „Landesbodenfonds" ein und verwalten diese treuhänderisch.

3. Sie kontrollieren jeglichen Bodenverkauf unter Berücksichtigung des staatlichen Vorkaufsrechtes und nehmen dieses im Regelfall wahr. Für den Verkaufspreis erhalten die Bodeneigentümer Staatsschuldscheine, deren Verzinsung analog zum jeweils aktuellen, durchschnittlichen Kapitalmarktzins schwankt. Die Finanzierungskosten sind durch die ständig fließende Bodenrente gedeckt.

4. Sie überschreiben die erworbenen Grundstücke an die Landesbodenfonds, welche sie mittels der Methode der „öffentlichen Ausschreibung" zur Verpachtung, z.B. in Erbpacht, anbieten. Die Grundstücke gehen an diejenigen, welche die höchste Bodennutzungsgebühr (Pacht) bieten, jedoch erhalten die bisherigen Besitzer ein Vorpachtrecht, so dass sie die Grundstücke bei Bedarf weiterhin nutzen können.

5. Sie überprüfen in regelmäßigen Zeitabständen die Verkehrswerte der Grundstücke und passen die Bodennutzungsgebühr dem jeweiligen Nutzungswert an.

6. Sie verteilen die eingehenden Bodennutzungsgebühren. Diese werden zunächst dazu benutzt, die Grundschuld (Staatsschuldscheine) zu bedienen.

7. Sie zahlen nach Tilgung der Grundschuld die Bodennutzungsgebühren vollständig an Eltern, bzw. an die Erziehenden von Kindern, monatlich aus. Der Anspruch auf diese Zahlungen besteht „pro Kopf" eines jeden Kindes und erlischt mit seiner Volljährigkeit.

8. Sie beschreiben die Auflagen für die Pächter, z.B. ökologische Forderungen, welche Industrie und Landwirtschaft einzuhalten haben.

Gebäude, Produktionsstätten und alles durch Arbeit Geschaffene bleiben Privateigentum.

Die Auswirkungen

- Die Bodenspekulation wird ausgeschaltet.

- Eltern oder Erziehenden wird der Unterhalt ihrer Kinder sehr erleichtert.

- Das Angebot an nutzbarem Boden erhöht sich.

- Baulücken in Ballungsgebieten werden geschlossen.

- Leer stehende Häuser werden einer Nutzung zugeführt.

- Es wird wirtschaftlich, Altbauten zu sanieren, anstatt sie abzureißen.

- Die Zersiedelung der Landschaft wird gestoppt, weil das Wohnen selbst in den Städten wieder bezahlbar wird.

- Die Erbauer von Gebäuden aller Art, insbesondere von Wohnhäusern, brauchen kein Geld mehr aufzuwenden für den Kauf eines Grundstücks. Damit wird es erheblich leichter, Wohneigentum zu erwerben oder zur Altersvorsorge ein Haus zu bauen.

- Die Kommunen können Flächen ausweisen, die für Gemeinschaftseinrichtungen reserviert sind, so dass z.B. Schulen oder Kindergärten in optimaler Größe und an optimalen Standorten errichtet werden können.

Auswirkungen

Geld, das die unterschiedlichen Güter und Dienstleistungen tauscht, ist die Grundlage jeder arbeitsteiligen Gesellschaft. Ohne Geld, keine Marktwirtschaft.

Dabei geht es allerdings nicht nur um das reine Vorhandensein von Geld, sondern auch um die Bedingungen, die es schafft. Von der Struktur unseres Geldes hängt die Beschaffenheit und Entwicklung unserer Wirtschaft und damit unsere Lebensqualität ab.

Die globalen Lebensverhältnisse spiegeln die derzeitige „Qualität" unseres Geldes wieder. Wirkliche Lebensqualität erfahren nur wenige Menschen. Das liegt daran, dass unser Geld, ob Rubel, Euro oder Dollar, die Tendenz in sich trägt, einige wenige sehr reich zu machen, während es der überwältigenden Mehrheit der Menschen Armut, Mangel, Hunger und Krieg bringt.

Wenn wir nun ein Geld schaffen, das die zerstörerischen Wirkungen von Zins und Zinseszins überwindet – Freigeld –, dann verändert sich nahezu alles in unserem Leben zum Besseren hin.

Im Folgenden werden wir einige Aspekte beleuchten, wie sich Freigeld auf verschiedene gesellschaftliche Bereiche auswirken wird. Die tatsächlichen Entwicklungen werden jedoch unser heutiges Vorstellungsvermögen noch weit übertreffen.

Am Endpunkt dieser Entwicklungen, die mit der Einführung von Freigeld und Freiland eingeleitet werden, werden die soziale und die ökologische Frage gelöst sein.

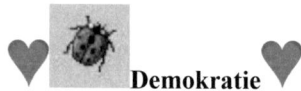

Demokratie

Freigeld und Freiland führen zur Überwindung aller faktischen und verabredeten Monopole und beenden dadurch die bisherige Praxis der „leistungslosen Einkommen". Dies entzieht dem Lobbyismus seine Existenzgrundlage.

Gegenwärtig geht es im Parlament regelmäßig um Geld, Macht und Privilegien. Wenn Geld jedoch nur noch durch Arbeit und keinesfalls „leistungslos" erworben werden kann, entsteht ganz automatisch eine neue Form von Demokratie.

Freigeld ist der Stimmzettel, mit dem die Bürger, nicht länger in wirtschaftlicher Abhängigkeit gefangen, tagtäglich, also auch zwischen den offiziellen Wahlterminen, ihre Meinung kundtun. Dies macht sich auch bei den politischen Parteien bemerkbar, die in der **HUMANWIRTSCHAFT** nicht länger aus Steuergeldern finanziert werden, sondern ihre Kosten ausschließlich über Mitgliedsbeiträge und Spenden decken.

Die politischen Organisationen, die, die Interessen der Allgemeinheit am Besten vertreten, werden dann auch zu den finanzstärksten gehören.

Die **HUMANWIRTSCHAFTSPARTEI** strebt eine Synthese von repräsentativer und direkter Demokratie an sowie einen gesellschaftlichen Diskurs, der zu einer Verfassung führt, die vom Volk gemäß § 146 GG in freier und geheimer Wahl anerkannt wird. Aus diesem Grund befürworten wir die Einführung von Volksabstimmungen auch auf Bundesebene im dreistufigen Verfahren von Volksinitiative, Volksbegehren und Volksentscheid.

Die bestehenden Regelungen zur Volksabstimmung in den Ländern und Kommunen sollen so ausgestaltet werden, dass sie auch faktisch genutzt werden können. Mittel der direkten Demokratie und das „Subsidiaritätsprinzip" – nach dem Entscheidungen immer auf der untersten möglichen Ebene getroffen werden – sollen in der Verfassung verankert werden, denn sie ergänzen die parlamentarische Demokratie auf sinnvolle Weise.

Einschränkende Prozentklauseln in den Wahlgesetzen sollen aufgehoben werden. Darüber hinaus sollen alle finanzrelevanten privaten Vereinbarungen, welche Mandatsträger mit wirtschaftlichen oder kulturellen Institutionen eingehen, meldepflichtig sein und veröffentlicht werden. Außerdem soll den Bürgerinnen und Bürgern die Möglichkeit eröffnet werden, die von ihnen gewählten Politiker und Politikerinnen auch wieder abwählen zu können.

Steuerrecht

Freigeld und Freiland können ihre positiven Auswirkungen auf das Steuersystem eines Landes erst nach und nach entfalten, da das Steuerwesen ein „dirigistisches System" ist, das durch die Gesetzgebung geschaffen wurde und nicht den Kräften des Marktes unterliegt. Sicher ist jedoch, dass die Steuerlast der Bevölkerung eines Freigeldlandes sinken wird, weil kostspielige Ressorts wie „Arbeit und Soziales" (mit 45 % Platz 1 des gegenwärtigen Etats), Zinsendienst (15 %, Platz 2) und Rüstung (9 %, Platz 3) ihre Wichtigkeit nahezu komplett verlieren. Dies schafft die Voraussetzungen, unter denen die Entschuldung des Staates überhaupt erst denkbar wird.

Unser heutiges Steuersystem ist in vielerlei Hinsicht zu kompliziert, zu unübersichtlich, zu unsozial und nimmt zu wenig Rücksicht auf ökologische Belange. Die Umstrukturierung dieses Systems wird nach und nach erfolgen, im Einklang mit der voranschreitenden finanziellen Entlastung von Bürgern und Gemeinden. Dabei wird stärker als heute zwischen Abgaben, Gebühren und Steuern unterschieden werden.

„Abgaben" sind Gelder, die die Menschen bezahlen, weil sie an einem funktionierenden Gemeinwesen interessiert sind. Die Verwaltung und ihre Angestellten, die Polizei und die Gerichtsbarkeit, Büchereien und Schwimmbäder – all' dies wird über Abgaben (und zum Teil über

Gebühren) finanziert. „Steuern" sind in der **HUMANWIRTSCHAFT** nur diejenigen Zahlungen der Bürger, die diese wirklich selber „steuern" können, beziehungsweise mit deren Hilfe gesellschaftlich erwünschtes Verhalten erreicht werden kann.

Die Entnahme von Dingen aus der Natur (Naturnutzungssteuer) und die Belastung der Natur (Naturbelastungssteuer) können so „gesteuert" werden. Dadurch werden z.B. diejenigen Produkte Wettbewerbsvorteile haben, die mit geringem Rohstoffeinsatz in umweltschonenden Verfahren hergestellt werden und die zudem gut recyclebar sind.

Generell soll in der Zukunft das Verdienen weniger belastet werden als das Verbrauchen, also weniger die Einnahmen als die Ausgaben. Die einkommensbezogenen Abgaben werden auf ein Minimum zurückgefahren und Zug um Zug durch verbrauchsbezogene Steuern ersetzt, so dass die Menschen von „Verbrauchern" zu „Gebrauchern" der natürlichen Ressourcen werden.

Alle verbrauchsbezogenen Steuern sind auf mess- oder zählbare Mengen bezogen und lassen sich daher leicht ermitteln. Dadurch wird das neue Steuersystem einfach, logisch und leicht verständlich. Es wird alle Bürger gleichermaßen vom Verwaltungsaufwand und den Kosten entlasten, die mit dem heutigen Steuereinzug verbunden sind und Ungerechtigkeiten und Missbrauchsmöglichkeiten reduzieren.

Verwaltung

Die Vollbeschäftigung und das dynamische Wirtschaftsleben werden die Menschen aus Arbeitslosigkeit und Abhängigkeit herausholen und staatliche „Arbeitsprogramme" und „Almosenverteilung" Schritt für Schritt überflüssig machen.

Von den erweiterten Erwerbsarbeitsmöglichkeiten werden auch zahlreiche Staatsbedienstete einschließlich der Mitarbeiter der Arbeitslosenämter profitieren. Viele Angestellte des Staates werden der Verwaltung den Rücken kehren und die Chancen in der Wirtschaft ergreifen.

Auch die übermäßige Regulierung und Bevormundung von Unternehmen entfällt, wenn die Selbständigen und Unternehmer nicht mehr mit allen Mitteln um ihre Existenz kämpfen müssen. Dadurch kann die Verwaltung sich auf ihre ursprünglichen Aufgaben (z.B. Justiz und Finanzwesen) konzentrieren.

So wird die Bürokratie in allen Bereichen auf ein sinnvolles und der Sache dienliches Maß begrenzt. Die **HUMANWIRTSCHAFTSPARTEI** setzt auf dezentrale Verwaltungsstrukturen und auf die Selbstverwaltung von Gemeinden. So können Anwohner und direkt Betroffene am Besten an der Gestaltung des öffentlichen Lebens mitwirken und auch dafür sorgen, dass für die Auswahl von Angestellten und Beamten nur deren persönliche und fachliche Qualifikation entscheidend ist und nicht etwa lediglich ihre Parteizugehörigkeit.

Rechtswesen

Die Justiz wird entscheidend entlastet, weil es in einer Gesellschaft mit Vollbeschäftigung und allgemeinem Wohlstand viel weniger Anlass für wirtschaftlich und sozial bedingte Zivilprozesse sowie für Straftaten gibt.

Menschen, die sich frei und ungehindert ein lohnendes Leben aufbauen können, neigen in der Regel nicht zu kriminellen Handlungen. Die zivile Gerichtsbarkeit wird insbesondere in Streitigkeiten bezüglich Arbeits-, Erbschafts-, Sozial-, Unterhalts- und Steuerrecht entlastet werden und damit erhält die Justiz den Raum für eine qualitative Weiterentwicklung des Rechtswesens.

Die Rechtspflege folgt dann wieder dem Grundsatz: Gleiches Recht für alle.

Die **HUMAN**WIRTSCHAFTSPARTEI macht mit der Geldreform den Weg frei für einen radikalen Abbau von Gesetzen. Die Rechtspflege wird so gestaltet werden, dass sich die Bürger in ihren eigenen Rechtsangelegenheiten selbst sachkundig machen oder sich ohne große Kosten beraten und vertreten lassen können. Die Strafgesetzgebung soll so weiter entwickelt werden, dass Menschen, die sich strafbar gemacht haben, sich durch Wiedergutmachung rehabilitieren können.

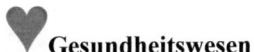

Gesundheitswesen

Wer im Vertrauen auf die eigenen Fähigkeiten an seiner Zukunft arbeitet mit der Gewissheit, dass Eigennutz und Allgemeinwohl im Wesentlichen gleichgerichtet sind, wird selten krank und kaum je abhängig von Psychopharmaka und Schmerzmitteln. Dieser Mensch wird sich weniger gegen Krankheit versichern müssen und wollen. Und dies auf einem von monopolbedingten Verzerrungen befreiten Versicherungsmarkt. Echter Wettbewerb wird Angebote auf diesem Sektor hervorbringen, die heute kaum realistisch erscheinen. Doch die Verschiebung von Gewinnen aus dem Monopolbereich in den freien Sektor der Wirtschaft wird zum Absinken der Versicherungsbeiträge gegen Arbeitslosigkeit und Krankheit führen.

In der **HUMAN**WIRTSCHAFT wird es deshalb für alle Menschen möglich, sich privat gegen Krankheit und für den Pflegefall abzusichern.

Heute verschlechtert sich die toxische Gesamtsituation in der Welt mit jedem Tag, an dem der Raubbau an unseren Lebensgrundlagen noch profitabel ist. Schwere Krankheiten sind oftmals das Ergebnis von Resignation. Permanentes Mangelbewusstsein bildet auch den Nährboden für die Einnahme von Drogen. Legalen wie illegalen. Dazu kommen noch Mangelernährung und Stress.

Die Beseitigung dieser Ursachen wird die Lösung der Probleme, die unser gegenwärtiges „Krankheitswesen" mit sich bringt, überhaupt erst möglich machen. Darüber hinaus entwickeln sich Schul- und Alternativ-Medizin in der **HUMAN**WIRTSCHAFT im freien Wettbewerb miteinander und ergänzen sich zu einer ganzheitlichen Medizin.

Die Wahl der Therapie und der Heilmittel unterliegt keiner Beschränkung. Die Eigenverantwortlichkeit für die Gesundheit wird gestärkt. Die Medizin wird den Menschen als ganzheitliches Wesen stärker in den Mittelpunkt rücken, seine Erkrankungen sorgsamer nach ihren Ursachen erforschen und die Behandlung danach ausrichten.

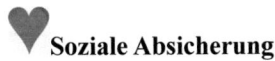

Soziale Absicherung

In der **HUMANWIRTSCHAFT** verfügen alle Arbeitenden über ihren vollen Arbeitsertrag.

Dadurch werden sie in die Lage versetzt, eigenständig für ihr Alter zu sparen und für Notsituationen Vorsorge zu treffen. Dies ist gewährleistet, weil langfristig angelegtes Geld kaufkraftbeständig verwaltet und nicht durch Inflation entwertet wird.

Wem es nicht möglich ist, selbst für den eigenen Unterhalt zu sorgen, dem wird durch die Gemeinschaft geholfen werden. Die soziale Absicherung ist in der **HUMANWIRTSCHAFT** garantiert.

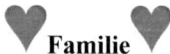
Familie

In der **HUMANWIRTSCHAFT** wird die Bodenrente an alle Eltern oder Erziehenden ausbezahlt. Die Auszahlung der Bodenrente an jene Menschen, die sich um die Erziehung ihrer Kinder kümmern, kommt einem Gehalt gleich, das für alle Erziehende Anerkennung und persönliche Entscheidungsfreiheit von ganz neuer Qualität bedeutet.

Erst wenn die ökonomische Frage für Erziehende gelöst ist, sind sie wirklich in der Lage, Kinder, Familie und Beruf sinnvoll und in gewünschter Form miteinander zu verbinden.

Für Mütter oder auch Väter, die sich um die Betreuung ihrer Kinder kümmern, gibt es weder den Zwang, recht schnell wieder arbeiten zu müssen, noch werden sie aufgrund von Konkurrenzmechanismen ausgegrenzt, wenn sie wieder berufstätig sein wollen, wie dies derzeit oftmals der Fall ist.

Die finanzielle Entlastung, die Freiland und Freigeld für alle Familien mit sich bringen, sorgt dafür, dass Kinder nicht länger ein Armutsrisiko darstellen. Die Perspektive einer sicheren Zukunft wird die Geburtenrate ansteigen lassen, wodurch die gegenwärtigen demographischen Probleme überwunden werden.

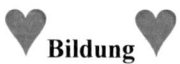
Bildung

Das rege Wirtschaftsleben einer **HUMANWIRTSCHAFT** gibt auch in die Schulen, Ausbildungsstätten und Universitäten die entscheidenden Impulse: Arbeitskraft ist gefragt, viele unterschiedliche Kompetenzen werden gebraucht.

Jeder findet seinen Platz im Arbeitsleben!

Damit werden alle Konkurrenzprozesse, die unsere heutigen Schüler und Schülerinnen schon von der ersten Klasse an begleiten und bedrücken, überflüssig.

Wer mangelnde Bildung zur Ursache für Armut macht, verkennt, dass Armut im gegenwärtigen System die Ursache für mangelnde Bildung geworden ist.

Dies wird sich in der **HUMANWIRTSCHAFT** ändern. Das heute faktisch bestehende Bildungsmonopol des Staates wird nach und nach durch die finanzielle und rechtliche Gleichstellung aller freien Schulen und Hochschulen mit den staatlichen Einrichtungen aufgehoben werden. Die dadurch entstehende Vielfalt von Schulen wird es den Eltern und Erziehenden ermöglichen, für ihre Kinder die am besten geeignete Schule auszuwählen.

Der freie Wettbewerb wird das Bildungswesen optimieren und darauf ausrichten, Lernprozesse dahin gehend zu gestalten, dass Schüler und Studierende befähigt werden, individuelle und kreative Problemlösungen zu erarbeiten, ohne dabei das Gemeinwohl aus den Augen zu verlieren.

 **Kultur**

Freiland und Freigeld schaffen Voraussetzungen, die es allen Menschen ermöglichen, kulturell kreativ zu sein. Kultur, an der alle teilhaben können, wächst nur, wenn Frieden und Freiheit durch Wohlstand gesichert sind. Denn nur Wohlstand kann dafür sorgen, dass ein zunehmendes kulturelles Angebot auch seine Nachfrage findet.

Kunst und Kultur sind nicht identisch. Auch das Fließband ist eine Errungenschaft unserer „Kultur".

Der Erwerb von Produkten, die in die Kategorie „Kunst" fallen, ist heutzutage nur wenigen Menschen möglich, es sei denn, es handelt sich um reproduzierte Massenware. Die meisten Künstler können sich die von ihnen geschaffenen Werke selber gar nicht leisten. Dies wird sich unter Freigeldbedingungen ändern. Viele Menschen werden „Originale" erwerben, wenn diese nicht mehr unerschwinglich sind. Auch werden Menschen, die nicht mehr permanent mit der Sicherung ihrer Lebensgrundlagen beschäftigt sind, lieber Theater und Konzerte besuchen, oder ihren Hobbys nachgehen als ihre Zeit vor dem Fernseher zu verbringen.

Wenn die Lebensnotwendigkeiten gesichert sind und für das Alter und für Notfälle vorgesorgt ist – wofür kann dann noch „gespart" werden? Wenn der Erwerb von „mehr" und „noch mehr" Geld nicht mehr Lebenszweck der „Mehrheit" ist, wird sich Grundlegendes ändern. Dann wird es zu einer wahren Stiftungs- und Schenkungsflut der Bürgerinnen und Bürger kommen, so dass ein sich selbst tragender Kulturbetrieb entsteht, der nicht länger abhängig ist von staatlicher Alimentierung.

 **Forschung und Technik**

Freigeld bewirkt, im Gegensatz zu planwirtschaftlichen Ansätzen, viel stärkere Anreize zum Erforschen von Techniken, die das Überleben der Menschheit langfristig sichern.

Lösungskonzepte müssen unter Freigeldbedingungen nur noch wirtschaftlich und nicht länger profitabel sein. Die Wissenschaften und die Entwicklung der Technik liegen in privater Hand und orientieren sich an den Bedürfnissen der Menschen. Von staatlicher Seite werden lediglich Auflagen erteilt, um schädliche Entwicklungen zu unterbinden.

So gibt es in der **HUMANWIRTSCHAFT** beispielsweise eine neugeregeltes Patentrecht, so dass Patente nicht länger dazu missbraucht werden können, Wirtschaft und Gesellschaft auf lizenzrechtlichem Weg mit überhöhten Kosten zu belasten. Die Neugestaltung des Patentrechts min imiert Missbrauchsmöglichkeiten mit diesem Recht.

Das Patentrecht lässt einerseits den Erfindern die Früchte ihrer schöpferischen Leistungen zukommen und begrenzt andererseits diesen monopolartigen Schutz im öffentlichen Interesse.

Patentfähig sind nur echte Erfindungen und nicht etwa Natursequenzen wie genetische Codes (Genome).

Eine Patenterteilung erfolgt, nach den entsprechenden Prüfungen, nur an natürliche Personen, damit Erfinder nicht von Unternehmen mit einer „Prämie für einen Verbesserungsvorschlag" abgespeist werden können. Die Gebühren für Patente werden deutlich billiger sein als heute, damit der Anreiz zur kreativen Leistung nicht von den Vermögensverhältnissen bestimmt wird.

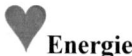

Energie

Im Monopolsektor, zu dem die „Energiebranche" zweifellos gehört, wird der Wettbewerb heftig entfachen, weil dort immer noch die höchsten Gewinne erzielt werden.

Sobald die Kapitalvorräte ein gewisses Maß erreicht haben, wird es für alle fachlich Qualifizierten aus der „zweiten Reihe" kein Halten mehr geben. Der zunehmende Wettbewerb im Noch-Monopolsektor wird die Preise für die Monopolgüter schnell und kräftig nach unten in Richtung auf die Produktionskosten drücken. Die Gewinne von Monopolen, die engstens an die Bodennutzung geknüpft sind (Energie, Telekommunikation, Bahn, etc.), werden durch die Bodenreform auf ein sozial verträgliches Maß zurückgeführt.

Bodenrenten, die der Allgemeinheit zur Verfügung gestellt werden, sichern den Wettbewerb.

Weil neue Technologien zur Erzeugung regenerativer Energien nicht mehr rentabel sein müssen, sondern nur noch wirtschaftlich, werden sie weiterentwickelt und eingesetzt werden.

Die Energieversorgung wird weitgehend dezentralisiert werden.

Atomanlagen wären längst wegen Unwirtschaftlichkeit stillgelegt, wenn deren Betreiber dazu verpflichtet wären, alle bekannten Risiken privat zu versichern, einschließlich der Endlagerung des Atommülls. Deshalb sind alle staatlichen Bürgschaften und Subventionen zurückzunehmen. Stillgelegte Atomkraftwerke und radioaktive Substanzen müssen nach dem Stand der Technik mit höchster Sorgfalt versiegelt, bzw. entsorgt werden.

Verkehr

Das dichter werdende Netz von Arbeitsmöglichkeiten vermindert die Anforderungen an den Fernverkehr. Verbesserungen und Verbilligungen in der Kommunikationstechnologie und Technik tragen ebenfalls zur Reduzierung des Verkehrs im Allgemeinen bei.

Gleichzeitig sorgt die Bodenreform dafür, dass die Preise für die Nutzung der Bahn sinken.

Freiland bedeutet automatisch, dass brach liegendes Land, welches bisher der Spekulation vorbehalten war, erschlossen wird. Land, auf dem Güter hervorgebracht werden, die bezahlt werden können. Land, welches den Menschen sowohl ein Einkommen als auch ein Auskommen sichert.

Nach dem Eintritt der Allgemeinheit als Verpächter in das Pachtverhältnis und dem Wegfall der Subventionen, werden genau jene landwirtschaftlichen Güter am preiswertesten, die in der unmittelbaren Umgebung produziert werden. Sie werden am kostengünstigsten produziert, nämlich ohne große Transportkosten. Warum in Mecklenburg die Milch aus Bayern einführen, wenn den Kühen in der Umgebung beste Bedingungen und den Bauern billigste Kredite für die notwendigen Mechanisierungen und Automatisierungen zur Verfügung stehen?

Das Netz von industriellen, wissenschaftlichen, künstlerischen, sozialen oder landwirtschaftlichen Unternehmungen wird enger und strebt seiner optimalen Ausdehnung bzw. Dichte zu. Die Folgen für den Individualverkehr sind dabei kaum abzusehen.

Weniger Mineralölverbrauch, Verbesserung der toxischen Bilanz in der Atmosphäre, weniger Krankheiten, weniger Unfälle. In der Summe geringere Kosten für Mobilität, da diese Kosten heute in vielen Fällen aufgezwungen und daher vermeidbar sind.

Das neue, verbrauchsorientierte Steuersystem fördert die dezentrale, stärker auf die regionale Nahversorgung ausgerichtete, Wirtschaft. Das Verkehrsaufkommen wird auch dadurch sinken. Im Zusammenspiel mit Forschung und Technik werden die Verkehrssysteme, wo immer möglich, vom Verbrauch endlicher Rohstoffe umgestellt auf den Einsatz alternativer Kraftstoffe.

Gleichzeitig wird der öffentliche Nahverkehr auch dadurch nochmals günstiger, dass sich wegen der preiswerten Fahrscheine immer mehr Menschen für ihn entscheiden.

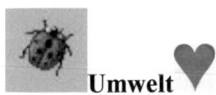

Umwelt

Freiland und Freigeld machen nachhaltiges, ressourcensparendes Wirtschaften überhaupt erst möglich.

Mit jedem Prozent weniger Zins wird eine Investition, die sich heute erst in 50 Jahren oder gar nicht „rechnet", plötzlich wirtschaftlich sinnvoll. Kurzfristiges Renditedenken wird dadurch immer mehr durch das Planen in größeren Zeiträumen abgelöst. Die Entwicklung neuer Techniken, wie z.B. zur Verbesserung der Energieausbeute bei erneuerbaren Energiequellen, wird dann so viele private Geldgeber finden, dass staatliche Förderung überflüssig wird.

Sobald in Industrie und Landwirtschaft der Zwang entfällt, hohe Zinslasten zu erwirtschaften, werden sich die Produktionsverhältnisse gewaltig ändern. Es wird nicht mehr das produziert, was die höchsten Renditen erwirtschaftet, sondern das, was vom Kunden nachgefragt wird und sich als wirtschaftliche Produktion etablieren kann. Dies bedeutet, dass lediglich die Herstellungskosten unterhalb des Erlöses liegen müssen.

Unter Freigeldbedingungen entfällt auch der Zwang zur „aggressiven Nachfragesteigerung", der im Kapitalismus in zahlreichen Branchen zu beobachten ist. Bestes Beispiel hierfür ist der „Schrank der Saison", wie er gegenwärtig von einem großen Möbelhaus propagiert wird. Früher konnte der „Schrank für's Leben" in der Regel auch noch vererbt werden – heute spielt der Materialverbrauch eine dem Profit untergeordnete Rolle. Dabei sind die ökologischen Aspekte heute bestens bekannt. Derartigen Fehlentwicklungen ist mit Gesetzen nicht beizukommen – mit Freigeld schon! Durch Freigeld liegt es wieder in der Macht der Verbraucher, durch ihr Nachfrageverhalten aktiv darüber zu bestimmen, was mit welchen Mitteln produziert wird und was nicht.

Darüber hinaus gilt in der **HUMANWIRTSCHAFT** das „Gebot der Vernunft", nachdem alle entstehenden Schäden, Entsorgungskosten und auch die Absicherung gegen eventuelle Schadensfälle den Herstellern nach dem Verursacherprinzip angelastet werden.

Internationale Beziehungen

Die Einführung von Freiland und Freigeld wird für einen beliebigen Wirtschaftsraum immer nur Vorteile bringen, ohne einen Konflikt mit den wirtschaftlichen Interessen benachbarter Wirtschaftsräume herbeizuführen.

Das Freigeldland wird daher ein Vorbild für die Menschen in aller Welt werden, wie ein modernes, sozial gerechtes, nachhaltig wirtschaftendes Gemeinwesen aussehen kann.

Die Abschaffung von Armut und Ausbeutung wird ihre Faszination nicht verfehlen und zu einer raschen Ausbreitung von Freigeldländern auf allen Kontinenten führen. Dadurch wird der internationale Handel noch weiter vereinfacht und der weltweite Wohlstand wird heute noch unvorstellbare Ausmaße erreichen.

Erst unter den Bedingungen von Freigeld und Freiland werden die Menschen erkennen, was „Leben in Fülle" heißt. Dann erst können die Wunden heilen, die Jahrhunderte „Leben im Mangel" geschlagen haben.

Die „Europäische Union" ist entstanden, ohne dass die Menschen in Europa per Volksentscheid ihre Zustimmung gegeben haben. Obwohl der freie Güter- und Reiseverkehr sicherlich von den meisten Menschen begrüßt wird, regiert ohne demokratische Legitimation eine „Superbehörde" in Brüssel. Die **HUMANWIRTSCHAFTSPARTEI** tritt deshalb dafür ein, dass nur das Europa-Parlament in Straßburg gesetzgebende Kompetenzen erhält und Verordnungen der Brüsseler Kommission genehmigen muss. Falls das Europa-Parlament sich nicht entschließen kann, die hier vorgeschlagenen Reformen des Geld- und Bodenrechtes durchzuführen, soll Deutschland sich vom Euro lösen und Freigeld und Freiland im Alleingang einführen.

Dies wird auch für die Länder des Südens eine große Hilfe sein. Im Gegensatz zur derzeitigen „Entwicklungshilfe", die den Einwohnern kaum zugute kommt und oft in korrupte Kanäle fließt, wird der allgemeine Wohlstand der Bevölkerung nach Einführung der umlaufgesicherten Festwährung die Bereitschaft erhöhen, diesen Ländern zu helfen, ihre Bedürfnisse eigenständig zu befriedigen. Heute zahlen die durch „Entwicklungshilfe" verschuldeten Völker erheblich mehr Zinsen für Kredite an die reichen Länder, als sie an Geldern erhalten.

Nach Einführung der **HUMANWIRTSCHAFT** werden Kredite nicht mehr durch hohe Zinsen belastet sein. Der Wegfall von Schutzzöllen und Agrarsubventionen wird dafür sorgen, dass diese Länder eine Chance erhalten, aus eigener Kraft ihre Wirtschaft aufzubauen. Damit wird der Korruption der Nährboden entzogen und die Verschwendung von Geldern für Waffenkäufe kann aufhören.

Darüber hinaus kann das Konzept „Freiland" benutzt werden, um vorhersehbare Konflikte – wie es sie ansonsten z.B. um die Bodenschätze des Meeresgrundes geben wird – auf internationaler Ebene zu entschärfen. Wie alles, was nicht vom Menschen selbst geschaffen wurde, gehören auch die Bodenschätze des Meeres der ganzen Menschheit gemeinsam.

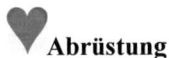
Abrüstung

In den internationalen Beziehungen spielen nach wie vor ideologische und religiöse Aspekte eine große Rolle. Jedoch resultieren diese „Reflexe" immer aus politischen Interessenlagen und haben ihre Wurzeln in den ökonomischen Verhältnissen. Wie auch immer der verlautbarte Kriegs- oder Angriffsgrund heißen mag: Es geht um die Aufrechterhaltung der kapitalistischen Wirtschaftsordnung, die Beherrschung der Weltressourcen und um politische Kontrolle.

Um die kapitalistische Wirtschaftsweise aufrecht zu erhalten ist Rüstung und Rüstungsproduktion unbedingt erforderlich. Die Friedensproduktion drückt immer auf den Sachkapitalzins, denn jedes gebaute Haus und jede errichtete Fabrik schafft mehr Angebot und mehr Konkurrenz. Beide drücken auf den Preis und würden bei anhaltender Investition dafür sorgen, dass der Sachkapitalzins gegen Null sinkt.

Daher werden die Investitionen in die Friedensproduktion an dem Punkt gestoppt, an dem sie keine 2 - 2,5% Zinsen mehr abwerfen. Das nach Profit gierende Kapital sucht sich andere Anlagemöglichkeiten – zum Beispiel im Ausland – oder wartet, im schlimmsten Fall, bis der Bedarf – respektive die Not – wieder groß genug geworden ist, um einen möglichst hohen Zinssatz zu ermöglichen.

Ganz anders hingegen verhält es sich mit der Produktion von Rüstungsgütern. Sie drücken nicht auf den Sachkapitalzins, denn sie befriedigen keinen realen Bedarf der Bevölkerung. Die Rüstungsgüterproduktion ist für den Kapitalismus systemimmanenter Zwang. Zum einen werden in der Rüstung satte Profite gemacht und damit dem Rendite suchenden Kapital lukrative Anlagemöglichkeiten geboten, zum anderen sorgen die Wiederaufbauaufträge nach einem Krieg für nachhaltige Erhöhungen der Bruttosozialprodukte in den Industrienationen. Wenn eine Volkswirtschaft an den Punkt gekommen ist, an dem viele der Friedensproduktionen nicht mehr genug Rendite abwerfen, dann gelingt es dem Staat und der Politik über die Vergabe von Rüstungsaufträgen, Gelder in die Wirtschaft zu leiten und Arbeitsplätze zu sichern.

Mit der Einführung der **HUMANWIRTSCHAFT** wird sich das Geld der Friedensproduktion nicht mehr systembedingt ab einem gewissen Punkt „verweigern", sondern solange eingesetzt werden, wie eine Produktion wirtschaftlich ist. Heute unterbleiben bestimmte Investitionen, weil sie nicht genügend hohe Renditen innerhalb bestimmter Zeiträume abwerfen.

Dies zeigt sich z.B. bei der Versorgung mit Solarenergie oder umweltschonenden Verkehrssystemen. Diese Investitionen können in der **HUMANWIRTSCHAFT** endlich getätigt werden. So kann alles zur Verfügung stehende Kapital – das nun nicht mehr zinstragend ist – aufgenommen und auf dem Weg der Friedensproduktion in den Wirtschaftskreislauf geleitet werden. Es gibt dann keinen ökonomischen Zwang mehr, Rendite zu erwirtschaften und kein Staat wird mehr gezwungen sein, Rüstungsaufträge zu erteilen, um den Wirtschaftskreislauf aufrechtzuerhalten.

Die Nachfrage nach Rüstungsgütern wird dadurch drastisch sinken, denn es gibt keinen oder höchstens einen sehr geringen realen Bedarf an Waffen und Rüstung. Die Unternehmen, die mit der Produktion von Rüstung ihren Umsatz gemacht haben, werden ihre Produktionen schnell umstellen müssen, denn die Menschen werden keine Kriegswaffen nachfragen und auch die Staaten werden keine Notwendigkeit mehr sehen, diese Produktion mit Subventionen oder Aufträgen am Leben zu erhalten.

Die Verwirklichung des Programms der **HUMANWIRTSCHAFTSPARTEI** baut daher innen- wie außenpolitische Spannungen ab und macht Rüstung und Kriegsdienst überflüssig.

Rüstung und Militärdienst sind allerdings nicht die Ursachen von Kriegen, ebenso wenig wie das Fieber die Ursache einer Krankheit ist. Die Ablehnung von Rüstung reicht nicht aus, um Frieden zu schaffen. Vielmehr müssen die Ursachen, die zu Kriegsvorbereitung und zu Kriegen führen, beseitigt werden.

HUMANWIRTSCHAFTSPARTEI

Die **HUMANWIRTSCHAFTSPARTEI** ist nicht mit anderen Parteien in Deutschland zu vergleichen: Wir setzen uns nicht für eine bestimmte Interessengruppe oder eine bestimmte Schicht ein! Unsere Lobby sind die etwa 92 bis 95% aller Menschen, die allesamt nicht angemessen vom gesamtgesellschaftlichen Wohlstand profitieren. In diesem Sinne betreiben wir viel Politik und wenig Parteipolitik.

Doch noch sind wir viel zu wenige, die vertraut sind mit den Ideen der **HUMANWIRTSCHAFT**. Deshalb ist es unser vorrangigstes Ziel, Menschen dafür zu gewinnen, sich mit uns für eine neue Wirtschaftsordnung einzusetzen.

Als Partei haben wir den Auftrag, an der politischen Willensbildung in unserem Land mitzuwirken - hierzu laden wir SIE und DICH herzlich ein!

Überzeugen Sie sich selbst auf unseren Seiten von der Wichtigkeit und Dringlichkeit unseres Anliegens.

Hilf mit beim Aufbau unserer Partei und bring' Deine Fähigkeiten und Kompetenzen mit ein: sie sind wichtig und gefragt!

Erleben Sie unsere Partei von innen! Informieren Sie sich und nehmen Sie Kontakt auf.

Nimm an unseren Diskussionen im Internet teil und komm zu unseren Treffen vor Ort.

SIE sind jederzeit herzlich willkommen!

DU auch!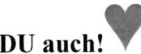

Soooo, das war also aus dem Internet. Aber hier geht's weiter mit der Megaverblödung der Rotschwazregierungskoalition von Merkel der BuschKniefallanbeterin. Man sieht das ja auch dass die Bundeswehr seit Merkel erheblich weltweit zugenommen hat. Dieser Politikschwarm macht nun genau das gleiche wie Clinton in den USA den USA Blow Job gemacht hatte, das sie Scheinblöde verkündet in Deutschland sei der Aufschwung bei den Menschen angekommen und das die Arbeitslosenzahlen runter gegangen sind , die Zahlen wohl ja, aber nicht die Arbeitslosen, denn sie wörkeln nun unter den gleichen Bedingungen wie in den USA mit Hungerlöhnen und Staatszuschüssen. So ist es aber wenn man sich dumme primitive zum Vorbild nimmt wie die USA Politik und deren TotalFinanzReligion. Frau Merkel gibt Busch sozusagen Blow Jobs also imitiert das Blow Job System also wegblas Jobs also Flüchtige Arbeit also Täuschungen und bietet das Model hier als Human und gerecht und sonst was bloß nicht Liebevoll an. Also was ich vorhin von der Immobilienkrise in den USA schrieb und wie das genau das gleiche ist wie 1929 in den USA wo dann danach die Banker die daraufhin die FED in den USA gründeten also enorme aggressive Übernahme des Staatsgetriebes unter ihre Kontrolle bekommen haben,, und was höre ich gestern am 18.3 .2008 da sagt doch der Wackermann Ackermann, das er nicht mehr an die Heilkraft der freien Marktwirtschaft glaubt und denkt das es an der Zeit ist von einer konzentrierten Zusammenarbeit von Banken Politik und Zentralbanken zu wörkeln..Aha,,,genau so hatten die Banker die nun die USA in Totalschulden geknebelt haben, denen gehört sozusagen die USA, genau so haben die damals die US Politik verblödet, und nun soll wohl Europa eine totale Zentralbankpolitik werden. Was es schon sehr weit ist. Es gibt nur ein Mittel, hier ist eine Seite aus der Zeitschrift Human Wirtschaft:

Institut für Geographie, Bundesstraße 55, D-20146 Hamburg Prof. Dr.. Eckhard Grimmel

Die schnell fortschreitende wirtschaftliche, soziale, politische und ethische Destabilisierung in allen Staaten der Erde erfordert eine tief greifende Umstrukturierung des Weltwahrungssystems.

Um eine weltweite Geldgerechtigkeit, als Basis des Bürger- und Volkerfriedens, zu erreichen, ist es nötig, dass die Staaten erklären, dass Geld Eigentum der Staatsbürger und nicht der Zentralbanken ist.

Das heißt, dass die „unabhängigen" Zentralbanken in staatliche Währungsämter umgewandelt werden müssen. Diese Währungsämter sollten verpflichtet werden, die Geldschöpfung und Geldverwaltung nach den unten aufgeführten Grundsätzen zu praktizieren.

Ich wäre Ihnen sehr dankbar, wenn Sie als Generalsekretär der Vereinten Nationen diesen Appell an die Mitgliedstaaten der Vereinten Nationen weiterleiten würden.

Anmerkung der Redaktion:

Prof. Dr. Eckhard Grimmel ist unseren Lesern durch profunde Beiträge bekannt. Mit seinem Gewicht als Wissenschaftler bemüht er sich, die freiwirtschaftliche Geldordnungstheorie an Institutionen also an das Nobelpreis-Komitee - heranzutragen. Er war einer der Unterzeichner des Antrags, Silvio Gesell posthum den Nobelpreis zu verleihen, siehe HUMANWIRTSCHAFT 8-9 /01, S. 48.

Heute veroffentlichen wir einen Brief von Prof. Grimmel an die Vereinten Nationen, zu Händen von Herrn Kofi A. Annan.

Wir sind gespannt, ob die in diesem Brief über Silvio Gesell hinausgehenden Vorschläge die Zustimmung der Vereinten Nationen bekommt.

A. Der Staat X wandelt die unabhängige Zentralbank in ein staatliches Währungsamt um.

B. Das Währungsamt des Staates X steht unter Aufsicht des Parlaments, des Rechnungshofs und des obersten Gerichts.

C. Das Währungsamt des Staates X hat folgende Aufgaben:

a) Geldschöpfung

b) Geldmengenregulierung

c) Geldumlaufsicherung

d) Spargeldannahme

e) Kreditgeldvergabe t) Geldüberweisung

g) Wechselkursregulierung

D. Das Währungsamt des Staates X hat die unter C. aufgeführten Aufgaben folgendermaßen zu erfüllen:

a) Geldschöpfung

Das Währungsamt gibt Bargeld (Scheine und Münzen) entweder schuldfrei und zinsfrei an die Regierung und die Bürger des Staates aus oder hält es als Kreditgeld gegen Leihgebühr verfügbar.

b) Geldmengenregulierung

Das Währungsamt hält den durchschnittlichen Preisstand stabil, indem es die Geldmenge in Zusammenarbeit mit dem Amt für Statistik reguliert:

Falls der Preisindex fällt, muss die Geldmenge vermehrt werden; falls der Preisindex steigt, muss die Geldmenge reduziert werden.

c) Geldumlaufsicherung

Das Währungsamt sichert den stetigen Umlauf des Geldes, indem es Geldhortungsgebühren erhebt, d. h. Gebühren für Geld, das vom Umlauf zurückgehalten wird.

d) Spargeldannahme

Das Währungsamt nimmt Spargelder gebührenfrei an und zahlt diese gebührenfrei wieder zurück. Zinsen werden nicht gewahrt.

Da Spareinlagen Geld sind, das vom Umlauf nicht zurückgehalten wird, brauchen Geldhortungsgebühren nicht erhoben zu werden.

e) Kreditgeldvergabe

Das Währungsamt vergibt Kredite gegen Leihgebühr, entsprechend dem Umfang der Sparreinlagen und neuen Bargeldschöpfungen.

Die unter b. aufgeführten Prinzipien sind zu befolgen.

f. Geldüberweisung

Das Währungsamt führt Geldüberweisungsaufträge aus und erhebt kostendeckende Verwaltungsgebühren.

g. Wechselkursregulierung

Das Währungsamt des Staates setzt innerhalb angemessener Zeitabschnitte die Wechselkurse seiner Währung gegenüber den Währungen anderer Staaten, entsprechend den wirtschaftlichen Produktivitätsentwicklungen, im Einvernehmen mit den anderen Währungsämtern fest.

E. Die privaten Geschäftsbanken des Staates X werden als Filialen des Währungsamtes in die staatliche Geldverwaltung integriert.

♥ Sooo, von Aufstieg des Bewusstseins kann aber noch nicht die Rede sein. Wenn man sich noch mit Geld rumschlagen muss. Beide Wege sind wichtig Liebe leben und klar bleiben. Jesus und andere Meister und Meisterinnen haben uns verlassen und neue sind gekommen. Aber seine Lehren sind geblieben die einfach klar und prima sind. Seine spirituelle Energie segnet uns immer noch so wie der Segen den ich am Grab von Mevlana Rumi in Konya erlebte noch da ist, denn Heilige echte Heilige hinterlassen auf immer eine Energie der Liebe des Segens, was ja genau das entgegengesetzte ist, das vom Finanzraubtier kommt. Diese Energien erinnern uns immer wieder die Lehren von der Gegenwart Gottes. Die Sprache dieser Menschen ist so klar so unversteckt so unverlogen und eindeutig, das bloß das Religionsmanagement sie verdrehen muss weil auch dort das Üble lebt. Aber dennoch, ihre poetische Sprache ist voller Klarheit und Liebe. Was sehr erfreulich ist. Aber unsere Sprache ist nicht, so auch meine nicht, da ich, du, er, sie, es, in einer Umgebung aufgewachsen sind die voller Betrug und Täuschungssystematiken nur so wimmelt und wo das töten nichtmal mehr erkannt wird so benebelt ist das System und so benebelt sollt ihr bleiben. Es ist eine unliebsame Sprache die ich höre und sehe und aufnehme also eine unliebsame Umgebung global. So ist der Mensch aber so ist er auch „Gezüchtet" worden durch die unbeschreiblich lange zurückliegenden Strategien dieser Finanzbankkartelle. Der Meister Quetzalcoatl hatte mal erwähnt: Sei still und du kannst das innere Licht sehen und die innere Musik hören oder innere Stimme" so was hat Jesus bestimmt auch gesagt aber er hat zum Beispiel im Thomas Evangelium gesagt: wenn du Geld vergibst, leihst, gebe es ohne Zinsen. Jedenfalls, warum still sein, weil damit der Mentalprozess der Kreislauf der Wiedergeburt erkannt werden kann und der damit verbundene Wahnsinn der Illusionen und Luftschlösser. Und du erkennen kannst das du nicht das Denken die Fantasie das Mental die geistigen Abläufe bist weil du sie nämlich erkennen wahrnehmen bemerken beobachten kannst. Und alles das was du sehen kannst beobachten kannst bist nicht du. Das vergiftete Umfeld die Umgebung ist so nervös so unruhig so verrückt dass das innere Wesen nicht mehr erkannt werden kann oder konnte. Die Druckvollen Arbeitssituationen die Streßlage der Leistungszwang einer Verrückten Elite einer Leistungselite die nicht weiß was sie da wirklich macht, lässt kein Raum für die Bewusstseinserweiterung und den Aufstieg des Bewusstseins.

♥ **Hier sind einige schockierende Fotos auf dieser Webseite:**
http://www.goveg.com/photos.asp
http://www.viva.org.uk/photogallery/galleryindex.htm

♥ **Hier sind globale Karten über den zerstörerischen Umweltimpakt:**
http://www.virtualcentre.org/en/library/key_pub/longshad/a0701e/A0701E09a.pdf

♥ Offenheit ist alles was man sich selber antun kann um zu erkennen das diese Gesellschaften der Finanzdemokratien oder Diktaturen oder Militärkotze diese Form der Zerstörung zum Vorschein bringen als Metapher für die menschliche Situation. Aber wenn sich das Bewusstsein eines Menschen in Weisheit und Freude und Heiterkeit ausdehnen kann oder der Mensch erkennt das er ein Multidimensionales Wesen ist, zugleich sterblich als auch ewig, dann wird er erkennen das Finanzkunst eine Mordkunst ist und ganz und gar nicht zu ihm passt, zu nichts passt. Außer er will die negative Macht sein und etablieren. Aber wenn er sich erstmal erkannt hat dann ist es unmöglich das Böse zu tun wenn er eins ist mit seiner grenzenlosen Glückseligkeit und seiner endlosen Angstlosigkeit und endlosen Ruhe. Denn da ist keine Feindschaft und Nichtliebe vorhanden also kann sie auch nicht mehr zum Vorschein kommen. Das wirklich bedeutende können wir sozusagen mit dem Herzen erfühlen wobei das Herz ein Metapher ist, Es ist mit den Händen nicht erfassbar aber mit den Ohren hörbar oder auch nicht. Aber erlebbar erfahrbar im Einssein damit. Es ist mit den körperlichen Sinnen nicht zu erreichen und trotzdem sind sie die Werkzeuge dafür denn es muss der Wille der Wunsch auf der Mentalebene vorhanden sein zu wissen wer und was du bist. Und du bist nicht das Raubmenschsein das Üble des Kapitalistenseins. Das ist abgrundtiefe Primitivität. Somit sind diese Gesellschaften auf der Erde abgrundtiefe Primitivität. Das sind die Früchte derjenigen. Auch die mentalen Fähigkeiten reichen nicht aus es zu begreifen, es kann nur erfahren werden erlebt erwollt erseht erliebt erarbeitet werden.

♥ Denken Sie an die Liebe! Auch die Liebe lässt sich nicht tasten, noch lässt sie sich greifen. Dennoch ist sie da. Der Mensch ist ein multidimensionales Wesen. Der Schlüssel zu einer solchen

Einsicht besteht in der Tatsache, dass jeder Mensch alles Wissen und alle Weisheit bereits in sich trägt. Sei es auch versteckt oder verschüttet - die höchste Weisheit ist allezeit vorhanden, auch in Dir! Sie wartet nur darauf, von Dir selbst wiederentdeckt zu werden.

♥ Das Herzens-Sehen wurde bereits seit tausenden von Jahren durch viele weise Menschen, wie z.B. Jesus oder Buddha oder Krischna oder die „Rishis" (Sanskrit ="weiser Seher"), erfahren und weitergegeben. Auch tibetische Meister haben das Herzens-Sehen umfassend praktiziert und sehr präzise dargestellt. Die Kraft dieses Bewusstseins ist genau jetzt und heute der Schlüssel, den die Menschheit braucht: Die Methode kann lebensnah, alltagstauglich und mit einfachen Mitteln weitergegeben werden. Jeder kann es erlernen. Es holt jeden Menschen da ab, wo er sich gerade befindet und unterstützt ihn voll und ganz darin, seine eigenen, ihm am nächsten gelegenen Schritte in seinem Leben zu tun. Dabei kann das Potenzial des Herzens-Sehens auch durch die bereits vorhandene Entwicklung zur vollen Entfaltung kommen.
In uns allen befindet sich von Geburt an ein kostbarer und jederzeit keimfähiger Same der Diamant oder das was du bist. Die grundlegende Befähigung zur Umwandlung und zum Wachstum unserer Sicht des Lebens - hin zu einer Sicht, die uns zu einer heiteren und leichten Lebensweise führt. Das Tor zu diesem Wissen führt durch das Zentrum unseres Herzens geradewegs in unsere strahlende Seele hinein.

♥ Was ist die Seele? Ach so, was ist denn Seele? Seele ist mit dem Intellekt wenig erklärbar, wenn man nicht unmittelbare Erfahrung macht, bleibt es eine Glaubensfrage. In buddhistischer Weise ausgedruckt beinhaltet dies: Du hast ein über deine intellektuellen Fahrigkeiten und deiner Sinnesfähigkeiten hinausgehendes Bewusstsein. Der Mensch besitzt nicht nur die Qualität von Sinnes- und Verstandessein. Dies ist nur die eine Bewusstseinsdimension. In ihm sind noch weitaus größere Qualitäten. Das sind die anderen Bewusstseinsdimensionen! Ja Du kannst sogar bewusst aus deinem Körper gehen und in andre Welten reisen, das ist die Wahrheit des Spruchs der Sufis: Stirb bevor du stirbst. Denn wenn dein Körper abstirbt gehst du nämlich in die anderen Welten. Und es kann aber schon zuvor gemacht werden. Das zu verwirklichen, dafür gibt es in unterschiedlichen Kulturen unterschiedliche Methoden.

Diese Fähigkeiten sind jederzeit in jedem Menschen vorhanden, auch wenn Du sie noch nicht entdeckt hat. Sie sind sogar dann ein Teil von Dir, wenn Du nicht glaubst, dass es sie gibt. Du kannst es nicht glauben? - Dann probiere es einfach aus.. Das geschieht durch einfache leicht erlernbare Meditation, indem Du dich bei völliger Wachheit und geistiger Klarheit durch die Weisheit deines Herzens mit deiner Seele bzw. deinem höheren Bewusstsein verbindest. Wir Menschen sind Multidimensional.

♥ Wir gelangen zu einer heiteren und unbeschwerten Sicht- und Lebensweise. Wir erlangen z. B. auch Gelassenheit mehr Einklang und Akzeptanz mit anderen Menschen. Wir entwickeln mehr Geistesgegenwärtigkeit in erforderlichen Situationen. Dies geschieht indem wir mehr und mehr das Steuer der Unabhängigkeit von Emotionen übernehmen, die uns an unserer Entwicklung hindern, und alle Gefühle fördern, die uns darin unterstützen. Die Persönlichkeit kann, wenn sie dazu bereit ist, Schritt für Schritt zu immer weiter ausgedehntem Bewusstsein heranreifen. Bewusstsein, aus dem mehr und mehr all das Göttliche in uns, das Schöpferische, das Kreative und Wandelbare, das

Mitfühlende, mit wunderbarer charismatischer Leichtigkeit und Heiterkeit erstrahlt. Aber vor allen „Dingen" wir erkennen was wir wirklich sind. Und das ist unbeschreibliche Glückseligkeit und mehr. Und meisterliche Fähigkeiten je nach tiefe der Erfahrenen Einsichten und Verwirklichungen.

♥ Jede Situation unseres Lebens bietet uns die Möglichkeit des Aufstiegs, indem wir bewusst in Freude und mitfühlender Harmonie mit uns selbst und anderen Menschen voranschreiten. Eines ist von vorneherein wichtig zu verstehen: auch Du bist bereits multidimensionales Bewusstsein.

♥ Auch Du bist reine Schwingung. Diese alte Weisheits-Erfahrung wird seit tausenden von Jahren von vielen verschiedenen Menschen wiederholt weitergegeben - Menschen aus Fleisch und Blut wie Du und ich, die nichts weiter getan haben als einfach in den Bewusstseinsdimensionen aufzusteigen, die bereits jedem von uns innewohnen. Wir alle sind weit mehr als das, was wir kennen. Mehr als Materie mit Gedanken und Emotionen. Hinter dem Horizont geht es weiter. Wir bestehen aus diesem Bewusstsein, und sind auch mehr als Bewusstsein.

♥ Ein jedes Lebewesen hat seinen individuellen Funken. Er entspricht seiner von negativen, Leid erzeugenden Gedankenmustern befreiten Persönlichkeit. Anwachsendes bzw. erwachendes Bewusstsein beinhaltet die Umwandlung unseres mentalen und emotionalen bislang noch begrenzten Bewusstseinshorizontes in eine immer weiter sich ausdehnende und unbegrenztere (von Leid) befreite Sicht. Diese Wandlung kommt aus der Seele des Menschen, oder je nach religiöser oder weltanschaulicher Zugehörigkeit aus dem Atman, dem Überbewusstsein, dem höheren Selbst oder anders ausgedrückt: dem Göttlichen in ihm, dem innewohnenden schöpferischen, kreativen Potenzial, das nun, da das Bewusstsein sich von seiner Enge befreien kann, mehr und mehr aus seinem Herzen leuchtet und in seiner Persönlichkeit erstrahlt.

♥ Ein jeder Mensch darf und sollte sogar diesen seinen individuellen Funken, seine innersten Rufe, seine Berufung, leben. Dies ist tatsächlich auch möglich, unter allen Begleitumständen und bei allen Verpflichtungen, die wir auch haben mögen. Es gibt immer einen guten und gangbaren Weg. Er zeigt sich Dir Schritt für Schritt als ein Aufstieg zum Berg der Freude, Glückseligkeit und mehr. Denn Du wirst Freude empfinden, wenn sich dein geistiger Horizont immer weiter ausdehnt! Du wirst in der Lage sein, vorher nicht erkannte, einfache und gute Lösungen für die Herausforderungen im Alltag zu finden und beengende Verhaltensmuster in befreiende Fähigkeiten zu transformieren. Der individuelle Funke ist immer das, was auch der höchsten universellen Weisheit entspricht und dem höchsten Nutzen, Gut und Wohle der Gemeinschaft aller Wesen dient. Wir sind alle mehr als bloß Materie mit Gedanken und Emotionen. Du und Ich, wir sind alle aus reinem Bewusstsein, und mehr. Selbstverständlich auch Du, wahrscheinlich kennen Du den heute häufig benutzten Satz: Alles ist Eins. Ohne Dich wären wir doch nicht Alle und wie waren wir dann Eins?
Im Verlauf deines Aufstiegs wirst Du selbst mehr und mehr entdecken, dass Du aus Bewusstsein bestehst und mehr. Deshalb veränderst Du dich nicht wirklich, Du holst nur das Beste aus Dich heraus!

♥ "Es gibt keine Vorstellung, die sich selbst mehr widersprechen würde als die der »nichtigen Gedanken«. Was die. Wahrnehmung einer ganzen Welt entstehen lässt, kann man kaum »nichtig«

nennen. Jeder deiner Gedanken trägt zur Wahrheit oder Illusion bei; entweder dehnt er die Wahrheit aus, oder er vervielfacht die Illusionen."

♥ "Jeder Gedanke, den Du hast, bildet ein Segment der Welt, die du siehst. Es sind demnach Deine Gedanken, mit denen Du arbeiten musst, wenn deine Wahrnehmung der Welt verändert werden soll."

♥ Im Grunde gibt es nur zwei Gefühle, Energien. Yin und Yang Plus Minus. Liebe und Angst. Aus diesen beiden entstehen all unsere besonderen Gefühle. Aber das was Du bist, ist weder Gefühl noch Energie, es ist befreit davon.

♥ Genau genommen ist nur die Liebe wirklich. Die Angst ist von uns in dieser Welt gemacht worden und besitzt keine Wirklichkeit. Sie kommt ja und geht wieder. Und alles was kommt und geht ist nicht Echt. Das Gegenteil der Angst ist die weltliche Liebe, begrenzt und an Bedingungen geknüpft. Die wirkliche Liebe kennt keine Grenzen und ist bedingungslos, sie hat kein Gegenteil, denn sie ist nicht von dieser Welt. Sie erzählt uns von unserem Zuhause, von dem Ort den wir in Wirklichkeit nie verlassen haben, in dem alles was ist eins ist.

♥ Und vergesst nicht ich will kein „USA Blackwater Christentum. Kein Vatikan Christentum kein Katholisches Christentum kein Evangelisches Christentum weder noch ein Mullah Moslemtum denn das ist alles das falsche. Das Blackwaterchristentum ist der Satan die negative Macht die vortäuscht die Liebe zu sein Patriotismus. Aber an den Früchten werdet ihr sie erkennen: Denn Töten und Ausbeuten und all der Murks dieser Vasallen der Dunkelheit der schwarzen Löcher im Universum ist absolut Nix und DoppelNix christliches wahrhaftiges oder die Wahrheit der Meister und Gurus oder Dein echtes wahrhaftiges Selbst deine Göttlichkeit. Oleeeee. HoHoHo

WENN DIE MENSCHEN
GOTTLOS WERDEN
SIND DIE REGIERUNGEN RATLOS
LÜGEN GRENZENLOS
AUFKLÄRUNG HIRNLOS
POLITIKER CHARAKTERLOS
CHRISTEN GEBETSLOS
KIRCHEN KRAFTLOS
VÖLKER FRIEDLOS
SITTEN ZÜGELLOS
MODE SCHAMLOS
VERBRECHEN MAßLOS
KONFERENZEN ENDLOS
AUSSICHTEN TROSTLOS

 Antoine de Saint Exupery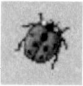

19.3.2008 Bad Zwesten W.Schorat
Es schneit.

60

Neues Vorwort für Demokratie Faschisssss Muuuuus

Die islamischen Verbrecherstaaten mit ihren Diktatoren werden endlich zerstört. Die Lüge ist Gigantisch. Egal ob politisch oder religiöse Diktatoren. Das Böse die Lüge zerstört sich immer selber.

Es ist gut sichtbar wie unsre Demokratien entstanden sind. Nämlich genau so wie sie sich nun in den Islamstaaten aufbauen wollen. Könige und Diktatoren und wirtschaftliche Ausbeuter wurden platt gemacht um der Bevölkerung nach zu geben , aber weiterhin das Land und das Geld besitzend formen sie dann die nächste Verwicklung Entwicklungsstufe die sich dann schließendlich Demokratie nennt, aber auch ein abgefucktes System ist, weil nämlich die Menschen sich nicht weiter entwickeln sondern weiter verwickeln in den Materialismus Muus. Denn die alten Geld und Landbesitzer haben weiterhin den Glauben an die Macht an die die dumme Bevölkerung noch glaubt so wie jetzt in Ägypten es passieren wird oder anderen islamischen Staaten. In Ägypten werden die Ausbeuter sich ihre eigenen Parteien gründen und damit weiter machen. Die Lüge der Besitzglaube die Ignoranz herrscht weltweit unter den Menschen egal welcher Nationalitäten.

Und so ist es wunderbar zu sehen wie die europäische die deutsche Demokratie entstand. Die ungemein verlogen und betrügerisch ist. Ja abgrundtief verlogen ist weil die Menschen noch Raubtiere geblieben sind und keine Funken spiritueller Entwicklung gemacht haben. Es herrschen die Töter des Lebens egal ob der Tiere der Natur der Pflanzen der Erde. Das falsche herrscht überall auf der Erde in der menschlichen Gemeinschaft.

Und diese Besitzer und Ausbeuter haben sämtliche Gesetze und Bedingungen ausschließlich für sich gemacht, damit sie keine Steuern zu zahlen brauchen oder sonstige sogenannte legale Freiräume haben. Und das Geld wird sowohl in der Bildung der Gesetzgebung oder Politik als das hauptwichtige angesehen von dem aus heraus gehandelt wird und Gesetze und Glaubensrichtungen gemacht werden. Glaube an Politik an Wirtschaft an Essen an Land an Nationalitäten. Glaube an Medizin, an Chemie an Biologie, an konventionelle Landwirtschaft, an Atomkraftwerke, an Waffenherstellung, an das Ausbreiten der Waffen, wofür die Politiker Erdweit, die Vasallen sind, die Waffenhändler, somit die KillVasallen. Das ist Demokratie. Waffen müssen Erdweit verboten werden. Waffenverkauf muss verboten werden. Aber das ist alles Irrsinn und Wirrsinn und Durchgeknalltheit des Glaubens. Kein Gläubiger kann jemals richtig entscheiden und frei sein für die Wahrheit des Lebens auf der Erde im Universum Gottes.

Und diese Geld und Landgier Menschen die Bildungsgier Menschen diese Parteimenschen diese Religionsmenschen mit ihren verlogenen verheuchelten Päpsten und

Kardinälen und Mullahs und Brahmanen und dergleichen sie sind alle verblendet an ihren Glauben und Habgier. Sie sind alle Durchgeknallte die gebunden sind an ihre Gedanken und ihren Glauben egal an was sie glauben sei es eine Partei eine Firma an Geld an eine Religion. Sie sind alle verknotet an ihre Rollen die ja immer eine Täuschung sein müssen an ihre Gedanken die sie für sich selbst halten an ihre Phantasien die für sie Wahrheit sind und Wirklichkeit und an ihre damit verbundenen Gefühle egal ob es ein durchgeknallter islamischer Despot ist der schnell mal die Löhne der Arbeiter um 43% erhöht damit die Islamis weiter im Wahn des Glaubens bleiben und seine Clique nicht aufhängen oder aus den Land jagen. Es ist alles essenzloses Sein alles ist bloßer Schein Geldschein und durchgeknalltes raubmenschliches Erdenleben bis hin zur total Durchgeknalltheit der Totalselbstzerstörungen.

Die Menschenauf der Erde haben mehr als die Superschnauze voll von diesen Führungspersönlichkeiten dem Abschaum des Geldes und seiner Ausbeuterlügen. Denn nicht eine einzige Verbesserung oder Erleichterung wäre passiert wenn nicht andere Menschen auf der Erde den Mut hätten dieser MegaGigaLüge genannt Demokratieglaube zu zeigen das eine Demokratie in Wahrheit eine elegante Methode ist die Massen noch wesentlich, wesentlich, wesentlich, länger zu verblöden als es eine Diktatur könnte weil Demokratien vortäuschen das Beste zu sein aber sie sind die Lüge - Demokratien weil der Mensch der Lügner der Betrüger ist der Bandit der Übeltäter. Denn der Klan in Tunesien und in Ägypten und in Libyen und im Oman oder Bahrain der wird weiterhin auch nach dem Sturz alle Geld und Landfäden in der Hand halten und seine Scheinorganisationen Scheinparteien gründen wenn es nun mal nicht anders gehen wird und eine sogenannte demokratische Zeit anbrechen soll an die die Menschen glauben sollen. Und somit werden die Lügner weiterhin die Gesetze und alles andere für sich machen damit sie wie in der Finanzkrise in Europa und Deutschland oder der Ausbeutung in Griechenland mit der Überübermega Ablügen also abzocken können und dann damit noch Steuergelder bekommen damit sie in der sogenannten Systemrelevanz bestehend bleiben. Aber alles Systemrelevante ist das falsche die Lüge das ist der Satan die Struktur der Ausbeutung und Machtausübung mit verlogenen Mitteln. Und so werden die Griechen von Verbrecher-Systemrelevanten Politikern und Wirtschaftsbossen und Richtern ausgeblutet und dann wieder von EU Geldern aufgebaut. Das ist Demokratie im Sinne von Platon. Das ist der versteckte Sinn der Demokratie. Damit die herrschenden die immer Verbrecher sind weiterhin in den Positionen bleiben können. Und so ist es mehr als überflüssig das nicht nur die in der Vergangenheit gebliebenen Islam Ausgebeuteten durch Religionswahnsinn oder die Ausbeutung durch die Scheichs und Könige oder Despoten ihre Blutbadfreiheit sich erkämpfen für mehr

weniger Glaube und mehr Entscheidungsfreiheit sonder es ist mehr als überflüssig die westliche demokratische Geld und Lügen und Ausbeutklasse der herrschenden Banker und Landbesitzer und Firmenkonglomerate und der Totallüge der Christliche durchgeknallten Glaubensfaschissten und der politischen Glaubenssekten mit ihren Vasallen und Strohmänner der Wirtschaft und Aufsichtsrat Posten, zerstört werden, und Leeer hinterlassen werden, damit auch in der von Platon dem Sklavenhalter entwickelten griechischen Täuschgesellschaft unter dem Begriff Demokratie ihr Ende findet. Die westlichen Demokratien sind voller Betrüger und Ausbeuter in Politik Wirtschaft Religion und Bildung und Medizin und Landwirtschaft und Nahrungsmittel und anderer zerstörender Eigenschaften die sie durchzocken mit ihren Lobbyfaschissten. Und alles was sie zerstören, Land, Wasser, Erde, alles was sie vergiften, lassen sie sich dann sogar weiterhin von der Bevölkerung, deren Steuergelder bezahlen, weil sie in ihrem Sinne die Gesetze gemacht haben. Eine Demokratie ist eine Staatsideologie die dafür gedacht ist damit die griechischen Adligen weiterhin in der Macht bleiben können ohne dass die Bevölkerung es merkt. Denn Philosophie ist Schein das Falsche die Wortmanipulation der Sophisten und Lügner. Plato war Sklavenhalter daraus kann niemals etwas Schönes für die Menschen entstehen niemals. Die Adligen Griechenlands oder die Reichen aller anderen Länder sind in der Demokratie am längsten am Ausbeuterhebel viel länger als in Feudalsystemen oder Religionssystemen. Und die Anbetung der weltweiten Politiker an die Despoten, die Huldigungen, die Unterstützungen, ist deswegen, weil ja der Lügenpolitiker, das ja anbetet. Er lässt sich doch wählen damit er an der Macht bleibt und Despoten und Diktatoren sind heute am längsten an der Macht. Deswegen werden diese Diktatoren von den Demokratiediktatoren so umgarnt und schön geredet, weil nämlich der Politiker das insgeheim auch sein will, ewig am herrschen.
Solange der Mensch noch vom töten anderer Tiere Lebewesen lebt ist er ein Raubtier. Und weil er noch ein Raubtier ist, ist sein Glaube seine Industrie seine Politik eine Raubtierangelegenheit. Und daraus kann einfach nichts Gutes für die Menschheit entstehen. Da er noch ans Tierreich gebunden ist mit all den dazugehörigen Gedanken, Zielen, Emotionen.
Den durchgeknallten Politikern egal welcher Parteien und Religionen muss wieder ein für alle mal klar gemacht werden das sie ihre Renten und Gehälter ausschließlich von den Geldern der Bevölkerung bekommen. Das sie deren Gelder verwalten sollen und sie damit nicht ausbeuten soll und darf. Dass sie die Gelder nicht für megareiche multinationale Firmensubventionen verschleudern. Jeder Politiker der das heute noch tut muss nach China gesendet werden. Dort kann er ja chinesisch Quasseln damit ihn keiner versteht. Es darf keine Systemrelevante Subvention mehr geben. Subvention für Großindustrie muss beendet werden. Sofort. Die

Gelder der Bevölkerung müssen ausschließlich für Gemeinnutz und nicht Privatfirmenbosse, Banken, Waffenproduktion, Chemische konventionelle Landwirtschaft, ausgegeben werden. Denn hinter jeder Aktiengesellschaft jedem Atommeiler jeder Chemischen Landwirtschaft stehen Privatfamilien und keine Fiktionsträume und Abstraktionen von Wörtern. Damit hat man Euch schon lange genug verblödet. Die Steuerzahler die Geldgeber müssen alleine entscheiden wofür sie ihre gemeinnützigen Gelder ausgeben wollen. Das darf nicht von Politikern und Richtern und Fachanwälten also dem Juristenpack oder Spezialisten gemacht werden. Glaubt mehr an euch selber. Vertraut euch selber mehr. Gebt keine Autorität ab an so genannte Politiker oder religiöse Habgier Kardinäle und Tiefsee Kinder Arschficker. Denn Demokratie ist Dämonkratie und keine Liebeskratie. Doch Liebeskratie also Liebe muss auch in diesen durchgeknallten Demokratien oder Dämonkratien angewendet werden. Vergebung. Auch für diejenigen die alle Formen der Manipulation, Lügen, Tricksen, Morden, Worttäuschungen wie Mittelstandklasse, Unterklasse, Dritte Welt, Oberklasse, Oligarchen, Päpste, Präsidenten, Arbeitnehmer, Linke, Rechte, und alle anderen Bezeichnungen anwenden und an Worte Glauben aber den Menschen rationalisiert haben. Vergebung. Die Lohnarbeitende Bevölkerung wird systematisch kaputt gemacht durch das Zusammenspiel der Betrugswirtschaft Betrugswissenschaft und Betrugspolitik inklusive der Betrugsreligionen. Durch Steuergesetze- Gesetze- der Großkonzerne - Banken – Religionsfabriken – Und umgekehrt wird die OberOberOberklasse also die Ausbeuter durch Abschreibungen – Gesetze - Zuschüsse – Subventionen – total entlastet. Das ist Betrug Ausbeutung und Raub der Gelder der Bevölkerungen. Vergebung. Denn hinter den Firmenbezeichnungen Organisationen stehen immer Familien. Und es darf und muss und soll auch nur in Familien gedacht werden und nicht in Organisationen. Weil da nämlich alles vorbei geht an den Familien den Ausbeutern. Es soll nämlich Niemad der sehr schlecht zu finden ist Verantwortlich gemacht werden für seine Familienaufbauten. Vergebung. Aber diese Familien und Manager und Politiker die das bewerkstelligen in Zusammenarbeit mit der DämonenLobby, durch ihre aufgebauten Systeme, müssen auf's Abstellgleis und Ent-Sorgt werden, da sie ausschließlich Sorgen besorgen. Da der Mensch noch Raubtier geblieben ist und wohl auch bleiben will und soll. Vergebung. Denn sie wissen nicht was sie tun. Obwohl sie „Glauben" und „Denken" und „Fantasieren" zu wissen was sie tun. Nicht umsonst sagte Jesus du musst 70x7 Vergeben. Warum wohl? Damit kein Morden und verurteilen entsteht. Aber nach der Vergebung müssen sie aus den Positionen entfernt werden. Denn die gesamte Ehrenwerte Ehrenwort politisch korrekte Ehrenwerte Ehrenwort Demokratie ist noch eine Morddemokratie eine Tötungsdemokratie eine Blutbad-

Demokratie und da kann man nicht all zu viel von diesen Menschen verlangen aber viel Vergebung anwenden. Es ist ja auch schon zu einer „Ich ent-schuldige mich" Demokratie geworden. Aber das ist schon System geworden.

Deswegen Vergebung und Entfernung bis bessere gefunden werden. Vergebung. Vergebung. Vergebung.

24.2.11

DEMOKRATISCHER FASCHISMUS UND
BEFREIUNG VOM DEMOKRATISCHEN FASCHISMUS

Faschismus-Neofaschismusnationalsozialismusnazismus, Faschist-Nationalsozialist Faschistisch-Rechtsradikal ,faschistoid-rechtsradikal.

Diese Begriffe stehen im Duden. Bloße Wörter für eine starke Bewegung die dabei ist sich global auszudehnen ohne dass einem das zuerst so richtig bewusst wird. Ich werde versuchen das in diesem Buch einigermaßen klar rüber zu bringen.

Für Mich ist Faschismus der Teil des Menschen der noch Raubtier geblieben ist und vorhat auch Raubtier zu bleiben.

Unter den National-Sozialisten konnte das Raubtier Mensch sich innerhalb seiner Totalitären Umgebung auch total ausleben und das Resultat war der nationale Raubmenschstaat.

Raubmenschen sind jene die noch glauben und denken das sie zum Leben - was für sie meistens ein Überleben ist noch rauben müssen. Dieser Zustand ist kein an eine Menschenrasse gebundener Seinszustand sondern ist eine globale Wahrheit. Faschismus lebt deswegen in jedem Menschen und ist nichts anderes als der unerlöste Teil seiner Evolution der noch an der Vergangenheit seiner Tiermentalität gebunden ist.

Das Raubtier so wie wir es in der Natur erleben der schöne Löwe oder die Spinne sie leben alle vom töten anderer Lebewesen. Das tragende Prinzip dieses Seinszustands ist im Kampf ums Leben „Eigenliebe" oder EGOISMUS" oder „ICHISMUS" um es etwas zu verblöden.

Die Tiere müssen aber töten da sie unweigerlich an diesen für sie festgelegten Instinkt gebunden sind. Deswegen kann man den Tieren auch keine Vorwürfe machen und sogar von Raub sprechen da sie in Wahrheit keine Räuber sind. Auf dem Weg durch die Schöpfung Gottes sind die Seelen nun in den Bereich des Tötens gelangt und machen die für sie gewollten Erfahrungen bis das sie davon gesättigt sind und sie um Hilfe bitten davon wegzukommen. Der Angstschrei ist das Gebet davon wegzukommen. Der Angstschrei des gejagten und verfolgten. Das Tier konnte ohne den Egoismus den es leben muss nicht leben und würde absterben. Es ist in der Evolution noch so weit von eigener Einsicht entfernt das es unmöglich ein größeres Interesse entwickeln kann für sich und seine Umgebung und den damit verbundenen Einsichten und Wahrheiten.

Sein Paarungstrieb ist von totaler Polarität beherrscht und Weibchen sind Weibchen und Männchen sind Männchen und deswegen ist die Paarung auch so mathematisch klar. Es kümmert sich bloß um sein Leben und seine Nachkommen. Die Raubtiere sind also vom Gebot du sollst nicht töten befreit. Denn wenn sie dem Gebot folgen müssten um ihr Leben zu sichern wurden sie absterben. Faschismus ist also Raub und Töten.

Raub und Töten bleibt aber nicht bloß in der menschlichen Situation beim Menschen hängen, sondern Raub und Töten bezieht sich auch auf die Erde, die Pflanzen das Wasser und die Atmosphäre. Raub und Töten wenn es wie in einem Totalitären Staat also der totalen Kontrolle des Kartells - denn unter den Nazis im Dritten Reich war ja totale Kartellkontrolle, der Staat war zugleich das Kartell, wenn wir das also dort erleben bedeutet das abtöten von so genannten Konkurrenten. Deswegen ist heutzutage weltweit in den großen globalen Industrieunternehmen Faschismus der treibende Faktor hinter ihren Handlungen oder anders formuliert das Raubtier ist noch bei weitem in der Mehrzahl auf der Erde und arbeitet durch Betrug durch Lügen Täuschung Zerstörung von anderen Firmen und Nationalitäten um seine Ziele zu erreichen.

Ich werde versuchen in diesem Buch zu zeigen welche großen üblen Ziele der faschistischen Weltherrschaft große Unternehmen und Banken die ja der Inbegriff des Falschen und Raubens sind, verbirgt .

Der Mensch, oder der, der sich als Mensch glaubt und denkt und der sich hinter Freundlichkeit und Denken rationalem Tun verbirgt, dieser Mensch praktiziert jetzt das tötende Prinzip. Heute sind das ja ganz akut Afghanistan und die USA oder deren politisch-wirtschaftliche Vertreter, was ja in Wahrheit nicht die USA ist.

Bei den Taliban oder Israelis oder Palästinenser kann gut gesehen werden dass ihre religiösen Motive einen einzigen Teil nicht haben und deswegen sind sie das was sie leben müssen - dort fehlt ganz einfache Liebe unter den politischen Raub-Menschen.

Denn Religion ohne Liebe ist Fanatismus.

Seinen Nächsten wie sich selbst zu lieben gilt also nicht für das Tier. Das er töten muss um Leben zu können. Die Menschen haben aber diese Gebote erhalten damit sie sich aus dem Tierreich entfernen können. Aber wenn der Mensch seinen Nächsten nicht liebt oder zu mindestens Toleranz für ihn hat und ihn stattdessen tötet muss er also folglich noch ein Raubtier sein.

Und es gibt in dem Sinne keinen Unterschied zwischen Mensch und Tier.

Der Raub der heutzutage von gigantischen Organisationen geplant wird von gigantischen Firmen und Banken ist somit das Gedanken-Klima-Wetter- von Raubtieren.

Es ist also völlig klar erkennbar dass die Menschen heute immer noch ihr Leben durch Raub und Totschlag machen. Durch Morden anderer Tiere. Noch nie zuvor haben die Menschen so viel gemordet wie heute am 5.12.2001. Denn alle Schlachthäuser, Geflügelzüchtung, Fischfang, ist Morden und Totschlagen. Damit sind die Menschen in einer unbeschreiblichen tiefen Verstrickung mit dem Betrug an der Wahrheit verbunden. Denn die Wahrheiten wurden ihnen schon seit hunderten und tausenden von Jahren von Heiligen-Meistern Erlösern und Propheten offenbart.

Es herrscht also noch die tierische Seite im Menschen und sie hat auch vor da sie es zurzeit noch nicht kann, den demokratischen Faschismus zu verwirklichen.

Aber hinter diesen Versuchen das zu verwirklichen stehen ja keine Ratten oder Löwen, nein es sind Menschen die sich dem tierischen Machtprinzip verschworen haben.

Der demokratische Faschismus ist eine nun immer besser sichtbar werdende Seite der Raubmenschmentalität in der Politik und in der Industrie. Aber auch die Kirchen sind davon nicht frei. Denn solange jemand noch dem tötenden Prinzip verhaftet ist und vom getöteten Fleisch anderer Lebewesen lebt ist er Raubmensch und muss die damit verbundenen Eigenschaften leben.

Der Papst zum Beispiel ist noch nicht mal Vegetarier. Denn wer Fleisch frisst, ist noch Raubmensch, da kann nämlich von Kultur noch keine Rede sein, er frisst noch gerne Gänse und andere Tiere. Alleine damit schon ist erkennbar dass das Oberhaupt der Kirche auch noch seine Schwierigkeiten mit der Wahrheit haben muss.

Und die sind verdammt viele...

Natürlich gibt es auch die wahrhaft menschliche Seite im Menschen nämlich sein ewiger unsterblicher Teil. Dieser Teil lebt in Frieden mit allem.

Aber je weniger der Mensch von dieser friedlichen Seite hat um so mehr lebt er ein Leben als Raubtier Raubmensch und die damit verbundenen Gesinnungen. Also die Aufgabe des Menschen ist es sich von globalen Faschismus- oder Raubtier weg zu entwickeln und ein echter Mensch zu werden. Heutzutage ist die Kontrolle in allen Gesellschaften nach meinem ermessen was ich lese in Büchern und in Zeitungen und im TV erschaue und selbst erlebe in totaler Hand der Raub-Menschen oder Raubtiere.

Aber wie ist das gekommen.

Und wo wollen die dich und mich hinführen und will ich das überhaupt

Und ist das die Wahrheit

Das sind einige Fragen die entstehen wenn ich die globale Situation betrachte.

Faschismus bedeutet immer ohne Ausnahme auch zugleich alle Konkurrenz totzuschlagen. Egal in welchem Bereich.

Faschismus bedeutet immer ohne Ausnahme ein Industriemonopol oder in anderen Worten ein Wirtschaftskartell- das bis jetzt gigantischste Kartell das die Menschheit in letzter Zeit gesehen hat war der national-sozialistische Faschismus in Deutschland.

Aber auch jeder und jede Firma und Unternehmen die andauernd nach Subventionen rufen vom Staat - der ja in Wahrheit eine Fiktion ist -eine Glaubenssache also total unwissenschaftlich - also falsch, denn versuchen sie mal mit dem Staat spazieren zu gehen.

Also alle die immer rufen die Politik und der Staat muss das regeln ruft bewusst und unbewusst nach Kontrolle gegen jemand anderem damit er andere ausschalten kann. Diese Kontakte dazu, strebt er mit den Menschen die politische Positionen haben an.

So jeder der nicht ohne politische staatliche Zuwendung auskommen will strebt ein Kartell an und will Konkurrenten loswerden indem seine Freunde ihm womöglich per Gesetz schützen seine Raubzüge alleine machen zu können.

Die Kartellämter die heutzutage auf die Fusion von Großunternehmer schauen und ab und an nein dazu sagen, schauen nicht gut genug den zurzeit sind sehr gut getarnt edlige Kartelle auf der Erde die den Kartellämtern das gruselige Schaudern zeigen würden.

Zum Beispiel ist das Rockefeller-IG.Farben Kartell ein solch gigantisches Kartell das einem Materialisten davon Übel werden könnte in seiner tierischen Anbetung an Geld Einfluss und raubtierhaftigem Verlangen nach Macht Weltherrschaft und Erfüllung von tierischer Gier.

Dem Rockefeller-IG-Farben Kartell gehört heute die gesamte US Ölshow und aus dem wird ja bekanntlich pharmazeutischer Abfall gemacht der als Heilmittel und Medizin unbeschreiblich teuer verramscht wir so das den staatlichen Krankensystemen schon insgeheime Gelddruckereien angeboten wurden, um die Kosten dieser faschistischen Organisationen, die diese Kartelle sind, zu befriedigen.

Also Faschismus ist also auch immer Kartell. Monopol.

Das ist deshalb so weil diese dumpfen intelligenten Raubtiere einfach noch zu blöde sind schöneres zu planen.

Der Friede den diese scheindemokratischen Organisationen und Staaten egal wo auf der Erde vortäuschen ist der Friede der Befriedigung ihrer immensen Bösartigkeit und der damit verbundenen Gier dieser zur Zeit weltweit global herrschenden Industrieunternehmen, die ausnahmslos andere Unternehmen zerstören und Länder ausbeuten. Sie beuten ihre eigenen Leute aus und bauen innerhalb von Scheindemokratien ihre faschistischen Strukturen mit unbeschreiblicher Geschwindigkeit aus, dieser Friede ist der Friede von Eigenschaften wie Egoismus, Unwahrheit, betrügerisch, zerstörerisch, plündern, von Staatskassen von Erdresourcen, von Meeresresourcen, von Lebenskraftresourcen, von Intelligenzresourcen, das sind alles offenen Räubereien, die auf Kosten anderer Wesen gehen, ja sie bringen es sogar über ihren rationalen Verstand, denn von Herz kann hier keine Reden sein,

Sympathien zu zerstören, Freundschaften zu ruinieren, mit Verleumdungen zu arbeiten, wenn das dann nicht reicht, Menschen zu unterdrücken, morden und sogar ganze Völker in Kriegen zu manipulieren, das sind einige ihrer bisherigen Errungenschaften.

Hauptsächlich ist also noch die faschistische Seite im Menschen vorhanden. Auch wenn viel gelächelt und umarmt und geheuchelt wird aber natürlich gibt es auch Menschen die dem positiveren Aspekt wahrhaftige verbunden sind und dementsprechende Seiten verwirklichen.

Eine Form der tierischen Freundschaft unter Raubmenschen oder Faschisten ist die Sympathie die sich auf die gemeinsame Feindschaft gegen andere gründet. Das ist heute zum Beispiel der sogenannte demokratische Kampf gegen die Taliban. Fanatische Religionskampfer die einfach ohne Liebe sind und somit einfach in ihrer Evolution noch zu viel Raubtiergeist haben und einfach noch nicht besser können. Sie sind sozusagen Gläubige die kein Wissen haben. Die heutige tierische Seite ist gut sichtbar indem die amerikanischen Politiker ihre Verbündeten aufriefen gemeinsam gegen den Feind zu kämpfen, da haben sie dann tierisches Raubtier Sympathien. Nun rächen sie sich was ja auch wiederum bloßes Raubtierverhalten ist. Mehr nicht.

Diese gemeinsame Sympathie die nun sichtbar ist, ist bloßes tierisches Verlangen das im menschlichen Geist noch nicht abgeklärt ist und ihm seine Bedeutung klar macht.

Aber heutzutage sind alle Menschen dazu gezwungen sich mit Menschen zusammen zu tun die mit mehr oder weniger tierischen Veranlagungen behaftet sind. Das gehört nun mal zur Evolution. Überall ist dieses tierische noch im Menschen zuhause. In den Familien den Politikern den Ärzten den Professoren den Päpsten den Bischöfen und den Kaisern und Königen aber auch den Bettlern oder Milliardären.

Aber mit der wahrhaft menschlichen Seite wurden solche versuche wie sie heute in den politischen Sekten oder den religiösen Sekte und Industriesekten oder medizinischen Sekten passieren nicht zum tragen kommen.

Hierbei möchte ich auch gleich ein unbeschreiblich wichtiges an die totalen Illusionen der Selbstverblödung gebundenes Verhalten aufzeigen an dem Tiere oder Raubmenschen fast immer noch total gebunden sind und sich so einen unermesslichen Kerker für sich und andere aufgebaut haben. Mir selber in den dahinfließenden Jahren unter diesen Menschen bleibt dazu bloß noch ein gigantisches inneren Lächeln für so viel Ignoranz und Selbstverblödung übrig. Eine Selbstverblödung die unbeschreibliche Anerkennung und das bestreben von sämtlichen Menschen beinhaltet damit ist Ansehen und Erfolg verbunden

Aber auch völlige Armut oder Bewegungslosigkeit und Hoffnungslosigkeit, aber auch Macht, so wie die Denken und Glauben, jedenfalls haben sie ihren Kerker gut aufgebaut und haben sogar gigantische Ängste wenn es weniger davon wird oder sogar nicht vorhanden ist. Dabei ist das ein fabelhaftes Mittel um andere völlige zu verblöden, die aber wie geschrieben ungemein angesehen sind und darin sogar Professorentitel machen und zu Universitäten gehen. Es ist eines der fabelhaftesten Instrumente um ganze Völker in totaler Ignoranz zu halten zu kontrollieren und schlechtweg fertige zu machen.

Dafür schlagen sie sich die Köpfe ein und vieles mehr.

Was könnte das wohl sein.

Wenn ich das zum Beispiel jedem geben wurde. Sagen wir mal ich gebe jedem davon 500 Kubik Meter. Das ist ja schon eine große Menge nichtwahr.

Dann würde ich zu demjenigen sagen „so Herr Finanzminister", so Herr seniler Bankdirektor, so ihr Faschisten, so ihr Raubtiere Raubmenschen, nun sagen sie zu diesem Haufen mal was ganz einfaches, nämlich, „tu das, tu jenes tue die Arbeit, entwickle baue Häuser, operiere Arme, zerlege diese Teile, mach dir Gedanken darüber, reinige den Boden, klebe das dort an, kurzum, die Antwort würde Stille sein.

Da käme nichts, da würde keine Arbeit geleistet werden, da würde kein Haus gebaut werden.

Da würde kein Brot gebacken werden. Kein Auto gebaut werden.

Da würde keine Schule gebaut werden. Da würden keine wissenschaftlichen Erfindungen gemacht werden - da würden keine schönen Wohnungen gebaut werden. Da würden keine Schiffe und Flugzeuge gebaut werden ... und so weiter,

Wieso wohl

Weil Geld eine Illusion ist.

Und wer sogar noch für Illusionen bezahlen muss der ist einfach doppelt verblödet.

So ein anderes Zeichen von Faschismus ist immer Geld. Das gesamte Geld der Erde wird von den Banken gehalten.

Diese Banken beuten alle aber auch alle Menschen der Erde total aus. Ohne Ausnahme. Sie halten die Menschen durch die Täuschung und den damit verbundenen Glauben das ohne Geld aber auch Nix gehen würde in einem enormen tiefen Raubmenschschlaf.

Der sich verheeeeeerend für die Entwicklung der gesamten globalen Menschheit auswirkt und sie allesamt weiter ruinieren wird. Wenn sie sich nicht auf sich selbst besinnen werden und erkennen das alles in Wahrheit ohne Geld geht.

Und somit die Befreiung aus dieser Faschimusgeisel Geld genannt.

Geld wurde geschaffen um die Weltherrschaft schneller zu erreichen.

Natürlich würde niemand sagen das der Sinn dahinter Macht und Versklavung ist, nein, es wird hinter fetten Begriffen und dicken Büchern und Formeln und Volkswirtschaftlich und Aktien und Wert und Mehrwert und noch viel mehr Wert versteckt.

Aber alles das ist von ganz wenigen total kontrolliert und damit ist ein sehr gutes Instrument der Kontrolle das Geld. Das Geld hat zum Beispiel den Faschismus in der Nazizeit aufgebaut und zur gleichen Zeit den Kommunismus in Russland.

Die Banker beliefern alles für Geld....

Hinter diesem Geld der Banker stehen große Strategien wie Menschen zu versklaven sind und wie Politiker zu versklaven sind und die damit verbundenen Völker und wenn dann einer nicht mehr mitspielen will und den Schwachsinn durchschaut haben diese Banker und Unternehmer deren Ziel Versklavung und Verblödung ist, die Kontrolle soweit aufgebaut, das sie selber die Gesetzgebung sind, durch ihre Agenten in den politischen Sekten, ganz einfach Kriege zu entwickeln oder Volkswirtschaften zu ruinieren indem Strategien entwickelt werden Menschen Völker noch mehr zu verschulden und Feindschaften aufzubauen und Wirtschaft oder andere Kriege zu führen. Ganz nett war als in der Bundesrepublik die Menschheit angeheizt wurde sich nun dem Aktienmarkt voll hinzugeben, hunderte von Millionen Milliarden wurden den Banken gegeben,

Und schwupp ...

Weg waren die Gelder,

Wer hat die denn nun wohl?

Die haben sich ja nicht aufgelöst Nein die Banken haben die!

Denn die Banken kontrollieren doch das Geld.

Amerikanische Menschen sind so tief illusionär verschuldet bei den Banken und zwar der Federal Reserve Bank, die dazu noch eine Privatbank ist, das dem Raubmensch-Gläubigen materialistischen Gemüt schwindelig werden würde ,aber so werden die Amerikaner tiefer und tiefer und tiefer in die Machenschaften der Banken gezogen, und die Armseeligen Wesen glauben das auch noch das sie nun Schulden haben,

Also der erste Weg sich von Faschismus zu befreien ist nicht mehr an Geld zu glauben.

Sondern nur an dich und an das göttliche.

Der zweite Weg sich vom Faschismus zu befreien ist niemals zu glauben und zu denken dass du Schulden hast, akzeptiere nie das du wirklich Schulden hast, auch wenn die anderen das glauben. Über Aktien werden gigantische Gelder von Menschen abgezogen. Und wenn die Banken wollen, soweit ,das sie nie mehr was davon zu sehen bekommen. Alle ohne Ausnahme Aktienzusammenbrüche oder Börsenwahnsinne sind allesamt von Banken gesteuert um ihre eigenen Ziele zu verwirklichen. Denn die verlieren ja Nix.

Aber, es geht noch viel, viel, weiter mit den Besitzern der Banken, die großen fetten stinkenden Banken, deren Besitzer und ihre Ziele sind von übelsten Vorstellungen geprägt .Darüber werde ich später noch schreiben. Für jetzt reicht das erstmal. Also Faschismus, demokratischer, ist also das Raubtier der Raubmensch, auch wenn sich viele Humanisten nennen und deren Organisationen angehören, an ihren Früchten werdet ihr sie erkennen. Und Humanisten sind tief im töten verwickelt, da sie allesamt Fleischfresser geblieben sind. So wenn das humanistische also auch das tötende das Raubtier mit einbezieht, dann können diese Menschen diese Humanisten mich mal.

Also Faschismus ist dann eben Ignoranz

Aber erst wo die Ignoranz aufhört hört auch das Böse auf. Also der Faschismus das Raubmenschdasein.

Unter diesem humanistischen Lächeln dieser freundlichen Oberfläche des noch unfertigen Menschen lauert immer noch die tierische Seite und deswegen ist es auf der Erde so wie es zurzeit mit all seine wirren üblen senilen abgefackten Wegen und Handlungen und Verlogenheiten und Betrügereien und politischen Raubmenschtaten und organisatorischen Raubmenschbewusstsein und kirchlichem Raubmensch Waaaaaahn, und seinem Kriegen und religiösen Wahnsinn. Denn das ist alles noch weit, weit, weit, entfernt von der Wahrheit. Und deren Realität, von der die Politiker sprechen ist bloße Illusion und Selbstbetrug und Massenignoranz.

Das Lächeln das er zeigt ist seine wahre menschliche ewige Seite sein unsterbliches Wesen, aber das ist bei weitem keine Garantie das du dann auch einen wirklich friedlichen und vor allen dingen Wahrheitsmenschen vor dir hast. Da die tierische Seite noch viel, viel, zu stark ist. Wenn die tierische Seite noch der größte Teil seines Wesen geblieben ist. Und diese tierische Seite ist die Ignoranz. Sie sabotiert, sie Lügt, sie manipuliert ganze Völker, ganze Sekten, ganze Glaubensgemeinschaften, die sich Religionen nennen, denn auch die sind bloße Tiere geblieben.

Alle Kriege alle Weltherrschaft alle Machtherrschaft all das sind 100 % Raubmenschen geblieben, ohne Ausnahme, denn das sind die Früchte ihrer Taten. Alles was zwischen dem Taliban den amerikanischen Politikern und deren Geheimgesellschaften, deren Banken Geheimgesellschaften, zurzeit abläuft all das sind echte Raubtiere ohne Ausnahme.

Bewundernswert ist aber der Fakt, das seit tausenden von Jahren die befreienden Worte und Sätze und Gedanken weltweit bekannt sind, aber trotzdem keine Verbesserung eingetreten ist, obwohl für viele es so aussieht als ob der Mensch sich verbessert hat. Was ein Selbstbetrug ist. Denn noch nie war die Erde so vergiftet und betrogen wie zu dieser Zeit.

So, es müssen doch Menschen am wirken sein die ganz bewusst gegen diese befreienden Einsichten sind. Oder aber könnte es sein das wenn Gold in die Hände von Ignoranten fällt es den Wert ihrer eigenen Scheiße bekommt.

Oder könnte es sein das wenn Diamanten von Ignoranten gesucht oder gefunden werden aus ihnen Atombomben werden.

Das scheint mir eher der Fall zu sein.

Ich habe den Eindruck das die gesamte Menschheit von einer winzigen Gruppe von Banditen geführt wird, den wahren Raubtieren den echtesten Banditen und Betrügern auf der Erde.

Aber wer konnte das sein. ?

Wie könnte so was vor sich gehen, dass über Jahrhunderte und Jahrtausende Völker egal welcher Farbe total verblödet werden ,sich aber im Sud der materialistischen Orgien als gesegnet und erfolgreich betrachten.

Obwohl zur gleichen Zeit ihre Systeme unter Krediten brechen obwohl alle Staaten der Erde unter gigantischen Schuldenbergen ächzen und stöhnen obwohl gigantische globale Firmen bloß auf Kredite und Gier basieren und vor dem Zusammenbruch stehen, Obwohl fast die gesamte Menschheit total so genannt - verschuldet ist wie kann das passieren, wo kommt das her, wer hat das geleitet, das ist ja nicht aus dem nihilistischen Bekloppheitsdasein der Ur-Knallphilosophie entstanden, oder etwa doch !

Könnte es möglich sein das die bekannten Gruppierungen die bekanten Religionen die bekannten Organisationen in Wahrheit das falsche sind. Das sie in Wahrheit die Versklavung wollen und nicht die Befreiung.

Wenn ich mir das unter dem Lächeln versteckte Raubtiermental dieser so genannten Humanisten anschaue die in großen Organisationen zusammmen gebündelt sind, mit ihren so edlen Zielen, warum sind dann diese edlen Ziele die schon seit Jahrhunderten und länger angepeilt sind nicht erreicht, wieso ist stattdessen die Erde so vergiftet, vergiftet im Sinne von minderwertiger Nahrung ,vergiftet im Sinne von schlechter Umgebung, schlechtem Einfluss, vergifteten Medien, vergifteten Politikern, vergifteten Organisationen, vergifteten Parteien, Religionen, vergifteter Atmosphäre, vergifteten Wasser.

Könnte es sein das so was bewusst gewollt ist.

Ich werde versuchen das ein wenig herauszuklären um zu zeigen das so was gewollt ist und das es Gruppierungen von Raubmenschen auf der Erde gibt die ganz bewusst daran arbeiten aus abgrundtiefer Raubtieregozentrik und abgrundtiefen Hass und Neid und Gier und Verlogenheit und dem Anspruch über andere zu herrschen ,das dies Gesinnung zurzeit die gesamte Erdbevölkerung vergiftet hat.

Und das deren Ziel sogar die Eliminierung eines großen Teils der Menschheit ist.

Und zwar auf eine ganz subtile feine Art und Weise, denn sie sind sehr Raubtierintelligent und sehr mächtig im Sinne von Geld und Einfluss in der Politik und Wirtschaft ja es kann gesagt werde sie kontrollieren die gesamten Geldmengen der westlichen Welt und die großen Industriekonglomerate der westlichen Welt und sie leben den echten Faschismus weiter auf ihre eigene Art.

Wie gesagt Faschismus ist nichts anderes als der echte wahre Raubmensch.

Aber erst die Überwindung dieser tierischen Seite wird die Menschen von dem Faschismus befreien, und dafür hat es eben schon seit unbeschreiblich langen Zeiten gewisse Gebote gegeben die dazu dienten eben der Vergiftung entgiftend entgegen zu wirken.

Dazu gehört zum Beispiel du sollst nicht töten.

Aber es wird gesagt dass kein Wesen anders sein kann als wie es heute ist.

Das stimmt total nicht.

Denn, da die Menschen von Gruppen geführt werden die weiterhin ihre negative Macht über den Globus ausschütten sind deren negativen Beeinflussungen die Ziele vieler dummer dumpfer Menschen geworden, dazu gehört auch das Religionssystem der Erde egal welcher Religionen. Religionen sind aber nicht das göttliche. Religionen sind auch nicht dein echtes wahres Ich das ewige und unzerstörbar ist und von unbeschreiblicher Schönheit.

Es gibt aber Menschen die behaupten dass das Leben des Menschen ein Zu-Fall ist und nach dieser bewussten Verblödung gehen heute viele Menschen in der westlichen Welt der Erde.

 Aber das würde ja bloß bedeuten das der Stuhl den Menschen gemach hat oder die Vase den Menschen es würde bedeuten das Nichts die Blume geschaffen hätte und dass das Auto den Konstrukteur gebaut hat, es ist also eine bewusste Lüge die von vielen Wissenschaftler die alle auf der Zahlbank der Betrüger der satanistischen Geldgeber der geheimgesellschaftlichen Satansanbeter sind.

Was zum Beispiel zurzeit mit den amerikanischen Politikern und den englischen Politikern gegen Afghanistan abläuft ist solch ein Show. Ich bin weder für die verrückten Taliban aber auch nicht für die verrückten amerikanischen politischen Systeme und deren senilen Politiker die allesamt Raubsaugetiere geblieben sind. Die größten Fleischfresser, und Produzierer, der Erde.

Ergo Raubsäugetier.

Das ist wissenschaftlich das ist kein Vorwurf die sind einfach noch so denn sie tun das ja, das sind ihre Früchte, amerikanische Menschen sind tief in einer Verstrickung und Ausbeutung durch enorme faschistische Kräfte in ihrem Land gebunden.

In Wahrheit ist in Amerika schon ein mächtiger Faschismus am wirken, und in vielen anderen Ländern der Erde auch.

Denn überall herrscht das Raubtier, die Fleischfresser die Mörder auf Bezahlung ergo das Raubtier. Raubtiere sind einfach formuliert „ignorant".

Ignorante können leicht verblödet und ausgenutzt werden und für unbeschreiblich senile Zwecke zweckentfremdet werden,

Sie sind hauptsächlich Gläubige und können so ganz leicht von Religionsmanagern die ja nicht das göttliche sind verblödet werden. Sie werden ununterbrochen durch politische Sekten weltweit ausgebeutet die selber wiederum von politischen Machtraubsäugetieren ausgebeutet werden die dann untereinander auf der Erde ihre immensen brutalen primitiven Strategien und Machtkämpfe zeigen und hinterlassen. Denn, da sie ja Raubsaugetiere geblieben sind, steht die Gier des Geldes, damit die Besitzer des Geldes, die Menschen denen die Banken gehören, im Vordergrund. So blöde sind Menschen geblieben.

So noch mal, um vom Faschismus und dem damit verbundenen verblödeten unwahren Leben befreit zu werden müssen die Menschen mehr Mut zu sich selber aufbringen mehr an sich selber glauben als an politische Hoffnungsrülpser oder religiöse Droherbrechen oder staatliche Abzockdünnschiss. Ich rufe euch deswegen auf, glaubt nicht an Organisationen egal welcher Art, glaubt nicht an das Kollektiv das in ungemein dumpfen blöden Grenzen gefangen ist dazu gehört der Staat der nicht existiert sondern bloß ein Glaube ist und der Glaube wird genauso wie der Betrug in den auszuschnäuzendem durch politische und egal welcher Art von Vorbetern aufrechterhalten weil ja sonst das Chaaaooooos angeblich abläuft ....

All das was hier zurzeit auf der Erde abläuft ist ohne Ausnahme die Unwahrheit der Betrug die Lüge.

Raubmenschen haben noch keine Wahrheit.

Wer andere Lebewesen tötet hat keine Wahrheit und ist auch nicht im Besitz der inneren Wahrheit das Licht Gottes oder das individuelle Licht Gottes.

Deswegen sind auch alle Rechtssysteme bloße Raubmensch Recht Systeme und entbehren jeglicher Wahrheit. Da hauptsächlich Gesetze im Bereich Gier, Gier behalten, Habgier und Habgier behalten gemacht werden, doch die Wahrheit ist kostenlos.

Gottes Schöpfung ist kostenlos,

Solange das nicht gelebt werden kann und hauptsächlich nicht gelebt werden soll durch die Kontrolle, die die Faschisten über die Erdbevölkerung haben, wird es keinen Frieden geben, es wird bis in die Unendlichkeit des Seins Kriege und Mord und Betrug und Ausbeutung der Völker und Systeme geben. Auch die Erde wird weiterhin ausgebeutet und vergiftet werden.

Und all das ganz bewusst ganz bewusst durch mächtige finanzielle und wirtschaftliche Gruppen und politische Wahnsinnige. Eben Raubtiere.

Unwissenheit beruht auf mangelnder Entwicklung, Aber heute ist mehr Ver-Wicklung als Ent-Wicklung.

Unwissenheit beruht auf Gier sättigen wollen und alles mitmachen wollen oder zumindest so denken. Und den lieben Gott ein großes Arschloch sein lassen.

Unwissenheit beruht nicht auf mangelndem Willen.

Mangelnde Entwicklung daran kann ein Wesen nicht selber schuld sein. Sie liegt fast völlig außerhalb seiner eigenen Bestimmung. Fast, wie gesagt, denn da die menschliche Situation heute auf der Erde dermaßen verlogen ist durch die Ziele von Global Player und Weltbanken und zum Beispiel der faschistischen Organisation der WTO der Welthandelsorganisation die und andere Organisationen die allesamt zum Rockefeller-IG-Farben Kartell gehören und die alleine für ihre faschistischen Ziele geschaffen wurden. Und eine unbeschreibliche Macht und Einfluss auf die Erdbevölkerung ausüben, denn sie kontrollieren das TV - die Radiostationen die Medien und das gesamte Raffinerie-Sortiment der westlichen Welt

Und damit auch die gesamte pharmazeutische Industrie und damit die totale synthetische Pharmazeutik was allesamt das falsche die Lüge und der Betrug sowohl gegen Tiere als auch gegen die Menschen als auch gegen die Erde ist und sie ununterbrochen vergiften bis ihr Ziel erreicht ist ..

Es sind eben bloß Tiere diese mächtigen politischen schwachen diese Weltbanken die allesamt bloß Raubtiere geblieben sind .

Und aus Raubtieren kann keine Schönheit auf der Erde sich entwickeln,

Die endgültige Beendung des Faschismus wird also erst dann sein wenn aus diesen Raubmenschen die zurzeit in all den Positionen sind, Menschen geworden sind.

Das größte Problem der Menschheit ist also der Faschist die tierische Seite im Menschen. Das Tier in seinem psychischen Bereich

Und da alles in Kreisläufen abläuft kommt jedes Jahr immer wieder das gleiche Problem hoch und wenn es nicht losgelassen wird, wenn es nicht erkannt wird wenn es nicht gelöst wird, wird wiederum das gleiche Dilemma ablaufen. Die gleichen Kriege die gleiche Ausbeutung durch Politiker politische Parteien durch Organisationen wie die WTO oder durch Banken oder deren Agenten die dafür sorgen das die gleichen Fehler weitergemacht werden.

Die Frage weshalb.!?

Beantworten können die sich auf Ausbeutung eingestellten Organisationen so was nicht .Weder wahrhaftige noch logisch. Religionen sind ja in Wahrheit bloß Menschen Raubsäugetiere die ihren Glauben haben aber kein Wissen wollen. Aber Glaube ist immer Unwissenheit. Ignoranz.

Heute haben die etablierten Sekten egal welcher Art, ob politisch ob wirtschaftlich ob religiös keine Antworten mehr auf ihr wirres verlogenes Tun, außer wirre, verlogene, Antworten.

Es wird keine Aufklärung mehr geboten die zufrieden stellend ist, eher wird sofort mit Bedrohungen gearbeitet.

Das alleine zeigt dass wir es hier bloß mit stupiden Raubtieren zu tun haben.

In den großen Religionssekten wie Katholiken Protestanten Islamisten Hindus Buddhisten Jain und so weiter da wird unter der Decke viel Schwarzarbeit gemacht, sie sind alle bloß an ihren dumpfen stupiden Glauben gebunden und merken garnichts das sich die Menschheit heutzutage meilenweit davon entfernt hat und glasklarem Wissen folgt.

Und dafür ist der beste Wissende jeder selber .

Wer sich selber erforscht wird nie von Gläubigen verblödet werden. Aber wenn ich mir so die Weltsituation anschaue ist das hauptsächlich meine eigene Hoffnung die ich habe das sich diese Raubmenschen zum glasklaren Wissen hinwenden .

Und sich die Frage stellen !

Wer bin ich !

Was bin ich !

Und vor allen dingen den Betrug den die katholische Kirche mit ihren Mafia Chef dem Päpstle erkennen.

Wenn der Papst der Stellvertreter Gottes auf Erden ist dann muss Gott ein Vollidiot sein. Dann muss Gott ein Bandit ein Verbrecher sein. Dann muss Gott ein Ausbeuter Lügner Mörder sein. Dann muss Gott für die Todesstrafe sein. Dann muss Gott für Kirchensteuer sein die direkt von der Lohnsteuer abgezogen werden muss. Dann muss Gott ja so blöde wie die katholische Sekte im Vatikan sein dann muss Gott ja ein Banditengewerbe wie die Papstseuche es ist, sein. Klaro.

Und dann muss Gott ja so ein Betrüger sein wie die katholische Kirche die sagt dass du dich nicht selber an Gott wenden kannst das du einen Mittler brauchst.

Übrigens der größte spirituelle Betrug, Aber das war mal als die Menschen noch stupider waren als sie es heute sind, und noch nicht mal an so was wie Gott denken konnte, nur Furzen rülpsen und fressen und scheißen konnten.

Unter dem Blickwinkel kann ich das noch akzeptieren.

So das ist alles Betrug, Betrug der Raubmenschmentalität.

Diese tierische Seite in jedem Menschen sie wird stimuliert durch Mord, Raub, totschlagen, und was wird heute alles aber unter dem Begriff Nahrung gemacht genau das nämlich.

Jeder muss sich selber sehr gut prüfen.

Was ist die tierische Raubtierseite in mir.

Wer die tierische Seite in sich fördert der verhungert die menschliche Seite in sich.

Jagen, Angeln, Fleisch essen Fische essen all das fördert die Raubtierseite in einem. Das faschistische.

Amerika ist da Weltmeister!

Aber China frisst auch alles.! Ja, die Chinesen fressen alles.

Aber ob das stimmt weiß ich nicht genau. Bloß laut Statistik wird in den USA am meisten Fleisch produziert mit den größten Tierfarmen und Tiermorden auf dem Planeten.

Schlechtes Karma für die Amis. Denn heute wird alles das was kein echtes Vorbild für die Edelheit und Echtheit und Liebe des Menschen auf dem Globus ist, ziemlich schnell wieder platt gemacht.

Sehr schlechtes Karma sogar !

Aber überhaupt sehr schlecht für die gesamte Menschheit.

Wer von animalischer Kost lebt der baut für sich ein stumpfes Leben auf, ein Leben das von intelligenter Ignoranz geleitet wird. Wer sich für Armee und Waffen begeistert der ist armselig dran, er wird von intelligenter Ignoranz geleitet eben dem Raubtierbewusstsein.

Denn wer zum Schwert greift wird von Schwert umkommen.

Oder" Du sollst nicht töten".

Das sind alles glasklare Mantras oder glasklare Computerprogramme das ist Software für dein Herz und Gehirncomputer.

Wenn er damit gefüttert wird, dann läuft er optimaler.

Trotzdem, die meisten Menschen sind Raubmenschen geblieben.

Da hilft auch nicht die soziale Stellung die Stellung das Ansehen in der Gesellschaft oder in Sekten und Organisationen.

Da hilft es auch nicht Wohlstand in solchen Massen anzuhäufen, dass man andere damit totschmeißen kann. Das ganze ökonomische Ausbeuten der Glanz, all das wird letztendlich auf die Ausbeuter zurückgeworfen in Form von Zerstörung und Vernichtung.

In Form von Krankheiten.

In Form von Leid mentalem Leid Herzleid.

In Form von Unglücken, Sabotagen, Vergiftungen seelischen. Es kommt alles wieder zurück.

Vergesst nicht, so wie die Jahreszeiten genauso kommt es wieder zurück.

Also Faschisten sind heute noch bei weitem in Übermaß in allen gesellschaftlichen Positionen.

Dann sind da aber noch diese Geheimgesellschaften, es wird von den Illuminaten geredet, die unter dem Vorwand wissend zu sein erleuchtet zu sein, vorgeben die Menschheit führen zu müssen sie retten zu müssen vor ihren eigenen Fehlern, indem sie einfach da sie denken sie seien Tiere, vernichten. Und mit welchen Methoden.

Mit ganz feinen subtilen Methoden die nicht so leicht für die Masse, da sie dichter schwerer ist, durchschaubar ist.

Sie fordern nämlich genau das was das raubtiermäßige in euch ist, dadurch bleibt ihr intelligent ignorant und glaubt ihr seid frei und glaubt ihr seid intelligent und das Intelligenz sozusagen das höchste wäre und das Wissen das non plus Ultra wäre.

Aber dem ist nicht so,

Wer denkt und glaubt das Wissen das beste wäre, naja, der kennt sich eben nicht. Ich, der Erschaffer von Wissen und der Erschaffer von Glauben, Ich.

Am Ende des Buches werde ich einige meiner Ichhaftigen Erfahrungen schildern, Ich, das ewige göttliche,

Ich, das unsterbliche, Ich, mehr als Licht, Ich

Okay, das reicht erstmal.

Also weiter mit dem faschistischen Tendenzen im Menschen.

Für die Menschen besteht auch nicht die geringste Grundlage sich von animalischer Nahrung durch töten seine Lebensbedingungen aufrecht zu erhalten. Er braucht keine animalischen Pelze oder animalischen 5 Sterne Gerichte von ignoranten 5 Sterne Köchen. Es ist in Wahrheit keine Lebensbedingung zu betrügen auszubeuten und eine solch stupide Gesellschaftsform zu bauen wie sie heute weltweit sich zeigt. Es ist keine Lebensbedingung mehr Eifersüchtig zu sein, es gibt genug für alle. Und weil das die Wahrheit ist versuchen sehr viele Geheimgesellschaften das zu vertuschen und euch animalisch zu halten damit ihr weiterhin Faschisten Raubtiere Raubmenschen bleibt.

Ich werde nachher einiges vom zionistischen Money-Fest hier aufschreiben und Methoden anderer Faschistenzuchtmeistereien, damit ein Einblick und Vergleich möglich ist inwieweit es mit der heutigen Zeit in Übereinstimmung gekommen ist, die Ziele dieser negativen Ignoranz die fast die totale öffentliche Macht haben. Es ist ein Fakt.

Das Üble hat die Macht auf der Erde, dessen müsst ihr euch bewusster werden.

Es ist ganz leicht diese Macht abzuschütteln und sozusagen auszuhungern, da seine Methoden bekannt sind und seine gierigen Ziele, und da bekannt ist was diese Geheimgesellschaften selber als Nahrung brauchen.

Es ist wirklich sehr leicht sie zu ruinieren, und vom Planeten als Abfall Schund und Scheiße und Kotze wegzuspülen, danach noch mal gut mit ihren eigenen chemischen Giften alles abspülen, ok.

Also die faschistische Demokratie, sie steht in Wahrheit schon. Sie ist in jedem Land sesshaft das sich demokratisch nennt. Welche Farce, Demokratie,

Demokratie ist ein Betrug

Demokratie ist in Wahrheit der Persilschein für Faschismus, für Raubmenschen.

Als Beispiel, in den USA wurde ja der brennende Busch gewählt der Busch den Moses da gesehen hatte und sich vor ihm entflammte.

In Wahrheit eine niedere spirituelle Erfahrung, jedoch für Moses schon ganz schön spannend.

Aber dieser Busch da in den USA, der wurde gewählt obwohl er über 500 000 Stimmen weniger hatte als Al Gore, das ist Demokratie und das ignorante Mutterland der Demokratie wie der Banditenführer wie heißt er noch der deutsche fette Jude aus dem Schwabenland oder so ähnlich, der meinte man muss die Demokratie retten als es in Florida beinah so aussah als ob der brennende Busch es nicht schaffen würde, egal wie Hauptsache gewinnen, die Demokratie sozusagen zu retten, und diese Macht die Macht der Banditen ist in den USA die Macht, arme Amerikaner, wirklich arme Amerikaner, auf euch kommt viel Leid zu, denn auf euren Fleckchen Erde wird eine faschistische Weltorganisation aufgebaut die vorhat eine Weltregierung aus ihrer Senilität wie sie es ist aufzubauen, oh lala, da tanzt mein wahres Ich Samba ,die Amerikaner müssen sehr, sehr aufwachen denn sie haben schon eine faschistische Regierung, sie zeigt sich bloß nicht so wie unter Hitler, sie versucht es auf andere Wege.

Denn, wenn das zerstörerische sich nicht voll ausleben kann, die Wildsau also im Menschen, dann sucht sie sich andere Wege, sie zerstört alle anderen lebensfördernden Grundlagen, seien sie biologischer Art, wie die Pflanzen, sei es ökonomischer Art wie die Wirtschaft, sei es spiritueller Art wie die materialistische Wissenschaft die andauern den Beweis für die Gottlosigkeit bringen will, sei es über die Nahrung indem sie minderwertig und giftig gemacht wird und so anstatt Grabkammern eben legale Giftspritzen geben zu können von Gesetzen die selbst von faschistischen Raubtier Mentalitäten gemacht wurden extra für diese Zwecke und euch lahm arm dumm krank und eben abzuzocken, und dann auch noch Beerdigungskosten dafür zahlen.

Ihr seht also das gesamte System ist in Wahrheit Faschismus Raubtierriesmus.

Und in den USA wird doch von jedem Politiker sein Gottes Gelöbnis immer in den Medien hochgehalten, ich glaube an Gott, ich Gott, ja Gott, we believe in Gott und so weiter, auch da wird kein Mund vor dem Blatt genommen, Hauptsache ich werde gewählt, diese verlogene amerikanische Ignorantengesellschaft, sie wird sich selbst zerstören wenn sie nicht wahrhaftiger wird denn die amerikanische Gesellschaft ist eine Raubtiergesellschaft aber andere Gesellschaften auch, der Islam auch der Buddhismus auch bloß die Hindus sind weiser,aber auch dort lebt der Wahnsinn, der religiöse.

Solange also diese Raubtiere denken sie müssen töten um zu leben, solange diese Raubmenschen also denken sie müssen zerstören um zu leben. Solange also diese Raubmenschen diese Faschisten denken sie müssen Firmen zerstören egal welche Rasse das auch ist ob es Mercedes ist IBM oder Sony und so weiter solange also gedacht wird das man ruinieren muss um zu leben solange sind es Faschisten, Raubmenschen geblieben. Ohne Ausnahme.

Also ihr Raubmenschen versucht herauszukommen aus dem Tal des Todes indem ihr noch lebt.

Das ist also demokratischer Faschismus.

Ich will jetzt aufzeigen weshalb und wie der demokratische Faschismus wirkt was er macht. Und von welchen Gruppen er hauptsächlich gefördert wird.

Neben vielen, vielen, Bücher die ich zur Informationserweiterung in Ruhe lesen konnte, und neben vielen Jahren der Meditationen und der Selbsterforschung - erkenne dich selbst - hat sich eine Diskrepanz zwischen mir und dem was mich umgibt aufgebaut.

Wenn ich meine spirituellen Erfahrungen meiner selbst sehe und was dadurch möglich ist, und sehe was hier auf der Erde gemacht wird so ist das ein gigantischer Unterschied zu den wahren Möglichkeiten die in jedem Menschen liegen und aufgenommen werden wollen, aber jeder muss ja seine eigene Evolution fördern, manche durch Saufen manche durch Kriege manche durch Garnix, die meisten, habe ich den Eindruck, durch mitlaufen, weglaufen, den Kopf in den Sand stecken, und mitschreien, was schon geschrieen wurde. Über die Medien bekommt man ein total falsches Bild von der menschlichen Situation weil die Medien selber die Ignoranz sind, sie sind selber im Lohn und Gehalt der Faschisten,

So in den USA gibt es Gruppen die zum Beispiel alle Medienberichte sammeln und Zeitungen aufbauen von dem was die Medien nicht berichten, und das ist Information,

In den USA gibt es praktisch keine freie Meinung !

Die Medien TV-Radio sind zu 100 % von Banken und Versicherungsunternehmen und den großen Industrieunternehmen kontrolliert.

Die Zeitschriften sind alle totale Kontrolle der jeweiligen Industriezweige die darin Werbung machen, in den Ausschüssen der TV Sender sitzen nur noch Faschisten, und damit verbunden ist eines der gigantischsten Kartelle das Rockefeller-IG.Farben Kartell.

Wenn zum Beispiel der Kanzler der auch noch ein Raubmensch ist sagt unsere deutsche Wirtschaft ist sehr stark abhängige von der USA - ebenso ist das mit England die ist noch stärker von der faschistischen USA Gruppe abhängige das sieht man sehr gut wie schnell englische Politiker Bomben werfen wollen, sie können es eben noch nicht lassen Auge um Auge den alten senil senilen alttestamentarischen Vollidiotengott Jahwe weiterführen zu wollen.

Das sind eben totale Vollidioten.

Und auf diesen alttestamentarischen Gott, soll er sein, ich kann nur noch darüber lachen. Über diese zionistischen Armseeligen blöden aber stupiden aber senilen und ignoranten deswegen sehr gefährlichen Armentrottel.

Die haben doch tatsächlich vor, weil das in dem Mord und Totschlag Pornobuch das alte Testament steht, solche Ziele auf globaler Ebene aufzubauen, und sie haben es damit sehr weit gebracht,

Wenn man die zionistischen Manifest Aussagen mit der heutigen erdlichen Situation vergleicht sind sie ihren Zielen sehr nahe, sie sind genauso blöde wie die islamischen Fundamentalisten .

Bei beiden ist es Religion.

Religion soll ja das höchste sein.

Ist aber das minderwertigste.

War es schon immer.

Wird aber als das beste vermarktet.

Das passt wunderbar in diese moderne Welt sagen wir mal, ok, Religion ist ganz einfach eine Fabrik, mehr nicht, darin werden Produkte produziert mehr nicht.

Aber Jesus und Mohammed und Krischna und Buddha waren keine Religion. Sie waren genau das entgegengesetzte von Religion, nämlich Liebe.

Religion ist Knechtschaft und Ausbeutung der Massen,

Aber Jesus ist Befreiung, Buddha ist Befreiung, Mohammed ist Befreiung, Krischna ist Befreiung.

Und all diese Meister und Erwachten, sie haben das wichtigste gelehrt, nämlich wie du dich deiner selbst erkennen kannst wie du weißt was du in Wahrheit bist, wie du deine immense Fähigkeit erkennst und leben kannst ,kurzum, wie du ein 100 % erwachtes Wesen wirst, und kein Faschist bleibst, kein Raubmensch, die falsche Identifikation nämlich.

Religion ohne Liebe ist Fanatismus,

Dieser Fanatismus der wird heute von den Extremisten im Islam gelebt und auch von den politischen Extremisten in den USA.

In den USA ist der größte Teil von jüdischen alttestamentarischen Jahwe Fanatikern geleitet.

Aber auch andere Rassen sind daran beteiliget. Bloß das zionistische Money-Fest ist eine totalitäre alttestamentarische Extremisten Gruppe genauso wie die Taliban bloß das sie viel mehr Geld haben und politischen Einfluss.

Stellt euch die Taliban so vor als ob es amerikanische politische Sekten und Geheimgesellschaften wären, dann bekommt ihr ein Bild von den zionistischen senilen Kräften die immer noch glauben sie müssten die Weltherrschaft über die gesamten nicht Zionisten haben.

Diese Armseeligen verrückten beherrschen große Teile der Weltwirtschaft und Politik. Ein gutes Buch ist Geheimgesellschaften Teil 1 und 2 und drei und auch Geheimpolitik von Rüggeberg, Geheimgesellschaften ist von Jan van Helsing,

Aber in den USA gibt es viel, viel mehr gute aufklärende Bücher, schaut im Anhang dieser erwähnten Bücher rein oder sucht im Internet ,wer sucht der wird finden ..

Wer fragt dem wird gegeben werden, das sind ewige Wahrheiten, ohne Ausnahmen

Also diese dummen senilen Seelenähnlichkeiten diese Zionisten, sie nennen alle Nichtzionisten Gojim, und alle Gojim sind für sie eben Tiere und Tiere so denken sie können deswegen betrogen ausgebeutet sogar getötet werden.

Das gefährliche daran ist, das ist für die Wahrheit, diese stupide Mord und Totschlag Alttestamentpornopornografie.

So blöde sind die geblieben.

Da aber ihr Mental sich dann also immer jeden Nichtzionisten unweigerlich Überlegen dünkt, aus Zwang alleine schon, ist für sie jede Handlung mit Nichtzionisten ein wertloses zum Betrug fertiges Produkt, und dieser Betrug, wird von ihnen in die Welt exportiert. Das ist einer der Hauptgründe weswegen die Menschen heutzutage noch in solch einer tierischen Situation sind.

Es sind nicht die Juden,

Das muss verstanden werden,

Es sind Sekten,

Geheimgesellschaften.

Deswegen ist in Israel auch kein Frieden mit den anderen Völkern, weil die amerikanischen Juden die Zionisten, ja ALLE NICHTJUDEN ALS Gojim sieht, als minderwertiges Abfall zum kotzen Produkt, was von ihnen bis zum Tode gebracht werden kann, deswegen sind die Araber die Mohammedaner und die Palästinenser solange in Unfrieden, weil es so gewollt ist. Ein Zionist kann mit niemandem auf der Erde Frieden haben, dieser Hass wird von ihnen transportiert, genau so wie der Hass der Taliban oder Islamisten.

Welches die Hintermänner und Hinterfrauen dieser Organisationen sind weltweit ist in Jan van Helsings Bücher gut beschrieben worden, aber in den Büchern aus den USA noch wesentlich umfangreicher.

Am besten rann ans Internet und erfragen.

Die amerikanische Politik wir zu einem sehr großen Teil von diesen Terroristen den Zionisten geformt auch die englische Politik ist voll davon,

Die Rothschild Bank ist reines zionistisches Zielstreben, diese zionistischen Baken haben zum Beispiel mitgeholfen die eigene Rasse, Klasse, mit zu töten, denn sie hatten Hitler mit aufgebaut, da ihr Ziel Geld ist egal von wem und über das Geld haben sie vor Abhängigkeiten und dadurch Erpressung und ihre Ziele durchzusetzen, was sie sehr, sehr, gut erreicht haben,

Sie haben es geschafft fast alle Politiker und deren Beamten, die zum demokratischen Kastenwesen gehören, Demokratie ist eben bloß eine Horde wilder seniler Faschisten die was versuchen, irgendwie irgendwo irgendwann im dunklen Zimmer wo kein Licht ist als Blinde, sie haben es geschafft diese politischen Systeme der Erde von ihrem Geld abhängig zu machen, und deswegen wird auch so viel Unwahrheit verbreitet. Politiker sind ganz labile dumpfe Raubsäugetiere mehr nicht. Und das ist bloß ein Weg, es gibt noch viele andere Wege um die Gojim zu töten.

Es ist das gleiche Dilemma wie mit den ignoranten Taliban, den ignoranten Islamisten, deswegen bekriegen die sich auch heute weil sie nämlich beide identisch sind.

Die Ereignisse auf der Erde überschlagen sich zurzeit. Die Taliban wurden besiegt, das war leicht vorauszusehen. Aber in Wahrheit ging es den Zionisten und Kapitalistenschweinen eben nur um die

Kontrolle über das Land, weil sie ja ans Öl wollen. Zuerst haben sie Bin Laden unterstützt um an die Macht zu kommen, jetzt wollen sie ihn auf den elektrischen Stuhl sehen wohlbemerkt es sind die gleichen Raubsäugetiere die gleichen Hintermänner hinter der amerikanischen Politik. Die amerikanische Bevölkerung kann einem Leid tun wie die abgezockt und ausgebeutet wird. Garantiert gehören zu den Hintermännern dieser politischen Sekte in Amerika das Rockefellerkartell und das Rothschild Kartell - diesen beiden Kartellen gehört fast das gesamte amerikanische Vermögen und auch das britische und ungemein viel in der BRD in Holland Frankreich der ehemaligen Sowjetunion und vielen anderen Ländern.

Mit dem Raubsäugetier Busch haben sie sich einen echten Diktator geschaffen, die wollen das bloß nicht sehen. Busch und seine Horde wilder mit dem amerikanischen freundlichen Lächeln und dem Lucky go Texas Ranger Trypthophantrip, er wird den Amerikaner noch weiteren Wohlstand bescheren, Wohlstand im Sinne von Ausbeutung abzocken betrügen und morden.

Das Gute oder Weise oder Reine oder besser das Echte in den USA wird viel Leid erleben unter dieser Re-Gier-Gier-Gier-Gierung. Busch und Konsorten gehört zu den echten Raubtieren. Mehr nicht. Raubtiere können leicht manipuliert werden und eingefangen werden sie sind so unbeschreiblich ignorant wie seine Arbeitgeber die zionistischen Bankenmonopole und, und die Rockefeller und IG-Farben Kartelle.

Am leichtesten kann man diese Raubtiere mit blutigen rohen Steaks bekommen, nach Leiche duftend, das mögen die am liebsten.

Busch, das liest man ja nun jeden Tag in einigen Zeitungen hat ganz einfach das Militär, was unweigerlich, auf ewig zu dem ignoranten Duft der Selbstverblödung gehört, zu seiner Bodyguard gemacht.

Da er einen Erlass unterzeichnet hat, das terroristische Angreifer der USA einem Militärtribunal unterstellt werden müssen. Damit hat er sich diktatorisch geoutet - jedes Raubtier jeder Raubmensch hat diese diktatorische Seite in sich - also was sagte Jesus-Papi vergibt ihnen denn sie wissen nix wat sie tuuuun.

Busch ist Dart Wader...

Oder so ähnlich,

Er hat das Prinzip der Gewaltenteilung außer Kraft gesetzt. Und sich damit diktatorische Vollmachten gegeben. In den USA wird viel Faschismus wachsen, sei wachsam.

Nicht das die anderen Nationen viel besser wären.

Amerika ist also was es noch nie völlig war kein Rechtsstaat sondern ein Bankenstaat und ein Rockefellerstaat.

Arme Amerikaner. Die werden ausgeblutet.

Als ich hörte das amerikanische Bomber Bomben abwarfen die von Satelliten ferngesteuert wurden, war mir noch klarer, nein danke mit dieser Politikenschwindsucht Amerikas will ich nichts zu tun haben, nein danke mit diesem subtilen Faschismus werde ich nicht Bier trinken oder Wein schlürfen, nein danke.

Es ist ganz wichtig über die Vordergründe die Täuschungen hinaus zu kommen, zu erfragen wer steckt hinter der amerikanischen Politik und der englischen.

Beide Länder sind von Privatbanken kontrolliert obwohl sich die Banken aber nationalistische Namen gegeben haben, Bank of England oder Federal Reserve Bank, aber beide sind total Privat und zock die Bevölkerung ab ...in laufe der so genannten Geschichte ist das was heute Demokratie genannt wird in Wahrheit das Privatvermögen von wenigen. Demokratie ist bloß ein Fangnetz um sicher zu stelle das Sekten und Geheimgesellschaften grobe Mengen Menschen haben die sie ausbeuten können. Mehr nicht.

Das gesamte demokratische System ist ein Betrugssystem. Egal in welchem Land.

Das ist so gewollt. Denn die Aufbauer der Demokratie haben in Wahrheit bloß ihre Ziele vor, die aber auch Gar nichts mit Demokratie im Sinn haben.

Das Ziel dieser Politik und Wirtschaftsglobalisierung und der Kriege um Land und um Macht ist totale Weltherrschaft zumindest soweit als möglich. Die Basis dafür ist Ignoranz.

Wo die Ignoranz aufhört hört auch das Böse auf.

Da diese Besitzer der Banken und globalen Firmen und politischen Sekten aber nicht wissen wo sie sind wer sie sind und weswegen sie hier sind sondern glauben sie seinen Busch oder Senator oder Kaiser oder Arzt oder Rechtsanwalt ist die Ignoranz so dermaßen tiefsitzend das sie sich alle ohne Ausnahme als unwürdige Repräsentanten auf der Erde für ein Erwachen der Raubmenschen zum Menschen zum wahren Menschsein erweisen.

Denn wer das denkt oder glaubt ist Vollblut ignorant. Denn du bist selber das göttliche.

Aus dem göttlichen kann nur das göttliche kommen.

Im übrigen möchte ich noch erwähnend das Platon der sich bloß als Philosoph sah selbst Sklaven hatte. Aus solch einem Menschen kann nie und nimmer eine Weisheit und Lehre entstehen die aber auch nur Ansatzweise die Menschen zur Befreiung führen würde. Demokratie basiert immer auf Ausbeutung. Denn Demokratie ist keine Wahrheit. Sie ist keine kosmische Analyse weder noch ist sie das Resultat einer erleuchteten Sichtweise ..

Deswegen vergesst Platon.

Im Übrigen, wenn von den Göttern gesprochen wird, was bedeutet das, es bedeutet dass in der Mehrzahl gesprochen wird"

Was ist die Einzahl von -Götter-- Gott.

Da diese Raubsäugetiere diese Zionisten und Rockefellerkartelle da diese politischen Sekten und diese religiösen Sekten und jede Religion auf der Erde ist eine Sekte ohne Ausnahme, da jede Religion bloß ein Teil der Wahrheit oder Gesamtheit der Menschheit ist global und national, und seit unbeschreiblich langer Zeit das wissen, und auch wissen das die meisten Raubmenschen das nicht wissen sollen auf ihrem evolutionären Weg, ist dass das beste gehütetste Tabu auf der Erde. Jedes Geschöpf auf der Erde überhaupt, in der gesamten göttlichen Schöpfung ist göttlich ohne Ausnahme. Aber da die Menschen sich über ihre Form identifizieren und dem Denken und Glauben unterliegen sie seien diese Form und Nix und DoppelNix anderes und sich somit immer wieder mit ihrer Tierischen Vergangenheit und deren Taten identifizieren und identifizieren sollen, nämlich dem sterblichen dem Leidenden dem Üblen, so sind auch weiterhin keine wirklichen Erfolge zu verzeichnen, nein, es bleibt alles beim Alten Raubmenschen, was ja wunderbar heute auf der gesamten Erde gesehen werden kann, an ihren zerstörerischen Früchten und ihrer Ausbeutung. Auch ihre Systeme spiegeln die abgrundtiefe Bösartigkeit das Üble wieder. Kampf, Kampf, Kampf ums Geld ums überleben der allermeisten Menschen auf der Erde und wo die allerwenigsten das Satansprodukt Geld kontrollieren. Die politischen und Wirtschaftlichen Systeme auf der Erde sind schlichtweg der Satan und zwar genau so wie es Jesus vorhersagte und erlebt hatte. Der Satan das Satanische also das Üble das Böse die Lüge die Verführung herrscht in allen menschlichen Systemen egal welcher Nationalitäten. Das Pyramidensystem ob nun bei den Moslems den Buddhisten den Christen dem Papst der Demokratien oder anderen Menschlichen Wirtschaftssystemen es ist das sogenannte Manager in unterschiedlichen Begriffsverkleidungen sozusagen oben stehen, das glauben dann die Bevölkerungen die ohne Ausnahme alle in Angst leben und in Angst gehalten werden durch das erzeugen von Mangel in allen Bereichen. Diese ängstlichen unterstützen aber die Managerraubsäugetiere weltweit. Der Ursprung dieser Angst liegt im Mangel im Kapitalismusmuus im noch TierSein und da es so was überhaupt nicht gibt, da es bloß ein Begriff ist, liegt also der Ursprung dieser Kapitalismuswettbewerbsseuche im Menschen und der Kapitalismus ist total ohne jegliche Beschuldigung. Denn die Kampfstrategien des Satans des Üblen der Bösen der Herrschenden sind nämlich die Raffinesse die Kämpfe auf die Mentalebene der Sprache und Wörter zu verlegen in die Phantasie und das Denken, und somit bleibt der Übeltäter der Mensch der als einziger Satan übrig bleibt auf unbeschreiblich lange Zeit von der Notwendigkeit zur echten Veränderung versteckt, es bleibt alles bloß in den Worten hängen. Denn der Wettbewerb jeder gegen jeden soll ja auf ewig aufrecht erhalten werden. Und die Satansbraten Kapitalisten die Abzocker über Politik und Wirtschaft und den Vasallen der Beamten, denen geht es ausschließlich darum die Konkurrenz auszuschalten und das größte und übelste und satanischste sind die kapitalistischen Reichen der englischen und amerikanischen GeldHölleKartelle. Diese Systeme dieser Verbrecherdemokratien in den USA sind wohl die bösartigsten Zivilisation auf der Erde voll Bewaffnet neben den Mitlaufverblöder der Islamistenwahnsinnigen die auf Mord und abschlachten ihren PisspotGott etablieren wollen. Was sind das für abgrundtief megadumpfe Raubmenschen geblieben, die aber auch nichts nicht das geringste verstanden und entdeckt haben sondern bloße Wilde und Mörderbanden geblieben sind. Heutzutage laufen diese Kapitalistenanbeter in den USA wie blöde Schafe ihren Präsidenten hinterher und bauen Bomben und werfen sie auf Ölstaaten und leben die Megagier einer total verrückten Menschheit dem Rest der Welt vor, was als vorbildlich gelten soll.. Was würde Jesus dazu sagen zu den Demokratiefaschisten Religionsgruppen der USA die Kriege feiern und Waffenlager haben um die Erde tausendmal abzumurksen und zu vergiften. Die Triebkraft der USA und der Kapitalisten also RaubmenschKartelle der Geldgeil Kartelle sind die Gier und der Satan der Herrscher dieser Erde Welt, so wie Jesus es erlebte und ich es ja selber Tag für Tage sehe und erfahre. So es ist also das die Vorbilder dieser RaubTierdemokratien und der RaubtierMoslemsysteme noch das Üble ist der Satan und diese Ignoranz diese Unwissenheit macht erst das Böse also die Zerstörung und die Lüge und den Betrug an die Menschheit und die Erde im Universum Gottes möglich. Der Mensch ist abgrundtief primitiv geblieben. Er wird angetrieben von Ehrgeiz und dadurch von Respektlosigkeit gegenüber allem anderen getrieben. Allem. Also ist er total isoliert und der TotalIllusion unterlegen. Ergo hat er keinen inneren Frieden.

Natürlich werden das die wenigsten Akzeptieren-Tieren-Tieren, können, hier sehe ich schon wie alleine viele Begriffe oft mit Tier enden, akzep-Tieren, das alleine besagt schon sehr viel. Ok, weiter mit diesem demokratischen Faschismus.

Was ganz wichtig ist in der Beschreibung von Situationen nicht in Verallgemeinerungen zu verfallen,

Es wird zum Beispiel in den Zeitungen wie die Welt und so weiter geschrieben, warum die Welt Amerika hasst, das ist allgemein und Selbstverblödung,

Die einzige Art wie die Wahrheit in solchen Bereichen erkannt werden kann ist immer nachfragen und vordenken und eindenken wer sind die Menschen die das vertreten, welche Menschen stehen hinter den Organisationen hinter den Banken.

Die Welt hasst Amerika nicht und auch nicht die Amerikaner.

Aber die Menschen ein Teil davon hasst die amerikanische Politik und deren Hintermänner, und das auch zu Recht, denn hinter der amerikanischen Politik ist ein menschenverachtender Faschismus der Weltherrschaft anstrebt und es im westlichen Bereich ganz subtil am schaffen ist.

Wenn von Schurkenstaaten geredet wird so muss dann auch von Schurkenorganisationen in den USA gesprochen werden und von Schurkenparteien in den USA oder anderen Ländern, dann muss auch von Schurkengeheimdiensten und Geheimorganisationen gesprochen werden, und die sind in vielen amerikanischen Büchern bestens dargelegt und auch in deutschsprachigen Büchern, wobei einige sogar verboten sind, ebenso in den USA.

Alleine darin, das diese Bücher in den USA und Deutschland und der Schweiz zum Beispiel verboten sind, siehst du schon das Demokratie in Wahrheit bloß Demokratie für die Banken und global Players und die anderen Sekten sein soll, was in Wahrheit aber Diktatur ist, und das ist wiederum nichts anderes als sich selbst am nächsten sein das tierische Prinzip eben Raubsäugetiersein. Mehr ist das noch nicht.

Die amerikanische Politik ist eine Banditen und Betrugspolitik. Sie ist eine reine Bankenpolitik, und in den USA sind Banken fast alle in zionistischen Händen (aber ob das stimmt ?) und die haben eine unbeschreibliche primitive Entwicklung hinter sich, die Zionisten sind wirklich total primitiv geblieben, sie basieren auf Ausbeutung und solchen Weltbilder, unbeschreiblich primitiv, die Zionisten Banken, dazu gehört auch die Fed - Federal Reserve Bank, die fast total zionistisch ist, die zockt die amerikanische Bevölkerung und die Weltbevölkerung so gigantisch ab, und keiner macht was, weil sie auch die Gesetze machen, und Richter und Rechtsanwälte und so weiter in ihren Diensten haben.

Aus der Sicht ist die westliche Gesellschaft alleine schon deswegen zum Untergang geweiht, CIA - NSA - und andere Geheimdienste gehören den Banken, denn sie machen in Wahrheit die Politik der USA, Zionisten und Rockefeller.

Die Zionisten haben viel von der jüdischen Talmud Lehre, das sind Fakten Leute. Hier hilft nicht der Aufschrei, „Judenhasser", Antisemit, antijüdisch, nein, denn die Menschen in Israel sind selbst Opfer dieser Gesellschaften in ihrem Land und in anderen Ländern.

Ich greife noch mal weit, weit zurück, damals als die Israeliten in der Wüste Gottes Angebot ablehnten Manas weiter zu erhalten wo sie verlangten richtige Nahrung zu bekommen, so wie sie es nannten, damals machten die Israeliten diesen gigantischen Fehler in ihrer Evolution, denn Manas ist nichts anderes als ohne sogenannte materialistische Nahrung leben zu können und ununterbrochen von geistiger Nahrung zu leben. Das bedeutete das sie sich für das dumpfe entschieden haben, ‚das ignorante.

Das war ein gigantischer Fehler den ihre Führer dort machten. Manas bedeutet total von göttlicher Nahrung leben zu können unabhängig zu sein von allen sagen wir mal weltlichem Essen. So hätten sie total enorm geistig freileben können und völlige andere Fähigkeiten entwickeln können, stattdessen der Schwachsinn des Talmuds.

Der Talmud der heute noch gelehrt wird ‚und hier muss man sich das mal anschauen, im Bezug zu den Taliban oder anderen fanatischen Sekten, der Talmud ist genauso Senil und die Menschen die so was weiterhin lehren ‚so Schurken Staaten und Schurken Politik dazu gehört immer eine Lehre, in diesem falle ist die zionistisch Lehre im Zusammenhang mit dem talmudischen Lehren eine Schurken Lehre ‚die weltweit inakzeptabel ist, und jeder der so was lehrt ist Senil und ein Vertreter der satanischen Kräfte, Bingo.

Da die amerikanische Politik von zwei hauptsächlichen senilen Gedankenströmen geleitet wird, den zionistischen - Talmud Lehren und den senilen Rockefeller-IG-Farbenkartellen, plus den englischen senilen Lords und deren Sekten die zu der gleichen Gruppe gehören, ist das Ziel gnadenlose Vergewaltigung egal auf welchen Kosten der gesamten globalen Menschheit, in Wahrheit sind also die amerikanischen Politiker-Banken Sekten Schurken, und ich hoffe das amerikanische Bevölkerungspotenzial hat genügend Wachsamkeit und Kraft sich davon intelligent zu befreien, da das gesamte Ziel dieser senilen Raubmenschen Macht ist und auf Geld und Landbesitz aufbaut, ist es sehr leicht diese gigantischen Gruppen pleite zu machen und neue Gruppen aufzubauen die noblere Ziele haben .

Ganz konsequent muss jedes Land seine eigenen Ressourcen entwickeln ohne sich von anderen Ländern vorschreiben zu lasen was sie zu tun haben.

Jedes Land muss sich von der übergigantischen Illusion befreien das es nur mit Geld existieren-

Tieren-Tieren, kann.

Das ist absoluter totaler Schwachsinn.

Wer das nicht überwindet bleibt so Senil und verrückt wie er heut gemacht wurde.

Dieser Glaube ist unwissenschaftlich unlogisch und verrückt. Die Wahrheit ist, das jedes Volk auf der Erde totale schöpferische Freiheit hat die total unabhängig von Geld ist.

Wenn zum Beispiel die diabolischen Kräfte der Illuminatin oder der Rockefeller Kartelle oder der zionistischen Bankkartelle oder der Vasallen wie Welthandelsorganisation oder sogar durch den totalen Geldentzug aus einem Land die Politik und Wirtschaft zerstören wollen, denn so funktioniert das schon seit Jahrhunderten und länger, dann müssen sich diese Betroffenen ganz klar sein, das es bloß das Geld ist das verschwindet und sich nicht dadurch stören lassen. Dadurch kann die Betrugsillusion erkannt werden und sie werden erkennen, das alle die euch abgezockt haben und auf Geld aufgebaut haben eure Peiniger gewesen sind, alle, ohne Ausnahme.

Aber da sie selber Opfer der Illusionen sind ist ihnen vergeben.

Wie zum Beispiel heute mit Argentinien da ist genau das jetzt passiert, die Banken aus den USA haben das Geld zurückgezogen um so die Politiker verrückt zu machen, und die Bevölkerung total zu verarmen, die werden noch nicht so wachsam sein das zu durchschauen, und sich nichts draus machen.

Aber auf diese Art wird Argentinien total verschuldet und von den Weltbanken abhängig gemacht durch noch größere Kredite bis sie dann letztendlich das machen was die zionistischen Schurkenbanken als ihre Ziele erreicht haben, nämlich die Nichtzionisten die Gojim, wie sie alle anderen nennen, zu vernichten egal wie und wisst ihr warum, bloß weil sie an Satan glauben von dem sie sagen das wäre Gott, stellt euch mal diese verrückten Raubsäugetiere vor, denn bloß verrückte Schurken Raubsäugetiere können so blöde sein und bleiben.

Der Bandit und Mörder Jahwe, aus dem alten Testament das ist ihr Gott, der wahnsinnige, und dieser Glaube das muss ganz klar weltweit erkannt werden ruiniert ungemein viele Menschen auf der Erde ganze Völker Weltkriege haben sie dafür aufgebaut, und Weltkriege wollen sie für diesen senilen Jahwe kämpfen, so wer ist hier der Schurke Bin Laden die Taliban, Saddam Hussein, Gaddafi, Thatcher, Busch, die Federal Reserve Bank, die Trilaterale Kommission, die Bilderberger, und so weiter, die Freimaurerlogen, und so weiter.

Ach ja bevor ich es vergesse, also wenn diese Banken das Geld zurückziehen um die Wirtschaft zu schädigen, so müsst ihr es gelassen hinnehmen, und einfach ohne Geld weitermachen denn Schaffenskraft ist nicht von Geld abhängig es ist genau umgekehrt, denn Kreativität ist nicht von Geld abhängig es ist genau umgekehrt, denn Freiheit ist nicht von Geld abhängig es ist genau umgekehrt .

Wer diese Wahrheit leben kann wird ungemeinen Segen erfahren er wird den inneren Segen erleben, außerdem werden andere Volker unterstützend eingreifen solange bis auf der Erde die gesamte Bankmafia der talmudischen zionistischen Lehren und die Rockefellerkartelle mit den IG-Farben Kartellen abgetrocknet sind.

Das geschieht alles ohne Blutvergießen.

Geld ist eine noch größere Selbstverblödung als die Religionen die heute auf der Erde den Betrug leben, den Betrug an der Wahrheit. Hier einiges zur Kontrolle des Geldes, „die Kontrolle der Völker wird durch die Errichtung gigantischer privater Monopole als Behälter riesiger Reichtümer von denen auch die Gojim -Nichtjuden - abhängig sein werden sicher sein.

Damit werden sie zugrunde gehen müssen zusammen mit den Krediten der Staaten nachdem die politischen Zusammenbrüche passieren, Wirtschaftskrisen werden wir aufbauen zur Schädigung gegnerischer Staaten durch zurückziehen des Geldes aus dem Umlauf. Durch die Anhäufung großer privater Kapitalien, die dadurch dem Staat entzogen werden, dadurch wird dieser Staat gezwungen sein dieselben Kapitalien als Anleihe von uns zu entnehmen.

Diese Anleihen belasten die Staaten mit Zinsen und machen sie zu willenlosen Sklaven. Anstatt zeitgemäße Steuern von den Menschen abzuverlangen werden sie zu unseren Bankherren kommen und betteln. Fremde Anleihen sind Blutegel und es gibt keine Möglichkeit sie vom Staatskörper wieder zu entfernen, bis sie entweder selbst abfallen oder der Staat sie abschüttelt. Aber die Gojim schütteln sie nicht ab, sondern legen sich immer neue Schulden zu und müssen daher unweigerlich daran zugrunde gehen.

Durch die Staatsverschuldung werden die Staatsmänner bestechlich werden und dadurch noch mehr in unsere Kontrolle fallen."

Das zu lesen zeigt eindeutig eine tierische Gierlogik, also eine Schurkenlogik, wer sich daran halten würde ist wirklich ein ignorantes Raubtier geblieben.

Aber das ist leider heute immer noch der Fall.

Hier ein weiteres Zitat.

„Das Parteienkartell lähmt die Republik

Lange hat der Ost- West-Gegensatz eine kritische Diskussion des Parteienstaates im Westen erschwert, war er doch im Vergleich zum Kommunismus immer noch die bessere Alternative. Erst der Zusammenbruch des östlichen Totalitarismus hat den Weg für eine unbefangene Kritik des bundesdeutschen Systems freigemacht. Nun konnte man den Kritikern nicht mehr vorwerfen, sie würden dem Kommunismus in die Hände arbeiten: Skandalöse Vorkommnisse der letzten Jahre haben weitere Anstöße zur kritischen Reflexion gegeben. Die Flick-Affäre, das „System KoW", der Berliner Landowsky-Skandal, der Spenden- und Korruptionssumpf in Köln und Wuppertal sind ja in Wahrheit keine Einzelfälle, sondern krasse Erscheinungsformen eines - normalerweise sorgfältig verborgenen - Schattensystems hinter der offiziellen Fassade. Das Grundgesetz und die öffentliche Meinung verlangen, dass alle Amtsträger sich am Gemeinwohl orientieren. In Sonntagsreden wird auch die Politik selbst nicht müde, dieses Ziel zu beschwören. Tatsächlich pflegen Berufspolitiker aber vor allem ihren Eigeninteressen zu folgen und bilden insofern eine „politische Klasse". Politik ist - immer schon - vorrangig Kampf um Macht, Posten und Geld.

Machtstreben ist allerdings nichts unbedingt Schlechtes. Solange die Politik nämlich für neue Kräfte offen ist, halten die konkurrierenden Lager sich einigermaßen in Schach, und der Wettbewerb zwingt sie, sich an den Wünschen der Wähler auszurichten. Doch in der Bundesrepublik ist der Wettbewerb massiv eingeschränkt, so dass auch seine Steuerungsfunktion verloren geht. Wie Unternehmer in der Wirtschaft, so neigen auch Politiker zur Bildung von Kartellen, die sich wie ein lähmendes Netz über die Republik legen.

Ursachlich für schlechte Politik sind vor allem Mängel der Systeme, und auch dafür sind die Parteien und ihre politische Klasse verantwortlich. Diese sind nämlich nicht nur Teilnehmer am politischen Kräftespiel. In parteiübergreifender Einigkeit gestalten sie vielmehr auch die Spielregeln, also den institutionellen Rahmen, innerhalb dessen Politik sich abspielt. Sie sitzen mitten im Staat an den Hebeln der Macht und entscheiden über Gesetze und Haushaltspläne, ja sogar über die Verfassung. Sie haben das Monopol über alle wesentlichen Entscheidungen. „Volkssouveränität", wie sie die Verfassung proklamiert, ist nur noch ein schöner Schein. Damit liegt das ganze System in, den Händen der politischen Klasse und wird nach ihren Interessen geformt. Warum auch sollten Berufspolitiker sich ausgerechnet dann nicht von ihren Eigeninteressen leiten lassen, wenn es um das in ihren Augen Wichtigste geht, nämlich darum, wie politische Macht erworben und behalten wird? Mangel und Deformationen, unseres Systems sind also nicht vom Himmel gefallen, sondern das Werk jener, die sich im Zentrum der Macht, eingerichtet haben...

Beispiele für systemverändernde politische Kartelle sind selbstbewilligte Steuergelder für Parteien und üppige Versorgungen von Politikern. Die deutschen Parteien haben ihre, Subventionierung als Erste in Europa eingeführt und, nachdem das Bundesverfassungsgericht dem anschwellen der Selbstbedienung Grenzen gezogen hatte, leiteten die Staatsmittel auf ihre Parlamentsfraktionen und Parteistiftungen um, die heute mehr Geld bekommen als die eigentlichen Parteien. Zusätzlich werden Hunderte von Millionen für Abgeordnetenmitarbeiter bereitgestellt, die in Wahrheit für Parteizwecke eingesetzt werden. Die Mitglieder der viel zu großen Landesparlamente haben sich zu voll bezahlten und überversorgten Berufspolitikern gemacht, obwohl ihre Aufgaben ständig abnehmen und sie heute oft weniger zu tun haben als Großstadtvertreter. Auch gegen massenhafte Postenschieberei mit ihren fatalen Wirkungen (wie Verschlechterung und Aufblähung der Bürokratie und Vertrauensverlust der Bürger) wird nichts Wirksames unternommen, weil alle Etablierten sie unter der Hand selbst praktizieren und sich so den Staat zur Beute machen. Ähnlich ist es mit politischer Korruption im weitesten Sinn. Parteien können (nach selbst gemachten Gesetzen) „ganz legal" bestochen und Abgeordnete gekauft werden.

Sogar das Königsrecht der Bürger in der Demokratie, das Wahlrecht, hat die politische Klasse zu ihren Gunsten manipuliert:

Bedingt durch selbst gemachte Wahlgesetze stehen die meisten Parlamentsabgeordneten schon lange vor der Wahl fest. Für Kandidaten, die die Parteien auf „sichere Plätze" gesetzt haben, ist die Volkswahl nur noch Formsache. Sogar wer die Regierung und den Kanzler stellt, entscheiden meist nicht die Wähler, sondern die Parteien durch Koalitionsvereinbarungen nach der Wahl. Ob die FDP nach dem 22. September eine Koalition mit der SPD oder der Union eingeht, lässt sie erklärtermaßen offen. Genau davon hängt aber wahrscheinlich ab, ob Schröder oder Stoiber die neue Bundesregierung führen wird. Durch die Vielzahl von Wahlen wird den Bürgern zwar suggeriert, sie hatten unheimlich viel zu sagen. Doch in Wahrheit trifft die politische Klasse die Schlüsselentscheidungen ganz allein. Die Folge des schleichenden Demokratieverlustes ist eine Verflüchtigung der politischen Verantwortung der Repräsentanten gegenüber dem Volk.

Zur organisierten Unverantwortlichkeit trägt auch ein pervertierter Föderalismus bei: Den wichtigsten Bundesgesetzen muss der Bundesrat zustimmen. Der aber ist mehrheitlich meist in der Hand der Opposition. Wen soll der Wähler, der die Gesetzesprodukte von Regierung und Opposition ablehnt, dann noch wählen? Wie kann er seiner Unzufriedenheit hoch sinnvoll Ausdruck geben? Auch auf Landesebene werden fast alle Fragen in länderübergreifenden Gremien der Kultusministerkonferenz abgestimmt, die einstimmig entscheidet. Wenn aber alle Verantwortung tragen, trägt sie niemand wirklich. Damit versagt das Steuerungsinstrument Wettbewerb auch hier.

Die Konsequenzen könnten nicht gravierender sein: die Probleme des Gemeinwesens werden nicht gelöst, und der „Reformstau" wächst. Stattdessen ergeht sich die Politik - durch bestimmte Medien begünstigt - in Inszenierungen und symbolischer Politik. Das „So tun als ob"-Prinzip" feiert Triumphe. So hat die Pisa-Studie zwar zu einem öffentlichen Aufschrei geführt Doch dass etwas Durchgreifendes geschieht, muss bezweifelt werden. Der schlechte Zustand unserer Bildungseinrichtungen ist ja schon seit Jahren bekannt - spätestens seit der Times-Studie. Und dass die Hartz-Kommission ihre (in Wahrheit gar nicht so neuen) Vorschläge zur Bekämpfung der Arbeitslosigkeit erst am Ende der Wahlperiode vorlegt, kommt der Politik nur zupass: Jetzt kann man Versprechungen machen, auch wenn man sie nach der Wahl nicht hält: Roman Herzog hatte schon in seiner Berliner Rede vom 26. April 1997 festgestellt, in Deutschland bestehe hinsichtlich der nötigen Reformen kein' Erkenntnis-, Sonden ein Umsetzungsproblem. Doch die eigentlichen Ursachen für die mangelnde Reformfähigkeit, die auch Herzog erst neuerdings (und fast nebenbei) anzusprechen wagt, werden in der öffentlichen Diskussion sträflich vernachlässigt: die Mangel des Systems.

Durch die Vielzahl von Wahlen wird den Bürgern zwar suggeriert, sie hätten unheimlich viel zusagen. Doch in Wahrheit trifft die politische Klasse die Schlüsselentscheidungen ganz allein.

Die wahre Situation unseres Gemeinwesens auch nur zu erfassen wird durch ritualisierte „politische Formeln" wie „Volkssouveränität" und „Repräsentation" erschwert. Überkommene politische Theorien, die quasi als brillen fungieren, mit denen wir Staat, Demokratie und Politik wahrnehmen, sind verzerrt. Ihre Vertreter stehen im Dienst des Systems und scheuen sich seine Mängel beim Namen zu nennen. Der Arm der politischen Klasse reich weit und beeinflusst die herrschende Denkweise von Staats- und Politikwissenschaften. So hat der einflussreiche frühere Verfassungsrechter Gerhard Leibhoh großen intellektuellen Schaden angerichtet: Trotz (oder gerade wegen) seiner überzogenen Parteienstaatslehre beriefen die Parteien ihn ins Bundesverfassungsgericht dem Leibhohs seine Lehre ebenfalls unterschob. Leibholz...hat Parteien, Staat und Volk gleichgesetzt und es durch diese Fiktion ermöglicht, dass selbst Übergriffe der Parteien als „demokratisch" verklärt wurden.

(hatte nicht Jesus damals gesagt, das der Satan diese Erde beherrscht, und er sich von ihm wenden soll und so weiter)

Die Parteien tun einerseits zu wenig, andererseits viel - und jeweils an der falsche Stelle: Die Parteien haben die Rekrutierung des politischen Nachwuchses bei sich monopolisiert, füllen diese wichtige Aufgabe aber nur ungenügend. Die Parlamente bestehen schon lange nicht mehr aus den „Besten der Nation". Vorbedingung für ein Parlament Mandat verlangen die Parteien von ihren Kandidaten jahrelangen Ersatz vor Ort. Statt offenen Wettbewerbs entscheiden über den Erfolg politische Verbindungen und Klüngelei. Fähige Leute mit Alternativen in anderen Berufen (so genannte Seiteneinsteiger) werden eher abgeschreckt. Die Parteien stellen nicht nur das Parlament und die Regierung sondern nehmen in Deutschland auch da Einfluss, wo sie eigentlich nichts zu suchen haben. Sie durchsetzen alle möglichen Kontrollinstanzen mit ihren Parteigängern und suchen sie bis zu einem gewissen Grad gleichzuschalten. Betroffen sind vor allem:
- hohe Gerichte, vor allem Verfassungsgerichte,
- die Spitzen der Rechnungshöfe,
- wichtige Positionen in den öffentlich-rechtlichen Fernsehanstalten,
- der öffentliche Dienst insgesamt manchmal; bis hinunter zum Pförtner,
- Führungspositionen in öffentlichen Unternehmen,
- Spitzenpositionen in Schul und allmählich auch in den Universitäten,
- Sachverständigenkommission und sonstige Gremien der wissenschaftlichen Politikberatung vor allem - Einrichtungen der so genannt politischen Bildung.
Auf diese Weise bestimmt politische Klasse die Grammatik der politischen Korrektheit damit auch den Rahmen für erlaubte öffentliche Themen Diskurse. Systematik gilt als korrekt - trotz des verbreiteten Gefühls, dass etwas faul ist im Staat. Das macht es fast unmöglich, große Lücken zwischen Norm und Wirklichkeit, zwischen demokratischer Idee und bundesrepublikanischer Praxis, überhaupt noch wahrzunehmen. Eine an die Wurzel gehende Analyse muss deshalb auch die herrschenden Theorien über Staat, Demokratie und Politik in die Kritik miteinbeziehen. Erforderlich ist ein intellektueller Kraftakt. Am Ende müssen dann Elemente einer erneuerten Theorie der repräsentativen Demokratie stehen, die nicht die politische Klasse in den Mittelpunkt stellt, sondern die Bürger."

Durch die Vielzahl von Wahlen wird den Bürgern zwar suggeriert, sie hatten unheimlich viel zu sagen. Doch in Wahrheit trifft die politische Klasse (Raubmenschen) die Schlüsselentscheidungen ganz alleine.

Da die Verzerrungen die Strukturen der politischen Willensbildung betreffen, setzen wirkliche Ver-Besserungen ihre Entzerrung voraus. Es bedarf der systemischen Rekonstruierung. Nur Mittels eines kontrollierten Systemwandels wird es möglich sein, die Grundprinzipien der Demokratie in deutlich höherem Maße zu verwirklichen als bisher. Gegen Auswüchse des Parteienstaaates gibt es am Ende nur ein wirksames und zugleich demokratisches Gegengewicht : das Volk selbst. Wenn der repräsentative Ansatz nicht voll trägt, weil die Repräsentanten sich nicht mehr am Gemeinwohl orientieren, wenn der indirekte Weg, dem Willen des Volkes Geltung zu verschaffen, nämlich der politische Wettbewerb durch Kartelle verstopft ist, drängt sich der direkte Weg um so mehr auf : die unmittelbare Demokratie durch Volksbegehren, Volksentscheid, Initiative und Referendum. Diese Institutionen können und sollen die repräsentative Demokratie zwar nicht ersetzen, würde, den sie aber sinnvoll ergänzen. Um dem Volk mehr Einfluss zu geben, brauchen wir grundlegende Verfassungsänderungen, wozu auch ein Wahlrecht gehört , mit dem die Bürger ihre Repräsentanten in den Parlamenten und an der Spitze des Staates wirklich auswählen (und für gute oder schlechte Politiker verantwortlich machen) können.

Aus eigener Kraft wird die etablierte Politik Reformen des Systems kaum verwirklichen können. Gerade in diesem Punkt ist die Reformblockade besonders ausgeprägt. Die Interessen, die das System verdorben haben, wehren sich auch gegen seine Verbesserung. Zur Umsetzung der nötigen Reformen kommen deshalb wohl nur drei Möglichkeiten in Betracht:

die Nutzung des Artikels 146 Grundgesetz,der eine neue Verfassung verheißt, zum Zwecke der legalen „Revolution"

die Schaffung einer Protest und wirklichen Reformpartei und /oder die Durchsetzung von Strukturreformen mittels Volksbegehren und Volksentscheid, also an den Eigeninteressen der politischen Klasse vorbei, zunächst in den Bundesländern, wo derartige Formen der direkten Demokratie schon jetzt offen stehen. (der Verfasser diese Artikels ist Professor für Öffentliches Recht und Verfassungslehre an der Deutschen Hochschule für Verwaltungswissenschaften Speyer. Die zwölf Thesen beruhen auf seinem jüngsten Buch „Das System.Die Machenschaften der Macht" Droemer Verlag München) „ Zitat Ende.

Schlägt die Stunde des Faschissssmuuuus.
Denn DemokratieFaschissMuus schlägt schon.
„Der Erfolg von Jean-Marie Le Pen in der ersten Runde der französischen Präsidentschaftswahlen am 21. April war ein regelrechtes politisches Erdbeben in Frankreich und hat bei allen demokratischen Regierungen der Welt Bestürzung ausgelöst. Sie alle fragen sich, wie es passieren konnte, dass eine faschistoide Randpartei, die eher als kuriose folkloristische Erscheinung betrachtet wurde, in einer der fortschrittlichsten und ältesten Demokratien der Welt fast fünf Millionen Stimmen erzielen konnte - eine Partei mit schamloser rassistischer Rhetorik, die Frankreichs Ausstieg aus Euroland propagiert, die Todesstrafe wieder einfuhren und arabische und afrikanische Immigranten in ihre Heimatländer zurückschicken will.

Was in Frankreich gerade geschehen ist, ist kein isoliertes Ereignis, sondern ein Phänomen, dass sich wie eine dunkle Wolke über dem alten Kontinent ausgebreitet hat: das Anwachsen ultranationalistischer, rassistischer und ausländerfeindlicher Bewegungen und Partcien, die ganz Allmählich den Status unbedeutender Gruppen verloren und einflussreiche Positionen im politischen Spektrum eingenommen haben. So geschehen in Österreich mit Jörg Haiders FPÖ, oder in Italien mit Umberto Bossis Lega Nord, beide inzwischen Teil der Regierung. In Belgien erhielt Filip Dewinters Vlaams Blok bei den Kommunalwahlen vor zwei Jahren in Antwerpen die höchste Stimmenzahl

(33 Prozent). In Holland erzielte Pim Fortuyn bei den Kommunalwahlen im vergangenen Monat in Rotterdam 34 Prozent der Stimmen, und in Dänemark kam Pia Ersgaards Dänische Volkspartei bei den Parlamentswahlen 2001 auf zwölf Prozent.

Man kann diese Organisationen ohne Übertreibung faschistisch oder neofaschistisch nennen, da sie alle den Nationalismus als höchsten Wert verteidigen - gegen vermeintliche Feinde der Nation. Der Feind ist der Immigrant. Natürlich nicht irgendein Immigrant, sondern jener, der eine andere Hautfarbe hat, eine andere Sprache spricht, eine andere Lebensweise pflegt. Das heißt: der Algerier, der Türke, der Marokkaner, der Schwarze., der Afghane etc. (Demagogie und Angst spielen eine zentrale Rolle, wenn sich diese politischen Formationen Gehör verschaffen. Es ist unerheblich, dass die Statistiken ihre Ängste ebenso widerlegen wie die Mythen, die sie in ihren Kampagnen als Tatsache darstellen: Die Straßenkriminalität ist gestiegen? Das liegt an den Verbrechern, die aus dem Ausland gekommen sind, und an den hungrigen Illegalen, die die Dritte Welt nach Europa exportiert hat. Die Zahl der Arbeitslosen ist gestiegen oder sinkt nicht? Das liegt daran, dass Farbige und Araber bevorzugt eingestellt werden. Die Steuern sind gestiegen? Das liegt daran, dass die öffentlichen Dienstleistungen von Immigrantenfamilien überansprucht werden, die sich wie die Kaninchen vermehren und wie Parasiten von dem Geld der Steuerzahler leben. Viele Franzosen, die für Le Pen gestimmt haben, sind indigniert; wenn man sie Faschisten nennt. Sie wollten doch nur ihren Protest gegen den Zustand zum Ausdruck bringen. Also gegen ein korruptes System, in dem die Politiker des rechten und des linken Lagers sich gleichermaßen die Hände waschen, um an der Macht zu bleiben. Rassisten? Mitnichten! Sie wollen nur Gerechtigkeit für die Franzosen, damit sie nicht zu Gunsten der Immigranten diskriminiert werden. Was Europa betrifft, so sind sie natürlich nicht anti-europäisch. Sie wollen nur nicht, dass ein Land mit einer Tradition, Geschichte und Kultur wie Frankreich in einem konturlosen Brei aufgelöst wird, den die Bürokraten in Brüssel wild zusammengemixt haben. Sie sagen Ja zu einem Europa der Nationen, die unabhängig voneinander sind.

In der Vergangenheit ist der Faschismus dank der Mittäterschaft von Menschen an die Macht gekommen, die sich nicht klar waren, was von den Regimes kommen würde, die sie unterstützten. Sie vertrauten darauf, dass diese Ordnung ins Chaos bringen, für Sicherheit und Arbeit sorgen und den Nationalstaat von unerwünschten Ausländern befreien würde. Als ihnen langsam die Erkenntnis. dämmerte, war es für eine Rückkehr zu spät, und viele waren ohnehin bereits der Propaganda erlegen. Nun gibt es keinen Zweifel, dass Le Pen in der zweiten Wahlrunde am heutigen Sonntag nicht gewählt und Chirac mit überwältigender wichtigsten Mehrheit gewählt wird. Trotzdem müssen wir die Tatsache, dass der Faschismus in der ersten Wahlrunde eine fünfzehn Millionen Stimmen starke Legitimation erhielt, als eine große Gefahr betrachten."

Aber Europa Rechtspopulisten, sind ja bloß ein winziger Teil der Unentwickeltheit der Menschen auf der Erde. Was aber System hat, Machtsystem, Menschen solange als nur möglich- BLÖDE ZU HALTE: und an Bildung und Ausgaben zu sparen, aber den Raubtieren Kapitalisten aus dem MegaPot Steuern gigantische Mengen an Gelder zu geben durch ihre Landser Vasallen die Politiker.

„Neues Wahlrecht
Persönlichkeitswahl nur vorgetäuscht .
Borken. Der Vorstand der Arbeitsgemeinschaft SPD 60 plus im Unterkreis Borken/Homberg hat in seiner letzten Sitzung Nachbetrachtungen zur Kommunalwahl angestellt. Dabei äußerten die Vorstandsmitglieder ihre Zufriedenheit über das Ergebnis der Wahl, insbesondere auf Kreisebene. Es wurde anerkannt dass die Wähler und Wählerinnen mehr Einflussmöglichkeiten auf die Zusam-

mensetzung des zu wählenden Parlaments haben. Allerdings täuscht dieses Wahlrecht eine Persönlichkeitswahl vor, weil die Bürgerinnen und Bürger der Meinung sind, dass die Kandidatinnen und Kandidaten einer Partei oder Wählergruppe in das Parlament einziehen, die, die meisten Stimmen haben. Das ist jedoch nicht der Fall, weil auch dieses Wahlrecht eine Verhältniswahl ist. Das bedeutet, dass die Sitze in Parlament auf die einzelnen Parteien bzw. Wählergruppen im Verhältnis der auf sie entfallenen Stimmen (Auszählungsverfahren nach Hare-Niemeyer) verteilt werden. Hierzu ein Beispiel aus einer Gemeinde im Schwalm Eder Kreist. Ein Kandidat einer kleinen Partei /Wählergruppe zieht mit 408 Stimmen in die Gemeindevertretung ein, während ein Kandidat der SPD mit 791 stimmen nicht hineinkommt. Der kleinen Partei/Wählergruppe stehen in diesem Fall 3 Sitze zu. Wobei der dritte mit 408 Stimmen vergeben wird- die SPD dagegen bekommt 10 Sitze und der Kandidat auf Platz 10 hat mehr als 791 Stimmen. Der Vorstand der AG 60 plus ist der Meinung, dass dieses der Öffentlichkeit bekannt gemacht werden muss, weil darüber bei der Aufklärung über das neue Wahlrecht Garnichts oder nur am Rande etwas gesagt wurde."

So viel zu Politik der Politiker in Europa. Hatte nicht Jesus gesagt dass diese Welt vom Satan beherrscht wird. Wird nicht das Üble bis zum totalen Untergang weiter Abzocken und Vergewaltigen mit wunderschönen Villen Luxuslimousinen Amerikanischen Gehältern und Kartellen die ununterbrochen die Steuereinahmen im großen Stiel durch ihre SatansbratenPolitiker ob nun Demokraten oder Rechte oder Untere oder schräge oder Irgerndwoandere, das ist völlig egal, das Üble herrscht, der Satan.
Die Verschuldung der einzelnen Nationen ist zusammen gigantisch. Die amerikanische Bevölkerung die auf bedingungslose Gier abgerichtet wurde, damit sie völlige in den Händen dieser Organisationen kommt was sie schon fast total ist, ist so immens bei Privatbanken verschuldet, das dadurch nur eines möglich bleibt,,
Zu Lächeln .
Wenn nämlich der Betrug der Banken erkannt wird das es nämlich die Unwahrheit ist Leben auf der Erde vom Geld abhängige machen zu wollen, oder von Objekten der Gier, also zu verblöden, dann besteht die Wahrheit nämlich darin, jene die diese Unwahrheiten fordern, keinen Respekt zu gewähren, und sich um deren Forderungen nicht zu kümmern,
Wer ganz konsequent die Wahrheit weiterdenkt, wird zu dem Resultat kommen, das Betrugssysteme nicht mit Wahrheit unterstützt werden können, dann gibt es nämlich Scheinwahrheiten und Halbwahrheiten die schwer zu durchschauen sind und sich noch langer halten,
Die Wahrheit ist die göttliche Schöpfung ist frei und kostenlos. Wer Steuern zahlen muss wird belogen und betrogen.
Diese Denkform ist von Schurken aufgebaut worden,
So wollen das die Schurkenstaaten,
Hier kommt Jesus Einsicht wieder zurück, „ist hier einer dabei der nicht gesündigt hat, der soll den ersten Stein werfen".
Und die amerikanische Politik ist gar keine Politik sie ist Bankwirtschaft, die amerikanische Politik weiß garnichts von Politik, sie ist Senil, Ignorant.
Es sind eben noch Raubmenschen, und von denen kann nicht verlangt werden das sie mehr können die können einfach noch nichts besseres.
Aber in den USA gibt es massenhaft bessere Menschen als das was es in den Bankensekten und Wirtschaftssekten dort gibt. Ich habe den Eindruck dass die Menschen es nicht schaffen werden sich von ihren gebauten Gefängnissen zu befreien, und das sie zerstört werden müssen durch andere Kräfte oder sich wieder selbst zerstören werden.

Obwohl es mir nicht an positiven und wahrhaftigen Einsichten fehlt, aber es sind schon solche gigantischen Massen an Wahrhaftigkeiten auf die Erde geschüttet worden, und trotzdem, sind die Menschen immer noch von Ignorantensystemen, eben Schurkensystemen, hinter denen Schurken stehen, geführt.

Ich habe den Eindruck die gesamte Menschheit wird irgendwie mit ihren Gefängnissen und den Mauern zerbrochen werden aufgelöst werden, vielleicht eine neue Sintflut, so was.

Denn wenn ich sehe was für eine gigantische Unwahrhaftigkeit auf der Erde durch die Schurkenpolitik, die Schurkendemokratie die Schurkenbanken die Schurkenindustrie und die Schurkenreligionen aufgebaut wurde, wie soll sich das für die Opfer zum besseren wenden, vielleicht rufe ich die höchste Gottheit an um damit ein Ende zu machen, vielleicht bete ich darum mit diesen unwahrhaftigen Menschen und feigen ignoranten Politikern und Bankenschurken ein Ende zu machen.

So wenn also Bankrotte gemacht werden wie sie zum Beispiel jetzt schon konstant ablaufen, laufend werden Kredite gekündigt laufend werden Länder bankrott gemacht ganz bewusst durch die zionistischen Banken, und die NichtZionistischen Banken ,laufend werden Überfälle durch die US Politiker gemacht gut verschleiert, laufend werden Überfälle gemacht durch andere senile religiöse Gruppen, laufend werden Unfreiheiten gelebt durch Denkdogmen egal ob politisch oder wirtschaftlich oder religiös, wenn also Geld zurückgezogen wird, sich nichts draus machen, und auch nicht die willkürlichen Gesetze die von den Banditen ja gemacht wurden anerkennen.

Durch Glauben an diese willkürlichen allesamt auf Gier und Ausbeutung aufgebauten Gesetzte gibt man ihnen Kraft, akzeptiert diese Gesetzt und den Glauben nicht im Stillen und dann werdet ihr davon befreit werden und es werden sich in euch bessere Möglichkeiten ergeben.

Um die Kartelle zu ruinieren hier ein einfacher Weg.

Zum Beispiel die zionistischen talmudischen Bankkartelle, zu keiner dieser Banken mehr gehen, von keiner dieser Banken mehr Kredite nehmen weltweit zu keiner dieser zu den Banken gehörenden Wirtschaftsunternehmen und ihr werdet umfallen wie viele Wirtschaftsunternehmen denen in Wahrheit gehören auch die Welthandelsorganisation gehört denen informiert euch und reagiert dann ruhige und besonnen

als sonnig,

lächelnd,

freudig,

Um die faschistoide Organisation das Rockefeller-IG-Farben Kartell zu ruinieren geht das ganz einfach, kauft kein Benzin mehr bei Esso, in den USA Exxon, und alle anderen großen Tankstellen, es gehört nämlich fast alles in den USA den Rockefeller-Kartellen.

Auch kein Benzin mehr von Shell kaufen gehört auch zu Rockefeller und auch nicht von BP - gehört auch dazu die sind alle zusammen verbunden.

Eine Tankstelle nach der anderen sozusagen frei machen. Man geht einfach nicht mehr bei Esso kaufen.

Einfach mal einen Monat nicht mehr.

Und so weiter,

Da das Rockefeller Kartell, nach dem zweiten Weltkrieg das größte Kartell IG-Farben der Nazis die mit zionistischen Geldern aufgebaut wurden, aufgekauft hatte und es dann aber wieder dem IG-Farben-Kartell im geheimen Übergab da diese beiden Kartelle schicksalhaft verbunden sind, denn IG-Farben war und ist weltweit das größte Chemiekartell, immer noch, und Rockefeller das weltweit größte Ölkartell und da beide von einander abhängige sind denn Chemie ist ein Abnehmer von Rohöl und dazu gehört die gesamte pharmazeutische Industrie die total das falsche ist, die Unwahrheit, weil, weil Chemie das falsche ist und die draus gewonnen Produkte noch falscher sind, und dadurch keine Heilung möglich ist, bis ans Ende der Welt, dadurch ist dieses Kartell eine Plage für die gesamte Menschheit auf der Erde es ist ein Überschurkenkartell.

Die Pharmaindustrie ist Teil der chemischen Industrie und die ist Teil der Ölindustrie. Die Ölindustrie ist Teil der Bankindustrie. Aber wie gesagt das sind alles keine Anonymitäten sondern dahinter stehen private Menschen Geheimgesellschaften und okkulte Gruppe sehr okkulte Gruppen sogar.

Denn Menschen glauben immer an etwas, egal was es ist. Menschen haben immer Glaubensinhalte egal an was sie glauben, und Raubmenschen sowieso, weil ihr Leben sonst total sinnlos wäre und das ist ein Greul den sie nicht aushalten können, sie können einfach noch nicht ohne Sinne leben und haben deswegen nicht nach den Sinnen gesucht die sinnlos sind.

Stattdessen halten sie sich an Äußerlichkeiten fest wie Geld Macht und andere Objekte, und können sich so nicht entwickeln, denn das was du bist ist schon längst da, muss bloß freigearbeitet werden falls das einer will.

Dazu braucht man keine Bildung oder Diplome oder Professorentitel und so weiter, Das ist in Wahrheit hinderlich und verblödend.

Wer von sich denkt er sei ein Professor der ist armselig und muss das minderwertige auch leben, wer glaubt ein Mensch zu sein, naja, und so weiter.

Ach ja ich möchte noch etwas erwähnen.

IG-Farben und das Rockefellerkartell gingen eine Allianz ein, später kam DuPont hinzu, weil, weil IG-Farben damals vor dem zweiten Weltkrieg bei BASF am Rhein nämlich wusste wie man aus Kohle Benzin macht, es gibt sogar das Patent dafür in der Bundesrepublik. Als ein Agent das vom damaligen Rockefellerkartell Standard Oil bei BASF sah telegrafierte er so fort nach Rockefeller dass das was er hier gesehen hatte, die Ölindustrie in die größte Schwierigkeit bringen wird, die deutschen haben es geschafft aus Kohle Benzin zu machen um sich vom Rohöl unabhängig zu machen.

Kohle wurde sehr stark erhitz unter Hochdruck und mit Chemikalien vermischt und es gab eine mehr als 50%tige Masse an Benzin in der Menge zu Kohle.

Dieses Patent wurde eingeschläfert weil Rockefeller mit IG-Farben diesen Deal machte das nicht zu benutzen dafür bekam IG-Farben Zugang zu Rohöl, und anderen Märkten in den USA und anderswo. So heutzutage kann in Wahrheit aus Kohle überall auf der Erde Benzin gemacht werden das ist ein anderer Weg um diese Rohölkartelle aufzuweichen.

All das was ich hier schreibe kann in amerikanischen Büchern nachgelesen werden, da die Menschen in den USA sehr gut recherchiert haben, und es Gesetze gibt das nach 20 Jahren oder so der Staat seine Geheimarchive freigeben muss",

Was Busch heute schon wieder versucht zu verändern, eben ein Faschist, wie im Bilderbuch.

Bloß viel schlimmer.

Ein gutes Buch ist "WORLD WITHOUT CANCER THE STORY OF VITAMIN B 17 VON G. EDWARD GRIFFIN",

In dem Buch geht es um die Gesundheitsmafia die Krebsmafia die Betrugsmafia gegen das Leben eben. Sehr zu empfehlen.

„Die Kontrolle der Nahrung.

Unsere Macht liegt auch in der dauernden Nahrungsknappheit. Das Recht des Kapitals erzeugt Hungernder die Arbeiter sicherer beherrscht, als es der Adel mit der gesetzlichen Königsmacht vermochte.

Durch Mangel Neid, und Hass die so erzeugt werden, werden wir die Massen bewegen, Bauern und Landbesitzer können uns noch gefährlich werden da er Selbstversorger ist. Darum müssen wir ihn um jeden Preis seines Landes berauben. Dieses wird am besten erreicht indem man die Lasten auf den Grundbesitz vermehrt, indem man die Ländereien mit Schulden belädt."

Aus den Protokollen der zionistischen Weisen ..

Es ist gut sichtbar das die Probleme die auf der Erde sind bloß von einigen wenigen ausgeheckt wurden, so wie zurzeit die Täuschung über Amerika abläuft gegen die Schurkenstaaten ist es aber nicht Chamäleonartig genug,

Den Imperialismus haben sich die Banken und Kartelle und Lords und andere Geheimgesellschaften ausgedacht die Ausbeutung auch, Die Globalisierung auch. Das ist alles Betrug an der Wahrheit, denn Realität ist keine Wahrheit sie ist bloß tierisch mehr nicht bloß faschistoid mehr nicht.

Deswegen kommen nun auch mehr und mehr Gegenschläge und dann wissen die Massen nicht weswegen.

Aber das Kausalgesetz die Ursache Wirkung das was du säst wirst du ernten kommt unweigerlich zurück.

Auch ohne Raketengürtel oder mit Raketengürtel.

Egal ob die USA und China oder Russland oder England oder andere Länder noch soviel Munition anhäufen werden, dafür gibt es keinen Schutz das kommt unsichtbar, die geistige Welt hustet und schon wird ein Landstrich krimineller,

Als vor Jahren nachdem ich Selbsterkenntnis erreichte von Griechenland zurück fuhr über Jugoslawien und in das Land reinfuhr wurde ich plötzlich obwohl garnichts da war während der Fahrt zur rechten Seite gedrängt und zwar mit einer starken Macht und fast benebelt gemacht, so als ob ich das Bewusstsein verlieren sollte.

Glücklicherweise bin ich gegenwärtig, das war zwei Jahre bevor der Krieg der Zusammenbruch in Jugoslawien ausbrach das Chaos die Völkergemeinschaft zerbrochen wurde, ich erfuhr dann an unterschiedlichen Begebenheiten schon die enorme zerstörerische Energie, ohne jetzt darauf näher einzugehen,

Also über dem Landstrich war schon unsichtbar alles auf Zerstörung programmiert worden durch die geistigen Mächte. Wenn amerikanische Menschen so weitermachen werden, werden sie auch in der Sprache noch verwirrter werden, und der Turmbau zu Babel wird ein Ende bekommen, hat er in Wahrheit schon, und alle anderen Länder werden das gleiche erleben wenn sie nicht konsequent die Wahrheit suchen, Amerika wird sich nicht schützen können bloß weil es da denkt weit von Ozeanien geschützt, zu sein.

Gott lässt sich nicht durch menschliche Willkür in seiner Planung von Flöhen in seinem Fell der Erde von der Richtung abbringen. So Amerika bekommt tatsachlich das zurück was es gesät hat.

Denn das lächeln der Politiker ist das lächeln der Raubmenschen aber dahinter verbirgt sich der Abgrund.

Das ist nichts Schlimmes.

Kein Vorwurf

Keine Verurteilung bloß eine Beobachtung

Die amerikanische Bevölkerung wird abgezockt nicht bloß geldlich sondern auch geistig und steht leer da. Viele Religionsgruppen im Land zu haben sieht gut aus, oft von Liebe zu sprechen hört sich gut an, aber das sind erst alles Versuche, es gehört viel mehr dazu. Das risikolose Ausbeuten anderer Völker durch die Banken und politischen Systeme und deren Kartelle ist zu Ende. Die Erde wurde in ihrer Schwingung schon erhöht, sie hatte mal den Herzschlag Rhythmus der Menschen.

Nun wird ihr Herzschlag Rhythmus schneller. Was bedeutet das wohl wenn ein Herzschlag schneller wird, und wo wird das hinführen wenn ein Herzschlag schneller wird, wenn er nicht mehr mit dem Herzschlag der Menschen übereinstimmt, was könnte das wohl sein, wo sind die wahren Heiler der Erde und der Menschen Ärzte sind keine Heiler.

Ärzte sind eine Geldsekte .

Philosophen sind keine Heiler.

Psychologen auch nicht .

Manager sowieso nicht .

Politiker erst recht nicht.

Wer ist dann Heiler

Wer ist Heil.

Was ist Heil .

Jeder sollte und könnte sich darauf selbst was reimen, bist du Heil !?

Sooo, wie macht sich Faschismus heute noch bemerkbar aber vor allen Dingen wer versucht weiterhin Faschismus zu verbreiten. Könnte es sein das Faschismus auf leisen Sohlen und als Demokratie verkleidet dabei ist sich die Erdbevölkerung einzuverleiben in ein System das so wunderbar leicht und einfach und vor allen dingen so rechtsstaatlich und global aussieht.

Wenn zum Beispiel eine Welthandelsorganisation aus den USA von zionistischen talmudischen Sektenmitgliedern gegründet wenn so eine Gesellschaft Staatengemeinschaften droht und diese Staaten Gemeinschaften oder Völkergemeinschaften sich das gefallen lassen was bedeutet das.

Bedeutet das nicht das Handelsorganisationen also Geld und Waren diese ignoranten Götzen wieder mal wie im alten beschissenen Testament diesem Banditenbuch für verrückte und senile mit ihrem Banditengott Jahwe und seinen Huren und Morden, bedeutet das nicht dass das Rad der Geschichte diese Aufbauten nun wieder einholt und die gleichen Inhalte widergespiegelt werden sogar mit den gleichen Themen.

Das die Zionisten ausschließlich verrückte sind ist ja offensichtlich ausschließlich Raubmenschen.

Die Zionisten sind ja bloß eine Schurkensekte mehr nicht. Ihr Hauptsitz ist in USA und England. Und natürlich in allen Rothschildbanken und deren Kooperationsbanken.

Der Kampf in Afghanistan heute der ist ein Kampf der Zionisten gegen die Islamisten. Er wird aber in den USA Medien so dargestellt als ob es Amerika gegen die Bösen wäre. Die Zionisten sind genauso dumpf und primitiv geblieben wie die Taliban.

Zum Beispiel, in den USA heute durch die New York Turmbau zu Babel Beendung, Akt zwei des alten Testaments, Themen der Zionisten die ihre stupiden Themen der Weltbevölkerung aufzwängen wollen mit ihren gigantischen Defiziten in der Wahrheitsfindung und mit ihren gigantischen Defiziten in der Liebe und mit ihren gigantischen Defiziten in Schönheit und Ehrlichkeit.

In den USA ist heute gut sichtbar da die Massen wie ja gut sichtbar ist ganz leicht in totalen Krieg verwickelt werden können, da sie dem Raubsaugetier Busch und seinen Sektenmitgliedern und Mitmösen ja schon fast totale Vollmacht gegeben haben.

Es ist gut sichtbar wie leicht die USA dem Land der Verteidigung der Demokratie was eine totale Farce ist wenn ich den zionistischen Kissinger lese wie er Busch als Retter der Demokratie dargestellt hatte damals in Florida als der Betrug zu offensichtlich wurde.

Busch hat ja schon diktatorische Eigenschaften beweisen und er wird von der Diktatur jedes einzelnen Diktators in den USA genannt Bevölkerung bloß getragen, das wiederum zeigt das jeder der in seinem Herzen und senilen Raubtierköpfchen noch Diktator ist ganz einfach noch Raubtier geblieben ist.

Aber Raubtiere können noch keine Wahrheit leben, die fressen viel Scheiße viel und Taumel hauptsächlich von Trieben getrieben auf der Erde herum.

Amerika hat in Wahrheit schon eine faschistische Diktatur.

Einen Staat im Staat. Die Armee die Geheimdienste die Geldwerten die Sekten Skulls und Bones das Symbol für Totenkopf und Knochen also das ehemalige SS-Symbol.

In Amerika wird in Wahrheit ein Weltfaschismus aufgebaut

Unter den Deckmantel der Globalisierung. Wie gesagt Faschismus muss sich nicht immer wie bei Hitler in totalem National ¬ Faschismus zeigen das kann sehr viel später kommen, wenn die negativen Kräfte anfangen sich auch selber zu zerstören, weil sie in ihrer Dunkelheit nicht die Wahrheit erkennen können. Wenn also eine Gruppe privater Banditen ok, ok, also Geschäftsleute mit okkulten Ambitionen, ok, besser, okkult ist aber immer versteckt Motive die niemand anders sehen soll, deswegen würde ich aber nicht sofort das Gegenteil verlangen, wenn also Banditen also Schurken Organisationen wie die WTO Sanktionen verhängen Sanktionen verhängen an die sich demokratisch gewählte naja Politiker halten, dann sind diese Politiker auch Teil des WTO Systems und gekaufte Ignoranz.

Natürlich haben die so genannten Politiker ihre eigenen Motive sozusagen als Weltpolitiken wissen sie ja wie sie sagen andere Entscheidungen treffen, aber mit dem richtigen treffen ist es bei denen nicht so einfach die meisten wissen garnichts was ein Zielfernrohr und ein Wahrheitsblick ist.

Ich möchte euch, ihnen, dir, mal hier einen Auszug der Vielschichtigkeit der Verschwörungen und okkulten Wege zeigen wie ein Zionist in diesem Fall der Zionist Adam Weishaupt arbeiten und welche tiefen, tiefen Bösartigkeiten gegen die Menschheit dieses dumme dumpfe ignorante Raubtier dabei verfolgt, und das ist noch sozusagen Sahne des Bösen, das ist bei weitem noch nicht der Schlamm, des Bösen.

„Die große Stärke unseres Ordens liegt in seiner Verborgenheit, lass ihn niemals an irgendeinem Ort mit seinem richtigen Namen in Erscheinung treten, sondern immer durch einen anderen Namen verdeckt und mit einer anderen Aufgabe als die wirkliche.

Nichts wäre dafür geeigneter als die drei niederen Grade der Freimaurerei als nächstes bietet sich die Form einer Gesellschaft von Schriftgelehrten als bestes Werkzeug für unsere Zwecke an durch die Einführung von Lesegesellschaften und durch, mit Abonnement geführte Bibliotheken und durch die Übernahme der Kontrolle über diese können wir die öffentliche Meinung drehen wie wir wollen indem wir diese Zirkel durch unsere Arbeitskräfte ausstatten und wirken lasen."

Was ist an solchen Geheimgesellschaften so schurkenmäßig gefährlich für die Weltbevölkerung.

Folgendes, sie existieren schon sehr, sehr lange, sie werden immer weiter durch neu dazu kommende aufrechterhalten die Alten sind verstorben aber die neuen machen weiter, so merken die neuen dazu geborenen diesen Sekten und Banditen Organisationen Angehörigen das gar nicht wo sich mittlerweilen in der Gesellschaft diese diabolischen Schurkengruppen als total zur Gesellschaft der Menschheit gehörenden öffentlichen Gruppen darstellen, deswegen sind alle Freimaurer Logen Schurkenlogen und Banditenvereine, ebenfalls die Zeugen Jehovas, sie sind Opfer dieser Machenschaften die Zeugen Jehovas sind armselige Traurige und abgewrackte Menschen die einen Halt suchen die Verlassenheit nicht ertragen können und ausgeschieden zu sein, bei den Zeugen Jehovas ist gut erkennbar dass sie ausgebeutet werden, als ich ihre Philosophie las vom Gründer einem zionistischen Jude der alleine für diesen Zweck diese Abzocksekte gegründet hatte und der selber einen hohen Rang in der schottischen Freimaurer Loge hat, denn die Zeugen Jehovas haben sogar das Symbol der schottischen Freimaurer Loge, sie werden also abgezockt als ich diese Philosophie las da war gut erkennbar das die Logik seiner Beweisführung bis zu einem bestimmten Punkt kam, und dann war es reine Manipulation und Lüge,.

Dass die Jehovas das nicht erkennen zeigt dass sie müde abgewrackte Menschen sind. Das sie natürlich später in ihren Schriften viel von Gott lesen das stimmt schon, aber was sie nicht mehr erkennen das der Sinn und Zweck war sie einzufangen zum abzocken, denn von Gott kann dir jeder was erzählen aber sie in Gruppen zum abzocken einfangen das muss erstmal geschafft werden.

Dieses System der Illuminatin oder Zionisten oder Satanisten gehört zur Ausbreitung der Macht wie sie es nennen, sie gründen einfach Religionen oder andere politische Gruppen oder Organisationen die nach außen das was auf dem Wort steht darstellen sollen zum Beispiel Demokratie oder Freiheit oder blahh, blahh ,blahh und tun dann so als ob sie in der so genannten Öffentlichkeit der Freund aller sind.

Zur Ausbreitung der Macht steht in den zionistischen Schriften folgendes.

„Wir werden in der Öffentlichkeit der Freund aller sein. Wir werden alle unterstützen, Anarchisten, Kommunisten, Faschisten und speziell die Arbeiterschaft. Sie werden vertrauen und dadurch zu einem geeigneten Werkzeug werden."

Das ist bis heute so geschehen, denn die Banken die Weltbank und die anderen zionistischen Schurkenbanken sie geben ihre Gelder der Mafia ebenso wie Hitler oder dem amerikanischen Militär oder anderen hochgefährlichen Organisationen in den USA und anderen Dämonkratischen Staaten.

Und da bald Weihnachten ist sage ich als Weihnachtsmann dazu ho, ho, ho.

Zur Kontrolle des Glaubens haben die Zionisten folgendes vor: „wir werden den Menschen ihren wahren Glauben nehmen den wahren Glauben, wir werden die Grundfeiler ihrer geistigen Gesetze verändern oder herausnehmen. Das fehlen dieser Gesetze wird den Glauben der Menschen schwächen, da die Religionen die Zusammenhänge nicht mehr erklären können. Diese Lücken werden wir durch materialistisches Denken und mathematische Berechnungen füllen."

Tja was gibt's dazu zu sagen.

Also die Zionisten diese dummen intelligenten Raubsäugetiere sie leben natürlich auch in einer immensen Selbstüberschätzung ihrer eigen ignoranten Intelligenz.

Denn das göttliche der Glaube an sich selber nämlich, was ganz, ganz wichtig ist, der Glaube an sich selber, denn du bist in Wahrheit selber das göttliche, du bist selber Liebe, Vernunft und Wahrheit und auch der Sinn des Lebens.

Suche den Sinn des Lebens niemals da draußen in der Welt denn die Welt ist bloß das Gewand des Trägers und im Gewand des Trägers findest du nicht den Sinn den Erschaffer des Gewandes,

Du bist sowohl der Sinn des Lebens als auch der Schöpfer des Lebens du bist ununterbrochener Materialisierer, ununterbrochen seit anfangslosen Zeiten und bis endlosen Zeiten.

Also diese dumpfen Zionisten Raubtiere, sie sind so blöde nicht zu wissen das man sowohl über den richtigen Glauben die Wahrheit erfassen kann aber auch über die Mathematik und dem materialistischen Denken,

Als erstes kann aus Gott nur Gott entstehen, das ist unwiderlegbare Logik und Wahrheit, und alle andere Logik baut darauf auf, das bedeutet dass das Licht und der Ton sowohl transzendental als auch materialistisch eine Schöpfung sind und über das Licht und den Ton in allen Welten und Universen von unvorstellbarer gigantischen Größe und Feinheit und Grobheit vom kleinsten Lebewesen das subatomar ist bis zum größten Lebewesen das Gott das göttliche selber ist und die Universen sind sein Körper, und das gleiche ist mit dem menschlichen Körper der wiederum ein Universum für die Lebewesen die den Körper ausmachen, ist dass das alles logische mathematische Konsequenzen des einen Erbauers sind ..

Und nicht umgekehrt wie es diese blöden Illuminati oder blöden Faschisten Raubmenschen in der Politik Philosophie oder sonst wo gerne darstellen wollen der Urknall der Schöpfer dieser Blödheit dieser Verschwörer und unbeschreiblich dummen Zionisten sind die weiterhin vorhaben das auserwählte Volk zu sein und Weltherrschaft wollen, durch Geld und Mord und Ausbeutung als Rache, Rache ihres Gotte dem Idioten Jahwe.

Oder um es noch mal so klar zu machen.

Das Auto hat nicht seinen Konstrukteur entwickelt und der Stuhl nicht seinen Erbauer. Jede andere Form der Erklärung ist Lüge und bewusster Betrug und ist das Ziel der Zionistenschweine. Materialistenschweine. Die im Sumpf ihrer Scheiße andere beschmutzen wollen.

Wie gesagt die Zionisten sind bloß eine Schurkensekte mehr nicht und Amerika täte gut daran die aus ihrem Land zu jagen und die Russen ebenso gut sie nicht rein zu lassen.

Aber was sagt Jesus: Er sagt, Wolfgang, Selig sind die Sanftmütigen denn sie werden dass Himmelreich Gottes erlangen, und er sagt auch noch „was du nicht willst das man dir antut das tue auch keinem anderen an".

Okay, Jesus, ich werde meine Schleuderrhetorik etwas glätten, hier ist noch ein anderer Weg mit dem diese zionistischen Jehova oder Irren ihren Glauben ihre Religion über die Welt kotzen in das Universum kotzen, ich hoffe sie ersticken alle daran.

Denn irgendwie müssen die das ja auch zurück kriegen. Ich hoffe sehr bald.

Wie war das noch mit der französischen Revolution, und wie war das mit der DDR-Revolution.

Schon wesentlich gescheiter

Weiser

Intelligenter

Humaner

Okay,

Das Mittel der Verwirrung aus dem Ziob-Bibelwerk

„Um die öffentliche Meinung in unsere Hand zu bekommen müssen wir sie in ein Stadium der Verwirrung bringen. Wir werden unter anderem die Presse dazu benutzen den Menschen so viele verschiedene Meinungen zu präsentieren dass sie den Überblick im Labyrinth der Informationen verlieren. Damit werden sie zu der Ansicht kommen das es am besten ist keine spezielle Meinung, politisch zu haben".

Das alles gehört zum Faschismus eben zum Raubmenschen, denn hier wird ja gut gesehen dass etwas geraubt werden soll. Das die vorhaben einen Diebstahl einen Betrug eine Schurkentat zu begehen. Sie wollen Verwirrung stiften, und das schaffen sie auch jeden Tag, denn wie sieht es mit der Verwirrung auf der Erde aus, eigentlich super,

ja die Verwirrung ist gelungen,

da ist wirklich die Weltmeisterschaft erreicht,

ich fange einfach mal mit der Verwirrung des IG-Farben Kartells an und dem USA Teil dem Rockefeller Kartell.

Der Rockefeller Clan baute seine Geschäfte alle auf Betrug und Verblödung anderer Menschen auf. Der alte Rockefeller verkaufte den Menschen Roh-Öl als Medizin gegen Krebs. Diese Einsicht ist ungemein wichtige, denn sie ist bis heute das gleiche geblieben, denn Rockefeller besitz fast das gesamte Ölnetzwerk auf der Erde, auch Shell und BP gehören zu Rockefeller alle sauber gut getarnt, in den USA ist fast alles Rockefeller Standard Oil wurde ja schon mal von der US Kartellbehörde dazu aufgefordert sein Kartell zu zerschlagen, da hat dann der Rockefeller eben 5-6-7 unterschiedliche Tankstellensysteme gemacht mit unterschiedlichen Namen, aber alles unter seiner Regie.

Also alles beim alten geblieben.

Heute aber ist auch alles beim alten geblieben in Bezug zum Betrug der Menschen durch nämlich die pharmazeutische und chemische Industrie.

Die gesamte pharmazeutische Industrie ist eine gigantische faschistische Gruppe von Senilen verrückten wahnsinnigen Raubmenschen. Die Morde und Toten die durch die Medikamente Welt weit durch deren Firmen gemacht wurden sind immens, die Faschisten Methode Tote in Kauf zu nehmen von denen auch und kein Staat da er ja nicht Existenz ist -tut was, denn es gibt ja kein Staat es gibt zurzeit bloß Raubmenschen.

Aber die tun auch nichts gegen diese Firmen weil Raubsäugetiere denken und glauben Firmen seien wichtig insbesondere VernichtungsFirmen, denn über die Medikamente werden massenhaft Menschen getötet, warum, weil Chemie und Rohöl, einfach das falsche sind, und Ärzte sind eine Geldsekte die sind damit einverstanden insbesondere die Ärztediktatur der Ärztekammern und deren Vasallen.

Es ist ja nun weltweit mehr als bekannt dass die Pharmafirmen nur Schrott verkaufen und dabei auch noch die Staatskassen plündern durch das Krankensystem das Rockefeller und IG-Farben in ihrem Sinne nämlich vor langer Zeit aufgebaut haben um so leicht ihren Umsatz machen zu können.

Rockefeller baute das amerikanische Krankensystem auf. Lest euch das gut durch, behaltet das gut, In den USA ist heute das Krankensystem so gigantisch teuer was für das Kartell Rockefeller aber der Geldhimmel ist, und er hat das mit der Politik Amerikas aufgebaut Politiker sind eben auch bloß dumme fressende Raubtiere geblieben. Die zurzeit teuersten Medikamente sind die deutschen denn diese beiden Kartelle sind ein Kartell und zocken faschistenmäßig sehr gut ab, global.

Da Faschismus im Spiel ist und bei Rockefeller Wahnsinn und Betrug wird das auch immer so weitergehen.

Deswegen gibt es nur eine einzige Möglichkeit sich nicht durch die bewusste Reduzierung der Menschheit durch die Kartelle die Weltherrschaft und auch politische Weltherrschaft anstreben zu befreien, **sich nur noch biopflanzlich zu ernähren und keine chemischen Produkte mehr zu kaufen, und zwar ganz konsequent, und sich konsequent mit der eigenen Gesundheit zu befassen** sich nicht auf Berufsgruppen zu stützen wie Ärzte, denn Ärzte gehören mit zu der Geldsekte dieser Kartelle die sind notwendig damit überhaupt die Produkte so viel verkauft werden,

Man gibt den Ärzten große Gehaltsmöglichkeiten und Reisen bis zum erbrechen und andere menschenausbeutende Möglichkeiten und schafft so Söldner für die Rohölfaschisten. **(Interessant ist in diesem Zusammenhang mit Ernährung, das die Ausgaben für Lebensmittel in Prozent vom Einkommen von rund 25 % im Jahr 1970 auf heute 2011 rund 14 % gesunken sind. Das sind pro Person und Jahr im Durchschnitt 2370 Euro. Dagegen sind die Krankheitskosten pro Person und Jahr im Durchschnitt bereits auf 3070 Euro angestiegen. Liegen also 1 1/3 mal höher als die Ernährungskosten. Das ist das Faschissss Muuus System das aufgebaut wurde der Pharma Mafia Kartelle. W.Schorat 31.3.11)**

Jetzt der Krieg die Bomben wieder ein Schachzug der Kartelle. Rockefeller ist garantiert daran beteiliget und alle anderen Kartelle auch, denn die Politik macht ja gar nicht die Politik sondern die Banken und Firmen. Also Familien.

Und von denen machen die Geheimgesellschaften die okkulten Schurken Religionen wie die Zionisten und talmudische Geistesgestörtheiten und die Satanisten und die anderen mit wichtigen Namen ausgestatteten Gruppierungen in England und Amerika sie machen die Politik.

Und da geht es immer um die unbeschreiblich noblen Ziele der Herrschaft über die Erde. Also wieder der stupide zionistische Schwachsinn des alten Testaments.

So blöde sind die noch geblieben.

Wenn ich zum Beispiel in den Zeitungen lese wie zurzeit die Gesundheitsministerin Schmidt versucht da irgendwie irgendwo irgendwann irgendwas zu machen mit der Gesundheitsreform ist sie sich da bewusst das sie mit dem größten Kartell der Erde zu arbeiten hat den Kartellen die die Gesundheitssysteme für ihre Zwecke zum abzocken aufgebaut haben.

Und es ist gut sichtbar das die Kosten jedes Jahr höher steigen das ist ein Weg um Staatskassen zu plündern und gehört in die Strategie der Zionisten und, und Illuminati und Teufelsanbeter jene die ihre Seele für Geld verkauft haben.

Denen ist es total mehr als total egal ob dabei ganze Völker finanziell als sowohl menschlich ruiniert werden, denn die haben ja so viel Geld das denen so wie sie denken nix passieren kann.

Aber die Menschen müssen aus ihrer Eigenblödheit auch raus wachsen, aus ihrem stupiden Glauben das andere sie immer gesund machen das ist Selbstverblödung mehr nicht.

Und das zum Beispiel pharmazeutische Firmen mit den Politikern Pokern um die Geldmengen. Das ist doch keine Demokratie das ist Casinowirtschaft, eine Wirtschaft von dummen verrückten, hier ist das Ziel der Verwirrung auch schon völlig erreicht. Ich sage euch die Üblen haben weltweit die Macht. Denn wer noch Macht will ist Übel Senil.

Was gibt es noch auf dieser Suche im demokratischen Faschismus. Ich lese zum Beispiel das die Wirtschaft Widerstand gegen die Gesundheitsreform macht.

Aber kein Wort wer die Wirtschaft ist. Ein Anonym. Ein Geist die Wirtschaft gibt es nicht. Diese Form der Berichterstattung ist die Berichterstattung von Legionären der Illuminati und Vasallen der zionistischen Ziele. Oder Allgemein der Ziele der Lüge.

Oder die Politik oder die Medizin oder der Staat.

Wer so denkt, schreibt, ist verrückt und denkt sich einen so genannten Überblick zu haben, was noch fälschlicher ist. Alles was hier auf der Erde abläuft ist von Raubsäugetiermenschen, die in Geheimbünden, Parteien, Religionsgruppen, oder Firmensekten organisiert sind gemacht.

Dahinter stehen immer Einzelpersonen.

Es gilt diese Einzelpersonen und ihre strategischen Ziele transparent zu machen.

Zu allererst die Weltbanken und die anderen großen Banken. Sie sind allesamt von Geheimbünden und Sekten geführt. Den daraus resultierenden Industrieaktien gehören auch dazu die dann daraus resultierenden politischen Parteien auch. Zum Beispiel die Christlich Demokratische Union.

Das ist totaler Betrug.

Genauso wie die demokratische Partei der DDR. Totaler Betrug.

Die waren weder demokratisch, weder noch sind die CDU Christen. Es sind in Wahrheit Heiden, Wilde, Betrüger und Täuscher und Trickser. Mehr nicht.

Noch mal zu der Gesundheitsreform. Die Kassenärzte warnen davor ihr Vertragsmonopol der kassenärztlichen Vereinigung nicht zu berühren. Dieses Vertragsmonopol ist ein Betrug und ein Ausbeutsystem um die Bevölkerung abzuzocken, was ja gut ersichtlich ist. Ärzte brauchen kein Monopol und dürfen auch kein Monopol besitzen in einer Demokratie außer sie ist faschistisch.

Denn alles was faschistisch ist will Monopole haben.

Die Apotheker gehören zum gleichen Verein eben so die pharmazeutische Industrie die alles mit aufgebaut hat damit sie auf diesem Monopolweg ihre Absatze garantiert haben.

Alle Monopole müssen aufgelöst werden.

Es darf für die Ärzte keine Garantien geben. Auch nicht für die Apotheken.

Und schon gar nicht für die pharmazeutische Industrie. Das Wort Pharmazeutika ist griechisch und bedeutet Gift.

Ihr Traumtänzer müsst euch dessen schnellstens bewusst werden, die gesamte Gesundheitsbranche ist eine Giftbranche, auch im übertragenden Sinne, in ihrer Lebenseinstellung zum Leben und auch in ihrer Einstellung zum Menschen. Es ist alles das Lächeln des Kapitals das da rüberkommt es ist alles das falsche der Betrug und Ausbeutung.

Ebenso ist dieses 400 0000 Millionen Geschäft mit der Pharmaindustrie ein sicheres Zeichen das auch diese Ministerin ein Opfer der Verwirrungen ist, genau so wie es von den Zionisten und Talmudisten und Banken und Illuminati und Satansanbeter gewollt ist. Es ist gut sichtbar dass dort bloß Raubmenschen in Positionen sind. Und das es zurzeit keine echten Menschen gibt. ,

Aber was ist ein echter Mensch werden sich einige fragen, zumindest das.

Ein echter Mensch ist nicht unbedingt jemand der einen menschlichen Körper hat.

Was hatte Jesus gesagt als einer seiner Jünger an einer Beerdigung teilnehmen wollte. „Lass die Toten die Toten begraben".

Das heißt all jene die glauben und denken das sie die Form der Körper sind, sind keine wahren Menschen sondern Roboter.

Mehr noch nicht.

Und es sind jene die ununterbrochen ausgenutzt abgezockt und als Kanonenfutter benutz werden, egal auf welchem Ort der Erde. Das ist bei den Zionisten gut sichtbar das sind noch keine Menschen das sind Roboter, ebenso die Talmudisten das sind Roboter mehr nicht. Es ist das falsche das sich dort als das wahre, echte, präsentiert, tiert, tiert.

In Bezug zur Gesundheit muss jeder selber anfangen sich mehr selber darum zum kümmern, sich fragen was ist Gesundheit, wie ist sie zu erreichen, aber vor allen Dingen muss er erkennen das die Erde alles gesunde hat, und das die Firmen nur ungesundes haben, und das synthetische totales Gift ist egal welcher Form, das muss ganz klar erkannt werden, außerdem muss erkannt werden das chemische Produkte totales Gift sind, aber totales. Manches wirkt blitzschnell vieles wirkt langsam und aber ohne Ausnahme alles ist für den menschlichen Körper giftig. Ob es die Alluminiumschicht um die Schokoladen sind, die Plastiktüten um die Nahrung die Plastik Fensterrahmen die Chemikalien in der Körperpflege oder im Auto die Chemikalien in der Kleidung und so weiter alles ist ohne Ausnahme giftig.

So Gesundheit basiert auf frische natürliche pflanzliche Nahrung außer man gesteht sich ein noch ein Raubtier zu sein, und denkt und glaubt man ist lebensabhängig von Toten und dem damit verbundenen Fleischkonsum der Leichen, bleibt also ein Leichenfresser. Es werden gigantische Fehler in die Welt gesetzt durch sogenannte Wissenschaftler. Auch hier kann wie zuvor beschrieben wurde gesehen werden das die Strategie der Zionisten die alle anderen Menschen auf der Erde hassen erkannt werden indem sie ja schrieben die Zusammenhänge zu zerstören und dann mit Wissenschaft und Mathematik auszufüllen. Das ist heute genau passiert. Also die sind sehr weit gekommen mit der Versklavung der Menschheit, sehr weit. die künstlichen Nahrungsmittel und künstlichen Vitamine die von der Formel her identisch mit den echten Stoffen sind, sind allesamt mit falsch und Betrug an der Wahrheit.

Diese so genannten Wissenschaftler können zwei Arbeitsbereiche in ihren synthetischen falschen Nahrungsmittel und Zusätzen nicht kreieren und sind sich dessen auch gar nicht bewusst wie sollten sie auch sie sind ja keine Wahrheitswesen, sie sind Traumtänzer und Raubmenschen, diese zwei Faktoren fehlen in ihren gesamten chemischen Produkten und müssen deswegen auf Ewigkeit Zerstörung in der Natur der Erde und in dem Körper der Menschen und Tiere zum Vorschein bringen. Diese zwei Faktoren werde ich hier nicht preisgeben.

So synthetische pharmazeutische Mittel sind ohne Ausnahme Gifte die zerstören und die gesamte allopathische Irrenanstalt beruht darauf mit Giften zu siegen. Das ist totaler Faschismus, seit euch dessen ein für allemal bewusst damit ihr nicht noch Jahrtausende Opfer dieser Raubtiere seit.

Seht ihr denn nicht wie das gesamte weltweite westliche Gesundheitssystem ein Ausbeutsystem ist ein Tötungssystem, ein Raub. Lest zum Beispiel mal das Buch Krebs von Phillip Day. Credence Publikation ISBN-1-904015-01-8, auch unter www.credence.org zu erhalten. Ein guter klarer Bericht ist der große Gesundheit Konz, die dicke Ausgabe vom Bund für Gesundheit, und natürlich alle anderen tausenden und hunderte von Büchern die dazu aufklären.

Kauft aber kein Buch das mit allopathischen Ärzten und pharmazeutischen Firmen in Bezug steht.

Kauft keine Zeitschriften die Gesundheit propagieren über den etablierten Gesundheitsapparat.

Das ist bloß noch Wahnsinn.

Es ist das gleiche mit dem Klonen, es können zwei Faktoren nicht mit einbezogen werden ins Klonen, deswegen werden die geklonten Produkte auf ewige falsch bleiben und sollen es auch.

An ihren Früchten werdet ihr sie erkennen,

Zu den zwei Faktoren möchte ich einigen Wahrheitssuchern folgendes sagen, Buddha in seiner höchsten Lehre erwähnt das natürlich nicht im Zusammenhang zur chemischen Industrie. aber im Surangama Sutra wird davon geredet, und natürlich in anderen Schriften und den damit verbundenen Wahrheitserfahrungen die durch Gnade Wachsamkeit Gottes Führung und Hingabe an das göttliche erfahren werden können und durch den mühseligen Weg der Meditation auch.

Ich mache noch mal weiter in dieser Gesundheitsirrenanstalt die zurzeit in der BRD abläuft die Gesundheitsreform über die schon alle das muss man sich mal vorstellen alle Minister gestolpert sind, warum wohl,

weil es eine bis Jetzt noch etablierte Tabuzone oder besser eine Faschismuszone ist,

denn die pharmazeutische und chemische Industrie ist eine Faschismus Industrie, ihre Ziele sind vergiften und ausbeuten,

unter den Deckmantel des elektrischen Lächelns,

Die Ärzte sind Opfer dieser Strategien und ihre politischen Chefs sind die Kz Wärter. In der Gesundheitsindustrie gibt es keine Fortschritte es gibt nur in der Industrie Fortschritte in der Entwicklung der Maschine mehr nicht.

In der Behandlung der Krankheiten gibt es tatsächlich Fortschritte mehr aber auch nicht.

Aber Behandlung ist keine Heilung.

Die gesamte Gesundheitssystematik muss aufgelöst werden. Es darf keine Pflichtkrankenversicherung mehr geben. Es darf nur noch Pflicht Selbstverantwortung geben. Dann wird sich jeder Mensch auf seine Eigenverantwortung besinnen müssen, anstatt von den Blutsaugern abgezockt zu werden. Wer sich bis zum Lebensende wie ein hilfloser verblödeter Halbaffe Halbmensch oder Faschist also Raubmensch herumkommandieren lassen will der ist selber schuld oder dumm dumpf das er abgezockt wird. Krankenversicherungen müssen keine Pflicht sein sondern freiwillige Entscheidungen. Denn das ist keine Demokratie sondern Faschismus. Alles was zur staatlichen Monopolisierung führt ist letztendlich der Tod der Freiheit und des wahrhaftigen Wachstums und der Liebe. Natürlich ist in Wahrheit die nicht ausgesprochen wird die Bank Situation das größte Monopol. Das Geld. Deswegen ist das Geld zurzeit der menschlichen Entwicklung die größte Geisel der Menschheit weltweit weit schlimmer als die Religionen und deren stupide Resultate. Das Gefängnis das von den Banken mit Geld aufgebaut wurde ist so gigantisch so erdrückend für diese armseligen politischen Gruppe und armseligen Religionen und armseligen Industrien und selbst für die Banken, das es wenn die Menschen das nicht durchschauen und total beseitigen für die gesamte Menschheit auf der Erde keine Hoffnung geben wird eine frei friedliche kreative Phase der Humanentwicklung zu schaffen und sie werden an ihren eigenen ignoranten Zielen ersticken und umkommen.

Noch mal ein Beispiel.

Alle Firmen oder anderen die jetzt zum Beispiel viel Geld haben und diese schöpferische Freiheit im Unternehmertum umsetzen und diejenigen die sich viele Dinge, Betonung liegt auf Dinge, leisten können, nehme denen mal das Geld weg,

ist dann auch die Fantasie weg,

ist dann auch die Kreativität weg

ist dann auch die Wahrheit weg

ist dann auch die Schaffenskraft weg

ist dann auch das Lachen weg

ist dann auch das Weinen weg

ist dann auch das Glück weg

ist dann auch das Atmen weg

ist dann auch das Gehen weg

ist dann auch das Lesen können weg

ist dann auch das Hören weg

ist dann auch das Sprechen weg

ist dann auch das Sprechen weg

ist dann auch das Denken weg

ist dann auch Sexualität weg

ist dann auch Liebe weg

ist dann auch das Göttliche weg

Nein.

„Die Menschen lieben die Wahrheit wenn diese sich selbst offenbart, aber sobald sie die Menschen bloßstellt dann hassen sie die Wahrheit". Das hat der Heilige Augustin gesagt. Ich mache noch mal weiter mit der Gesundheitsreform und dem Pharmakartell das fast ausschließlich zum Rockefeller - IG - Farben Kartell gehört auch die Schweizer Pharmazeutika ist ein Ableger der IG-Farben auch die englischen gehören dazu. Gut nachlesbar was für eine üble Industrie das ist, in dem Buch von Konz der Große Gesundheitsführer, da sind Medikamente die mit Namen bezeichnet wurden die ein totale Gotteslästerung sind, das wird ganz bewusst gemacht, es ist alles auf Menschenverachtung aufgebaut, auch wenn ihr euch noch so sehr dagegen sträubt das zu sehen, sehen zu wollen, je früher um so besser für euch, es ist alles sogenannte Politik, Einfluss und Machtausübung im Namen des Volkes sozusagen, wobei mir selber dieser Begriff „Volk" einfach eine Begriffsschöpfung der Ausbeuter selber ist und keine Bedeutung für mich hat, er ist Wahrheitslos.

Ich sage euch es sind die Üblen die euch ausbluten merkt ihr denn nicht deren Systematik, ihr bekommt 2 % Lohnerhöhung dann werden 5 % erhöht und so weiter ohne Geld ist das nicht möglich. Viele der besten Informationen über die Kartelle und Geheimgesellschaften bekommt man aus den USA aber auch in Europa gibt es bessere Infos in den letzten Jahren, denn der Widerstand gegen diese demokratische faschistische Ausbeutung wächst an.

Zum Beispiel das Aids und BSE Kartell.

Die Betrügereien der englischen Politiker und Wissenschaftler und auch die hohlen Sprüche der deutschen aus Bayern und sonst wo her, merkt ihr denn nicht das diese Raubtiere die Weißwurstphilosophen und Krautdenker, in Wahrheit gar nicht die Wahrheit suchen und wollen das sind alles theoretische Fantasten.

Zum Beispiel die Nebenwirkungen der giftigen Medikamente und die Chemotherapie und der Zwang den eine Ärzteschaft über so genanntes Gesetz sich ergaunert hat durch Beziehungen aus denen dann sogenannte Gesetze werden, diese Nebenwirkungen das kann sehr gut erkannt werden sind in Wahrheit die Wirkungen der Medikamente, das ist das Resultat der Medikamente, das ist das Medikament, die Nebenwirkung, alles andere ist Betrug.

Die Genforschung da geht es nur um weiteren Profit das ist totales Rockefeller Kartell und Bankkartell und IG - Farben Wirtschaft. Denn was sie nun nicht mehr total ausleben können wie unter Hitler mit den Arbeitslagern KZ genannt die heute von ihnen in so genannten unterentwickelten Ländern gehalten werden, denn Faschismus ist ja keine deutsche Eigenschaft sie ist eine menschliche Eigenschaft das ist der Rest deines Raubtierseins das Raub Tier das du noch nicht von dir in deiner Evolution gelöst hast durch Arbeit, ja Arbeit und Arbeit, innere Arbeit, dieser Faschismus ist bei allen Völkern vorhanden und hat seinen Höhepunkt in einer staatlichen Form, das ist dann das totale Kartell das totale Monopol.

Die Globalisierung die heute abläuft ist total Konzern gesteuert und die sind Bankengesteuert, und die sind mit Zionisten Glaubensgut verbunden oder satanischem Glaubensgut. Alo Lüge gut die Lüge. Sonst wären ja die Resultate anders, menschenfreundlicher liebende freier wahrhaftiger und so weiter.

Die Life Science Unternehmen sind in Wahrheit die Tod-Science Wirtschaft, das hat aber auch garnichts mit Leben und Wissenschaft zu tun das ist pure Vergiftung und Ausbeutung, Life Science ist alles IG-Farben Kartell alles Rockefellerkartell.

Rockefeller hat durch Geldzuwendungen die gesamte amerikanische Forschung in seiner Hand. Alle Universitäten kriegen von ihm Gelder und müssen dementsprechende Erkenntnisse an ihn abliefern und wenn die Erkenntnisse seinen falschen synthetischen Forschungen in die Quere kommen werden sie der Öffentlichkeit nicht zugänglich gemacht.

Auch in Deutschland werden mehr und mehr finanzielle Gelder von den Rockefeller Stiftungen gegeben. Das Resultat wird das gleich sein wie in den USA--Verblödung Vergiftung Verarmung. Unterdrückung der Wahrheit ist sein System IG - Farben auch. Life Sciences dient ausschließlich die letzten Quellen nämlich des Lebens zu beherrschen und auszubeuten, und in Kapital umzusetzen und zwar auf brutalste weise egal wie viele Menschen dabei drauf gehen.

Vergesst nicht die chemische Industrie und die Pharmazeutik ist durch die faschistischtische Monopolisierung den Ausschwitzlagern „Arbeit macht frei" Denkwegen so mächtig geworden. Rockefeller hatte mitgeholfen das aufzubauen, und die amerikanisch zionistischen Banken, das müsst ihr euch mal vorstellen die zionistischen Banken haben Hitler aufgebaut damit er die jüdischen Menschen abmurkst, die haben auch den Zar gestürzt und den sowjetischen Kommunismus aufgebaut, es waren alles Khasarische Juden die den Kommunismus aufgebaut haben ,Stalin war Jude ,Crutschew, Lenin, Marx, und so weiter, und welche Ziele wollten die den Menschen zeigen und was für Resultate haben die gehabt. Das ist alles die Verschwörung der ignoranten Machenschaften der Rothschilds und der Rockefeller IG-Farben Kartelle ..

Hier muss man mal das Kartellamt bescheid sagen sich mal das Kartell vorzunehmen, was dann passieren würde.

Rockefeller besitzt fast alle Tankstellenunternehmen. Da die Medien auch denen gehören ist über die Medien kein freies Blickfeld mehr. Wer heutzutage denkt und glaubt über die Medien sei er informiert der ist ein Traumtänzer der ist desinformiert.

Was ist noch demokratischer Faschismus heutzutage. !?

Zum Beispiel die Verteufelung der pflanzlichen naturheilkundlichen Ernährung und deren Heilungspotenzial durch die Ärzteschaft und die Medien. Es ist gut sichtbar dass die keinen Zusammenhang mehr erkennen konnten und wohl auch noch nie konnten. Oder der faschistische Weg über die EU - dort werden ganze Pflanzen in Europa verboten wegen finanzieller Schäden die abgewendet werden sollen, ich denke an Stevia, die Pflanze die bis zu 300 mal süßer ist als Industriezucker und die Pflanze Morinda Citrifolia genannt Noni, die total verteufelt wird, aber seit jahrtausenden von Menschen mit besten Resultaten genutzt wird. So was passiert hier die Ärzteschaft und ihre Faschsitenideologien lügen und betrügen das die Gehirnzellen kochen.

Ärzte sind keine Heiler sie sind Ignoranz mehr noch nicht, und sie wollen anscheinen auch Ignoranz bleiben laut ihren Handlungen und Verbindungen zu Kartellen die mehr als faschistisch sind. Sie sind die Verkörperung des Bösen um mal den Dualismus mit rein zu bringen, und was wäre das Böse dann im philosophisch dualistischen-schwarz weiß-gut - böse - links - recht - oben unten.

Aber in Wahrheit gibt es kein oben unten oder links recht. Es gibt auch keinen Raum wie zum Beispiel Einstein glaubte das ist alles Blödsinn.

Alles was pflanzlich ist wird von den diabolischen Kräften verteufelt als nicht gut genug.
Wer das denkt oder glaubt ist Faschist dumm übel.

Dieses Denken dient nur dem der versucht alles mit Geld zu kontrollieren.

Denn, der gesamte Ansatz also der Anfang dieser petrochemischen chemischen pharmazeutischen Industrie beruht auf dem falschen also muss das Resultat auch immer das falsche sein. Wenn die Produkte nämlich Synthetik sind so sind die Resultate das Falsche wenn die Beweisführung auf der falschen Grundlage aufbaut ist da Urteil auch das Falsche.

Da die Banken auf das Falsche aufbauen nämlich auf Geld wird das Resultat auch das Falsche sein.

Noch mal zur Verkörperung des Bösen. Oder dem dualistischen Denken.

Wo also zwei Kräfte sich gegenüberstehen. Wie zum Beispiel Gut und Böse. Und beide haben dann nämlich die gleiche Kraft das Böse ist also genau so kräftig wie das Gute. Trotzdem wird das Böse verlieren, weil nämlich das Böse keine Liebe hat aber das Gute hat sie. Aber das ist bloß schwarz weiß Denkerei mehr nicht.

Ich kommen noch mal auf die Protokolle der Zionisten zurück und die Schriften der talmudischen Lehren, in diesen Lehren steht ganz eindeutig das sie vorhaben die gesamte Menschheit zu versklaven eingeschlossen sich selber denke ich, denn wer in einem Gefängnis arbeitet ist nicht in der Freiheit.

So ich hoffe das diese dummen, dummen, üblen Lehren die Nachfolger nun in den mächtigsten politischen und wirtschaftlichen Bereiche haben, das diese dumpfen intelligenten ignoranten damit aufhören, sie werden sowieso verlieren, ohne Zweifel sie werden verlieren, wenn es um Gewinnen ginge, sooooo, also weiter, demokratischer Faschismus. Es ging also um diese üblen Gesundheitssysteme in der westlichen Welt, den westlichen Demokratien wie sie sich nennen. Zurzeit läuft ja in Europa dieser gigantische Ausbeutungsbetrug in der EU ab. Dort werden Abschlüsse getroffen die ununterbrochen gegen die Naturprodukte und gegen die Naturmedizin getroffen werden. Es geht auch um Therapiearten und Diagnosearten und um hauptsächlich Geld. Es geht aber auch um das Falsche das Rockefeller IG.Farben faschistische es geht um das Bankenfaschistische und um den Faschismus der Gedankensysteme und dem Faschismus der Glaubenssysteme. Und es geht auch um den Faschismus der etablierten Wissenschaftsgläubigen.

Aber hauptsächlich geht es um die Entscheidung gegen die öffentlichen Gesundheitssysteme und zwar durch die Beherrschung der faschistischen Schulmediziner die durch ihre politischen Raubtiere vertreten sind, und die für ihren Betrug kämpfen. Wenn Krankheit bezahlbar sein soll ist doch schon klar erkenntlich das es da gar nicht mehr um Heilung geht sondern um Bezahlung.

Das sind allesamt Banditen diese Systeme und deren Aufbauer. Der weit, weit, größte Teil der Menschheit global betrachtet ist für Naturheilkunde und ganzheitliches Therapieren und behandeln. Ich erwähne noch mal das Buch von Konz „Der große Gesundheitskonz" lest das Buch und macht euch ein besseres Bild von der Schulmedizinischen Geldsekte. Die politischen Einfluss ausüben will und das durch ihre üblen Funktionäre auch tut.

Diese Funktionäre müssen bloßgestellt werden und öffentlich zur Rechenschaft gezogen werden Weltweit. In den USA ist es am schlimmsten. Die Funktionäre selber sind heutzutage aber bloße Marionetten der Konzerne Bayer, Novartis, BASF, Höchst, die englischen Chemiekonzerne und die französischen und die amerikanischen, sie alle sind untereinander verbunden und sind in Wahrheit eine einzige Abzockbande die vorhaben die Menschheit zu versklaven und die Erde total auszubeuten. Hinter diesen Großfirmen stehen aber die Ölkonzerne, denn Pharmazeutika -Gift -ist abhängig von Rohöl. Das Rockefellerkartell beherrscht fast das gesamte Ölgeschäft, plus 50 % des russischen Öls. Aber wie lange noch?

Dazu gehören die Banken die dem System angeschlossen sind. Eigentlich ist es die gesamte Großindustrie der Welt die hinter diesen Betrügereien steht.

Heutzutage ist die Krankenkassensenilität aufgrund der Schulmedizinischen Satzungen der Formulierungen der Ärzteschaften für naturheilkundliche Leistungspflichten nicht Leistungspflichtig. Obwohl aber in der Bundesrepublik gerichtliche Urteile stehen, die besagen das die Krankenkassen dazu verpflichtet sind. Ergo die Krankenkassen sind auch faschistisch und gegen die Menschheit und deren Wohlbefinden. Das muss klar erkannt werden und die Krankenkasse und deren Vertreter müssen vor Gericht gebracht werden.

Obwohl Jesus ja sagte, naja.

Mit der persönlichen Entscheidung heutzutage gegen die zurzeit senile abzock Gift Schulmedizin ist für jeden Einzelnen aber der höhere Kostenteil damit verbunden, dadurch werden nämlich auch die höheren Kostenanteile bei der Krankenkasse gemacht aber für die Kassen ist das ein Plus denn die Kassen wollen in Wahrheit Banken sein, ebenso wie die Firmen in Wahrheit Banken sein wollen, egal ob es Mc Donalds oder IBM oder Microsoft oder ob es Levis oder Nike oder Fluggesellschaften oder andere Großunternehmer sind sie wollen alle Banken sein, was für ein Blödsinn sich da entwickelt hat. Daraus ist sehr gut erkenntlich die Menschen sind einfach noch sehr stupide dumm ignorant. Sie hätten die einfachsten Lehren ihrer Heiligen und Erwachten umsetzen können und die Erde wäre jetzt ein paradiesisches globales Leben. Aber nein. Ok, also weiter.

Den Krankenkassen macht aber die Schulmedizin und die Pharmakartelle ein Strich durch die Banksystematik, indem deren Kosten ins unermessliche steigen. Apparate, Apparate und ununterbrochen sofort zugelassenen tödliche giftige Medikamente aus der Giftküche der giftigen Mentalitäten dieser Satansanbeter des Profites und des Geldes unter dem Deckmantel ihres weißen Omo und Persilschein Kittel. Die Ärzte sind keine Götter - und in der Einzahl schon gar nicht Gott, sie sind in Wahrheit die Vertreter des Fresst und Scheiß Prinzips mehr nicht. Ich habe mehrere Jahre ärztliche Zeitschrift bekommen da ich mit einer Ärztin zusammenlebte, Leute ich sage euch die Ärzte sind eine Geldsekte mehr nicht.

Es geht um Profite um die besten Weine es geht um das beste Fleisch es geht um den Wohlstand anzuhäufen es geht um synthetische also falsche Produkte es geht total nie um das echte die Natur. Bloß im fressen und scheißen ja.

Die wählen sogar ein Auto des Jahres. Und geben dem Auto ein Oscar dieser Firma also und dieses Auto sollen alle Ärzte damit alles stimmt fahren.

Vergesst Ärzte, denkt an euch selber, denkt daran die Ärzte zocken euch ab damit sie 3 Porsches haben einen auf den kanarische Inseln einen in der BRD und einen als Wertsteigerung der nicht gefahren wird. Sie zocken euch ab damit ihre Tochter die besten Schulen erreichen sie zocken euch ab im Namen der Medizin damit ihre Villen stehen bleiben.

Ok, alles gut alles schön. Was sagt Jesus Lehre dazu, naja, deswegen macht selber Selbstmedikation mit Naturprodukten sorgt dafür das ihr nicht Krank werdet, versucht nicht zu Ärzten zu gehen, außer ihr wollt euch krankschreiben lassen oder besser gesundschreiben lassen.

Das faschistische ist das diese Gruppen eine unbeschreibliche Medienpräsenz haben, sie kontrollieren die Medien der Rockefeller Kartellbereich kontrolliert in den USA alle ohne Ausnahmen alle Medien. Die drei großen Geldmaschinen Versicherungen und Banken und Wirtschaft haben die totale Medienkontrolle in den USA-TV-Radio und Printmedien. Sie werden nicht nur als ihr Eigentum betrachtet nein sie werden dann auch durch Anzeigen beherrscht. Hier ist wieder mal gut zu sehen wie die Menschen sich selber versklaven indem sie sich dem Geld unterwerfen in ihrer dummen Erkenntnis von Geld abhängig zu sein. Das ist wirkliche Dummheit, nennt sich aber Realität. Es ist Ignoranz.

Es ist ein Gefängnis das geschaffen wurde um alle Menschen der Erde zu kontrollieren, und die Menschen merken das immer noch nicht, es ist bewusst so gestaltet. Doch die meisten denken das wäre natürlich so, nein es ist nicht natürlich es ist synthetisch Geld ist Synthetik nicht natürlich, also das falsche.

Das ist schwer zu durchschauen, weil, als diese Kontrollsysteme entwickelt wurden da lebten die heutigen Menschen nicht es ist vor hunderten von Jahren entwickelt worden und gehört zu Kontrolle Repertoire der Illuminati oder der Zionisten und Talmudisten und anderer nach Macht strebender Faschistensekten und Organisationen die Rothschilds sind mit die Haupt Akteure dieser Verschwörungen

„Gebt mir die Kontrolle über die Währung einer Nation und es ist mir gleichgültig wer ihr Gesetz macht". Das ist von Amschel Mayer Rothschild, 1743-1812.

Diese Kontrolle haben sie in den USA total erreicht. indem sie über die Fed - die Federal Reserve Bank die totale Kontrolle über das Geld erreicht haben. Amerika ist in Wahrheit total versklavtes Leben. Und heute schauen die Menschen auf Allen Grünspan einem Zionisten der weltweit sein Schauerspiel abzieht und die Menschen merken gar nicht was mit ihnen gemacht wird. Das ist eine Privatbank mehr nicht und die verschuldet Millionen von Menschen weltweit.

Deshalb macht euch nichts mehr aus so genannten „Schulden".

Lasst euch davon nicht mehr aus der Ruhe bringen werdet nicht nervös und unsicher, denn ihr seit deswegen nicht schuldige bloß derjenige der bewusst verschuldet ist es nämlich und deren Ziele sind bewusste Verschuldung und Versklavung.

Zahlt die Schulden nicht zurück und bemüht euch gar nicht sie zurückzuzahlen. Gesetze sind keine Gesetze mehr wenn sie im Hintergrund von Privatgruppen gezogen werden für private Ziele. Fast alle Gesetze sind aber auf den Privatvorteilen aufgebaut. Am wichtigsten menschliche Willkür ist kein Naturgesetz. Und Naturgesetze sind göttliche Eigenschaften und so weiter.

So diese Menschen die hier die Macht haben sind nicht klar nicht weise nicht liebend nicht vernünftig nicht liebenswürdig oder sympathisch sie sind das aber nach außen allemal weil sie ihre Stärke dem Betrug gewidmet haben.

Das ist ja ganz offensichtlich, denn das sind ihre Früchte. Die Arbeitslosigkeit sind ihre Früchte. Die hohen Kosten in der Krankenkassen Misere sind ihre Früchte. Die Vergiftung der Erde durch das falsche die Chemie sind ihre Früchte. Die Ausbeutung der armen Länder sind ihre Früchte ... und so weiter.

So diese Menschen sind unbeschreiblich armselige Geschöpfe voller Minderwertigkeitsgefühle.

Da diese Erfolge aber auf der Unwahrheit beruhen also das Fundament unsicher ist wird es immer wieder zerfallen.

Wegen dieses Wissens werden dann auch in den Staaten große polizeiliche und militärische Kräfte aufgebaut um in Wahrheit gegen die Ausgebeuteten vorgehen zu können wenn es nicht mehr weitergeht mit der Ausbeutung und Revolutionen und Zerstörung zu erwarten sind, bloß heute kann solch ein gigantisches Betrugssystem wie es auf der Erde durch die Zionisten und Illuminati und anderen Glaubenssekten aufgebaut wurde sehr leicht von anderen zerstört werden.

Durch Bewusstsein.

Denn, diese altmodischen Machtsystemwärter diese englischen Lord, die Bank of England Betrugsarien diese amerikanischen und französische und deutschen und chinesischen und so weiter Betrügereien und Ausbeutungen, werden von Tag zu Tag mehr erkannt und dadurch kann, wenn man sich innerlich organisiert, gezielt ganze Systembesitzer ruiniert werden, indem die Vorstellung des Ruins, auf diese einzelne Familien und Personen geführt werden.

Wenn sich zum Beispiel eine Gruppe von Menschen zusammen das Ziel setzt seine Gedanken oder

Vorstellungen auf bekannte Familien oder Personen zu richten die Thematik die Vorstellung kann sich diese Gruppe selber zu Recht legen, so wird diese Kraft und Energie diese Personen zerstören und so weiter. Das ist praktisch das gleiche was diese Versklaver seit Jahrhunderten als Ausbeuter der Menschen machen, sie haben ihre üblen lebensverachtenden Vorstellungen und Gedanken so ausgerichtet das sie Menschen töten und versklaven.

Diese Gruppen haben in Wahrheit die beiden Weltkriege geplant und nicht etwa die deutschen. (Dieser Satz wird die hysterischen Rechtsstaatpolitiker auf die Palme bringen und ihre amerikanische Banditengerechtigkeit des Tieres aus dem Tal der Supertitten nämlich der stärkste gewinnt, zum Vorschein bringen. HoHoHo)

Diese Gruppen haben im Hintergrund diese Ziele der Menschheit und die Versklavung der Völker geplant.

Es gibt sogar Landkarten aus dem 18 Jahrhundert die die heutigen Grenzen haben, solange vorher war das alles schon geplant. Bank, Lord Nationalfaschismus ist kein deutsches Eigentum es ist von anderen okkulten Sekten schon lange vorher geplant worden, aber da diese Wesen im Hintergrund agieren wird mit gut durchdachten Strategien es so ausgearbeitet das andere als Schuldige in der Öffentlichkeit dastehen müssen damit ihre Ziele nicht durchschaut werden, nämlich Weltherrschaft egal wie .. Und wer so ein Ziel hat der muss so agieren denn wie will es sonst Weltherrschaft über die Völker erreichen. Das geht gar nicht anders.

Und diese Menschen agieren im Hintergrund zum Beispiel in dieser Gesundheitsarie in Deutschland und anderen Länder es ist überall das gleiche System und es geht überall um den gleichen Apparatschik.

Noch mal, die pharmazeutische Industrie ist eine Industrie die das synthetische das Falsche produziert, es ist ganz wichtig zu erkennen was ist richtig was ist falsch ,die Natur ist Wahrheit die Pflanzen die Früchte und so weiter aber die Produkte der Firme die synthetische Produkte über ihre Formeln schaffen die sie der Natur abgeschaut haben sind nicht mehr die Wahrheit sondern die Unwahrheit, Unwahrheit ist Lüge und Betrug und Faschismus .. Somit sind die Produkte dieser Industrie auch Faschismus.

Nicht nur das, diese Produkte fördern den Faschismus im Wahrheitskörper des Menschen indem sie ihn vergiften und abtöten.

Auf lange Sicht ist jedes synthetische Produkt krebserzeugend ohne Ausnahme.

Wie ist die Bilanz für die menschliche Gesundheitsbewegung. Die Menschheit wird politisch durch Abzockpolitiker die Vasallen der Giftindustrien sind ausgeblutet. Verblödet. Die, unsre, Köpfe sind aufgefüllt mit Falschinformationen und TV Journalismus Muus die zur Speerspitze der Hysterischen „Nur wir haben recht und denken richtig und nur das ist demokratisch, aber vor allen Dingen politisch korrekt) Salatschüssel gehören mit fetten Gehältern. Aber inzwischen wird immer mehr bekannt gemacht wie schädlich diese Zivilisation ist mit ihren MegaGiftKüchen die, sie per Gesetze durch ihre Politischen Faschisten und Richter und Unrechtsrechtsanwälte durchgelogen haben. Die Schädlichkeit der konventionellen Minderwertigkeitsprodukte die allesamt vergiftet sind ist bekannt, die schädlichen Handystrahlen auch, auch das DemenzMikrowellenprogramm ist aus der Küche des Satans. Aber durch die Umstellung unserer Lebensführung konnte man sich auf einem wichtigen Gebiet, nämlich, unserer Gesundheit physisch, einigermaßen von der Hypnose der Medizin befreien und uns etwas mehr des Lebens erfreuen. Aber die Frage bleibt: Ist das alles? Werden wir nur auf dem Gebiet der Gesundheit manipuliert und nicht viel mehr noch auf allen anderen Lebensgebieten durch diese Raubtiermenschen den Globalfaschisten den Handlangern des Satans genau so wie Jesus es vorhersagte und viele andere Propheten es beschrieben haben über Indien bis nach Amerika. Hatte Jesus nicht gesagt dass der Satan diese Welt beherrscht. Und ist nicht der Satan überall auf der Erde in allen Positionen. Ohne Ausnahme. Und was sieht man heute, ja, Vergiftung, ja Klimakoller, was aber schon immer passierte, und gar nicht das Problem ist. Aber diese Verlogenheit der wirtschaftlich politischen Satanskooperationen für das Böse für das Gift für das Falsche ist fabelhaft sichtbar weltweit. Da gibt es kein, wenn oder aber oder es könnte, das ist Fakt. Der Satan das Raubtier herrscht. Aber gibt es eine noch größere Freiheit zu entdecken, außer der das gewusst ist, hier herrscht die Lüge der Satan.

Aber immer mehr Menschen spüren das gesunde Lebensführung nur ein aller erster Schritt ist auf dem Weg zur Befreiung aus der uns seit jahrtausenden übergestülpten Sklaverei durch RaubtierMenschen also Faschisten, nun im Schafspelz der Demokratie, die eine Form der Satansanbetung ist. Die Versklavung geht schon im vorgeburtlichen Leben damit los, indem das werdende Leben durch die GeldmachMedizin geschädigt wird, weil den werdenden Müttern eingeredet wird, dass Schwangerschaft eine Art Krankheit sei, weshalb sie medizinische Betreuung benötigen. Man erinnere sich an die vielen Bücher wie die Pharmaindustrie aus alles Krankheiten machen will und Ärzte dafür sorgen das es so sei im Namen Satans dem Geld. Und der Aufruf, aus allen gesunden, Kranke zu machen gehört zur Ärzteschaft also Faschisten. Die sind Global die gleichen. Heutzutage werden die Mütter sogar mehrfach mit Ultraschall untersucht, obwohl durch groß angelegte Studien, nachgewiesen werden konnte, dass die Ungeborenen durch diese Ultraschalluntersuchungen geschädigt werden und im späteren Leben einen mit der Zahl der vorgeburtlichen Sonographien statistisch geringeren IQ und das heutzutage immer mehr um sich greifende Aufmerksamkeits-Syndrom entwickeln.

Anschließend kommt die Zwangsbeschul(d)ung der Kinder, das heißt die Programmierung als künftiger Lohnsklave und damit irreversible Schädigung der werdenden Persönlichkeit. Als Erwachsener geht man dann eine mehr oder weniger sinnvolle Beschäftigung nach, um das notwendige Geld zu verdienen, um zu überleben und als Rädchen im Getriebe der Weltverbrecher ala Busch und anderer verrückter Politiker egal welcher Nationalitäten zu funktionieren. Das Satanskartell macht das schon egal ob im Öl oder Gas oder Elektrizität oder Mieten oder Lebensmittel oder Gesundheitssysteme, Aber offenbar werden immer mehr Menschen diese Zusammenhänge klar und es wächst die Sehnsucht der Menschen nach einem sinnerfüllten selbstbestimmten Leben ohne länger dem globalen Kapital zu dienen zu müssen (zu diesem Thema siehe www.geistdesgeldes.com- „das Irrenhaus ist das Zinssystem")

So noch mal, versucht nicht mehr solche abhängigen Babys zu sein es ist schon katastrophal genug wie gesehen werden kann wie ihr abgezockt ausgebeutet und bevormundet werdet. Es ist schon armselig genug zu sehen wie ihr euch von politischen Sekten mit ihren wirklich ignoranten Mitspielern die nicht den Mut zur Wahrheit Jahre und Jahrzehnte verblöden lasst so das immer wieder der Eindruck ersteht ihr könnt es noch nicht anders ihr wollt es noch nicht anders das Leiden muss euch aus den Ohren quellen erst dann bewegt ihr euren stupiden Verstand und eure Faulheit die über eure Familien und euren Privatbereich nicht hinausgeht,

weil eben heute, die negative Macht dabei ist global alles zu ruinieren,

alles,

auch dich,

alle großen mächtigen internationalen Organisationen sind allesamt von den Weltbanken und dem Rockefeller IG.Farben und dem Rothschildkartell gegründet und geführt.

ohne Ausnahme.

Selbst das kommunistische Spiel in der damaligen Sowjetunion ist von denen inszeniert worden und mit deren Geldern aufgebaut worden. Hier sind die Namen der bolschewistischen Revolution mit ihren khasarisch-jüdischen Namen dahinter, aus dem Buch von Jan van Helsing - Geheimgesellschaften.

Chernoff - von Gutmann, Trotzki-Bronstein ,Martoff - Zederbaum ,Kamhoff - Katz ,Meshkoff - Goldenberg, Zagorsky - Krochmal, Suchanow - Gimmer ,Parvus - Helphand ,Kradek - Sabelson , Zinofjev - Apfelbaum, Stekloff - Nachamkes ,Larin - Turye ,Ryanzanov - Goldenbuch, Bogdanoff - Josse ,Goryeff - Goldmann, Zwezdin - Wanstein ,Lieber - Goldmann ,Ganezky - Fürstenberg, Roshal - Solomon ,

Dann sind da noch Stalin wohl der größte Massenmörder er selber ist auch khasarischer Jude, Lenin auch, Und diese Bewegung wurde von Amerika aus gesteuert um den Zar zu töten und das kommunistische Money-Fest zu spielen, wo 30-40 Millionen Menschen ermordet wurden.

Auch Gorbatschow, Jelzin, Schirinowski alles khasarische Juden. Diese Khasaren waren keine Juden im Sinne von Israeliten, wie sie heute im nahen Osten sind, sondern haben bloß den Glauben übernommen weil ihnen die Lehre des Talmud gefiel, eben die Verachtung anderer und die Erhöhung ihrer selbst. (Ich nenne hier ja oft unterschiedliche Menschengruppen, Jüdische Sekten, oder Khasaren, oder Amerikanische, oder Deutsche, das liest sich dann so als ob es ausschließlich bloß um diese Gruppen ginge, aber das ist nicht so, es geht um Menschen, Raubmenschen,oder auch das Buch der Weisen von Zion, das ja eine Fälschung ist, eines russischen Pristers, das mag stimmen, aber trotzdem, es ist das Gedankengut das sich etabliert hat, und überhaupt global die raubtiermenschliche Seite in seinem Wirken zeigt, die nun die Früchte Global sind. und das ist das Üble,)

Also wer heute noch so was Dummes glaubt wie diese dummen Lehren die nun da öffentlich da stehen, der ist wirklich primitiv bis in jede Zelle seines Körpers und Verstandes geblieben.

Aber in kosmischer Analyse ist er und hat er es noch nicht geschafft sich in seinem evolutionären Wege aus dem Terror zu entfernen, und er wird Jahr für Jahr damit zu kämpfen haben das Raubtier in sich zu überwinden.

Ich empfehle hier noch mal die Bücher von Jan van Helsing „Geheimgesellschaften“, die aber in der Bundesrepublik und Schweiz verboten sind, wegen Volksverhetzung habe ich gelesen.

Doch die Wahrheit ist es gibt gar kein Volk.

Denn Volk ist ein Begriff der die Gesamtmenge einer so genannten Rasse beschreiben soll. Bloß das der Begriff Volk eine negativ Bezeichnung ist die durch die herrschende Macht gestaltet wurde. Weil es aber eine Negativbezeichnung einer göttlichen Schöpfung ist, ist es kein Begriff der Wahrheitscharakter hat, und somit auch keinen Anspruch auf Gültigkeit hat.

Im Namen des Volkes ist in Wahrheit bloß dazu da um die persönlichen schwerwiegenden Entscheidungen zu relativieren und zu vertuschen und die Unzulänglichkeit und die Angst der damit verbundenen Urteile auf andere abzuwälzen.

Was im Namen des Volkes alles an Verbrechen, falschen Urteilen und Abzockungen gemacht wurde, ist mehr als katastrophal.

Es ist aber so gut durchdacht dieser Begriff dass er als Blitzableiter für die Verbrechen anderer gut genutzt werden kann, um deren Unzulänglichkeiten auf andere nämlich ein Kollektiv sag ich mal, abzuwälzen.

Ok, weiter.

Diese mächtigen Kartelle beherrschen also große Teile der Weltbevölkerung und treten in Wahrheit als die unsichtbare Regierung auf.

Das war schon immer so und ist eine Entwicklung heraus aus dem Urwald in die sogenannte Zivilisation und Kultur, denn es konnte ja rein logisch gar nicht anders gehen, die Erleuchteten kamen bloß auf die Erde um diese Verwicklungen zu entwickeln. Die Meister kamen auf die Erde und kommen auf die Erde um diese Dunkelheit in dem Verstand und den Sinnen dieser noch Raubtier gebliebenen Menschen zu erhellen.

Was daraus geworden ist sehen wir heute.

Aber es wird tatsächlich heller besser.

Auch wenn die Versklavung noch so gigantisch ist und die Globalisierung in Wahrheit bloß noch mehr Ausbeutung bedeutet nämlich die Verlagerung der nationalen Ausbeutung weg zu der Ausbeutung in Länder die noch nicht so weit entwickelt sind das sie die Ausbeutung erkennen können, die ja in den westlichen Ländern durchschaut ist.

Globalisierung ist eine Erweiterung des Neo-Faschismus. Es ist Faschismus.

Weil es bloß Firmen sind die diese Taten ausführen, aber genau das gleiche war es in Deutschland unter den Nazis, es waren Firmen aus den USA und Deutschland die den Faschismus aufgebaut haben, und Firmen streben auch heute zur totalen Vernichtung der Konkurrenz wie sie es beschreiben, also Raubtierverhalten.

Und genauso ist es heute Firmen haben quasi Semi- Kz-Camps sogenannte Freihandelszonenlager in der so genannten dritten Welt.

Alleine der Begriff ist schon Beweis genug das es sich um Faschisten also Verrückte handelt. Gut nachlesbar im Buch Bo Logo von Naomi Klein.

Wenn zum Beispiel Firmen wie Levis, Nike, Adidas und so weiter auch IBM und viele andere Globalfirmen ihre Schrott Waren zu Faschistenpreisen der Ausbeutung bei den Ärmsten der Armen machen lassen und sie dann zu teuren Preisen teurem Papier international uns national verkaufen wollen empfehle ich jedem diese Marken nicht mehr zu kaufen, sondern bloß noch Waren zu kaufen die im Land hergestellt ist, so das jede Firma im jeweiligen Land die Wahlmöglichkeit hat Firmen aufzubauen oder abzubauen.

Wenn eine Firma in dem jeweiligen Land nicht mehr bleiben will soll sie gehen.

Die Menschen ich, du, wir, sind von den Produkten der Firmen nicht abhängig, weit gefehlt wären das, es ist umgekehrt das die Firmen deren Bosse von den Produkten und damit von den Käufern abhängig sind. Da den Firmen der Profit am wichtigsten ist und sie total auf Ausbeutung aus sind weil sie sich dem bewussten und weder unbewusst oder bewusst den Strategien dieser Zionisten und Talmudisten und den Rothschilds und den Rockefellerkartellen angeschlossen haben, sind diese Firmen in Wahrheit deine Feinde.

Diese Strategie wurde aber seit langer Zeit so aufgebaut um eben eine Nation zu schwächen indem sehr große mächtige Privatmonopole geschaffen werden sollten die die Gelder an sich ziehen und so die Gelder aus den Staatskassen entfernen.

Zuerst waren diese Firmen noch kooperationsbereit um sich selber aufzubauen durch eure eigenen erschaffenen Gelder, die sie durch den so genannten Staat der nicht existent also den Politikern also ergo den Menschen bekommen haben. Als diese Firmen nun solch eine Größe erreicht haben das sie mächtiger wurden als die Staaten und Staatshaushalte, zogen sie auch ihre Sozialleistungen zurück um den Staat also die Völker noch mehr zu schwächen.

Das war genau das Ziel.

Das Ziel ist die totale Kontrolle über die gesamten Menschen und Staaten und politischen Systeme zu bekommen, vergisst das nie. So globale Firmen sind in Wahrheit faschistische Organisationen und die globalen Organisationen auch, seit sehr wachsam.

Denn all diese Organisationen sind von den genannten Kartellen selbst für ihre Zwecke aufgebaut worden.

Wenn Kofi Anan gestern den Friedensnobelpreis gewonnen hat so ist das ja nett, aber er selber ist bloß eine Marionette.

Das kann gut gesehen werden als die US Politiker und deren Systeme ihr Turm von Babylon Dilemma erlebten. Sofort zahlten die zionistischen und rothschildschen und rockefellerschen Kartelle die Gelder in die UN Kasse damit sie nun mehr Einfluss auf die Weltpolitik ausüben konnten.

Es ist alles Betrug. Firmen sind deine Feinde, Banken sind deine Feinde.Kartelle sind deine Feinde. Hier sind zum Beispiel aus dem Buch von Jan. van Helsing Geheimgesellschaften die Banken die die amerikanische Federal Reserve Bank gegründet haben, nachdem sie in den zwanziger Jahren den Aktiencrash verursacht haben.

Also wer Aktien kauft ist total von den Banken abhängig und wird total abgezockt. Das ist nämlich der Weg das Geld das in deinen Taschen liegt in die Banken zu bringen. Und wen sie nicht genug davon bekommen was nie sein wird weil es gar nicht anders geht denn sie haben ja keine lebensauf-bauenden Ziele der Egoismus dieser immer wiederkehrenden Ziele hat ja nichts anderes. Wenn sie also ihre Weltmacht Ziele nicht weiter vorantreiben können lassen sie den Geldmarkt zusammenfal-len, das ist ein ganz einfaches Spiel.

Da sie ja das Geld drucken und kontrollieren.

In den USA sind die total in der Macht und die USA ist auch das Land das sie sich ausgesucht haben um weltweit zu agieren.

Die Aktienbesitzer der Federal Reserve Bank der USA, Rothschild Banken aus London und Paris

Lazard Brother Bank aus Paris

Israel Mose Seif Bank aus Italien

Warburg Bank aus Amsterdam und Hamburg

Lehmann Bank aus News York

Rockefellers Chase Manhattan Bank aus News York Goldmann Sachs Bank aus News York

Also es ist alles Privatbesitz in den USA, nennt sich aber die US Regierung. Auch das zeigt also die US Regierung ist keine Demokratie sie ist der Schein einer Demokratie, außerdem war Platon ein Sklavenhalter, glaubt ihr etwa ein Sklavenhalter kann ein System für die Menschen entwickeln das Edel wäre Nobel, natürlich nicht, das geht gar nicht.

Ein Raubmensch kann noch keine Wahrheit erkennen, er hat Träume Wünsche und so weiter und versteckte Ziele, mehr nicht.

Ab und an erscheint das göttliche in ihm, doch dann weiß er nicht was er damit machen soll.

Es gibt zum Beispiel Bücher in den USA die die Machenschaften dieser üblen Banken in den USA aufzeigen. Edward Griffin hat eins geschrieben, „The Creature from Jekyll Island", lest das mal.

So, weiter mit der demokratischen Faschisterei.

Ich komm noch mal auf diese globalisierungs Faschisterei zurück im Buch No Logo, da ist auch gut ersichtlich das die Firmen was zur Verschwörungstheorie der Geheimbünde und okkulten Gruppen gehört also eine immense Finanzmacht aufbauen, in den so genannten EPZ,s in den Philippinen Chi-na und Vietnam oder Mexiko und anderen industriell nicht vermasselten Ländern haben sie schon eine Art KZ aufgebaut, Arbeitslager wie unter Hitler, Stalin, Mao dem Empire oder Römern. Es sind mehr als halbe Konzentrationslager, es sind isolierte Zonen genau wie bei Hitler, die von Soldaten bewacht werden genau wie bei Hitler und wo die Menschen ihrer Arbeitskraft beraubt werden genau wie bei Hitler aber sie werden noch nicht vergast.

Dafür vergewaltigt, geschlagen, auch schon mal ermordet. Das sind also die Besitzer dieser Mar-kenartikel.

Um genau hinzuschauen, welche Wesen würden so was tun, Christen, Buddhisten, Ja, Juden, Ja, Deutsche, Ja, Chinesen, Ja, Russen, Ja, aber noch genauer hinzuschauen, Heiden, Ja, und noch ge-nauer hinschauend, Raubtiere, Raubmenschen, Jaaaaaaaaaaaa.

Heute wird das KZ, dieser Raubtiere bloß anders vermarktet, aber das wichtigste, es ist nicht eine nationale Totalität erreicht. Wenn die wieder erreicht ist, ist es egal in welchem Land das wäre, wäre auch Totalfaschismus wieder erreicht.

Da zurzeit in den so genannten demokratischen Staaten eine total Kontrolle also ein total Monopol nicht erreicht werden kann läuft es also in die Richtung eine Totalmonopolisierung über den Ausbeutungsweg der Schwächeren Völker zu erreichen. China bietet sich dazu sehr gut an, da deren regierende ja selber noch Faschisten des besten Blutes sind, sozusagen Edelfaschisten Edelnazis echte Hitlerklone.

Aber auch viele andere Völker haben das Potenzial dazu, das größte mir bekannte Potenzial zum totalitären Hitlerfaschismus haben die Zionisten selber, und die talmudischen Klone, da ihre Lehren ganz offen daliegen und unwiderrufbar öffentlich sind, damit zeigen sie sich als 100 % Faschisten und Völkermörder in bester Qualität und höchster Freude für den Satan den sie selber erschaffen haben.

Wer will mitmachen, die Hölle ist sehr leicht zu erreichen,

In diesen Kzts, diesen EPZ Arbeitslagern hat weder die Regierung noch die Stadt etwas zu sagen. Das soll also deren neue Weltordnung werden. Diese stupiden total verlogenen Halbmenschen und noch voll Raubtiere mit menschlichem Körper, seid wachsam wem ihr eure Arbeitskraft gebt, seit wachsam für wen ihr arbeitet es könnte der Satan selber sein, in den meisten Fällen ist es noch so, Vergasung passiert da noch nicht, aber die Vorstufe das Vorvitamin dafür ist schon freigelegt. Die Irren sind menschlich, das habe ich mal auf einer Postkarte in Berlin gesehen. Gegenüber standen sich aber zwei Affen, der eine Schimpanse sagte das zu seinem Schimpansenfreund. Aber um noch mal genauer hinzuschauen muss auch erwähnt werden, da diese Irren nicht wissen wer und was sie in Wahrheit sind und erst viel später dazu kommen werden falls das göttliche es soweit kommen lässt, und nicht zuvor die Bühne auf der Erde etwas verändert.

Hauptsächlich werden dort Kinder ausgebeutet. Jene also die sich am wenigsten wehren können und die noch am meisten Reinheit haben und Erfahrungen machen wollen und müssen, außer sie sind schon als Erwachte zur Erde gekommen, und den Erwachsenen zeigen was zu tun ist, was zurzeit auf der Erde auch schon voll im Gange ist. Es kommen immer mehr erwachte Seelen in den menschlichen Körper und die sind mit dem Verlogenheitsdemokratismus nicht zu verblöden, gut so. Diese EPZ Arbeitslager sind also mit dem Segen der UN und der WTO und der Staaten die ihnen angehören aufgebaut.

Na dann Prost Bekloppheit.

Es ist der gleiche zionistische talmudische Zynismus der auf Auschwitz lagerte „ARBEIT MACHT FREI", der gleiche, Ausbeutung der Menschen Kinder jungen Frauen bis zum wegwerfen. Eben die amerikanische Wegwerfkultur ,mehr nicht.

Distanziert euch davon und baut mehr Qualität auf.

Lasst euch nicht von den vordergründigen Propagandazionisten und falschen Christenreligionen total verblöden.

Ihr seid zwar auf dem besten Wege dorthin, aber es gibt immer Hoffnung, auch für euch, die Sonne scheint immer und ich kann von mir sagen, „mein Licht ist heller als das Licht der Sonne", darauf komme ich am Ende des Buches zu sprechen, ok, falls ich es bis dahin nicht vergessen habe, oleee.

The way things are going the gona cruzify me, Lennon alright, how hard it can be, Piano Bitte. Noch mal, dieses System ist ein System der Zionisten der Geheimloge und Orden, das ist wie gesagt für viele nicht erkennbar, denn diese Orden Gruppen und Strukturen wurden schon vor hunderten von Jahren gegründet und sind mitten in dem geschehen drin bestimmen nun die Politik, euch lässt man bloß wählen damit ihr den Anschein habt mitzugestalten, damit diejenigen die das gestalten es in Ruhe machen können und nicht erschlagen werden.

Aber die Intelligenz wächst auch in den Massen der Menschen.

Und was die Zionisten und Talmudisten und okkulten Kräfte nicht wissen könnten ist das der Plan des göttlichen die Kreislaufbahn des Lebens ist. Es wiederholt sich alles wie die Jahreszeiten, und wer dann nicht erkennt das zbs. im nächsten Jahr dies und das Problem schon wieder da ist der muss es im nächsten Jahr wieder erfahren, und es wird von Jahr zu Jahr dringender bis zum totalen Kollaps, das geht auch für Nationalitäten so für Sekten Orden und die diabolischen Kräfte, auch die werden gereinigt.

Sie haben die Chance sich davon zu lösen, vom Raubtiergemüt.

So. Was gibt's noch, das demokratischer Faschismus ist. Folgendes, wenn das Üble sich nicht direkt verwirklichen kann tut es das indirekt. Eine der indirekten Arten ist die Pharmazeutika und die Chemie, natürlich sind sämtliche Waffensysteme sowieso dabei. Aber zum Beispiel die chemische Industrie und deren Anfänger diese deutschen Raubsaugetiere die hoch angesehen sind. Diese Menschen behaupteten bloß weil sie da was unter ihren Mikroskopen gesehen haben das seien Chemie oder chemische Stoffe. Das ist aber so, wenn zum Beispiel ein Gorilla ein Fernrohr bekäme und damit hantieren würde, er auch zu einer Ansicht kommen. Betonung liegt auf Ansicht, genau das hatten diese Chemiker damals, da sie Materialisten also Raubmenschen waren, bezeichneten sie das was sie da entdeckt hatten als Chemie und die dann isolierten Stoffe als chemische Substanz.

Das ist total falsch.

Die isolierten Stoffe mag man zwar als chemischer Stoff bezeichnen aber Wahrheit ist das nicht. Und weil sie nun diese Stoffe in chemische Formeln zerlegten hatten sie dann auch die Fähigkeit, so glaubten sie von der Formel zumindest her das natürliche zu kopieren und gaben es aus als das gleiche wie das natürliche. Das ist total falsch. Deswegen ist diese Industrie auch so senil und verlogen, weltweit, weil sie das falsche macht. Das hat schon Gründe denn die falschen können nur das falsche zum Vorschein bringen. Die Wahrheit ist es gibt in der gesamten Existenz nirgendwo Chemie ... Außer die künstlichen Konstrukt die wir nun heute als Umweltgifte mit uns schleppen...

Wenn es im menschlichen Körper und in der Natur egal wo auch immer irgendwo Chemie gäbe, wäre alles schon längst vergiftet und abgestorben. Aber da wo Chemie ist wird alles vergiftet und stirbt alles ab.

So das waren verrückte die Chemiker.

Blinde Unwache, Unspirituelle, Unerwachte, eben Raubsäuger.

Dieses falsche ist von falschen wie den Rockefellers und IG-Farben total genutzt worden und hat es soweit gebracht wie es heute ist. Deswegen, es darf weder für den Erdboden die Luft das Wasser und vor allen Dingen für die menschliche Nahrung keine synthetischen chemischen Stoffe geben. Das Resultat ist langsamer Tod absterben und verblöden Senilität und, ein gigantisches Kz.

Die Erde eben.

Aber das sind deren Ziele.

Weltherrschaft wollen die ja bloß für sich nicht für dich oder der Erde, die sind noch so blöde das sie glauben und denken sie müssten sich die Erde Untertan machen, eben die Sprüche der Alttestament stupido Religionen,

So welche anderen Berufsgruppen haben starke faschistische Tendenzen?

Da sind die Ärzte, da die Ärzte die Handlanger dieser chemischen Industrien sind und das Ausbeutsystem dieser Kartelle unterstützen. Wenn ich alleine an diese ärztlichen Zwangsverordnungen denken Chemotherapie Impfungen, da wird der Faschismus sehr gut sichtbar, aber vor allen Dingen „Bares".

Sehr gute Aufklärungsarbeit macht auch die BUKO PHARMA KAMPAGNE Infos unter www.epo. de/bukopharma. Wenn man lesen möchte was für eine Verbrecherbande die Pharmaindustrie ist, so braucht man bloß die Buko Pharma Kampagne zu lesen. Lügen Betrug Täuschen Tricksen sehr, sehr, sehr. hohe Kriminalität.

Was wäre noch Faschismus?

Mieten zahlen ist zum Beispiel Faschismus, weil es Ausbeutung ist, Versklavung.

Wer Mieten nimmt ist faschistisch veranlagt. Er ist weit entfernt von der Wahrheit. Wer weit entfernt ist von der Wahrheit der ist näher am Faschismus dran!

Außerdem Geld, Geld ist eine reine Form Kontrolle zu erreichen um andere zu versklaven, dann alleine von diesem chemischen Produkt diesem synthetischen Produkt auch noch Zinsen zu verlangen ist mehr als Zynismus, das ist Faschismus.

Ach ja ich möchte hier noch mal für all jene ganz klar machen, wenn ich etwas über die Juden schreibe die Zionisten und die Talmudisten die Rockefellers und die IG-Farben Sache, dann heißt da nicht das ich zum Beispiel Antisemit bin, was das in Wahrheit ist hat Jan van Helsing ja schon abgeklärt und ich rate jedem der mit der Bezeichnung rum wirft sich da erstmal genau zu informieren was das wirklich ist. Ich bin mir bewusst dass das israelische Volk ein Konglomerat von unterschiedlichen Sekten ist, und die Zionisten sind bloß eine der vielen Sekten des Israelischen Volkes, Klaro,

Ich bin für Menschen, aber nicht für Idiotien und Ignorantensekten verlogenen und senile Machtorganisationen.

Ich bin für Pflanzen Tiere und Wolken Flüsse, Planeten, und Außerirdische.

Also ihr könnt zwar denken was ihr wollt, aber gegen die Juden bin ich nicht.

Aber gegen Atombombenarschlöcher Ja.

Hohoho, es ist kurz vor Weihnachten, heute ist der 13 Dezember 2001.

14 Dezember 2001, weiter geht's.

Demokratischer Faschismus ... zurzeit werden ja die Taliban und ganz fett Bin Laden als das Üble schlechthin vermarktet. Von den US Politikern insbesondere, aber ganz fett von Busch. Ich empfehle jedem die Bücher über die Busch Familie zu lesen, wirklich informiert euch, die Busch Familie sind nämlich alle Heilige, nichtwahr!

Das sind keine Raubtiere mehr die Buschis, das sind alles solche der Menschheit nur das beste wollende, da frag ich mich geht das überhaupt wenn man noch Raubmensch ist, kann ein Raubmensch überhaupt schon das liebende das rechte leben,

meine Antwort ist ganz einfach

Nein,

deswegen sagte Jesus ja selbst noch am Kreuz „Pappi vergibt denen denn sie wissen nicht was sie tun".

Das ist nämlich die Situation auf der Erde die Menschen sind noch immer nicht fähig genug sie müssen immer noch durch die Täler des Leidens gehen und sie müssen immer noch durch Kriege und Morde und Versklavung so weit getrieben werden bis ihnen endlich so viel Schmerzen aufgeladen wurden das dann womöglich etwas zum wahrhaftigen gewendet wird.

Da Busch der erste schon fast Diktator der USA ist, der in einer Linie mit Rosenfeld in den USA steht und Eisenhauer, ist die USA mal wieder tief in eine ausbeuterische Verblödung geraten. Ich habe gestern gelesen das Busch sogar Akteneinsicht wieder verbieten lassen will. In den USA ist ja das Gesetz das nach dem ausscheiden eines Präsidenten 12 Jahre später Akten Einsicht gewährt wird, alleine das schon zeigt was das für Banditen sein müssen.

Amerika, ihr erlebt Faschismus!

Ihr seit euch dessen bloß noch nicht bewusst weil ihr ja Amerikas seit, und bei denen darf so was einfach nicht sein. Aber ein Land das weltweit die größte Ausbeute der Energien auf der Erde für sich nutzt muss faschistisch sein das geht gar nicht anders das muss ausbeuterisch sein.

Faschismus ist ja Ausbeutung aller Ressourcen, Lebenskräfte bis hin zum Massenmord an ganzen Völkern. Dafür wird jetzt schon in den okkulten Kreisen der nächste Weltkrieg geplant, zur Erhaltung der Macht und Ausbeutung,

Erst wenn das Gift Geld aus der Gesellschaft der Menschen entfernt wird, wird mehr Gerechtigkeit und Wahrhaftigkeit auf der Erde gelebt werden.

Das Geld wie gesagt ist dafür gemacht worden um auszubeuten und zu versklaven, aber erst wenn es verschwinden wird, wird auch totale Vollbeschäftigung, eigentlich ein faschistisches Wort, nein, erst dann wird die völlige freie Kreativität auf der Erde gelebt werden können, ohne das zuvor geschaffenen Gefängnis des Geldes.

Die Menschen sind so unbewusst das sie glauben und denken Geld wäre was Natürliches und die Transaktionen auch das gehört sozusagen zur göttlichen Schöpfung.

Nein es ist für die totale Versklavung gebaut worden.

Die Pläne wie die Menschheit in den nächsten Weltkrieg gebracht werden kann liegen schon bereit, es wird bloß noch auf den richtigen Zeitpunkt gewartet, da sich auch für die Planer unvorhergesehene Ereignisse abgespielt haben, sie haben nicht mit der Wachsamwerdung der Erdbevölkerung gerechnet.

Sie haben nicht damit gerechnet das sie selber bekannt wurden die Organisationen Sekten Geheimbünde und politischen Gruppen die militärischen und wissenschaftlichen Senilen.

Sie dachten sie hätten die gesamte Kontrolle über ihre Wege und Denkrichtungen in der Hand. Aber das sich in diesen Gruppen von ausgebeuteten Menschen global erwachte Genies befinden die sich immer mehr ausweiten und da immer mehr erwachte Kinder zur Welt kommen ist ihr Plan zwar noch da, aber ein geistiges Gegengewicht ist auf der Erde, das nun die Forcierer dieser „Eine Weltregierung" unter dem Deckmantel der UN und WTO erkennbar gemacht hat und man weiß wer diese Faschisten sind.

Diese Faschisten werden alle vor Gericht gestellt werden müssen. Die WTO, die und die Regierungen selber die Politiker, die Armee, die Geheimdienste.

Ist es nicht äußerst seltsam das in den USA in unbeschreiblich vielen politischen und wirtschaftlichen Positionen khasarische Juden, und Zionisten sind, und das diese, diese Politik und Armeestrategen sind, wer hat das Geld in den USA?

Wem gehören die Banken in den USA, welches sind die Lügner?

Wenn Naomi Klein auf der Oberfläche mit Nike und Mc Donalds und Shell arbeitet und in ihrem Buch zeigt wie sich auf der kommunal politischen Ebene was bewegt, und wie dadurch gezeigt wird das dann aber gesagt wird, das dürfen die Menschen nicht, also gut erkannt wird, das Politik rein theoretisch abgrenzend und eingrenzend wirkt um so ganz alleine in künstlicher Abgrenzung sozusagen die Weltbevölkerung abzocken will ,da sie ja wie seit eh und je die Handlanger der Industrie sind, das war schon immer so ob nun die Menschen hoch zivilisiert genannt werden oder ob sie Bauern waren oder Jäger, das ergibt sich aus der menschlichen Situation, wenn also von den wirtschaftlichen Giganten die allesamt aber bloß von der Gesamtheit der Menschen getragen werden, was die nicht sehen wollen, alleine da ist schon deren Senilität zu sehen und Senile können und dürfen keine globale Expansion machen, die müssen entmachtet werden.

Wenn also die Industrie sich wehrt das die Politiker versuchen da dann das zu unterstützen, und auf dem Rechtsweg dann gekaufte Anwälte und Richter getürkte Urteile abgeben, dann kann gesehen werden dass auch ein Rechtstaat ein Betrugsstaat ist.

Aber aus solch einer Situation kann sich eine neue Bewegung entfalten, die sich all dieser industriellen Verlogenheit entledigen kann und völlig ohne diese verlogene globale Industrieraubtier Mentalität eine Bewegung ausbaut die sich über die Gruppierung dieser wirtschaftlichen Ziele hinaus formiert und sozusagen Überparteien baut, die alle traditionellen Parteien „obsolet" macht. Die auch kein Interesse mehr am Geld hat, an Militär oder an Logos. Marken eben.

Heute darf man nicht mehr an das Recht des Rechtstaats glauben denn auch da ist Faschismus vorhanden.

Ich zeige noch mal auf wie die Illusion mit dem Geld ist.

Also wenn die gesamte Menge Geld von der faschistischen Federal Reservebank dir persönlich vor die Füße gelegt wurden. Was wohl ne Menge wäre, denkst du dass das Geld die Arbeit in den Schwitzhütten, in den Schwitzläden in den Sweatshops der Erde in Haiti oder auf den Philippinen oder in China machen würde.

Stell dir dass genau vor und werde dir bewusst was die Wirklichkeit ist und die Wahrheit. Alles andere ist Verblödung und strategische ganz bewusste Ausbeutung von Sekten die sich dem satanischen hingegeben haben, nicht umsonst gibt es weltweit Geschichten Fabeln und Mythen die von diesem Gleichnis erzählen dem verkaufen deiner Seele an das Geld, nicht umsonst ist das auf der Erde seit unbeschreiblich langer Zeit.

Mit Geld kann es keine Befreiung des Raubmenschen zum Menschen geben, das ist unmöglich, du kannst keine Menschen befreien mit 5 Fische wenn du 6 Milliarden Mäuler hast. Das können nur die Meister und Erwachten die von Gott gesegneten die auf die Erde kommen um zu zeigen dass das göttliche wahrhaftig ist.

Die Satanisten wollen ausbeuten und töten, versklaven und betrügen und dergleichen, die haben einfach daran Freude, das muss erkannt werden, so wie ein Löwe sich daran labt das Blut einer Gazelle zu schlürfen, so wie ein Adler sich stark aufplustert und in seiner vollen Stärke zeigt wenn er seine Beute gefangen hat, so will auch das satanische das illuminatische die zionistischen und anderen Religionskartelle das und muss , muss, das anstreben sonst sind seine ganzen Ziele umsonst und seine ganzen Bestrebungen sinnlos ,das ist seine Verwirklichung. Zurzeit läuft auf der Erde gut sichtbar in den USA eine Heuchelei der besten Qualität ab, Politiker schwören auf Gott.

Es ist besser auf den Gott der Politiker zu scheißen und Gott ganz aus dem Spiel zu lassen denn damit wollen sie bloß echte religiöse Gefühle fangen. Wenn jemand in der Politik bis zu der Position gekommen ist die er erreicht hat, da ist ohne Ausnahme echte Heliostat unmöglich, weil man bis man dort angekommen ist schon zum potenziellen Diktator und Massenmörder aufgebaut wurde. Denn womit er da zusammen kam ist nicht die Wahrheit der Heiligen und die Kunst, nein, die Wahrheit der Liebe.

Er muss, das muss, ganz genau erkannt werden, was ein potenzieller Faschist ist,sei, mag er sich nun Labor oder Demokrat nennen, Christ oder sonst was,

Das ist zurzeit das Dilemma das die Geheimgesellschaften über Jahrhunderte aufgebaut haben.

So wie ich zuvor zeigte was man vorhatte um die Freimaurer zu unterwandern um sich deren zu bemächtigen weil damit in der Öffentlichkeit Menschen angezogen werden die sie aber dann für ihre Zwecke nutzen um auch öffentlich gut da zustehen, aber im Hintergrund werden ganz andere Ziele verfolgt, genauso wird die UN genutzt um die Ziele der amerikanischen Politiker zu kotzen. Der Friedensnobelpreis ist ein gutes Versteck um ungehindert die globale Faschismus Strategie zu verwirklichen, denken die...

Über die UN, da gibt es ja so viele Bereiche werden so viele Betrügerische Nachrichten vermittelt die dann denjenigen der nicht weiß was da abläuft und der denkt ja das ist die UN das muss dann ja alles stimmen, ohne genau zu sehen was da passiert, das als Wahrheit nimmt und akzeptiert und es unterstützt. Die gesamte Klimakontrolle der Club of Roma und vieles, mehr das ist alles Faschismus,

Aber was ist kein Faschismus?

Folgendes ist kein Faschismus, ihr seit in Wahrheit alle Gottes Söhne und göttliche Töchtern, ihr seit in Wahrheit alle das göttlich auf der Reise durch die göttliche Schöpfung. Ihr seid aus der himmlischen Welt in die physische Welt gekommen. Ihr habt die Mineralwelt durchlebt ihr habt die Pflanzenwelt durchlebt und dann die Tierwelt wo ihr mit dem Prinzip des Tötens in Verbindung gekommen seit, ihr musstet töten sonst würde euer Körper nicht leben können, aber dann geht es weiter, ihr entwickelt euch heute aus dem Prinzip des Tötens heraus, das geht bei vielen nicht so einfach und ist mit vielen Wiedergeburten verbunden.

Auch die ignoranten Lehren der Zionisten und die blöden Lehren die wirklich nur was für dumme Raubtiere sind Raubmenschen, die talmudische Lehre gegen die Gojim, auch sie müssen sich vom Raubtier zum Raubmensch zum Mensch entwickeln.

Auch die Illuminati auch die stupiden verlogenen politischen Parteien mit ihren Raubmenschen müssen sich zu Menschen entwickeln, auch die Kommunisten mögen sie noch so verblödet geworden sein durch die amerikanische Politik und zionistischen Banken und deren Strategien, auch die militärischen Halbmenschen müssen sich zu Menschen entwickeln, ohne Ausnahme.

Ohne Ausnahme. .

Das Prinzip der Vergebung ist in die Schöpfung mit eingewebt das Prinzip der Vergebung der Sünden oder sagen wir mal Vergebung der Ignoranz, ist mit in der Schöpfung eingewebt.

Es liegt ganz offen da.

Wenn du, da alles in Kreisform im Universum abläuft, genau beobachtet hast wie jedes Jahr gewisse Themen immer wiederkommen und manche Themen kommen die du gar nicht mehr nachvollziehen kannst und sie sogar aus deinem vorherigen Leben stammen können oder aber aus deiner Kindheit manche passierten die schädlich waren als du 5 - 8 oder 35 warst, wenn du in diesen Jahreszyklen dann diese Themen widergespiegelt bekommst und dann nicht mehr auf diese Themen eingehst dir sagst nein, das will ich nicht mehr tun damit will ich nicht mehr leben, das ist nicht gut für mich, dann wird im Folgezyklus diese karmische Last von dir genommen sein, das ist das göttliche Prinzip die göttliche Wahrheit die Vergebung der Sünden oder der Ignoranz.

Dazu ist kein Priester nötige denn der arbeitet mit einem Betrug einem Machtbetrug, weil die Religionen alle nämlich multinationale Logo Firmen sind. Sie sind sehr lukrative finanzielle Unternehmen, die katholische Kirche ist der größte Landbesitzer der Erde, und so weiter.

Natürlich gibt es auch andere Formen wie man sich vom Faschisten also vom Raubmenschen zu Menschen entwickeln kann zum Beispiel haben die Heiligen die Fähigkeit deine Ignoranz teilweise oder sogar ganz zu löschen.

Oder die Erleuchteten Meister die extra auf die Erde kommen um Seelen aufzuwecken und ihnen zu zeigen das sie eben nicht der sterbliche Körper sind und so weiter.

Aber zurzeit ist die Ignoranz noch bei weitem in der Blüte. Deswegen ist Globalisierung und Faschismus kein Gegensatz. Diese gnadenlose Globalisierung ist auch der Förderer des Faschismus, manche sagen Neo-Faschismus, der echte Radikalismus wird dadurch gefördert. Ich habe gelesen das die intelligente Ignoranz als die Zionisten und die Illuminati und andere Organisationen zum Beispiel für Deutschland folgenden Plan haben um es besser zu ruinieren,,

Um Deutschland zu schwächen also die Bevölkerung die Menschen die göttlichen Seelen, werden folgende Strategie verfolgt.

„Den Ausländerhass fördern, insbesondere in den neuen Bundesländern, den Ausländerhass erweitern durch eine Vergrößerung der ausländischen Immigranten.

Ganz bewusst zu intervenieren das die deutschen die neuen Bundesländer nicht entwickeln aufbauen, wegen der wirtschaftlichen Macht und dem Bezug zur russischen und einfach östlichen Entwicklung. Gezielt Gelder in die Entwicklung des Rechtsradikalismus zu stecken, viel Geld dafür kommt aus den USA, und Deutschland finanziell stark zu schwächen durch Einbindung in internationale Kriegsaktionen und Militärhandlungen".

Heute kann man gut sehen dass die Strategie gut läuft.

Erst gestern noch las ich das Militär braucht gigantische Summen für diese militärischen Handlung global, erst gestern las ich das die EU verhindern will das zum Beispiel die deutschen ihre eigene Industrie in den neue Bundesländern also Firmen nicht finanziell unterstützen dürfen.

Ich bin kein Nationalist, ich bin Mensch, aber wenn ich so was sehe dann sehe ich den Faschismus der in der EU abläuft, die EU ist eine faschistische Organisation mehr nicht, bis jetzt jedenfalls. Da ich selber von diesen wirtschaftlichen Zuständen betroffen bin ich bin arbeitslos als 53 jähriger weil ich, zu alt, hoho, bin und nun auch nicht mehr die geringste Freude haben an DEM SCHUND TEILZUNEHMEN;; bin ich selbst ein Opfer dieser zionistischen und illuminatische Gründe, ein Opfer der Kartelle von Rockefeller und den IG-Farben Kartellen. Ein Opfer dieser intelligenten Ignoranz aber mir ist das recht so, ich bin von denen nicht abhängig das war ich noch nie und werde das auch nie sein.

Hinter all diese Strategien, die für jedes Volk der Erde von den genannten Geheimbünden und Banken vorliegen nicht bloß für die deutschen nein, das ist bloß weil ich hier lebe, aber auch die US Bevölkerung, da ist insgeheim Revolution geplant, Verunsicherung, totale Übernahme der Bevölkerung durch das Militär und die Firmen. , ,

Ich komme noch mal zurück zu Globalisierung und Faschismus. Politische Kräfte versuchen heutzutage sich mit Aktionen gegen Rechts als besonders demokratisch zu profilieren. Dabei ist gut ersichtbar das Globalisierung und Demokratie Gegensatze sind. Aber Globalisierung und Faschismus nicht.

Und Globalisierung und Terrorismus auch nicht.

Die Buschfabrik hat es über die Medien so hingestellt das der Angriff auf die Türme von Babel ein Angriff auf die westliche Welt war. Für die Wahl ja.

Dadurch kann gut vertuscht werden was zum Beispiel in der US Politik also der Wirtschaft und dem Bandensystem wirklich geht. Erstens will man ja die Massen auf seiner Seite haben, Das haben sie weil sie die Printmedien ihr eigenes nennen dürfen und die TV Medien auch und die Radio Medien auch.

Bloß das Internet nicht.

China und Saudi-Arabien und Iran wollen das ja auch kontrollieren aber Menschen haben nun mal schöne Körper big Titts und schöne Lippen, sie haben nun mal heiße Magnils und warme Haut sie haben nun mal Liebe und sie haben nun mal die internationale sagen wir mal ganz poetisch Fickpotenz,

Hahahaha

Sie sind nun mal, da sie, wenn sie noch total polarisiert sind entweder Mann oder Frau, wenn die Entwicklung aber weiter gegangen ist und die Polverschiebung schon passiert dann nicht mehr rein Mann noch rein Frau, und wenn die Entwicklung abgeschlossen ist dann sind sie genau in der Mitte sie sind bloß noch Liebesenergie und die ist weder männlich noch weiblich ..

Das ist die Entwicklung aus dem Tierreich hinaus in das wahre Menschenreich. Das dauert aber noch.

Vielleicht kriegt ihr davor noch den dritten Weltkrieg der ja an einem 6 Mai anfangen soll wenn der Fluss Drina beim Ort Bajina Basta mit zwei parallelen Brücken überbaut wird und indem der Karfreitag der orthodoxe auf dem Georgstag dem 6 Mai eben fällt. Das sind die Prophezeiungen von den beiden Analphabeten aus Mitar Tarabic. Und seinem Onkel Milos Tarabic aus dem jugoslawischen Ort Kremmna.

Naja

Also diese globalisierenden Faschisten die mit aller Macht versuchen ihre Ziele zu verheimlichen da sie nämlich Faschisten sind und den Rechtradikalismus brauchen als Tarnung, aber auch den

Linksradikalismus als Tarnung nutzen und auch die Demokratie.

Sie versuchen bloß ihren Faschismus zu verschleiern über neu gefundene Möglichkeiten wie Bin Laden (oder Abladen) oder aber andere politische Unruhen die sie selber erzeugen.

Also Globalisierung ist Faschismus.

Natürlich ist das Ziel eine allgemeinmenschliche humane Regierung zu schaffen, lobenswert, und auch eine Weltregierung ist lobenswert, und natürlich der damit verbundene Abbau des Militärs. Denn alle Staaten müssen dann ihre Militärs auflösen und sämtlicher Waffenbau auch. Denn wozu wäre sonst eine Weltregierung nötige, und so weiter. Ich will hier nicht die gesamte Vernunft und logischen Konsequenzen auflegen dazu müsste ich 15 Bücher schreiben das will ich nicht. Dafür empfehle ich die Bücher von MARTINUS zu lesen und zwar alle, ohne Ausnahme. Martinus hat den gesamten Faden, das gesamte Wissen, die gesamte kosmische Analyse aufgeschrieben. Das ist insofern wichtig, da die herrschenden Mächte versuchen im Menschen eine Leere zu schaffen einen Bruch in seinem Erkenntnisprozess und seinen Wahrheitsfindungen der Selbsterkenntnis.

Ganz einfach noch mal zur Erinnerung.

Aus Gott aus dem göttlichen kann nur das göttliche kommen, ok. Mehr will ich dazu nicht sagen.

Aber aus dem Verblöden des Urknalls und mehr nicht, kann nur das Nichts kommen, was letztendlich zur totalen Zerstörung des Planeten kommen würde. Deswegen ist es auch schon soweit gekommen. Also Globalisierung und Faschismus sind das gleiche Prinzip.

Oder die gleiche Mentalität dieser Raubmenschen die einfach keine Selbsterkenntnis haben, sie sind die Ignoranz.

Die Ignoranz gibt sich heute als die Intelligenz aus.

Diese beiden oder besser diese Entwicklungsrichtung die Globalisierung läuft letztendlich auf die totale Entmündigung der menschlichen Bevölkerung aus, auf dem gesamten Planeten.

Heutzutage darf man nicht mehr auf Begriffe achten, Demokratie, Freiheit oder Arbeit oder Wirtschaft oder politische Partei oder WTO oder EU oder UN ,sondern man muss immer auf den einzelnen Menschen schauen, und dann noch womit ist er verbunden wer unterstützt ihn, wo kommt sein Geld her.

Kohl in Deutschland hat zum Beispiel von dem IG-Farben und dem Rockefeller Kartell, seine Instruktionen bekommen und sein Ehrenwort gegeben. In der Bundesrepublik ist IG-Farben also die pharmazeutisch chemische Industrie die größte. Die Zerschlagung nach dem zweiten Weltkrieg war nur Pro-Form, mehr nicht. Heute ist Bayer, Novartis Höchst und die Schweizer und amerikanischen Verbündeten ein ganzes Kartell, alle untereinander auf ein Ziel gerichtet die gesamte Erde zu vergiften, und auszubeuten, denn das ist doch ganz einfach ganz logisch, Pharmazeutika ist Gift und Chemie auch. So, was ist das Resultat, bestimmt nicht Nichtgift. In Wahrheit ist ja Globalisierung schon ewig da.

Was bloß das Gift reinbringt sind die Ignoranten, die mehr Macht wollen und die es nicht sein lassen können andere auszubeuten und sich so darzustellen als ob sie Demokraten oder Christen sind. Das ist alles Betrug.

Ich sage euch das Geld ist deren Peitsche.

Also Faschismus ist eine globaler werdende schizophrene Senilität die als Symptom einer Geistesgestörtheit der globalen Firmenbosse zum Vorschein kommt. Aber auch der Geistesgestörtheit ihrer politisch senilen Vasallen.

Dahinter steht eben dieser bekloppte Geld und Okkultwahnsinn.

In diesen Geld und Okkult Wahnsinnigen liegt die Diskriminierung und Ausbeutung der Menschen klar vorne, sonst könnte er ja nicht existieren, tieren, er mündet immer in Rassismus, Chauvinismus, und Diskriminierung. Ob sie nun religiös oder sonst was ist. Und zwar zuerst immer von Minderheiten. Weil damit am besten angefangen werden kann zu töten, den töten gehört zu deren vorgeburtlichen Eigenschaften, da sie ja noch Raubtiere in menschlicher Gestalt sind.

Monopolindustrie und Kirchen und Finanzkapital trägt also diese Ausbeutungen, weil's da am einfachsten geht. Die Verbreitung läuft dann subtil ab, bis zur Verbreitung dann in größerer Form.

Wenn sich die Raubtiere sicherer fühlen indem sie ganze Völker unterwandert haben, und sie von ihren Methoden abhängig gemacht haben, denn heute leben ja fast alle Menschen der westlichen Welt nicht als Eigenerzeuger sondern als Abhängige. Auch wenn die Monopolkapitalisten das genau so sind. Aber sie kontrollieren die Waffen das Militär und die Politik.

Ich bin mal gespannt wie viel Wahrheit sich zum Beispiel wirklich in der Bundesrepublik entwickelt hat wenn das so weiter geht mit der Arbeitslosigkeit aber auch Welt weit auch in den USA.

Mal sehen ob die Menschen die Unwahrheit leben wollen. Ausländerfeindlichkeit ist ganz bewusst gesteuert von den okkulten Gruppen. Ich habe mal gelesen das Ausländerfeindlichkeit in den deutschen Parlamentsdebatten folgendermaßen beschrieben wurde, nämlich, wenn jemand der Meinung war das Immigration an ihre sozialverträglichen Grenzen gestoßen sein.

Totaler Blödsinn.

Das hat mit Ausländerfeindlichkeit garnichts zu tun sondern mit Wachsamkeit und Vernunft damit Ausländerfeindlichkeit erst gar nicht entstehen kann.

Ein kleines Beispiel, wir geben England mal alle Ausländer die in der Bundesrepublik leben, was würde wohl passieren?

Nicht das die Engländer dann ausländerfeindlich würden, nein, sie würden finanziell Pleite sein was sie ja schon sind denn die sind ja in den Händen der Rothschildbanken.

Aber das würde einfach nicht gehen.

Es muss ja für jeden genügend Arbeit sein.

Wenn das nicht ist, brauch man keine Arbeitskräfte. Und ein Land das 7 Millionen Arbeitslose hat braucht keine.

Oder wir senden die gesamte nichteuropäische Bevölkerung zu den USA, Klaro.

So die Globalisierungsfaschisten sind keine demokratisch erarbeiteten Wege sondern ausbeuterische geheime dunkle Machenschaften. Dazu gehört auch die WTO

All diese Kräfte versuchen dabei je nach Landesmuster gewisse Polarisierung zu schaffen, obwohl die kosmische Entwicklung des Menschen in die Nichtpolarisierung geht.

Alleine deswegen schon werden diese okkulten Gruppen und politischen Parteien zu Grunde gehen müssen und die Menschen sich eine frischere ihrer Entwicklung angepasstere Form der Zusammenarbeit aufbauen müssen.

Der Zeitgeist von heute ist nicht der Zeitgeist von heute sondern von vorgestern und vor Jahrhunderten, weil die Ziele von vor Jahrhunderten der Okkultisten, Zionisten und Illuminati sind.

Es fragen sich schon viele Menschen ob die westliche Demokratie heutzutage überhaupt noch Legitimationen hat sich als demokratisch darzustellen. Es geht um positive Selbstdefinierung. Ein wichtiger Weg.

Die Selbstverblödung dieser politischen Gruppen ist enorm. Das Denken und Wahrheitsgefängnis noch enormer.

Die stupide links recht grün blau rot lila Farbe hat sie selber so dermaßen chaotisiert das sie schon jeden Mist mitmachen, so wie Schröder ohne mit der berühmten Wimper zu zucken euch alle in einen Krieg gesendet hätte, und sich dermaßen anbiederte ja nun bloß auf der weltpolitischen Bühne Tarzan zu spielen .. (Obwohl er dann ja später ein fettes „Nein" zu der Buschfeuer Irakbombardierung sagte. Prima.8.3.11 w.schorat) (Also dieses geschriebene geht mir nun bei der nochmaligen Korrekturlesung selber schon auf den Geist. Mein Gott habe ich da herumgewühlt und gemurkst.8.3.11)

Aber das war alles geplant von den okkulten Kräften. Das konnte schon vor Jahrzehnten in okkulten Schriften nachgelesen werden Deutschland auch auf dem Weg zu finanziellem Armutstum zu bringen durch Einwicklung in internationale Krisensituationen. Damit das „Geld" für das „Gute" fehlt. Und was ist heute passiert. Bingo.

Demokratie ist sowieso Blödsinn. Demokratie, Volksherrschaft, für mich ist alleine schon der Begriff „Volk" Unpassend.

Und da Platon ein Sklavenhalter war ist Demokratie für mich nicht das wahre. Leute da kann nur Mist draus entstehen obwohl das für euch heute wie Freiheit aussieht.

In Wahrheit ist Demokratie eine Wirtschaftsdiktatur. Egal welcher Form, eine Diktatur ist immer Faschismus. Sie wird als Demokratie vermarktet.

Die Staatsideologen die auch wie Tiere bleiben wollen die helfen diesen Wirtschaftsdiktaturen dabei, Bingo.

Da aber diese Feindbildpolitiker und die Feindbildwirtschaften die Feindbildraubsäugetiermentalitäten aber im Gegensatz zur kosmischen Entwicklung stehen, werden ohne Ausnahme alle zerstört werden müssen.

Das geht einfach nicht anders.

Alle Menschen sind in Wahrheit göttliche Geschöpfe, ohne Ausnahme auch alle anderen Lebewesen sind göttliche Geschöpfe auch die Steine und die Planeten auch die Pflanzen und die Außerirdischen. Auch die Atome und die Viren und die Bakterien.

Es wird keine Entwicklung, keiner Fortschritte machen, die ausbeutet die betrügt die auf Geld aufbaut die die ausbeutet die dem Prinzip der Gier folgt die den Prinzipien der Ignoranz folgen.

Dadurch wird es nur Verwicklung und damit Erstickung Verblödung und absterben geben.

Der Mensch ist dazu prädestiniert eine noble göttliche Wertigkeit aufzubauen, mehr nicht, ganz einfach.

Bis das passiert werden aber noch viele Tränen viel Blut und viel Ignoranz sein.

Ihr müsst euch eure Kastensysteme anschauen die in euren stupiden blöden demokratischen faschistoiden wirtschaftkriminellen Gruppen existieren.

Ihr müsst in euren Erkenntnisversuchen, das Geld außen vor lassen und eure wahre Kreativität erkennen, und erkennen dass das System so wie es auf der Erde ist, schon prädestiniert ist zur Geldlosigkei nicht zum Kommunismus, Marx hat das gesamte Kapital nämlich schon versoffen.

Marx Engel und alle anderen sowjetischen Kommunisten waren alle khasarische Juden, ist das nicht merkwürdig. Ich finde das ist merkwürdig. Also würdig zum merken. Und auch ungenau und unrichtig.

Sind die jüdischen Raubsäugetiere unsere Retter. Sind die jüdischen Raubsäugetiere die auserwählten Gottes, wie sie die Zionisten ja im alttestamentarischen Gott so sehen, das muss erkannt werden damit deren Motive gesehen werden, die Talmudisten auch.

Das ist beides purer Menschenhass.

Sind die Rothschildbanken die Wohltäter der Menschheit. Was haben diese Banken zum Beispiel alles unterstützt.

Euch würde mehr als der Hut hochgehen wenn ihr das alles wüsstet. Es muss erkannt werden das die Politiker die für die Demokratie stehen, in jedem Land Schulden in gigantischen Mengen machen. Aber bei wem, mit wem.

Erkennt das genau.

Wer profitiert davon das Kriege geführt werden. Wer profitiert davon das Militär blüht. Wer profitiert davon dass Faschismus blühen würde, Banken und Industrie.

Die Zersetzung ist geplant, lest das zionistische - Money Fest - lest die Talmud Lehren, lest machiavellische Lektüren, lest die Lehre von dem chinesischen Meister, ho, ho, ho, Sun Tsu, die in den zehn Regeln des Meisters Sun Tsu festgehalten sind.

2500 Jahre alt.

l. Zersetze was immer im Land eurer Feinde gut ist

2. Macht ihre Götter lächerlich und zerrt alles Herkömmliche in den Kot.

3. Unterhöhlt mit allen Mitteln das Ansehen ihrer führenden Schichten. Verwickelt sie, wo immer möglich, in dunkle Geschäfte und gebt sie im richtigen Augenblick der Schande preis.

4. Verbreitet Streit und Uneinigkeit unter den Bürgern

5. Stachelt die Jugend gegen die Alten auf.

6. Behindert in jeder weise die Arbeit der Behörden.

7. Bringt überall eure Spitzel unter.

8. Scheut die Mitarbeit auch der niedrigsten und abscheulichsten Kreatur nicht.

9. Stört, wo immer ihr könnt, die Ausbildung und die Versorgung der feindlichen Streitkräfte, untergrabt ihre Disziplin und lähmt ihren Kampfwillen durch schwüle Musik, schenkt dann noch leichtfertige Frauen in ihr Lager und lasst sie das Werk des Zerfalls zu ende führen.

l0. Spart weder mit Versprechungen, noch mit Geld oder Geschenke, denn all dies trägt reiche Zinsen. Seite 302, Jordis von Lohhausen MUT ZUR MACHT K. Vowinkel Verlag Berg am See 1979

Es gibt viele Schriften vieler Völker die solche Strategien verfolgten und auch heute tun, das ist normales Gedankengut der okkulten üblen Kräfte, das muss einfach erkannt werden.

Einiges zum entfalten der Individualität, die ein unverzichtbarer Teil deines echten wahren Wesens ist, deiner gottesschaft, deiner Göttlichkeit.

Schaut bloß in den Spiegel dann siehst du das du nicht wie der andere bist. Gott braucht keine Klone das brauchen bloß Faschisten. Deswegen ist die Genforschung eine faschistische Wissenschaft die gut in das Gesamtbild dieser zurzeit globalen Entwicklung des falschen demokratischen Geschehens abläuft.

Ein Wort zu den so genannten höchsten Ebenen.

Von höchster Ebene oder von höchsten wirtschaftlichen Ebenen und von höchster politischer Ebene, das ist alles Raubtiermentalität, denn die wissen ja noch nicht dass sie das göttliche sind. Das kommt erst später bei denen.

Die höchste Ebene ist keine Ebene. Bingo.

In Wahrheit ist nirgendwo eine Ebene zu sehen.

Wenn mir jemand irgendwo eine Ebene zeigen könnte, dem geb ich alles Geld der Welt aus Plastik. Stattdessen wird ununterbrochen sozusagen auf höchster Ebene die gesamte Weltbevölkerung mit ihren demokratischen Systemen von der amerikanisch imperialistischen und dazugehörigen englischen Bankenmonopolysucht, das Wort Demokratie dazu benutzt um ihre Weltherrschaft der Banken und Firmen zu installieren,,

Nicht umsonst hat Europa den Cent.

Systematisch werden die souveränen Völker zerstört, ohne Ausnahme auch das eigene. Aber die haben ja gar keine Völkerschaft , die gehören zur Machtvölkerschaft.

So, Faschismus ist gewollt um Demokratien zu zerstören.

Du wirst keine Identität in Industrien oder Politik finden auch nicht im Volk oder Staat du wirst keine Wahrheit dort finden du findest auch keine Wahrheit im Denkkörper weder noch im Emotionalkörper auch nicht im Astralkörper es sind nämlich alles bloß Körper. So wer sich mit seinem Denken identifiziert und seinen Ideen der ist noch nicht bei sich angekommen.

Globalisierung ist Faschismus.

Internationalismus ist ein sympathischeres Wort für eine Wahrheit die schon immer da war. Wer

Mensch sein will muss auch die Konsequenzen erkennen und leben, dann muss er auch echt menschlich werden Bis jetzt gibt es noch keine Menschen auf der Erde, es gibt viele Raubmenschen und einige Menschen.

Noch mal !

Raubtiere sind Wesen die vom töten andere Wesen leben müssen, das ist so erschaffen. Raubmenschen brauchen das in Wahrheit nicht mehr sie sind aber noch mit der Tradition so stark verbunden das sie das glauben zu müssen. So was, ok.

Wer sich Blutbadsenile wie Lenin oder andere Mörder zum Vorbild nimmt der hat sie nicht mehr alle, der ist verrückt, sein Verständnis ist verrückt.

Wer an der Tradition kleben bleibt, der will sagen, das es so was gab, das ist auch verrückt, denn die Tradition WAR MAL DIE GEGENWART UND, UND DAS WAR DAS BESTE DAS ES GAB; DAMALS.

Wenn du nun selber glaubst das die Bewegung das einzige wahre ist also Veränderung sonst würde man sozusagen rosten, der weiß nichts von sich selber und geht in die Illusionen ein.

Warum?

Wenn du Bewegung sehen kannst, wieso wohl, weil du unbeweglich bist in deiner Identität.

Du kannst keine Bewegung sehen wenn du selber Bewegung wärst, Bewegung kann nur gesehen werden auf dem Hintergrund von Bewegungslosigkeit.

Somit ist Bewegung nicht die Wahrheit sie gehört bloß dazu sonst würde keine Schöpfung möglich sein und ohne dem perspektivischen Prinzip würde also nix zu sehen sein.

Dein unsterbliches wahres Wesen kannst du wenn du in den Spiegel siehst sehen, in den Augen, warum wird das Sehen wohl nicht älter,

Das Sehen wohlbemerkt nicht die Augen, der Seher wohlbemerkt nicht das gesehene. Der Seher bist du selber der ewige das wahre das echte ewige alles andere ist bloß Philosophie und Denken und Kreativität und so weiter.

Aber der westliche nein in Wahrheit der globale ideologische Machtkampf der Globalisierung denn in China und Japan und Russland oder in den islamischen Staaten ist genau das gleiche wie in den USA, es ist eine menschliche Entwicklung mehr nicht.

Diese Grenzenlosigkeit ist nicht bloß amerikanischer Imperialismus nein es ist sowohl englischer als auch deutscher als auch französischer als auch japanischer und chinesischer, es ist ein global menschliches Karzinom an deren Ärschen.

Menschen werden global abgezockt in jedem Land.

Zeig mir denjenigen der nicht gesündigt hat, dann kannst du den ersten Stein werfen.

Ich selber war mal Raubmensch und ein blutdurstiges Wesen in meinen vorigen Daseinsleben, ich war mal Löwe und Falke, und Gorilla, das kann ich in meinen Vorleben nachschauen.

Das ist so, die göttliche Schöpfung ist so, sie beinhaltet totale aber auch totale Freiheit. Diese Freiheit ist die grenzenlose Liebe Gottes.

Gottes Sonne scheint über alles die Guten und die Bösen.

Wer nicht Weise werden will der muss viel Denken und schimpfen, wer nicht erleuchtet werden will der muss viel Dunkles erleben wer noch nicht genug gelitten hat der muss noch Leiden damit er sich davon lossagen kann.

Und so weiter' und so weiter.

Ich lese gestern in der Welt am Sonntag-- Pele will sich nicht klonen lassen, er sagte Wissenschaftler können zwar einen äußeren Menschen schaffen, aber sie werden nie in der Lage sein meine Seele mein Herz zu schaffen oder meine Talente klonen. Das hat er richtige erkannt.

Für mich ist die Wissenschaft von heute einfach zu blöde. Ich würde mich auch nicht ihrem Idiotenverein anschließen, wer so blöde ist eine Wissenschaft zu unterstützen die Klone schafft und das auf politischer Ebene. , mein Göttchen, muss der ignorant sein, aber so sind die heute.

So Schluss für heute, morgen geht's weiter. Ich werde später die üblen primitiven Talmud Gojim Hassereien zeigen.

Habe gestern einen Witz gehört. In einer Boeing sitzt ein arabisch aussehender Passagier und blättert in einer Illustrierten. Die Stewardess kommt mit den Getränken durch den Gang. Darf ich ihnen ein Glas Wein anbieten, fragt sie ihn. Antwortet der Mann, nein, danke ich muss später noch fliegen.

Sooo, demokratischer Faschismus .. Dostojewski hat mal geschrieben das die Menschen ihre Propheten nicht erkennen und sie töten, jedoch sie lieben ihre Märtyrer. Daran ist auch der Faschismus gut zu sehen, das Raubtier der Raubmensch ... Heutzutage zum Beispiel in Israel und Palästina, warum bekommt dieser winzige Teil wohl so viel Aufmerksamkeit der Rest der Erdbevölkerung in Afrika oder Südamerika wo genau solche Rassenignoranz Probleme sind, Irland zum Beispiel, Religionen, Ignoranz .. nicht.

Aber israelische News sind andauern in den westlichen Medien. Als ob Israel wichtig wäre, als ob die Palästinenser wichtig wären. Aber ihre stupide selbstgeformte Gefängnis Denkstruktur lässt sie nicht einigermaßen friedlich miteinander leben.

Keiner von den beiden Rassen oder Mischungen leben die Wahrheit sie leben bloß die Vergangenheit und sehen das nicht mal.

Aus diesem kleinen Fleckchen Erde ist ungemein viel Hass und Menschenverachtung ausgesät worden, wenn ich mir diese üblen Lehren dieser dummen dumpfen stupiden Halbmenschen anschaue kann einem übel werden welch Ignoranz dort gelebt wird.

Aus diesen menschenverachtenden Sekten den Zionisten zum Beispiel hat sich global eine üble Bewegung entwickelt, denn Hass und Unterdrückung und Ausbeutung und Machtgier und Lügen und Betrug und Versklavung ist ja keine Eigenschaft einer Rasse eines wilden Haufen von Raubmenschen, nein, es ist Allgemeingut aus dem sie sich ja raus entwickeln müssen.

Der abgrundtiefe Ignoranten Hass der zionistischen Sekte zum Beispiel hat sich unterschwellig zu einer Weltbewegung entwickelt, mit sehr vielen Anhängern.

Das gesamte Banksystem ist davon betroffen, da die Banken hauptsächlich von zionistischen Kräften unterwandert sind, in den USA fast total.

In England ist die Bank of England besitz der Rothschilds. Nennt sich aber die Bank of England. Gibt also falsche Infos, also der Schein die Täuschung. Das gleiche mit der Bank der Amerikaner, die Federal Reserve Bank, sie gehört ausnahmslos Juden, Zionisten und Rockefeller.

Ob da wohl eine besondere Richtung verfolgt wird.

Und ob, da sind ganz bestimmte Ziele mit verfolgt.

Aus diesem Teil der Erde dem mittleren Osten kamen ungemein viele üble Lehren. Alles aus dem Wahnsinn ihres stupiden Gottes den sie anbeten oder der der einzige wahre sein soll, alles in ihren stupiden ignoranten Köpfen von Raubsäugetieren ...

Es wird Zeit das dieses stupide israelische Volk anfängt Wahrheit zu leben es wird Zeit das dieses stupide palästinensische Völkchen so wie es sich darstellt Wahrheit zu leben beginnt. Anstatt sich dem Hass und des Tötens hinzugeben.

Beide beanspruchen die Wahrheit Gottes aber beide sind völlig verblödet.

Die sogenannte Erbsünde, wie sie die Religionen ihrer ignoranten Vorfahren aufgebaut haben ist keine Erbsünde.

Es ist bloß das loslassen deiner Raubmensch Eigenschaften.

Dadurch kannst du, eins nach dem anderen, auch das Reich Gottes erreichen. Die traditionelle Religion müsste das Gefühl der Raubmenschen erreichen, denn der Verstand war ja noch im Arsch und ist es aber heute auch noch. Nun wird aber der Verstand erreicht werden müssen wenn die Religionen überhaupt noch eine Zukunftsrolle spielen wollen. Natürlich wollen sie das die Abzockpäpste die Abzockkardinäle die Betrugsreligionen die Machtorganisation die Managerreligionen, alles, ohne Ausnahme darin ist heute zum Betrug geworden...

Aber wenn ich den Andrang der Gläubigen zum Beispiel in Mekka sehe die keine Freiheit aus dem selbstgebauten Gefängnis erreicht haben, dann sehe ich wieder die Ignoranz.

Ihr Abraham der als der Gründer des Anbetens des einen Gottes gilt, der wird sich im Himmel grausen wenn er sieht was daraus geworden ist.

Hier klammern sich also Menschen an stupide geschichtliche Abläufe die längst mehr als überholt sind, mehr als überholt. So auch das kann gut als Faschismus erkannt werden.

Gut sichtbar ist auch in den Firmen die eine Weltrolle spielen wollen einen Götzendienst betreiben, der Faschismus sichtbar, denn Götzendienst ist Faschismus.

Sie denken, glauben, das ihre Produkte unentbehrlich sind, obwohl der Betrug im Geld liegt, die Strategie liegt oft bei denen darin das sie sich hinsetzen um Produkte zu entwickeln die keiner hat aber der Hintergrund das verschleierte ist immer Geld.

Warum wohl.

Weil die Unwahrheit gelebt wird. Von wem?

Wer betreibt die größten Unwahrheiten auf der Erde, zuerst alle die das Geld haben.

Da Menschen keine Möglichkeit haben sich selbst zu ernähren. Sie in den Betrieben leben, ist die Gesamtsituation gut erkennbar und kontrollierbar. Aber ebenso umgekehrt ist es den Menschen bekannt dass die Banken die Hauptausbeuter aller menschlichen Systeme sind.

Ob das wohl für die Bankbesitzer gut ausgehen wird.

Dem angeschlossen sind alle Unternehmen, und alle Politik. Somit ist in Wahrheit das gesamte menschliche System ein Raubmenschsystem. Nicht umsonst hatte Jesus gesagt, Gott vergebt ihnen denn sie wissen nicht was sie tun. Der Faschismus ist weit verbreitet.

Da die gigantische Illusion aufrechterhalten wird das die menschliche Situation vom Geld abhängig sein soll, wird sie damit auch ruiniert werden und die Menschen wenn sie nicht aufwachen werden ohne Ausnahme zerstört werden, ihre Länder ihre Bauten sie selber auch. Die Unwahrheit hat keine Chance zu überleben. Sie steigert sich in Dualismen oder Polen oder Gegnerschaften und einer gewinnt und dann wird totalitäres den totalen Mief leben wollen.

Die meisten Menschen sind Fleischesser, also Raubtiere. Einfacher geht's wirklich nicht mehr zu erklären. Fleischfressen bestimmt die westliche Kultur total. Es ist sozusagen deren Religion, die Religion des Mordes. Macht euch nichts vor um so schneller ihr das hinter euch lasst um so schneller erreicht ihre eure angetrabten Ziele von zumindest relativem Frieden.

Mit der Religion des Fleischfressens wird es keine Wahrheit auf der Erde zu leben geben ... Das ist unmöglich. Töten und Wahrheit sind keine Freunde und beides ist diametral entgegengesetzt.

Ihr müsst euch entscheiden, Betrug oder Wahrheit.

Das töten bestimmt die Denkweise der heutigen Gesellschaften der Wissenschaftler - ergo - kann solch ein Wissenschaftler ohne Ausnahme niemals überhaupt auch nur nahe an die Wahrheit herankommen, weder im Denken noch in der Einsicht der Eingebung noch in der bloßen sinnlichen Sichtweise.

Raubtiere können einfach noch keine Wahrhaftigkeit erfahren. Noch mal, dazu wurden die 10 Gebote gegeben. Als Befreiung. Aber sie wurden gegeben als Freiheit nicht als Dogma in Verbindung mit Institutionen, Päpsten, Mullahs und anderen Halbaffen.

Die Politiker die ihr wählt sind alle ohne Ausnahme Raubtiere ohne Ausnahme. In der Politik werden durch Einfluss der Banker und anderen Raubtiere die Privilegien, das sollen nach deren

Raubtierköpfen Gesetze sein, geschaffen, Lach, Lach, Lach. Sie werden fast total ausnahmslos für Raubmenschen, Fleischfresser gemacht. Sie werden für die Maschinenindustrie und die Pharmaindustrie gemacht, für die Wirtschaftsbosse, für den Erhalt und die Ausweitung ihrer GlobalGier, GlobalMacht, und gegen die Weltbevölkerung, denn die , die existiert für diese Vasallen des Satans gar nicht und sollen bis zum Tode abgezockt und verwertet werden als Arbeitsballast und GeldKosten. Denkt und glaubt bloß nicht das Kapital des Satans würde sich um die Bildung und Ausbildung der Sklaven auf der Erde kümmern, das brauchen die doch gar nicht, sie haben doch das Kapital für ihre Kinder sie haben doch alles was sie brauchen da wird nicht daran gedacht, das sich die Menschen die Menschheit alles schwer erkämpfen musste und muss. Diese Gesetze sind aber in Wahrheit Persilscheine für konkurrenzloses verdienen und dem abtöten der Wahrheit und dem aufblühen des Betruges, und viel Schlimmeres als Betrug. Tier und Naturschutz ist dann immer das Ende wenn's wirklich nicht mehr weiter geht.

Deswegen ist Vegetarismus ein Weg die Raubtierpolitik zu beenden zumindest rein theoretisch. Denn durch Vegetarismus werden die Menschen vom Töten distanziert, und ihre Gesundheit verbessert, denn heutzutage ist ja das Pharmakartell oder besser das Profitkartell das bloß GeldProfitPillen dreht und die Profitgier der Ärzteschaft anheizt wo jeder zu einem Kranken deklariert wird und gigantische Arbeitsbeschaffungsprogramme für Ärzte und Pharmaindustrie mit Schäden für die Menschen und Steuerkassen gemacht werden, die Demokratieform. Die Zerstörung der Demokratie die noch nie wirklich existiert hat, es hat bis jetzt nur das Tier existiert, so wie in der Offenbarung wunderbar beschrieben, das Tier herrscht, das Tier der Lobbyistengruppen mit fast ungehemmten finanziellen Möglichkeiten denn die Machtgier die HabGier ohne Vorausschau auf die Konsequenzen herrscht. Das nennt sich dann Elite und das soll ja ganz offiziell sozusagen per Gesetz jetzt auch noch und wird auch verstaatlicht werden. Also die Reich Arm Grenze wird konkretisierter wird sogar Gesetz und bald wird es wie in dem Verbrecherland USA das Böse das Üble der Satan auch in Europa die Lüge noch mehr Macht haben. Sozial ist bloß ein Deckmantel und Politiker sind bloße Vasallen der Industrien und Banken und deren Besitzerfamilien. Denn Parteien sind fast ausschließlich von Gesundheit oder Wirtschaft oder Pharma oder Medizin oder Denkfabriklobbyisten beherrscht. Und jeder TierPolitiker ist Landsknecht seines Herren und arbeitet an Projekten die ehemals Gemeingut oder Allgemeingut privatisieren, genau so wie es in der GierBible der Materialisten also das Tier steht. Menschen müssen ihre eigenen Gesundheitskassen gründen unabhängig vom Politkartell und dem Lobbyistenkartell und WirtschaftsTierkartellen. Soll die Pharmaindustrie ihre eigenen Gifte schlucken und die Wirtschaft ihre eigenen stupiden materialistischen Produkte kaufen. Das gesamte Demokratiesystem ist ein Ausbeutsystem für die Eliten im Lügen Betrügen Täuschen Morden und Kriege führen und wenn es Notwendig wird, wird auch mal was für die „Blöden Massen gemacht" deren Staatssteuern wir aber wunderbar ausschlachten und deren Bevölkerungen wir wunderbar blöde halten mit Dummschwätzer und Wissenschaftler an die diese Blöden Massen ja mehr glauben als an sich selber oder Gott, und deswegen ist es richtig Eliten zu haben, heil Eliten, Sieg heil Eliten GlobalMachteliten Sieg heil Sieg heil Sieg heil, das Tier gewinnt, oder. Denn den Bildungsbereich haben wir schon wunderbar ausgequetscht, Schulgebäude zerfallen und was kümmert uns wir die Eliten die Besten das Beste die Halbaffen der Massen schließlich sind wir die Elite die Besten…Aber bloß wovon, ach ja, in der Gier in der Macht in der Ausbeutung wir sind die besten die Elite der Ausbeuter, Hurrah, Hurrah Sieg, Sieg. Ist uns scheiß oder Kot egal oder exkrementegal. Wenn die Menschheit zerfällt zerrissen wird, auseinander reißt, Bildung ist nur für uns das war schon immer so, das soll so bleiben, und deswegen sind die anderen der Mob, und der Mob der soll sich selber umbringen. Und die Strukturen dafür haben wir wunderbar politisch gelegt per Gesetzt sozusagen Strukturen die alle die wir nicht brauchen und wir brauchen immer weniger, dank

126

RoboCop, Strukturen also die diese überflüssigen lästigen unnützen aus der Gesellschaft katapultieren. Hurrah, Hurrah, Hurrah Sieg, Sieg, Sieg. Denn nur wir, die Elite die Gelddrucker sind eine wirklich geschlossene Gesellschaft. Und da kommen nur Betrüger Gierige Üble Lügner Täuscher kurzum der Satan rein. Ja, ja das Tier herrscht, der Johannes hat das schon richtig gesehen. Wunderbar nichtwahr, Sieg, Sieg, Sieg. Lasst uns die Blödheit die Menschheit die Gläubigen Abzocken, lasst uns noch mehr Wettbewerb noch mehr Leistung noch mehr Druck aufbauen, denn sie ist der Satan ach es wird die Hölle auf Erden werden ist das nicht wunnerbar Wundercash Wunderkerze, ahh ein Licht eine Kerze, ahh Sieg Heil Sieg, Sieg, heil Heilung Heiland, betet mich an, ich bin das Volk ich bin Politiker ich bin Industrieller Banker ich bin Wissenschaftler, aber betet mich an, denn ich bin die Unwahrheit und brauche nämlich deswegen das anbeten. Und wenn wir noch mehr Raubtiere Raubmenschen haben, die Eliten aufbauen dann haben wir noch mehr Rechtfertigung einen ganzen Teil der Bevölkerung als besser zu erklären und den anderen als schlechter als Affenpisspötte, jaja die Auslese der besten, die Elite, achhhh, das sind wir, wir, wir. Das amerikanische Modell durch die CDU und CSU verkörpert politisch hat uns Segen gebracht, gesegnet, wir sind die Heiligen die Befreier, denn je exklusiver und teurer die Eliten sich darstellen können und ihre Einrichtungen desto größer ist doch auch Sieg, Sieg, heil der unterschied die sozialen unterschiede und desto aggressiver sind auch die Lebensbedingungen desto rauer der Alltag. Sieg, Sieg, Sieg, dem Tier. Sieg heil dem Heiland Satan Kotzbrocken dem Professor dem Abgeordneten, denn wir haben Schmierseife den Glauben an das Geld als Bibelkotze, Hurrah, Hurrah. Und bald wir auch hier Mord und Totschlag endlich um ein vielfaches höher sein so wie in England Russland China und den USA dem Himmelreich der Wut und Faschismuuusseuche, dem Tempel der Blödheit die wir anbeten. Natürlich sind die Mullahs auch nicht schlecht die zocken ihre TierGläubigen auch gut ab, und haben schon wunderbare erleuchtete Massenmorde begangen und wunderbare Kriege und Volksabtötungen durchgeführt, ach wir lieben die Taliban, Sieg, Sieg, Sieg. Jaja das amerikanischerussischchinesische Model das ist unser Ziel, wir die Eliten, sind die wahren Heiligen. Wir müssen den Sozialstaat wegätzen durch unsere Wunderheiligen Schauspieler in der Politik. Kernbereiche wie Steuerpolitik Bildungspolitik muss ja wunderbar nur uns dienen schließlich sind wir die Eliten, die besten, in allem, Und unsere Manager die wahren Lügeneliten und Giereliten, die wahren Tiere, sie bekommen diese Ausbeutarien des Steuerpots gar nicht mit da sie ja im siebten Pimmel schweben und schwer beschäftigt sind mit ach so wichtigen Schmieren und Betrügen und Freiheiten leben, denn schließlich fühlen die sich doch als Elite und die gibt sich doch nicht mit Geldlosigkei ab, nein ,die haben doch gar keine Lust sich mit geben zu beschäftigen und Freiheit und Liebe dem Rest der Menschen der Menschheit, nein, sie wollen exklusiv unter sich sein, da ja die Käufer ihrer Produkte minderwertige Tiere sind Untertier Mobkandidaten, Arschlöcher, Alte abgewrackte, gemacht von uns, ho, ho, ho. Sie wir wollen nur noch unter seinesgleichen sein. Und da die Bevölkerung sich nicht wehrt wehren wird, da sie schon ermüdet ist, und am Tropf der Gifte der Pharmamafia und Ärztemafia hängt und falscher Ernährung und Schrottkost, werden wir also unsere Elitenetzwerke noch homogener gestaltet haben so das die Bevölkerung noch weniger Chancen hat und wunderbar sieglos und dumm und blöde bleiben wird, es lebe die Johannesprophezeiung Sieg, Sieg. Wir werden es schaffen Demokratie vorzutäuschen und unsere Denkfabriken werden gute Verblödungssprüche in die politischen Parteien für ihre Wahlprogramme einschleusen damit noch mehr Belastung noch mehr Geduld noch mehr Leiden aufgebürdet werden kann und wenn's nicht mehr geht haben wir doch die wunderbaren Pharmaprodukte die sie im Tiefschlummer halten, ist das nicht ein wunderbarer Zyklus den wir uns aufgebaut haben, Sieg, Sieg, ja, ja unsre Vasallen in den wichtigsten Ministerien, im Bundeskabinett große Familienunternehmen, die Vorstände großer Unternehmen, Sieg, Sieg, Beamten in der Berliner Ministralbürokratie, ist das nicht ein hilfreiches Netz wenn wir

127

für uns unsere Gesetze mit dem demokratischen Touch machen können und den Gläubigen die dafür einige mehr Beruhigungspillen bekommen und mehr Steuern, hoho, und die Richter ohhh ja, das sind wunderbare Menschen, die über Steuerrecht und Recht überhaupt entscheiden, die bekommen extra hohe Gehälter und Privilegien ‚No Problem, ist es nicht an der Zeit den sozialen Standard zu reduzieren, wir haben noch zu wenige Sklaven aber dafür ja wunderbare Vasallen in der Politik, Dummschwätzer, Sieg, Sieg, Sieg.

Da aber die derzeitige Lage von Raubtieren beherrscht wird und Raubtiere morden ‚wisst ihr ja was auf euch zukommen könnte, es wird mit dem Schlachtmesser in der Hand argumentiert.

Oder mit lasergesteuerten Bomben, oder mit B52 Bombern oder mit atomarer Verseuchung, ‚aber insgeheimer mit psychologischer Taktik und mit elektronischer Kriegsführung.

Der Massenmord der Tiere ist gesellschaftsfähige gemacht worden. Da der Massenmörder Menschen zurzeit nicht so einfach unter die Massen gebracht werden kann durch die Medien. Aber man hat zumindest den Massenmord an den Tieren und das ist ja schon mal was.

Der Massenmord an der Erde der ist noch nicht so stark ins Bewusstsein gekommen, das kommt aber noch.

Durch die falsche Nahrungsmittelbranche die ausnahmslos Betrug und Unwahrheit ist wird aber auch schon ganz schön daran gearbeitet die Massenmorde wieder, wieder irgendwie hinzukriegen, denn die Nahrung ist Ja schlichtweg Absterbmittel auf langsame Art also Kunst, die Kunst des Tötens das es keiner so leicht merkt, zur gleichen faschistischen Sparte gehört die chemische Industrie und alle die daran mitarbeiten bewusst oder unbewusst. Da ja Chemie das falsche ist kann es also nur zum sterben kommen. Das gleiche ist mit der pharmazeutischen Industrie, sie ist ausnahmslos faschistisch also mordend und tötend.

Leichenteile werden von Tieren in Schaufenstern ausgestellt, so ungemein intelligent sind die schon, schön nichtwahr.

Sie sind also Leichenfressser. Dadurch sind sie ungemein unsensibel geblieben und merken gar nicht was das in Wahrheit für ein Gestank ist mit dem sie leben und sie in ihren Tempel ihr bestes also den Körper stopfen. Sie sind einfach dumpf geblieben. Aber Gott wird das schon richten, nichtwahr.

Die Ignoranz eurer Hitlers weltweit euren Führern ist gigantisch. Die Rohheit enorm sie stink himmelhoch in das Universum hinein. merkt ihr das denn nicht.

Hier einiges zu den Bauern, oder den Viehtreibern den Vasallen der Ignoranz.

Ein einziger Farmer in den USA versorgt heute durchschnittlich 40 Menschen mit Lebensmittel und Textilfaser. Ein chinesischer Reisbauer dagegen arbeitet gerade für sein eigenes Existenz Minimum. Welch gewaltiger unterschied und Wirkungsgrad schreibt Karlheinz Baumgartl in der Zeitschrift Natürlich Leben die von Konz herausgegeben wird. Wer leistet mehr. Der US Landwirt erntet zwar gegenüber dem chinesischen Kleinbauern ein Vielfaches. Aber welchen Preis zahlt er dafür.

Der Wirkungsgrad ist das Verhältnis zwischen Ergebnis und Aufwand. Wer die mit den geernteten Pflanzen gewonnene Energie in Kilowattstunden umrechnet und sie mit der für die Ernte aufgewendete Energie vergleicht, erschrickt über das Ergebnis.

Für 5O geerntete Energieeinheiten investieren die amerikanischen Bauer - Farmer - 250 Einheiten an Brennstoffenergien. Der chinesische Bauer dagegen nur eine einzige Einheit menschlicher Energie. Das bedeutet dass der einfache Bauer ohne aufwendige Energie gerade mit einem Wirkungsgrad von 5000 % arbeitet. Der mit der teuersten und fortschrittlichsten technischen Hilfsmittel ausgerüstete US Farmer aber mit einem solchen nur von 20%. Der einfache Bauer ohne nennenswerte Hilfsmittel leistet das 250 Fache des modern ausgerüsteten Farmers.

Das zeigt die Verfälschung der Wirklichkeit durch die Geldbetrugsarien der Wirtschaften und dem Irrglauben daran, denn die glauben ja daran das immer neue Produkte geschaffen werden müssen, um überhaupt was aufzubauen.

Spirituelle Entwicklung ist so nicht möglich, ihr werdet weiterhin so blöde bleiben wie ihr es jetzt seid, global.

Eine Gesellschaft auch wenn sie so wie sie jetzt aussieht mit all ihrem Glanz und Autos und all dem, hat keine Chance zu Überleben, oder zu leben, sie ist auf den total falschen Ansichten der Raubmenschen aufgebaut. , die können nix dafür, es ist einfach so. Bis sie ruiniert werden und zerstört werden müssen.

Der Bericht von Karlheinz Baumgartl ist sehr gut. Er schreibt von Interessengemeinschaften, die in Wahrheit kriminelle Vereinigungen sind, die nur deshalb nicht rechtlich belangt werden können weil Fleischfresser als Gesetzgeber die Gesetze machen, schaffen die den Mord an Tieren nicht ab, sondern legalisieren. Solche Verbrecherorganisationen bestimmen auch die Öffentliche Meinung - die Fleischmafia. Die sind viel, viel übler als Tyrannosaurus Rex. Der war dagegen bloß ein Zwerg. Die Fleischmafia sind also 1000 % Faschisten das muss erkannt werden, was ein Faschist in Wahrheit ist. Er schreibt auch einiges über die Subventionen, alles auf Steuerzahler, der Wahnsinn der BSE Skandale, die Abschlachtung auf Allgemeinkosten, die Möglichkeit dass es auch grundsätzlich ohne Barbarei geht wurden gar nicht erwähnt schreibt er. Der Jugend wird der Aberglaube eingegeben Fleischnahrung und tierisches Eiweiß sein notwendig für die gesundheitliche körperliche und geistige Entwicklung. Als wenn der Geist von Nahrung abhängig wäre. Sage ich dazu. Nicht nur das, ich sage euch, das was ich bin ist völlig frei von Nahrung ja von atmen und selbst dem Körper.

Das subventionieren, unterstützen, schreibt er, auch die Lehrer, als Fleischesser an den Schulen. Die Vegetarier werden ignoriert oder zbs. als Gesundheitsapostel ins Lächerliche gezogen. Dazu fällt mir auf da diese Raubsäugetiere zum Beispiel ihre Apostel und deren Wahrheiten nicht mehr leben können und die Wahrheit nachvollziehen können, sind sie ganz selbstverständlich in die Klauen der Raubtiere gegangen. Das ist ja weltweit gut sichtbar.

Er schreibt der Skandal des Bodenmissbrauchs kommt auch nie zur Sprache. Niemand fühlt sich dabei angesprochen, weder die Lehrer noch die Politiker. Dazu möchte ich sagen. Es ist besser ohne solche Raubtiere auszukommen, ganz ohne deren Hilfe aufzubauen, nicht immer nach der Illusion Staat und deren Leibeigenen schauen. Er schreibt nicht einmal die Grünen befassen sich mit dem Bodenrecht das die Grundlage für Gesundheit und Gerechtigkeit bietet. In diesem Zusammenhang steht der Landraub, denn die Viehzüchter brauchen für ihr Geschäft viel Land. Das alte germanische Bodenrecht war ein freies Nutzungsrecht. Die Menschen konnten dass Land frei nutzen, das sie zur Ernährung ihrer Familie brauchten. Später kamen aus dem Süden die Viehzüchter und Geldleute und änderten das Recht. Schrittweise und gewaltsam wurde das römische Bodenrecht eingeführt. (seht ihr die Zusammenhänge mit der heutigen Zeit. Die WTO, wie sie genauso die Rechte und Bedingungen bloß für ihre Zwecke weltweit verbiegen will damit sie noch mehr ausheuten kann.)Das bedeutete Eigentum, an Grund und Boden. Nun konnte man zwar Land kaufen geriet aber dadurch in Abhängigkeit der geldausgebenden Mächte. An dieser neuen Weltordnung half auch die römisch katholische Kirche.(HEUTE WOLLEN DIE JA AUCH EINE NEUE WELTORDNUNG UND DER FETTSACK KISSINGER DAS RAUBTIER IST IMMER DER ERSTE DER NACH KRIEGEN DAVON SPRICHT; ALSO ES IST GENAU DAS ZIEL DER ZIONISTEN DER ILLUMINATI ÜBER KRIEGE EINFLUSS ZU NEHMEN SEIT WACHSAM) Die römisch katholische Kirche hatte sich große Ländereien einfach ergaunert, konstantinische Schenkung nennt sich so was, denn diese Firma diese Organisation ist heute der größte Landbesitzer der Erde, sie ist eine totale mafiöse Struktur, wie gesagt ,erst im Jahr 2001 hat der Vatikan die Todesstrafe abgeschafft und zu solch Banditen gehen Menschen hin, weil sie nämlich viele, viele, Blöde in ihren Gedankengebäude gefangen hält.

Die Viehzüchter benötigen das Zehnfache der Landfläche als ein vegetarisch lebender Gärtner. Es ist nahe liegend das der Viehzüchter, der auch das Geld für die Waffen hat, sich mit Gewalt angeeignet hat. Das war der fall. Das waren die Bauernaufstände gegen die finanzkräftigen, gegen Fürsten und Bischöfe. Die Bauernaufstände im Mittelalter sind der Ausdruck dieser Auseinandersetzungen. Überall wehrten sich die Menschen gegen das neue Bodenrecht. (Erkennt ihr die Zusammenhänge zu heute, die Globalisierung ist praktisch die gleiche Thematik, da alles im Kreislauf abläuft. Bloß auf einer neuen höheren Ebene. Und es scheint als ob die Menschen wiederum nix zu lernen) Bauernaufstände in Russland, in Rumänien, Siebenbürgen, Ungarn, in der Normandie 997, in Friesland, Holland, Frankreich 11 Jahrhundert. In England, 1381, in Deutschland und Österreich revoltierten die Bauern im 14 und 15 Jahrhundert. Alle diese Aufstände wurden mit Waffengewalt brutal niedergeschlagen. Die Anführer wurden umgebracht ermordet. Der Historiker Karlheinz Deschner, der Bauernkrieg ging europaweit verloren. Die folgen sind schlimmer als wir ahnen. Der Landraub war vollzogen. Die gesündeste, die gerechteste, vernünftigste Wirtschaftweise wurde durch Geld unter dem Deckmantel des römischen Christentums beseitigt. Die römische Kirche ist nie für vegetarische Nahrung oder Tierschutz eingetreten. Deshalb rufe ich euch auf, schaut auf diese Organisationen, schaut überhaupt genauer hin, organisiert euch nicht sondern aktiviert euch im geistigen nicht im äußerlichen.

Aus dem Süden kamen nun nicht nur die römisch katholische Kirche wie dieser Geheimbund genannt wurde es kamen auch die Nomaden.

Die Viehzüchter die Geldleute und andere Parasiten. Aus dem Mittelmeerraum hat sich diese perverse Kultur entwickelt, und in alle Bereiche der Erde verbreitet. ungeachtet der Not von Menschen hat diese Entwicklung fast alle Menschen verdorben. Deshalb herrscht auf der ganzen Erde Streit und Kriege. Wobei die Streitereien so weit vom Ursprung des Streitgedankens entfernt sind das sie nicht mehr wissen wofür sie streiten.

Es geht nur noch um vordergründige Machtausübung.

Ob Amerika gegen den Islam kämpft oder der Islam gegen die Ungläubigen, ob sich Irland mit den Katholiken und Protestanten bekriegen, ob es bei uns um die Mitwirkung deutscher Soldaten in fremden Ländern geht, alle beteiligten sind himmelweit vom Naturgedanken entfernt, Fleischesser kämpfen gegen Fleischesser, Faschisten gegen Faschisten, da ist es also wieder, Faschisten sind grundsätzlich Fleischfresser, perverse gegen perverse. die einen glauben an die Macht des Geldes, andere an die Macht ihres Aberglaubens. Jeder hat seinen eigenen Gott, aber alle ignorieren die Grundgesetze des Lebens.

Leo Tolstoi: Solange es Schlachthäuser gibt wird es Schlachtfelder geben.

Durch die grundfalsche Ernährungsweise ist die ganze menschliche Welt auf den Kopf gestellt. Das abwegige das perverse gilt als die Norm und das natürliche in der Welt nämlich das vegetarische aus dem Erdboden, gilt als abwegig und als nicht erstrebenswert.

Ja die Vertreibung aus dem Paradies griechisch, paradeisos, der Garten, hat tatsächlich stattgefunden. Und sie findet auch heute statt mit einer solchen Gründlichkeit dass die meisten Menschen sich eine solche Lebensweise nicht mehr vorstellen können. Aber das war nicht immer so. Noch vor 2000 Jahren lebten die Menschen in Europa im alten Germanien vegetarisch. Das ist erwiesen von Untersuchungen von Moorleichen und Siedlungsabfällen. Der Vegetarier Germanenforscher Walter Sommer beurteilt die totale Fehleinschätzung der Kultur. Unsere Vorfahren haben sich bis zum Einbruch der Römer von wild wachsenden Kräutern und Erzeugnissen ihrer Gärten ernährt. Rinder wurden nur als Zugtiere gebraucht. Wenn unsere Altertumsforscher das nicht wahrhaben wollen so liegt das an der Tatsache das der Mensch zu leicht von sich auf andere schließt, und da die Wissenschaftler durchwegs Fleischfresser sind so können sie sich nicht vorstellen das man sich auch anders als heute landesüblich ernähren kann, schreibt Baumgartl in dem Bericht in der Zeitschrift Natürlich Leben. Literatur dazu gibt es von Karlheinz Deschner. Das schwärzeste aller Verbrechen, Rowohlt Verlag. Karlheinz Baumgartl, der erste Schritt aus dem Teufelskreis - Eigenverlag - Walter Sommer - Das Urgesetz der natürlichen Ernährung, bei Baumgartl erhältlich in ob Oberhaus 84367 Zellarn.

Ok, da sind also andere die auch erkennen das hier was stinkt nämlich der Gestank des Mordens und dem fressen der Leichen. Ich rieche den Gestank jeden Tag im Haus, auf dem Flur, es stinkt nach gekochter oder geschmorter Leiche, aber dafür gibt's sogar 5 Sterne Köche, man müssen die wach sein, mit all den Sternen, also Sonnen, könnte das doch sein oder.

Es gibt keine Alternative für das Raubtier das sich Mensch nennt, er muss zum Vegetarier werden. Wird er das nicht wird er mit 100 % Gewissheit keine Evolution in dieser Form auf der Erde machen können. Die Erde bekommt schon ihre Schwingung erhöht die Schumann Schwingung die gut nachmessbar ist erhöht sich schon. Diese Schwingung war mal identisch mit dem Herzschlag der Menschen doch nun ist diese Schwingung erhöht worden, was könnte das wohl bedeutet wenn die göttliche Seele Erde, ihre Schwingung erhöht, was geht hier wohl vor, was soll wohl passieren, was soll wohl das Resultat seine hier ist einiges von der Meisterin Suma Ching Hai :

„Der Unterschied zwischen einem Heiligen und einem Teufel.

Mit Macht aber ohne Liebe wird man zu einem Teufel. Es besteht nur ein kleiner Unterschied zwischen einem Heiligen und einem Teufel. Beide haben dieselben Kräfte, aber nur das der Heilige Liebe hat und der Teufel nicht. Der Teufel ist selbstsüchtig, anspruchsvoll und räuberisch. Der Teufel kritisiert nur und ist intolerant. Der Heilige kritisiert ebenfalls, aber ist auch tolerant. Der Heilige kritisiert nur zur rechten Zeit um die Menschen zu ermutigen, Fortschritte zu machen und ihre Fehler zu erkennen. Er übt Nachsicht wo es gebraucht ist, so das die Menschen weiterleben können ermutigt werden und sich nicht zu schuldig fühlen. Ein Heiliger sein heißt vielfältige Qualitäten zu besitzen". Das wurde am 19 Oktober in Hsihu Formosa original in chinesisch von ihr gesprochen.

Ich möchte auch hier noch mal den Werdegang der Zusammenhänge erwähnen die bewusst zerstört werden im Denken als auch in den Handlungen von okkulten satanischen Kräften die am wirken sind. Wer die Entwicklung der Seele nachforschen will und die kosmische Analyse erkennen will der schaue sich die Literatur von Martinus an mit dem Titel- Das dritte Testament, unter www.martinus-kosmologie. de - oder www.martinuskosmologie.de Oder www. das dritte-testament.de. Martinus ist der einzig mir bekannte Mensch der eingeweiht wurde um die totale kosmische Analyse zu schaffen in Wort und Symbolik. Sehr, sehr empfehlenswert.

Hier ist ein Beispiel von Martinus aus einem Vortrag den er 1955 in Dänemark gehalten hat.

„DAS KOSMISCHE WELTBILD IM TASCHENFORMAT

Was ist ein Weltbildes ist ein Überblick über die Grundprinzipien, auf denen die ganze Natur, die Lebewesen sowie die Reaktionen und Bahnen der Sterne und die Milchstraßensysteme beruhen. Wie jedoch soll ein Mensch, diese kleine Mikrobe imstande sein, einen solchen Überblick zu bekommen. Das Weltall oder Universum hat ja weder Anfang noch Ende. Es ist also somit unendlich in seinem Ausmaß. Man wird ja niemals einen Überblick über etwas bekommen können was in seinem Ausmaß unendlich ist. Wie soll man eine Sache auf den Grund gehen können, die keinen Boden hat, die bodenlos ist. Nur Fanatiker können behaupten, das sie einen Überblick über das Weltall haben. Ja so hört sich wohl die allgemeine moderne Auffassung, und namentlich die von Seiten der materialistischen Wissenschaft an. Und wie sollten die allgemeinen materialistischen eingestellten Menschen auch zu einer anderen Auffassung kommen können. Sie verstehen noch nicht, ihre Sinne und ihre Auffassungsvermögen auf eine solche weise einzustellen, das sie das Weltall wirklich überschauen und dadurch die Lösung des Lebensmysteriums oder das Rätsel des Lebens finden können. Es ist nicht der Sinn des Lebens, dass das Weltall nicht erlebt werden soll ist nicht der Sinn des Lebens, dass das Leben selbst und seine eigene Identität, mystisch verbleiben sollen. Für Christus war das Leben und dessen Ursprung keine Mystik, sondern sonnenklare Wirklichkeit.

Dass er dieses sein größtes Wissen nicht auf eine andere als rein kindliche weise offenbaren konnte, war nicht seine Schuld, sondern beruhte auf der kindlichen und in kosmischen Sinne analphabetisch eingestellten Menschheit, zu der er sprechen musste. Die gleiche Primitivität und kosmische Kindlichkeit der Menschen bedingte, dass die großen Religionen auch nicht das Geheimnis des Weltbildes in logischen Gedankenreihen der Intelligenz sichtbar und somit vom Verstand kontrollierbar -offenbaren konnte. Es ist somit eine Unmöglichkeit, einen Überblick über das Weltbild zu bekommen. Weshalb kann nun die Wissenschaft mit ihren riesigen, optischen Apparaten, ihren Teleskopen, Mikroskopen, Elektronenmikroskopen und gewaltigen Elektronengehirnen nicht zu diesem Überblick kommen. Nein mit der Einstellung, die die moderne Wissenschaft und die allgemeine materialistisch eingestellte Menschen haben, ist die Mystik oder das Geheimnis des Weltalls unlösbar. Der Überblick über das Weltall ist also nicht eine Frage von solchen Erscheinungen, in deren Erforschung die Wissenschaftler Experten sind.

Die Lösung des Geheimnisses oder Mysteriums des Weltalls ist keine Frage von Größe Maß oder Gewicht, wie auch die Mystik oder das Geheimnis vom Leben nicht mit der Kenntnis von der Größe, des Volumens, der Form, und der Farbe dieses Wesens gelöst werden kann. Da das Weltall ja eben unendlich ist, enthält es in sich alle Größen. Das Schlussfazit von etwas was alle Größen umfasst, kann unmöglich mit einer Größe bezeichnet werden.

Etwas was alle Maße in sich hat, kann auch nicht mit einem Schlussfazit in Zahlen ausgedrückt werden. Solange man nur auf die Erforschung von etwas eingestellt ist, was mit Zahlen oder in Maßen und Gewichten angegeben werden kann, befindet man sich auf einem Weg der Wissenschaft, der in eine Sackgasse endet. Und man bekommt absolut keine Antwort auf die wirklichen Hauptfragen des Lebens- was ist das Leben, was ist das Lebewesen ist es unsterblich und was ist das Weltall.

Hier wird man vielleicht fragen, was man überhaupt mit der Lösung des Mysteriums anfangen soll. Hierzu jedoch muss wieder die Frage gestellt werden, wie sollen wir sonst all die Not und all das Elend, alle Depression und allen Lebensüberdruss, alle Sorgen und Krankheiten sowie den alles durchdringenden Krieg aller gegen alle bewältigen. Keine von diesen oder ähnlichen Fragen kann mit einem Zahlenfazit beantwortet werden. Es hilft nichts, das man die Schnelligkeit des Lichts oder den Abstand zwischen den Sternen, zwischen Atomen und Elektronenkonstruktionen, die Umdrehung der Erde und die Bahn der Sterne im Raum usw. kennt, wenn man an schweren Krankheiten leidet. Dieses Wissen gibt weder Trost in der Stunde der Trauer noch nützt es bei den Depressionen und Lebensüberdruss. Wenn Maß und Gewichtsergebnisse solche Lebensprobleme der Menschen erklären könnten, dann wäre unsre Welt schon längst ein Paradies, indem weder Sorgen, Not, noch Pein existiert. Die Welt ist jedoch voller Sorgen, Todesröcheln und Leben zerstörender Krankheiten, obwohl die Menschen die physische Materie beherrschen, auf Knöpfe drücken und tausende PS Natur für sich arbeiten lassen. Aber nichtsdestoweniger hindert diese geniale Wissen und Können auf der materiellen Ebene den Menschen nicht daran, gegenüber Lösung des Lebensmysteriums oder Lebensrätsels wie ein Analphabet zu sein.

Um die Lösung des Lebensmysteriums selbst zu finden, muss man also aus der Sackgasse der materiellen Wissenschaft herauskommen, dies ist hier nicht gesagt, um die materialistische Wissenschaft zu schmälern, sondern ist vielmehr eine Verteidigung für sie.

Denn sie löst ja mit großer Genialität jene Felder der Lebensmystik für die sie bestimmt ist und wozu sie die Fähigkeit hat. Zu verlangen, das sie Probleme und Rätsel von ganz anderer Natur als Maße Gewichte, Volumen, Form und Farbe lösen soll, ist das gleiche wie zu verlangen, das sie Experte darin sein soll, Auskunft über Dinge und Erscheinungen zu geben, die einer anderen Wirklichkeit angehören als jener, die gewogen und gemessen werden kann.

Was ist das nun für eine Wirklichkeit? Das ist jene Wirklichkeit zu der man kommt, wenn man versteht, dass das Weltall in sowohl Zeit als auch Raum unendlich und das sein hervortreten deshalb jedem messen und wiegen unzugänglich ist. Es kann daher überhaupt keine Zeit und raumdimensionales Fazit haben. Doch wir sind trotz dem genötigt zu erkennen, dass es existiert. Wir stehen hier also einem etwas gegenüber, das außerhalb von Zeit und Raum existiert wir begegnen hier zum ersten mal einer anderen Natur als der die wir messen und wiegen können. Da dieses ETWAS hier außerhalb von Zeit und Raum liegt, hat es eine einzige Analyse nämlich ETWAS DAS IST und hier sind wir also zu einer festen Realität gekommen die wir nicht entfernen können. Wir können sogar an dieser Realität noch etwas mehr entdecken, was auch nicht zu Zeit und Raum gehört. Wir wissen dass diesem ETWAS alle Schöpfung und Bewegung stattfindet. Wir wissen auch dass es diese Bewegung oder Schöpfung allein ist, die auf unsere Sinne einwirkt. Was wir erleben ist also nicht das ETWAS DAS IST sondern etwas was sich in diesem ETWAS befindet. Weil Bewegung vorkommt kann es auf die Sinne reagieren die auch Bewegung sind - und es entsteht das, was wir das erleben des Daseins nennen. Das erleben des Daseins ist also in Wirklichkeit nur eine Reihe von Zusammenstößen oder Kollisionen zwischen der Energie unserer Sinne und der Energie unseres Umfeldes. Da die Bewegung von verschiedenen Geschwindigkeiten und Stärke sind, bekommen die Kollisionen ebenfalls verschiedene Stärken. Diese verschiedenartigen Kollisionen, erleben wir durch unsere Sinne, und sie werden zu unseren Sorgen und Freuden, zu unseren Gesundheit und Krankheit, zu unserem Frieden und Unfrieden, im Verhältnis zu unserer Umwelt. In gewissen Fällen wirken diese Sinneskollisionen als fester Stoff, in anderen als flüssiger, Luft und strahlenförmige Stoffe. Und somit bekommen wir also einen Begriff über die Stoffe und Materien, wie wir auch selbst mit diesen Stoffen und Materien jonglieren können. Dieses jonglieren mit den Stoffen nennen wir schöpfen.

Wir haben nun gesehen, das in diesem ETWAS DAS IST nicht nur Bewegung und Kollisionen und Reaktionen von Bewegungen existieren, sondern auch etwas, was sie erlebt, zbs wir. Was oder wer sind wir. Um zur Klarheit darüber zu kommen, wer wir sind, müssen wir ja zugeben, dass wir nicht identisch mit unserem Organismus sind , denn dieser repräsentiert nur Bewegung. Gleichgültig ob es sich um die geringste Drüsenfunktion handelt oder eine Schwingung im Gehirn, wie ja auch die Muskulatur und das Skelett Bewegung oder Schwingung repräsentieren. Wir können deshalb in unserem innersten Selbst oder Ich nicht nur Bewegung erleben, sondern auch selber Bewegung in gang setzen, dh., wir können schöpferisch tätig sein. Wenn wir jedoch nicht selbst zur Bewegung gehören, können wir ja auch nicht gemessen und gewogen werden. Wir existieren außerhalb von Zeit und Raum. Wir oder unser innerstes Selbst sind weder er noch sie, weder klein noch groß weder böse noch gut. Wir haben hier also keinerlei andere Analyse als die, die das Weltall selber hat, nämlich ETWAS DAS IST. Wir wissen nun, dass das ETWAS das in uns ist, unser Ich genannt wird. Es kann also keinen Anfang und kein Ende haben. Es ist eine ewige Realität - genauso wie das Weltall. Dieses unsere Ich jedoch ist erhaben über die Bewegung. Es kann Bewegung in Form von Schöpfung erleben und in gang setzen.

Durch diese Schöpfung wird es zur Tatsache, dass unser Ich existiert. Und wir wissen auch, dass unser Organismus ohne dieses Ich der Auflösung und dem Untergang anheim fällt. Das Lebewesen mit seinem Organismus macht also ein Ich und eine Bewegungskombination aus, die gegenüber von außen kommenden Bewegungen reagieren und selbst solche Bewegung in Gang setzen können. Wir sind hier Zeuge dessen das hinter diesen Bewegungen ein Urheber steht, und das sich diese unmöglich als logische Schöpfung formen können, ohne gerade die Gegenwart dieses Ichs. Jeder von uns hier ist ein Schöpfer und das erschaffene, und repräsentiert somit zwei Welten, die Zeit und Raumdimensionale und die ewige. Die Zeit und Raumdimensionale Welt ist unser Organismus und unser hervorbringen, ist die Offenbarung der Existenz unseres Ichs jenseits dieser Schöpfung. Das wir Menschen sind, ist nur eine einstweilige von unserem Ich geschaffene Kombination aus Stoff, Energie, und Bewegungen, aber diese Kombination ist absolut nicht gleichzusetzen mit unserem wahren Ich. Wie jedoch verhält es sich mit dem Weltall. Es ist ja auch unendlich ist jenseits von Zeit und Raum, ist ETWAS DAS IST.

Da die Bewegung des Weltalls sich auch in Schöpfung oder so logischen Zusammensetzungen der Materie zeigen, dass diese zu nutzen Freude und zum Segen für Lebewesen werden, enthüllen sie ja auch, dass sie auf die gleiche weise ein Resultat von Denken sind wie die Manifestationen und Schöpfungen der Menschen. Und genau wie die Manifestationen und Schöpfungen des Menschen ihn als ein Lebewesen zeigen, enthüllen die Schöpfungen der Natur oder des Universums, dass das Universum oder Weltall ein Lebewesen ist. Das Weltall ist also auf die gleiche weise ein Organismus eines ewigen Ichs, wie unser Organismus es für unser Ich ist. Das Weltall ist demnach der Organismus eines Lebewesens, in dem wir uns mit unserem Organismus befinden. Und unser tägliches Daseinserlebnis ist eine Frage der harmonischen oder unharmonischen Zusammenarbeit zwischen den Energien dieses großen Organismus und unseren Energien oder Stoff. Von diesem Verhältnis hangt es ab, ob unser Schicksal glücklich oder unglücklich ist. Das erleben des Daseins ist demnach auf die gleiche Art und Weise ein Produkt von unserem Verhältnis zur Struktur des Weltalls. Wie das erleben des Daseins unserer Mikroorganismen ihrem Verhältnis zur Struktur unseres Körpers entspricht.

Wir können also durch unser Verhalten in Disharmonie mit der Struktur des Weltalls dh. mit der Struktur des Organismus Gottes kommen, und wir bekommen ein unglückliches Schicksal- wie wir auch mit den Mikroindividuen in unserem eigenen Organismus in Disharmonie kommen und das als Krankheit erleben können, was auch ein Teil in der Reihe der unglücklichen Schicksale ist. Sind wir in Harmonie mit Gottes Organismus und mit den Mikrowesen in unserem eigenen Organismus, sind wir zum wahren Menschen als Gottes Abbild geworden. Das ist das große Ziel der Schöpfung.

Das Weltbild im Taschenformat zeigt also, dass das Weltall ein Lebewesen ist, im Ausdruck für den höchsten Begriff von Bewusstseinsentfaltung, physischer und psychischer Schöpfung und Lebensart. Dieses Lebewesen haben die Menschen durch Jahrtausende hindurch und mit recht als Gott angebetet. Und da wir Mikrowesen in dieser Gottheit und somit anatomisch mit dem Organismus dieses Gottes verbunden sind, ist es klar, dass all unser physisches und seelische Wohlbefinden nur davon abhängige ist, ob wir für alle anderen Lebewesen zur Freude und zum Segen sind. Pflegen wir nicht unseren physischen Organismus und erfüllen wir nicht seine lebenswichtigen und gesundheitsbedingten Forderungen nach Nahrung und Hygiene zerstören wir in größerem oder kleinerem Grade das Leben und Wohlbefinden der Mikroindividuen in unserem eigenen Organismus, wodurch in entsprechendem Grad Krankheit entstehen. Und wenn wir anderen Wesen gegenüber Zorn und Bitterkeit fühlen, wenn wir sie zu verfolgen suchen, weil wir glauben, dass sie uns unrecht zugefügt haben, dann sind es Mikrowesen in Gottes Organismus, die wir verfolgen. Und Gott muss beginnen uns zu bekämpfen, um die Gesundheit seines eigenen Organismus zu bewahren. Dieses bekämpfen von Ungesundheit in Gottes Körper oder Organismus findet mit einer solchen Pünktlichkeit und Präzision statt, dass der Mensch- da das was er sät auch ernten muss, ja sogar alle Haare auf seinem Kopf sind gezählt und kein Sperling fällt zur Erde, ohne das es Gottes Wille ist. Es ist nicht verwunderlich, dass die Liebe zum Nächsten die Erfüllung aller Gesetze ist.

Mit dieser Einstellung zum Weltall kommen wir auf einen Weg, der nicht als Sackgasse endet, sondern als ein offener Weg, direkt zum Verständnis dessen führt-, dass das Weltall der über Zeit und-Raum erhabene Organismus Gottes ist, indem wir als ebenso ewiges Wesen leben und weben und sind. und dass unser ganzes hervortreten als glückliches oder unglückliches Wesen nur eine Frage der Anatomie ist. Alle Lebewesen sind Lebensorgane in einem größeren Organismus. Wenn wir mit unserem Denken und Verhalten anderen Wesen im gleichen Organismus das Leben schwer machen und bei ihnen Lebensüberdruss hervorrufen verursachen wir ja Krankheitsgebiete, ungesunde Gebiete, in dem großen Organismus, in dem wir das da sein erleben. Es ist hier leicht zu sehen, dass die Grundursache allen Leidens in der Welt ausschließlich auf Verstöße gegen die vollkommene Anatomie zu finden ist kraft derer alles Leben im Weltall zu einer Einheit zusammengebunden ist. Wir haben hier einen anderen und lebengebenden Gedankenprozess gesehen, der uns zeigt, das wir in dieser Einheit ein ewig mitwirkendes Zentrum sind und dass der einzige Weg zu totaler Gesundheit, zu totalem Glück und totaler Lebensfreude also der ist, zur Freude und zum Segen für alle zu sein, mit denen man in Berührung kommt. Dies ist das Weltbild in Taschenformat". Zitat Ende.

Soo, und hier geht also die Untersuchung weiter, demokratischer Faschismus.
Denn das was ja heute gelebt wird, zeigt sich nun wirklich nicht als besonders erfreulich aber es ist ja nun bekannt das die Strukturen der Staaten immer identisch sind mit den Erwartungen seiner mächtigsten Raubmenschen, obwohl in die Öffentlichkeit hinein so getan wird das für die Wahrheit gesorgt wird und das eine echt wahrhaftige Humanität gelebt werden wird. Aber kann überhaupt eine Staatlichkeit Human sein die überhaupt keine spirituelle Entwicklung gemacht hat, außer das sie sich Mental und Intellektuell auf Beziehungen und Universitäten ansonsten aber auf HabGier und Vorteile und Vorzüge aufgebaute Einsicht haben die mit ein wenig Logik die ungefähr 15 weit leuchtet aufgebaut ist, kann so was überhaupt eine Demokratie erzeugen.
Und können solche Wesen in solchen Positionen überhaupt die Fähigkeit haben, sich den Herausforderungen der nun übermächtig gewordenen industriellen Unternehmen demokratisch zu stellen und denen von der Vernunft her Paroli zu bieten oder zumindest den Mut haben in der Öffentlichkeit diese Unternehmen zu diskreditieren und aber auch totale finanzielle Unterstützung zu verweigern. Meine Antwort ist Nein.
Die sind dazu überhaupt nicht in der Lage und wollen das auch nicht.
Denn die Verwicklung ist so stark, das alles, das außerhalb dieser Einsichten ihrer Traditionen, für die, noch zu etwas unrealem gehört, so denken die nämlich, das es sogar zu etwas fantastischen gehören würde, weil sie so gewachsen sind.
So, die Gesellschaften der Menschen egal in welchem Land, sind ja nicht auf dem Fundament von Heiligen aufgebaut, nein sie sind auf dem Fundament von Wilden aufgebaut, und dieses Wilde macht Gesetz und will das echte Leben kontrollieren, wobei es aufs kontrollieren ankommt, aber ohne Ausnahme, jene die kontrollieren, sind keine Heiligen das sind Fleischfresser also ergo noch Raubtiere.
Was ist also die logische Konsequenz.
das ist doch wohl klar, aber es heißt ja, jeder Erleuchtete und jeder Heilige hatte eine Vergangenheit und jeder Unerwachte und Unheilige hat eine Zukunft, aber was Martinus in seinem Vortrag sagte macht sehr viel Sinn, denn, die Konsequenzen sind enorm die durch diese Entwicklung der senilen perversen Menschen aufgebaut wurden die für den Globus und den Organismus total schädlich sind. Und wer hat diese Schädlichkeit so strukturiert das sie sich als Nützlichkeit in den öffentlichen Bereichen darstellt, aber in Wahrheit schädlich ist, welche Unternehmen sind das, und welcher ignoranter Glaube der Politiker hängt damit zusammen das auf immer aufrecht zu erhalten, weil die in solchen ignoranten denk oder Wirrnis Kategorien mauscheln wie Arbeitsplätze und Fortschritt und Arbeitslosigkeit, obwohl die Konsequenzen der Aufrechterhaltung dieser Finanzen und Firmenstrukturen schlimmer sind als die Kz der Nazis, mal metaphorisch Formuliert.
So was ist daraus erkennbar. Die Politiker sind ignorant und die Politiker haben Angst und die Po-

litiker sind unfähig.

Es sind eben noch Raubsäugetiere geblieben.

Diese Weltpolitiken unterstützen aber total die konzerngesteuerte Welthandelsorganisation die vorhat sich zu einer Weltregierung zu entwickeln und sich ununterbrochen über die Menschen in allen Ländern der Erde hinwegsetzt um ihre faschistisch wirtschaftliche globalen Ziele zu erreichen, und zwar mit allen Mitteln.

Die bürgerkriegsähnlichen Situationen damals in Seattle gegenüber der WTO waren ja nicht das blöde Volk wie es immer von den in Wahrheit negativen Mächten behauptet wird. Wer übrigens heute noch von Volk redet entlarvt sich als Faschist und als ignorant. Volk wir immer nur in negativen Bereichen dargestellt um zu verblöden und so weiter. Die Proteste gehen ja auch gegen die Welthandelsbank, internationaler Währungsfond, Wirtschaftsclub Davos und so weiter. Diese Clubs und Organisationen sind alle okkulte Vereine. Stell ich mal als „Behauptung" in die Luft. Und Ich „Behaupte" in diesem Schrieb sehr viel. Die das einzige Ziel haben eine Weltregierung zu schaffen nach ihren primitiven ausbeuterischen Strategien, die totale Kontrolle über das gesamte Vermögen der Menschen, nämlich ihr Land und insbesondere ihre Arbeitskraft.

Aber was noch schlimmer ist, diese WTO zum Beispiel versucht auch alle Pflanzen auf der Erde erstens genetisch zu manipulieren um dann Kapital durch Patente zu erreichen und ‚noch schlimmer sie versucht sämtliche Pflanzen auf der Erde patentieren zu lassen um dann den Menschen zu verbieten sie zu nutzen mit Bußgeld und so weiter, es ist also klar ersichtlich das der Satan dahinter steht. Dahinter steht die übertotale Kommerzialisierung sämtlicher Bereiche der Menschen, und wenn die blöden Raubmenschen nicht aufpassen, wird das auch geschehen und eine Form von Faschismus wird auf der Erde sein die Hitler ‚oder Stalins oder Attilas oder anderer Massenmörder weit, weit, weit, in den Schatten stellen wird, weil der Überblick der Kontrolle den diese Organisationen schon seit hunderten von Jahren anstreben nun viel, viel, größer geworden ist.

All diese Organisationen sind alle ohne Ausnahme von Geheimbünden für ihre ausbeuterischen Zwecke aufgebaut worden, das ist einfach so, die Üblen haben die Macht. Und alle diese Organisationen lassen sich auf wenige Menschen und Gruppen zurückführen. Einerseits auf die Rothschild Bankenmonopole, die Rockefellerbanken Monopole, die damit verbundenen Ölmonopole und die damit verbundenen chemischen Monopole und die damit verbundenen pharmazeutische Monopole, nicht zu vergessen die anderen Industrien die dazu liefern.

Firmen stellen ihre finanziellen Ziele und Gewinne über die Freiheit der Natur und die Gesundheit der Natur, der absolute Überbau dieser Verachtung ist die WTO, sie stellt sich in ihrer intelligent ignoranten Denkerei die was für dumpfe dumme und blöde ist immer über den Umweltschutz.

Wer das macht ist Globalfaschist. Ohne Ausnahme. Nicht nur das er ist Gotteshasser. Nicht nur das er will das göttliche abtöten. So Senil sind diese Raubmenschen noch. Die WTO will zum Beispiel dass ihr mehr Wachstumshormone esst wenn ihr schon Fleisch esst, das besagen nämlich die Machtkämpfe die die USA-WTO Und Kanada gegen die EU durchzusetzen gewillt ist. Kanada mit seinen gigantischen Fleischfarmen der Prärien. Oder andere Firmen aus den USA die ihre giftigen Produkte durch Länderverbot durch die WTO durchsetzen wollen, Methyl-Corporation aus USA zum Beispiel gegen Kanada. Oder Metalclad Corporation USA gegen Mexiko. Diese wilden ignoranten dummen Firmenbosse diese stumpfen Tiere, sie versuchen mit der WTO, die ein Rockefellers und IG-Farben Konstrukt ist, das zu verwirklichen. Indem sie euch freier vergiften können. Und die Politiker sind einfach nicht gewillt konsequente Logik anzuwenden weil das wohl auch gar nicht gekonnt ist. In dem Trubel und dem Wirrnissen in denen die innerlich leben. All diese Firmen die chemische Stoffe produzieren müssen ganz einfach weg von der Erde, da alle chemischen Stoffe Gifte für die Erde sind für die Menschen, Tiere, Pflanzen, Flüsse, Meere, Wolken und Winde.

Was sich nun Menschen durch mühsame Erkenntnisse aufgebaut haben und versuchen zu leben wird durch die Industriefaschisten mit ihrem globalen Faschismus durch die SS-Behörde WTO zunichte gemacht. Das ist das totale Ende der Demokratie. Das ist auch das Ende der WTO und deren Mitglieder.

Es beklagen sich immer mehr Menschen in anderen Ländern das sie wie Tiere behandelt werden. Später werde ich die zionistischen Papiere aufschreiben aber auch die talmudistischen, alleine der Blick genügt um zu erkennen weshalb viele wie Tiere behandelt werden.

Denn wenn zum Beispiel jemand wie Tiere behandelt was ist die Logik davon, sie kommt ja von jemanden diese Behandlung und derjenige ist ja der Ursprung der Behandlung also ist derjenige der diese Behandlung durchführt selber noch das Tier, warum, weil er noch nicht fähig ist eine andere Behandlung zu machen. Denn durch die Früchte werdet ihr sie erkennen.

Die Entmachtung der Politik durch die Wirtschaft ist bloß ein Teil der Situation wie sie sich mit der WTO darstellt.

Die weitere Geschichte ist ja die Bemächtigung der Politik durch die Wirtschaft.

Hier wird immer beides gespielt. Wenn die WTO nicht durchkommt mit ihren Betrügereien, dann wird es auf politischem Wege gemacht durch die Politiker die in dem Netz gefangen sind.

Das ist ja heute zum Beispiel in der Gesundheitspolitik zu sehen. Da sind die chemisch-Petroleumpharmazeutischen Strukturen so tief in der Politik das sie ihre eigenen Gesetze machen, perverser geht's wohl nicht mehr.

Hier ist das Gefängnis das die Ignoranz sich aufbaut, zu sehen. Da wir in einer KapitalReligion leben, und wenige Menschen das Kapital Kontrollieren, und so ganze Völker ausbeuten, mit dem Segen der Politiker die schon während ihrer Amtszeit dafür sorgen das sie die Energiefirmen oder Chemiefirmen oder Telekommunikationsfirmen dabei unterstützen Gemeinwohl zu plündern im Wissen das sie dafür später in den Aufsichtsrat der Satansfirmen kommen, und fette Renten dazubekommen, ist der Macht missbrauch perfekt. Und das dann in den Händen von Privatpersonen. Da ist es wesentlich richtiger und vernünftiger sämtliche wichtigen Konzerne Global zu verstaatlichen. Alles was mit Energie Transport und Telekommunikationen und Ressourcen zu tun hat muss Allgemeingut werden und bleiben. Die Politiker in ihrem Oberflächlichkeitsstreben für die Verblödung der Massen sind stupide Medienspektakelgroupies geworden, die keine echten Werte mehr leben an denen sie gemessen werden können. Es geht nur noch um Machterhalt. Diese Schicht dieses Kollektivbewusstseins dieser Politikschicht und Wirtschaftsschichten unterliegen alle dem herrschaftlichen Tabu, nämlich das alles andere was anders denkt und fantasiert und sein will, nicht Inn oder der Realität entspricht, und wird konsequent durch die diabolischen Medienvertreter ins lächerliche gezogen, und wenn sie könnten würden sie die Freiheit ins KZ werfen und beseitigen, es hindert bloß die Vortäuschung der demokratischen Regeln, aber innerlich sind sie alle Raubtiere also das Böse geblieben. Vasallen des Satans. Es wird immer vertuscht und gelogen und verschleiert. Und das wechselseitige Abhängigkeitsverhältnis zum Beispiel zwischen Politik und Wirtschaft also zwischen Privatpersonen, da werden Systeme immer weniger beherrschbar. Sowohl die Manager als auch die Politiker sind gefangene der objektiven Minderwertigkeit gegenüber anderen ausgeliefert. Da sie keine Selbsterkenntnis haben sind sie auf die Entwicklung eines Gemeinschaftsgefühls durch Kooperationen mit anderen darauf angewiesen ihre Minderwertigkeitsgefühle irgendwie zu kompensieren. Aber in Kapitaldemokratismus oder Kapitalismus wo ja das Konkurrenzdenken die Aggressivität gegen andere gefördert wird, also das Tier aufrechterhalten wird, anstatt zu transformieren, entsteht eine fatale katastrophale Menschheit die sich selber megaverblödet, wo es unausweichlich zur falschen Einsicht in die Realität kommen muss. Tiere können keine Realität erkennen. Und so werden die Völker in die Irre geführt. Denn die gesellschaftlichen Vorbilder das was es zu erreichen gilt, die Reichen und Wichtigen, angeblichen, dass sie ihre Ängste Minderwertigkeit und Unvollkommenheiten, angeblichen, kompensieren können, durch Ichbezogenes, aber das kleine Ichbezogene, Streben und ein Verhalten das sich rücksichtslos Anerkennung verschafft und Geltung durch Überlegenheit über andere und auf sie Macht ausüben wollen. Denn die Übermacht der deformierten Verhältnisse ist so groß das sich der einzelne Politiker den korrumpierten Einflüssen der Machtmenschen nicht entziehen kann. Denn das mit dem du dich umgibst das formt dich. Macht übt eine besondere Anziehungskraft auf Siegermentalitäten aus Karriere besessenen und andere Senilanwärter der Menschheit. Auch das Gerede von der Leistungselite ist ein Märchen, es geht da nur darum ihre Privilegien und selbstgemachten Gesetze abzusichern und der Menschheit als eine Art Naturgesetz vorzugaukeln. Es ist alles Ausbeutung. Zum Beispiel gilt in dieser Wirtschaftspolitik das Gesetz also der Glaube also das Denken also die Phantasie, derjenige der Geld gibt der wird weniger bestraft. Derjenige der das Geld von denen die Geld haben nimmt, der wir schwerer bestraft. Hier sieht man doch aus welcher Richtung die sogenannte Rechtsprechung die es in Wahrheit nirgendwo gibt, das sind alles Fantasieprodukte, aus welcher Richtung die Rechtsprechung kommt, aus dem Kapital, also den Eliten so wie sie sich sehen wollen, das sind alles Banditensysteme, und hat Struktur, da sie ja selber ihre eigenen Wirtschaft und anderen Gesetze machen. Und die ganz fetten Kartelle die halten die Staaten in Schulden, zum Beispiel die BRD, 1500 Milliarden Euro Schulden und die anderen Länder auch, Aber an wen. Und wer hält denn nun die Geldermassen die zum Beispiel in der BRD nach der ersten Neutechnologiephase und dem Blähungsaktienmarkt Zusammenbruch, wer hat die Milliarden die verloren gingen, Geld löst sich schließlich nicht in Luft auf, oder die Megasummen der Übermilliarden durch die anderen systematisch hergeführten Immobilzusammenbrüche, übrigens genau das gleiche System wie damals in den USA 1932, total das gleiche Muster, ja wer hat denn nun diese Milliarden die die Banken abschreiben mussten und die von den Steuerzahlern aufgefüllt werden müssen alleine bei den Landesbanken, das Geld ist ja nicht zu Gas geworden. Das hat alles System. Jemand muss ja das Geld haben. Aber das wird durch die gewitzte Manipulatoren dieser Kartelle und Unterstützer der Geldmacht in Halbwahrheiten und Medienstopps inszeniert und dann in die Vergessenheit katapultiert. Staat und Wirtschaft dein Feind. Ebenso sind die Gewerkschaften, eine Bande blinder Raubtiere geblieben. Weswegen, weil alle weltweit keine wirkliche Entwicklung machen sondern weiterhin materialistisch eingespannt sind. Auch die EU, was ja bloß einige mehr Faschisten sind trägt dazu bei noch stärkeren ausbeuterischen Firmeninteressen zu verfolgen und zu vernebeln. Da sind Einzelpersonen die alle ohne Ausnahme Firmeninteressen vertreten, ohne Ausnahme, selbst der Staat vertritt nur Firmeninteressen, also die welche sich Politiker nennen und jene die sich Staatsdiener nennen.

Was sind das aber in Wahrheit, Raubsäugetiere, da sie ja alle Fleischfresser sind, von Leichen leben und vom töten. So ignorant denken die noch, so unlogisch so unwahrhaftige. Beamte und Bürokraten sind auch bloß Raubtiere geblieben,

Mehr nicht, jedes Raubtier ist potenzieller Faschist.

Heute in Israel und Palästinenser läuft bloß Faschismus ab, mehr nicht, mit wahrer Religiosität hat das überhaupt nix zu tun.

Der frei Markt und Demokratie sind Gegensätze.

Der Kapitalismus und Imperialismus der USA und der westlichen Horden, ist dem der anderen Horden nicht überlegen, überall auf der Erde entwickeln sich die gleichen Ziele bloß weil im Westen und Japan höhere Wirtschaftsentwicklung ist bedeutet das nicht das in den anderen Ländern nicht das gleiche passiert. Geld ist Geld egal ob auf Hawaii oder Moskau oder dem Vatikan. Und Raubsäuger sind überall die gleichen.

Also ist eine materialistische Entwicklung der Menschen erst dann bereit sich selbst in frage zu stellen, wenn der Schmerz so groß geworden ist die Zerstörung so tief das kein weiterer Ausweg mehr möglich ist das gleiche Programm des Egos durchzusetzen, das ist die Götterdämmerung, die Hölle und der Satan, nämlich er selber.

Das sind die Lernprozesse die gemacht werden müssen, damit er der Mensch erkennt das er davon genug hat und das nicht mehr will.

Erst dann wenn der Aufschrei so schmerzhaft sein wird, so leidend so senil und verrückt krankhaft, erst dann werden einige wachsamer werden, alles andere ist Täuschung und Betrug.

Es gibt keine Christen, Islamisten oder sonst welcher anderer religiöser Benebelungen. Es gibt aber viele Heiden und und verrückte dunkle Wesen. Zum Beispiel die Mullahs mit ihrem WahnGlaube an den Mahdi, der kommen wird wenn das Leiden im Volk so stark ist das es nicht mehr aushaltbar ist. Khomenie und seine Nachfolgekonsorten trieben, treiben, das Leiden unter den Menschen im Iran sooo hooooch, im Glaube das dann der Mahdi also der Befreier zur Erde kommen wird und die Menschen befreien wird. Das ist doch der Satan das Böse diese Mullahs. Das hat aber auch Garnix mit Mohammed zu tun. Oder das Christentum. Das ist doch ein falsches Christentum das heute in Rom feiert. Das war doch der Aufstieg eines anderen Christentums als wie Jesus es wollte. Das ist ein gefälschtes Christentum das wunderbar als Werkzeug für den Satan benutzt werden kann. Das ist Betrug. Lüge. Echte Christen gibt es nur wenige auf der Erde das gleiche mit Mohammedaner oder Buddhisten oder Hindus, denn die Massen sind durch Manager des Satans längst in alle diese Strukturen die sich jetzt entwickelt haben, sollen, sind alle sorgsam geplante Wege von Geheimgesellschaften und okkulten Organisationen und von den dazugehören von denen selbst aufgebaute politischen Parteien, die CDU, ist genau das gleiche wie die damalige DDR Partei, Augenwischerei, denn die CDU ist nicht im Geringsten christlich, es sind alles Traumtänzer und Nebel krähenähnliche Gestalten die sich aus dem Tierreich ins Menschenreich entwickeln, müssen.

Demokratie und freie Wirtschaft sind Gegener. Rivalen. Die großen Weltinstitutionen sind dazu da um zu verhindern das den Menschen die noch an Demokratie glauben durch diese mächtigen legislative und exekutiven Kompetenzen, wenn nötig mit Gewalt und Panzer, oder Polizei und Extragesetzen in Schach gehalten werden. Da die Spielregeln der Wirtschaft des Geldes die politischen Konzepte sein sollen da die Gifte der Sekten und Geheimgesellschaften die Ziele sein sollen.

Seit wachsam.

Lasst euch nicht einschüchtern.

Der Satan ist bloß ein Raubtier mehr nicht.

Alles andere ist selbstgebautes Fantasiegespinnst.

Was angestrebt wird ist ein demokratischer Faschismus. In den USA ist er bis jetzt am besten entwickelt. In der Bundesrepublik ist er gut auf dem Vormarsch. England ist sofort bereit in alle Krieg mitzuziehen, das besagt schon alles.

Alles läuft wie geplant, alles läuft auf Weltfaschismus hinzu, eben Götterdämmerung oder Behämmerung.

Manche schreiben ja dass der Globalisierungsdrive des Westens sich als Fehlschlag erwiesen hat. Das liest sich schon in einigen englischen Zeitungen, aber dem ist nicht so, niemals, die Globalisierung und die WTO und die faschistischen dummen Politiker das sind ja alles bloß die Pappnasen und die vorzeige Menschen der Geheimgesellschaften.

Ihr werdet doch nicht so naiv sein zu glauben zu denken, dass sich die Weltbank die WTO und die Rockefellerkartelle und die Rothschildbanken nun geschlagen geben, niemals, es wird unterbrochen an diesen Zielen gearbeitet, das sind Ziele die über mehrere Leben gehen.

Das sind Ziele die über Wiedergeburt erreicht werden sollen da die Strukturen die Unternehmen, ja stehen, da der Reichtum der Banken der Organisationen ja steht, da der Einfluss ja steht, da der

Nachwuchs ja gezüchtet wird.

Die gesamte Struktur der westlichen Gesellschaft ist deren Aufbau.

Weltbank-internationaler Währungsfond und WTO, sind allesamt Organisationen von Geheimgesellschaften mit okkultem Hintergrund. Okkultisten sind jene die was zu verbergen haben weil sie dunkle Ziele verwirklichen wollen. In den USA gibt es viele aufklärende Bücher über die Hintergründe der Organisationen und welche Menschen dort weswegen eine Rolle spielen. Es ist gut erkennbar das die beiden Weltkriege aus Amerika und England gesteuert wurden und das der dritte Weltkrieg auch schon da geplant ist. Dass Geld- also die Menschen die das Geld haben planen die Kriege um ihren Zielen der totalen globalen Versklavung näher zu kommen, denen ist es mehr als gleichgültig ob ganze Völker dabei getötet werden. Da sie sich als unfassbar wohl sehen weil sie selber die Gesetze machen lassen und so weiter. Aber die beiden Weltkriege sind ausnahmslos in den USA und England geplant gewesen. Zumindest laut Bücher die ich las. Ho.Ho.Ho.Die Amerikaner sind ja keine Weisen oder die Engländer und Japaner oder Russen auch nicht die Chinesen auch nicht. Wenn sie Weise wären sehe es heute auf der Erde ganz anders aus. Aber die negative Macht ist unbeschreiblich fortgeschritten.

Sie lebt nicht bloß in den USA, sie ist ein Teil der gesamten globalen Menschheiten ist in Wahrheit die Ignoranz und das tierische Erbe des Menschen das er immer noch nicht los schütteln kann da er weltweit immer noch ans Töten glaubt. Er glaubt immer noch das er Töten muss um zu Leben. Das er beseitigen muss um zu gewinnen. Das er betrügen muss um zu Leben. Das er Macht braucht um zu Leben. Das er Ausbeutung braucht um zu Leben. Das er Waffen braucht um zu Leben. Und so weiter. Er ist immer noch nicht fähig sich vom tötenden Prinzip das zum Raubtierreich gehört loszusagen, wegen mangelnder Wachsamkeit und wegen seiner selbstgebauten Gefängnisse die er für Wahrheiten hält.

Ja demokratischer Raubtierrisssmuuus, mehr ist das alles noch nicht.

Wenn ihr später hier in diesem Schrieb lesen werdet welche Mittel angewendet werden auf der Raubtiermentalität, dann hoffe ich dass ihr aus eurem Glaubenstraum und eurer Unwachtheit zumindest ein wenig aufwacht.

Länder die Atombomben haben sind keine Christen, Länder die eine gewalttätige Militärforschung haben sind genau das Gegenteil sie sind Faschisten.

Und welches Land kann sich davon freisprechen jeder möchte das wohl gerne.

Ich habe heute in der Zeitung gelesen dass sich in der US Diskussion der Vergleich auftut wegen Busch seiner Kriegsrechte und des Kriegstribunals, das Amerikaner denken jedenfalls solche die sich damit beschäftigen das die amerikanische Demokratie für die Welt - wie sie es sich zu Recht fantasieren - ein Vorbild ist, ja das stimmt, dem stimme ich auch voll zu. Ein Vorbild des Betruges an der Wahrheit. Aber alleine die Reaktion die ein wie es so dargestellt wird mächtigsten Landes der Erde, was auch stimmt, bloß in Sachen Gier aber nur, es ist hauptsächlich Gier in dem sie Weltmeister sind, also so ein mächtiges Land, oder deren Demokraten, oder wie sie sich auch denken, zeigt schon die Armseligkeit ihrer Politiker und des faschistoiden materialistischen Systems.

Es ist purer dumpfer Materialismus mehr nicht.

Wenn sie alle so an Gott glauben und solche Christen sind warum vergeben sie dann nicht, warum töten sie dann, warum halten sie dann nicht ihre andere Wange hin, nein, sie bauen lieber Sattelitensysteme auf damit sie die totale Weltbevölkerung abhören können, nein, sie bauen lieber Sattelliten gesteuerte Bomben und Raketen damit sie von ihren demokratische Swimmingpools aus direkt mit Gott verbunden sozusagen die Aktionen starten können, nein, sie bomben lieber die Erde flach anstatt Wahrheit zu leben, denn die Logik die dort gelebt wird ist bloß Raubtierlogik, aber keine Wahrheitslogik.

Die Reaktion des Westens auf so eine kleine Gruppe von Faschisten Islamisten, wie armselig sie war und ist. Die Reaktion des Westen wie primitiv unwach und dumpf sie war, aber was hat das nun geschaffen,

Da alles im Universum in Kreisläufen abläuft, wird auch das Schicksal in Kreisläufen auf sie wieder zurückkommen, und es wird weiterhin Kriege geben, mit denen die darin verwickelt waren, das die Deutschen daraus nichts gelernt haben aus diesen zwei Weltkriegen in denen sie durch die Hochfinanz in England und Amerika dem jüdischen Zionistensekten und dem Rockefeller Kartellen hinein manövriert wurde, nicht viel daraus gelernt zu haben, dies ist die Möglichkeit, sich aus dem Teufelskreis zu entfernen, sich vom Auge um Auge Blödheit um Blödheit Prinzip zu distanzieren, dem Prinzip des verrückten wahnsinnigen alttestamentarischen Irrenanstalt Massenmörders Jahwe.

Wenn der Gott währe was diese stupiden Zionistendumpfbacken da vor sich herträumen dann muss Gott ja ein Massenmörder ein Wahnsinniger sein. Das ist so weit von der Wahrheit entfern wie ein grunzen des Löwen von dem einsehen eines Jesus.

Die amerikanische Politik und der kollektive Bewusstseinszustand der Bevölkerung und deren Vasallen ist zwar für diese Gruppen eine Erleuchtung so scheint es mir, aber für mich eine totale Sonnenfinsternis ihrer Sichtweisen und Einsichten und zeigt wie schwach sie immer noch sind.

Wenn das Zivilisation oder Demokratie sein soll was da in Amerika zusammengebrodelt wird dann sind meine Worte die goldenen Lichter einer goldenen Zeitalter Signatur.

Amerika wird noch mehr erleben müssen weil Amerika ein enorm auf Blut aufgebautes Land ist. Zyklen dauern länger je nach deren Tragweite und Wichtigkeit. Aber sie kommen alle wieder zurück, so ihr Amerikaner ihr müsst eure Gefängniswärter die ihr wählt besser anschauen.

Ich bringe hier ein weiteres Thema, rein demokratisches Thema natürlich, ein militärisches Thema, in Berlin hat man von der US Armee auf dem Tempelhof Flugplatz ein Radarsystem entdeckt das sage und schreibe und höret, Schallwellen aussendet um Bevölkerungskontrollen zu machen - um sie zu verblöden, die so genannten Elf - Wellen. Das ist psychologische Kriegsführung.

Es gehört zum geheimen Haar Projekt der US - Armee - einer Gruppe von senilen Überfaschisten, wohlbemerkt US Demokraten, Hauptsache Demokratie nichtwahr, das Projekt lief unter dem Decknamen Teddy Bär -tausende von Menschen haben sich beschwert über Brummtöne die sie belästigten, und krank machten.

Wenn ihr später die jüdischen Machtsenilitäten der Zionistensekte und deren Strategien lest, könnt ihr daraus dieses System erkennen, in Alaska ist eine 20 oder 40 km lange Antennenkette aufgebaut worden um diese psychologische auf Schwingungsfrequenzen aufgebaute Kriegsführung weltweit zu fabrizieren.

Ich sage euch aus Amerika kommt Faschismus Demokratie. Nicht dass andere Großmächte und die es werden wollen besser wären oder sind. Das ist alles bloß das menschlich allzu menschliche, Nicht umsonst hatte Jesus mal gejammert Gott lass diesen Becher an mir vorbei gehen.

Die Zeitschrift Raum und Zeit hatte einen großen Bericht darüber gebracht, aber in vielen amerikanischen Büchern wird von dieser Form der Machtanwendung schon lange berichtet.

Die negative Macht kennt nicht die geringsten Skrupel. Davon muss man sich ganz schnell frei machen. Das Raubtier das der Mensch mit sich trägt ist so senil, das es lieber Atombomben fressen würde als das es sich von seinen Weltmachtplänen trennen würde.

Berlin Tempelhof hatte man typisch wie eine Geheimgesellschaft klammheimlich als militärische Schutzzone gemacht, keiner wusste was davon.

Es existiert ein Plan die Deutschen daran zu hindern Ostdeutschland aufzubauen. Es existiert ein Plan die Deutschen zu schwächen indem man sie in internationale Kriegsaktionen verwickelt und militärische Hilfsaktionen, um sie finanzielle zu ruinieren damit sie noch mehr Schulden machen, es gibt Pläne die Deutschen zu schwächen indem man die Fremdenhasserei fördert und indem man mehr Einwanderer ins Land bring als es gesund ist.

Es gibt Strategien die wollen dass die deutschen hohe Arbeitslosigkeit haben, aber auch alle anderen Länder Europas.

Leute seit wachsam.

Die Elf Belästigung der US Armee, zeigt wer wirklich dein wahrer Freund ist.

Leute seit wachsam.

Fallt nicht auf Raubtiere rein.

Das sind noch keine fertigen Menschen das sind Wilde.

Die negative Macht dieser Wesen arbeitet mit vielen Mitteln.

Sie haben zum Beispiel ala Artikel 5 das Mittel der Verwirrung.

„Um die öffentliche Meinung in unsere Hand zu bekommen müssen wir sie in ein Stadium der Verwirrung bringen. Wir werden unter anderem die Presse dazu benutzen den Menschen so viele verschiedene Meinungen zu präsentieren dass sie den Überblick verlieren im Labyrinth der Informationen. Damit werden sie zur Ansicht kommen das es am besten ist keine spezielle Meinung politisch zu haben".

Oder Artikel 6

Das verlangen nach Luxus.

Um den Ruin der Industrie der Gojim zu verstärken werden wir unter den Gojim das Verlangen nach Luxus forcieren. Der gewöhnliche Mensch wird sich jedoch nicht am Luxus erfreuen können da wir ständig die Preise erhöhen werden damit der Arbeiter genauso viel arbeiten muss wie vorher um das gewünschte zu bekommen und bis er das System erkennt wird er bereits darin gefangen sein.

Oder der Artikel 7

Die Politik als Werkzeug

Durch unser einflößen des Liberalismus in die Staatsorganismen wird ihr ganzes politisches Aussehen verändert. Eine Verfassung ist nichts anderes als die hohe Schule der Uneinigkeiten Missverständnisse Zankereien und Parteilaunen mit einem Wort eine Schule alldessen was dazu dient die Persönlichkeit des Staatsbetriebes zu zerstören.

Im Zeitalter der Republiken werden wir die Herrscher durch die KARIKATUR einer Regierung ersetzen mit einem Präsidenten aus dem Volke aus der Mitte unserer Puppen unserer Sklaven.

Wir werden die öffentlichen Wahlen zu einem Mittel machen das uns auf den Thron der Welt verhelfen wird indem auch dem geringsten im Volke der Anschein gegeben wird durch Zusammenkünfte und Vereinigungen auf die Gestaltung des Staates einzuwirken.

Wir werden gleichzeitig die Bedeutung der Familie und ihrer erzieherischen Wirkung zerstören und ebenfalls die Möglichkeit selbstständiger Persönlichkeiten beseitigen.

Es genügt ein Volk eine gewisse zeitlang der Selbstregierung -Demokratie- zu überlassen um es in einen ordnungslosen Pöbel zu verwandeln.

Die Macht des Pöbels ist eine blöde sinnlose und unvernünftige Kraft immer in der Gewalt der Beeinflussung von irgendeiner Seite der Blinde kann aber nicht den Blinden führen, ohne in den Abgrund zu stürzen. Nur jemand der von Geburt an zum unabhängigen Herrscher erzogen ist, hat Verständnis für das politische abc.

Unser Erfolg wird dadurch erleichtert werden dass wir in unserem Verkehr mit den Menschen derer wir bedürfen immer auf die empfindliche Seite der menschlichen Natur einwirken werden, die Geldgier, die Leidenschaft und die Unersättlichkeit nach menschlichen und materiellen Gütern".

Man sieht hier gut wie sich in jahrhunderten und länger eine Gruppe von Raubsäugetieren geformt hat die bloß darauf aus ist alle zu kontrollieren, aber, diese Sekten und Geheimbünde haben viel nicht erkannt und werden es auch nicht.

Sie haben zwar praktisch gewonnen, denn die Systeme sind genauso wie es beschrieben wird, aber sie selber sind darin genauso gefangen sie selber sind nicht einen Schritt weiter, sie selber sind bloß Gefängniswärter geworden, nicht nur das, es kommen immer mehr Wesen auf die Erde die unbeschreiblich erwacht sind und das gesamte System infrage stellen und auch das Verhalten und Denken der Menschen ihren Eltern ihren Freunden um anderen, denn das dunkle ist wirklich mit dem winzigsten bisschen Licht nicht mehr das dunkle, deswegen werden diese Geheimbünde nämlich selber benutzt um gewisse Entwicklungen abzuschließen.

Es ist heutzutage so leicht erkennbar dass das Üble die Herrschaft unter den Völkern hat.

Oder ihr Paragraph 9

„Die Funktion des Krieges

Um machthungrige zu einem Missbrauch der Macht zu veranlassen werden wir alle Kräfte in Gegnerschaft zueinander bringen. In ganz Europa und mittels der Beziehungen Europas auch in anderen Erdteilen, müssen wir Gärung, Zwiespalte, und Feindschaft erschaffen wir müssen in der Lage sein jedem Widerstand durch Kriege mit dem Nachbarland zu begegnen. Wenn diese Nachbarn es jedoch auch wagen sollten gegen uns zusammenzustehen dann müssen wir ihnen durch einen Weltkrieg Widerstand leisten".

Vielleicht werden einige über solche Texte verwundert sein, aufgeregt oder andere die so genannten Staatsschützer wollen so was ja verbieten, denn diese Texte sind in der Bundesrepublik verboten warum wohl, weil hier der Faschismus schon längst in den Institutionen ist und weil in den Gerichten längst schleichend darauf hingearbeitet wird.

Der Materialismus will alles erdrücken, vergesst das nicht, jedenfalls sich über solche Texte auch nur im Geringsten aufzuregen ist sinnlos. Aus der Geschichte ist ja bekannt und aus der Gegenwart auch, das Menschen so sind.

Aber die Urtexte sind immer im religiösen Bereich zu finden in deren Gottheiten den tierischen dumpfen Glauben den die noch von einer Gottheit hatten, damals konnte ja jeder der etwas außerirdischer war die Massen so vernebeln, das die glaubten es wäre der hellste Sonnenschein.

Heute ist es nicht viel anders.

Ich mach noch mal weiter mit dem Paragraphen 10.

„Die Kontrolle durch Erziehung.

Die Gojim werden nicht zur praktischen Anwendung der vorurteilslosen geschichtlichen Beobachtung angeleitet sondern theoretische Erwägungen ohne jede kritische Beziehung auf folgende Ereignisse, lässt für jenes Spiel die Hauptsache sein, dass wir sie überredet haben, die Erfordernisse der Wissenschaft anzunehmen,

Angesichts dieser Tatsache haben wir unablässig mittels unserer Presse ein blindes Vertrauen auf diese wissenschaftlichen Theorien hervorgerufen. Diese Intellektuellen der Gojim werden sich mit ihren Erkenntnissen anpreisen, indem das Volk immer mehr entwöhnt wird, selbst nachzudenken und sich eigene Meinungen zu bilden wird es schließlich in dem Ton reden wie wir es wollen das sie reden".

Hierzu ist ja wirklich nicht viel zu sagen das ist heutzutage fast völlig erreicht und ein Kanzler der nicht mal auf das „Göttliche Wert" legt ist somit ein Opfer dieser Geheimgesellschaften und in diesen Sekten. und Geheimgesellschaften ein Prinz.

Das die wissenschaftliche Ignoranz sich bis heute wunderbar über Wasser gehalten hat ist ja auch gut erkennbar, die gesamte Vergiftung der Erde als auch der Menschheit ist deren Resultat und das die Medien vollbesetzt sind mit diesem spinösen Unfug der Unlogik und des Nichtverstandes das ist ja mehr als klar.

Auf dem Weg der materialistischen Wissenschaften wird also wunderbar die Weltbevölkerung ausgeblutet und vergiftet.

Wie es heutzutage läuft zeigt dieser Kurzbericht den ich vor kurzem in der Zeitschrift Raum und Zeit las.

„Ethikbeirat aufgelöst.

Der Ethikbeirat des Gesundheitsministeriums wurde ersatzlos aufgelöst. Damit setzt sich der Kurswechsel der Rot Grünen Bundesregierung bei Fragen wie Embryonenforschung, Klonen, und Gendiagnostik fort. Zur Auflösung des Ethikbeirats erklärt der stellvertretende Vorsitzende der Enquete - Kommission - Recht und Ethik der modernen Medizin Hubert Hüppe MDB - CDU, seit Kanzler Schröder grundsätzlich verboten in der Bioethik eine Absage erteilt und Kritiker ideologische Scheuklappen vorgeworfen hat, seit Kulturstaatsminister Julian Nida Rümelin menschlichen Embryonen Menschenwürde abgesprochen hat, vollzieht sich ein rasanter schwenk. Er zeichnet sich besonders dadurch aus, das jeder aus dem Wege geräumt wird der die heißen Eisen der Bioethik vorsichtig anfassen will oder ethische bedenken äußert. Die Grüne Gesundheitsministerin Andrea Fischer samt ihrer Staatssekretärin muss gehen, ihr Projekt eines Fortpflanzungsmedizin Gesetzes wurde eingestampft". Und so weiter und so weiter.

Natürlich sind diese Parteihalbmenschen auch nicht mehr voll da, sie sind aufgeriebene Tölpel die sich bis in die Unendlichkeit in der Öffentlichkeit bekämpfen sich von dem Volke gut bezahlen lassen durch Selbstbelohnung, wirklich die Menschen sind echt eine Bande von Verrückten, mehr noch nicht.

Aber darunter stand noch ein anderer Artikel.

Namen sind Nachrichten.

Umbesetzung im Gesundheitsministerium

Im Bundesgesundheitsministerium werden die Weichen in Richtung Gesundheitsindustrie neu gestellt. Die bisherige Leiterin Ulrike Riedel wird vom Privat Dozent dr. med. Stefan Winter ersetz. Winter war im Ministerium bisher Referent für Humangenetik und Molekularmedizin (ALSO EIN TOTAL VERBLÖDETER FASCHIST, meine eigene Zugabe, Verfasser)

Er ist außerdem Fachmann für die biomedizinische Ethik im Europarat (CDBI) dessen Vizepräsident er war. Dieser Verein ist dafür bekannt das er versucht in Europa bedenken gegen eine Neuauflage von Euthanasie - Programmen auszuräumen (ALSO EIN TOTAL FASCHIST DER BESTEN KATEGORIE UND SOLCHE TYPEN SIND 1M STAAT UND WERDEN SOGAR VON EUREN GELDERN BEZAHLT)Wurde in der Johannesprophezeiung nicht gesagt das der Satan herrschen wird, total, und das Zeichen die 666 ist, und niemand kaufen kann wenn er nicht die Zahl 666 hat, und so weiter)

Der CDBI ist ein demokratisch nicht legitimiertes Fachgremium mit großem politischem Einfluss(DIE SIND GARANTIERT SÖLDNER DER ROCKEFELLERSTIFTUNGEN UND DER JÜDISCHEN BANKEN)

Der bisherige Leiter der Abteilung Gesundheitsvorsorgung und Krankenversicherung Dr. Hermann Schulte Sasse wird durch Dr. Erwin Smigielski ersetz: Er war jahrelang u.a. Geschäftsführer des Verbandes forschender Arzneimittelhersteller.

Die Pharmaindustrie hat es also geschafft mit ihren Lobbyisten die einflussreichsten Stellen des Gesundheitsministeriums zu besetzen. Auf die Naturheilkunde und die Patienten kommen schwere Zeiten zu. Die schrödersche pro Industriepolitik wird auch im Gesundheits-un-Wesen konsequent umgesetzt. Dabei ist ja bekannt dass die Pharmamedikamente das Falsche sind, tödlich, und deren Ergebnisse werden nicht veröffentlicht wegen der Profite. Da ist klar sichtbar das dort der Satan herrscht, und das Geld deren Zuversicht so verbogen hat, das sie Glauben, egal wie es den Bevölkerungen geht, auch wenn 95 % abstirbt, was kümmert's uns, wir haben so viel Geld das wir locker damit was neues anfangen können und so weiter. Der Faschismus präsentiert sich nicht bloß als Hitler, Stalin, Mao, Busch, Khomeniemullahs, Taliban oder andere, nein, sondern als Mord und Geldmord egal in welcher Branche.

So, da ist also gut zu sehen wie sich langsam mehr und mehr der Betrug und die Lüge in alle Positionen eingenistet hat die für totalen demokratischen Faschismus nötig sind.

In Amerika ist das längst vollzogen. Amerika hatte den ersten demokratischen Faschismus der ist so schlau eingefädelt worden durch die Geldgeber die Banken und die Rockefeller/Rothschildt Kartelle das die garnichts davon merken bloß ab und an ihre Anfälle bekommen und dann wieder in ihren Dämmerschlaf zurückfallen. Ein weitere Bericht aus der Zeitschrift Raum und Zeit:"Kommerzialisierung der Wissenschaft wird verstärkt".

Olaf Henkel Präsident der Leibnitz Gemeinschaft.

Der Hardliner der deutschen Wirtschaft (GARANTIERT EIN IMPERIALIST UND EIN SATANSANBETER UND GARANTIERT AUF DER ZAHLLISTE DER ROCKEFELLER KARTELLE füge ich der Schreiber hinzu)

DER EHEMALIGE PRÄSIDENT DER, nein der BDI Präsident, wurde zum Präsidenten der Leibnitz Gemeinschaft gewählt. Henkel ist bekannt dafür dass er das ausschließliche Heil für die Gesellschaft in den Kräften des freien Marktes und der Globalisierung sieht.

Die Leibnitzgemeinschaft gehört neben der Max Plank Gesellschaft zu den bedeutendsten Institutionen der deutschen Wissenschaft. Zu ihr gehören 78 außeruniversitäre Forschungseinrichtungen die jährlich mit 1,3 Milliarden Mark Steuergeldern gefördert wird.

Henkels Aufgabe ist klar beschrieben, Gewinnung von Politik und Medien für die Gemeinschaft so wie das locker machen, von Forschungsgeldern und Aufträgen. Damit die deutschen Wissenschaftsbereiche das Schwergewicht noch stärker als bisher auf rein profitorientierte Wissenschaft legen. Dogmen freie Grundlagenforschung die dringend erforderlich wäre wird weiterhin vernachlässigt. Denn die Handlungsmaxime eines Betriebswirtes vom Type Henkel lautet - was kostet es was bringt es. Grundlagenforschung lässt sich nicht Ergebnisorientiert berechnen".

In den USA sind fast alle Universitäten in den Händen von Großkonzernen, die ihnen Sponsorengelder geben und aber die Resultate für sich beanspruchen wenn die Unis Erfolge haben, aber auch mit dem Effekt dass zum Beispiel Erfindungen die nicht dem Kartell gefallen nicht veröffentlicht werden dürfen.

Die Rockefeller Stiftung ist in Europa auch mächtig am Geldgeben in der Bundesrepublik gibt sie auch Geld für die deutsche Krebsforschung und der Universität Heidelberg und anderen Unis. Die werden allesamt ohne Ausnahme Vasallen der faschistoiden Expansion des Kartells, die die totale Synthetisierung der Gesellschaft und der Natur wollen.

Also das falsche, Bingo.

Noch ein Bericht aus der Raum und Zeit Zeitschrift: „Fälschung statt Forschung"

Die Fälle häufen sich immer mehr. Dass der medizinische Wissenschaftsbetrieb dabei ist den Rest seiner Glaubwürdigkeit zu verspielen hat im März dieses Jahres die Dokumentation der ARD - Fälschung statt Forschung- gezeigt. Dabei war unter anderem die Rede von getürkten Studien im Zusammenhang mit angeblich wirksamer Chemotherapie (HIERZU EMPFEHLE ICH JEDEM DAS BUCH KREBS VON PHILIP DAY ZU LESEN ISBNl-90401S-01-8 oder aber das Buch in englisch von Edward Griffin World withaut Cancer zu lesen, unter www - reality one. com oder ISBN-0-912986-19-0,aus dem ich später einiges berichten werde)

Also es ging also um diese angeblichen Wirkungen bei Chemotherapien sie wirkt umso besser umso stärker sie ist. Aber dann, wenn andere das aufklären, werden sie mit Millionen Klagen eingeschüchtert. Da ja die Pharmaindustrie, also die Bosse, die Manager, die Menschen, damit meinen zu herrschen und zu beherrschen, aber nur die Blöden.

Es ging in diesem Bericht um viele Firmen die mit gefälschten Resultaten arbeiten, und so weiter. Mit anderen schlichten Worten es ging um einfachen, stupides, materialistisches, Raubmenschgetue.

Aber!?

Diese Firmen sind in den Räten in der Politik in den Gremien und bestimmen eure Gesundheit.

Ich kann darüber nur noch lachen wie sich die Massen der Menschen verblöden lassen und ausnutzen lassen und betrügen lassen und sich sogar töten lassen, nämlich auf langsamen rechtlichem Weg mit dem Segen des Staates und eurer gewählten Raubtiere.

Aber !

Aus Raubtieren kann nur Raubtier entstehen, aus Raubtieren kann nur Raubtierlogik entstehen Es kann nur Raubmenschrecht entstehen es kann nur Raubmenschpolitik entstehen und es kann nur Raubmenschindustrie entstehen.

Und somit leben die Menschen heutzutage ihre eigene Hölle ihren eigenen dummen ignoranten Wahn.

Aber das hat System !

Hier noch eine Meldung aus Raum und Zeit und dann ist Schluss damit.

Naturmedizin

Demo gegen 10te Arzneimittel-Novellierung.

Aufgrund akuter und aktueller Gefährdung der Naturmedizin durch EU und Rot Grün in Form der 10 Arzneimittel Novellierung vom Mai 2000 veranstaltet die Partei - Unser Aufbruch - zur Rettung der Naturmedizin eine Kundgebung und Demonstration in München, und so weiter. Die Veranstalter bei der wissenschaftlich nachgewiesenen enormen Wirksamkeit der Naturmedizin und des mehrheitlichen Wunsches von 80 % unserer Bevölkerung nach Naturmedizin als Kassenleistung kann es nicht angehen, das durch Bürgerferne, nicht demokratisch zustande kommende naturheilkundefeindliche EU Richtlinien der bis dato von allen Parteien beschworene wissenschafts Pluralismus in der Medizin sowie die Therapiefreiheit über Bord geworfen werden.

Ok, also wieder mal die Pharmaindustrie, die Ärzte die Politiker die Firmen, wieder mal, nix demokratisch aber viel Firmenfaschismus. Das hat alles System. Das ist alles sozusagen gottloser Materialismus und die pure Machtausübung. Ok, so ist es eben.

Ich füge jetzt noch mal aus den Protokollen der Geheimsekte der Zionisten den Paragraph 11 hinzu.

„Die Kontrolle der freimaurerischen Logen.“

Wir werden in allen Ländern der Erde freimaurerische Logen gründen und vermehren und darin alle Persönlichkeiten anlocken die in der Öffentlichkeit hervorragen können oder es schon tun. Wir werden alle diese Logen unter unsere Zentralverwaltung bringen die wir alleine kennen und die den anderen grundsätzlich unbekannt ist.

Wer oder was kann eine unsichtbare Macht überwinden. Genau das ist unsere Macht. Die nichtjüdische Freimaurerei dient uns blindlings als Kulisse für uns und unsere Ziele. Aber der Handlungsplan unserer Macht bleibt für das ganze Volk, ja sogar den Rest der eigenen Bruderschaft ein unbekanntes Geheimnis.

Paragraph 12

Der Tod

Der Tod ist das unvermeidliche Ende aller, daher ist es besser jenen diesem Ende näher zu bringen die unseren Zielen im Wege stehen. Nach der Ausarbeitung dieses Planes für die Weltherrschaft die neue Weltordnung - novus ordo seclorum, soll das Bankhaus Rothschild dann den bayrischen Juden Adam Weishaupt beauftragt haben den -geheimen Orden der bayrischen Illuminati, zu gründen schreibt Jan van Helsing in seinem Buch.

Wenn ich das so lese, und die heutige Situation auf der Erde sehe ist da viel Übereinstimmung, bloß das es alleine auf diesen Orden zurückverfolgt werden kann, das ist nicht richtig, denn auf der gesamten Erde sind diese Zustände der menschlichen Wirren und Machtkämpfe ob da nun Sekten oder Geheimbünde oder andere Formen von Gedanken und Vorstellungen sind.

In der europäisch - amerikanischen Kultur ist aber diese zionistisch rockefelleristische IG-Farben Kartellschablone sehr gut zu erkennen, die haben sich also im laufe der Jahrhunderte weiterentwickelt in ihre Dunkelheit hinein.

Die Pläne die Ideen dieser Sekten der Dunkelheit die sich immer mit den falschen Begriffen kleiden sind Realität und haben wirklich ganze Völker in ihrem Bann.

Wer Massenbewusstsein Bevölkerungen kontrollieren will, will auch deren Denken kontrollieren und das Denken der kontrollierten erst gar nicht sich entfalten lassen. Deswegen sind heutzutage sämtliche Medienformen alle in Besitz der Ignoranz. Denn diese Lehren sind ja völlige Ignoranz. Egal wie schlau oder raffiniert oder machtbesessen diese Menschen auch sein wollen oder sind, es ist der Sieg der Ignoranz.

Alle Nachrichtenagenturen auf der Erde sind total jüdische Nachrichten Agenturen, bloß um mal zu zeigen wie weit der Plan von denen wirklich geworden ist. Zum Beispiel ist die Frankfurter Zeitung eine totale faschistische Zeitung. Dort wird aber auch garnichts spirituelles veröffentlicht und wenn dann nur zerstörerisch, es ist eine total materialistisch geprägte Meinungsagentur der Illuminati.

Alleine schon das Schriftbild das die noch hatten ist ein Schriftbild der Faschisten...

Die verbotenen Bücher von Jan van Helsing - Geheimgesellschaften - geben darüber gute Infos unter der Rubrik - Informationskontrolle. Edward Barnay schreibt in Jan van Helsings Buch folgendes---
Durch das wachsen der Bevölkerung stieg ebenfalls das Tun der Illuminati im Bereich der Lenkung des Massenbewusstseins (Mainstream). Durch die Nachrichtendienste, die Presse, Zeitungen, Telefon, Radio-, und Flugzeuge, die alle durch die Illuminati kontrolliert werden können Ideen und Meinungen schneller über das ganze Land verbreitet werden. Die bewusste und intelligente Manipulation der Verhaltensweisen und Meinungen der Massen ist eines der wichtigsten Elemente der demokratischen Gesellschaft. Diejenigen die diese Mechanismen benutzen sind die eigentlichen regierenden Mächte auf dieser Welt.

Ok, so viel zu der Form des Faschismus.

Aber wie kommt es zu solchen primitiven Verhältnissen, und weshalb sind diese die die Macht ausüben in einer wirklich dumpfen Kunst was ja heute gut sichtbar ist, wie sind diese selber so blöde geworden das als ihr Ziel zu sehen und über Wiedergeburten aufrecht zu erhalten. Ich zitiere hier einiges aus dem Buch von Martinus - Das ewige Weltbild Teil 2 .22.5

„Aber dank der genannten kosmischen organischen Struktur die das Lebewesen mit der Gottheit verbindet, und die das Fundament für die erste schwache geistige Fähigkeit, die Instinktfähigkeit bildet, kann es ahnen. Mit dieser Fähigkeit, die erste schwache geistige Fähigkeit des Wesens im Spiralkreislauf ist, kann es mit seinem physischen Sinne eigentlich nicht sehen . Ahnung ist jedoch nicht dasselbe wie Gewissheit, kann aber einen so starke Glauben an das erahnte Objekt hervorrufen, das dieser Glaube identisch mit Selbstsuggestion wird. Der Glaube des Wesens an das erahnte Objekt wird durch diese Suggestion Selbstsuggestion so stark, dass es die Existenz des Objekts geradezu als Tatsache empfindet mit Hilfe dieser Ahnungsfähigkeit und des dadurch erzeugten Glaubens wurden die Menschen durch ihre ersten primitiven religiösen Stadien geführt. Durch das Prinzip der

Welterlösung wurde der ahnungs- und Glaubenszustand der Menschen zu immer höheren und vollkommeneren Formen der religiösen Objekte geformt, geleitet und gesteuert um zuletzt zum großen Glaubensobjekt zu gelangen- der absolut einzig wahren allmächtigen allwissenden und allliebenden Gottheit.

Außer der realistischen physischen Sinnesempfindung der zeitliche Objekte oder der materiellen Erscheinungen kam also eine bedeutende Ahnung, eine art Gewissheit über die Existenz einer Gottheit und Vorstellung von einer geistigen Welt jenseits der physischen in ihr Leben. Der religiöse Aspekt ist somit in das Leben der Menschen gekommen- nicht durch intellektuelle, dichterisches können, oder menschliche Spekulationen, sondern ausschließlich durch einen geistigen Sinn, der von der automatischen kosmisch organischen Verbindung die zwischen der Gottheit und dem Lebewesen besteht, getragen wurde. Dass diese ewige organische Verbindung zwischen Gott und Gottesson(GOTTESTOCHTER)nicht immer nur als eine Ahnung unterstützt vom Glauben der an sich nur eine Selbstsuggestion war erlebt werden sollte ist ganz natürlich. Wie sollte das Lebewesen sonst zum Abbild Gottes werden - um aber die Menschen in ihrer Umgestaltung vom Tier zum Menschen weiterzuführen mussten diese Ahnungsfähigkeit und der hieraus folgende Glaube oder die Selbstsuggestion geschwächt werden oder ganz aufhören. Dies geschah demzufolge des kosmischen Kreislaufs und des hier herrschenden Gesetzes für die Entfaltungsepochen der Grundenergien.

22.6 Ganz abgesehen von der Instinkt oder Ahnungsfähigkeit wurde Religiosität des primitiven Menschen natürlich auch von primitive Gefühlen getragen, d.h, einem Gefühl das sich noch in überwiegendem Grad in Antipathie, Lieblosigkeit, Hass und Verfolgung, Egoismus, oder Selbstsucht äußerte, einem Gefühl, das recht und schlecht mit dem Begriff - jeder ist sich selbst am nächsten - bezeichnet werden kann. Dieses primitive Gefühl jedoch, das sich beinahe überhaupt noch nicht in Nächstenliebe oder Mitleid anderen Wesen gegenüber zeigen kann ist ja in entsprechendem Grad tierisch(HIER KOMMEN DIESE SEKTEN DIE NACH MACHT STREBEN UND WELTKONTROLLE WOLLEN UND DIE BISHER SÄMTLICHE KRIEGE ANGEFACHT HABEN ZUM VORSCHEIN DAS IST IHRE INNERER ENTWICKLUNG) Und ist der diametral Gegensatz des Gefühls, das menschlich geworden ist und das unter dem Begriff - jeder ist seinem nächsten der nächste -ausgedrückt werden kann. Menschen auf dieser Stufe sind natürlich nicht dazu imstande jenes höchste und ewige Gebot des Lebensgesetze zu erfüllen das besagt das man seinen Nächsten wie sich selber und Gott über alles lieben soll. Den unfertigen Menschen zu diesem absolut vollkommenen Zustand zu bringen kann einzig und allein durch Entwicklung geschehen und nicht durch Glauben oder Suggestion. Das Verhalten des total vollkommenen Menschen gründet sich also ausschließlich auf sein eigenes hundertprozentiges wachsen, tagesbewusstes, selbsterlebtes Wissen, sein durch dieses selbsterlebtes erworbenes, eigens absolutes Wissen über Finsternis und Licht des Lebens was dasselbe ist wie das so genannte Böse bzw., das sogenannte Gute.

22.7 Um aber diese Kenntnis als völlig selbsterlebtes Wissen zu erlangen, musste eine neue Fähigkeit in die Psyche des Menschen entstehen und diese Fähigkeit ist die Intelligenzfähigkeit. Mit dieser Fähigkeit, die zwar eine geistige Fähigkeit ist, kann das Wesen größere Objekte nicht direkt wahrnehmen, aber es kann mit dieser Fähigkeit das analysieren, was es mit den geistigen und physischen Sinnen erleben kann. Da die geistigen Sinne des unfertigen Menschen latent sind, abgesehen von der Instinkt oder Ahnungsfähigkeit kann er hauptsächlich physisch wahrnehmen oder erleben. Er hat daher nur diese physischen Erlebnisse die er mit Hilfe der Intelligenz analysieren kann. Da alle physischen Erlebnisse nur materieller Natur sind, sind es also nur materialistische Fazite, die er mit Hilfe der Intelligenz als realistische Tatsachen erleben kann. Aber materialistische Fazite sind ja nur Wissen über die Materie, die Stoffe, die Schöpfungsprozesse der Natur, die physischen Organismen, der Lebewesen kurzum, über die zwischenkosmischen makrokosmischen und mikrokosmischen physischen Erscheinungen. Dieses physische Wissen kennen wir unter dem Begriff materialistische Wissenschaft. Da sich diese Wissenschaft auf realistische Tatsachen gründet hat sie der religiösen Auffassung der Wesen den Todesstoß gegeben, da sich diese Auffassung ja auf Objekte gründet, die man mit den physische Sinnen nicht beobachten oder beweisen konnte, und die Wesen wurde deshalb gottlos oder materialistisch. Sie entfernten sich somit so weit von der Gottheit wie es Bewusstseinsmäßig möglich war. Sie konnten daher die religiösen Objekte nicht in die Galerie ihrer materiellen Tatsachen eingliedern. Während die unfertigen Menschen in ihrem religiösen Glauben und in ihrer Suggestion ein zeitweiliges Fundament für ihre Seele ihren Geist und ihre Moral hatten, bleibt jetzt da die Intelligenz dieses Fundament unterminiert und zerstört hat, nur die materielle Wissenschaft an die sie sich halten können. Da sich diese Wissenschaft aber nur auf physische Tatsachen gründet d.h, ein Wissen ist über sterbliche physische Körper der Lebewesen sowie über andere Materien, wie Stoffe Bewegungen, Volumina, feste flüssige und gasförmige Erscheinungen, Gewichte und Maßefazite sowie Schöpfungsprozesse, kurzum, ein Wissen über all das ist, was unter den Begriff physische Materie gehört kann diese Wissen nicht einmal das geringste Fundament für Seele Geist und Moral sein. Das ist auch durchaus nicht die Mission der materialistischen Wissenschaft. Sie gründet sich auf die physischen Sinne und kann deshalb nur eine physische Wissenschaft ergeben. Diese Wissenschaft ist aber eine Lebensbedingung für die Erschaffung des göttlichen physischen Menschenreiches indem die Menschen die große Geburt und die letzte Epoche physischer Inkarnationen vor dem permanenten geistigen Dasein erleben werden. Wie sollte ein physisches Menschenreich total vollkommen sein können, wenn die Wesen noch nicht so weit gelangt wären, die physische Materie oder Stoffe zu kennen und zu beherrschen so das sie imstande sind, die physischen Materiellen Güter schaffen zu können die ein solches Reich haben muss um für die fertigen Menschen als Abbild Gottes ihm gleichend ein wirkliches Paradies sein zu können.

Diese Wissenschaft hat der Menschheit bereits eine Vielfalt von Errungenschaften geschenkt(ABER AUS MEINER SICHT BEI WEITEM ZU VIEL BETRUG UND VERGIFTUNG UND DAS FALSCHE DA JA DIE FALSCHEN DIE MACHT ZURZEIT IN DEN WISSENSCHAFTEN HABEN;)

Die sie von grober und beschwerlicher Arbeit befreit. Da sie jedoch nur die physischen Wirkungen wahrnehmen und beobachten kann und nicht dazu imstande ist das geistige Leben zu sehen oder wahrzunehmen dessen Resultat diese Werte ausschließlich sind werden die physischen Erscheinungen mehr oder weniger als etwas von selbst erstandenes von dieser Wissenschaft aufgefasst. Sie sind überhaupt keine Vorraussetzung dafür, die geistige, lebendige Wirklichkeit zu erleben die das Fundament jeder physischen Erscheinung sind. Deshalb sind sie gottlos und glaubt nur an die Fazite der physischen Materie die an sich selbst leblos sind. Diese sind in Wirklichkeit ein geistiger Text, ein Wort von der Existenz Gottes, den geistigen Daseinsebenen dem ewigen Leben und der Schicksalsbildung der Wesen sowie den übrigen geistigen oder kosmischen Erscheinungen, ohne die die physische Welt und damit jeglichem Leben eine absolute Unmöglichkeit wäre. Der materialische Wissenschaftler der noch nicht so weit in seiner Entwicklung ist, das er so eine hervorragende humane Fähigkeit besitzt oder in dem Grad von Nächstenliebe erfüllt ist, dass seine Intuitionsfähigkeit aktiv ist, kann unmöglich die geistige Sprache verstehe die sich in allen physischen Erscheinungen offenbart. Deshalb muss er vorübergehend materialistisch und gottlos sein. Er kann nur die mörderischsten und teuflischsten Waffen als wirksamstes Hilfsmittel für die Erschaffung des Friedens und zum Schutz für sich selbst und sein Land betrachten. Und hier haben wir die Menschen die, die Krieg, Finsternis, und Götterdämmerung, aufrechterhalten. Waffen, Lügen, und Betrug, Hass, und Feindschaft, Unversöhnlichkeit ihren Feinden gegenüber, Egoismus, und Intoleranz bilden noch mehr oder weniger das Fundament für das Verhalten dieser Wesen diese Wesen säen also Finsternis und müssen die Saat dieser Finsternis ernten oder erleben, die ihr Schicksal sein wird, solange sie weiterhin diese Saat der Götterdämmerung säen".

So das war einiges von Martinus der ja ein wunderbares analytisches Werk hinterlassen hat indem aber auch jede Form menschlicher fähig und Unfähigkeit aufgezeigt wird.

Das Fazit ist das der Mensch totale Freiheit hat, das ist Gottes Wille und Liebe aber das er auch wächst indem er durch seine guten und schlechten Taten sich selbst erzieht.

Diese Illuminati oder Geheimbünde diese jüdischen Einzellesekten diese anderen religiösen Sekten oder politischen Sekten sind heuet alle von der Macht verblödet. Sie taumeln die Menschheit von einer Katastrophe zur anderen. Das ist denen wirklich egal denn sie werden ja gut bezahlt dafür, und sie werden wirklich sehr gut seit jahrhunderten von Tag zu Tag in dem Kreislauf getrieben den andere aufgebaut haben und der sich immer wiederholt bis es vor lauter Unwahrheit nicht mehr weitergeht und Kriege oder Selbstzerstörung das Resultat ist, außer eine innere Wende passiert und Einsicht das es nicht so weitergehen kann erfolgt.

Denn die Banken obwohl deren Besitzer die gesamten Vermögen der Erde kontrollieren, sie selber kommen nicht weiter in ihrer Entwicklung, sie sind Gefangene ihres eigenen lichtlosen Gefängnisses möge es auch noch so gut mit Werbung auf Licht getrimmt sein es ist Betrug an der Wahrheit durch Ignoranz.

Die Machtsysteme sei es Machiavelli oder der chinesischen oder jüdischen oder deutschjüdischen Verschwörungen und Geheimbünde sind einfach voller Rassenhass und Menschenverachtung und Senilität, deshalb der Blickwinkel auf demokratischem Faschismus. Oder, Demokratie Faschisssss Muuuus. Faschismus ist somit eine Facette des Raubmenschen der immer noch an sein Raubtierdasein gebunden ist und es einfach nicht schafft sich davon zu befreien.

Er kennt auch nicht die Zusammenhänge seines Verhaltens und will das auch nicht da er immer enormer Traditionalist ist, und da die Tradition aus dem Raubtierreich kommt ist das Resultat immer das gleiche. Denn Kriege, Morden, Massenausbeutungen gibt es schon seit Tausenden von Jahren, seit Millionen von Jahren nein seit Trillionen von Jahren, und noch länger.

Diese Kräfte der totalen Ignoranz werfen heute ihre Bomben auf Afghanistan morden morgen auf Hawaii wenn sie es für ihren Machterhalt für nötig erwähnen und würden übermorgen das gesamte US Bevölkerungspotenzial einbunkern wenn sie das könnten. Diese Kräfte haben die Weltkriege geformt und werden auch den dritten Weltkrieg formen, wenn die Menschen nicht aufpassen.

Dunkelheit kann nämlich ohne Anstrengung mit Licht verscheucht werden, aber heutzutage muss da schon mehr Aktivität in Bewegung gesetzt werden durch das Licht im inneren der Menschen.

Ich kann von mir sagen durch eigenes erleben das mein Licht stärker ist als das Licht der Sonne. Dadurch weiß ich das auch das Licht der anderen Menschen stärker ist als das Licht der Sonne, und einiges mehr.

So, ich mache weiter mit wissenschaftlichen Berichten die ich in den Zeitungen finde um dann auf das gigantische Kartell zu kommen und weshalb diese Kartelle mit aller Macht versuchen das falsche also die Synthetik weiter aufrecht zu erhalten welches eine Form des Faschismus ist.

Faschismus sozusagen gegen alles lebende auf der Erde.

Denn das was diese Kartelle machen die sich in weißen Kitteln und wissenschaftlich präsentieren ist ganz einfach falsches materialisieren. Damit schaffen sie für sich und allen anderen Lebewesen schlechtes Schicksal oder schlechte Resultate was ja weltweit gut, gut, gesehen werden kann durch die ansteigenden Krankheiten durch die Nahrungsskandale durch den damit verbundenen weiteren politischen Betrug siehe England wo die Minister sogar öffentlich BSE Fraß vermarkteten oder der bayrische Hengst so tat als ob er wirklich die Wahrheit kenne ,diese schlechten falschen Einsichten akkumulieren nun in Zerstörung der Gesundheit die bloß mit unerhört finanziellem Aufwand aufrecht erhalten werden soll.

Ist das nicht totaler Wahnsinn von Ignoranten die Mir und Dir und Uns weismachen wollen dass die göttliche Schöpfung für seine Lebewesen Schund ist und mit unerhörtem Arbeitsaufwand erst als so genanntem Recht zu erkaufen sind. Ich sehe das hier eine total aber auch totale Ignoranz der Menschen am wirken ist, aber sie können es noch nicht besser sagen. Einige die meinen, es ist so spirituell, zu erkennen, bedeutet für die, zu sagen, die Menschen sind noch so, sie sind noch nicht so weit und so weiter.

Das stimmt natürlich auch, aber was mehr stimmt ist das es ganz bewusst so gewollt ist, ganz bewusst so gesteuert wird, denn vergesst das nie, die Ignoranz die gleichbedeutend mit Macht ist, hat schon ganze Völker vernichtet ganze Städte weggebombt ganze Landstriche verseucht Millionen Menschen ermordet.

Denkt ihr etwa der liegt es am Herzen was der Masse an Menschen passiert, nein, natürlich nicht, man darf nicht von sich auf andere schließen, schaut euch die andern gut an.

Der Faschismuuuuuuus der in den USA geführt wird ist gigantisch. Was dort alleine gegen natürliche Pflanzen gemacht wird was dort alleine gegen Menschen gemacht wird die zum Beispiel mit Pflanzen heilen, wogegen die Kartellmafia die sich als Demokratie ausgibt sich Gesetze gemacht hat, die Wahrheit darstellen sollen. Dabei ist es bloße Raubtierwillkür um ihre Marktvorteile zu haben und eine unerwünschte Konkurrenz zu vernichten. Das gleiche ist in anderen Ländern auch so zbs. Bundesrepublik, diese Kartelle wollen nicht das Wohl des Menschen sie sind Gift in der menschlichen Weltbevölkerung. Hier einige Nachrichten aus der Zeitung.

München - neues Patent auf Brustkrebs - Gen erteilt.

Das europäische Patentamt will gegen Kritik und Politik und Gesellschaft durchsetzen das Patentierung menschlicher Gene gemacht wird.

Da ist doch klar erkenntlich das sind Faschisten Raubtiere.

Die wollen ganz einfach Geld machen, denn damit ist viel, viel, Geld zu machen, und die zocken ab für etwas, für das die keinen Arbeitswert geleistet haben, nicht nur das, damit ist klar ersichtlich dass das europäische Patentamt ganz klar auf der Lohnrolle des Kartells steht ...

Oder !

Bayer baut Konzern radikal um. Sparten werden selbstständig das soll Wettbewerbsfähigkeit erhöhen. Bayer ist IG-Farben- und alle anderen großen deutschen und europäischen Pharmachemieunternehmen. Bayer produziert nur Gifte, ihr Menschen müsst euch davon distanzieren für solche Firmen nicht arbeiten die euch selbst vergiften und das Land.

Bayer gibt in den USA mehrere Millionen für das kaufen von Politiker aus und alle anderen Firmen in dem Bereich auch. Ich sag's noch mal. Alle synthetische Chemie ist falsch und total krebserzeugend. Manche schneller, manche langsamer, weil sie nicht natürliche in de Natur vorkommende Stoffe sind.

Da gibt es keine Ausnahme.

Oder was lese ich noch.

Neue Antibiotika und Krebsmittel aus Algen, Schwämmen und Bakterie. Chemiker bauen Substanzen aus der Natur im Labor nach und verbessern sie. Sammlung von 10 000 Wirkstoffen für die medizinische Forschung.

Da wird ein Professor Nocolaou zitiert wie er sich über die fabelhaften Wunder der Natur ergötz aber dann geht der Bericht weiter wie er dann wieder davon schwärmt alles besser zu machen also die göttliche Schöpfung ist nicht gut genug, er , natürlich der in seinem Labor, wer sonst, kann das natürlich viel besser als die Vorsehung als das Göttliche und seine geistigen Helfer, Ich sage Dir, Leser, jedes nachgemachte Teil ist unweigerlich nicht das Original und kann nie besser sein, wer wird hier behaupten dass das Original das echte nichts wert ist, doch die Chemiker sind weil sie ja selber noch Raubsäugetiere sind, so benebelt das sie das göttliche gar nicht erkennen wollen, sie wollen ihren Ruhm, ihr Geld vermehren und ihren Dynamitpreis bekommen, seht ihr nicht wie das Senile zusammenpasst bis zum Dynamitpreis hin. Diese Chemiker sind so blind das sie nicht genau sehen das eine Formel von einem Stoff nicht der Stoff ist, und das der Stoff der von einer Formel kommt nicht der echte Stoff sein kann, das geht gar nicht, aber dieses falsche wird dann den Menschen als das Original vermarktet was totaler Schwachsinn ist. Es ist Gift in langer Sicht. Dahinter müssen die Raubsäugetiere erstmal kommen. Solange werden sie weiterhin übles Schicksal aufbauen und weiterhin Leiden schaffen und Katastrophen. Jedes chemische Produkt ist das falsche ohne Ausnahme. Der Körper die Wesen in der Erde im Wasser werden getäuscht. Zuerst sieht es so aus als ob es identisch mit der Jahrmillionen alten Struktur ist, doch mit der Zeit erkennt der Organismus egal welcher Lebensform das es falsch ist und muss es aussortieren und das geht oft mit Krankheiten und Tod und Vergiftungen und weiterem Betrug her, Betrug der ursprünglich von den dummen Wissenschaftlern nicht voll erkannt wird.

Weil sie gar nicht richtig Sehen und Hören und Denken können. Sie sind allesamt im Geschäftsrummel abgesoffene Wracks. Da helfen auch keine Dynamitnobelpreise.

Das ist das Dilemma der Menschen zur Zeit, ihr Entwicklungstand. Aber es ist auch ganz bewusst so gewollt von den Geld und Machtgierigen Kartellen und faschistischen gigantischen Firmen und deren Besitzer, dessen müsst ihr euch mehr und mehr bewusst werden. Diese Raubsäugetiere die sich Menschen nennen und in ihren Labors auf das falsche setzen anstatt auf das wahre die Natur selber. Aber das wollen deren Firmenbesitzer nicht und die WTO und das Rockefellerkartell nicht und die Krankenkassen und die allopathischen Ärzte nicht und die Chemiefabrikanten nicht und die Rohölfirmen nicht, und die Pharmaindustrie nicht, weil

kein Geld

keine Patente keine Ausbeutung kein Betrug

kein Faschismus keine Zerstörung

keine Kontrolle der Weltbevölkerung keine Machtausübung

kein nix

kein garnix

nur roh

Rohstoffe aber

sind kostenlos

sie gehören der gesamten Menschheit

sie gehören allen Tieren und anderen Wesen auf der Erde und im Kosmos,

deshalb ist alles was Geld kostet Betrug an der Wahrheit Gottes und wird unausweigerlich zum Elend der Menschen führen

bis die Wahrheit gelebt werden kann und

vor allem

will

denn der Leidensdruck wird so groß werden das sie keine andere Wahl haben werden als aufzugeben

und die Wahrheit zu leben.

Ich Lese weiter :

Unwirksamer Impfstoff gegen Hepatitis a zurückgerufen,

und wie war das mit Lipobay mit Contergan, wie war das mit hunderten und hunderten von Giftstoffen denn wie gesagt Pharmazeutika ist Gift, und die senilen Raubsäugetiere die Ärzte und deren

Kammer wollen den Menschen einreden sie müssten Gift nehmen damit sie gesund werden.

Wisst ihr was das sind, das sind die gleichen Energien der Ärzte die bei Hitler ihre Versuche gemacht haben, bloß mit einem Unterschied, diesmal war es staatlich sanktioniert denn diesmal hatte das Raubtier sich sogar als der Staat dargestellt und konnte so

seine Fratze ungeniert zeigen,

aber der gleiche faschistische Weg wird heute über die Ärzte und Pharmaindustrie gemacht. Ihr seid bloß Versuchsratten mehr nicht. Denn die Wissen nicht was sie tun.

Das hatte Jesus doch schon gesagt.

Aber ihr habt nix verstanden was das bedeutet, aber der Betrieb ist ja in Gang gesetzt.

Die Chemie das falsche, und das wird lange dauern mit vielen Toten und vielen Kranken und vielen ausgebeuteten bis da etwas verändert wird.

Die machen ja ihre eigenen Gesetze damit ihr, die Massen, auch besonders gläubig bleibt, denn wenn's schon als Gesetz kommt dann muss das ja auch die Wahrheit sein nichtwahr dann muss es nun wirklich zum Wohl der Menschen sein nichtwahr.

Denkste!

Zum Wohl der Firma, des Berufstandes, und vergesst nicht ein Rechtsstaat ist kein Gerechtigkeitsstaat das kommt erst viel, viel später.

Oder in der Zeitschrift Natur. Ein Bericht „Goldener Genreis für die Armen". (Denn die kann man wunderbar als Testratte wegrotzen) Mal wieder die Armen, denn die kann man am besten verblöden und ausbeuten. Also da wird von diesem Professor Raubsäugetier Potrykus geschrieben, wie er sich nun „Sorgen" macht wegen der Weltbevökerung. Armes Kerlchen, die Weltbevölkerung, und er wird sie nun mit seinem „Gen-Reis" retten. Das Programm für Asien wurde von seinem Arbeitgeber durchgezogen. Er meint Untersuchungen hätten ergeben das Vitamin A Mangel in Asien vorhanden sei und deswegen viele Krankheiten, also pflanzt er Vitamin A rein, das fehlt denen da.

Aber wie wurde das Projekt finanziert?

Gesamtkosten von 2,6 Millionen Dollar teilt sich 52 % eidgenossische technische Hochschule und deren Vasallen, 33 % von der wem wohl, ja, Rockefeller Stiftung, ihr werdet später noch lesen was das für eine üble Stiftung ist. Es ist die größte faschistische Stiftung auf der Erde. 15 % gibt die EU.

Also Ich und Du dazu.

Ich habe aber kein Interesse Gelder an so was beizusteuern denn ich will nicht mit den Konsequenzen verbunden sein und deren übles Schicksal erleiden müssen. Denn eines ist so klar wie reines Quellewasser aus der Ruhr. Was du säst wirst du ernten mit allen Konsequenzen. (Aber das ist den GeldMachtKartellen völlig egal, da sie denken, sie haben so viel Geld und Einfluss, das wird sie nie und nimmer erreichen, sie werden davon niiiiiie betroffen)

Das Rockefellerkartell ist mit dem IG-Farben Kartell ein System geworden weil sie beide die gleichen Ziele haben, nämlich das Synthetische das Falsche zu produzieren und die Hintermänner die Sekten die Banker haben Ziele, egal wie, mehr Geld zu machen. Beides ergänzt sich und beides macht die Gesetze in den Ländern. Sie sind deswegen alle Betrug am Leben. Es sind bloß Kartellgesetze die Konkurrenten vernichten sollen. Diese Kartelle planen nicht das Beste für euch.

Für mich auch nicht!

Zum Beispiel der Krieg heute auf der Erde oder besser die vielen Kriege auf der Erde sei es nun Kriege mit Waffen wie Bomben zurzeit von den USA und England oder Weltwirtschaft als Krieg, oder als Totalitärversuch eben der totalitäre Markt, dieser Krieg heute in Afghanistan, da sind doch die US Politiker und Armeen keinen Deut besser als die Taliban, oder Bin Laden, weil sie auch morden, wer durch das Schwert tötet wird auch mit ihm getötet werden.(Die westlichen Superreichen und armseligen Demokratien als Vasallen ihrer Bösartigkeit sind üble Kriegsbanden geworden unter dem Deckmantel der Demokratie spielen sie ihr Raubtierdasein total aus. Kriege Morden Bomben Vergiftungen Überfälle)

Beide sind Raubsäugetiere in ihrer Entwicklung geblieben und sie haben immer noch nicht das töten hinter sich gelassen, sie glauben sogar stark daran das damit die Freiheit erbombt werden kann, aber die Amerikaner werden dadurch egal auf welche Art Leiden zurückbekommen, der Kreislauf wird auf das amerikanische Volk zurückkommen und mit Leiden zurückfordern was sie da gebombt haben. So läuft die Schule hier auf der Erde.

Ich lese ein Artikel - Staatsbürger in Uniform wird zu Landsknechten. Die Aussage steht für sich.

Die Bundesregierungspolitiker haben sich da in Blödsinn ziehen lassen nix gelernt, nix erwacht nix gescheiter.

Weiter verblödet!

Hauptsache Weltpolitik

Und dann lese ich heute der implantierte Personalausweis

US-Firma will neue Chip-Technologie auf den Markt bringen.

Auf der ersten Seite, implantierbare Chips werden auf den Markt kommen, mit allen Daten die über Satteliten dann abrufbar sein werden. Die Firma schreibt - man bemerkt auf der Haut nichts davon und ich fühle mich genauso wie vorher. Mit anderen Worten, die talmudischen die zionistischen Kräfte haben genau nach Plan für die Gojim ihre Tiermarken fertig, mehr nicht. (was stand noch mal in der Bibel - Sie werden nicht kaufen und verkaufen können, wenn sie nicht das Zeichen des Tieres tragen werden, und das Zeichen des Tieres ist die 666)

Der totalitäre Versuch dieser jüdischen irren Sekten, und anderer Sekten, wird weiter vorangetrieben. Der amerikanische Zukunftsforscher bestimmt ein verrückter Raubsäugetierforscher ein talmudischer Wirrer genauso wie die Taliban wirre Raubsäugetiere sind die Gold nicht als Gold erkennen können sondern denken Gold wäre Blei. Und auch nicht wissen was Blei ist, sooo Megablöde sind noch.

Dieser Zukunftsforscher Paul Saffo, da müsste man mal nachforschen welcher Sekte der angehört zu welchem Irrglauben der Stellung nimmt und wer seine Geldgeber sind, er meint die Menschen würden sich jetzt wohl nicht dafür begeistern können da sie um ihre Bürgerrechte fürchten- Ich selber halte gar nichts von menschlichen Rechten- ich der Schreiber und von Bürgerrechten schon garnichts.

Jedenfalls schreibt er weil sie dann ja ihre Position jederzeit satellitenmäßig abliefern würden, doch er schließt keinesfalls aus - dieser Halbaffe - das sich die Einstellung in einer kommenden Generation grundlegend wandeln könnte. Er schreibt - wenn Teenager erst einmal merken könnten dass sie mit der Anwendung dieser Technologie ihre Eltern schockieren könnten, hätte der Implantierte Chip das Potenzial zu einem Modetrend.

Na dann man zu, auf zum Faschismus Amerika.

Aber gut sichtbar ist auch wie verlogen der arbeitet, und versucht sogar jugendliche dafür zu begeistern weil die noch blöder sind als ihre Eltern die den Schund dieser amerikanischen stupiden Gesellschaft ein wenig erkannt haben.

Zurzeit gibt es noch keine Kultur.

Es ist bloße Geld oder Lebensblödheitszivilisation. Mehr nicht.

Also Raubgemeinschaften. Das was sich heute als Kulturmensch darstellt ist praktisch versteckte Raffinesse raffinierter Raub oder aber auch offener Raub, die Ölkartelle zum Beispiel oder die WTO oder andere Abläufe. Es gibt auf der Erde keine echte Kultur.

Erst wenn die Kriege, Waffen, giftigen Chemikalien und dergleichen weg sind, und aus dem Raubsäugetier ein Mensch geworden ist erst dann kommt Kultur.

Gut sichtbar ist die Unfertigkeit des Moses Gesetzes der Jahwe Diener des Gottes der Rache und des Mordens, in der US-Bevölkerung und deren Politiker, Militärs und anderen Sekten, nämlich die Auge um Auge Zahn um Zahn Ignoranz.

Das ist weit, weit weg und dumpf, dumpf, dumpf als Staatskunst oder was das Banditentum auch sein soll.

Christentum, was für blöde .

Das ist weit, weit, weg von Christenheit oder Jesus.

Aber es ist ganz im Sinne der alttestamentarischen Faschisten, es ist nämlich deren Ziel.

So sind die noch.

Kann das die Führung für die Erdmenschen sein, nein.

Alleine deswegen wird die USA noch mehr Leiden erleben, sie können diesem Leiden weiterhin versuchen durch Raub, Gier und Drohungen zu entkommen.

Sie haben aber nicht die geringste Chance, die Wahrheit lässt sich nicht betrügen.

Wer Kriege führt wer zurückschlägt muss Leiden bis er zur Weisheit kommt.

Das ist Gottes Ziel.

So zu sein wie Gott selber. Nicht weniger nicht mehr.

Da die US Politik nicht von fertigen Menschen gemacht wird also jene die ein Abbild Gottes sind, und da überhaupt - Staaten - militärisch rüsten - ist sowohl die USA und die anderen Militärstaaten eine Art von Anarchismus zuzuschreiben, da sie durch ihre Waffen alles bedrohen. Da die USA und anderen Staaten ihre Waffen nicht der UN oder einer besseren Weltorganisation unterwerfen ist klar erkennbar das diese Staaten noch längst keine Demokratie sind sondern sie sind noch Tierokratien ohne wahre Gerechtigkeit da gigantische Kriegsmächte bewusst und unbewusst andere Nationen unterdrücken als -Weltpolizei- zbs - USA - demnächst wohl auch China und wieder Russland, wird die Restbevölkerung der Erde das als nicht friedliche Aktion speichern.

Ist es Liebe oder Humanität wie sich diese Staaten darstellen.

Es ist also nur eine Zeitsituation bis der Kreislauf des Schicksals auf diese Staaten zurückkommt, und sie selbst in ihrem Land durch diese Kriegsmacht fesselt.

Was du säst das wirst du ernten. Auch die individuellen Personen und die Geheimlogen und die zionistischen Faschisten und talmudischen Sekten oder anderen verrückten auch die Illuminati, und auch das schlachten der Tiere gehört zum schlechten Schicksal für Völker, wer schlachtet heute wohl am meisten, wo wird wohl das meiste Leid gemordet, wo wird die Erde am meisten vergiftet.

Auch das abtöten der Mikrolebewesen gehört zum Morden und zur Unachtsamkeit, bestes Beispiel ist dein eigener Körper.

Da bist du die Gottheit für den Kosmos deines Körpers.

Wie im großen so im kleinen, und die Mikrolebewesen freuen sich wenn sie die richtige Nahrung bekommen und Pflege aber wenn sie Gift bekommen (staatlich Sanktioniert per Gesetz) wird dort Revolution und Kampf sein in deinem Körper dem Tempel des Göttlichen.

Es ist so!

Deswegen seit wachsam.

Lasst euch nicht von den Giftmischern weiterhin verblöden die Pharma und Chemie und Petrolindustrie sind deine Feinde und alle Handlanger die da mitmischen, auch sie zerstören dein Kosmos dein Körper. Ebenso wie sie den großen Körper zerstören wollen durch ihre Gifte. Sie sind schon sehr weit fortgeschritten.

Ich mache jetzt mal weiter mit einigen Hammerschlägen einer Religion, es ist bloß eine von vielen Raubsäugetierreligionen, die sind einfach noch so Blöde, ignorant. Heute kann ja gut gesehen werden was alles unter Religion für ein Schwachsinn gebaut wird.

Hier ist eine alte Religionstheorie. Eine verhasste und üble Religionsignoranz, aber sie wird heute gelehrt. Das ist aus dem Buch von Jan van Helsing - Geheimgesellschaften. Der Talmud zum Menschsein und die auserwählten der Juden. (Hallo Leser, diese nun folgenden Texte zeigen wunderbar die Ängste und Bösartigkeit aber insbesondere den Immensen Minderwertigkeitskomplex dieser Menschen die diese Texte geschrieben haben erdacht haben und so weiter. Ich kann nur Mitleid mit diesen Menschen haben und ihren Ängsten .W.Schorat)

„Das Land Israel wurde zuerst erschaffen und nachher erst die übrige Welt. Das Land Israel wird mit Regenwasser bewässert und die übrige Welt mit dem Rest. (TAANIT lO a)

Der Zweck der Erschaffung der Welt lag nur bei den Juden. Obwohl da alles klar ist, so muss man dieses Wort betrachten und mit dem Gaumen schmecken (ZERROR HAMMOR KRAKAU 1595 fol.145 k kol.4) WIE DIE WELT NICHT OHNE WINDE BESTEHEN KANN SO KANN SIE AUCH NICHT ohne Juden bestehe, (taanid 3b aboda zara 10b)

Jeder einzelne Jude muss sich sagen meinetwegen wurde die Welt erschaffen. (sanhedrin 37 a)

Nur die Juden sind Menschen die Nichtjuden sind keine Menschen sondern Tiere(Goyim - Menschenrinder, Einzahl Goy. Anmerkung von Van Helsing,(kerithuth 6b Seite 78,jebhammoth 61 a)

Der Talmud zum Menschsein und die Auserwähltheit der Juden:

„Das Land Israel wurde zuerst erschaffen und nachher erst die übrige Welt. Das Land Israel wird mit Regenwasser bewässert, die übrige Welt mit dem Rest" (Taanit lOa)

„Der Zweck der Erschaffung der Welt lag nur bei den Juden. Obwohl da alles klar ist, so muss man dieses Wort betrachten und mit dem Gaumen schmecken." (Zerror Hammar, Krakau 1595 Fol.145 KolA)

„Wie die Welt nicht ohne Winde bestehen kann, so kann sie auch nicht ohne Juden bestehen" (Taanid 3b, Aboda zara lOb)

„Jeder einzelne (Jude) muss sich sagen: meinetwegen wurde die Welt erschaffen" (Sanhedrin 37 a)

„Nur die Juden sind Menschen, die Nichtjuden sind keine Menschen, sondern Tiere" (Goyim = Menschenrinder, Einzahl „Goy" Anmerk.. d. Verfa. (Kerithuth 6b Seite 78, Jebhammoth 6la)

„Ihr Israeliter werdet Menschen genannt, wogegen die Völker der Welt nicht den Namen „Menschen" verdienen, sondern den von Tieren" (Talmud von Babylon, Schrift Baba Metzia, Blatt 114, Spalte 2)

„Die Kinder und Nachkommen von einem Fremden sind wie die Zucht von Tieren" (Talmud von Babylon, Schrift Yebamoth, Blatt 94, Spalte 2)

„Die Nichtjuden wurden geschaffen, damit sie den Juden als Sklaven dienen" (Midrasch Talpioth 225)

„Die Nichtjuden sind noch mehr zu meiden als kranke Schweine" (Orach Chaiim 57, 6a)

„Geschlechtsverkehr mit Nichtjuden ist wie Geschlechtsverkehr mit Tieren" (Kethuboth 3b)

„Die Geburtsrate der Nichtjuden muss massiv herabgedrückt werden" (Zohar II, 4b)

„So wie man in Verlust geratene Kühe und Esel ersetzt, so soll man gestorbene Nichtjuden ersetzen" (lore Dea 337,1) „Einem Israeli eine Ohrfeige zu geben ist so, als würde man Gott ohrfeigen" (Sanhedrin 58b) „Jeder, der eine jüdische Seele am Leben erhält, ist so wie derjenige, der die ganze Welt erhält" (Sanhedrin 37a) „Jeder, der eine jüdische Seele vernichtet, ist so wie derjenige, der die ganze Welt vernichtet" (Sanhedrin 37a) „Bedeutend ist die Beschneidung. Wenn sie nicht wäre, konnte die Welt nicht bestehen" (Schabbat I 37b} „Alle Juden sind geborene Königskinder" (an zwei Talmudstellen gleichlautend II I 1 67a, II 1 I 15-8a)

,'Auf die Juden ist Gott (Jahwe) überhaupt nie zornig, sondern nur auf die Nichtjuden" (Talmud N /

8 / 4a) „Die Juden sind nach dem Talmud vor Gott (Jahwe) angenehmer als die Engel" (Talmud V / 3 / 91b) „Gott (Jahwe) lässt seine Majestät nur unter den ihm zugehörigen Juden wohnen" (Talmud I / 1 / 7a) „Der Mensch (Jude) muss an jedem Tage drei Segenssprüche sagen, nämlich, das Jahwe ihn nicht zu einem Goy, nicht zu einem Weibe und nicht zu einem Unwissenden gemacht hat" (Talmud V / 2 / 43b + 44a) „Wo immer sich die Juden niederlassen mögen, müssen sie dort die Herren werden, und solange sie nicht die unumschränkte Herrschaft besitzen, müssen sie sich als Verbannte und Gefangene fühlen, auch wenn sie einige Völker schon beherrschen; solange sie nicht alle beherrschen, müssen sie unaufhörlich rufen: Welche Qual, welche Schande!" (Talmud von Babylon, Sanhedrin 104a, Spalte 1)

„lch (Jahwe) mache dich (das Judentum) zum Stammvater unter den Völkern, ich mache dich zum Auserwählten unter den Völkern, ich mache dich zum König über die Völker, ich mache dich zum Geliebten unter den Völkern, ich mache dich zum Besten unter den Völkern, ich mache dich zum Vertrauten unter den Völkern" (Schabbat 105a)

Der Talmud über Frauen:

„Was ist eine Prostituierte? Irgendeine Frau, die keine Jüdin ist" (Eben-Ha-Eser, 6 und 8)

„Einem Nichtjuden gegenüber begeht der Jude keinen Ehebruch ... Strafbar für den Juden ist nur der Ehebruch an des Nächsten, das heißt des Juden Weib. Das Weib des Nichtjuden ist ausgenommen" (Talmud IV / 4 / 52b)

„Ein Eheweib gibt es für den Goyim (Nichtjuden) nicht, sie sind nicht wirklich ihre Weiber'" (Talmud IV / 4 / 81 + 82ab) „Ihr habt mich, Jahwe, zum einzigen Herrscher der Welt gemacht, daher werde ich euch (Juden) zum einzigen Herrscher der Welt machen.

„Wer klug sein will, beschäftige sich mit Geldprozessangelegenheiten, denn es gibt keine größeren Eckpfeiler in der Thora, denn sie sind wie eine sprudelnde Quelle" (Talmud IV i 3 / 173b)

„Juden müssen immer versuchen, Nichtjuden zu betrügen" (Zohar I, 168a)

„Treibe Handel mit Nichtjuden, wenn sie Geld bezahlen sollen" (Abhodah Zarah 2a T)

„Nichtjüdisches Eigentum gehört den Juden, der es als erstes beansprucht" (BabbaBathra 540)

„Wenn zwei Juden einen Nichtjuden betrogen haben, müssen sie den Gewinn teilen" (Choschen Ham 183,7) „Jeder Jude darf mit Lügen und Meineiden einen Nichtjuden ins Verderben stürzen" (Babha Kama 113a) „Die Güter der Goyim sind der herrenlosen Wüste gleich, und jeder, der sich ihrer bemächtigt, hat sie erworben" (Talmud IV / 3 / 54b) „Es ist dem Juden gestattet, den Irrtum eines Nichtjuden auszubeuten und ihn zu betrügen (Talmud IV / 1 / 113b)

„Von dem Nichtjuden darf man Wucher nehmen" (Talmud N / 2 / 70b)

„Sobald der Messias kommt, sind alle Sklaven der Juden" (Erubin 436)

„Der Messias wird den Juden die Herrschaft über die ganze Welt geben. Und ihr werden alle Volker unterworfen werden. (Talmud van Babylon, Schahhschrift, Seite 120, Spalte 1)

„Der Messias wird den Juden das königliche Zepter über die Welt geben, und alle Völker werden ihnen dienen und alle Nationen der Welt werden ihnen untertan sein." (Talmud von Babylon, Sanhedrinschrift, Blatt 88b, Spalte 2 und Blatt 89 und 99a, Spalte 1)

Dann behauptet die Pesachimschrift des Talmuds, dass in den Zeiten des Messias:"..... die Juden dann unendlich reich sein werden und alle Reichtümer der Völker ihnen in die Hände fallen werden „.. (Talmud van Babylon, Pesachimschrift, Blatt 118b)

Jalqut Simeoni sagt in seiner Auslegung des Talmuds, das in den Zeiten des Messias: „Jeder Jude wird zweitausendachthundert Diener haben". (Jalqut Simeani, Blatt 56 und Bachai, Blatt 168).

Und Abarbanel, einer der besten jüdischen Kenner von Bibel und Talmud versichert: „Den Zeiten des Messias wird ein großer Krieg vorausgehen, in dem zwei Drittel der Menschheit umkommen wird". (Abarbanel, Masmia Jesua, Blatt 49 a) (Quelle: Direktübersetzungen aus dem hebräischen

Talmud, auch veröffentlicht in „Wussten Sie schon" von Johannes Rothkranz und „Jüdische Selbstzeugnisse", Dr. Johann Pohl, Buchdienst Witten)

Fühlen wir nach dem Lesen dieser Zitate einmal in uns hinein. Was lösen sie bei uns aus? Wer ist dieser Jahwe-Evi Schaddai, Außerirdischer oder nicht, der so etwas lehrt? Und können Sie sich vorstellen, dass irgendjemand das wörtlich nimmt? Wie kann ein Volk so etwas als „heilige Schrift" bezeichnen? Also ich muss ganz ehrlich sagen, dass mich diese Zeilen auch ganz schön aus den Angeln gehoben haben, als ich sie zum ersten Mal gelesen hatte. Und das steht heute noch so im Talmud wie damals. Es wird heute so gelehrt wie damals. Frage: Richtet sich auch heute jemand danach, so wie damals?

Und dass die Talmudisten sich voll und ganz bewusst darüber sind, was in ihrem „heiligen" Buch geschrieben steht beweist die Tatsache, dass es verboten ist, den Talmud wortwörtlich In Goy-Sprachen zu übersetzen.

Doch wollen wir auf den Boden zurückkommen. Natürlich besteht der Talmud nicht nur aus solchen Texten. Doch diese Auszüge sind Grundpfeiler des Talmuds und somit auch der Talmudisten.

Nun interessieren wir uns bei unserem heißen Thema nicht um diejenigen, die sich nicht an oben aufgelistete Gebote halten, sondern diejenigen, die davon überzeugt sind, dass es wirklich so ist und sich in ihrem täglichen Tun nach diesen Auszügen des Talmuds richten müssen.

Wiederum ist es für uns uninteressant, ob der jüdische Händler am Ende der Straße das glaubt oder nicht, sondern doch wohl eher ein Besitzer eines Bankenkonzerns, einer Fernsehanstalt, usw.

Ich nehme an, Sie können sich vorstellen, was es zur Folge haben muss, wenn eine Personengruppe, die an so etwas Bösartiges glaubt und sogar noch stolz darauf ist, und dann die Massenmedien und die größten Bankensysteme der Welt besitzt! An ihren Früchten wird man sie erkennen. Schauen Sie, was Hollywood mit seinen Gewalt, Horror- und Sexstreifen in der Welt angerichtet hat und Sie sehen die Früchte solchen Tuns. Warum sollte ein Mensch, der noch ganz klar im Kopf ist, einen Horrorfilm produzieren? Was ist sein Beweggrund? „ Zitat Ende.

„Gebt mir die Kontrolle über die Währung einer Nation und es ist mir gleichgültig, wer ihre Gesetze macht!" (Der Alte Rothschild, Betrüger, und Faschisssst par exzellent)

NAJA WENN MAN SICH DAS SO DURCHLIEST IST DOCH GUT SICHTBAR DAS SIND arme Seelen, die haben's schwer. Ich kann darüber lachen. So dumm sind die, aber daraus sind enorme bis hin in unsere Zeit Hassgruppen aufgebaut worden die heutzutage unbeschreibliche Ignoranzmacht aufgebaut haben. Denn dieser Ignoranzherd wurde von Jahr zu Jahr erweitert mit seinen Strukturen bis jetzt und wird heute weitergelebt,

Also diese Wesen sehen alles andere total als Feindschaft an, und werden erfolgreich als Banditen und Mörder und verwahrloste Verrückte senile Raubtiere.

Alles unter dem Glauben, das wäre Gottes Wille. So Blöde sind die noch

Die Minderwertigkeit dieser jüdischen Sekten muss enorm sein, das Leiden das die erschaffen haben genauso, denn der Hass den die erdenken und erphantasieren bleibt ja nicht okkult also geheim wie die sich denken, nein, er wird auf sie selbst und ihre Leute zurückgeworfen, durch laufenden Kriege und Verfolgung und Krankheiten.

Besonders glücklich leben die Israelis nicht. Und das schon seit langer Zeit.

Es wäre an der Zeit sich von alten stupiden Denkstrukturen und stupidem Glauben zu lösen.

Das ist wunderbarer Faschismus der da zu lesen war, mehr nicht

Aber es gibt sicherlich in anderen Geheimgesellschaften zbs. Bin Laden und sein Laden ähnliches an solch stupidem Material. Aber jeder Mörder trägt in Wahrheit das gleiche mit sich. Jeder der noch vom Töten lebt trägt das gleiche Potenzial mit sich, die gleiche Verachtung dem lebenden gegenüber.

Sei es nun Schafe die sie fressen seien es nun Kühe die sie fressen seien es Hühner, Fische oder andere Lebewesen es ist der gleiche Faschismus.

Nicht umsonst hatte Jesus mal gesagt wenn hier einer unter euch ist der nicht gesündigt hat der werfe den ersten Stein.

Ich selber war auch mal Raubtier, Raubmensch, ich selber war sogar mal Löwe in einem meiner Vorleben.

Also in meiner Vergangenheit klebt auch viel Blut.

Aber heute duftet jedes tierische 5 Sterne Mahl ganz, ganz übel in meiner Nase, es stinkt nach gekochter Leiche.

Dieses tötende ist ungemein stark in diesen heutigen Gesellschaften Welt weit verbreitet. Wer immer noch nicht kapiert hat das Auge um Auge Zahn um Zahn der falsche Weg ist für die Menschen der soll zurückgehen und wieder Raubtier werden.

Die heutigen Gesellschaften sind nun ja alle auf dieses tötende Prinzip aufgebaut. Auch wenn einige Länder keine Todesstrafe mehr haben ist das längst noch keine Gesellschaft oder Menschensorte die auch christlich wäre.

Noch mal

der Vatikan hat erst im Jahr 2000 seine Todesstrafe aufgehoben. Und solch einer Bande verehren diese Massen an Menschen, also Fazit jene die so blind sind, was sind das wohl für Wesen. Das gleiche mit den Mullahsystemen die töten auch wie Massenmörder.

Wie weit sind die gekommen, und was können die schon bieten.

Was kann da für eine Wissenschaft draus entstehen oder was für eine Gerechtigkeit oder was für eine Wirtschaft.

Die Antwort brauch ich wohl hier nicht aufzuschreiben. So, es ist noch ein langer Weg bis das Dumpfe und die dumpfe Gewohnheit etwas lichter wird.

Das was ich jetzt sehe hier auf der Erde das ist ja nicht aus der Ignoranz des so genannten Urknalls entstanden - diejenigen die das glauben die haben den Urknall, mehr nicht, sondern das was hier gelebt werden soll ist geplantes Chaos, mehr nicht.

Dabei liegt der Hauptansatz in der Kontrolle.

Ich spreche noch mal die Ignoranz an die damit verbunden ist, diese Geldglauben aufrecht zu erhalten. Hier ist noch mal das Beispiel. Ich gebe also das gesamte Geld der Erde dem Finanzminister, egal welcher Nation, oder auch dem Papst dem Mullah oder einem Rind oder anderem Tier. Dann sage ich zu denen, so, nun gibt dem Geld die Order die Schule zu bauen, dann gibt ihm die Order ein Flugzeug zu bauen dann noch Kartoffeln zu kaufen oder, oder, oder.

Was wird wohl das Resultat sein.

Das Resultat ist, das Geld wird garnichts tun können, Fazit, bloß die menschliche Tatkraft und Kreativität macht alles. Sie ist unbezahlbar. Es gibt keine Bezahlung dafür, Lohn egal welche Art von Denkerei hier einige Raubsäugetiere mit Doktor oder Professortitel auch anwenden wollen, außer es wird auf Betrug aufgebaut das ist das momentane System Betrug und dafür kämpft ihr das wollt ihr dafür kämpft ihr oder daran glaubt ihr.

Das ist nichts anderes als der Glaube an die Religionen.

Ohne klare Beweise ohne klare Antworten für den Verstand die Intelligenz.

Das gesamte menschliche System auf der Erde ist ein Betrugsystem es ist ein Raubmenschsystem.

Da heute fast alle denken und glauben Geld wäre so was wie ein Naturprodukt oder unentbehrlich, weil sie denken und glauben es geht ohne Geld nicht, ist gut zu erkennen dass diese Wesen ganz einfach nicht wirklich Intelligent sind.

Sie sind von der Gewohnheitsenergie geführt und die ist immer ob in Gold oder Armut ein Gefängnis.

Solange das menschliche System auf Geld aufbaut wird es Kriege, Morde, Arm, Reich, Ausbeutung und Machtsucht geben.

Die Wahrheit ist, die Erde gehört allen Menschen die Pflanzen die Flüsse die Wolken die Mineralien und anderen Vorkommen.

Da gibt es keinen der das Recht hatte ein Stück Land sein eigen zu nennen.

Außer Kapitalisten natürlich, und Banditen und Chaoten.

Kapitalismus ist Wettbewerb. Das ist Senil, stupide und blöde. Viele Kartelle versuchen Wettbewerb zu entgehen indem sie staatliche Unterstürzungen und Gesetze fordern, bloß um andere flach zu legen.

Die typische Raubtierlogik dieser Systeme wird die Menschheit nie, nie, in Frieden leben lassen egal ob sie Rot Weiß oder Schwarz sind, Raubtiere können noch nicht in Frieden miteinander leben, und der Mensch ist heute noch ein Raubtier.

Hauptsächlich

Selbst der Papst ist ein Raubtier geblieben.

Selbst die Mullahs oder die fleischfressenden Buddhisten sind Raubtiere geblieben.

Manche Vollidioten sagen Geld wäre ein Tauschmittel, blöder geht's wohl nicht mehr, und das mit Doktoren Titel und Professorenhut.

Geld ist bewusstes Mittel um Macht auszuüben und zu kontrollieren. Denn Geld wurde ja von denen selbst entwickelt.

Die Festlegung der Preise daran sieht man auch das Geld ein Betrugsmittel ist zur Ausbeutung.

Das Ölkartell liegt im Trend, mal sind die Ölpreise so mal so, aber das Öl ist immer das gleiche geblieben.

Wieso hat Öl wohl mal den mal den Preis.

Weil das Öl auf einmal sagt, heute will ich so und so viel kosten, nein, es ist, es ist bewusste Politik bewusster Wille, eben mehr Geld zu machen dann das Angebot und Nachfrage Idiotentum dieser materialistischen Raubtiere die sich Menschen nennen, bloß weil sie Mercedes fahren und einige Raubmenschdiplome haben, oder dieses Angebot und Nachfragesyndrom wird bestens gesteuert von denen die die Positionen haben. Daraus leiten sie dann ihre Preise ab, aber trotzdem.

Das Produkt blieb immer das gleiche.

Daraus ist erkennbar das Geld garnichts mit dem Wert einer Ware zu tun hat, sondern von der Geldmafia den Banken und Geldgläubige so gestaltet wird.

Ich will eine totale Entschuldung alles Lebendigen und aller Erdböden und aller Systeme sehen und hören.

Ich will das die gesamte Menschheit aus diesem Aberglauben befreit wird, niemand ist in Wahrheit Schuldig aber wenn jene das glauben die an Geld glauben anstatt an die Wahrheit, dann sind jene es die den Globus verschuldigt machen wollen.

Ich hoffe sie bekommen die gesamte Last ihre Lügen mal zu spüren ich hoffe das gesamte Karma-Schicksal die Ernte von dem was sie säten oder die Wirkung ihrer Ursache trifft sie und mehr.

Hier ist eine Auflistung was eine Milliarde ist.

Wenn man jede Woche eine Million im Lotto gewänne braucht man für eine Milliarde über 19 Jahre.

Für das öffentliche Defizit von 500 Milliarden DM in Deutschland wären 9528 Jahre erforderlich.

Seht ihr nun wie diese Strukturen die das wussten die so was aufgebaut haben die Rothschildbanken die Banker überhaupt die Senilen Ignoranten Mächtigen die Menschheit versklaven wollen aber nur jene die an Geld glauben.

Ich glaube nicht an Geld und auch nicht dass ich jemals Schulden machen könnte, auch wenn die so denken und so ihre Gesetze aufgebaut haben und das als Recht darstellen. Damit ihr für immer verschuldet bleiben sollt und das auch glauben sollt.

Die Federal Reserve Bank in den USA ist das beste Beispiel für totale Massenverblödung in den USA. Wirklich die Amerikaner sind total verblödete Typen mit ihrem Raubtierkapitalismus den diese Banken ungemein fördern weil sie glauben die Menschen total vergewaltigen zu können, und andere daran angeschlossenen Sekten auch, denn Banken sind nichts anderes als Sekten, Geldsekten und Unwarheitssekten.

Ich spreche diese Thematik Geld besonders an weil später gesehen werden kann, das Geld das Seuchenmittel ist weswegen zum Beispiel die chemische Industrie vergiftet die Krebskranken nicht geheilt werden sollen die Menschen ungesund bleiben sollen und die Menschen falsche Lebensmittel als Lebensmittel zu sich nehmen sollen, alles wegen Geld.

Geld ist die größte Verblödung heute noch verblödender als Religionen die dabei sind bloß noch Instinkte anzuziehen aber keine Wachsamen mehr. Und Heilige sind für die Religionen immer Tote Heilige. Denn in den kirchlichen Lehren wird eine Polarität gelehrt. Heilige sind ausschließlich Figuren auf dem Schachbrett der Machtpolitik des Opportunismus Muus der Päpste und deren Mitläufer im Fettbauchbereich der Wortjonglierkünste. Das selbstlose Leben das die Kirchen da vorjodeln ist das aufopfernde Leben das ein Leben ohne Alles sein soll. Dem gegenüber steht der Schatten des verwerflichen in den Arsch getretenen Lebenszustands von Egoismus Muus, den es zu überwinden gilt. Da ist nix menschliches mehr vorhanden. Nicht so wie Jesus der Maria cool fand und einiges mehr. Übermenschliche D- Züge muss der Heilige der Kirchen haben, die sind bekloppt und klopsfähige Bratlinge. Die Kirche spricht nur Tote heilig denn die können den Betrug der Kirchen nicht mehr anarschen. Was für ein katastrophales Menschenbild ist das. Es bedeutet die Unvereinbarkeit von Mensch und Heilung. Dadurch wird der Kollektivmensch als Übel unvollkommen und schlecht und schuldig genährt. Nein, Danke. Dagegen kann wunderbar Heilung durch Bewusstsein, Geist und Hände gelegt werden. Die Geist Chirurgie ist da präsent auf der Erde als Zeichen der Wahrheit. Wahrheit auch gegen die kriminelle Pharmabranche von Gangstern und Steuergeldabzockern und Megaverblödungsvereinigungen um Völker zur Materie die gar keine Materie ist zu binden und so weiter.

Die gesamten Krankenkassenbeträge die Kosten die pharmazeutische Produkte alles wegen Geldseuchen.

Dann haben sie noch den Glauben Geld sei Macht und schon ist das Raubtier Mensch mit seiner Fantasie dabei seine Weltmachtsenilität zu spinnen.

Der Betrug ist so fein ausgearbeitet wie gesagt das die meisten glauben es sei natürlich.

Aber der Raubsäuger Mensch hat schon viel zu viel synthetisches also Falsches materialisiert.

Es wird Zeit das er anfängt das wahre zu materialisieren dieser Vollidiot.

Ihr zahlt ja ununterbrochen Tribute an die Geldsysteme und deren Gläubigen.

Das Tributsystem ist in den Zinsanteilen enthalten die der Staat oder besser die Raubsäugetiere die von sich meinen sie seinen der Staat oder die Diener des Staates - was für ein Schwachsinn mal ganz abgesehen, in den Preisen sind die Zinsen und allen öffentlichen Abgaben enthalten, das ist auch eine Form der Ausbeutung des Betruges und da sie den Betrug nicht aushalten können werden Blitzableiter gelegt sogenannte Gesetze die dann im Namen des Volkes genannt werden ein weiterer Betrug.

Aber all das Schicksal kommt wieder zurück als das Karma all das an Wirkungen kommt immer wieder zurück.

Bis die Unwahrheit erkannt wird und abgelegt wird.

Dieses verlogene System das massenhaft Menschen die hier auf die Erde kommen zu Sklaven ihrer Ignoranz macht wird unweigerlich zugrunde gehen, und zerplatzen, denn Geldvermögen und Schulden sind nur Fiktionen, Fantasien, Hirngespinste derjenigen die euch versklaven wollen und es auch geschafft haben.

Es sind nur Zahlen auf Papier nix mehr, es sind keine realen Werte sonder nur Erpressungsinstrumente.

Ganz tief drin steckt da das jüdische Sekten System, die Talmudis die Zionistis, die Rockefelleristis und die anderen Industrie Unternehmen die auf Weltmacht aus sind und globales wollen zum verblöden der Menschen.

Befreit euch von diesem Wahn.

Diesen Wahnsinnigen

Diesen ignoranten Sklaventreibern. Befreit euch davon.

Glaubt nicht mehr an so was glaubt an euch selber.

Glaub an dich selber

Glaub an das Göttliche.

Auch in Dir.

Noch mal.

Es gibt die fabelhafte Arbeitskraft eines jeden das ist unbezahlbar.

Lohnarbeit ist Sklavenarbeit

Sie fördert nicht das göttliche kreative im Menschen und macht ihn subordinat und erlahmt seine Kräfte und Würde.

Es gibt keinen gerechten Lohn das müsst ihr erkennen, das göttliche schafft keine Lohnarbeiter/rinnen.

Das Göttliche schafft bloß das Göttliche.

Erkennt das.

Die ganzen Sozialsysteme sind in Wahrheit das schlechte Gewissen der Ausbeuter und Betrüger die dann auf diese Art versuchen die Wut und den Hass und die Zerstörungskraft umzuleiten. Zu benebeln. Aber auch das später sogar noch als Übel darstellen wollen solch ein Vollidiot wie der hessische Raubtierminister Koch der von den Menschen gewählt wird damit er wohl sein Raubtier Faschismus aufbauen kann zeigt wie dumm die Menschen noch sind, sie wählen immer ihre besten Betrüger.

Weil

Weil sie das Opfer schon zu lange geblieben sind und deren Energien gar nicht mehr da rausschauen können. So hat sich diese Energie so aufgebaut das die Massen immer ihre Verblöder wählen anstat ihre Befreier.

Fazit

Befrei dich selber.

Niemand wird heutzutage da sein der dich befreien kann das kannst nur du selber.

Falls es überhaupt darum geht, Befreiung.

Über die Preise seit ihr so tief in Zinszahlungen eingebunden das ihr das sogar selber als gut anseht Zinsen zu bekommen so blöde seid ihr schon noch immer.

Werte müssen verändert werden.

Schaut euch die Firmen an die Banken die politischen Sekten die Kirchensekten egal welcher Art sie sind allesamt Sekten, Katholiken auch, Moslems auch Juden auch Buddhisten auch alles Sekten, Sektierer, mehr nicht. Und nun hauen sie sich weiterhin die Köpfe platt anstatt halejudah zu singen, olee, HoHo.

Was hat sich also kristallisiert, folgendes der kapitalistische Weltmarkt ist primär, der Staat ist sein Schutz.

Denn, da ja das kapitalistische System ein Betrugssystem ist müssen ja diejenigen die das nutzen diesen Schutz irgendwie haben, den geben sie sich für ihre gesetzlichen Ausbeutungen indem sie selber die Gesetze für sich machen. Diese zivile politische Ordnung, auch bloß Worte, dahinter stehen immer Raubmenschen, Privatpersonen die ihren Vorteil suchen.

Die ist heute nix wert, sie ist Handlanger des Kapitals weltweit, sie ist Handlanger der Ausbeutung und kann in ihrem Wahn auch garnichts anderes verstehen und sehen.

Sie glaubt sogar den stupiden Gesetzen die sie für die Kapitalisten machen musste, sonst wären die nämlich weg vom Fenster.

Dafür werden doch Präsidenten umgebracht und dafür hat die USA ja den besten kapitalistischen Rekord, weil sie eben der Höllensatz des Kapitals sind, dort ist deren Himmel die Kapitalhölle.

Und wenn einer der Teufel zum Engel werden will wird er schnell liquidiert, das gehört zu deren Ritual. In dem folgenden Bericht des Juden Arthur Trebisch könnt ihr einiges interessantes lesen, aber vor allem vergleicht es mit der heutigen Situation, diese Strategien sind langsam aus dem talmudischen menschenverachtenden Gedankensystem entstanden, das ist ihre Blüte bis heute, und ich möchte nicht wissen was es zurzeit schon wieder an neuem Material gibt wie man diese Gojim noch weiter abzocken ausbeuten und fertig machen kann.

Aber bevor ich da weitermache noch einige Infos.

Die Diktatur des Finanzkapitals heute sieht geschichtlich so aus, Macht ist ja in jedem Ignoranzsystem vorhanden, egal wie alt es ist, aber im feudalen Mittelalter ging die Wiederaufnahme und Weiterentwicklung des Antiken Eigentums Geldwirtschaft weiter.

Da ja alles in Kreisläufen kommt, das ist nämlich das Schicksal, das Karma die Wirkung, wird auch alles andere wiederkommen, Weltkriege, Massenmorde, Vergasungen Völkervernichtungen und so weiter und so weiter.

Jedenfalls die neuzeitliche Form dieses Materialisierens der Geldwirtschaft ist die kapitalistische Wirtschaft.

Man hat also die Übernahme des römischen Rechts der Absolutheit des Eigentums übernommen.

Dann hat man das Sklaventum zuerst übernommen das aber durch Lohnarbeit ergänzt, oder abgelöst. Geldvermögensvermehrung nicht mehr als Schatzhortung sondern durch andauernde Reinvestition des Gewinns - oder Akkumulation des gewinnträchtigen und zinsträchtigen Kapitals.

Politische imperiale Machtentfaltung zur Absicherung von Eroberungen und Weltmarkt Anteile.

Ideologische - religiöse Legitimation und sogar Verklärung des Wachstums als göttlich sanktioniertem Vernunftsgesetz.

So, diese Glaubenssätze laufen heute in allen Wirtschaftgiganten, aber ich wäre froh wenn sie das nur wären, das zionistische Money-Fest ist ja viel schlimmer.

Und jetzt meine Damen und Herren eine Einlage der besonderen Art, lesen sie zu ihrem Vergnügen einiges über die Glaubensrichtung der Ignoranz wie sie sich zum Führer des Menschentums aufschwingen will sanktioniert durch ihre Bibel und sanktioniert natürlich durch Gott persönlich.

Blah, blahh, blahhh,

„16. Was geschieht normalerweise mit Autoren, die die Machenschaften der Illuminati aufdecken?

Diese Frage ist wohl am besten durch nachfolgendes Programm des Juden „Arthur Trebisch" bis ins Detail beantwortet.

§ 1 Nichts währe verfehlter und schädlicher für das Heil unseres Volkes, als mit der Vernichtung eines Gegners zu warten, bis er bei unseren Feinden anerkannt und berühmt geworden ist, so dass sie auf seine Worte hören und ihm folgen, wenn er zu ihnen spricht. So müssen wir denn über die heranwachsende Jugend unserer Feinde scharf Wache halten und wenn wir einen Keim des Aufruhrs und des Widerstandes gegen unsere Macht erblicken, so muss er vernichtet werden, bevor er unserem Volke gefährlich werden könnte.

§2 Da wir aber die Presse beherrschen und Macht haben über den Erfolg, so ist es die wichtigste Aufgabe, dass gefährliche Leute nicht zu den Stellen Zugang finden, von denen sie in lauten Worten und gedruckten Buchstaben aus sprechen könnten, um Einfluss auf unsere Feinde zu gewinnen. So muss denn völliges Schweigen und Achtsamkeit herrschen, wenn sich ein Gefährlicher in der Mitte unserer Feinde erhebt. Die meisten werden schon in frühester Jugend durch die Erfolglosigkeit ihrer ersten Schritte von weiterem Bestreben abgehalten und müssen, um ihr tägliches Brot zu gewinnen, sich einem Berufe zuwenden, der sie von gefährlichen Gedanken und Taten gegen das auserwählte Volk ablenkt.

§3 Wenn aber doch einer bei schädlichem Tun verharrt, trotz Schweigen und mangelnder Beachtung, so ist die Zeit gekommen, schärfer auf ihn einzuwirken, seine Pläne zu vereiteln und sein gefährliches Werk zu verhindern. Dann wollen wir ihm in unseren Kreisen Arbeit bieten und reichen Lohn, wenn er nur von seinem falschen Bemühen ablässt und sich für unsere Sache ablenken lässt. Und wenn er lange einsam war und hat leiden und hungern müssen, so wird das plötzliche Gold und die schönen Worte, die wir ihm geben, von seinen falschen Gedanken ablenken und hinlenken auf unsere Pfade. Und wenn er plötzlich Erfolg und Reichtum und Glanz und Ehre sehen wird, wird er seine Feindschaft vergessen und auf unserer Weide weiden lernen, die wir für alle bereithalten, die unsere Wege gehen und sich der Herrschaft des auserwählten Volkes fügen.

§4 Wenn aber auch das nichts nützt und einer weiter in starrer Auflehnung wider unser Gebot beharrt, dann wollen wir durch unsere Leute dafür sorgen, das über ihn überall Böses geredet werden soll, und die, für die er kämpfen will und sich wider uns aufopfern, sich in Gehässigkeit und Verachtung von ihm abwenden. Dann wird er einsam werden und die Fruchtlosigkeit seines Tuns sehen und am unmöglichen Kampf gegen unser Volk verzweifeln und zugrunde gehen.

§5 Wenn aber auch das nichts nutzt und er stark genug wäre, auf seinem Wege zu bleiben und weiter an sein, uns feindliches Ziel zu glauben, so haben wir immer noch ein sicheres Mittel seine Kraft zu lähmen und seine Pläne zu vernichten. Hat nicht Esther den König der Perser gewonnen und nicht Judith das Haupt des Feindes unseres Volkes abgeschlagen? Und gibt es nicht genügend Töchter Israels, die verlockend und klug sind, sie auf die Pfade unserer Feinde zu schicken, ihr Herz zu gewinnen und ihre Gedanken zu belauschen, dass kein Wort gesprochen werden und kein Plan reifen kann, der nicht zur rechten Zeit unserem Volk bekannt würde?

Und wenn einer Ansehen und eine Stellung und das Vertrauen seiner Freunde und die Gefolgschaft eines ganzen Volkes hat und wir ihm eine der Töchter Israels schicken, ihn zu umgarnen, so ist sein Plan in unsere Hand geliefert, sein Entschluss aufgedeckt und seine Macht nutzlos geworden. Denn wo die Tochter unseres Volkes als die Frauen unserer Feinde herrschen, da werden zur rechten Zeit die Pläne durchkreuzt und die Taten vereitelt werden, noch bevor sie getan sind.

§6 Wenn er aber unser Tun durchschauen und unsere Schlingen vermeiden sollte und sein widerspenstiger Geist in unseren Feinden Anhang und Glauben finden sollte, dann muss er aus dem Leben verschwinden, auf das unser Ziel nicht gefährdet werden sollte. Der Tod aber ist das unvermeidliche Ziel aller Menschen. Daher ist es besser dieses Ende für diejenigen zu beschleunigen, die unserer Sache schaden, als zu warten, bis es auch uns, die Schöpfer des Werkes, trifft.

In den Freimaurerlogen vollziehen wir die Strafen in einer Weise, das niemand außer den Glaubensbrüdern den geringsten Verdacht schöpfen kann, nicht einmal die Todesopfer selber: sie alle sterben, wenn es nötig ist, scheinbar eines natürlichen Todes. Da das den Glaubensbrüdern bekannt ist, wagen sie es nicht, irgendwelchen Einspruch zu erheben. Mit solchen unerbittlichen Strafen haben wir innerhalb der Logen jeden Widerspruch gegen unsere Anordnungen im Keime erstickt. Während wir den Nichtjuden den Freisinn predigen, halten wir gleichzeitig unser Volk und unsere Vertrauensmänner in strengstem Gehorsam.

§7 Da wir aber heute in unsicheren Zeiten leben und überall das Land durch Mord und Totschlag, durch Plünderung und Raub unsicher gemacht wird, so wird es unseren Brüdern leicht fallen, den gefährlichsten Feind durch zufälligen Überfall aus dem Weg zu räumen. Denn haben wir in unseren Diensten nicht ein Heer von Gedungenen aus dem Volke unserer Feinde, die bereit sind zu tun, was immer wir wollen, für gutes Gold und gewahrtes Geheimnis? Und wenn wir den Feind beseitigen wollen, so lassen wir Gerüchte verbreiten, da, wohin sein Weg führt und wo er seinen Wohnsitz hat, Unsicherheit und Gefahr herrscht, und die Bedrohung des Lebens ein alltägliches Ereignis ist. Und wenn wir ihn vernichten wollen, so lassen wir die Tat durch Raub und Plünderung am Orte, wo er wohnt, vorbereiten oder lassen die Gerüchte von Gefahr und Überfall in seinem Bereiche ausstreuen. Und wenn der Tag gekommen sein wird, an dem er verschwinden soll, werden die Leute trefflich zusammenarbeiten, die wir bezahlen und wenn er getötet werden wird, werden sie ihm das Geld nehmen und die Leiche ausplündern und nie soll der Täter gefunden werden, und es soll alle Welt glauben, dass er ein Opfer von Raub und Totschlag geworden ist, wie das Volk sie um die geforderte Zeit gewohnt sein wird. Und nie sollen die Feinde erfahren, dass er durch den Willen unserer Brüder entschwunden ist, auf dass der Name unseres Gottes nicht entheiligt werde.

§8 Damit aber der Name unsers Gottes nicht entheiligt wird, haben die Weisesten unseres Volkes seit Jahrhunderten Fürsorge getroffen. Namentlich unsere russischen Brüder haben Mittel gefunden und die Wissenschaft erforscht, unsere Feinde zu vernichten, ohne das sie es merkten. Haben sie nicht ein Gas gefunden, das den Feind sofort tötet, und ein zweites Gas gefunden, das dem ersten nachgeschickt wird, sich mit ihm vereinigt und also alle Spuren vernichtet? Und kennen wir nicht die Eigenschaften der drahtlosen Ströme, die die Geisteskraft des Gefährlichen vernichten und die Denkkraft des Gehirnes zerstören? Und haben unsere Ärzte nicht die Wirkung unsichtbarer Gifte mit dem Mikroskop erforscht und wissen das Gift in die Wäsche des Feindes einzuschmuggeln, das ihm zu Gehirne steigt und seine Stirn vereitert, um seinen Geist zu zerstören? Und können wir nicht selber durch das Amt der Forschung die Untersuchung der Leiche des Feindes übernehmen, damit niemand die Ursache des Todes erfahre? Und haben wir nicht gelernt, ihm durch die Magd, die ihn bedient, nahe zu kommen, durch den Nachbar an seiner Mauer und den Gast in seinem Haus? Und sind wir nicht allgegenwärtig und allmächtig, miteinander' im geheimen Einverständnisse aller Unsrigen bis zur Vernichtung des Feindes zusammenzuarbeiten? Und wenn wir kommen mit freundlichem Wort und harmloser Rede, ist es je noch den Völkern der Erde gelungen, unsere Pläne zu durchschauen und unsere Entschlüsse zu durchkreuzen?

§9 Wenn aber einer immer noch allen Fallen des geheimen Todes und aller List unserer Brüder entgehen sollte, und sollte wissen und unsere Pläne verstehen und dass Werk der Vernichtung zu durchkreuzen, sollt ihr nicht verzagen und in Angst vor dem hellen Blicke des einen Gefährlichen erzittern. Denn wenn er es wagt, zu den Ahnungslosen im Lande von unserem geheimen Tun und der drohenden Vernichtung zu sprechen, ist es nicht unsere alte Kunst, alle Menschen mit denen er spricht zu bewachen und seine Pläne vorauszuahnen, wenn er unseren Netzen entronnen? Und noch bevor er zu unseren Feinden spricht, werden wir selber durch unsere Leute mit denen sprechen, die ihm vertraut sind und werden vor der Verstörtheit seines Geistes warnen und der traurigen Verwirrung seiner Sinne. Und wenn er kommen wird, um sein Leid zu erzählen und die überstandene Gefahr zu schildern, werden ihm die Gewarnten mit Lächeln und misstrauischer Überlegenheit zuhören und werden überzeugt sein, dass sein Geist verwirrt ist und zerstört seine Seele. Und wir werden miteinander Schritt für Schritt arbeiten, bis sich hinter ihm die Pforten des Irrenhauses schließen werden, und wenn er wieder herauskommen wird, und versucht weiter zu wirken, und vor unserer Macht zu warnen, werden wir ihm den Glauben der Seinen genommen haben und er wird geächtet und verfemt und nutzlos wird das Wort sein, das er spricht und der Gedanke, den er druckt. Und so wird das auserwählte Volk auch über den gefährlichsten Feind Sieger bleiben.

§ 10 Wenn aber alles nichts nützt und der Feind sich wider den Willen unseres Gottes all diesen Gefahren entringt, dann verzagt noch immer nicht, ihr Kinder Israels, wenn einer machtlos ist und die anderen sind überall um seinen bösen Anschlag zu vernichten und zu verhindern, das die Goyim das .Joch abschütteln, das ihnen auferlegt war von unserem Gotte. Haben wir nicht alle Mittel in der Hand, den Schritt des Feindes zu belauern und den Atem seines Mundes wirkungslos zu machen? Und wenn die Seinen an ihn zu glauben beginnen und ihm nahen wollen, werden wir dieses Nahen zu verhindern wissen und zerschneiden die Fäden, die sich vom gefährlichen Feinde aus in die Welt knüpfen konnten. Und die Briefe, die ihm geschrieben werden, sollen geprüft und von unseren Leuten gelesen werden, dass ihm keine Aufmunterung und Bejahung schaffen werden und dass ihm nur falsche Freundschaft und heimtückische Verbindung zustieße; dahinter verborgen stehen die Kinder des auserwählten Volkes. Und wenn er den Draht verwenden will, der das Wort hinaus in die Welt trägt, so werden wir sein Wort belauschen und seine Pläne hören, und wenn die Feinde zu ihm sprechen wollen, werden wir die Wirkung vereiteln oder verhindern, da wir den Feind umzingelt halten, das kein Hauch seiner Seele in die Welt dringen kann, den wir nicht belauschen. Und er wird sich wehren wollen und wird glauben zu wirken und sein Tun wird wie das Laufen des Tieres hinter den Gitterstäben des Käfigs sein.

§11 Und wenn trotz allem der Glaube bei den wenigen Klugen an den gefährlichen Feind wächst, dann werden wir doch zu verhindern wissen, dass seine Macht vordringt und sein Gedanken auf die große Masse der Feinde einwirkt. Und wenn sein Name guten Klang gewinnt, so werden wir einen von unseren Leuten ausschicken und ihm seinen Namen geben und der soll entlarvt werden als Feind unserer Feinde als Verräter und Betrüger und wenn der verhasste Name genannt werden wird, so werden wir dem Volke sagen, das er der Verräter ist und das Volk wird unserem Worte glauben und sein Wort wird ins Leere verhallen und sein Gedanke wird verflucht sein durch die Allmacht unseres Gottes. Und wir werden seinen Lebenswandel verdächtigen und nehmen den Kot von der Straße und beschmutzen sein Gewand und die Menschen werden den Kot auf seinem Mantel sehen und den Schmutz auf seinem Kleide und werden sich von ihm wenden und nicht sein Antlitz schauen und nicht auf seine Stimme hören. Und er wird verzweifeln und am Volke irre werden, das ihm schändlich scheinen wird und undankbar und er wird von seinem Werke in Verbitterung und Verzweiflung ablassen and Israel wird über ihn hohnlachen und die Macht unseres Gottes über ihn triumphieren.

§ 12 Aber es ward prophezeit, dass in unserem Volke immer wieder Menschen entstehen werden, die nicht unseres Blutes sein und nicht mit unserem Geiste denken werden. Und sie werden dem Siege unseres Volkes vor allen anderen gefährlich sein, denn sie werden die Schliche unseres Volkes verstehen und unsere Netze vermeiden und allen Gefahren entrinnen. Aber fürchtet euch nicht, ihr Brüder, vor diesen Verfluchten, denn wenn sie heute kommen, ist es schon zu spät und zu sehr ist die Macht über die ganze Erde bereits in unsere Hände gegeben, denn wo unsere Feinde beisammensitzen und wider uns beraten, wo wäre nicht mitten unter Ihnen einer von unseren Leuten oder aber einer von ihnen, der unser geworden ist, durch den Glanz unseres Goldes und den Reiz unserer Frauen und Überredungskunst unserer Leute. Und wenn der Abtrünnige zu unseren Feinden wird sprechen wollen, so werden unsere Abgesandte in ihren Reihen wider ihn das Wort der Entrüstung erheben und sie werden Liebe und Vertrauen finden, wenn sie diesen als den geheimen Feind ihres Volkes abweisen. Und wo er mit Liebe und Aufopferung kommen wird, und wird retten wollen die Feinde vor der Macht unseres Volkes, da werden sie ihn von sich stoßen und seinem Worte misstrauen und sein Tun wird nutzlos werden und wirkungslos abprallen von dem Misstrauen und Unglauben, die die Abgesandten unseres Volkes in den Reihen unserer Feinde zu schaffen wissen.

Und so wird es unsere Kunst sein und unsere größte Aufgabe, zu verhindern, dass von vielen das Wort der Erkenntnis und Aufklärung über unsere geheimsten Ziele gehört werde. Denn wenn viele die Stimme der Wahrhaftigkeit wider unsere Macht hören werden, dann würde all unsere Abwehr zunichte und die Gefahr wäre nahe, dass alle Völker das Joch unseres Volkes abschütteln würden. Darum haltet Wache, ihr Brüder, und wirket allgegenwärtig, betöret die Feinde, verwirrt den Sinn, verschließt ihr Ohr und machet blind ihr Auge, dass niemals komme der Tag, da das Weltreich Zions zusammenbreche, das wir aufgetürmt haben zu Höhe und Vollendung und das zu spätem Sieg sichtbar ragen soll und endlicher Rache über den geknechteten Völkern der ganzen Erde. („Der Telegraf, Wien November 1920),

Hier muss vermerkt werden, dass es für jedes Vergehen eine ganz bestimmte Art des Todes gibt. Jede Art zu sterben, sei es in der Badewanne hingerichtet, wie Herr Barschel z.B. oder erhängen (Rudolf Hess oder Calvi) oder im Auto vergast oder aus dem Fenster gestürzt, alles sind bestimmte Strafen, die den „wissenden" Zuschauern zeigen, wieso er sterben musste.

„Wir müssen den aufrührerischen Geist unter den Arbeitern aufrecht erhalten, denn durch sie allein werden wir die Revolution in die einzelnen Staaten bringen können. Niemals dürfen die Ansprüche der Arbeiter gestillt werden, denn wir haben ihre Unzufriedenheit nötig, um die christliche Gesellschaft zu zersetzen. und die Anarchie herbeizuführen. Es muss so weit kommen, das die Christen die Juden. Anflehen/.. die Macht zu ergreifen. (Aus einer Rede des Großmeisters des B' nai B' rith Loge im Jahr 1897 auf dem Baseler Kongress, die zusammen mit anderen Dokumenten nach der Flucht des Juden Bela Kuhn in einer Freimaurerloge in Budapest aufgefunden wurde. Veröffentlicht in „II Regime Fascita" 8.7.1941; Jahrgang 27)" Ende Zitat.

Was für primitives Niveau haben diese AllMachtsfanatiker und Jene die Denken und Glauben es würde solch einen Gott eine Gottheit geben die ein Volk auserwählen würde, das wäre ja dann der Satan dieser Gott dieser Menschen. Aber was für Morde Kriege und mehr hat man nicht schon gesehen die von diesen Verrückten weltweit vollzogen werden sei es nun Raubmenschen wie Juden oder wie Moslems oder Christen oder anderer Menschengruppen. Israels Politik heute, fördert selber Antisemitismus Muus. Der Machtanspruch ist genau so Senil wie jeder andere Machtanspruch anderer Politiker egal welcher Nation. Grundrechte werden verletzt Menschen entwürdigt da ist keine Ethik und Vergewaltiger sind in der Politik oder aber Kriegsverrückte. Auf Dauer kann man mit Gewalt nicht leben und regieren. Und wenn dann noch der Wahn und Wahnsinn dieser GottesVerückten vom Auserwählten Volk mitmischt, sind die Verhältnisse mehr als Inakzeptabel.

Was zum Beispiel in all diesem Wahnsinn dieser Berichte zum Vorschein kam, ist ja auch praktisch angewendet worden und wird ja heute auf der Erde erlebt, denn die Ethik, Philosophie, Moral, Anstand, und alle anderen Hoffnungen für mehr Gerechtigkeit die werden von denen die geldkartellmäßig agieren und Machtpolitisch Schach spielen nicht beachtet. Diese Menschen, und deren System, gehen über Leichen und müssen ein Ende haben. Hoffnung selber ist kein guter Berater. Diese neoliberale Globalisierung baut so viele Randgruppen auf und infiltriert so viele Rechtsgruppen oder Linksgruppen denn das ist ihr Weg, das die gesellschaftlichen Verhältnisse ziemlich verschleiert sind und bloß der Gelddruck wieder mal Offenbarungen bringt. Denn die Politik der Reichen und angeblich Mächtigen, die sind bloß Menschen mit viel Knete und Einfluss.

Die G8 und deren Besitzer, die sogar Freiheit und Demokratie auf ihre Treffen schreiben, das ist alles Ausbeutung egal ob nun in China Afrika oder ob in den westlichen Systemdemokratien, das ist alles Demokratie Faschisss Muuus. Wo gute Arbeitsplätze vernichtet werden und Sozialversicherungssysteme untergraben, da herrscht der Satan so wie Jesus und Johannes es voraus sah. Aber Wachstumssektoren der unsozialen Art sind am florieren Niedriglohn und Leiharbeit. Die Industriellen beuten die Länder aus und höhlen die Staatskassen aus, sie plündern sie regelrecht durch ihre eigenen Gesetze, die sie mit ihren Landsern Vasallen Landsknechten in Politik und Wirtschafslobby durchzocken. Leiharbeit soll zur regulären Mode werden. Kostensenkung durch Leiharbeit und Stammbeschäftigte sollen Chinalöhne bekommen. So wie Kriege nicht vom Himmel fallen, fallen Arbeitslosigkeit und Armut auch nicht vom Himmel, denn Gott ist kein Mörder und Ausbeuter. Das wird alles von Raubsäugermenschen geplant. Damit ihre satanischen Interessen ihre Ziele erreichen. Die Versklavung wird vorangetrieben. Subtil und demokratisch, denn das Raubtier der Raubmensch ist so blöde. Es gibt keine spirituelle Entwicklung unter den Menschheiten im Mainstream der Völker, es gibt da nur Materialismus Muus. Keine neue Entwicklungsstufe ist zu sehen.

Man,muss wegkommen von, Links oder Rechts oder Demokraten oder Moslems oder Christen oder Wissenschaftler oder Grüne oder Rote oder Blacks oder Whites. Da ist nichts über die Religion hinaus oder Wirtschaft oder Rechtssysteme oder Demokratie. Über Tempel oder Kathedralen und Moscheen. Über Parteien oder Organisationen. Musik ist das einzige was noch grenzfrei ist. Es ist keine Bewegung da die getragen wird von einer globalen Spiritualität die nicht länger an Grenzen der eigenen Konfession halt macht sondern durchzieht, aufbricht, in die umfassende universale Wirklichkeit des Universums Gottes.

So lieber Leser liebe Leserin ist da irgendwie ganz entfernt natürlich nur, eine gewisse Ähnlichkeit zum heutigen verwilderten genormten aber demokratischen Faschismuuuuus zu erkennen.

Das ist abgrundtiefe Bösartigkeit.

Das ist Faschismus.

Somit sind diese jüdischen Wesen zumindest auch Mitgründer des Hitlerfaschismus gewesen. Auf ihre ganz eigene wunderbare menschenfreundliche Art und Weise, nicht wahr.

Ist diese Brüderlichkeit nicht wunderbar.

Diese Freundschaft ist sie nicht genau das was die Erde heute wieder braucht. Sind diese Ziele nicht die Ziele eines gesunden Raubtieres. Ist das nicht die Phantasie eines satanischen Irren Anstaltswärters der glaubt im Himmel zu sein und von Gott selber den Auftrag bekommen zu haben.

Alles andere abzuzocken auszubluten und zu vernichten, ja genau das ist es.

Es sind eben noch Raubtiere mehr nicht.

Das was sie auf andere abwälzen sind sie selber.

Aber solche Strategien gibt es schon seit langer, langer Zeit und da sie entwickelt wurde kommen sie immer wieder zurück, bis davon Abstand genommen wird.

Das sind also Langzeitsteuersysteme, in die diese Seelen immer wiedergeboren werden, sie müssen nämlich den Mist ausmisten.

Ganze Völker werden vernichtet werden, physisch, um dann wiedergeboren zu werden und dem Test noch mal entgegen zu treten.

Es gibt Langzeitmanipulationskonzepte

Mittelfristige Manipulationskonzepte

Tagesmanipulationskonzepte

Selbstmanipulationskonzepte

Langzeit Manipulation sind die Sekten und Geheimbünde.

Das sind altertümliche religiöse Systeme Priesterkasten und auch außerirdische Verbindungen.

Jehova der soll auch einer dieser Wilden sein.

Mittelfristige Konzepte sind Machtsysteme der Großindustrie und Bankensysteme und die globalen Geheimorganisationen. Tagesmanipulation läuft über die Medien ab. Selbstmanipulation ist der eigene Verstand der Glaube an Dinge die unwahr sind.

So,

Nun möchte ich einiges aus dem amerikanischen System hier reinbringen, es geht in diesem Bericht nun um die Wahrheit nämlich :

Die tatsächlichen Inhaltstoffe von Pflanzen und das sie eben ganz natürlich Krankheiten beseitigen und den Körper gesund halte. In diesem Falle ging's um Vitamin B 17 in den USA. Vitamin B17 ist in vielen Pflanzen,

Aber

Ganz wichtig

Nur in natürlichen

Denn sobald eine Pflanze wie die Irren ja sagen veredelt wird, was ein Betrug der Wahrheit ist , und die Genetik ist der absolute Zynismus in diesem System, sobald diese natürlichen Pflanzen also Zuchtpflanzen werden, verlieren sie das Vitamin B17.

Dieses Vitamin B17 ist dafür geschaffen das in einem Organismus überhaupt keine Geschwüre entstehen können. Sie, die Inhaltsstoffe zerstören einfach alles was sich als Krebszelle etablieren will. Lesen sie dazu das Buch - Krebs - das ich ihnen schon angeboten habe oder aber in original englischer Form das Buch - World without Cancer- the Story of Vitamin B 17 (das Buch gibt's inzwischen in Deutsch von Griffin. 6.3.2008 W. Schorat)

Diese Erkenntnisse wurden in den USA dermaßen verteufelt und verlogen und betrogen von allen etablierten Kreisen die sich mit Heilung und Krebs und Gesundheit befassen das es schon mehr als faschistisch ist- es ist einfach Mord - Geldsucht - aber besser noch es ist Faschiss der besten Klasse. Ich gebe hier in Stichpunkten die Hintergründe dafür, weswegen diese Kämpfe sind und wer dahinter steckt und deinen Tod will.

Kartelle - die Flucht vom Wettbewerb. Ein Einblick in die Wissenschaft der Krebstherapie und deren politischen Schachzüge, die frühe Geschichte der Firma IG - Farben das ehemals größte chemische und pharmazeutische Kartell, der Erfolg des Kartells in den USA und seine Heirat mit Dupont, Standart Oil - Esso - und Ford.

In den USA werden natürliche pflanzliche Mittel schlichtweg gebrandmarkt als Scharlatanerie. Das müsst ihr euch mal vorstellen da sind also Doks und Profs die sagen die Pflanze ist nix nur das falsche ist was. Das wird dann auch gerichtlich durchgezogen weil die nämlich dafür ihre eigenen Gesetze haben. Die allesamt Betrug sind. Die amerikanische FDA- Food und Drug Administration und die amerikanische Krebsgesellschaft und die amerikanische medizinische Gesellschaft verdammen das bis zum übelsten.

In Amerika sind Scheingesetze gemacht worden die es den Ärzten verbietet sogenannte unorthodoxe Methoden anzuwenden.

Diese mafiösen Gruppen sagen das bloß das falsche das richtige ist also die Synthetik.

Der Grund dafür ist folgender, weil nämlich die Pflanzen alle heilsam sind. Aber, das Geschäft in den USA mit Krebs und Gesundheit so gigantisch geworden ist das es ein Multi Billionen Markt geworden ist. Die USA haben den höchsten teuersten Ärztebetrieb der Welt, weil es nämlich der am besten ausbeuterischste der Erde ist. In Amerika sind selbst politische Positionen davon abhängig oder werden gefordert wenn Politiker schon im Voraus erwähnen da sie den Firmen große Steuererleichterungen geben werden und das sie auch mehr staatliche Unterstützung gewährleisten werden. Es ist ein durch und durch faschistisches System, mehr nicht. Jedes Jahr machen in den USA mehr Menschen ein Leben von dem Krebs als das sie Krebskranke heilen. Es ist eine gigantische politische wirtschaftliche Abzockerei mit den Kranken, aber das üble ist, diese Krebskrankheiten hat das System selbst geschaffen, die Firmen mit ihren synthetischen Lebensmitteln und falscher Nahrung und giftigen synthetischen pharmazeutischen Mitteln.

Es sind ja nun massenhaft Bücher geschrieben worden die sich dieser kriminellen Machenschaften darstellen die über die zynischen Pharmafirmen Abläufen, die töten die verstümmelten die vergifteten Opfer dieser senilen Industrien, und deren Befürworter in der Politik. Dieser Kapitalismus ist in Wahrheit ein Mordismus, ein perfektes Tarnmittel für zukünftige faschistische Gesellschaften.

Physische Krankheiten könnten ruck zuck beseitigt werden.

Es gibt Völker die fast nie Krankheiten haben und schon gar nicht jene üblen die es in den von der Industrie und Bank kontrollierten Demokratien.

Heutzutage ist sehr gut zu sehen, auch wenn es versucht wird nicht so klar an die Öffentlichkeit zu kommen, das an der Spitze der wirtschaftlichen und politischen Machtpyramide, das dort Gruppen sind Gruppen der Finanz, der Industrie, und auch der politischen Interessen, die durch die Natur ihrer Ziele, natürliche Feinde der natürlichen Nahrung und Gesundheit der Menschen sind.

Diese Gruppen sind alle entweder Geheimgesellschaften, Sekten, Raubtierreligionsgesellschaften oder andere Wahnsinnige die mit totaler Bosheit auch mit Weltkriegen die gesamte Menschheit der Erde ausbeuten und versklaven wollen.

Und es schon lange, lange tun.

Diese Gruppen haben seit hunderten von Jahren eine Gesetzesstruktur aufgebaut die aber auch das totalen Verbot von natürlichen pflanzlichen Nahrungsmitteln zum Ziel hat und eine absolute Kontrolle über die Heilpflanzen aufgebaut haben, entweder durch Apothekersekten, medizinische Sekten, Gesetzessekten und andere Mitläufer des Üblen Dunklen Verrückten.

Dieses verrückte negative Raubtier herrscht heute noch über die gesamte Menschheit, mögen sie sich noch so demokratisch und noch so menschlich darstellen, ihre Handlungen sind wunderbar zu sehen durch die Struktur die sie in vielen Staaten aufgebaut haben, und durch die Verbote von pflanzlichen Mitteln und vielem anderen, alles ist bestens nachvollziehbar, zurzeit läuft ein weiterer Faschistenschachzug in der EU - die EU ist voller Faschisten, also Raubtiere.

Überall wo aus deren ignoranter Perspektive Macht auszuüben ist, ist garantiert, tiert, tiert, Faschismus am werken.

Aber diese Gruppen sind nun auch Opfer ihrer eigenen Gefängnisse, aber das ist kein Grund sie zu bloßen Ignoranten abzustempeln, Jesus wäre hier besser als ich selber.

Denn diese Sekten und Geheimbünde haben unbeschreibliches Elend über die Erde gebracht, unbeschreiblich.

Heute sterben mehr Menschen im Namen der Medizin der Heilung und der Krankenkassen und der damit verbundenen Politik als die Nazis jemals umgebracht haben. Diese mächtigen Geldsekten und ideologischen Wahnsinnigen sind oft areligiösen Wahn unterworfen, Raubtierreligionen eben.

Sie haben einen ungeheuere Macht über die medizinische Sekte. Die auch eine Geldsekte ist, sie kontrollieren die medizinische Ausbildung, in ihrem falschen Sinne, sie kontrollieren die medizinischen Zeitschriften so das der möglicherweise ignorante Mediziner gar nicht dahinter kommt zu erkennen was für Opfer sie eigentlich sind, die Opfer von Barbaren und Menschenverächter und schlichtweg Massenmörder.

Vergesst nicht, das Üble ist ungemein raffiniert, ungemein schlau das sind alles tierische Eigenschaften weil das Raubtier so sein musste um zu Leben, das ist deren Leben, aber das haben die Menschen noch nicht transzendiert.

Ihr werdet also von Raubtieren geführt.

Diese Gruppen haben die Macht und Fähigkeit, denn es ist eine Elite, alle Eliten sind Faschisten ohne Ausnahme, das geht gar nicht anders, das liegt in der Natur der Entwicklung, wer Elite sagt, sagt Faschismus, denn die Elite auf der menschlichen Ebene im Universum, ist immer eine Fehlinterpretation der Wahrheit, denn in der Wahrheit gibt es keine Elite.

Diese mächtigen Finanzsekten haben die Möglichkeit das sieht man ja tagtäglich im Spiel der ignoranten Politik, ihre Ziele so zu installieren wie sie es wollen, es werden politische Gruppen aktiviert staatliche Behörden die sie ganz nach ihrem Willen kontrollieren, welche aber laut Statue die Diener und Beschützer der Menschen sein sollen, aber die Diener und Beschützer der Sekten des Geldes geworden sind.

Also alles läuft falsch in diesen Demokratien.

Diese nächsten Informationen sind hauptsächlich von staatlichen Untersuchungen in den USA von 1928 bis 1946. vieles kommt von den Untersuchungen des House subcommittee to investigate Nazi Propaganda, in 1934. Mehr darüber welche anderen Untersuchungen abliefen steht in dem Buch das ich zuvor erwähnt hatte.

Vor dem zweiten Weltkrieg wurde in Deutschland ein internationales Kartell aufgebaut das die Kontrolle und Dominanz über die Welt Chemieproduktion und die Pharmazeutika und Drogenindustrie hatte das war die Firma IG - Farben

Hinter dem Begriff Farben, versteckte sich eine gigantische Firmenstruktur die über Farbmittel für alle Bereiche weit hinaus ging dort wurden chemische Produkte, Drogen, Munition und andere Stoffe produziert.

Munition und Drogen sind mächtige menschliche Beweggründe. Einerseits wird gesagt wir werden dich heilen andererseits wird gesagt hier sind Waffen damit kannst du deine Feinde töten.

Die Gier das zu kontrollieren ist bei Raubtieren groß, denn es liegt in ihrem Wesen, zu töten und zu besitzen.

Also diejenigen die Munition und Drogen kontrollieren sind zugleich Schläger und Streichler oder wollen es so darstellen, weil sie ignorant sind.

Die Grundbausteine für fast alle Chemikalien sind Öl oder Kohlenteer. Also diejenigen die die Verbrennungsmotoren (ganz primitives Verfahren, immer noch Steinzeitmethodik, hat aber System)aufgebaut haben sind total abhängig von der petrochemischen Industrie und deren Teufel und satanischen Ziele.

In anderen Worten die zurzeit bestehende wirtschaftliche Bewegung ist fast total auf chemische Produkte aufgebaut. Dem falschen. Diese Menschen die das Öl kontrollieren und deren chemische Produkte zudem ja auch die Benzine gehören, haben eine ungeheure Macht über die Menschheit und ein Kapital aufgebaut, das unbeschreiblich ist.

Aber alles ist Betrug.

Denn das Öl ist in Wahrheit für alle Menschen der Erde gedacht. Das Öl ist kostenlos. Wer das nicht begreift und begreifen will ist weit, weit, weit, von der Wahrheit entfernt und muss noch sehr lange das Opfer der Ignoranz bleiben, mit all den dazugehörigen Leiden und Vergiftungen und Weltkriegen und Ausbeutungen und alles im Namen der Demokratie oder anderer faschistischer Zielsetzungen.

Der Amerikaner Ambruster in seinem Buch „Treasons Peace" folgert:

„IG - Farben wird normalerweise als eine gigantisches deutsches Kartell gedacht, welches die chemische Industrie kontrolliert. Auf der ganzen Erde von wo Profite zurückflossen zu ihrem Hauptquartier in Frankfurt. Farben jedoch war mehr als bloße Firma die von Deutschen geführt wurde für Profite innerhalb und außerhalb des Landes. Farben muss als eine kabalistische Organisation betrachtet werden die durch ausländische Unternehmen und geheimen Verbindungen mit anderen Firmen im Ausland eine höchst effektive Geheimspionage betrieb - das höchste Ziel war Weltherrschaft durch einen Weltsuperstaat direktet durch IG - Farben".

Das muss man sich mal vorstellen, Firmen wollen einen Weltherrschaftsstaat aufbauen.

Mit deren Raubtierlogik und deren Versklavung der Menschheit, solche Wahnsinnigen sind heute in vielen Firmen, die den Hals nicht voll bekommen können.

Ich nehme an IG-Farben war dafür deren Vorbild.

Das Globalisierungskartell das zurzeit läuft dazu gehört auch die WTO die und andere große Organisationen sie haben alle ihr Vorbild in IG-Farben.

Justus von Liebig war sozusagen der Anführer dieser Entwicklung. Die organische Chemie, die hat er mit aufgebaut.

Solange Chemie organisch bleibt und nicht synthetisch wird ist sie akzeptabel, aber sobald sie theoretisch synthetisch wird und bloß auf den Formeln Zusammensetzungen der natürlichen Organik aufbaut und sie dann nachbaut gerät sie in die Unwahrheit und das damit verbundene Unheil der gesamten Menschheit.

Kein Mensch kann das Organische nachbauen, oder verbessern, solche Vermessenheit kann nur die Ignoranz behaupten.

Die können nicht mal wissen was Wasser ist oder Gras geschweige zu wissen was sie selber sind, sie sind also totale Ignoranz diese Wissenschaftler egal wie viele Nobelpreisträger sie haben oder sind. Sie bauen bloß Gifte auf, Lügen, Betrug.

Aber Justus von Liebig hatte zum Beispiel auch nachdem er seine Uni Zeit beendet hatte 1824 die chemischen oder besser die Inhaltstoffe von Bitter Mandeln erkannt die reich an Vitamin B17 sind aber auch viele anderen Pflanzen haben das Vitamin B 17, jedenfalls identifizierte er dieses chemische B 17 als Benzaldehyde, eine Substanz die wunderbar gegen Krebs der Gewinner ist. Aber er folgte diesen Studien nicht weiter.

IG-Farben wurde 1926 gegründet von den Industriellen Herrmann Schmitz und dem Schweizer Banker Eduard Greutner. Greutner baute das finanzielle Mischmasch der Firmenstruktur auf. Schmitz war Direktor bei der Deutschen Reichsbank und von der Bank of International Settlement mit Hauptsitz in der Schweiz. Also war IG-Farben von Anfang an ein Teil der Internationalen Bankstruktur. Am Anfang des zweiten Weltkrieges war IG-Farben die größte Firma in Europa und die größte chemische Firma der Welt. Und sie war Teil des größten Kartells in der menschlichen Geschichte. Damals jedenfalls.

Heute sind Kartelle noch wesentlich größer, viel viel größer. Es würde über eine Stunde dauern alleine bloß die Namen aufzuzählen mit denen IG-Farben Zusammenarbeit aufgebaut hatte.

Es waren über 2000 damals.

Wenn man bloß die Zusammenfassung machen würde von den Firmen die IG -Farben besaß und totale Kontrolle darüber hatte würde es viele, viele Seiten brauchen sie zu bezeichnen.

Innerhalb Deutschlands kontrollierte das IG.Farben Kartell die ersten sechs chemischen Firmen und es reichte zu praktisch allen Schwerindustrien insbesondere die Stahlindustrie.

Hermann Schmitz war eine dominante Figur bei Krupp Stahl und war dort einer der Direktoren. Über 380 Firmen wurden durch das IG - Farben Kartell in Deutschland alleine kontrolliert.

In Europa kontrollierte IG-Farben solche Firmen, Imperial Chemical in England, Kuhlmann in Frankreich, Allied Chemical in Belgien, und viele mehr.

Leslie Waller in seinem Buch „The Swiss Bank Connection" schreibt - „durch die Basel Verbindung wurde IG-Farben weltweit ausgebaut- um seinen Griff in Chemie zu erweitern, aber durch versteckte Interessen in Firmen in Belgien, England, Frankreich, Griechenland, Holland, Ungarn, Norwegen, Polen, Rumänien, und Staaten in Südamerika Schweden und den USA.

In den USA wurden viele Kontakte aufgebaut, zu denen gehörte zbs. Alcoa, DuPont, Eastman Kodak, Atlantic Oil, Firestone, Nestle, Monsanto, Proctor Gamble, Remington Arms, Standard Oil,

Texaco, Shell, General Motors, Ford, Ciba Geigy, Dow Chemicals, und viele, viele mehr.

Die Firmen die IG-Farben in den USA besaß oder kontrollieren würde ist auch beeindruckend.

Bayer. Co - American IG - Chemical Corporation - Lederle Laboratorys Sterling Drug Company - J.T Baker Drug Company - Winthrop Chemical, Metz Laboratorys - Hoffman Laroche -Whiteshall Laboratories - Frederik Sterns and Companies - The Nyal Company - Dern and Mitchel Laboratories - Chef Boy-Ar-Dee-Foods,-Breck.Inc.-Heyden Anti-Biotics - Mac Gregor Instrumental Company -Astrol Laboratories - The International Vitamin Company -Cardinal Laboratories - Van Ess Laboratories - The William S. Merill Company - The Jensen Salsberg Laborato¬ries - Loesser Laboratories - Taylor Chemikals - The Ozalid Corporation - Alba Pharmaceutical, Bristol Mayer - Drug Inc. Vegex Inc.- Squibb and Sons Pharmaceutical und viele mehr.

Die hier aufgezeigten Firmen sind alle in Kontakt mit IG-Farben und deren Strategien gewesen bedeutet aber nicht dass es sogenannte Illegalitäten waren, es ist bloß Geschichtsfakt um zu zeigen wie IG-Farben sein Monument aufgezogen hatte. Es gibt Bücher darüber über diese Fakten als Referenzen - Standard and Poors Corporation Records und Moodys Industrial Manual oder Cartells in Action - oder „Treasons Peace und the Devils Chemist" von Dubois.

In 1929 hatte IG-Farben mit seinen größten Konkurrenten DuPont limitierte Kartell Übereinstimmungen getroffen. DuPont war selber eine mächtige Kraft und war zuerst nicht so dafür mit IG-Farben Kontakte zu bauen. So wurde als Konsequenz indirekte Übereinstimmungen aufgebaut durch die anderen Firmen die zu IG-Farben gehörten, wie Winthrop Chemicals oder Imperial Chemicals der direkte Kartell Partner in England, und durch Mitsui der Kartell Partner in Japan. In 1937 hatte IG-Farben große Mengen Aktien von DuPont - Kodak. Der Hauptgrund weswegen DuPont rein kam war weil Standart Oil- heute Esso - mit IG-Farben ein Übereinkommen traf. Die Kombination dieser beiden Giganten war dann für DuPont einfach zu viel.

Es war also Rockefeller der durch seine Teilnahme dann die Gesellschaft von Interessen wie IG - Farben - Standart Oil - Imperial Chemical- DuPont und später Shell zusammen brachte.

Wie Shell rein kam ist eine interessante Geschichte und zeigt wie in der Öffentlichkeit Firmen sich als Konkurrenten darstellen aber in Wahrheit die gleichen Ziele haben.

Einer der Hauptgründe weswegen der erste Weltkrieg verloren wurde war der Mangel an Petroleum. Die Deutschen Führer- ho, ho, ho - sagten sich sie wollen nicht noch mal davon abhängig sein. Da in Deutschland große Mengen Kohle liegen wurde das Hauptanliegen in der chemischen Industrie darauf gerichtet aus Kohle Benzin zu machen. Was übrigens zurzeit auch in Australien läuft das las ich vor einer Woche in der Zeitung Welt die eine Serie von Berichten über Australien brachte. Dort sprachen die Kohle Firmen aus Kohle wieder Benzin zu gewinnen da Australien gigantische Mengen Kohle hat.

1920 hatte Dr. Bergius entdeckt wie man mit großen Mengen Hydrogen und großem Druck und hoher Temperatur Kohle verflüssigen kann. Danach war der nächste Schritt zu Benzin ein leichter.

Und auf einmal war IG-Farben auch im Benzingeschäft.

Aber anstatt dass das Kartell diesen Nutzen brauchte und produzierte, wurde entschieden den normalen Ölweg zu behalten und stattdessen das Patent als -Schachzug- für Geschäftverbindungen und andere Kunststücke zu nutzen.

Das war der Köder mit dem Rockefeller Standart Oil gefangen wurde, der Plan funktionierte.

Frank Howard von Standart Oil wurde eingeladen um das große Werk in Ludwigshafen zu besuchen im März 1926. Was er sah war so erstaunlich -Benzin von Kohle, das er fast geschockt war und er dem Präsidenten von Standart Oil schrieb - Die Badische kann von Kohle Benzin machen auch von niedriger Kohle Qualität und bis zu 50 % seines Gewichts verflüssigen. Das bedeutet die totale Selbstständigkeit von Europa in Bezug zu Benzin. Nur direkte Preiskämpfe sind das einzige was übrig bleibt, und so weiter, und so weiter.

Wenn ich so was lese, und sehe wie heute immer noch die Ölkartelle weltweit die Menschen abzocken und wie Firmen und Regierungen da mitmachen, da frage ich mich wo ist Alternativenergie, wo ist Sonnenenergie, ohne Kartelle und Abzocke, Abzocke von Energiekartellen.

Drei Jahre wurde verhandelt. Eine der Bedingungen war das Standart Oil 50 % der Rechte gehörten in dem Verflüssigungsprozess, in allen Ländern der Erde - außer Deutschland.

Das würde Standart Oil oder heute Esso- Exxon, die Kontrolle geben oder wenigstens große Gewinne auch von seinen Konkurrenten. IG-Farben bekam dafür 546 000 Aktien von Standart Oil mit dem damaligen Wert von 30 000 000 Dollar. Die beiden Firmen stimmten überein sich keine Konkurrenz zu sein im chemischen und Petroleum Gehege. Wenn in der Zukunft Standart Oil in die Branche von Chemie und Drogen einsteigen wollte dürfe es das nur mit IG-Farben, sagenhaft was.

Deswegen ist heute Esso die größte Firma der Erde und das größte Kartell ist das Rockefeller IG-Farben Kartell, das die gesamte Branche kontrolliert.

Eine Power, in den Köpfen dieser Raubsäugetiere die einfach nicht gut ist weil die Menschheit total weltweit ausgebeutet wird.

Aber schlimmer noch.

Vergiftet wird durch deren synthetischen Gifte, und noch schlimmer, weil sie weltweit in der gesamten Politik Gesetze durchgesetzt haben die allesamt Giftgesetze sind, die dann aber die Wahrheit sein sollen.

Natürlich hatten diese Firmen noch viele andere Abkommen und bauten so das gigantische Kartell auf. Daraus entstanden auch weitere Firmen die zum Kartell gehörten insbesondere die Internationale Hydrogenation Patens Company i.h.p. Damit sollte also eine totale Kontrolle über diesen chemischen Ölherstellweg geschaffen werden. Shell wurde auch ein Partner davon. Der Grund war nicht zu veröffentlichen das international dieser Verflüssigungsprozess genutzt werden konnte, sondern es gut zu verschließen.

Das ist bis heute auch gut gelungen.

Diese Firma wurde extra dafür gebaut damit International die Patentämter sofort darauf hinweisen wenn irgendwo auf der Erde solche Interessen bestehen würden oder sogar bessere sich entwickeln würden, um die gleich im Keim zu ersticken.

Das ist die heutige petrochemische Industrie, deine Freunde und die Freunde der Völker und die Freunde des Planeten.

Die nur dein bestes wollen,

Und die Elektrizitätsfirmen sind genau so übel, Faschisten im Schafspelz. Eine weiter Firma wurde gegründet die Jasco hieß. Mit Jasco wurde dann jede Firme in dem Kartell erlaubt in einem neuen chemischen Verfahren teilzunehmen und man konnte ein drittel davon bekommen in dem Patent, um dann den Weltmarkt auszubeuten.

Deine Freunde die Menschen,

oder

oder könnten das noch gar keine Menschen sein, könnten das nicht Wilde sein,

Raubtiere mit menschlichem Körper.

Das Ziel war also immer die totale Kontrolle auf dem Weltmarkt zu bekommen und alle anderen platt zu machen.

Dr. Carl Bosch der damals der Kopf der IG-Farben war sagte dann auch- das IG-Farben und Standart Oil eine Ehe eingegangen waren und jeder der eine Ehe eingegangen ist weiß was das bedeutet.

Als Ford zum Beispiel nach Deutschland kam kaufte IG-Farben sofort das meiste der 40 % der Aktien. Weiter ging's dann auch als Bosch von IG-Farben und Krauch von IG-Farben sofort zu den Direktoren von Ford Company wurden, und in den USA wurde Edsel Ford sofort ein Direktor bei IG-Farben US American IG - Chemicals. Auch die Bankverbindungen wurden sofort vermählt, Rockefellers National City Bank New York bekam Paul M. Warburg, dessen Bruder Max Warburg Direktor der gleichen Gesellschaft in Deutschland war. Paul Warburg war später einer der Architekten der amerikanischen Federal Reserve Bank - dem größten amerikanischen Abzockverein der Geschichte.

Die gesamte Geldelite wurde zusammengeschmolzen, was mir jetzt einfach zu viel wird hier wiederzugeben - am besten man liest das Buch „World without Cancer".

Auch die Rothschild Bankgruppe wurde total verschmolzen mit diesem Kartell. Viel später würden diese Kartelle 20 Millionen Dollar an Trotski geben damit er die sowjetische Diktatur aufbaut.

Wie gesagt das sind keine Menschenfreunde, die sind total der Macht verfallen mit ihren Zielen, es sind totale verrückte. Eben die ignorante Intelligenz.

Und wo die Ignoranz aufhört, hört auch das Böse auf.

Für einen guten Einblick in die Geschichte wie die Federal Reserve Bank als ein Bankkartell funktioniert lesen sie von Edward Griffin - „The Creature from Jekyll Island---

Was die also machten war sie tauschten die Patente untereinander aus- deswegen ist heute das europäische Patentamt auch so brutal mit seiner Patentierung von Klonen und Gen - Wirtschaft - weil das Amt selber ein Teil des Kartells ist.

Sie teilten sich die Märkte untereinander auf, sie setzten die Preise fest - was immer noch so ist, vor kurzen Papierfirmen, davor Vitaminkartell, und so weiter diese Kartelle, dass Kartell ist also ein gigantisches kriminelles Unternehmen, gigantisch.

Dann hatten sie also noch Übereinstimmungen sich nicht gegenseitig Konkurrenz zu machen in ihren spezifischen Kategorien.

Also Kartelle sind also Gruppen die sich von der Konkurrenz befreien wollen, das Resultat ist immer viel zu hohe Preise, man sieht ja an allem, zurzeit arbeitet das Ölkartell daran.

Ein anderes Resultat ist auch weniger Produkte die gemacht werden, man sieht's ja an der Autoindustrie, die Großen haben so viele andere gute Marken einfach platt gewalzt, wenn ich alleine an Mercedes denke ,wen die kaputtgemacht haben.

Deswegen sind Kartelle und Monopole nicht das Resultat von freier Marktwirtschaft wie es immer gepriesen wird, sondern von unfreier Marktwirtschaft nämlich Faschismus.

Dieser geheime innere Gedanke in diesen Wesen ist immer die treibende Kraft, sie zeigen sich damit also ganz klar als Raubtiere, und noch nicht als Menschen.

Bingo.

Die Morde die unter diesem Kartell gemacht wurden weltweit durch die Kriege egal öffentlichen Kriege als Weltkrieg oder Krieg in dem Bereich über das Falsche die synthetischen Mittel der Pharmazeutika sind enorm, auch die Kriege die über das Falsche die Chemie gemacht werden in ihrem Hass gegen das Leben weil sie so Dumm sind zu glauben und zu denken das der Tod das Ziel des Menschen wäre, also Ignoranz ist gigantisch, sie führen gegen alles Kriege, die Tiere die Luft das Wasser die Erde, es sind total verrückte.

Konkurrenz ist aber zur gleichen Zeit auch nicht der Weg. Es ist noch der Weg der Ignoranz.

Die einen, die Kartellverrückten sie glauben auf dem Weg Gewinne zu machen die ihren Angsthunger stillen können, das wird, aber, nie passieren, weil sie dem Prinzip der Gier und der Macht der Gier gefolgt sind die Gier ist Teil des schwarzen dunklen ,sie ist so unbeschreiblich und sie gehört auch zu den schwarzen Löchern das ist die gleiche Energie, in diese Energie sind diese Kartelle gefallen diese Falle, weil sie eben Ignorante Gründer hatten.

Das ist deren Lernprozess indem sie Millionen Menschen abmurksten so blind ist das hier auf der

Erde noch.

Diejenigen die aber auf freie Konkurrenz aus sind, sind auch nicht im Licht, da sie noch total Konkurrenz als ein gutes Mittel ansehen das ist nicht Erkennung der Wahrheit auf der Erde, sondern ein falscher Blickwinkel.

Beide Einstellungen sind noch Fehler.

Aber der Kartellbereich ist total falsch, totale falsche Manifestation. total. Unweigerlich wird der zur Zerstörung der Menschheit führen, ohne Ausnahme.

Der ist so diametral zur kosmischen Wahrheit, das sein Bestand wenn er zum Höhepunkt kommt unweigerlich das Gift das er angesammelt hat über die Erde ausstoßen wird.

Was er ja jetzt schon enorm stark tut, soweit das alles unter dem berühmten Deckel gehalten werden kann, der aber schon mächtig wackelt.

Menschen sind heutzutage viel, viel weiter entwickelt als die Entwicklung dieser Kartellhalbaffen, da sie sich gar nicht entwickelt haben ,sondern bloß das Kartell und deren Wege. Sie sind immer noch die gleichen geblieben wie vor Jahrhunderten und länger da sie ihre Grundlagen immer da haben die sie bloß erweitern.

So Kartelle, also Raubmenschen, wolle keine Konkurrenz.

Wenn Geld und Machtignoranz wegfällt erst dann wird es eine Humane Gesellschaft geben können zuvor noch nicht.

Zuvor gibt es ununterbrochen Ungerechtigkeit und Ausbeutung durch diese Kartelle die alle Gesetze macht die allesamt Gier Gesetze sind.

Recht ist nichts anderes als Unrecht zu verkleiden, und Unrecht ist nichts anderes als Recht zu haben.

Beides hat nicht das Geringste mit Gerechtigkeit zu tun.

Aber das ist so gewollt, Verschleierung gehört zu Raubmenschen und dessen Kartelle.

So !

Die zurzeit laufende Debatte über die Gesundheitsreform ist sinnlos denn sie ist Kartellgesteuert, total, sie ist eine Struktur der Ausbeutung der Bevölkerungen weltweit. Und zur gleichen Zeit auch des Abtötens, denn zu deren Denken gehört noch das töten.

Ganz gut sichtbar wird ja das Raubtier beim töten oder dem falschen Glauben an das man töten muss um zu leben, was totaler Irrsinn ist, es ist ein Relikt als der Mensch noch totales Raubtier war, oder aber zu dem gezüchtet wurde und wird, so wie es mir heutzutage eher aussieht.

Aber mein Anliegen geht nicht so tief in die Kartellseuchen und Monopolyseuchen, mein Anliegen ist aufzuzeigen das Faschismus Demokratien heute herrschen.

Und bloß weil die Menschen immer noch dem töten verbunden sind, bloß das eine Gebot umsetzen würden die Menschheit einen enormen Schritt weiter bringen, einen enormen.

Denn was dadurch alles vom Menschen abfallen würde wäre viel, viel Gift vor allem in seinem Gemüt, Denken Vorstellungen und Handlungen. So die chemische Industrie das ist auch die pharmazeutische Industrie -ist totales Kartell weltweit.

Und das war schon 1937 so.

Heute ist sie noch mehr ein Kartell also eine faschistische Organisation,

Dieser Faschismus dieser Zynismus dieses Töten wollen ist in allen chemischen Produkten enthalten ohne Ausnahme.

Weil der Geist der das entwickelte so einer war und ist.

Da mögen heute auch naive Forscher rangehen, sie werden trotzdem Opfer dieses falschen, denn Chemie ist das falsche.

Die Chemie sagen wir mal die ein Forscher damals sah und dann als Chemie bezeichnetet ist näm-

176

lich gar keine Chemie. Die chemische Industrie kann man auch als Kommunismus bezeichnen stattlich geführte Monopole.

In 1973 wurde von der USA States Tarif Commission ein Bericht erstellt indem es unter anderem heißt - diese multinationalen Firmen haben ein Niveau erreicht das ironischerweise mehr dem nationalen planen und Prozeduren eines kommunistischen Landes gehören würde.

Das ist aber genau das was abläuft - die kommunistische Planung ist nämlich das einzige Kartell da gibt es nämlich keine Konkurrenz aber weil Marx ja ein unfertiges Wesen war, war seine Denkstruktur auch unfertig - aber schlimmer noch jene die seine Gedanken verfolgten waren völlige blöde Ignoranten und das gleiche passiert mit den multinationalen Firmen heute deren Menschen sind schlichtweg UnJesus aber diabolisch fähig.

Diese Globalisationsfirmen denken den besten Weg Konkurrenz zu entkommen ist sie ganz einfach zu zerstören. Das ist Faschismus. Mehr nicht. Reiner Faschismus.

Diese Firmen globalen Seuchen und diese politischen Systeme die daran hängen haben ein gleiches Ziel - die Zerstörung des freien Marktes wie man so schön sagt.

Aber genauer die Zerstörung des Individuellen fähigen schöpferischen Menschen, und zwar total. Das sind Ziele die erst später zum Vorschein kommen wenn das Fass seine ätzende Flüssigkeit nicht mehr zurückhalten kann und anfängt weltweit zu vergiften.

Zum Beispiel Gesetze die gemacht werden fair trade law - gerechter Handelsgesetze oder wie in der medizinischen Seuche die Quacksalberei - und viele, viele, mehr sind in Wahrheit alles Gesetze um Konkurrenz zu zerstören. Diese Maskerade soll zeigen das es für den Vorteil der Menschen gemacht wird, aber es ist genau das Gegenteil nämlich zum Nachteil zur Ausbeutung - was aber gemacht wird die ignorante Maschine des Staates wird in Bewegung gesetzt um gegen Kartell Konkurrenz vorgehen zu können.

Diese Gesellschaften heute sind so eine Brühe von Betrug und Lügen das sie, unweigerlich dazu verdammt ist an ihren Giften zu krepieren.

Große stattliche Politik ist immer der natürliche Freund von allen Kartellen, das sieht man heute in der Bundesrepublik wie da die Natur vergiftet wird und wie da gegen Pflanzen Vitamine gegen das natürliche gearbeitet wird und sogar Menschen einfach entmündigt werden bloß damit die Ignoranz der Raubmenschen weiterleben kann. Dabei kann man jemand gar nicht entmündigen, das alleine ist schon so eine Missachtung der Wahrheit das derjenige der daran beteiligt ist im nächsten Leben bestimmt als Stummer zur Welt kommen wird. Alle Kartelle und Monopole können nur Leben durch staatliche Hilfe.

Wenn man sich heute die Restriktionen der Staaten gegenüber egal was es ist ansieht Zucker, Kohle Holz Stahl Bananen und so weiter da sieht man doch das sind alles Geldinteressen die von Lobbyisten gemacht werden mit denen sie dann Politiker abzocken.

Dann werden Gesetze gemacht die angeblich die Menschen schützen sollen, was in Wahrheit alles Kartellbetrug ist, totaler Betrug, so die Menschen leben in einem Sumpf von Betrug und Lügen was dann die Wahrheit sein soll und sich als Rechtstaat ausgibt.

Alles Schwachsinnige.

Die Bauern bekommen Preisunterstützungen, das sind auch Kartelle Monopole.

So alle Kartelle und Monopole sind Sekten die sich egal wie behaupten wollen, und dann kommen die kirchlichen Sekten Beauftragten die nun wirklich das senilste vom untersenilen sind.

Alles sagt sie wollen freie Wirtschaft aber in Wahrheit wollen sie alle Faschismus. Von ganzem Herzen wollen sie Faschismus.

Die Effizienz heute ist nicht nur in der Produktion fortgeschritten sondern auch in der Manipulation der Massen aber auch in der Manipulation von ganzen Staatensystemen, und Politiker sowieso, alles um ihre Firmenkartelle zu helfen.

So Kartelle sind in Wahrheit und dazu gehören auch Monopole, das Gegenteil von freier Marktwirtschaft und kapitalistischen Systemen.

Dabei sind sich diese Kartelle bewusst das umso stärker ein Staat ist auch umso größer das Kartell wird und das Monopol das geht nämlich Hand in Hand. Deswegen sind stärkere Staaten stärkere politische Kräfte nicht die Lösung zu dem Problem sondern die sind das Problem.

Sämtliche wirschaftlichen Gesetzte die gemacht werden sind allesamt Betrug an demjenigen der die Konkurrenz ist. Ist das freie Marktwirtschaft oder faschistischer Kommunismus.

Der Staat ist also immer der Partner von organisierten Monopolen und Kartellen. Heute sieht man das in dem Bereich Gesundheitsreform da wird lieber Geld genommen als das die Kartelle abgewiesen werden und die Falschheit der pharmazeutischen Industrie abgelegt wird. Scheißegal ob da Millionen Menschen vergiftet werden, Scheißegal.

So!

Das etablierte System das Establishment ist durch und durch kriminell und korrupt, das gesamte Denken in dieser aufgebauten Staatsstruktur ist davon beeinflusst und muss unweigerlich zum ausbeuten werden, Ausbeutung derjenigen die er ja schützen sollte also da läuft alles total falsch.

Aber in einem gewissen Sinne total richtig.

Denn sie wissen nicht was sie tun, auch wenn sie denken sie wüssten was sie tun, aber an ihren Früchten werdet ihr sie erkennen. Der größte Fehler den heute Menschen machen ist in Staaten und politische Systeme zu vertrauen, und noch mehr Staatlichkeit verlangen.

Es ist genau das Gegenteil.

Die Menschen die heute in solchen Positionen sind, sind allesamt Unintelligent und Unweise.

Denn mehr Staat wollen auch die Kartelle und Globalsieger, und da sie nicht schnell genug mehr Staat bekommen, bauen sie eigene Strukturen wie die WTO die dann Überstaatlich agiert und den Staat so manipuliert das er dann andere damit bedroht.

Weil beide zusammenarbeiten, das ist gut sichtbar bei der WTO

Die US Regierung ist damit in Wahrheit faschistisch und kommunistisch denn sie gibt den Forderungen einer Wirtschaftsorganisation nach und verklagt und kämpft Wirschaftskämpfe auf internationaler Ebene, eben verrückte.

So, die Staaten sind in Wahrheit schon Firmenvasallen, das ist gut sichtbar, mehr nicht.

Wenn das so ist, ist der nächste Schachzug folgender: **Entweder keine Politiker mehr.** Warum, die haben, die sind nutzlos geworden, politische Parteien auch die werden sowieso bloß abgezockt. Dadurch würden auch die falschen Versprechungen die politische Systeme aufrechterhalten verschwinden. Denn Politiker und Wirtschaftsbosse Manager sind längst die SubtilFaschisten im sogenannten Dämonkratismuuus geworden, und da sind die Parlamente also die Raubmenschen dort genau so Schräg und Vertuschend und Geldkorrupt und täuschend. Denn in welchen Staaten die leben, die Menschen heute, China, das ist Faschismus, USA, das ist Faschismus, Russland, das ist Faschismus, alles zwar Demokratie genannt, aber ganz subtil herrscht dort Diktatur ganz subtil und überall werden auf der Erde die Massen der Menschen Ausgebeutet, für die Geldgierigen die Manager die so genannten Reichen und deren Kartelle. Das ist in Deutschland wunderbar zu sehen, wie die Politiker ganz niedrigniveau Menschen sind total getragen vom VollDumpfVollBlutMateri alismus,ohne jegliche wirkliche Vision und Freiheit und Kreativität. Alles wird kontinuierlich immer teurer und die Kaufkraft lässt nach, was den Geldmanagern aber auch total egal ist denn deren Kinder gehen zu den besten Schulen und bekommen die besten Plätze und die beste Umgebung und Nahrung, somit ist das Buch von Van Helsing schon in vielen Bereichen genau richtig, und andere Bücher auch, wo aufgezeigt wird wie geplant wird, die Bevölkerungen unumterbrochen „Geldabhängig und damit Ärmlich zu halten, und Ärmlich in ganz anderer Sicht als bloß Finanziell, ärmlich in Nahrung und ärmlich in Bildung, denn das sind zwei wichtige Kriterien die Schwach halten. Und zwar hat jeder Deutsche und Amerikaner und Russe und Chinese, die Freiheit Gesetzen zu gehorchen, zwar Gesetze denen er niemals zugestimmt hat, er darf die Erhabenheit des Grundgesetzes bewundern, dessen Geltung er nie legitimiert hat, er ist frei Politikern zu huldigen, die aber kein Bürger je gewählt hat und sie aber üppig zu versorgen, mit seinen Steuergeldern, seinen Geldern, und sich sogar mit seinen Geldern verblöden lassen abzocken lassen, und Betrügen lassen mit seinen Steuergeldern also eine Schicht aufgebaut hat die ihn kontinuierlich „ÄRMLICH" halten will und das geschafft hat, Global, und über deren Verwendung die Menschen niemals befragt werden, obwohl das ihre Gelder sind, haben sich nun Global egal ob in Demokratien Diktaturen Militärregiemen oder sogenannte Demokratien, Menschen die unfähig sind wirklich bessere Verhältnisse zu schaffen sondern haben Menschen Raubtierpolitiker und Raubtiermanager Raubtierreligionsmanager, die ungehemmt die Menschheit ausbeuten verblöden verhöhnen verhungern lassen, auf Steuerkonten, sogar das Finanzamt also die Raubmenschen dort, benutzen Steuergelder um die Menschen kaputt zu machen und sich über Recht und Gesetze hinwegsetzen über den gesunden Menschenverstand, indem sie 100 % ausschließlich der Macht folgen und das heißt Kriminalität, und die werden niemals befragt und wurden niemals befragt was sie da wirklich machen. Insgesamt sind die Menschen die vom Staat reden und sich Staat dünken denn Staat gibt es nicht, und Politiker nicht aus dem Willen der Menschheit herausgegangen sondern es sind Kartellgruppen Sekten wie Industrielle und Religionen und politische Sekten die unter sich aber auch fast total die Steuergelder zuerst nur für sich ausbeuten. Das muss verändert werden. Es muss eine besser schönere Menschheit wachsen oder bessere edlere Führungspersonen erscheinen, sonst ist das hier alles zum blanken Abkotzen geworden. Denn die Misere der GeldgeilIndustriebesitzer und die Misere der Globalpolitik die von Gier nach GeldMacht Positionen durchzogen sind, ist, und die eine Menschheit geformt hat die nun genau so wird und schon ist, hat keine lebensfreundliche lebensbejahende Zukunft vor sich, weil das nämlich die Kraft der schwarzen Löcher, die Gier, ist die alles verschlingt, Klarheit, Echtheit, Liebe, Wahrheit, denn Geld und Gier gehören zum Lichtlosen Bereich der Schöpfung. Es herrscht aber ein WirsingIrrsinnGlaube, dass wenn man korrupte Politiker auswechsle und gegen bestechliche Industriemanager und deren Korruption vorgehe sie ablöst bekämpft, dass es dann besser wäre. Das stimmt nicht, da jedes Rechts- und Unrechtsbewusstsein auch in den herrschenden Ordnungs- und Unordnungssytem beeinflusst wird. Da sie auf Macht aus sind, sind die Rechtssysteme selber Schräglagig. Denn sie selber beeinflussen ja dieses System kontrollieren es. So herrschen in einem Gewaltsystem, was dieses System ist, denn es beruht auf, immer noch, auf Mainstreamakzeptanz also Ignoranz ergo Gewalt schaut euch die Panzer die Raketen die immensen Militärkosten an und so weiter. Und beherrscht das Geld die Menschheit regieren die Reichen. Und so liegt es sehr nahe das die Menschen sich diesen Verhältnissen anzupassen haben, da sie ja sonst nix zu fressen bekämen, denken sie immer noch in ihrer Ignoranz und Angst, und sie werden selber korrupt. Weil die Vorbilder so sind und somit ist eine Gesellschaft der Zerstörung unterlegen, da hilft auch kein neues Produkt oder das entfernen vom Alte ausgedienten oder das immer Neu sein müssen. Somit sind diese so genannten Systeme der Demokratie alles satanische Werkzeuge wie schon von Jesus vorausgesagt und Johannes ersehen in der Apokalypse, was aber den Teilnehmern dieser Gesellschaften deren Absahner in Politik und Wirtschaft und Religion aber auch total gleichgültig ist, total, da sie selber schon seit es Geld gibt dem nachlaufen und diese Ignoranz aufrechterhalten. So ist es mit dem Auswechseln von Personen nicht getan. Eine neue Politik ist die alte Politik weil die Nachkommen genauso in diesem Geldignorantentum benebelt sind, ja , sie wissen noch nichtmal etwas von der Gewohnheitsenergie, die sie leben, sie leben nichtmal sich selber, sie leben Gewohnheiten

ihrer korrupten verlogenen verteufelten üblen Vorfahren die sich bis aufs Blut gegenseitig Global bekämpften und immer noch bekämpfen. Letztendlich geht es um die Befreiung von Materialismus und deren Herrscher den Managern Politikern und Relgionsbossen, es geht um die Befreiung von der Macht des Geldes, die die gesamte Menschheit auf der Erde aber auch total verblödet und ausbeutet. Es herrscht die Lüge der Betrug der Satan. Die Menschheit wird ausgebeutet. Es sind alles Leerformel in der Politik der Wirtschaft und Religion. Leerformeln um die Menschheit still zu halten taub zu halten zu besäuseln zu beruhigen all das sind Verbergungsaktionen der demokratischen Faschisssmuuusfassade hinter der ganz andere Regeln gelten, nämlich folgende: **Wie können wir am besten die Staatshaushalte Plündern wie können wir das MonsterGeldpaket der Steuern für uns selber Melken und selber immer so weiter machen bis in die Ewigkeit und noch viel länger.** Denn das TotalEgo eines Raubmenschen ist zur gleichen Zeit auch TotalisolierungsIllusion und in den Köpfen dieser Raubsäuger rast ein ununterbrochener Strom von „Manipulationsgedanken" das müssen die haben, weil ein TotalEgo also ein TotalIch bezogen auf die Sterblichkeit des Körpers also den Tod, überall nur andere sieht, Feinde, und deswegen ununterbrochen manipulieren muss. So diese Wesen diese Raubmenschen die sich bis heute entwickelt haben sind gekennzeichnet von TotalIgnoranz und Totallieblosigkeit und müssen Lügen Betrügen Täuschen und Rauben.
Da Politiker in Wahrheit bloß Handlanger der Industrie sind mehr nicht, warum also so einem Blödsinn aufrechterhalten, sowie Könige nix mehr wert waren in der Entwicklung der Menschen so sind Politiker nix mehr wert in der Entwicklung der Menschen sie sind Blender mehr nicht, das dumme Gelaber braucht man nicht mehr.
Solchen blöden Typen wie Arafat, Busch, Kohl, Scharon, und Politiker in China und Russland und anderen Ländern und andere Typen die bloß Mist bauen und Wirrnisse schaffen sind nicht nötig heutzutage.
Auch der Staat ist nicht nötig da Systeme heute stehen und Strukturen heute da sind.
Wenn die Menschen schon ein wenig Selbstverantwortung erlangt haben und ohne die Illusionschöpfer der Politik auskommen können und wollen dann ist es leicht möglich ohne dem zu leben.
Wer aber mehr Staat will, will auch das einige wenige sich all den Reichtum teilen und die Massen ausbeuten lassen, mit staatlicher Subventionen sozusagen,
Das ist ganz klar sichtbar. Erkennbar. Sozusagen - bar auf die Hand.
Oder die andere Variante.
Wenn Judaismus kein Gottismus ist dann ist er ein Dreck wert wenn Islam kein Gottismus ist dann ist er ein Dreck wert wenn Buddhismus kein Gottismus ist dann ist er ein Dreck wert wenn Hinduismus kein Gottismus ist dann ist er ein Dreck wert wenn Christentum kein Gottismus ist dann ist er ein Dreck wert und so weiter.
Denn gestern las ich in der Welt, das 200 Persönlichkeiten, ich selber pfeife auf Persönlichkeiten die noch Raubmenschen sind, das sind nämlich noch Tiere und die können weder klar Denken noch klar Sein, im Sinne eines echten Menschen, nicht im Sinne das Tiere bloß Tiere sind, nein so nicht. Ich las dort das man die FAZ von unterschiedlichen jüdischen Organisationen bombardiert hatte weil in der FAZ zum Beispiel solche Überschriften standen: Israelische Kampfhubschrauber, , ,oder wer andere Leute Länder besetzt und so weiter, alles Tatsachen die in dem Land ablaufen in dem Land der Wirren und Wirrnisse ,und auch in dem Land der Guten und Weisen, aber auch der Verrückten, Bekloppten, und Arschlöcher. Da meldete sich auch die der Womans International Zionist Organisationen wizo lala Süsskind, nana ob die wohl ein Süsskind ist, ob die nicht wohl schon viele frische Lämmer gefressen hat und ob die nichts davon weiß was in dem Schriften der Weisen Zions steht das ich hier zitiert habe, nana, was da wohl abläuft die Zeit der Judentum Missbrauchsituation gegen zbs. die Menschen in Deutschland ist vorbei. Bei den Juden selber gibt es genauso Verbre-

cher und Mörder und Ausbeuter wie unter anderen Völkern. Dieses blöde Weib macht hier auch eine Zionistenshow um andere zu verblöden und in Schach zu halten. Die weiß noch nicht mal was Antisemitisch ist, die soll lieber ihren jüdischen Dictionary lesen oder aber unter Jan van Helsings Geheimgesellschaften nachschlagen was Antisemiten sind, sie sind nämlich gar nicht das was die jüdische Antisemitenliga den Menschen immer weiß machen will. Die sind ganz schön wirr diese Korruptliegen und Vereine egal welcher Nation, ich denke bloß an die Verlogenheitsvereinen vieler politischer Parteien die sich dann nationale Namen und Organisationen nennen. Der Betrug liegt im Selbstbetrug. Aber was soll man auch schon von Raubsäugetieren großes erwarten.
Nicht viel.
Das sind alles Kartelle ob sie wirtschaftlich sind oder sich unter nationalen Namen verstecken oder Religionsnamen verstecken, alles Monopole um andere zu beeindrucken und auszubeuten. Israel mit seinen Kriegen und Besatzungen der Palästinenser und den Israeliten in den USA mit all dem SchrottGeld von Betrug und Aggressionsprodukten fördert ja selber AntisemitismusMuuus, weil Israel selber Irre, Wirre und Satansanbeter beherbergt, wenn ich bloß alleine an den Ganoven Jehova denke der zu Morden und Plündern aufrief. Und wenn ich an die UnterErzKonservativen der Jüdischen SchwarzanzugSekten denke, was die für eine Grenze also das falsche predigen. HoHoHo, sag ich mir da, da geh ich lieber Spazieren und schaue mir blühende Tulpen und Rosen an. Und leg mich zu meiner geliebten **Senga**.
So ich mache weiter mit diesem gigantischen Kartell aus IG-Farben Rockefeller-Dupont, Ford, Shell, GeneralMotors und anderen Unternehmen.
So was wäre wohl das höchste beste Kartell,
Natürlich der Staat, in diesem falle war es Deutschland mit seinem Nazi Regime.
Kartelle unterstützen immer Regierungen die am besten totalitär agieren würden oder aber wo die Hoffnung besteht das durch Reglementierung Konkurrenz ausgeschaltet werden kann.
Deutschland ist prädestiniert dafür da die deutschen immer noch unbeschreiblich blöde das heißt Staatshörig sind und das heißt aber auch dass das Individuum noch viel zu schwach ist und seinen Glauben in Behörden legt.
Das ist ja schön und gut, kann aber jetzt noch nicht verwirklicht werden weil jene die mit Autorität und Macht dadurch ausgestattet werden noch keine wahren Menschen sind, sie sind noch vom Prinzip des Tötens geleitet, weil sie alle Fleischfresser sind. Wer diese Verbindungen verleugnen will, will, betrügen und sich nicht verändern und ist ganz eindeutig faschistenfreundlich und sogar prädestiniert dafür,
Die Hoffnung liegt bloß in jedem einzelnen nicht in Illusionen von Gruppen die existieren sollen, das sind Illusionen, es existieren nur Individuen,
Wie oben so unten.
Gott und der Mensch.
So, die Kartelle unterstützen immer faschistische Tendenzen und suchen danach global das zu verwirklichen, alles was Staaten stärkt siehe nun die USA mit Busch der ganz locker dort alles aber auch alles fertig machen würden und auch schon dabei ist, armes Amerika, die wissen gar nicht das Amerika schon faschistische Strukturen hat die immer weiter ausgebaut werden.
Um also Konkurrenz zu entgehen vereinen sich Firmen zu Kartellen und Monopolen und sie suchen dann im stärkeren Maße den Politiker ergo Staat um durch ihn Gesetze zu bekommen die den Konkurrenten noch mehr flach legen. Das geht dann soweit bis das Kartell selbst der Staat ist ohne das die Allgemeinheit das zuerst überhaupt mitbekommt was da los ist.
Dann ist es aber meistens schon zu spät denn, da die Menschen unbeschreiblich ignorant sind, glauben sie den dann schon gemachten Gesetzen und Verordnungen die durch ihr Kastensystem sprich

Bürokraten und Beamten aufrechterhalten werden und es dauert sehr lange bis sie sich davon befreit haben.

Von den Schulden die ihnen zum Beispiel die Kartelle rein gehauen haben können sie sich praktisch nie befreien.

Das war ja an dem Beispiel was eine Milliarde ist rein rechnerisch zu sehen, so haben dann Firmen ganze Völker ruiniert unter dem Deckmantel der UN oder WTO oder WHO oder Demokratie und Freiheit.

Wenn sie es schaffen gehen sie soweit dass sie Diktaturen ausrufen ihr höchstes Ziel denn dann gibt es für sie gar keine Konkurrenz mehr.

Dieses eben erwähnte Kartell hat zum Beispiel heute Afghanistan reingelegt unter dem Vorwand von Bin Laden dem übelsten der Üblen den das Kartell aber zuvor schwer unterstützt hatte, warum, weil es um Öl und Gas geht, das wollten zuerst die Russen, auch hatten, nachdem sie dort waren auch schon angezapft, und nun ist es die Busch Faschistengruppe dieses gigantische Kartell und Busch ist bloß derjenige den man als Marionette gut braucht weil er die Massen reinlegen kann, und so die Täuschung besser geht.

Da Amerika noch keinen Vollblutfaschismus erfahren hat wird er auf sie zukommen, er ist schon ganz nahe dran er hat sich schon seit Jahren in dem Land festgesetzt die Kräfte warten bloß ansonsten wird weiter getäuscht mit Demokratie.

Man darf nie vergessen die Menschen sind noch Raubtiere.

Der weitaus größte Teil, mehr braucht dazu nicht gesagt werden.

Demokratie ist ein Amerikanisches Ammenmärchen. Deswegen sagte Jesus ja, „Pappi vergib ihnen die wissen nicht was sie da machen", dem schließe ich mich an.

In USA ist der Staat die totale Macht der Staat in den USA ist in Wirklichkeit so eine Macht das man nicht mehr von einem demokratischen Staat reden kann.

Kartelle können nämlich in keinem Staat wachsen wo es einen limitierten Staat gibt, Monopole auch nicht. Deutschland gehört auch zu den totalitären Staaten insgeheim, ebenso Frankreich - China ist noch nicht mal ein Staat, das ist totaler Betrug. Je mehr Menschen daran glauben das der Staat derjenige ist der zum Beispiel Wirtschaft reguliert oder Gelder oder Sozialsachen oder Kultur und so weiter also je mehr die Menschen nach dem Staat rufen als Helfer um so mehr ist der Faschismus gerufen.

Ganz einfach weil das so ist.

Wer also nach dem Staat ruft, ruft nach seinem Verknechter und Unterdrücker.

Wenn also normale Staaten schon gut sind für Kartelle ist ja die Folgerung das stärkere Staaten noch besser für Kartelle sind die nächste Stufe ist das totalitäre Staaten am besten für Kartelle und Monopole sind. Und so ist es auch.

Deswegen ist zurzeit die EU der Himmel für Kartelle denn dort werden Gesetze gemacht die fast ausschließlich von den Firmenkartellen gemacht werden, also Betrug.

So hinter jedem diktatorischen Staat jedem faschistischen Staat standen immer Industriekartelle die das aufgebaut haben und sich hinter der Politik verstecken konnten sie aber in Wahrheit gemacht haben, genau das gleiche war mit Hitler.

Das gleiche war mit Italiens Duce, oder mit den Bolschewisten die den Zar abmurksten, dahinter standen finanzielle Organisationen.

Zurzeit ist den USA sozusagen in vielen Organisationen die staatlich sind in Wahrheit totalitärisches am laufen das darauf abzielt einen totalitären Staat unter dem Deckmantel der Demokratie aufzubauen.

Wer zuvor das zionistische gelesen hat und die Strategien der kriminellen jüdischen Verrücktenorganisationen wie Trebisch, der weiß ungefähr was sich in den Köpfen dieser Raubsäugetiere abspielt. Warum würden wohl die Superreichen Sozialismus oder Ähnliches unterstützen, weil nämlich unter sozialistischen Staaten weniger Konkurrenz ist, keine wirkliche freie Marktwirtschaft.

Aber auch freie Marktwirtschaft ist noch keine echte Sache da sie nämlich Geldabhängig ist, aber alles was noch Geldabhängig ist, ist Betrug an der Wahrheit folglich kann auch die freie Marktwirtschaft nicht das wahre sein und ist dem Untergang geweiht.

Nur die Wahrheit macht frei.

Die Geldverrückten die Kartelle denen ist es egal ob da Demokraten oder Sozialisten am wirken sind, beides ist sowieso eine Selbstverblödung, die wissen aber nicht warum, jedenfalls die Geldverrückten und die Kartellverrückten, die haben keine Angst vor den ausbeuterischen Steuerplänen der Sozialisten oder Demokraten, die die Mittelklasse ausbeutet, und unterdrückt, die politischen Einflüsse die die haben sind so gut das sie für sich selber Steuererleichterung machen lassen sozusagen im Namen des Volkes, und sie sich durch Wohltätigkeitsorganisationen siehe Rockefeller Steuerhimmel aufbauen das ihr Geld nicht nur schützt sondern noch um ein vielfaches erhöht so das sie praktisch gar keine Steuern zahlen brauchen siehe Mercedes und wer weiß noch alles. Oder siehe die Arbeitslager der Multis in China Mexiko Philippinen die zuvor erwähnt wurden und im Buch No Logo gut beschrieben sind ich würde zum Beispiel keinen Mercedes kaufen von einer Firma die Munition Raketen und Mienen baut die nun überall Menschen töten, ich würde auch kein Toyota kaufen von einer Firma die auf den Philippinen Affen züchtet die dann die Affen an Versuchslabors verkauft für Tierversuche.

Schaut euch die Firmen genau an, sucht länger im Internet.

Die Diktatur des Geldes ist schlimmer als die Diktatur des Proletariats.

Aber schlimmer noch ist die Diktatur der Ignoranz. Das ist die schlimmste Diktatur. Diese Diktatur der Ignoranz ist zurzeit in vielen Ländern zu sehen. Amerika, wo Busch und seine Leute in den Aufsichtsräten der militärischen Konzerne sitzen und in den Aufsichtsräten der Ölkonzerne sprich Rockefellerkartellen und Bankkartellen. Ignoranz herrscht in China, in Deutschland in Frankreich praktisch in allen Ländern.

Am besten organisiert ist die Ignoranz zurzeit in den USA und China.

Aber wehe die Menschen bekommen das wirklich mit und ihr Leiden wird noch mehr, was unweigerlich passieren wird denn in den USA ist ja totale Falschheit am wirken, dort wird das Falsche zum Wahren erhoben, Genetikwahn ,Synthetiknahrung, Gier ,Geldgier Sexgier Selbstverblödung, Bankkartelle Pharmakartelle die ihre eigenen Gesetzgeber sind, Ärztekartelle, Medizinkartelle, die dazugehören, unbeschreiblicher Waffenwahn also töten, töten, töten, Angst, Angst, Angst.

Wenn jemand in den USA das glaubt, das sie selbst davonkommen, der ist Meilenweit von der 1 % Wahrheit entfernt geschweige von der Wahrheit.

Das amerikanische Raubtier wird seine Lasten tragen müssen ohne wenn und aber und alle anderen Raubstaaten auch. Zurzeit der Krieg in Afghanistan Busch plappert von Kampf der Kulturen, oder es wird von Islamisten gegen Christen geredet oder die freie zivilisierte Welt gegen Terrorismus.

Alles Ignoranz und Augenwischerei.

Es geht wie in allen Kriegen um wirtschaftliche Vorteile und Machtverhältnisse, die wirtschaftsabhängigen Medien wie ja zuvor lesbar das die in deren Händen sind reiben die Bevölkerungen in ihrem Sinne blöde und stupide damit die wahren Ziele nicht erkannt werden sonder sogar Völkerhass entsteht.

Vergesst nicht die gleichen Kräfte die heute den Krieg führen haben schon die ersten beiden Weltkriege aufgebaut.

Mit den gleichen Mitteln, eben Täuschung.

Ihr dürft nicht vergessen das Ego ist die Lüge.

Wie lange will sich die Weltbevölkerung noch für Blöde verramsche lassen und gegeneinander aufhetzen lassen.

Von Massenmördern mit Titeln und Amt und Würde.

Zum Beispiel jetzt in Europa oder der Gesundheitsreform, da werden zum Beispiel in der EU Richtlinien gemacht die total alleine von den Firmen für sich selber gemacht werden, leichter geht's wohl nicht mehr wofür da noch Politik wofür da noch wählen oder Parteien wofür da noch Demokratien. Das ist völlig sinnlos geworden.

Hier zum Beispiel einen Auszug aus einer EU Verordnung als Richtlinie :

„Alle Rechts und Verhaltensvorschriften auf dem Gebiet der Herstellung und des Vertriebes von Arzeneispezialitäten müssen in erster Linie dem Schutz der öffentlichen Gesundheit dienen. Diese Ziel muss jedoch mit Mitteln erreicht werden die die Entwicklung der pharmazeutischen Industrie und den Handel mit pharmazeutischen Erzeugnissen innerhalb der Gemeinschaft nicht hemmen können." Ergo Profit vor Gesundheit.

Und dafür habt ihr eure Volksvertreter, Kohl gehörte dazu und auch Friedrich Merz, warum, weil beide allesamt durch die Kaderschule beim Verband der chemischen Industrie gegangen sind Merz von 1986 bis 1989.

Wie schon gut nachlesbar in den zionistischen Schriften und dem Trebischwahnsinnn werden selbstverständlich strategische Politiker gezüchtet damit die später diese Kartelle vertreten können nicht die Wähler, um Gottes Willen bloß nicht die, Wähler sind doch die ewig Blöden, wisst ihr das denn immer noch nicht, ihr **Halbaffen.**

Nun gut nun gut ich hab's im anderen Sinne gemeint nicht direkt bloß um zu provozieren, aber ihr habt es tatsächlich mit einem Dämonen zu tun um mal so eine Redewendung zu benutzen, dieser Dämon ist schlimmer als der Dämon in dem Tolkien Film „Die Gefährten" der den Zauberer Gandalf mit in den Abgrund riss, viel, viel schlimmer, denn dieser Dämon lebt unter euch und macht sich selber Gesetze durch eure Politiker, zum Beispiel das Bin Laden Video, als ich das Photo auf der Titelseite der Zeitungen sah schaute ich noch mal hin, meine innere Stimme sagte mir, was das soll Bin Laden sein, das ist ein Betrug von der amerikanischen Faschismuszentrale, mehr nicht.

Nun las ich gestern das man den Text in der Bundesrepublik überprüfte und feststellte das der gar nicht stimmt mit dem was die bekloppten verfluchten üblen Ratten von Politiker weltweit so verbreiten bloß um Menschenmassen zu verblöden.

Argentinien ist heutzutage überall.

In den Weltbevölkerungen brodelt die Wut gegen die Industrie und den Politikerfaschismus den gigantischen Betrug die Wut ist mehr als gigantisch. Und dann stehen diese Politiker vor der Kamera und reden von den „ANDEREN" und wie sie die Demokratie nicht gefährden dürfen und wie sie die volle Breite des Gesetzes zu spüren bekommen werden.

Was sagt Jesus dazu!?

Selig sind die Sanftmütigen. Wer mit dem Schwert, der wird auch mit dem Schwert umkommen.

In Amerika ist die Verblödung gut aufgebaut worden, da sind die Massen schon gute Zuchtbullen bald wird man ihnen auch den implantierten Chip in den Arsch setzen, so blöde sind die schon die merken kaum was, ist ja auch kein Wunder die haben Angst, warum wohl, weil sie so blöde geblieben sind, zu glauben das sie Amerikans sind. Wer so blöde bleibt der muss Bußgeld zahlen.

Ich bleu das noch mal ein, ein Raubtier ist ein Lebewesen das vom töten andere Lebewesen lebt, es hilft auch nicht die Verkleidung von Bildung, Demokratie oder Bankkonto. Es hilft auch nicht die Verkleidung durch Weltbegriffe und Weltorganisationen es hilft auch nicht sich als Rechtsstaat darzustellen oder als Doktor Arzt Kanzler oder Direktor und so weiter auch nicht die Täuschung als

Papst Mullah oder Priester.

In jedem Volk oder jeder Menschenmasse gibt es üble Idioten bekloppte Professoren schöne liebenswürdige und so weiter oder anders innerhalb der Menschheit gibt es Faschisten Menschenhasser Irre Heilige Erleuchtete Wahnsinnige Gute Raubmenschen Gier Idioten und so weiter.

Argentinien ist überall.

Das Dilemma Argentinien ist vorprogrammiert bis zur totalen Kapitulation jetzt wartet die IWF und die Weltbank bloß auf das betteln der neuen Politiker aus Argentinien und die IWF und die Weltbank werden nun dem Land auf ihre Art und Weise noch mehr Schulden auferlegen.

Schade das die Argentinier noch nicht erkannt haben das alles was sie haben ihre schöpferische Kraft ist und das sie in Wahrheit total frei und unabhängig vom Geld sind schade das sie noch so ignorant geblieben sind, sie haben sich eben innerlich noch nicht entwickelt sie haben sich eben um das falsche gekümmert aber wer sich um das falsche kümmert wird auch das falsche ernten sie haben sich eben nicht um die Wahrheit gekümmert und gefragt was das überhaupt ist.

Wenn sie nicht die jesuskosmischen Gebote verstehen können was ja ganz offensichtlich ist ok dann müssen sie eben erst den Satan küssen.

Argentinien ist überall.

Also Kapitalisten sind keine Christen da sie glauben dass es so was wie Privateigentum gibt und Kartelllisten sind keine Kapitalisten weil sie………………..

Wer irgendwas besitzen will ist in die Falle der Materie, der Peripherie, gegangen, und wird unwiderruflich ein spirituelles Wrack werden also zerstört, das Ego, es wird zerschmettert, durch starke Krisen, Psychische, Mentale, und so weiter, damit dahinter, oder damit erkannt werden kann, das EGO, das Mental, die Fantasie, der so genannte Geist, ist nicht die Wahrheit, und du bist etwas anderes als diese Stumpfen Öden Bindungen.

Der Betrug von Staaten ist zum Beispiel derjenige die sagen es gehört den Menschen sagen auch mal die katholische Kirche der Vatikan ja besser, der Vatikan gehört den Katholiken, , nun gehe mal zum Vatikan und sage dem Papst du möchtest eine Weile in deinem Vatikan leben.

Der wird dir erstmal den Teufel auf den Hals senden.

Ebenso ist es mit Staaten wo gesagt wird es gehört den Menschen nun gut dann gehe in die Wälder und lebe dort frei.

Da wird dir der Staat schnell die Hölle senden. Also alles Betrug.

Oder anders sage du willst deine Beteiligung am Staat verkaufen, da wird man dir schnell den Übersatan einreiben. Oder du willst selbst Entscheidungen treffen die dies und jenes betreffen, zbs. weniger für die Armee ausgeben und mehr für dies und jenes. Da wirst du der Marathonläufer der Ewigkeit.

So, alles Betrug.

Das sind in Wahrheit alles altertümliche Formen der Ausbeutung und Verblödung zum selber erkennen, deswegen gehen Weise Erwachte Erleuchtete Heilige total alleine ihren Weg.

Dieses Affentheater interessiert die einfach nicht mehr.

Zum Beispiel in kommunistischen Länder heute da gehört ja alles den Menschen oder unter Stalin oder andern Massenmördern wie Mao Hitler oder die anderen Kuckuckseier. Alles also gehört also den Menschen, was bedeutet, den 2 % die die Rolle da abziehen.

Alles Betrug und schlimmer.

Es sind eben noch alles Systeme der Ignoranz. Alles auf der Erde gehört irgendjemandem.

Ich selber bin hier auf die Erde gekommen als totaler Sklave

Ich erkenne das aber und bin frei von den Seuchen dieser Erdgebundenheit und konnte so meinen Weg zur Erwachung fortsetzen.

Wer irgendwann denkt oder glaubt das er egal was auch immer besitz dem wird es übel gehen, Leiden ist die Folge, und viele üble Gefühle und Gedanken.

Und was ist es heute auf der Erde ?

Genau das!

Das ist alles falsches Raubmenschdenken falsches manifestieren also zurück zu den Kartellen die heutzutage die Menschheit beherrschen, sie können also nie für freie Wirtschaft sein. Sie werden alles tun um aber politische Kontrolle soweit zu bringen das es zum Kollaps kommt, das liegt in der Eigendynamik ihrer Ignoranz.

Das dauert eine Weile weil die lieben Bürger ja glauben das ihr Staat ihre Politiker das richtig machen, ja für sich, kurzweilig, die Bürger glauben das durch die Demokratie und die Kraft ihrer Wählerstimme sie selber den Vorteil haben, klar, sieht man doch oder, wenn die Politiker nicht von den Kartellen dominiert wären ja, wenn die Bürger wirkliche Informationen erhielten ja wenn die Ziele dieser Politiker unabhängig von den Geldern der Bürger und der Kartelle wären die sie finanziell unterstütze dann ja, aber so nein.

Aber wahrhaftiger ist es das der Staat in Wahrheit das Werkzeug für die Kartelle wird die er angeblich kontrolliert. Da er selbst Kartell ist.

Die gesamten Regulationen die ein Staat heute macht also die Menschen die Politiker und deren Freunde sind fast immer das Resultat von dem was zuvor mit der Industrie in Übereinstimmung war. Außer, außer das sie nun sogar die beamtliche polizeilichen Kräfte hinter sich haben mit denen sie ihren Betrug durchsetzen können. Dadurch werden diese Organisationen dann durch staatliche Freunde in die Sicherheit gebracht sich vor andere Firmen zu schützen, es ist also totaler Betrug.

Die Menschen haben nie was davon, sie sind immer die ausgebeuteten sogar vor dem ersten Weltkrieg waren Kartelle dabei Staaten zu unterstützen in Deutschland . Solche Kartelle die dann zu IG-Farben wurden, sie unterstützen Bismarck denn sie sahen in seiner Philosophie des Kollektivs des Staates eine fantastische Möglichkeit um Vorteile zu bekommen im Namen von Patriotismus.; Bismarck war der erste der Sozialmedizin wie sie heute bekannt ist einführte. 1861 noch unter dem Regime von Kaiser Wilhelm schrieb ein IG-Farben Mann Werner Daitz ein Bericht für sein Kartell in dem er sagte : Eine neuer Typ von Staats Sozialismus ist erschienen, total unterschiedlich von dem was irgendeiner von uns geträumt hat, private wirtschaftliche Initiative und die private kapitalistische Ökonomie wird nicht verkrüppelt, aber wird reglementiert von dem Gesichtspunkt der Staats Sozialismus""""blah, blah, blah, jedenfalls machte sich dieses Kartell schon damals Gedanken wie es dort seine Struktur am besten ausweiten kann und so weiter, Jahre später wurde Staatssozialismus ja gelebt. Mit der National Sozialistischen Deutschen Arbeiterpartei- NSDAP. IG-Farben schrieb damals : Eine Phase der Entwicklung ist nun komplett welche Konform zu den grundsätzlichen Prinzipien von National Sozialistischer Wirtschaft ist. Faschismus wird ja als staatlich kontrollierte -Kontrolle über die Produktion die in privaten Besitztümern ist, bezeichnet.

Das ist natürlich was für Blöde so eine Bezeichnung.

In Wahrheit ist Faschismus das Raubtier der Raubmensch. Andere sagen, in Realität ist Faschismus ein privates Monopol das den Staat kontrolliert welches dann die Industrie kontrolliert, und zwar in solch einem Weg das es zum Vorteil der Monopolisten geht um Konkurrenz zu verhindern. China ist heute ein total faschistisches Land.

Der deutsche Faschisten Staat war aber die Diktatur von Monopolkapitalismus.

Und genau das ist heutzutage weltweit zu sehen. Die Diktatur von Monopolkapitalismus.

Es ist Faschismus weil diese Monopolindustrien sogar die Kontrolle über die Polizei die Armee und die Medienpropaganda haben.

Das ist momentan gut sichtbar im Bereich Gesundheit Medizin und Nahrung. Denn sobald jemand versucht mit Pflanzen zu arbeiten die dem Kartell nicht geheuer sind weil sie heilsam sind werden totale staatliche Möglichkeiten eingeleitet bis hin zu Hausdurchsuchungen und viel schlimmerem. Und das nur wegen Pflanzen, Nahrung und so weiter.

So, heutzutage ist die Demokratie eine Bande dummer ignoranter Raubsäugetiere wie auch schon zuvor unter Hitler Stalin Tamerlain und anderen senilen intelligenten Ignoranzen.

Wer heute nicht sehen kann das die Pharmaindustrie sich sozusagen Selbstbedinungsverstaatlichen will und schon hat, der ist mehr als Blind auf keinem Auge.

Oder die petrochemische Industrie, ist doch ein gigantisches Kartell, dann die Autoindustrie, totale Kartelle, und sie haben in Wahrheit in ihrem Wahn vor ein einziges zu sein, Mercedes würde gerne General Motors schlucken und General Motor gerne Mercedes und, und, und , das ist das Denken dieser Räuber ,mehr nicht, auch ohne staatliche Kontrolle was am besten ist würde der Prozess ablaufen, und zwar so weit bis keine Gegner mehr in deren Sinne vorhanden wären.

Aber ich bin mir sicher die wissen selber noch nicht wohin das führen soll, oder will und führen wird.

Wenn es zur Wahrheit führen würde müssten alle Firmen der Erde total allen Menschen auf der Erde gehören, wenn's um gehören ginge, aber um Wahrheit geht's bei denen noch nicht die wissen gar nicht was das wäre. Wenn das Ziel das Totalkartell wäre und somit jegliche Konkurrenz vorbei wäre, dann wäre die Zeit für die GlobalRegierung gekommen, wo aber nur Weise und Wahrhaftige Entscheidungen zu treffen hätten, denn damit würde Geld überflüssig werden und es würde wunderbar nur die Kreativarbeit geben und alle wären mit schöpferischer spiritueller Arbeit am kreieren.

Aber die menschliche Situation ist ja keine politische die ist bloß ein Überbleibsel der Häuptlinge, mehr nicht.

Aber das ist in Wahrheit längst vorbei.

Menschen denken viel mehr für sich selber als das sie noch jemals die verlogenen politischen Systeme im geringsten vertrauen, natürlich gibt es immer wieder Wiederholungen das ist die Gewohnheitsenergie der gefolgt wird, mehr nicht, aber genauso wie den Raubtierreligionen nicht mehr getraut wird, wird auch den Raubtierpolitikern nicht mehr getraut und das System das da läuft ist eine bloße Selbstverblödung für die die daran glauben, man wird also blöde wenn man an politische Parteien und deren Politiker glaubt. Aber da die Menschheit weltweit ihr Potenzial als Kreativität hat die unbezahlbar ist, ist die monopolitische Industrie zwar nicht so wie sie ist bloß nicht die Giftseuche Pharma und die Giftseuche-Lebensmittelindustrie und die Giftseuche Autoindustrie und die Giftlandwirtschaft und all das andere Gift, ist die monopolistische Industrie im letzten Sinne doch der Weg der verfolgt wird, denn die eigene Schaffenskraft in Freiheit aber als Weltmonopol ist das Ziel. Nicht in privater Hand sondern als Allgemeingut der gesamten Menschheit der Erde die Strukturen werden dafür schon aufgebaut, es ist dann ein leichtes diese Struktur zu reinigen und ein geldloses wahrhaftiges Leben aufzubauen.

Jetzt ist alles Betrug Lüge und Wahnsinn von dumpfen Raubsäugetieren mehr nicht. Anscheinend verleugnet der Mensch immer noch die Einsicht in sein Tun und Handeln und die damit verbundenen Konsequenzen. Wer nun mal Tiere und Menschen tötet und sogar frisst ist ein Raubtier geblieben und bei den Raubtieren gilt das Gesetz des Stärkeren da gibt es keine Gerechtigkeit außer Macht und Macht ist nun klar ersichtlich Global in den Bankkartellen den Politikersekten und den Globalindustrien und Kartellen usw.

Wer heute noch an Wahlen glaubt und das der sogenannte Bürger etwas bewirken kann durch seine Wahl, der ist ein ewiger Narr, aber diese Narrheit ist das richtige, als Narr gewinnst du immer also zurück zu diesen Kartellen die aufgebaut wurden und heute viel, viel größer sind als damals, heute stellt sich eine Banditenorganisation wie die Weltbank oder WTO über die Entscheidungen von

Staaten und Staaten sind nun mal bloß Politiker und Politiker sind nun mal bloß Raubmenschen oder Menschen oder sonst was, diese ganzen Zusammenschlüsse damals als IG-Farben und mit Rockefellers und Dupont und Shell und Ford und alle anderen das sind ja keine blinden Taten sondern genau kalkulierte Strategien von deren Besitzer und Chefs plus natürlich die Korruptheit der Politiker, aber schlimmer noch, die totale sehr, sehr tiefe Naivität der Wähler, durch sie wird es dann so auf dem Papier aussehen das es das Volk war dass das der Wille des Volkes war, aber in Wahrheit ist das Betrug weil damit keine Firma oder Politiker verantwortlich gemacht werden kann sondern das Volk sozusagen dafür noch abgezockt werden kann, wie gesagt Argentinien ist überall.

Kartell Monopole haben also vor eine totale Einheit von Geschäft und Staat zu machen, Geschäft aber in Privatbesitz und Staat gewählt von den Blöden ,und auf die wird dann die Verantwortung gewälzt oder der Religion, wie heute Islam gegen Christen und so weiter dabei geht's nur um wirtschaftliche Vorteile.

So da in Wahrheit die Industriellen, schlimmer noch die Banker schlimmer noch die Geheimgesellschaften und Sekten des satanischen die Politik bestimmen, ist leider nichts gutes zu erwarten als auskommen dieser zurzeit bestehenden Weltlage der Menschheit.

Martinus würde sagen es herrscht das unangenehme gute, naja.

Wer zum Beispiel diese Paragraphen noch mal vorholt, der Weisen von Zion, oder von Trebisch oder des Chinesen, der weiß was sich da zusammenenbraut.

Da braut sich Ignoranz hoch 3000 zusammen, die Implantate von Chips für euch stehen schon fest, ergo die totale Kontrolle auf, auf einem anderen Niveau als es unter Hitler oder Stalin war, deswegen demokratischer Faschismus ist anders als Nationalfaschismus, er verblödet die Massen solange bis sie aber auch sogar ihre eigenen Gefängnisse bauen und sich selbst aufhängen werden oder aber, einfacher mit giftiger Pharmazeutika selbst täten oder dazu noch mit vergifteter Nahrung selbst vergiften.

Ihr habt es hier mit dem abgrundtiefen Üblen zu tun ihr müsst euch dessen bewusst sein. Dem abgrundtiefen Bösen und schlechten, dem Raubmenschen, den ich als demokratischen Faschist bezeichne.

Die chemische pharmazeutische Industrie heute weltweit ist dabei die gesamte Menschheit zu vergiften die Erde noch dazu und alles im Namen des Volkes oder der Völker der Erde. Welche Kartelle das sind das ist ja nun bekannt.

Wenn heute ein besserer Faschist wie zum Beispiel Busch in den USA sein Ding noch mehr tun würde wäre die USA sehr schnell faschistisch.

Jemand der deren stupides Nationalgefühl noch mehr verblöden würde wie die Amerikaaaans jetzt schon sind. Aber der wird kommen wartet nur ab, der wird kommen, Amerika ist prädestiniert für Faschismus.

Weil es das schon zu 70 % ist, das merken die nicht. Denn Geld und Polizei und Militärfaschismus Muus haben die schon. Aber andere Länder auch. Menschen sind schon immer von Glanz und Macht und Lügen und Betrug angezogen worden.

Warum wohl?

Gleiches zieht gleiches an, deswegen.

Heute kannst du mit Phantasie die Menschen so verblöden aber wehe du erzählst Wahrheiten da ist deren Gemüt deren Ego am einschlafen das Raubtier braucht äußere Stimulanzen, dann reagieren seine Sinne dann glaubt und denkt er das wäre Leben ho, ho, ho.

So da heute der 24 Dezember 2001 ist werde ich mir jetzt mal etwas zu essen machen. Draußen ist's schön kalt. Schnee fällt. Eine grausilbrige Sonne lugt da recht von mir am Himmel jetzt um 13:40 Uhr..

Ok, also Demokratie Faschismus.

Ist nicht der Bericht von Naomi Kleins Buch genug Beweis dass hier amerikanischer Faschismus schon längst da ist. Er wird zurzeit bloß außer Landes getragen damit es so aussieht als ob Amerika dumm demokratisch wäre.

Aber war nicht Faschismus schon immer da. Ist nicht Faschismus ganz einfach die negative Seite der Lebensenergie. Ist nicht Faschismus das Negative schlechthin. Ja.

Das Negative ist sozusagen neutral, es ist nicht an Nationen gebunden oder an geographischen Einheiten oder an Farben und Intelligenz. Es ist auch nicht an Bildung gebunden, denn die intelligentesten sind sehr oft Faschisten sie sind aber die ignorante Intelligenz. Das Unangenehme Gute. Denn als der Mensch noch tierischer war und noch tiefer an Morden mit seinen Raubtierinstinkten gebunden war, waren sogar die Dunklen Meister nötig um ihn weiter zu bringen. Da hätte ein Botschaft von Jesus blanken Mordhohn gebracht, und selbst zu den Zeiten Jesu sah man ja was da noch passierte, Mord. Selbst meine Einstellung zu dem Alten Testament Gott Jahwe der Wahnsinnige aus meinem Blickwinkel, ist unter diesem Blickwinkel als das Üble zu verstehen das aber zu der Zeit der Evolution der Menschen Notwendig war da Menschen auf Rauben Plündern und Vergewaltigen und Abfackeln „Abfuhren". Das war deren Ding. So zu jeder Epoche der menschlichen Entwicklung kommen auch die jeweils notwendigen Führer Erwachteren und Heiligen oder Meister um die Menschen da abzuholen wo sie sind. Zu diesem grausamen blutrünstigen mörderischen Gott Jahwe oder Jehova, des Alten Testaments der mir abgrundtief zuwider ist, und wo mir Jesus sozusagen am Herzen liegt, sagte Jesus mal laut Neuem Testament, das er nicht gekommen wäre um das Gesetz und die Propheten aufzuheben, sondern es zu erfüllen. Also in der Alten Testamentlinie weiter zu wirken. Aber Jesus war auch schon als das „Wort" vor seiner Menschwerdung derjenige, der zur Zeit des Alten Testaments wirkte. Das Denken und Glauben zum Beispiel die von der Religionsgemeinschaft eingetragen in Siegburg, Vereinte Kirche Gottes e.V. die ein Ableger der US Kirchengemeinde United Church of God ist. Die denken das Jesus auch der Gott des Alten Testaments ist, den vertreten haben soll, und nicht etwas anderes. Sie reden das Jesus vom „Schöpfergott" kam, dessen Sohn war. Doch im Johannes Evangelium steht was ganz anderes, da sagt Jesus nämlich, dass der Gott des Alten Testaments der Teufel ist. In Johannes 8.37 sagt Jesus: „Ich weiß wohl das ihr Abrahams Kinder seid, aber ihr sucht mich zu töten, denn mein Wort findet bei euch kein Raum. Ich rede was ich von meinem Vater gesehen habe, und ihr tut, was ihr von eurem Vater gehört habt. Sie antworteten sprachen zu ihm: Abraham ist unser Vater. Spricht Jesus zu ihnen: Wenn ihr Abrahams Kinder wäret, so tätet ihr Abrahams Werke. Nun aber sucht ihr mich zu töten, einen solchen Menschen, der ich euch die Wahrheit gesagt habe, die ich von Gott gehört habe. Das hat Abraham nicht getan. Ihr tut eures Vaters Werke. Da sprachen sie zu ihm: Wir sind nicht unehelich geboren, wir haben einen Vater. Jesus sprach zu ihnen: Wäre Gott euer Vater, so liebt ihr mich, denn ich bin ausgegangen und komme von Gott, denn ich bin nicht von mir selber gekommen, sondern er hat mich gesandt. Warum versteht ihr denn meine Sprache nicht ? Weil ihr mein Wort nicht hören könnt.! Ihr habt den Teufel zum Vater, und nach eures Vaters gelüste wollt ihr tun. Der ist ein Mörder von Anfang an und steht nicht in der Wahrheit, denn die Wahrheit ist nicht in ihm. Wenn er die Lüge redet, so redet er von seinem Eignen, denn er ist ein Lügner und der Vater der Lüge. Ich aber, weil ich die Wahrheit sage, so glaubt ihr mir nicht".

Obwohl ich viele sogenannte spirituelle Erfahrungen in meinem Leben gehabt habe, und gewisse Einsichten von mir selber habe und dem Aufbau meiner selbst, so bin ich aber auch kontinuierlich die unterschiedlichen Religionen am Prüfen vor allen Dingen deren direkte spirituellen Methoden, wo ich sagen kann das die klassischen Religionsgemeinschaften aus meiner Perspektive keinerlei Gewähr mehr, ihren Anhängern, Gläubigen, mehr bieten, wie sie weiter wachsen können. Es ist das

Gegenteil heute, von Wachsen. Denn die Berufschristen also Religionsmanager geben einfach keine Meditationsübungen mehr keine Exerzitien mehr an ihre Gläubigen, um die Erfahrung ihrer Wahrheit ihres Ichs, Selbst, zu machen, oder die Erfahrung der Einheit und mehr. Das Wunderbare heute ist aber das wir Menschen heute die Möglichkeit haben auch ohne BerufRreligionsProfis auf dem Wachstumsweg voran zu kommen. Sogar ein Schluck Salvator, was ja nichts anderes als Heiland bedeutet, ist da oft wirkungsvoller, als diese Berufsgruppe der Christenheit. Die genau so benebelt da steht und sich unter dem begriff Kirche oder Christen versteckt wie die damalige DDR Regierung senil war und Deutsche Demokratische Republik der Öffentlichkeit vorgaukelte. Das Gleiche ist ja heute mit allen anderen Sektenbegriffen wie Demokratie, Christen, CDU, SPD, und so weiter und so weiter. Das sind alles Wirrnisbezeichnungen die nicht Stimmig sind, da die Menschen dem Anspruch dieser Gruppenbezeichnungen nicht entsprechen können. Die CDU ist keine Christliche Union und die SPD ist keine Soziale Partei und die Christenkirche der Vatikan ist nicht Christlich. Das gleiche gilt für alle anderen Organisationen auf der Erde. Die Selbstbenebelung oder die Lüge herrscht, so wie damals von Jesus schon den Juden gegenüber gesagt wurde das ihr Vater der Gott Jehova der Lügner der Teufel ist. Was ja auch gut erlesbar ist im Alten Testament. Was man als Mensch in Bezug zu Religion also Meistern Gurus erfahren erleben kann ist ja die Erfahrung dieser Menschen die sie gemacht haben, ihre Verwirklichungserlebnisse. Und da ist sehr gut erlesbar das unterschiedliche Methodik unterschiedliche Erfahrungen bringen, und zwar deswegen, weil jeder Verwirklichte nicht die gleiche Verwirklichung erreicht hat, und somit zu anderen Bereichen in Gottes Universum, Universen, erreicht hatte. Denn es gibt ein Multiversum mit unterschiedlichen Regionen, die erfahren werden und jede Region hat ihre eigene Gottheit ihren Boss Scheff und so weiter. Die Erfahrungen die dann gemacht wurden sind schon Überwältigend und erhaben, insbesondere zu dem Seinszustand dieser Welt hier, die Erde, und somit behauptete jeder unterschiedliche Meister Guru, das er bei Gott war. Und daraus sind dann die Berufsreligionen die Managerreligionen entstanden. Man muss also da wachsam sein, und weiter forschen. Denn der Schöpfer Gott ist laut der Licht Ton der Wort Meister also des Heiligen Geists nicht die Höchste Gottheit, die ein Mensch durch seine Arbeit innere Arbeit erreicht hat. In meinem Buch „Die Meisterin Ching Hai „ habe ich versucht das ein wenig genauer zu erläutern mit vielen Nachforschungen. Bei den Urchristen von Gabriele fand ich dieses Glaubensbekenntnis: „Christus in uns. Christus ist die Liebe. Christus ist das Leben. Christus ist Einheit, Freiheit und Brüderlichkeit. Christus mit uns. Christus durch uns in die Neue Zeit. Christus, das leben auf dem kleinen Reich des Friedens. Christus ist die Liebe, das Leben und die Einheit. Urchristen lieben das Leben, Christus, in allen Menschen, Tieren, Pflanzen und Mineralien. Christus in, auf und über der Erde. Christus, das Allgesetz, die Liebe und das Leben ! Urchristen für Christus! Urchristen in Seinem Willen! Das ist Urchristentum heute. Urchristen in Seinem Geiste". (Aus der Broschüre : Die prophetische Stimme für die Tiere).
Mir fällt noch mal dieser verlogene Krieg ein der zur Zeit immer noch auf Afghanistan lebt trotz der neuen Regierung die vorgestern eingeschworen wurde. Dieser Krieg in dem es in Wahrheit ja um Erdgas und Erdöl und um Macht in der Region geht, strategische Macht und Ausbeutmacht der amerikanischen Firmen ergo amerikanischen Banken ergo Zionisten und Faschisten ala Rockefeller und IG-Farben Kartelle und anderen Monopole.
Denn die riesigen Vorkommen an Erdgas und Rohöl haben es den Amerikanskis und Russkis angetan.
Ist nicht sofort bewusst geworden, dass als in Kabul die Truppen unterlagen am gleichen Tag die Russen ihre Botschaft aufmachten und eigenes Personal hinflogen.
Stellt euch das mal vor, ohne das in Afghanistan überhaupt eine öffentliche Zustimmung war.
Und die Amerikaner benutzen alle anderen dummen Mitmacher an diesem Krieg nur für ihre Zwe-

cke die Ausbeutung des Öls und Erdgases. Menschen sind nach wie vor Dumm, Dumm, Stockblöde das zu unterstützen, und der deutsche Kanzler Schröder der sich schon angebiedert hatte, hier nehmt uns nehmt uns wir wollen dabei sein wir sind sonst nix wert wir sind wertloses dummes Kriegspack nehmt uns, der soll selber nach Afghanistan gehen und selber dort eine Waffe tragen und dort kämpfen.

Merken die Menschen denn immer noch nicht das sich in Wahrheit garnix verändert hat, dieser Bandit Schröder hätte euch in den nächste Krieg gesendet. Bloß weil sein Kopf noch so blöde ist als Politiker oder wie er sich sieht, der Faschisss, denn das sind Faschisten egal ob sie sich als Gute sehen und gegen das Böse kämpfen, diese Polarisierung. Die Menschen haben garnichts hinzugelernt, garnichts sie lassen sich genauso kommandieren und verblöden wie ehh und jehhh.

Es ist gut sichtbar das Demokratie aber auch garnix bedeutet wenn Menschen sooo blöde bleiben.

Eine saubere Wohnung Auto und Land zu haben ist wertlos wenn die Menschen in Wahrheit keine wirklichen Werte haben. Das ist das Resultat der Zusammenbrüche alter Traditionen und aber des GeldMaterialismus Muus.

Warum?

Weil sie nicht wissen was sie sind! Deswegen!

Sie sind eben immer noch die Toten, die Biomasse, oder HoHo stumpfsinnige Bioplasma, von denen Jesus redete als einer seiner Jünger an einem Begräbnis teilnehmen wollte und Jesus sagte :Lass die Toten die Toten begraben.

Diese Toten führen euch, sie sind innerlich Tot, sie sehen nämlich nur den Tod als sozusagen End-Lösung des Lebens.

Deswegen!

Noch mal zu Afghanistan.

In der nordafghanischen Provinz Jowzan sind etwa 18 Billionen Kubikmeter Erdgas zu fördern. Als die Russen damals das Land abmurksten, raubten, mordeten, Banditentum also, Mafiosis, Faschisten, förderten sie in den 70jahren 7,8 Millionen die sie stahlen, raubten.

Denn auch in Russland ist nur das Monopol das Kartell am regieren, da ist nämlich Gasprom der Geheimdienst und das Militär die Heilige Dreieinigkeit wenn es um Raub und Boden geht, genauso wie in den USA die Ölkonzerne also Rockefeller und die Banken, der CIA und das Militär, beide Länder sind in Wahrheit nämlich gleich, deswegen hatte der Busch doch auch Putin sein besten aller heiligsten Freund genannt.

Nachdem die Russen vertrieben wurden, wurden die Erdgasleitungen durch Sabotage im Bürgerkrieg zerstört und die Förderung war futschikato.

In Aserbaidschan, Turkmenistan, Usbekistan sind auch um die 15 Milliarden Barrel Erdöl zu holen. Nun geht es um die militärische Vorherrschaft in Zentralasien insbesondere in Afghanistan.

Denn das Land hat das Unglück gleich wegen mehrerer gieriger Belange der USA ÖlFaschisten und Russlands zwischen ihren Zielen zu stehen, Erdgas Erdöl und die Pipeline aus den Turkmenistanstaaten nach dem arabischen Meer über Afghanistan Drei Kartelle kämpfen schon über 30 Jahre um diese Vorherrschaft stellt euch das mal vor welche primitiven Wesen das sind.

Und welche Wege die gehen, die bauen einen dritten Weltkrieg sofort auf wenn sie könnten so verblödet haben die sich selber und damit auch die anderen Menschen über die Medien gemacht.

Die saudische Delta Oil und der US Konzern Unocoal der mit 46,5% an der Central Asia Gas beteiligt ist, bereits im Frühjahr hatten dieses Kartell einen Vertrag mit den Taliban abgeschlossen aus dem hervorging das sie eine Pipeline durch Afghanistan bauen könnten sobald die Taliban ganz Afghanistan unter Kontrolle hätten. Diesen Deal hatte der UN-Sonderbeauftragte, wie sich das schon anhört Sonderlogik also, also Betrug Lügen, für Afghanistanfragen Charly Santos, der wurde eingekauft was sonst, eingefädelt.

Dann unter der UN -Ich sage euch die UN wurde von Rockefellers Sekte gegründet, und auf dessen Grundstück, deswegen, und Rockefeller ist auch der Mann die Firma hinter dem Betrügen und Morden. Auch wenn dieser Clan nicht direkt am Esstisch seine Zusagen gibt, so hat er sicherlich seine Komandozentrale für Lasergesteuerte „Friedensmacher Raketen" in Politik und Pentagon. Denn das sind ja alles Kartellprodukte.

Dann ist da noch das Turkmen Afghan Pakistan Konsortium TAP unterstützt vom argentinischen Konzern Bridas. Die wollen ebenfall die Rechte und zogen sich den damaligen US Botschafter in Turkmenistan Glenn Nelle an Bord.

Die Antitaliban Allianz wurde unterstützt durch Russland, Indien, und Iran. Denn natürlich hat Gasprom nicht vor die Vorkommen den Amerikanern zu überlassen.

Da die Taliban sich nun mitsamt Ossi Binn Laddi gegen die USA gewendet haben wurden sie einfach zum Staatsfeind Nummer 001 erklärt. So, gut sichtbar ist das, erst als die USA den Binn Laddi total unterstützen mit allem was sie haben und dann zum Feindi erkläri, das zeigt das es da nur um Geld geht.

So diese ganzen Medienverblödungen sind sehr gute Wege wie es ja auch schon in den strategischen Schriften der ZionsWeisen oder Trebisch und anderer Machtsenilitäten gebracht wurde, um die Massen zu verblöden und sogar noch deren öffentliche Unterstützung dafür zu bekommen. Also diese Politik mitsamt den deutschen Politikern sie sind so verlogen so abgrundtief verblödend das aus dem Menschenreich nichts Wahrhaftiges entstehen kann wenn sie weiterhin solche Monopole und Kartelle und Idioten unterstützt.

Sie sind auf ewig die Opfer.

Das wollen sie wohl auch.

Ja das wollen sie.

Basta.

Pasta.

So diese Medien sind wunderbare Werkzeuge der ignorant mit ihren Worten gegen Islam gegen Terroristen, denn die sind in Wahrheit selber die Terroristen.

Gleiches zieht gleiches an.

Es geht um wirtschaftliche Interessen.

Damit der US Gollum Gierfaktor wachsen kann, wie Gollum mit seinem Ring.

Ohh mein Schaaaatz mein Schaaatz.

Und nicht dabei bemerkt dass er inzwischen zu einem wahrhaftigen ekligen Monster für sich selber und das gesamte Leben auf der Erde geworden ist.

Es ist ein gigantisches Betrugskartell das weltweit arbeitet in allen Ländern ist das so. BlutÖl BlutGas MordÖl MordGas.

Was sagt Jesus dazu?

Wer mit dem Schwert tötet wird mit dem Schwert umkommen. Wer mit Gift tötet wird mit Gift umkommen.

Wer mit Lüge gewinnt wird mit Lüge verlieren.

Wer mit Betrug gewinnt wird durch Betrug verlieren und so weiter und so weiter.

Und was sagt man in der Bibel zu dem New York Crash dem Twin Tower 99/9 Dilemma.

Jesus sagte im Lukas Evangelium :

„Jene 18 Menschen die beim Einsturz des Turmes von Silo erschlagen wurden, meint ihr, dass nur sie Schuld auf sich geladen hatten, alle anderen Einwohner Jerusalems aber nicht.

Nein.

Nein sage ich euch, vielmehr werdet ihr alle ebenso umkommen wenn ihr euch nicht bekehrt".

Es hilft da nichts zu Gott zu beten und zu fragen wo war Gott da, der Mensch ist selbst verantwortlich und diese Verantwortung muss er vollkommen Leben und erleben.

Das ist das Ziel der Evolution der Menschwerdung, so zu werden wie Gott selber.

Und Gott ist Liebe.

Keine Ausbeutung keine Bankmafia keine politische Seuche keine Monopole keine Kartelle kurzum kein Demokratie Faschismus.

Und so werden die Ringe der Wahrheit oder das Ursache Wirkungsprinzip ihre Runde drehen bis sie wieder zum gleichen Thema zurückkommen. Das was heute zu sehen ist gab es schon vor vielen hunderten und tausenden vor Jahren, bloß auf anderem Niveau mal so formuliert.

Es sind die Kartelle und wirtschaftlichen Monopole die den geheimen Faschismus vorantreiben die sich genau so Nebel und Verkleidung schaffen wie es jetzt mit Afghanistan gemacht wurde und Bin Laden, damit sie die Kartelle ihre Ziele erreichen, den Weltfaschismus geführt durch ihren demokratischen Faschismus, und wenn das nicht geht dann durch offenen Faschismus.

Heute ist erster Weihnachtstag.

Freut euch auf die Implantate die Chips die man euch implantieren tieren, tieren, will, weil dann doch alles so einfach ist.

Ist das denn nicht alles sssssooooooooooo einfach.

Freut auf, auf das Christkindl des implantierten Chips freut euch das Christkindl ist hier direkt aus der Hölle dieses mal.

So damals das Naziregime das war ein Monster das durch IG-Farben Kartelle aufgebaut wurde ..

Rockefeller hatte stark daran gearbeitet IG - Farben mit an die Macht zu bringen, die jüdischen Banken auch, die Banken die heute die FED in den USA sind und auf die massenhaft Menschen glotzen insbesondere wirre Aktienhändler, die FED ist eine fast totale Weltmonopolseuche, mehr nicht.

Aber da läuft was ab heute in der Politik denn diese Kriege sind in Wahrheit von Firmen von Privatleuten angefacht worden.

Diese Privatleute bleiben im Hintergrund, die werden nie zur Rechenschaft gezogen, deswegen müssen Firmen, Kartell und Monopole genauer ins Blickfeld genommen werden, da Firmen das Schicksal der Bevölkerungen formen. Das muss erkannt werden und den Firmen muss mehr Verantwortung auferlegt werden in Bildung und Ethik und Humanität zu investieren.

Aber wie sollen die das können wenn sie selber deren Besitzer und Manager noch Raubtiere sind das geht gar nicht.

Also müssen Menschen für die, Programme aufbauen und Systeme in denen diese Kartelle und Monopole zur Humanität erzogen werden, zur Lehre Jesus und den Blick auf das was Göttlich ist.

Denn was man heute zum Beispiel über Gasprom oder das Rockefeller Kartell sagen würde das sie bloß Geschäftsleute sind und von dem Profit getrieben sind ist völlig falsch sie sind Faschisten, Banditen, Ausbeuter wie in allem. Das Tier herrscht, mit Uniausbildung. Hinter dem Titel hinter dem Beruf hinter dem Lächeln steht das Raubtier. Denn deren Vater ist der Teufel, wie Jesus sagen würde. Da ihr Verhalten auf Lügen, Macht, und dergleichen beruht.

Raubtiere sind Wesen die nichts wissen was mit ihnen im Bezug zum sterben passiert und Raubmenschen sind Wesen die Denken und glauben das mit dem Tod alles zu Ende ist, was völlig falsch ist, deswegen sind sie noch Raubmenschens geblieben, wegen ihres falschen Glaubens, ergo falschen Denkens.

Die Religionen, das römische Giftkartell, die Kirche, die Mullahs, die haben die Wahrheit für sich genutzt indem sie Wahrheit predigten aber hauptsächlich Betrug predigten um dadurch Macht über Menschen zu erlangen. Die Religionen heute sind allesamt Banditenlogen, Verbrecherlogen um es wieder auf einen einfachen Nenner zu bringen. Die Mullahs rufen zu Morden auf und haben ein Fa-schistensystem errichtet ala Irak usw., und so werden dann auch die Gläubigen weltweit indem sie bereit sind auch zu morden. Die Menschen sind noch Hauptsächlich Raubmenschen geblieben.

Heute wird doch öfter gesagt, geschrieben, das Deutschland zum Beispiel stark von der US Wirt-schaft abhängig ist.

Wieso wohl?

Weil das IG-Farben, ‚Rockefeller petrochemische Kartell eine starke Einheit bildet.

Es ist Zeit sich davon zu lösen und neue Produkte neue Verfahren zu entwickeln um sich von den Giftkartellen der Petrochemie zu lösen.

Das deutsche Faschistenkartell IG-Farben wurde also damals schon stark von US Firmen unterstützt auch während des 2. Weltkrieges. Ford war dabei, ITT, beide produzierten mächtig Kriegsmaschi-nerie aber auch für die USA. Krupp zum Beispiel wurde 1924 von Hallgarten und Company und Goldmann Sachs und Company aus New York mit 10 Millionen Dollar unterstützt. Da ja IG-Farben schon ein mächtiges Kartell in den USA aufgebaut hatte und anderen Ländern bekam es auch unge-mein viel Geld um die Nazis zu unterstützen denn Diktaturen sind ja der Himmel für Firmen. Das ging weiter auch als die Nazis dabei waren alles abzumurksen was ihnen in den Weg kam, auch US Soldaten.

Viele Firmen wie Ford gaben sich den Schein der Neutralität. Neutralität bedeutete aber mit allen Seiten zu arbeiten ob Heil oder Unheil. Ford machte große Profite unter Hitler auch in Frankreich.

So die Firmen bauten ihre Profite sogar aus durch die Kriege mit den Deutschen und USA und En-gland.

Während dieser Kriegszeiten war zwar die Kommunikation zwischen den Firmen etwas weniger aber sie hatten keinen kompletten Abbruch geplant. Nach dem Krieg ging das alles weiter.

Es gibt Berichte wo die Firmen sich schon vor dem Krieg darauf einigten einen Status aufrechtzu-erhalten.

Viele amerikanische Firmen unter anderem ITT versuchten dann sich als Deutsche Firmen darzu-stellen indem sie in deutsche Firmen investierten und sich deutsche Namen gaben.

ITT hatte zum Beispiel Lorenz für sich. Sie kauften sogar 28 % von Foeke Wulf die Bomber bau-ten. In anderen Worten die Firmen investierten, tierten, tierten, in Krieg. Alles, was heute, Ostern 23.3.2008 in Militärische Produkte Investiert, produziert, ist Faschismus, das Tier, der Raubsäuger. Egal welche Nationalität.

So es waren viele amerikanische Firmen die in Nazideutschland den militärischen Aufbau mitführ-ten, Bomber bauten, Kommunikationsnetze mit aufbauten, Telefonnetze und so weiter.

Aber in den USA galten diese Firmen als total patriotisch.

Es wird Zeit das die Menschen diese Strategien der Firmen erkennen. Firmen sind Vertreter des Totalmaterialismus Muus, also Primitive. Firmen sind nur an einem interessiert „Geld".

Jeder der sagt er tut es für die Menschheit ist ein Betrüger und Lügner.

Wer etwas für Geld tut ist ein Faschist ein Raubtier. Weil nämlich diese existierenden Systeme auf der Erde von Raubmenschen Raubtieren aufgebaut wurden und aber auch keine spirituelle Entwick-lung gemacht wird, Global.

Da bleiben wohl nicht mehr viele echte Christen übrig, wa !?

So zurzeit, diese gewalttätige Welle der Globalisierung ist eine Welle der Barbaren und Faschisten in Rolex, Mercedes und mit politischen staatlichen Ehren.

So, wie immer!

Natürlich gibt es heute auch schon entwickelte Manager es gibt auch schon welche, die die Situation erkannt haben und versuchen dagegen zu steuern oder einfach besser ihren eigenen Weg zu gehen.

Jesus hat auch nicht gesagt ihr müsst, er sagte folgt mir.

Also freie Entscheidung.

Das ist das lobenswerte am Göttlichen, Freiheit, Wahrheit, Liebe und viel mehr als das.

Keine Versklavung durch Bindung an Rohstoffe durch Kriege und Morde, keine Ausbeutung durch Steuern, zum Steuern, keine Kastensystemausbeutung durch Bürokraten und Beamtensysteme keine Ausbeutung durch Religionsmanager und Päpste und Kardinäle oder Pastoren. Mullahs oder Könige und Scheichs.

Das gesamte menschliche politische System ist zu ignorant zu dumm. Das religiöse System ist auf Banditentum Morde Versklavung Verbrennung Täuschung Betrug und Menschenverachtung dem satanischen eben, aufgebaut. Der Papst ist sogar die Krone dieses Negativen. All das wird keinen Bestand haben Menschen wenden sich davon ab da die Kirchen bloße Gerippe von Gerippen geworden sind.

Mit der Lehre Jesu hat das aber auch garnichts zu tun, im Gegenteil, es ist genau entgegengesetzt von der Lehre Jesu.

Also falsch!

Aber Raubtierkapitalistisch Blutwurst richtig.!

Und auch wenn die heute damit anfangen würde, das korrigieren, ich würde da niemals mitmachen.

Zu viel Blut an dem Männersektenpuff.

Zu kriminell !

Genauso kriminell wie eben die Kartelle und Monopole der Industrie. Denn das waren die Kirchen ja mal und würden es heute gerne wieder sein. Wie Gollum, sehnen sie sieh nach ihrem Schaaaaatz, mein Schaaaatz mein Schaaaatz.

Eben der Ausbeutung von Erde Tier und Menschen. Der Ausbeutung der Wahrheit durch die Lüge.

Kartell ,Firmen, sie arbeiten wie Blutsauger. Zum Beispiel die Firma ITT, die hatte es sogar geschafft von dem US Steuerzahler 27 Millionen Dollar Entschädigung zu bekommen für Kriegsschäden plus 5 Millionen Dollar Entschädigung für die Firma Foeke Wulf indem sie nun sagten das wäre amerikanisches Eigentum bombardiert durch die Alliierten.

So trickst man alles gegen alles total aus. Wenn die für nix stehen, dann sind sie und ihre Produkte auch nix wert und es ist sozusagen Freiwild für jeden.

Wenn zum Beispiel die Nazis gewonnen hätten dann wäre ITT als eine klare Nazifirma dagestanden, die Nazis verloren, so stieg sie wieder auf als fleckenlose amerikanische Firma.

Sooooooooo.

Krisen werden geschaffen wie jetzt die Religions-Terroristkrise. In diesen Krisen werden sofort Gesetze verändert um Menschen mehr auszubeuten und als Kanonenfutter zu haben.

Alles nur für Firmen, erkennt das, wer ist so blöde für Firmen Kriege zu führen.

Seid ihr wirklich noch so blöde. Politiker sind so blöde die gehen aber auch nicht in den Krieg, das sind Täuscher sie gehören dem tierischen Prinzip an.

Die wahre Lehre Jesu wird in Wahrheit unterdrückt.

Denn wenn sie gelebt werden würde, hätten diese Firmen keine Chance und die Politiker auch nicht.

So eure wahren echten religiösen Gefühle werden immer noch gut ausgebeutet für Firmen und deren Kriege.

Wenn also schon diesen Firmen Nazis gut gefielen und Stalin oder den chinesischen Faschisten, wenn denen also diese kleinen Weltkriege schon gut gefielen was meint ihr wird denen dann eine Weltregierung gut gefallen eine Raubtierweltregierung.

Krieg ist immer das effektivste Mittel das sie anzettelt um zugleich die Massen noch mehr zu Beutel und zur gleichen Zeit ihre Firmen noch besserer Positionen zu geben.

Der Massenmörder Lenin hatte auch gesagt der beste Weg ist nicht durch langsame Veränderung sondern durch Zerstörung der bestehenden Ordnung eine neue Form zu bauen.

Typische dumpfe Raubtierlogik.

Der hatte wohl vor sich einen Fels zu zertrümmern um dann aus dem zermahlenen neue Steine zu formen.

Krieg ist das profitabelste Geschäft insbesondere für jene die beide Seiten beliefern.

Aber dazu gehören auch die Firmenmitarbeiter.

Heutzutage tritt dieses starke Firmeninteresse gut hervor in dem Kampf über die Gesundheitsreform.

Wer heute noch denkt diese pharmazeutischen Firmen hätten wirklich das Beste des Landes der Bürger und des System in ihrem Sinn der ist ein persönlicher Alptraum, mehr nicht.

Gesundheit ist in Wahrheit Faschisssmuuuussysteme Betrugssysteme Ausbeutsysteme, wie Religionen.

Heute wird mit aller Macht von diesen Rockefeller-IG-Farben Kartellen alles getan um bloß kein Mittel auf den Markt zu bringen, das wirklich heilt. Alle Mittel ohne Ausnahme sind Gift und Zerstörung. Warum?

Weil die Grundlage dieser Menschen so war, Lüge, Betrug,

Rohöl als Krebsmedizin zu verkaufen das hat sich bis heute in diesen gigantischen Moloch entwickelt und wird alles tun ihn auch weiterhin am stinken zu halten und wenn man euch den letzten Pfennig abzockt aber ihr dürft nicht gesund werden.

Wenn auch nur ein Mittel dabei wäre das gesund machen würde wären alle Firmen in kürze nämlich Pleite.

Es ist aber genau umgekehrt, die Firmen werden immer giftiger in ihren Forderungen, sie sind schon der Staat selber, sie sind schon die Gesetze selber, sie haben schon ihre Politiker selber, und sie werden immer reicher an Geld, und die Menschen werden in Wahrheit immer kranker, sie siechen oft nur langsam bis zum absterben dahin das ist alles geplant!

So erkennt ihr nicht das Firmen Kartelle gnadenlose Faschisten sind. Diese Kartelle haben diese Konzentrationskamps gebaut.

Stalin hat die Arbeitslager erschaffen, heute sind Arbeitslager in vielen Ländern auf der Erde, die größten in den Ländern die nix haben und die am übelsten, sind mit ihren Politikern - China.

Philippinen ein Land im Chaos, und, und, und.

Seht ihr nicht das diese Firmen schon seit langer Zeit mitwirken die Menschheit auszubeuten zu vergiften zu betrügen zu versklaven so wie Tiere Chipkarten in den Ohren haben werdet ihr sie auf der Stirne oder am Arm haben, ganz wie ihr es freiwillig wollt.

So blöde seid ihr noch.

Ihr könnt noch keine Menschen sein.

Ihr müsst so eine Art gekotze sein, in feinen Anzügen und mit Urlaubsgeld und VW oder BMW vor der Tür, weltweit.

So diese Firmenkartelle hatten schon viel gelernt.

Sie wussten wie man die Massen ausblutet und abzockt.

Nach dem ersten Weltkrieg wurden zum Beispiel alle deutschen Firmen in den USA verkauft, damit keine Deutsche Kontrolle mehr in dem Land über diese Firmen war. Sie wurden von US Behörden (Raubmenschen) einfach genommen und entmündigt.

Aber nicht alle!

Nämlich die pharmazeutische und chemische deutsche Industrie wurde nach kurzer Zeit wieder zurückgewonnen und die Kontrolle war danach über diese Firmen noch stärker als zuvor in den USA. IG-Farbe überlebte also in den USA.

Natürlich wird hier mit Geld gearbeitet.

Menschen werden bestochen ihnen werden lukrative Angebote gemacht wenn sie das und jenes in die Wege leiten in dem politischen Spielfeld. Politiker sind 100 % korrupt.

Wenn hier einer dabei ist der nicht gesündigt hatte der soll den ersten Stein werfen hat Jesus mal gesagt.

IG-Farben bekam seine Firmen wieder zurück weil die US Rechtsanwälte der die staatliche Organisation die diese Firmen bearbeitet eben gut geschmiert wurde. Er wurde später von einer der IG-Farben Kartelle in die Firmen genommen mit einem mehrfachen seines staatlichen Gehalts, ,so einfach geht das.

Durch diese Zeit, schreibt Edward Griffin in seinem Buch „Welt ohne Krebs-World without Cancer, erlebte IG- Farben sein größtes Wachstum in den USA. Während die Nazis also die wirtschaftlichen Kartelle aus Deutschland und den USA Nazi Deutschland aufbauten dazu gehören natürlich die Banken, hatte IG-Farben in den USA einen großen Teil der gesamten pharmazeutischen Industrie unter seine Fittiche gebracht.

Dieses Kartell nicht zu vergessen ist ja ein Kartell das sowohl verwundet aber auch vorgibt zu heilen.

IG-Farben hatte diesmal aber alle seine Firmen in den USA nur noch mit US Bürgern bestückt. Sie sahen wie normale US Firmen aus. Gut getäuscht also. Sie hatten also aus dem ersten Weltkrieg gelernt, lernen gehört ja zum Raubmenschen der muss noch lernen.

Es wurden immer die Namen gewechselt IG.Farben kam nicht mehr vor. Nun wurde alles unter General Anline and Film Corporation gehandelt. IG-Farben hatte also aufgehört zu existieren.

Das ist genau das gleiche was heute mit Bayer mit Höchst mit Aventis und anderen Firmen geschieht. Das ist alles in Wahrheit noch IG-Farben auch die Schweizer Giganten sind alles IG- Farben und die Englischen auch. Glaubt ihr etwa die wollen euer bestes eure Gesundheit eine demokratische Form, denkt ihr etwa die wollen Gesundheit für Menschen Pflanzen Tiere Erde.

Das geht doch gar nicht.

Weil die doch auf Gift aus sind auf vergiften bis hin zu Weltkriegen.

IG-Farben kaufte sich dann immer mehr respektable wie sie ja genannt werden öffentliche Personen amerikanische Bürger, hohe Politiker, Richter und so weiter um diese in ihre Direktoren Posten zu setzen so das diese Firmen mit der Zeit total Amerikanisch aussahen.

Von Amerika aus wurden dann Strategien aufgebaut für die Schweiz.

Die besten Firmen wurde in Paris London New York und anderen Städten ausgesucht um das am besten zu lösen, natürlich alles so genante Rechtsanwälte.

Es wurde daraus eine Schweiz Connection aufgebaut.

Dort wurde eine Firma gegründet die die Patente und alles was dazugehörte bekam von den Kartellen aus den USA natürlich. Das sah ja jetzt nach USA aus.

Damit wurden Spuren verwischt um Nebelbomben für Untersuchungen parat zu haben. Da Edward Greute ja der Mitgründer der IG-Farben war, war es also leichtes Spiel, er war ja auch Schweizer Banker.

Die bauten sich dann dort eine totale verwirrende Struktur auf, genauso wie die CDU zum Beispiel mit ihren Schwarzgeldkonten - denn die CDU ist ja totaler Geldempfänger der Pharma und Chemie Industrie weil alleine auch schon Kohl mehrere Jahre beim Verband der chemischen Industrie war wie auch Merz. Nun, das sind deren politische Agenten.

Deswegen geht's den Firmen in der Bundesrepublik sooo gut und den Menschen nicht, sie können ihr Gift staatlich gut verkaufen.

Denn wenn schon der Staat dahinter steht dann muss das doch die Wahrheit sein. Die Politik und Staat die würden ihre Bürgerchen doch niiiiiie verkaufen.

Oder?

Dort in der Schweiz wurde dann also ein gigantisches Firmensyndikat aufgebaut. Dieses Syndikat wurde dann von allen dutzenden und dutzenden Firmen besessen mit über 60 Konten die in sich alle verschachtelt waren und keiner mehr da durchblicken konnte. Ich muss Lachen wenn ich so was lese, echt gut.

Aber der endgültige Schachzug wurde damit gemacht dass alle IG- Farben Firmen in den USA nun zu IG-Chemie in der Schweiz verkauft wurden. Hohoho.

Also im Krieg da die Schweiz ja auch Neutral war wie die Firmen hohoho, würden diese Firmen als Schweizer Eigentum angesehen. Nicht schlecht.

Ohne das etwas Amerikanisches daran wäre.

Und sobald die amerikanischen FIRMEN als Resultat dieser Verkäufe ihr Geld bekamen wurde es auch gleich wieder nach IG-Farben Schweiz zurückgeführt als eine Art von Kredit.

Aber auf dem Papier war wenigstens IG-Chemie der offizielle Besitzer von 98 % der amerikanischen Firmen.

Die amerikanische Seite der Geldtransaktion wurde durch die ehrenwerten Rockefellerbanken gehandhabt.

Der Direktor der Investment Abteilung von der Rockefellerbank in New York war nebenbei noch einer der Direktoren bei IG-Farben in den USA.

Klaro!?

Hier ist noch mal eine Vergleichsstudie zu Helmut Kohl dem Ehrenmann. HoHoHo.

In 1938 wurde in den USA ein Walter Teagle befragt der zu den Direktoren der IG-Farben gehörte. Er sagte er wisse nicht wem IG-Farben gehört. Teagle war auch Präsident von Rockefellers Standart Oil heute Esso- Exxon, er wisse auch nicht wer die Kontrolle von IG-Farben hat, von der er Direktor war. Er wisse auch nicht wie viel Aktien IG-Chemie hielt in der Schweiz an IG-Farben in den USA und er wisse auch nicht wer IG-Chemie besitz. Er sagte auch er wisse auch nicht wer den Batzen von 500 000 Aktien hat mehr als ein halbe Million Doller--die er ausgestellt hat.

Kommt mir irgendwie bekannt vor. Leuna und so.

Kohl und Konsorten, wie gesagt es läuft alles in Kreisläufen, wenn nicht erkannt wurden werden die Menschen sich nicht davon befreien können.

Dabei gibt es Unterlagen wo Rockefellers Imperium sich nicht von den Gewinnen von IG-Farben ausschließen wolle und nun kräftig mitmischen wollte und auch tat.

Die Untersuchungskommission genauso wie heute gab nach drei Jahre auf. Wer weiß weswegen wohl auf Druck der Raubtiere das ist am wahrscheinlichsten.

IG-Farben war nun ganz schön mächtig, und wenn Raubtiermenschen mächtig sind wissen die in Wahrheit ja nicht was sie damit machen sollen die Geister die sie riefen wirken nun, egal was die Menschen auch vorhaben, die Kräfte sind so gewaltig das diejenigen diesen Kräften ausgesetzt sind weil das nämlichen andere Leitenergie so wie Leitkultur ist.

Sie selber werden tatsächlich nur Skelette mehr nicht. Sie sind total von Äußerlichkeiten regiert.

In 1916 schrieb ein Hugo Schwitzer Dr. natürlich, Doktoren sind feine Menschen, er schrieb, da er zur Bayer Companie gehörte einen Brief an den deutschen Ambassador von Bernstoff, in welchem er erwähnte wie nötig es ist in der nächsten Wahl einen Amerikanischen Präsidenten zu haben, dessen persönlicher Blick und Parteipolitik in Harmonie mit den Zielen von IG-Farben währe.

Zu der Zeit wurde in den USA die Republikaner als Favorit gehandelt. Zu der Zeit wechselte ein

Demokrat H.A.Metz über zu den Republikanern er war lebenslang ein Demokrat gewesen. Metz war Präsident einer der IG-Farben Firmen. Es zeigt das IG-Farben die Republikaner bevorzug. Und wer ist heute wieder in den USA an der Macht und haut gleich Mambo Rambomäßig rein, Buschi ein Repubi.

Das Kartell schlägt also zurück.

Bin mal gespannt was die so vorhaben.

Damals in den USA jedenfalls 1942 bekam die Library of Congress ein verschlossenes Geschenk von 9000 Briefen, von Edward T. Clark. Clark war der private Sekretär von dem US Präsidenten Calvin Coolodge. Da waren interessante Bericht drin.

Clark verließ seine Position im Weißen Haus damals und wurde einer der Präsidenten von Drug Incorporated, die gigantische Kombination mehrerer IG-Farben Firmen in den USA. Da er gute Kontakte hatte zu US Präsidenten wohl, die er auch gut nutzte zum Beispiel zu Edgar Hoover, der fragte ihn ob er nicht wieder zurückkommen würde ins Weiße Haus.

Er tats.

Jedenfalls um die Geschichte kürzer zu machen, Hoover bekam starke Unterstützung vom IG-Farben Kartell. Denn er war der Mann der in Harmonie mit IG-Farben war.

Hurra, prima, Erfolge.

Das Kartell hatte also nichts zu befürchten, genau das gleiche Kartell bloß noch größer heute, ist die Buschregierung heute.

Und sie wirkt auf die EU ein und ist die WTO und Weltbank selber. Dieses Kartell ist heute unter anderem stark in der Bundesrepublik am wirken ein Teil davon ist zum Beispiel die Rockefeller Stiftung die ganz gezielt Gelder zu Universitäten und Schulen und anderen Gruppen gibt um sie dann von sich und ihren Zielen abhängig zu machen wie zum Beispiel in den USA da ist fast nichts mehr unabhängig die Universitäten sind alle zu Söldner des Kartells geworden und systematisch werden die Bekämpfungen gegen die Wahrheit weiter geführt .. Denn die Natur so wie sie ist die Pflanzen und so weiter sind Teil der Wahrheit und des Heilens und Plans Gottes kostenlos wohlbemerkt aber für Faschisten wie Rockefeller es war und wie das Kartell es ist, ist das Gift im Auge ihrer Sichtweisen denn sie wollen ja kontrollieren und Ausbeuten und beherrschen und versklaven und töten.

Genau die gleichen Ganovenspiele werden heute in Deutschland gespielt mit dem Untersuchungsausschuss gegen die CDU Gelder.

Das sind die gleichen Hintergrundfirmen das gleiche Kartell.

Mit den gleichen Zielen, und ich sage euch jeder von der CDU der dabei war ist auf der Gehaltsliste. Es sind also Verbrecher die euch erzählen wollen was ihr wie und so weiter zu tun habt aber da ihr nicht wirklich konsequent euch reinigen wollt gehört,gehört ihr auch dazu .. Es ist eben die typische menschliche Entwicklungsschwäche, das sie lieber auf das was sie sind hören und das was sie wollen in Bezug zum fressen scheißen und vögeln als das sie erkennen weswegen und wohin das führt und sich davon zu lösen.

Nämlich als zum Beispiel in den USA Untersuchungen gemacht wurden in Bezug zu IG-Farben da stellte sich heraus das der amerikanische Staatsanwalt selber der die Untersuchungen führte die ganzen 6 Jahre der Untersuchung auf der Gehaltsliste von dem IG-Farben Kartell war, und als die Untersuchungen zu Ende waren natürlich ohne Resultat genauso wie es in der Bundesrepublik sein wird mit der CDU-IG-Farbekartell, da wurde der Staatsanwalt später einer der Direktoren für General Analine and Film in den USA.

So, man kann heute davon ausgehen das die gesamte Politik, ich würde sagen, weltweit auf der Erde eine Bande potenzieller Verbrecher und Banditen ist, sein könnte, die auf der Gehaltliste der Firmenkartelle stehen.

Na gut, so ist es eben.

Das zeigt aber ganz klar das politische Parteien und Politiker total überflüssig werden und sind. Warum sich das Gelaber dieser Idioten und dumpfen Nebelbombenwerfer anhören, wenn man das umgehen kann und gleich zur Sache kommen kann.

Also das Kartell hatte damals in den USA schon den US Präsidenten kontrolliert und seinen höchsten Staatsanwalt. Das war also mächtiger Einfluss, damit konnte man schon in einem Land und auf der Weltbühne viel erreichen in seinem Sinne und ganze Massen verblöden vergiften und auf seine Art vernichten.

Derweilen war ja in Deutschland das Nazitheater am wirken. Also Vollblut Raubtiere Raubmenschen. Das Tier.

Da, mit den Nazis, konnte das Kartell seinen volle Blutstüüüfigkeit ausschöpfen und nun voll seine satanischen Verse ausleben nämlich die ganzen Tierversuche auch an Menschen machen wie sie es ja in den Konzentrationslagern gemacht hatten die das Kartell ja selber für sich als Arbeitslager aufgebaut hatte. Wie heute schon in milderer Version in China Philippinen Mexiko und Vietnam und anderen dummen Staaten die genau diese Tendenzen auch verfolgen denn sonst würden sie ihren Landsleuten oder Landstieren es ja nicht antun.

Wie gesagt, Faschismus ist nix deutsches Faschismus ist global da. Es hat auch vor sich global zu zeigen in einer unter ihrer Regie Version als Weltfaschisssmus, wartet nur ab.

Denn die Lernprozesse sind ja gemacht worden und damit ist das Schicksal das Karma was du säst das sollst du ernten Prinzip ja geöffnet worden und wenn die Menschheit sich nicht total dagegen wehren wird und diese Parasiten diese Wahnsinnigen die heute alles beherrschen im öffentlichen Leben umkehrt oder weglebt dann wird es etwas viel, viel schlimmeres geben als der Nazifaschissmuuus nämlich der Globalfaschismus.

Internationalität ist was Schönes in Freiheit und gerechter Verteilung aller Vorkommen.

Aber das haben die gar nicht vor, denn das Kartell besteht ja aus den Verneinern der Ungiftigkeit die wollen dass das Gift herrscht die Chemie, die Synthetik, eben das Falsche und die glauben und denken das die gesamte Wirtschaft davon abhängig ist, so blöde sind die noch, eben Raubsäugetiere, mehr nicht, aber gefährlich.

So, dieses IG-Farben Kartell hatte einen großen Teil der US Wirtschaft und Politik auf seiner Gehaltsliste, so wie heute in Europa und Global, und das ja bei denen Zeit Geld ist und sie bloß ihren Tod vor Augen haben als Ziel, ist doch klar das bei so viel Ignoranz Geld gewinnt.

Auch John Foster Dulles Secretary of State in den USA war auf der Gehaltsliste von IG-Farben. Er war einer der Direktoren von der Internationalen Nickel Firma in Kanada, die war mit IG-Farben verbunden. Denn diese Firma hatte das gesamte Nickel vor dem 2. Weltkrieg nach Deutschland geliefert. Dulles war auch der amerikanische Repräsentant vom Schröder Trust in den USA und Schröder Trust war Hitlers Agent in den USA. Der Schröder Trust war wiederum eine Kartellsache der Rockefellergruppen.

Praktisch das gesamte Republikanersystem war in den Händen von IG-Farben und Rockefellerkartell. Diese gesamte Gruppe baute an Zielen die aber auch niemand jemals für möglich gehalten hätte. So wussten die Politiker in den USA zum Beispiel was Hitler für Ziele hatte. Und sie unterstützen ihn indem sie alles taten um die Industrie dort anzufeuern und die Banken sendeten Geld, Waggonweise rüber, natürlich in Tarnwaggons, ist doch klaro.

Als ich diese Bücher las, aus dem amerikanischen, musste ich sehr viel Lachen über menschliche Erfindungskraft und über politisches Milieu. Wie es total, aber auch total, bloße Flaggen der Kartelle sind. Das ist heute in der Bundesrepublik das gleiche.

Deswegen auch!

Diese Unwahrheit muss weg!

Politiker, politische Parteien müssen aus der menschlichen Gesellschaft verschwinden.

Damit mehr Wahrheit gelebt werden kann. Egal wie sie auch aussehen mag.

Egal wie dumpf das alles noch ist, weil das ja keine erwachten SufiMeister sind, aber alleine durch die Eliminierung der Politik würde mehr Wahrheit zum Vorschein kommen, auch wenn sie noch so verlogen sein mag.

Politik mit seinen Massenbelügungen der Massen, ist eine Schicht zu viel in dem Schleier der Selbstverblödung und der Verblödung der Menschheit weltweit.

Politik muss von der Erde verschwinden.

Der Mensch arbeitet, er hat sein Arbeitskraft, seine Kreativität, seine Liebe und seine Schwächen.

Diese direkte kreative Schöpferkraft die in allen ist, ist maßgebend nicht die Lügen der Politiker, die falsche Bilder erzeugen und nach deren falsche Bilder sich da dann die dumpfe Industrie halten muss und seinerseits versucht irgendwie da durch zu kommen.

Natürlich sind Wirtschaftsmenschen keine Heiligen mehr das Gegenteil, aber das kann verändert werden.

Diese Kartell zeigt sich am besten mit einem Blick während und nach dem Krieg was das für eine Macht in der USA und der US Politik war. Im Februar 1942 wurden dann die amerikanischen IG-Farben Firmen unter den amerikanischen Staat gestellt. Also einkassiert. Innerhalb einiger Monate waren alle Direktoren und Chefs aufgefordert worden von den Firmen zurückzutreten.

Aber wen legte dann der US Staat dafür rein?

Es wurde ein internationaler Finanzier eingestellt, Victor Emanuel. Emanuel selber saß als Direktor bei General Analine und Film. Also, Bingo, sie hatten einen ihrer eigenen Leute rein gebracht bloß um die Bevölkerung zu blenden, die US Bevölkerung natürlich.

Emanuel war von 1927 bis 34 in London in Verbindung mit der Schröder Bank. Das ist die gleiche Organisation die mit der Rockefeller Gruppe arbeitete die IG-Farben repräsentierte und der finanzielle Agent für Hitler wurde.

Schröder von London war natürlich Schröder aus Deutschland. Nämlich Baron Bruno Schröder. Schröder war ein hohes SS Tier. Er war bekannt als der SS Banker.

Also es hatte sich für das Kartell nichts geändert, bloß die Amerikaner wurden verblödet. Mehr nicht. Genauso wie jetzt die Deutschen verblödet werden und ununterbrochen verblödet werden. Man will aus euch gute Sklaven machen die ärmsten in Europa wenn's geht. Das ist doch was oder.

Ich sag euch Faschismus ist nichts Nationales oder deutsches oder amerikanisches oder indisches oder chinesisches. Faschismus ist ein sich selber sehende Seuche der Raubsäugetiere mehr nicht.

Auch als die Nazideutschen flach bombardiert wurden, und überall Berge von Schutt und Blut und Leichen lagen, was die Alliierten aber sehr erstaunte war, als sie nach Frankfurt kamen, da stand ein Gebäudekomplex total unzerstört da.

Welcher wohl?

Genau, das Hauptquartier von IG-Farben.

Den Bombern wurde mitgeteilt das Gebäude nicht zu bombardieren. So weit ging die Macht des Kartells. Das heute genauso da ist und euch ausbeutet wie damals. Und noch stärker geworden ist, da noch mehr Konkurrenten flach gelegt wurden.

Als der Krieg zu Ende war kamen hunderte von amerikanische Investmentbanker Anwälte und Industriebosse alle die Verbindungen zu dem Kartell hatten nach Deutschland. Sie alle hatten Brigade General Uniformen an um die Denazifizierung und Dekartellisierung im Nachkriegsdeutschland durchzuführen.

Zu welchen Gunsten braucht man sich erst gar nicht fragen.

Es blieb alles beim Alten es wurde bloß anders verschleiert.

Es gibt dann Briefwechsel von denen die ins Gefängnis kamen, worin sie ihren alten Kumpanen schrieben den Kontakt wieder zu festigen denn bald werden die Amerikaner die Restriktionen wieder lösen. Es stimmte auch. 6 Monate später fingen die Maschinen schon wieder an zu brummen. Die Aktien von IG-Farben erreichten wieder vertrauensvolle Stärke auf dem Aktienmarkt und das freie amerikanische Geld kam in Form vom Marschallplan.

Nicht schlecht.

Nicht schlecht.

Also hier kann gut erkannt werden Politik ist wertlos.

IG - Farben hatte praktisch alles wiederbekommen was sie vor dem Krieg auch hatten weil nämlich die US Seite natürlich als amerikanische Bürger dafür kämpften, denn sie gehörten ja dem Kartell an. Das waren ihre Gehälter. In den USA hatte IG-Farben seine Firmen wiederbekommen, nein in Europa, in den USA wurde noch darum gekämpft oder besser das Recht eingefordert.

Man versuchte nun die Kontrolle der US Regierung über die IG-Farben Firmen wieder zu bekommen.

IG-Chemie in der Schweiz hatte sich nun anders genannt um sein Image, das kommt doch bekannt vor oder, zu erhellen, sie hieß nun in Französisch- Societe Internationale pour participations Industrielle et Commerciales.

In Deutsch, Interhadel.

Als Interhandel machte nun die Schweiz dem US Staat die Suppe heiß indem sie ihre Schweizer Firmen zurückhaben wollte, lach lachlach, sie sagten Interhandel ist nicht eine Deutsche Firma, obwohl Interhandel sich weigerte zu veröffentlichen wem Interhandel gehört. Hurrahhhh.

Sie sagten dass ihre amerikanischen Firmen illegal vom US Staat genommen worden sind. Aber im Gericht wurde bewiesen das Interhandel in Wahrheit eine Firma von IG-Farben in Frankfurt war weil man das nämlich in den Unterlagen der Frankfurter Filiale gefunden hatte.

Unter dem Senator Bobby Kennedy der unter Kennedy Attorney General war wurde dann vorgeschlagen General Analine als Versteigerung zum Verkauf anzubieten.

In 1953 wurden IG-Farben Werte nach Höchst und Bayer gebracht und anderen Kartellfirmen. IG-Farben war dann nur noch ein Skelett aber das Kartell natürlich nicht, es war bloß auf andere Firmen übertragen worden. Damit auch nicht zu viele Nazi Opfer zu, zu, zu, viel an Gelder zurückverlangen konnten. Diese Firmen heute die unter der Leitung von dem FDP Mann Graf Lambsdorf ihre Gelder heute noch mal zusammenraffen mussten, sind die Kartellfirmen IG-Farben heute, an denen die weiteren Forderungen die IG-Farben damals zu umgehen versuchte indem es sich auflöste und das Kartell eben mit Bayer und Höchst und heute Novartis und der Schweizer Giftküche und, und, und, und, weiterführte, nicht weitergeben wollte an die Nazi Opfer damals. Aber das Rad der Geschichte ist rund und es kommt immer wieder zurück auch noch nach tausenden von Jahren wenn man sich davon nicht befreit.

Unter Kennedy wurde also die US IG-Farben verkauft. Es war so gemacht dass jeweils die US die Schwyz und Deutschland jeweils einen Teil der Erlöse bekommen sollten um die Opfer damit zu bezahlen.

Aber der gesamte Aktienanteil der Schwyz ging sofort wieder über auf IG-Farben, und fast alles der Gelder in den USA ging wieder zurück in die IG-Farben Firmen der USA, und die deutschen Anteile sollten die deutsche Industrie wieder aufbauen.

Es war die größte Transaktion die an Wallstreet jemals vorgenommen wurde. Ein Syndikat von 225 Firmen bekam den Zuschlag. Wohl wer?

Ja.

Die Rockefelleragenten.

Damit war alles beim Alten geblieben.

Nun war das Hauptquartier nicht mehr in Frankfurt sondern in den USA.

Die Interessen der Menschenmassen wurde total übergangen, total. Es sind bloß die Interessen von einigen wenigen die eine Rolle spielen wollen.

Aber welche Macht liegt in der Masse der Menschen der Masse der öffentlichen Mengen.

Eine Macht die viel größer ist als diese mächtigen Kartelle, Firmen, und Mitlauf- Politiker.

Dessen müssen sich die Menschen bewusst werden.

Denn sonst seit ihr weiterhin Opfer von Faschisten.

Faschisten die euch krank halten wollen, schwach, die euch das falsche verkaufen in Medikamenten und Nahrung und euch gnadenlos vergiften und ausbeuten, gnadenlos.

Es ist also der Zusammenschluss von der Rockefellergruppe und dem IG-Farben Kartell der Deutschen, die zurzeit die gesamte Weltwirtschaft kontrolliert mit deren Zielen.

Natürlich sind die Rothschildbanker ganz tief darin verwickelt. Dieses Konsortium hat das Ziel unter jeder Flagge, egal wer da mitmacht das gesamte Finanzwesen und Industriewesen der Menschheit zu kontrollieren.

Rockefellers Vater selber war ja ein Lump und Betrüger der mit Lügen den Menschen Rohöl als Krebsmittel verkaufte.

Und aus diesem Lügensystem ist die Amerikanische als auch die Deutsche petrochemische Industrie aufgebaut die heute die Menschen weltweit ausbeutet und vergiftet und die Staatskassen plündert mit medizinischen Kosten, und SubSubVentionen.

Warum?

Weil sie das selber in ihrem Sinne aufgebaut haben überall in den westlichen Ländern.

Die ganzen Gesundheitssysteme sind alle so aufgebaut damit die Kartelle am leichtesten und unbemerktesten ihre schädlichen giftigen Produkte verkaufen können. Sie sind sogar die Lehrer der kommenden Ärzte, Chemiker und Journalisten und so weiter, weil das gesamte Wirtschaftssystem nach ihnen aufgebaut ist, also es ist zum Untergang verdammt. Weil es ein Verbrechersystem ist.

Das System des Tiers.

Der Vater von Rockefeller war nie Mediziner aber er nannte sich Doktor William A. Rockefeller der zelebrierte Krebsspezialist. Seht ihr die kausalen Zusammenhänge die Kausalität wächst so.

Die Ursache wächst Jahr für Jahr weiter in diesem Sinne. Heute ist die Krebsforschung ein gigantischer Markt der von den Steuergeldern finanziert wird. Unbeschreibliche Mengen an Lügen werden dort materialisiert. Ihr seid sozusagen total in Teufels Küche.

Total.

Der Vater von Rockefeller war ein Täuscher.

Die gesamte Medizin die heute darauf aufbaut, aber auch, total, ohne Ausnahme, ist eine Täuschung. 1 und 1 ist 2. Genau nach dem Prinzip geht es. Und wenn heute gesagt wird das Deutschland wirtschaftlich von den USA abhängig ist, ist es hauptsächlich darin, denn IG-Farben war ja auch eine Betrugsfirma oder ist es heute noch mit Bayer und Konsorten, die produzieren nur Gifte.

Rockefeller hatte viele gerichtliche Bomben hatte Frauen vergewaltigt und viele Betrügereien gemacht. Er musste sogar wegziehen das damit das Gericht ihn nicht verfolgen konnte. Er war eine üble Ratte total der Illusion verfallen.

Er war stolz darauf andere zu betrügen und lehrte das auch seinen Kindern. Betrügen war seine Stärke seine Leidenschaft.

Genau das ist heute die Geschäftsmethode. Er war total gegen freie Wirtschaft. Rockefeller wollte nichts mit freier Marktwirtschaft zu tun haben, und Monopole sind ja nicht die nächsten Schritte in der Entwicklung von freier Marktwirtschaft sonder die Flucht davon.

Konkurrenz ist eine Sünde sagte er mal.

Aber das war natürlich bloß aus seiner tierischen Sichtweise denn bloß Tiere sehen diese Blickwinkel so weil sie daran gebunden sind, sie können nicht anders, das ist das Tierreich. Und wer so denkt ist auch noch stark am Tierreich gebunden und hat sich nicht zum Menschen weiter entwickelt.

Der Begriff Konkurrenz muss bloß mit entspanntem Blickwinkel gesehene werden und als Harmonisch gesehen werden. Aber er sah das als Sünde und baute sein Sündensystem gegen die freie Marktwirtschaft auf. Ich kann den schon verstehen aber es war eben bloß die Sichtweise seiner Ignoranz. .

Er hatte dann diesen Plan Konkurrenz zu eliminieren.

Der tiefe Sinn ist schon richtig denn im weitesten Sinne wird die Weltwirtschaft die Menschheit nicht als Konkurrenten überleben können außer sie wollen einen endlosen Krieg, Krieg, Krieg, führen egal mit welchen Mittel und können sich so da sie an diese niederen Werte dann gebunden sind nicht spirituell weiter entwickeln. So, in dem üblen ist ein Kern Wahrheit und ein Teil des Guten sichtbar.

Aber da er die Zerstörung von allen anderen mit einbezog die nicht seinem System folgten, ist es natürlich inakzeptabel. Es geht nur mit freier Entscheidung.

Jesus sagte folge mir.

Das Rockefellersystem ist mit Heiraten und ehemaligen Konkurrenten die besiegt wurden und Teilnehmern ein gigantisches zusammenhängendes Finanz und Industriesystem. Das aber auf Betrug aufbaut, da.

Und das ist ganz wichtig!

Dieses System und das IG-Farben System alles was Nahrung ist also reine Nahrung Bio natürlich und alles was Vitamine Mineralien und alles was nichtmedizinisch ist alles was nicht synthetisch petrochemisch ist, total bekämpft.

Und da es auch selber der Staat ist und die Gesetze macht es auch auf der Gesetzesebene die allesamt senile Gesetze von Verrückten, Faschisten, sind, bekämpft und versucht auszurotten.

Mit anderen Worten diese Kartelle haben sich total dem falschen verbunden und wollen das Falsche zum natürliche gesunden erklären per Gesetz sozusagen.

Wenn ihr das nicht schnellstmöglich durchschaut und euch davon abwendet und euch natürlich ernährt und selber kocht und Pflanzen esst werdet ihr noch wesentlich kranker, leidender ,und übler werden noch Saurer als ihr es schon heute seid.

Wacht auf!

Das gesamte Gesundheitssystem ist ein Banditensystem mitsamt den ärztlichen Ausbildungen mitsamt der Kontrolle der Medien mitsamt den Banken und mitsamt der petrochemischen Industrie. Ohne Ausnahme.

Die Samen die damals von Menschen gesät wurde sind nun so weit als gigantische Kaputtmachstrukturen gewachsen. Das ist einer der Gründe weswegen sich viele Menschen unwohl fühlen, denn es ist eine gigantische Entfaltung negativer Energie passiert, gigantisch, die sich freien Weg gebahnt hat, und überall mitwirkt weil diese Menschen das entfaltet haben.

Die negative Macht hat also bis jetzt gewonnen das muss ganz klar erkannt werden. Wenn die Menschen sich davon lösen wollen falls sie das überhaupt wollen und nicht doch noch mehr Dunkelheit wollen, weil sie immer noch nicht lernen können und die simpelste , simpelsten Erfahrungen immer wieder wiederholen müssen bis es klick macht und man die Schnauze voll vom Töten hat. Denn das alles ist noch Töten. Die Erde wird getötet, Menschen werden im Namen der Gesundheit getötet. Das Wasser wird getötet die Luft die Freiheit es ist das Dumpfe Prinzip des Tötens das auf der Erde noch herrscht. Das Tier.

Aber wie gesagt, vielleicht seid ihr tatsächlich noch so blöde und müsst weiter Leiden.

Denn durch Worte und Bücher und durch Philosophie und Erleuchtete und durch Heilige lernt ihr einfach nicht.

Ihr lernt hauptsächlich durch Ignoranz durch Leiden.

Ihr lernt am besten wenn die Ursache eurer Dummheit auf euch wieder zurück kommt und dann noch nicht mal selbst dann muss sie mehrere male zurückkommen.

Also was du säst das wirst du ernten Prinzip auf diesen Weg lernt ihr am besten, nicht weil ihr das wählt sondern in diesem Falle weil ihr gezwungen seid.

So blöde seid ihr noch.

Buddha hat mal gesagt :

„das erwachte Pferd weiß schon bescheid wenn es schon den Schatten der Peitsche sieht".

Es ist also eure tierische Seite in euerer Psyche. **In Wahrheit seid ihr alle das Göttliche.**

Aber da ihr durch die Geburt in den menschlichen Körper total von den Sinnen benebelt seid, die Macht ist so stark, habt ihr kaum Zugang zu euch selber.

Ihr wisst nicht mehr wer ihr wirklich seid, das gehört zur Evolution das zu erkennen, dazu reicht es nicht das bloß denkerisch zu erkennen, ganz einfach, da das göttliche die Ursache von allem ist, auch mich, ist die logische Konsequenz das ich selber göttlich bin, und zwar total.

Da gibt es keine Wenn's und Abers.

Aber die negative Macht, die Sekten die diabolischen Kräfte auf der Erde und anderen Planeten, will das mit aller Macht versuchen zu vertuschen, mit aller Macht.

Ihr habt gelesen mit welchen Mittel die Macht arbeitet die nicht die Wahrheit oder die Liebe ist.

Die Weisen von Zion, das Geld also, oder Arthur Trebisch mit seinen Leitlinien, oder die chinesische Machtseuche. Und da gibt es auf der Erde massenhaft andere Wege die genauso tief darin verwickelt sind.

Ich komme noch mal auf die kleine Kartellgeschichte zurück, die ja in Wahrheit viel düsterer ist als hier in Minifassung abgezeichnet wurde. In den USA zum Beispiel da hat dieses Kartell praktisch einen eigenen Überwachungsstaat aufgebaut mit öffentlichen staatlichen Organisationen die so aussehen als ob sie für die Wahrheit da sind aber tatsächlich bloß für die Machenschaften der Industrie aufgebaut wurden, da sie selber diese staatlichen Organisationen aufgebaut haben durch ihre gekauften Politiker und Wissenschaftler. Die FDA in den USA ist eine totale Betrugsorganisation die ununterbrochen pflanzliches also natürliches als das Üble darstellt aber das Synthetische die Produkte der petrochemischen Industrie von der sie die Organisation ja aufgebaut wurde immer als das wahre darstellt. Und schlimmer noch in den USA werden regelrecht Natur und Pflanzenverfechter auch die wenigen Ärzte die sich dieser verlogenen Norm in den USA nicht angepasst haben verfolgt und bestraft und durch die Medien gezogen und als üble Scharlatane bezeichnet. Dabei ist diese Organisation die staatliche Stelle in Wahrheit der Betrüger. Das geht in den USA so weit das wenn zum Beispiel Ärzte die ein pflanzliches Mittel benutzen oder eine normale Pflanze die zum Beispiel Krebs heilt, das sie dann sogar die Kontrolle über die US Post haben und der Arzt dann, der Arzt dann keine Post mehr bekommt, und mit noch viel üleren Schikanen wird in den USA gearbeitet.

So der Faschismus in den USA ist ganz tief im Staat verankert mit seinen Organisationen und Bürokratengruppen. Selbst die Ärztevereinigung in den USA ist eine totale faschistische Organisation da sie total auf das Falsche das unnatürliche gepolt ist und den Ärzten nicht erlaubt ist pflanzliche Mittel die Krankheiten heilen diese zu benutzen, so ist die Macht dieses faschistischen Kartells. Zusammengestellt aus dem Rockefellersyndikat dem IG-Farben Syndikat und dem Syndikat der Rothschildbanken. Diese drei Kartelle, Monopole, Syndikate regieren und versuchen zu Regieren und sind darauf aus die Erde zu beherrschen mit ihren Betrügereien. Sie sind schlechthin das Üble. Die Wissenschaft ist aufgrund dessen weil sie von denen bezahlt wird eine Wissenschaft der Finsternis geblieben.

Erst wenn die Wissenschaftler die Reinkarnation anerkennen werden erst dann kann sich die Wissenschaft weiterentwickeln, denn das ist ihre geistige Blockade diese Verneinung.

Man braucht sich natürlich nicht auf diese existierende Wissenschaft zu fixieren, besser ist es sich seine eigenen Wege zu erarbeiten und eine Wissenschaft aufzubauen die eine Geistwissenschaft ist eine Lichtwissenschaft eine Tonwissenschaft damit eine Liebeswissen geschafft wird. Es ist besser sich gar nicht mehr mit der existierenden Wissenschaft zu befassen sondern sie ihren eigenen Untergang anstreben lassen stattdessen eine erweiterte erfrischendere erfreulichere Wissenschaft zu generieren.

Ansätze sind ja schon dazu da.

Erfolge auch!

Die sogenannte US Demokratie muss mehr als dringend entfaschistisiert werden. Denn die US Politik ist eine Faschistenpolitik geführt von vielen Verrückten, aller unterschiedlicher Glaubensrichtungen, Christen, Juden, wenn man will kann man hier den alten Faden des Alten Testaments weiter spinnen auf den diese faschistischen Formen noch aufbauen denn Demokratien heute bauen ja nicht auf dem Neuen Testament auf der Lehre von Jesus.

Auch in den anderen Staaten herrscht dieser petrochemische Faschismus, England Frankreich und so weiter.

Ich habe gestern in der Zeitschrift Raum und Zeit einen Artikel von einer neuen Partei gelesen „Aufbruch" hier sind einige Auszüge davon:

„Wenn wir jetzt die letzte Gelegenheit verschlafen und uns nicht couragiert mit aller Kraft für die eigene Gestaltung unseres Lebensraumes und unserer geistigen und politischen Freiheit einsetzen, dann entreißen die Großkonzerne und ihre politischen Handlanger im Zeitalter der Globalisierung dem Volk die letzten Einflussmöglichkeiten auf elementare Lebensbereiche.

Bedroht davon sind unsere Gesundheit und Bildungswesen, die Wasser und Stromversorgung Umwelt-Arbeit und Sozialstandarts sowie Pressefreiheit. Dann befördert uns der Turbokapitalismus global in einen Überwachungsstaat, in dem nur noch WTO-Welthandelsorganisation die Multis und die von ihnen gesteuerten Geheimdienste das sagen haben. Dabei wird der Staat gegenüber der globalisierten Wirtschaftsmacht zur untergeordneten Körperschaft verkommen, mächtig nur noch gegenüber seinen Bürgern mit repressivem Instrumenten wie Hightech, Polizei und Militär. Und der Bürger hat zu zahlen damit Ruhe herrscht und seinesgleichen nicht mehr aufbegehrt im Lande in einer chemisch und atomar stets vergifteten, biologisch und gentechnisch entfremdeten und Hochfrequenzverseuchten Rest-Umwelt und seiner Un-Natur. Denn ein Staatswesen, welches im Sinne seiner Bürger aufmuckst, müsste Strafe zahlen an die WTO und damit mit UN-Sanktionen rechnen wegen nicht zustande gekommener Profite der Industrie.

Die Forderungen des AUFBRUCH

1. Gesundheit für alle durch naturkundliche Ausbildung der Ärzte und Einbeziehung der Naturmedizin als Kassenleistung. Dadurch können innerhalb zwei bis drei Legislaturperioden die Gesundheitskosten von derzeit 590 Milliarden auf den Stand von 1990 mit 270 Milliarden zurückgeschraubt werden. Damit ließe sich der Staat entschulden und jede Menge an Sozial Umwelt und Arbeitsbeschaffungsprogramme finanzieren. Dazu benötigen wir holistische Zentren, in denen Ärzte Heilpraktiker Physio und Psycho Therapeuten, Messtechniker Gesundheitsberater einträchtig zum Wohl ihrer Patienten wirken.

2. Europa muss dringend demokratisiert werden. Wir fordern eine europäische Verfassung. Diese

beinhaltet die Ermächtigungen des europäischen Parlaments und strikte Gewalteinteilung.

3. Wir fordern die Abschaffung des krankmachenden HF-Mobilfunks und die Entwicklung einer Alternativen wie Beispielsweise das Biohandy nach Dr.Müller.

4. Ebenso fordern wir die Ächtung und Abschaffung der Terroranfälligen Atomenergie, der unkalkulierbaren Gentechnik sowie aller derzeit im Zuge des HAARP-Systems ausgebauten Strahlenwaffen, bei welchem durch strahlenmäßiger Überhitzung der Ionen Sphäre unsere gestammte Biosphäre durch Wetterkatastrophen, Erdbeben, Vulkanausbrüche und psychometrische Beeinflussung global gefährdet ist.

5. Wir fordern eine sofortige Abschaffung der unsere Souveränität unwürdigen Abhörmethoden durch das US System Echolon und dem Geheimdienst NSA.

6. Wir fordern eine Ächtung der psychisch und gesundheitlichen gefährlichen ELF-Wellen - extrem low frequenzy Strahltechnik und Waffen. Sie sind das ideale Instrument jedweder zukünftiger Diktatur.

7. Zudem fordern wir laut der UN Charta die strikte Einhaltung der Menschenrechte und das Selbstbestimmungsrecht der Völker, sowie eine Ächtung kriegerischer Aktionen".

Soooo, das war ein Ausschnitt aus dieser aus München stammenden neuen Bürgerinitiative Bürgerwelle e.V. als „AUFBRUCH".

Weitere Infos unter www.raum und zeit.de

So ich kommen noch mal zurück auf diese Wirtschaftskartelle. Sie haben es also in ihrer Macht, da sie das Negative symbolisch und praktisch auf der Erde leben, ihre Gifte die sie im Überschuss haben dann auch per verlogene Werbung in den Gesundheitsbereich reinzuschleusen indem sie ihre Abfälle einfach als Gesundheitsfördernd bezeichnen und somit ins Wasser und Lebensmittel schleusen.

Drei Hauptfeiler haben diese Kartelle insbesondere als Kontrolle 1. Geld 2. Nahrung 3. Wissenschaft 4. Rechtssprechung 5. Politik 7. Militär 8. Medien 9. Bildung .

Ich höre erstmal hier auf denn das reicht ja schon mehr als mehr. Der Hauptpfeiler der petrochemischen Industrie und der dazugehörigen Pharmaindustrie und der dazugehörigen Ärzteschaft und der dazugehörigen Universitätsausbildung, ist ein Bereich. Dieser Bereich hat sich durch Verbraucherschutzscheinorganisationen staatlich mit euren Geldern sogar noch dazu hingestellt euch noch mehr zu verblöden.

In der Politik geschieht nix zufällig.

Auch wenn ihre Entscheidungen noch so blöde sind.

Oder vielleicht auch gerade deswegen, bewusste blöde Entscheidungen ja bewusste verblödende Entscheidungen, denn so werden Menschen auch als Sklaven gehalten.

Hier sind einige Seiten aus dem Buch von Johannes Holey „2012"

„Wenn etwas geschieht, kann man sicher sein, dass es auf diese Weise geplant war!" Dies erklärte kein geringerer als der karriere-erfahrene Jurist und US¬Präsident F. D. Roosevelt, der aber auch 1943 erklärt haben soll: Deutschland dürfe nicht mehr als Nation existieren (FAZ vom 17.3.1998i87). Betrachten wir bei den aufzudeckenden Manipulationen vor allem solche, welchen wir Menschenguten- Willens auch sonst noch ausgesetzt sein können. Das wirkliche Ausmaß wird wohl nie zu eruieren sein. Nämlich inwieweit es Vereinigungen gibt, die den wahren Kurs der globalen Ereignisse steuern und die alle Arten von verschlagenen, hinterhältigen Taktiken anwenden, um die Menschheit zu täuschen und ihre eigenen Absichten zu verdecken. In der Kürze, die in diesem Buche möglich ist, sind mir nur entsprechende Hinweise möglich, von denen ich vor allem zeitlich differenzierte Schwerpunkte sehe:

•Langzeit-Manipulationen aus dem Altertum, die wir in den Bereichen von außerirdischen Zivilisatoren und irdischen religiösen Priestersystemen vorfinden,

•Mittelfristige Manipulations-Konzepte, wie sie in unserem Jahrhundert überwiegend von Machtsystemen der Großindustrie, von Bankensystemen und globalen Geheimorganisationen ausgehen. Diese haben unvorstellbare Potentiale festigen können, da sie die explosionsartige Vermehrung der Menschheit im zwanzigsten Jahrhundert von 1,6 auf vermutlich 6 Milliarden am schnellsten ‚in den Griff‘ bekamen"

•Tages-Manipulationen, womit permanent zeitnah korrigiert, kontrolliert und reguliert wird, was nicht im Sinne des mittelfristigen Konzeptes beherrscht wird oder was aufgrund von undichten Stellen oder mutigen Forschern oder Journalisten ‚aus dem Griff geraten konnte und

•Selbst-Manipulationen, unter denen wir den größten Manipulanten überhaupt sehen müssen, unseren eigenen Verstand. Oft ist dieser sogar gepaart mit unseren ebenso leicht zu manipulierenden Emotionen.

•Wie schon aufgezeigt, konnten wir an stelle des Wortes Manipulation auch Programmieren verwenden. Sehen wir uns einige typische globale Programiermöglichkeiten an.

•Langfristige Manipulationen durch regressive Planetarier haben wir (mit Literaturhinweisen) bereits behandelt. Auf langfristige Steuerungsprogramme durch Priestersysteme und religiöse Konfessionen habe ich schon hingewiesen. Vergangenheits-orientierte Glaubensorganisationen haben stets Machtstrukturen aufbauen können, die es zu erhalten galt und wozu sich programmierbare, Heilige Schriften bestens eignen. Die Update-Botschaft Jesu (... ich werde bei euch sein ...) für ein gelebtes christliches Leben (wie sie teilweise noch in den später ‚nachgebesserten‘ und daher ebenfalls manipulierten Evangelien zu finden ist) wurde einerseits durch Dogmen, andererseits durch den Glauben an den Gott des Alten Testaments eingekerkert. Die beiden anderen Abrahamsreligionen, der Zionismus (des auserwählten Volkes) und der Islamismus (mit dem einzig wahren Allah) streben heute weiterhin noch gnadenlos, jeder für sich, die absolute theokratische Weltherrschaft an - jeder seinen archaischen ‚ Gottesstaat‘, in dem die Religion Recht und Politik bestimmt.

•Mittelfristige Manipulations-,Konzepte sind durchweg gesellschaftliche Manipulationssysteme und inzwischen so vielfältig und feinst verzweigt, dass die Bücher und Berichte darüber nun doch gewaltig zunehmen. Trotz Mund-Totmachens können diese Systeme den zu erwartenden Kollaps oder totalen Crash noch eine zeitlang aufhalten - aber auch der sei sogar schon „geplant" heißt es. Einige Stichworte dazu: •Turbo-Kapitalismus: Banken- und Wirtschafts-Imperien nehmen unvorstellbar mächtige, weltweite Größenordnungen an, so das sich durch Entmachtung nationalstaatlicher Politiker und durch Ausbeutung menschlicher Arbeitskraft (durch Verlagerung nach dem Billigstlohnprinzip) höchste kapitalistische Prinzipien erfüllen lassen. Altbundeskanzler Helmut Schmidt spricht dabei vom „amerikanischen Raubtier-Kapitalismus".

•Jürgen Schrempp, Chef des weltgrößten Automobilkonzerns, bekennt dagegen offen: , ... wir werden zu einer transatlantischen Union kommen. Und dann sollten wir es weiter führen und schließlich eine Weltunion bilden, ohne Grenzen zwischen den Ländern ‚.(57) Außerdem lassen billionenschwere Buchgeld¬Spekulationen das Geldverdienen mittels Internet boomen (global players) ebenso die weltweite Arbeitslosigkeit.

Globalisierung ist das elegante Modewort für Monopolisierung, Entmachtung nationaler Regierungen und die Ziele der angestrebten luziferische Eine- Welt-Ordnung. Politik, Wissenschaft, Wirtschaft, Rüstung, Handel, Kultur, Medien wie auch Medizin und Ernährung (durch Gentechnik) - dies und vieles mehr wird gnadenlos manipuliert. Achten Sie auf die neuen Schlagworte dieses Jahrhunderts, Worte wie Weltgericht, Weltkrieg, Weltklerus, Weltliteratur, Weltmacht, Weltmarktpreis, Weltmeisterschaft, World Cup, Weltpolitik, Weltpolizei, Weltpresse, Weltreligion, Weltsprache, Weltwarnungssystem, Weltwirtschaft und Ähnliches mehr. (Per Gesetz wurde die Deutsche Bundesbank am 1.1.1999 entmachtet und aufgelöst. Die Goldreserven der Nationen gehen in den Besitz der Weltbank über, die von einer einzigen Organisation als Werkzeug kontrolliert wird. Kritische Autoren, die über diese Themen berichten, werden mundtot gemacht, ihre Schriften als Volksverhetzend verboten(Nach einem geheimen Staatsvertrag vom 21.5.1949 soll Westdeutschland seine Goldreserven sowieso bereits an die Alliierten verpfändet gehabt haben). Weltweite Überwachung durch die US-Militärmacht mit geheimen Techniken wie UFOs, Satelliten und elektromagnetischen (Waffen)-Systemen. Über die Einführung von Chips in den Alltag, Metallstreifen in Geldscheinen, Mastensysteme der Mobil-Telekommunikation, usw. wird die Menschheit ,transparent' gehalten. Lokale Kriege werden zur Ablenkung der Menschheitsinteressen inszeniert, um möglichst nicht zum Nach-Denken, zu Gedankenaustausch und Selbstprogrammieren zu kommen. In der Fernsehsendung ,Plus-Minus' der ARD am 14.4.98 wurde berichtet, ... das bei uns angeblich seid vielen Jahren E-Mails, Faxe und Telefonate vom Geheimdienst der USA abgehört werden. Interessantes wird an die eigene Zentrale weitergeleitet. All dieses geschehe mit Wissen und Duldung der Bundesregierung, obwohl der deutschen Wirtschaft allein durch die so verübte Wirtschaftsspionage jährliche Milliardenverluste entstehen. Der deutsche Verfassungsschutz darf mit ,Rücksicht auf Verbündete' nicht aktiv werden. Freunde sind eben Freunde.

Absprache-Gesellschaften kann man die verschiedenen Machtsysteme zusammenfassend bezeichnen: Illuminaten, Geheimbünde und getarnte Weltorganisationen, UNO, familiäre Kapital- und Bankensysteme, Preise- und- Titelverleihende wie auch Forschung - und -Patente-steuernde Organisationen, planmäßige Unterwanderung generell aller nicht beteiligten Gesellschaften und vieles mehr.

Informations-Monopole wurden zu perfekten Steuerungsinstrumenten, seit in den fünfziger Jahren die Revolutionierung der Informationstechnik einsetzte (,dritte industrielle Revolution' nach Robert Kurz). Man nennt die modernen Massenmedien auch , Vierte Macht' im Staate (Johannes Rothkranz(Tatsächlich kann der politisch-gesellschaftliche Einfluss von Fernsehen und Rundfunk, Film und Presse kaum unterschätzt werden, wo über die Inhalte bestimmt wird, die wir ,öffentliche Meinung' nennen. Dazu schreibt der Privatdozent und Sachbuchautor Dr. Claus Nordbruch in seinem neuen Buch ,Sind Gedanken noch frei? Zensur in Deutschland,: Die öffentliche Meinung ist nichts anderes mehr als eine veröffentlichte Meinung. Das aktuellste Beispiel ist in dem Buch ,Die Akte Jan van Helsing, offen gelegt.

Das lateinische Wort informare bedeutet ja genau diese angewandte Technik: formen, Form geben and in Form bringen. Das und nichts anderes wird getan, auch wenn es um ,Uniform' und ,Konformität' geht. Wer über die eingeführten Agenturen von Presse und Fernsehen sich-in-Form-bringen-lässt und mit kanalisierten und programmierten Meinungen lebt und daher laufend vor-urteilt, ist selbst schuld, wenn nicht gar unterbewusst daran mitschuldig.

Die Zeitschrift ,raum&zeit' berichtet dazu in ihrer Ausgabe 102/99:

Paul Sethe, Mitherausgeber der FAZ, aus Protest zurückgetreten: „Pressefreiheit ist die Freiheit von zweihundert reichen Leuten, ihre Meinung zu verbreiten. „

John Swainton, der Herausgeber der weltweit bekannten Zeitung ,New York Times', legte ein erschütterndes Bekenntnis ab: „Die freie Presse gibt es nicht. Sie, Liebe Freunde, wissen das, und ich weiß es gleichfalls. Nicht ein einziger unter Ihnen würde es wagen, seine Meinung ehrlich und offen zu sagen. Das Gewerbe eines Publizisten ist es vielmehr, die Wahrheit zu zerstören, geradezu zu lügen, zu verdrehen, zu verleumden, zu Füßen des Mammons zu kuschen und sich selbst und sein Land und seine Rasse um des täglichen Brotes willen wieder und wieder zu verkaufen. Wir sind Werkzeuge und Hörige der Finanzgewaltigen hinter den Kulissen. Wir sind die Marionetten, die hüpfen und tanzen, wenn sie am Draht ziehen. Unser Können, unsere Fähigkeiten und selbst unser Leben gehören diesen Männern. Wir sind nichts als intellektuelle Prostituierte. „

‚Herr über das Denken der Massen' wird der angloamerikanische Medienmagnat Rupert Murdoch bezeichnet, der mit seinem Imperium zwei Drittel der Menschheit erreicht. Von dem Hollywood-Regisseur Mike Nichols stammt folgende sarkastische Feststellung, die wir am besten mehrfach lesen oder aus- wendig lernen: Eine Handvoll Menschen kontrolliert die Medien der Welt. Derzeit sind es etwa noch sechs solcher Menschen, bald werden es nur' noch vier sein - und sie werden dann alles umfassen: alle Zeitungen, alle Magazine, alle Filme, alles Fernsehen. Es gab einmal eine Zeit, da gab es verschiedene Meinungen, Haltungen in den Medien. Heute gibt es nur noch eine Meinung, die zu formen vier, fünf Tage dauert - dann ist es jedermanns Meinung.

Speziell für die BRD soll es außerdem den schon erwähnten geheimen Staatsvertrag vom 21.5.1949 geben, in dem vereinbart worden ist, dass die Medienhoheit der alliierten Mächte über deutsche Zeitungs- und Rundfunkmedien bis zum Jahre 2099 gelte.

Bewusstseins-Manipulation mittels fluoridierten Trinkwassers, um den Widerstand der Massen gegen die Beherrschung und Kontrolle und den Verlust der Freiheit zu verringern. ‚Jeder, der künstlich floriertes Wasser für ein Jahr und länger zu sich nimmt, wird niemals mehr der gleiche sein, nicht geistig, nicht körperlich ‚. Außer auf diese weist der Begründer der , Schule für multidimensionales Bewusstsein', Martin Strübin, auf eine weitere Bewusstseinsmanipulation hin und befasst sich mit dem künstlichen Zeitsystem des Vatikans und des Gregorianischen Kalenders.

Psycho-Steuerung beziehungsweise Programmierung findet rund um die Uhr statt: ganz offen über das Fernsehen wie auch über aggressiven Disco- und Rock-Lärm, verbunden mit niederen, orgastischen Rhythmen (Rap, Techno-, House u.a.), aber auch über Subliminals (lat. unterschwellig) mit gesteuerten , Botschaften' und bei Bedarf über Satelliten. Durch Ablenkung, zunehmende Informationsflut und maßlose Unterhaltung wird kritisches Mitdenken behindert (tittytainment). Auf die damit bedingte Reizüberflutung reagiert das menschliche Gehirn, indem es eine Art Schutzwall aufbaut und die Reizschwelle heraufsetzt. Der Mensch wird abgestumpft, weniger sensibel für Sinnesreize und somit auch gefühlsarmer. Wir können manchmal an uns selbst schon beobachten, dass wir manche Tagesereignisse immer weniger gefühlsmäßig verarbeiten können oder wollen. Ein Regimekritiker schrieb: ... einen Bildschirm für alle und ihr sitzt in der Falle.

Drei weitere Zitate zur Macht und schwarzen Magie des Fernsehens, mit der wir ja auch täglich spielen dürfen, möchte ich beispielhaft anführen. Die esotera 1/99 schreibt:

Es gibt vielleicht keine größere Gefahr als die Hypnose des kommerziellen Fernsehens, die die Menschheit von ihrem größten Potential ablenkt. Indem wir das Femsehen auf kommerziellen Erfolg programmieren, programmieren wir die Geisteshaltung von ganzen Zivilisationen auf evolutionären Stillstand und ökologischen Misserfolg. Und dabei ist noch gar nicht die Rede von den Denk- und emotionalen Muster der Gewalt und Gier, mit denen die Zuschauer bestimmter Programme manipuliert werden.

Unter der Überschrift ‚Homo connectus - quo vadis?' schreibt Frank Sunn zu den Visionen George Orwell's und der Macht des Bildschirmes:

Der reale Kontakt mit der Welt soll zunehmend mit dem virtuellen Kontakt über den Bildschirm ersetzt werden. Das eigene Denken wird gelähmt, denn nur durch echte Aktivität würde es wirkungsvoll belebt werden können. **Das intellektuelle Denken wird immer passiver und unsere Seele wird zum Zuschauer der Welt.** Es entwickelt sich eine zunehmende Beziehungslosigkeit zur realen Welt. Bei ständigem Bildschirmkontakt „wird das Herz träge, das Mitleid erstirbt, das Gewissen schläft ein, der Realitätsbezug des Denkens geht verloren. „

Und in der Zeitschrift ‚raum&zeit, die neue Dimension der Wissenschaft' Nr. 79 erklärt uns Klaus G. Walter in seinem Artikel ‚So werden wir manipuliert':

Das Logo der lnternationalen Funkausstellung in Berlin symbolisiert die Manipulation des Menschen: Ein Kopf, der von der Mitwelt durch die Mattscheibe des Fernsehers getrennt wird, mit Pfeilen auf das Auge und das Ohr, jedoch ohne Mund, mit dem er sich artikulieren könnte. Der Mensch ist nur noch als Empfänger geplant ohne eigene Persönlichkeit, ohne Individualität, ohne eigenständiges Bewusstsein. Die geballte Macht der Medien lullt uns ein, nimmt uns fühlbar Lebensenergie und Eigendynamik, ohne die schöpferisches Handeln nicht möglich ist. Es wird höchste Zeit, sich dagegen zur Wehr zu setzen. Abschalten heißt die Devise!

Die Stellungnahme des Autoren Udo Briickmann in seinem Buch ,Das Ende der Endzeit, zum Thema Fernsehen lautet:

Die Schlechtigkeit unserer, verteufelten' Realität wird uns durch die Medien wie in einer Art, Gehirnwäsche' geradezu aufgedrängt. Reicht die Dosis der Ablenkung nicht aus, wirft man noch ein paar verwirrende, Angstmacher' in die Menge - und Angst erzeugt bekanntlich Blockierung. Auf eine betont bequeme Weise lässt man uns flüchten in eine bunte, zweidimensionale Welt der belanglosen Unterhaltung per Fernbedienung. Überlegen Sie einmal, ob Sie zum Beispiel das Fernsehprogramm kontrollieren - oder ob das Fernsehgerät Sie kontrolliert? (Weder noch ! W.Schorat)Es ist doch fast beängstigend (und ich schließe mich natürlich selbst mit ein), welche Präsenz und Selbstverständlichkeit dem Medium, Fernsehen' heute eingeräumt wird. Es gleicht schon einer menschlichen Selbstverspottung, den Fernseher im heimischen Wohnzimmer wie einen Altar mit kleinen Deckchen, Blumensträußen, Kerzen und so weiter zu verehren. Opfergaben für den Götzendienst?

Es geht nicht darum, die Medien abzuschaffen; es geht darum, sie zu durchschauen: wenn man um den Hintergrund eines Zaubertricks weiß, verliert dieser seine Faszination und zieht einen nicht mehr in seinen Bann.

Bezüglich Fernsehens geht auch Satya von Alcyone mit uns Irdischen hart um, eine Weisheitsgestalt, die das hochinteressante, Plejadisches Kursbuch, gechannelt hat. Darin spricht sie von einem Zombieland, das sich global auszuweiten scheint. Hier starren die Menschen in Trance auf ihre Bildschirme. Das, Welt-Management-Team', mächtige Leute im Bankwesen, in den Medien, in den Regierungen und der Wirtschaftsmultis regieren das Zombieland. Die Welt der Zombies sei über das Fernsehen völlig kontrolliert. Was die Plejadier am meisten an dem Zombieland amüsiert sei die Tatsache, dass die Menschen nur den Stecker des Fernsehgerätes ziehen müssten, und sie kämen wieder in ihre normale Welt zurück.

Lassen Sie mich Ihnen abschließend ein ausgefallenes Beispiel von Manipulation vorstellen, das die mittelfristigen Konzepte und Programme ausreichend beleuchtet, um sich überhaupt erst einmal auf eine solche Art zu Denken einstellen zu können. Die FAZ vom 11.2.1998 veröffentlichte eine unscheinbar aufgemachte Besprechung einer US-Studie unter der Überschrift, Die Heilung der Verwirrten, :

Der Gegenstand dieser Studie ist die 1944 einberufene Konferenz an der Columbia University unter der Schirmherrschaft des Außen- und Kriegsministeriums, auf der ein Expertenteam von Soziologen und Psychologen einen Dreistufenplan zur Demokratisierung Deutschlands erarbeitete. Die Konferenz leitete Talcott Parsons, ein berühmter US-Soziologe, dessen Expertise, Langfristiges Vorgehen beim Umgang mit Deutschland eine, „vollständige Wandlung des deutschen Nationalcharakters" beabsichtigte.

Er sah die ideale Ausgangsbasis dafür in der kapitalistischen Wirtschaftsform. Machen wir sie zu waschechten Kapitalisten! Der Parsons-Plan der, vollständigen Wandlung' ging dann in den Marshall-Plan ein. Zum Auftakt dieser Umerziehung hatte Winston Churchill gesagt: Macht die Deutschen fett und impotent'.

Als das gelungen war, schrieb der Oxforder Historiker A.J.P. Taylor: ,In Kriegszeiten schien es, als sei die Deutsche Frage nur dadurch zu lösen, dass die Deutschen aufhörten zu existieren, und das haben sie nun auch wirklich getan. Zwar sind sie immer noch da, aber atomisiert, jeder für sich dahinlebend, gut verdienend, fleißig und wohlgenährt. Aber sie bereiten niemandem mehr Kopfzerbrechen, sich nicht und anderen nicht. Im Grunde wollen ja auch die Deutschen selbst nichts anderes als bei ihrem jetzigen Zustand zu bleiben, denn das Wirtschaftswunder behagt ihnen sehr. Man muss nur aufpassen, dass niemand kommt, der sie aus ihrem Schlaf aufrüttelt. ,

Das modernste weltweite Steuersystem, das übergreifend alle oben beschriebene Strukturen betrifft, systematisch aufgebaut wird und bereits zu einem Siegeszug sondergleichen angetreten ist, ist das Internet mit dem www (world-wide-web oder weltweites Netz, numerologisch 666). (Das Tier, Johannes Evangelium W.Schorat)Der Grundstein für dieses perfekte System wurde in den USA durch das militärische Projekt ARPANET begründet. Inzwischen wird weltweit daran gearbeitet, durch kostengünstige Geräte und Nutzergebühren die Einbindung umfassend und, faszinierend' zu ermöglichen - privat, wirtschaftlich, wissenschaftlich und kulturell. Viele „Neue- Welt-Ordnungen"

Werfen wir noch ein letztes Mal einen Blick auf die totalitären Programme, mit der uns die äußere Welt, die Weltverblendung, ablenken oder gar manipulieren will. Kurz zur Erinnerung, was wir schon im siebten Kapitel erkannt haben: die geplanten Eine- Welt-Regierungen bedeuten die, totale Machtergreifung über alle Menschen' durch den, großen Big-Brotherr' und tauchen unter Bezeichnungen auf wie New World Order, One World Government (oder in Latein auf der US-Dollar-Note) novus ordo seclorum. Ich fand sechs Systeme, die sich auf das seit Jahrtausenden angekündigte, Neue Zeitalter' zielorientiert ausgerichtet haben. Fünf davon sind eindeutig machiavellistische und machtorientiert ausgerichtete Diktaturen, die sich, Neue Weltordnung' oder, Eine-Welt-Ordnung' nennen. Vier davon sind typische Elite-Machtstrukturen des Fische-Zeitalters mit perfekten Netzen von Geheimbünden und globalen Tarnorganisationen .

Doch mit dem konstanten Schwächerwerden der Strukturen des Fische-Zeitalters werden selbst diese gewaltigen Machtsysteme zu Auslauf-Modellen. Dadurch hat zwischenzeitlich ein verdeckter, konkurrierender Endkampf um die Weltherrschaft unter den rivalisierenden Blöcken eingesetzt - je nachdem, welche der von uns freigesetzten Energien sich in ihnen manifestieren (Walter Fürhoff).

Die sechste der angestrebten Weltordnungen ist die des Wassermann-Zeitalters und des Wassermann-Geistes. Sie zählt zugleich zu den ältesten und ersehntesten Ordnungssystemen, einer Ordnung in göttlicher Vollkommenheit, ein Himmel auf Erden und wird auch die, wahre Neue Weltordnung' genannt, die dem angekündigten Friedensreich oder Licht-Zeitalter entsprechen werde. Im Vergleich zu den Eine-Welt-Ordnungen des Fische-Zeitalters nenne ich sie die, gnostische Eine-Welt-Ordnung', denn sie ist sicherlich die friedvollste und hat einen großen dualen Nachteil/Vorteil, ein typisch gnostisches, doppeltes Gesicht:

•der Nachteil für die sehnsüchtig darauf wartende Menschheit ist die Voraussetzung einer bestimmten ethisch-rohen Basis-Schwingung, die aufnahmefähig sein muss für einen wahren, vollkommenen und spirituellen Geist, der aber seit Jahrtausenden auf kollektiver Breite gefehlt hat (Ausatmen Brahmans) und

•der Vorteil dieser gnostischen Eine-Welt-Ordnung mit ihrem hohen spirituellen Anspruch ist die ethische und lichtvolle Schwingungs-Erhöhung, die uns gemeinsam mit Mutter Erde in die Lichtebenen aufsteigen lässt. Und das scheint ja nun mit dem Wechsel zum Wassermanngeist auf dem Weg zu sein -mittels unseres, point of return, und dem, Einatmen Brahmas'.

Sehen wir uns einmal die verschiedenen Machtsysteme an, die inzwischen weltweit und global zum Endkampf angetreten sind.

Die paulinisch-konstantinische Eine- Welt-Ordnung:

Es ist die größte der drei bekannten, Abrahamsreligionen', wobei die geniale Lehre Jesu von dem jüdisch-römischen Saulus/Paulus zu einer passiven Erlöser-Religion und von dem heidnisch-römischen

Imperator Constantius zu einer römischen Staatsreligion umfunktioniert wurde. Der Vatikan hatte mit seiner Elitesprache Latein (Priester, Ärzte und Juristen) und einer gnadenlosen Welt- Zwangs-missionierung einen katholischen Gottesstaat geplant, aber verfehlt. Das Papsttum bisherigen Stils wird nach den Voraussagen des Hi. Malachias nach dem jetzigen Papst zu Ende gehen..

Die muslimische Eine-Welt-Ordnung:

In der zweitgrößten der drei , Abrahamsreligionen , hat der Engel Djibril (Gabriel) dem Propheten Muhammed eine Lehre geoffenbart, die die alleinige Weltherrschaft Allahs fordert und alle Anders-gläubigen vernichten muss (Weltunterwerfung). Seit zwanzig Jahren wird die Umma, die musli-mische Weltgemeinschaft, als Gottesstaat (Theokratie) erneut ausgerufen und der Islamismus wei-tet sich systematisch und gnadenlos aus (Islam heißt Unterwerfung). In der ,Islamischen Republik Iran' zum Beispiel ist der Ajatollah ,Islamischer Führer', oberster Rechtsgelehrter, Befehlshaber der Streitkräfte und der paramilitärischen Einheiten.

Die israelitische Eine- Welt-Ordnung:

Der seit Jahrtausenden erwartete Messias der dritten , Abrahamsreligion , soll das ,auserwählte Volk' gegen sämtliche Gojim der restlichen Welt befreien und die absolute Weltherrschaft eines zi-onistischen Gottesstaates (Theokratie) bringen. Der historische wie auch der kabbalistische Zionis-mus haben ihren Messias (mit der schwarzmagischen Zahl 666) im Jahre 1998 (1998 geteilt durch 3 ergibt 666) vergeblich erwartet.

Die luziferische Eine- Welt-Ordnung:

Die einstmals esoterische Freimaurerei wurde im 17. Jahrhundert von den ,Erleuchteten Luzifers', den Illuminati, übernommen und zu einem schwarzmagischen Logensystem mit verschiedenen Geheimgesellschaften ausgebaut. Die Welt-Freimaurerloge (frei von Gott und Konfessionen), be-stehend aus wenigen Familien und deren globalen Bankensystemen, beherrscht über Internet und w.w.w. (numerologisch 666) annähernd alle Wirtschafts- und Militärsysteme und will die Weltherr-schaft mittels eines weltweiten Banken-Crashs und nachfolgendem Dritten Weltkrieg übernehmen (unverdeckte Hinweise auf der US-Dollarnote der Weltleitwährung: E pluribus unum = ,aus vielen eines' und novus ordo seclorum = ,Neue Weltordnung').

Die nordische Eine-Welt-Ordnung:

Die Achsenmächte der Dreißigerjahre wollten mit Reichsdeutschland,Italien, Spanien, Japan und Tibet und anderen eine vom Freimaurertum wieder freie Weltordnung aufbauen, wurden aber zwi-schen den zionistischen USA und dem russischen Bolschewismus zerrieben und verschwanden.

Die gnostische Eine-Welt-Ordnung:

Vom zarathustrischen über den essäischen bis zum christlichen Gnostizismus des Wahrheitslehrers Jesus mit seiner ursprünglichen Selbsterlösungslehre wird ein eschatologisches weltweites Frie-densreich erwartet, das als ,zweites Erscheinen Christi' angekündigt ist. Es wird mit dem neuen Wassermanngeist und nach dem Zerfall all der anderen Weltherrschaftssysteme beginnen. Das damit zu Ende gehende Fische-Zeitalter wird von dem derzeitigen ,point of return' als Auftakt zu einem globalen Bewusstseinssprung verabschiedet.

Dem Schreibknecht Gottes, Jakob Lorber, wurde vom Erzengel Rafael diktiert: ,Gott habe es schon immer so eingerichtet, dass alles Schlechte und Falsche sich allzeit selbst zerstört; und je mehr dieses nach einer Alleinherrschaft zu streben anfingt, desto eher wird es sich selbst zerstören .. Un-endliches Wachstum, unendliche Kontrolle, unendliche Technisierung - das ist von vornherein auf unserer ,endlichen' Erde zum Scheitern verurteilt.

Über diese sechste Neue Weltordnung, die himmlische und friedvolle Wassermann-Zeit, und „das Reich, das nicht von dieser Welt ist", berichte ich Ihnen im vierten Teil dieses Buches unter: ,Neue Erde und neuer Mensch'. Ein Rückblick auf die Darstellung dieser sechs Herrschaftssysteme zeigt, dass zwei von ihnen noch aus dem Widder-Zeitalter stammen (das israelitische und gnostische), zwei aus den Anfängen des Fische-Zeitalters (das paulinisch-konstantinische und muslimische) und zwei aus dem späten Fische-Äon (das freimaurerische und sein gegnerisches nordisches).

Natürlich haben alle Seelenwesen in unserer Zone des freien Willens das Recht auf Entwicklung und Erfüllung ihrer Visionen und wir wissen nicht, was in den Erdengeschwistern tatsächlich vorging oder vorgeht, die in den Denkmodellen der machiavellistischen Systeme verfangen sind.

Doch keines der Herrschaftssysteme, nicht ein einziges, konnte die zwar allen wohlbekannten Voraussagen derart deuten, dass das Sonnensystem und der Planet Erde plötzlich eigene kosmische Entwicklungswege gehen würde. Dazu zählt, das der Planet samt seiner unerwartet riesig gewordenen Menschheit gleich einen Bewusstseinssprung um zwei Etagen machen wird und der ganze Planet damit für niedrig gebliebene Schwingungsfrequenzen lebensunfähig wird. Die neuen erhöhten Schwingungsfrequenzen des Licht-Reiches, welches jedes der Beherrschungssysteme nach eigenen Vorgaben deuten und gestalten wollte, macht dies den fünf machiavellistisch orientierten unerreichbar und auch dem gnostisch orientierten ordentlich schwer. Denn die spirituellen Hürden im Endlauf der kosmischen Normen sind für die meisten Inkarnierten von heute immer noch zu hoch.

Unsere ganze Welt steckt also in einer Krise. Unter Krise verstehen wir, wie schon mehrfach dargestellt, eine schwierige Situation. Und das griechische Wort krisis heißt ‚Entscheidung'. Jeder Krisenmanager weiß, dass man ohne wichtige Entscheidungen niemals aus einer Krise kommt. Und jeder Erfolg setzt somit klare Entscheidungen voraus.

Auch die Menschheit selbst steckt ganz offensichtlich in einer Krise. Sie spitzt sich immer mehr zu, je mehr Seelen in die Phase der irdischen Zeitenwende inkarnieren und je tiefer wir in den Zeitalter-Wechsel eintauchen. Dies bewirkt die nun intensiver werdende Kehrtwendung des ‚point of return' (mit seiner positiven und erhöhenden Veränderung der geistigen und kosmischen Energien. Diese überlagern weich, aber systematisch alle Strukturen des zurückgelassenen Zeitalters und fordern zu einer bereinigenden und heilenden Krise heraus.

Unsere Menschheitskrise hat wie alles auf unserer polaren Ebene, zwei Seiten des Krisenbildes und ebenso zwei Seiten der Krisenentstehung. Es sind jeweils die äußeren und die inneren Seiten dieser beiden Schwerpunkte.

Die äußere Seite des Krisen-Bildes ist der Materialismus und ich unterteile dabei vier Fallgruppen dieser äußeren Krisen:

•das Allgemeine: Umweltbelastung (Luft und Meere), über eintausend Atomversuche, Telematik (und globaler Mikrowellen-Smog durch Satelliten, profit-orientierte Hochtechnisierung, ungedrosselte Eskalierung von Zivilisations-Krankheiten, begeisterte Selbstaufopferung dem ‚goldenen Kalb des Fortschritts' und vieles andere mehr.

•die Mutter Erde: 1999 wird als das Jahr der Mega-Natur-Katastrophen bezeichnet -, ‚Wetterbericht als Kriegsreport' betitelte die ‚Welt am Sonntag' den Konflikt ‚Erde gegen Mensch'. Denn Mutter Erde wehrt sich!

Den Jahrhundert-Konflikt: Die mächtigste Industrie auf unserem Planeten ist die Industrie der Waffensysteme (Massenproduktion und Höchsttechnisierung) und deren Drahtzieher, die Hochgrad-Freimaurer und Illuminati, sorgten für einen lukrativen Jahrhundert-Konflikt: Privat-Kapitalismus kontra Staats-Kapitalismus oder allgemein formuliert Kapitalismus kontra Kommunismus, der 1917 ausgerufen worden und noch absolut nicht beendet ist. Beide sind gleich Gott-Los und wider die göttlich-kosmische Ordnung und wurden benutzt, um unsere Welt völlig zu verändern. Die Saat der Industrialisierung der Waffentechnik erbrachte reiche Ernte: das blutigste Jahrhundert der Weltgeschichte. Das ergaben Berechnungen des Worldwatch-Instituts. In diesem unseren Jahrhundert seien dreimal mehr Menschen in Kriegen umgekommen als in allen Jahrhunderten zwischen Jesu Geburt und 1899 zusammengenommen.

•die Verselbständigung eines ungezügelten Materialismus: Globalisierung (Entmachtung der Politik durch die Wirtschaft und die EDV), Life Science und Biotechnologie (das Aufgeben der Unantastbarkeit des Lebens zugunsten ungehemmter wirtschaftlicher Expansion) und Global Players (weltweite Spieler) mit dem skrupellosen Umgang eines entmenschlichten Geld und EDV-Systems.

Die innere Seite unseres Krisen-Bildes ist eine pseudoreligiöse Gottlosigkeit. Eines der Probleme dieses Jahrhunderts ist die Bevölkerungsexplosion. Diese Explosion haben alle unsere bewährten, aber rückwarts-orientierten Glaubenssysteme nicht bewältigen können, außer dem Islam mit seinem neu erwachten Fundamentalismus - der aber zu einer Lehre des Schreckens wurde.

Gut bewältigt hat es jedoch bisher der rationale Materialismus mit seinen analytischen Wissenschaften, von denen die meisten Disziplinen bewusst ohne Gott auskommen. Denn Gott gibt es für die Mehrzahl der Christen und vieler anderer Weltreligionen nicht mehr. Vor allem nicht für die Persönlichkeiten, die durch ihre Position die Geschicke der Menschheit bestimmen können (erinnern Sie sich bitte an den neuen Andachtsraum im Berliner Reichstag). Der US Physiker Richard Seed behauptet „Klonen ist der erste ernsthafte Schritt, wie Gott zu werden „. Das Klonen von Menschen wurde bereits 1977 an der Universität von Utah in Salt Lake City entwickelt, heißt es im Bericht, Orionbasierte Technologie. Die fast zwei Milliarden Taufschein-Christen dieser Welt sind weitgehend Zufalls-Gläubige geworden und deren Ego-Trips haben sich dafür etliche Ersatz-Götter geschaffen, von denen ich schon einige aufgezählt habe.

Das ganze nennt sich auch Fortschritts-Gläubigkeit oder Welt-Verblendung und führt systematisch zur Vereinzelung der Menschen ohne Gott und seine Vereinsamung. **Dabei verlernt die riesige Menschheit das Du, das Kollektive und die Liebe zur Schöpfung und gewöhnt sich systematisch an eine religiöse und spirituelle Verkümmerung.**

Auch die Entstehung unserer Menschheitskrise zeigt in ihrem äußeren Bild wohl all die oben schon erwähnten Krisenpunkte, wogegen im Inneren der Krise, der nicht so leicht ersichtlichen Seite, es schlichtweg der Endzeit-Charakter eines ausgedienten Zeitalters ist. Und als Überbegriff dafür wäre die geläufige Bezeichnung Apokalypse nicht die schlechteste. Damit sehen wir aber auch, dass von ... im Lichte stehen sprechen und ... das Licht der Welt erblicken, ... uns geht ein Licht auf oder wenn wir ... das Lebenslicht ausblasen. Und die Schöpfungen der Natur zeigen beispielsweise in der mannshohen Sonnenblume eine majestätische Spezies, die, mit dem Boden fest verwurzelt, ihr, Haupt' täglich nach dem Sonnenlicht ausrichtet und ihren Blütenkorb entsprechend zu drehen befähigt ist.

So können wir mit Recht behaupten, das das Licht der sichtbaren Welt seine Entsprechung in der geistigen Welt hat. Dabei kann man landläufig von einer äußeren und einer inneren Sonne sprechen. Der altindische Begriff Sattwa kennzeichnet seit Jahrtausenden dieses göttliche Prinzip: Licht, Liebe und Gott sind eins - Eigenschaften der göttlichen Urnatur, die gleichzeitig als lichtes, als geistiges und als gütig-liebevolles Prinzip auf unserer Ebene wirksam wird. Schließlich erreicht man so das hochgesteckte Ziel fast aller Religionen, irgendwann zur Erleuchtung zu finden. Es ist das ersehnte Ziel, das innere Licht der Weisheit zu besitzen und es zum eigenen Wohle und zum Nutzen der Erdengeschwister wie auch der gesamten Schöpfung anzuwenden.

Wenn wir versuchen, den spirituellen Licht-Begriff weiter zu analysieren und wir ihn dabei heliozentrisch ausdehnen (im Gegensatz zu unserem meist geozentrischen Denken), finden wir eine Licht-Dreieinheit, bei der wir von geistigem, kosmischem und innerem Licht sprechen können. Wir sollten erkennen, dass es sich auch hierbei wieder um eine holistische, körperlich-seelische Ganzheit handelt. Sie kommt uns in diesen drei Erscheinungsformen entgegen. Diese müssen von uns jedoch im Laufe eines oder mehrerer menschlicher Erdenleben zu einer Vollkommenheit zusammengeführt werden - wie dies auch der Wahrheitslehrer Jesus gefordert hat.

Dabei sind die altbekannten religiösen und konfessionellen Wege, durch geistiges Licht allmählich zu innerem Lichte und Erleuchtung zu kommen, lang, schwierig und dornig. Nur relativ wenige scheinen diese endgültige Selbsterlösung aus der Materie geschafft zu haben. Dabei fanden sie zu ihrer darin verschütteten Göttlichkeit wieder zurück, was dann im christlichen Kulturkreis „heilig" genannt wird. Ich erlaube mir, diesen heiligmäßigen Lebenswandel schlicht als ‚Aufstieg ins Licht' zu bezeichnen.

Dadurch, das aber im Rahmen unserer diesmaligen Zeitenwende die dritte oben erwähnte Licht-form, die kosmische, verstärkt auf unser Sonnensystem mit seinen Lebewesen zukommt, wird dieser von alters her geforderte ‚Aufstieg' geradezu kollektiv erleichtert. Denn alle die erwähnten Licht-formen veränderten sich bereits in den vergangenen zwei Jahrzehnten und erhielten und erhalten eine immer höhere Schwingungsfrequenz. Und um diese allmähliche Erhöhung sowohl zu akzep-tieren als auch zu ‚verkraften', bedarf es auch eines neuen Verständnisses des multidimensionalen Themas ‚Licht' . Dazu sollten wir noch einmal die wichtigsten Begriffe der Zeitenwende, die wir uns bereits in diesem Buche näher angesehen und auch kennen gelernt haben, in Erinnerung rufen und zusammenfassen:

die Zeitenwende:

äußerlich: die Schwingungserhöhung des Fische-Wassermann-Überganges

Innerlich: eschatologische Erwartung des Friedensreiches oder des Licht-Zeitalters Der point of return: äußerlich: Ausklinken, aus den Eskalationen unserer Zivilisation innerlich: Seelen-Rück-rufaktion - zurück zur göttlichen Einheit die kosmische Multi-Schnittstelle: äußerlich: Zusammen-treffen mehrerer Zyklen-Enden in astronomischen und astrologischen Systemen innerlich: Ausschüttungen kosmischer Lichtkräfte oder des Christusgeistes das Milliarden-Seelenprojekt: äußerlich: die Bewältigung des Jahrhundertproblems der Menschheitsexplosion

innerlich: Apokalypse, die Revolution der in der Materie eingesperrten Seelen ‚die Selbstfindung des Einzelnen: äußerlich: gezielte Suche nach dem Sinn des Lebens innerlich: das Göttliche in uns wieder finden Die Licht-Dreieinheit haben wir schon erwähnt, das geistige, das kosmische und das innere Licht, und alle drei Lichtformen sind an diesen aufgeführten Schwerpunkten der Zeitenwen-de, teilweise massiv, beteiligt. Dabei werden diese Lichtkräfte zu generellen Veränderungen führen:

•Die Lehren über das geistige und göttliche Licht waren schon immer vorhanden und wurden der Menschheit bereits seit Jahrtausenden gepredigt. Sie haben sich nicht geändert, wohl aber hat sich unser Verständnis für diese verschiedenen Lehren verändert beziehungsweise wird das zur Zeit ent-stehende neue Verständnis - und die Sehnsucht nach Wahrheit - auch zu neuen Erkenntnissen führen. Der Menschheit wird dadurch ein gewaltiges neues Licht aufgehen.

•Die antichristliche Liga versteht es seit Jahren, durch ihre Wissenschaftler das lebensspendende Sonnenlicht zu verteufeln. Von der zunehmenden Intensivierung des Sonnenlichtes wird nur der zer-störend wirkende Teil herausgestellt, der in den ‚reinigenden Lichtschwingungen' tatsächlich immer wirksamer wird. Außerdem verschweigen die machtbesessenen Strategen der Eine-Welt-Ordnung seit 1963 das Vorhandensein des Photonenlichtes mit seinen ebenfalls zunehmenden, elementaren Veränderungen für unser gesamtes Sonnensystem. Das Wissen ob dieser neuen Lichtkräfte wird bei immer mehr Menschen eine Veränderungs-Bereitschaft entstehen lassen, auf das ihnen - durch die Sehnsucht nach Wahrheit - das tatsächliche Vorhandensein veränderter physischer Lichtkräfte ein gewaltiges neues Licht aufgehen lässt.

•Durch das verstärkte Bekannt werden und das gleichzeitige Erwachen eines neuen Interesses an geistigen, universellen Gesetzmäßigkeiten, wie zum Beispiel das innere Licht, wird die Suche nach Selbstständigkeit bald boomen. Selbst-Findung und Selbst-Bewusstsein wird im Materiellen, vor allem aber - durch die Sehnsucht nach Wahrheit - im Geistigen das Leben der Menschen verändern. Die geistig-spirituelle Selbstfindung wird zum Auffinden unserer ehemaligen Göttlichkeit führen und dadurch wird auch die ehemalige Sehnsucht dieser Göttlichkeit nach dem Licht freigelassen. Durch die Zunahme der bereits auf der Erde vorhandenen Licht-Familie, durch die Sehnsucht nach einem gesunden, strahlenden Licht-Körper als ‚Tempel' für die wieder gefundene Göttlichkeit und durch bewusste Veränderung unserer Ernährungsstrukturen, möglicherweise in Richtung Licht-Nahrung, wird den Menschen auch hierbei ein gewaltiges Licht aufgehen. Unsere altvordern Weisheitslehrer nannten dies, „Wege zur Erleuchtung" und ich nenne es, Aufstieg der Menschheit ins Licht'.

Der theologische Vergleich der vielen irdischen Religionen, Lehren und Weltanschauungen zeigt eine Gemeinsamkeit, die im monotheistischen Eingottglauben wie auch im polytheistischen Glauben an mehrere Götter zugleich wieder zu finden ist: das geistig-göttliche Licht. Wir finden es in der Antike, vielfältig zu Beginn des Fische-Zeitalters und ganz massiv zum aktuellen Beginn des Wassermann-Zeitalters.

Blicken wir zuerst auf die Antike. Wenn wir in der zeitlichen Reihenfolge auf das Kommen und Gehen der verschiedenen Glaubenssysteme zurückblicken und uns all diejenigen herausnehmen, die einen, „Gott des Lichtes" verehrten, können wir drei geographische Strömungen erkennen: einen westlichen, einen östlichen und einen nördlichen Weg.

•Der westliche Weg der antiken Licht-Verehrung kommt von Atlantis, dessen letzte Inselgruppe von dem bedeutenden Griechen Platon (427-347 v.Chr.) mit dem Namen Poseidonis überliefert wurde und das vor jetzt 13000 im Atlantik versunken ist (erinnern wir uns: diese Zeitspanne ist die Hälfte des Platonischen Weltenjahres mit einer Magnetpolumkehrung samt Sintflut). Lichtgötter finden wir bei allen westlichen Hochkulturen des Widder-Zeitalters (etwa zwischen 2220 und 60 v.Chr.) in Altägypten, bei den Hellenen und im römischen Imperium.

•Der östliche Weg der antiken Licht-Verehrung kam über die ostwärts ziehenden Arier dann aus Altpersien und später über die Aramäer, Chaldäer, Hellenen und Essäem auch bis ins römische Großreich.

•Der nördliche Weg der antiken Licht-Verehrung ist der der Kelten und Germanen, der sehr schwer zu verfolgen ist, weil von diesen Kulturen kein oder sehr wenig Schrifttum verfügbar ist.

Beginnen wir in der Hochkultur Ägyptens. Hermes Trismegistos, von Atlantis stammend und bei den Altägyptern unter dem Namen Thot, bei den Israeliten auch unter Henoch, bei den Hellenen unter Hermes bekannt, erlebte das Sonnenhafte in der Natur als „Schrift der Götter".

Auch Osiris, in der altägyptischen göttlichen Dreifaltigkeit das heilige väterliche Willenselement darstellend, symbolisierte damit das göttliche Sonnenhafte.

Bevor im letzten vorchristlichen Jahrtausend Amun-Re zum Sonnengott des Widder-Zeitalters (Mensch mit Widder-Kopf) wurde, ging Echnaton oder Ankh-en-Aton (ca.1391-53 v.Chr.) vorher als großer Sonnen-Pharao in die Geschichte ein. Bob Frissell erklärt (dass das Wesen Echnaton vom Sternensystem Sirius kam. 1355 v.Chr. führte er eine völlig neue Religion ein: den Glauben an Licht und Sonne. Durch seine persönliche Schulung erhielten Eingeweihte .. eine zwölfjährige Unterweisung dem, Verlorenen Wissen für Fortgeschrittene' und brachte so fast dreihundert Christus-bewusste Wesen hervor. Die meisten dieser Un- sterblichen waren Frauen. Sie gehörten bis ungefähr 500 v.Chr. der Tat-Bruderschaft an und hatten immer in der unterirdischen Stadt der Cheops-Pyramide gelebt. Aber dann zogen sie nach Masada, wo sie die Bruderschaft der Essener gründeten. Jesu Mutter Maria war eine dieser Unsterblichen.

Absoluter Bezugspunkt war für ihn somit das Licht, verkörpert in der Sonne des Gottes Aton, dem er seinen berühmten Sonnengesang gewidmet hat. Margarete Friebe schreibt in ihrem Buch, „Das Sonnenbewusstsein", unter anderem über ihn:

... erlebte Ankh-en-Aton in den Schwingungen der Sonne die Ursubstanz des Geistes die Gottheit , die sich mit ihren Schwingungen in jedes Partikelchen der verdichteten Materie ergießt. Die Gottheit hat sich in die Materie begeben. Als „Innere Sonne" lebt sie in allem, sehnsüchtig darauf wartend, erkannt zu werden, damit einstmals aus dem irdischen der Sonnenmensch werde, der durch sein Sonnenwort die Sonnensymphonie erzeugt, die den irdischen Planeten aus seinem düsteren Dornröschenschlaf wachküsst, so dass er als Sonnenplanet erwacht.

Von diesem Wachküssen träumen wir nach meiner Meinung heute noch. Es scheint aber, dass das erwartete Lichtzeitalter des Wassermanns mit seinem Bewusstseinssprung von der dritten in die fünfte Erfahrungsebene genau das erfüllen wird. Da diese Bewusstseinserhöhung das gesamte Sonnensystem betrifft und die ‚fünfte Dimension' für uns Irdische bereits zur untersten Lichtsphäre des ‚Himmels' zählt, ist die Bezeichnung Sonnenplanet für die zu erwartende ‚Neue Erde' exzellent ausgedrückt.

In der zeitlich nachfolgenden Hochkultur der Hellenen finden wir ein noch breiter angelegtes Sonnen- Verständnis, in dem das höchste geistig-göttliche Sonnenwesen Logos genannt wird. Besondere Bedeutung bekommt in der altgriechischen, personifizierten Götterwelt, dem Pantheon, Apollon, dem Gott des Lichtes zu - er ist der eigentliche ‚Erheller' des hellenischen Lebens. Mit seinen symbolischen goldenen Pfeilen vertreibt er die Mächte der Dunkelheit und mit seiner strahlenden, apollinischen Schönheit' war er die Verkörperung des griechischen Ideals. Er wurde später mit dem Sonnengott Helios gleichgestellt. Die olympischen Spiele haben ihren Ursprung in alten Sonnwendfeierspielen. Im Pantheon des römischen Imperiums thronte Jupiter, dessen einer der vielen Beinamen Lucetius, der Bringer des himmlischen Lichtes ist.

Aus dem Osten Altpersiens kam um rund 70 v.Chr. für knapp vier Jahrhunderte der Sonnenkult Mithraismus in das Imperium Romanum, der dort zur Staatsreligion wurde. Er erwuchs bald zur am weitesten verbreiteten Erlöser Religion in der antiken Welt. Am jährlich groß gefeierten 25. Dezember (Mithrakana), am Tag der Wintersonnenwende (Tag der unbesiegbaren Sonne), wurde Mithras (griech.-lat., altpers. Mitra bzw. altarischer Mitra der Veden) als Sohn des Sonnengottes geboren - in einer Grotte', symbolisch also von der Finsternis zum Licht.

Der Mithras-Kult war eine elitäre Einweihungsreligion und Mithras brachte jährlich als Heliodromus oder Sonnenläufer, als, großer Götterbote und, Vermittler der Religion der Auserwählten, als, Freund und, Abgesandter den Menschen das Licht. Die Lehre erfreute sich so großer Beliebtheit, dass in allen Teilen des Reiches Mithraen (unterirdische Kulttempel) entstanden. Das Kultzeichen seiner Priester war die Mitra, die später von den römischen Bischöfen übernommen wurde.

Der syrische Sol invictus Elagabal (lat. unbesiegte Sonne E.) ist später der höchste Gott des Römischen Reiches, dessen Kult der römische Kaiser Elagabal einführte und den Geburtstag der Unbesiegbaren Sonne (natalis Solis invicti) ebenfalls auf den 25. Dezember und die traditionelle Saturnalia-Woche nach dem 17. Dezember legte (man beschenkte sich mit Kerzen und kleinen Aufmerksamkeiten). Die Übernahme dieses Datums in die christliche Kirchenlehre zeigt die damalige enge Verbindung der Lichtlehren, die aus dem vorderasiatischen Teil des Imperiums kamen. In einer Krypta unter dem Petersdom in Rom befindet sich ein gut erhaltenes Mosaik, das Jesus als Sol Invictus oder Unbesiegten Sonnengott darstellt (Prof Crossan).

Der Ordnung halber muss an dieser Stelle auf einen weiteren, Lichtbringer jener Zeit, im Lateinischen Luciferus, hingewiesen werden (Näheres darüber aber im Glossarium).

Der östliche Weg der antiken Licht-Verehrung beginnt nach meinen Unterlagen mit dem von einer Jungfrau geborenen und später gekreuzigten Sri Krishna (am 17.2.3102 v.Chr.). Margarete Friebe verweist bei ihrer Aufzählung großer Eingeweihter, die stets von der Sonne als dem Höchsten sprachen, auf Krishna, der durch seinen Unterricht des Ardshuna das ‚Selbstbewusstsein' der Menschheit vorbereitete, sodass der Mensch einstmals in seinem eigenen Ich die Sonne als Ausdruck des höchsten Prinzips erleben konnte.[. ..) ... mit dem göttlichen Wort: ‚Wisse, dass die Herrlichkeit, welche in der Sonne wohnt und die ganze Welt erfüllt ... von mir ist! „

Sooo, das war einiges aus Holey's Buch. Da sind nicht unbedingt immer meine eigenen An und Einsichten mit Übereinstimmung dabei, insbesondere die „FantasieÄngste" über die „TV-Teufel-Medien" denn schließlich ist ja auch mal Bewusstsein erforderlich und Eigenverantwortlichkeit, insbesondere in dem sehr einfachen Weg des Sehens und Betrachtens. Ich hatte Holey's Ausführungen wegen der Politik, und Wirtschaft gebracht, weil da Nix zufällig passiert. Und zur Politik gehört nun mal auch die Kulte und Religionen, also Entscheidungen der Menschen.

Ich möchte noch mal einige Geldeindrücke rüberbringen, noch mal.

Ich gebe dir also eine Tonne Gold eine Tonne Euros und eine Tonne Dollarscheine. Dann sagst du zu dem ja so unbeschreiblich wichtigen Geld das ja die Welt regieren soll und das überhaupt erst das Leben erschaffen haben soll, es soll deine Essen kochen, es soll dein Auto waschen es soll überhaupt eine Tätigkeit ausführen, es soll die Windeln waschen den Anzug schneidern oder Wissen erlangen und erleuchtet werden es soll sprechen und laufen und schwimmen es soll die Blumen wachsen lassen und dich zum Weltmeister machen.

So du siehst Geld ist die zurzeit mächtigste Illusion an die Menschen gebunden sind und gebunden werden. Die gesamte Menschheit versklavt sich so in unermessliches Leid.

Dadurch ist wahre Kreativität für das gesamte Gemeinwohl des Globus unmöglich. Solange Geld so stupide gehuldigt wird, wird es unweigerlich auf der Erde Weltkriege gebe und Betrug und Mord und Ausbeutung und Armut kurzum Unwahrheit.

Also Geld muss weg.

Die Illusion heute an Schulden zu glauben muss aufgelöst werden denn Geld ist Betrug.

Zum Beispiel die unbegreifliche Summe die ich in der Zeitung Welt unter Wirtschaft las. 2500 Milliarden Mark. Diese Summe hat also der Staat, den es ja in Wahrheit gar nicht gibt. Ok. Diese Summe muss der Staat also zurückzahlen. Wann, in 200 Jahren. Ja, genauso ist es auch geplant von den Banken denn somit ist eine ganze Nation praktisch nach deren Denken sozusagen für immer verschuldet bei denen, denn das Geld kommt ja von den Banken. Und das gehört deren Besitzer.

So das System Staat ist total illusionär geworden,

Denn viele der Schulden sind Gelder für Firmen die Zuschüsse wollen und auch bekommen, Subventionen, für Firmen die aber schon gigantische Profite machen, und trotzdem noch Gelder bekommen, für die ihr wiederum höhere Preise Steuern zahlen müsst,

Also das System ist von Blöden für Blöde gemacht, mehr nicht,

Und die Firmenkartelle freuen sich. Ich las zum Beispiel Siemens hatte es geschafft bloß 180 Millionen an Steuern zu zahlen, die sie aber gleich wieder an Subventionen von der genau gleichen Menge vom Staat zurückbekam, so was soll der Schwachsinn.

Oder Mercedes Daimler Chrysler, die machten einen Gewinn von 7,9 Milliarden Euro, ließen sich aber 111 Millionen für ihre neue Firma subventionieren.

Aber die Arbeitnehmer müssen dafür höhere Steuern und versteckte Zinsen in ihren Produkten zahlen. So dieses System ist Kartell bezogen für die Kartelle selber aufgebaut, da sie selber die Wirtschaftsgesetze gemacht haben durch ihre Fachleute.

Dann gibt es einige die sich mit einer neuen Ethik im Finanzwesen befassen. Zinsfreies Geld. Die glauben auch noch das Geld den Austausch von Gütern und Dienstleistungen erleichtert. Da ist gut sichtbar dass deren Entwicklung eben bloß so weit gekommen ist, nämlich im gegebenen geblieben ist. Die haben keine Phantasie und können sich einfach nicht vorstellen das Geld, weil es ein Kunstprodukt ist, gar nicht gebraucht ist. Das ist einfach zu viel für diese seichten Wesen. So Armselig sind die noch.

Dann wird viel aus dem Alten Testament dem Buch der Blöden für ewig Blöde bleibenden gepredigt. Buch Mose stand, du sollst keine Zinsen nehmen. Es gibt viele andere alte Schriften die sagen Zinsen nehmen sind verboten. Ich brauch mich nicht auf alte Bücher stützen um zu wissen das sowohl Geld aber erst recht noch Zinsen nehmen ja doppelt absurd und Überillusionär ist. Also total verblödend. Erstens tut Geld gar nichts, es hat keinen Wert und keine Lebensberechtigung. Ja schlichtweg ist kein Leben. Und dann darauf, auf diesem Toten, Zinsen, denn es ist in Wahrheit die Tat der Todesanbeter jener die glauben das mit dem Tod alles zu Ende ist. Denn nur diese Form der Ignoranz kann so was Ignorantes wie Geld erschaffen. Es ist ein Produkt des Todes. Mehr nicht. Und die Kartelle die heute existieren sind allesamt Produkte des Todes, da sie an bloß ein Leben glauben.

Und Glauben war schon immer die Ignoranz.

Außer man glaubte ahnungsmäßig das richtige wie an das Göttliche also Zinsen sind also Überblödheit aber mit dieser Überblödheit wird heute gearbeitet und immense Armut geschaffen mit immensem Reichtum für wenige, das muss aufhören.

Deswegen rufe ich euch auf, sich aus Schulden nichts zu machen, Geld ist Betrug an der Wahrheit. Schulden sind somit Überbetrug an der Wahrheit.

Sich deswegen Sorgen zu machen sind totale Illusionen also unnötig.

Wer jetzt noch den Glauben fallen lässt, das wenn zum Beispiel eine Rezession kommt, eine wirtschaftliche Pleitewelle, wer also den Glauben dann fallen lassen kann, das man davon ja gar nicht abhängig ist, sondern seine eigene Schöpferische Fähigkeit hat, und das alle die ja weiterhin haben, dann kann auch keine Armut entstehen oder Hungerkatastrophen wie in Argentinien heute, denn diese Wirrnis entstand bloß weil sie nun auf einmal kein Geld mehr von den Rothschildbanken und den Rockefellerbanken in den USA bekamen, und damit war ihr armseliger Geist der ans falsche gebunden ist, am Ende. Ergo Chaos.

Aber das ist gar nicht nötig.

Die menschliche Schaffenskraft ist nicht abhängig von so was Falschem wie dem Tode und dem damit verbundenen Geld. Sie ist frei davon, und alles das muss wirklich ganz tief genau und präzise verstanden werden.

Alles!

Ist ja unabhängig von Geld, alle Produkte alle Dienstleitungen alle Tätigkeiten haben in Wahrheit aber auch garnichts mit Geld zu tun.

Es sind bloß die alten Sklaventreiber die Negative Macht die euch unbeschreiblich verblödet hält.

Ansonsten ist es mehr als 100 % klar dass die Zinswirtschaft unweigerlich durch Zins und Zinseszins das totale Wirtschaftsystem zum Kollaps bringen wird.

Ich hoffe für euch dass ihr danach ein wenig Weiser seid als jetzt, denn nun wisst ihr ja schon dass dieses Wirtschaftsystem ein System der Blöden und Irren ist.

Ich lese zum Beispiel das der Zinsanteil in vielen Dienstleistung enorm hoch ist, Müllabfuhr 12 %, Trinkwasser 38 %, Wohnungsbau 77 % da ja alles heute auf Kredite aufbaut.

Dieses System, also die RaubtierMenschen, ist aber bewusst auf eure Versklavung aufgebaut worden, oder denkt und glaubt ihr etwa das sei so wie bunte Blumen aus der Erde gewachsen mit dem berühmten Ur-Knall Effekt, ja wa.

Nein es ist bewusste Versklavung weil man sich dessen vor langer Zeit vollkommen bewusst war. Es ist bloß in Vergessenheit geraten. Schaut euch die Kartelle und Faschistendemokratiensituation heute auf der Erde an, das ist nicht blindes Geplane das sind deren Schachzüge, Abzocken bis hin zum Weltkrieg, wenn's nötig ist, wenn ihr nicht so tut wie wir wollen, das sind Massenmörder Leute, ganz Wirre üble Kräfte. Oleeeeeeeeeeeee.

Jene die im kosmischen Sinne denken sagen ja genau das ist es.

Das ist nämlich wichtig dass der Mensch erst durch das Dunkle gehen muss damit er das Licht überhaupt will. Er muss so stark Leiden weil er sonst nicht lernt bis er umfällt bis er ermordet wird erst dann lernen die meisten so träge sind die Fleischfresser, weil Fleisch katastrophal dumpf und Übel ist, das Töten klebt drannnn und mehr. Da ist ein Shot of Rhythm and Blues besser. In Wahrheit, Fleischfressen macht Blöde, träge, dumpf, macht tierisch, nicht menschlich, macht diabolisch, Überübel.

Ich las das alleine schon wenn es eine Möglichkeit gäbe Zins durch was anderes zu ersetzen, an die Möglichkeit kein Zins zu haben denken die gar nicht weil sie sich nicht lächerlich machen wollen als naiv zu gelten denn es sind ja meistens, es sind ja meistens, Spezialisten ausgebildete Menschen mit Diplom und so was, die sind schon stark verblödet, weil deren Denken schon sehr verwirrt und angepasst ist, jedenfalls, da las ich wenn Zinsen schon wegfallen könnten dann würden die meisten der Menschen schon ihre Einkünfte verdoppeln, oder müssten entsprechend weniger arbeiten um den derzeitigen Lebensstandart zu erhalten.

Stellt euch das mal vor!

„31.3.2008 Ich füge noch diese Predigt mit ein. Aus der Zeitschrift HUMANWIRTSCHAFT April/ Mai 2002: Sklaven werden nicht ernährt. Aus einer Predigt am 17.3.2002 in der Dietrich - Boenhoeffer - Kirche, Düsseldorf - Garath

Dieter Petschow

Wir haben ein Müllproblem, zusammen mit Geld.

Nein, ich meine nicht die Müllverbrennungsanlagen, ich meine den Menschlichen Wohlstandsmüll. Jene, die wir nicht mehr brauchen in unserer freiheitlich demokratischen Ordnung, jene, denen wir den Zugang zu Lebensunterhalt und Sozialbindung, zu Sinnfindung und Persönlichkeitsentwicklung verweigern.

Wie wir diese Müllhalden herstellen, wollen Sie wissen?

Mit unserem Geld.

Der Reichtum der einen ist die Armut der anderen.

Liebe Leserin, liebe Leser,

Die hier in Auszügen nachgedruckte Predigt möge den Beweis liefern für die Breitenwirkung unserer Bemühungen um eine Wirtschaftsordnung, in der „ die Gegenseitigkeit als Formel der Gerechtigkeit" in die Tat umgesetzt werden kann. Alle Weltreligionen fordern Nächstenliebe und Gerechtigkeit. Wir, die Befürworter der Natürlichen Wirtschaftsordnung, möchten mit unserer Zeitschrift die dazu notwendigen ökonomischen Reformen vorstellen. Die Redaktion.

Ich heiße Werner Lehmann, bin arbeitslos und suche Arbeit für Lohn, um mich und meine Familie ernähren zu können. Lebensunterhalt nennt man das. Mein Stolz ist gebrochen, ich kann mein Leben nicht selbst unterhalten - lebe von der Stütze, oder vom Arbeitslosenamt. Nein, mich will keiner. 4,3 Millionen sind meine Kumpels - unsere Familien sind soviel wie 10 % unserer Bevölkerung in Deutschland, wir bekommen zusammen vom sozialen Netz der Arbeit ca. 100 Milliarden Euro - und werden deshalb verachtet - Drückeberger, faule Säcke, Vermittlungsleichen. Das Selbstwertgefühl ist dahin, was denken die Nachbarn?

Ich heiße Jamie Wohlberg, bin auch ohne Arbeit, hab' sie auch nicht nötig - was soll diese Maloche? Habe geerbt, mein Banker besucht mich auf meiner Motoryacht. Der Pensionsfonds kauft gerade Wirtschaftsschrott, habe investiert, Rendite läuft wie geschmiert. Meine Bank hat noch andere Anlagetips, da kommt genug Kohle bei rüber. Absolut das coole Gefühl, der Wohlstand ist tatsächlich eine Maschine. Wir sind in unserer Fangruppe etwa 1 % der Bevölkerung in Deutschland, ziehen ohne Arbeit lässig 500 Milliarden Euro aus dem Betrieb Deutschland, schließlich lassen wir unser Geld arbeiten.

Halt, halt Jamie - habe ich richtig gehört? Wir sind beide arbeitslos? Wieso kriegst du denn dann 50-mal mehr als ich für keine Arbeit, wo hast Du denn das Geld her?

Ach weißt du, Werner, ich lasse mein Geld arbeiten, der Rest interessiert mich nicht. Bin immer voll cool drauf - kann alles haben, was ich will, und der Zaster ist trotzdem nicht weniger. Was fehlt dir? Arbeit? Versteh ich nicht!

Was haben diese beiden Männer gemeinsam? Sie leben im Euro-Raum. Beide arbeiten nicht, sie sind ohne Arbeit. Jamie bekommt 50-mal mehr Arbeitslosengeld als Werner, Jamie von seiner Hausbank, Werner vom Arbeitslosenamt.

Und die anderen Männer und Frauen? Sie und Ich?

Wir stehen jeden Morgen auf und gehen zur Arbeit - für Lohn und Gehalt. Aber bevor Sie Geld in der Lohntüte oder auf dem Gehaltskonto haben, muss Ihr Chef noch die Zinsen abdrücken, sein Laden, in dem Sie arbeiten, gehört zu 80 % der Bank, und die hat von Jamie das Geld, sonst wäre der Laden längst pleite. Und von Lohn und Gehalt muss auch noch Werner was abbekommen, Über die Arbeitslosenversicherung, auch das drückt die Löhne. Die Bezahlung von Jamie kennen wir nicht, das durchschauen wir nicht, wie er reich wird ohne Arbeit, aber Werner, der soll uns nicht unter die Augen kommen, dieser Drückeberger.

Wir alle, Sie und ich, wir leben in einem Geldsystem, in dem die Arbeit immer weniger gilt, Nichtarbeit wird bezahlt, an Reiche und Schöne. Investoren nennt man sie, angeblich schaffen sie Arbeitsplätze.

Wir leben in einem Land, wo immer mehr vom Arbeitsertrag abgegeben werden muss an Geldgeber; mittlerweile 40 % vom sog. Brutto-Inlandsprodukt sind Einkünfte aus Geldgeschäften. Und erst nachdem wir dieses Geld abgegeben haben, sollen wir alle natürlich vom Rest leben, den Staat finanzieren, Rentenbeitrag und Krankenkasse bezahlen, Arbeitslose unterstützen, Schulen und Krankenhäuser renovieren, die Kommunen aus der Pleite heben.

Kennen Sie eigentlich den Zinsanteil in unseren Endverbraucher-Preisen? Ca. 35 % aller Gelder, die wir ausgeben, sind Zinsertrag, genauso viel wie alle Steuern im Land noch einmal. Wir bezahlen zweimal, Steuern an den Staat, und Zinsen an die Geldgeber. Wir sind längst überschuldet - und damit Sklaven, denn der Ertrag unserer Arbeit wird um die Zinsen gemindert, und deren Anteil steigt ständig. Was überbleibt, führt zu niedrigen Löhnen - und zu Arbeitslosigkeit.

Steigende Einnahmen für Jamie, Arbeitslosengeld für die Kumpels von Werner, sie sind gekoppelt über unseren Geldkreislauf - und bedingen sich gegenseitig.

Erstmals in der Geschichte werden Sklaven nicht ernährt. Wir können sie einfach vom Markt ausschließen. Tschüs, wir brauchen euch nicht, für euch haben wir Maschinen. Unser Geld ist globalisiert, wir kaufen uns die Menschen dort, wo sie am billigsten sind, die Sozialstruktur zu Hause kratzt uns nicht. Könnt ihr keine billigen Löhne akzeptieren, dann exportieren wir die Arbeitsplätze, für die Rendite - das arbeitslose Geld für Jamie. Je mehr von diesen Jamies, desto mehr auch Werners - das ist die Logik unseres Geldes.

Der Prophet Jesaja kannte schon damals die Gesetze zur Vermeidung ewiger Schuldknechtschaft, für ihn und auch für uns - nachzulesen im 3. Buch Mose, bei Leviticus. Er las ihnen die Leviten. Diese Gesetze fördern Entschuldung, und danach eine andere Umgangsform der Menschen.

Für diese andere Umgangsform stand Jesus von Nazareth ein. Ihr braucht euch nicht versklaven zu lassen, denn ein Gebot gebe ich euch - das der Liebe. Seid füreinander da, jeder mit seinen Begabungen. Kein Investor erzwingt von euch Rendite, wenn ihr eure Arbeit untereinander gemeinschaftlich regelt: Die Liebe und ein aufmerksames Organisationstalent, beides zusammen ist der Schlüssel zum Reich Gottes.

Liebe Gemeinde, jetzt denken sie sicher - das ist ja schön und gut, aber bloße Theorie. Nein! Not macht erfinderisch, und so entdeckten die Basisgemeinden Lateinamerikas ihre Creditos, die Armen in den USA den Time-Dollar und die Ithaka-Hours, die Menschen in Deutschland die Talente, die Schweiz das Wir-Geld und die Japaner den Pflege-Yen, sie alle schafften ein Geld für das Miteinander, mittlerweile 2.700 mal auf der Erde.

Es ist das Geld der Zukunft, frei von Zinsknechtschaft, weil jeder Mensch das erhält, was die Gemeinschaft als Ganzes erarbeitet.

„Die menschliche Freiheit ist erst dann hergestellt, wenn der Mensch den vollen Gegenwert seiner Arbeit erhält", hat der frühere amerikanische Präsident Lincoln einmal gesagt. Wie weit sind wir von dieser Freiheit noch weg, arme USA, armes Deutschland.

Lassen sie mich zum Schluss prophetische Worte von Khalil Gibran zitieren, über Kaufen und Verkaufen...

„Die Erde gibt euch ihre Frucht, und es wird euch an nichts mangeln, wenn ihr nur wisst, wie ihr eure Hände füllt.
Im Austausch der Gaben der Erde werdet ihr die Fülle finden und gesättigt sein.
Doch wenn der Austausch nicht in Liebe und freundlicher Gerechtigkeit stattfindet, wird er bloß einige zur Gier und andere zum Hunger führen. Wenn ihr Arbeiter des Meeres, der Felder und der Weinberge auf dem Markt die Weber, Töpfer und Gewürzhändler trefft, dann beschwört den höchsten Geist der Erde, in eure Mitte zu kommen und die Waagen und die Rechnungen zu segnen, die Wert gegen Wert abwägen.
Und duldet bei euren Tauschgeschäften nicht die mit leeren Händen, die ihre Worte gegen eure Arbeit verkaufen möchten.
Und bevor ihr den Marktplatz verlasst, seht zu, dass niemand mit leeren Händen seines Weges gegangen ist.
Denn der höchste Geist der Erde wird nicht friedlich auf dem Wind schlafen, bis die Bedürfnisse auch des Geringsten unter euch befriedigt sind." • Ende der Predigt.

Jetzt stellt euch vor was passiert wenn kein Geld mehr da ist, das würde nämlich totale Vollbeschäftigung bedeuten, mit aber nur 3-4 Stunden Arbeit am Tag höchstens.

Durch die Zinsen werden also ganz bewusst die Gelder der Arbeitenden abgezogen, denn so war es auch geplant, da jene, die ‚Gelder zuerst hatten und in Umlauf brachten das ja sofort erkannten, und damit gearbeitet haben, das Geldkartell weltweit aufzubauen.

Das ist doch wunderbar auch in den Weisen von Zionartikeln zu lesen und dem Trebisch Bericht, die Produkte immer weiter zu verteuern, natürlich auf ihre Art.

Die Berichte über Zinsen und deren ausbeuterischer Effekt sind da. Da gibt es das Taschenbuch - Geld ohne Zinsen. Und Inflationszinsen haben nix mit Leistung zu tun.

Geld hat schon nix mit Leistung zu tun, und nun stellt euch noch vor davon noch Zinsen, also total verrückt werdet ihr gemacht. Total Verrückt werdet ihr gemacht.

Aber das ist eines der Ziele der Kartelle und Geheimgesellschaften .Es gibt einige Bücher- Reiche, Leonhard Rost, Biblische-Historisches Handwörterbuch, Göttingen, Helmut Creutz, Schriftreihe zum Thema Geld und Boden Mergrit Kennedy, Geld ohne Zins und Inflation, Helmut Creutz politische Ökologie, Wolfgang Weimer, Geschichte des Geldes.

Ansonsten sind viele der heutigen, fast die meisten der heutigen wirtschaftlichen und politischen Einsichten nicht mehr als lapidare Einsichten der literarischen Kompetenz, das ist alles bloß ein verblödendes Volksmärchen eine Verblödung der Menschenmassen, denn es ist ja bekannt das in echten Volksmärchen jegliche Merkmale von Zeit Ort und Logik nicht anwesend sind, außer Kraft sind. Das gilt für Zaubermärchen, wie „ohne Geld geht es nicht“.

Und weil kein Geld da ist können wir das nicht verwirklichen und das nicht machen, oder weil wir zu viel Geld bekommen ist das zu teuer und das können wir nicht vermarkten und so weiter, das gilt auch für Feenmärchen, wie die Veredelung der Natur, oder schlimmer noch die Veredelung der Nahrung durch Industrie, und das gilt insbesondere für Lügenmärchen ,Lügenmärchen wie das pharmazeutische Mittel heilen das die Wissenschaft den Krebs besiegen kann und das Lügenmärchen das die pharmazeutisch medizinische Kasten Gruppe nur dein Bestes deine Gesundheit wollen, das ist das totalste Lügenmärchen“.

Zum Thema Geld las ich gestern, in der Zeitung, das man in Argentinien nun drei Währungen einführen wird, dazu gehört der neue „Argentino“. Hier kann doch gut gesehen werden, es ist bloß „Glaube“, blinder Glaube mehr nicht. Glaube an ein weiteres Stück Papier mehr nicht. Niemand aber würde erscheinen und sagen, hört auf mit dem Glauben an das Geld, das ist das gleiche wie das glauben an die verlogenen Religionen oder Kirchen, deren Worte bei weitem die Wahrheit nicht erreichen und deren Worte bloß das selbstständige Denken benebeln, da kommt keiner der sagt denen in Argentinien, hört auf an Geld zu glauben, es macht euch genauso blöde wie der Kirchenglaube blöde macht und ihr werdet nur Probleme haben. Keiner sagt hört auf an Geld zu glauben, glaubt an euch selber und eure Fähigkeit zu Materialisieren und „Schöpferisch Kreativ“ tätig zu gestalten. Glaubt an euch selbst aber nicht daran das Geld nötig ist um etwas in Bewegung zu setzen. Wer das glaubt, wird von Jahr zu Jahr blöder.

Das zum Beispiel diejenigen die das Geld sozusagen hüten, in den USA, ist es die kriminelle Federal Reserve Bank, mit ihren üblen ausbeuterischen Machenschaften, die ganze Völker ruinieren will und unermesslich die US Bevölkerung abzockt und deren dummen Gläubigen in der ganzen Menschenwelt hier auf der Erde. Die dann durch ihre Spielregeln wenn sie nicht mehr zu halten sind, euch eben sagen, ok, jetzt ist euch das Geld nichts mehr wert, und eure Waren sind nun inflationär hoch zu bezahlen. Das ist totales AnalAlphabetentum im Geiste, was da abläuft.

Es ist eben Raubtierlogik, also Faschismus.

Und wenn alle daran glauben das zum Beispiel wenn kein Geld vorhanden ist oder wenn die Schulden zu hoch geworden sind, das da dann ein Land eine Nation Zahlungsunfähig ist oder das man wenn man selber Geldschulden hat und nicht in der Lage ist die zurück zu zahlen, das dann aber alles sehr Sorgenvoll und Düster sein soll, und das man dann sozusagen Pleite wäre, das ist einfach Selbstverblödung ersten Grades.

Und Glaube an andere Menschen die dir sein, ihren, Glauben, durch die stupiden Institutionen die alles mitmache, mehr oder weniger, aufzwingen, dann sollen sie auch selber daran zu Grunde gehen.

Es hat schon mal in 1932 eine ganz andere Geldära gegeben, in Österreich nämlich. Hier ist ein Bericht aus der Zeitschrift „Sinn und Ethik"

„Neue Ethik im Finanzwesen.

Geld Beherrschter oder Diener unserer modernen Welt.

Ein erfolgreiches Experiment mit „Freigeld" im österreichischen Wörgl.

Geld erleichtert den Austausch von Gütern und Dienstleistungen und schafft damit die Grundlage für unsere moderne Zivilisation. Dies funktioniert jedoch nur, solange zwei grundlegende Faktoren das Wirtschaftsgeschehen bestimmen: Für Geld darf keine Gebühr, das heißt Zins, verlangt werden. Das Geld muss im Umlauf bleiben.

Hier knüpfen wir an unseren Artikel „zinsfreies Geld - eine soziale und ökonomische Utopie?" in der Juli- / August-Ausgabe der „INSPIRATION". Geld und Zinsen beherrschen unsere moderne Welt. Wir zahlen jedoch nicht nur Zinsen, wenn wir einen Kredit aufnehmen. Zinsen verbergen sich hinter allen täglichen Einkäufen und Dienstleistungen. Gehe ich heute zu meinem Bäcker und bezahle für ein Vollkornbrötchen 60 Pfennige, so fallen 20 bis 30 Pfennige in den so genannten „Schuldendienst". Das heißt, ich bezahle Zinsen, die anfallen, da sich der Bäcker einen neuen elektrischen Backofen „auf Kredit" gekauft hat, das Lieferfahrzeug erneuert oder das Ladengeschäft renoviert werden musste. Auch wenn der Bäcker die Neuanschaffung von seinem „Sparbuch" bezahlen konnte, muss er den rechnerischen Zinsverlust in die Kalkulation einbeziehen.

Doch wo fließen all diese Zinsen hin? Achtzig Prozent der Bevölkerung zahlen wesentlich mehr Zinsen, als sie selbst erhalten. Bei zehn Prozent gleichen sich Zinseinnahmen und Zinslasten aus. Zehn weitere Prozent der Menschen sind die Gewinner bei diesem Zinsspiel. Davon leben zwei Prozent, die Besitzer großer Vermögen, „wie die Maden im Speck" in unserer „sozialen Marktwirtschaft". Diese Hochermögenden sahnen nicht nur die von den arbeitenden Menschen erwirtschafteten Zinsen ab, sie sind auch noch diejenigen deren finanzpolitische Entscheidungen den Umlauf des Geldes steuern.

In der Antike war es noch möglich, dass ein Mensch die gesamten Erkenntnisse seines Kulturkreises erfassen und kritisch hinterfragen konnte. Die Werke des griechischen Philosophen und Naturforschers Aristoteles umspannen nahezu den ganzen Umkreis des antiken Wissens. Er erkannte bereits die widersprüchliche Doppelrolle des Geldes als ein, dem Markt dienendes Tauschmittel und den Markt zugleich beherrschendes Machtmittel.

Tauschmittel oder Machtmittel? Zur Erläuterung dieser Zusammenhänge, lade ich Sie ein zu einer Reise mit der „INSPIRATION" nach Buenos Aires in das Jahr 1891. Der deutsch-argentinische Kaufmann Silvio Gesell publiziert sein Frühwerk „Die Reformation im Münzwesen als Brücke zum sozialen Staat". Gesell war durch eigene Beobachtungen und Nachforschungen auf Ursachen von periodisch wiederkehrenden Wirtschaftskrisen und damit auf die Ursachen von Arbeitslosigkeit, Elend und Krieg gestoßen. Er erkannte: Die Ausbeutung der menschlichen Arbeit hat ihre Wurzel nicht im privaten Eigentum an Produktionsmitteln, sondern in strukturellen Fehlern des Geldwesens.

(l) Angebot und Nachfrage bestimmen den Preis. Ein struktureller Fehler im Geldwesen besteht darin, das wenige Hochvermögende die Macht haben, darüber zu entscheiden, ob Geld knapp oder reichlich vorhanden ist. Wenn eine Ware knapp wird, steigt der Preis nach oben. Ist eine Ware dagegen reichlich vorhanden, sinken die Preise erheblich.

Stellen Sie sich folgendes Szenario vor:

Ihr Patenkind kündigt sich kurzfristig zu einem Osterbesuch an. Sie wollen ihm einen Schokoladenosterhasen schenken und beginnen, Geschäfte und Kaufhäuser nach einem verbliebenen Stück abzusuchen. Schließlich finden Sie in einem Feinkostgeschäft einen viel zu teuren Schokohasen und haben jetzt die Wahl, das übeteuerte Stück zu kaufen oder darauf zu verzichten. Übertragen Sie nun die Geschichte auf einen Jungunternehmer, der einen Kredit aufnehmen will, um seine Firma zu erweitern - und damit neue Arbeitsplätze zu schaffen -. Er beginnt die Suche nach einem billigen Investitionskredit...

Silvio Gesell deckt in seinem, 1916 in Berlin und Bern, erschienenen Hauptwerk „Die Natürliche Wirtschaftsordnung durch Freiland und Freigeld" revolutionäre wirtschaftspolitische Wahrheiten auf. Die Macht des Geldes führt er auf zwei Ursachen zurück. Erstens ist Geld von den Kapitaleignern „hortbar", es kann aus spekulativen Gründen vorübergehend von den Finanzmärkten zurückgehalten werden. Zweitens hat Geld den Vorteil, das es sehr viel flüssiger ist als Waren und Dienstleistungen, es kann zu jedem Zeitpunkt und an jedem Ort eingesetzt oder auch blockiert werden. Als Lösung des Problems fordert er ausdrücklich „rostende Banknoten".

Nicht die Bedürfnisse der Menschen bestimmen den Kapitaleinsatz sondern die Rentabilität sondern die Höhe des zu erwirtschaftenden Zinssatzes. Hermann Benjes erläutert diese im ersten Moment befremdlichen Thesen: „Gesell machte das Geld vom Sockel der Überlegenheit auf den Teppich der verderblichen Waren herunterholen. Kein Mensch würde auf den Gedanken kommen, frische Erdbeeren, Kopfsalat, Hühnereier oder auch Tageszeitungen zu horten, da diese Produkte schon nach wenigen Stunden oder Tagen völlig wertlos sind. Beim Geld sieht das anders aus: Wer Geld übrig hat, kann es beliebig lange lagern, ohne ein Verschimmeln, Verfaulen oder Verrosten befürchten zu müssen. Wie wäre es denn, so wird sich Silvio Gesell gesagt haben, wenn man ein Geld in Umlauf brachte, das wie ein Stück Eis weg schmelzen würde und pro Monat etwa ein Prozent seines Wertes verlustig ginge? Das Zurückhalten großer Geldbeträge wäre von Stund an nicht mehr möglich! Das Geld müsste dann zur Vermeidung von Abschmelzverlusten dem Markt - so wie sich das gehört - zur Verfügung gestellt werden. Aus dem herrschenden Geld wäre über Nacht ein dienendes Geld geworden, das der ganzen Bevölkerung zur Verfügung stünde."

Was sieht Silvio Gesells „Natürliche Wirtschaftsordnung" nun zur Vermeidung von „Abschmelzverlusten" vor?

Entweder wir geben das Geld gleich wieder aus, oder wir zahlen es, zinslos, auf ein Sparbuch ein. Eine dritte Möglichkeit, das Geld vom Markt zurückzuhalten - wie schon erläutert , bis der Zins endlich die erwünschte Höhe erreicht hat, ist nicht mehr sinnvoll. Aber auch Banken und Sparkassen werden - um Abschmelzverluste zu vermeiden - das Geld schnell weiter ausleihen. Mit einer kleinen Risikoprämie und Bearbeitungsgebühr von deutlich unter drei Prozent, steht es für Investitionen, Modernisierungen, zum Häuslebauen oder für ökologische Projekte zur Verfügung.

Da Geld „billig" und reichlich zu erhalten ist, investieren Industrie, Handwerk und Handel. Viele neue Arbeitsplätze entstehen, Arbeitskräfte werden mit der Lupe gesucht. In den Arbeitsämtern können ganze Abteilungen und Etagen geschlossen und einer sinnvolleren Nutzung zugeführt werden.

Das Geld wird also von seiner heutigen Aufgabe befreit, unbedingt rentabel (= zinstragend!) sein zu müssen. Das an dieser Stelle vorgebrachte Argument, ein solches System würde der Umwelt durch zu viel Wachstum schaden, oder die Konjunktur müsse nach einer Phase der Überhitzung ins andere Extrem umkippen, kann leicht widerlegt werden. Eine - durch die Möglichkeit von Abschmelzverlusten - umlaufgesicherte Währung wird für ein ausgeglichenes Verhältnis von Warenangebot und Geld-Nachfrage sorgen.

Erfolgreiches Freigeld-Experiment im österreichischen Wörgl

Im Jahre 1932 begann in der damals 4216 Einwohner zählenden Gemeinde in Österreich ein Freigeld-Experiment, das - wenn es nicht aus machtpolitischen Gründen verboten worden wäre aufgrund seines Erfolges weit reichende Konsequenzen nicht nur für Österreich, sondern weit über seine Grenzen hinaus gehabt hätte. Vielleicht hätte sogar der Zweite Weltkrieg verhindert werden können. Nach dem New Yorker Börsenkrach am Schwarzen Freitag im Oktober 1929 (bewusst herbeigeführt durch die US Banker.Nachzulesen in „The Creature from Jekyll Island" W. Schorat) wurde, wie viele andere Gemeinden und Städte, auch Wörgl von Rezession und Arbeitslosigkeit heimgesucht. Der bei der Innsbrucker Sparkasse hochverschuldete Ort war nicht einmal in der Lage, die aufgelaufenen Zinsen in Höhe von 50.000 Schilling für ausgeliehene Kommunaldarlehen zu begleichen. „Ausgesteuerte" Arbeitslose fielen der Armenfürsorge zur Last. Armenküchen versorgten die Hungernden notdürftig mit warmen Mahlzeiten. Verzweifelte Familienväter sahen oft keinen anderen Ausweg, als sich das Leben zu nehmen.

In dieser hoffnungslosen Situation suchte Wörgls Bürgermeister, Michael Unterguggenberger, nach Rat. Nach langen Suchen fiel ihm das Buch „Die natürliche Wirtschaftsordnung" Silvio Gesells in die Hand. Hier fand er endlich eine Überzeugende Erklärung für die Wirtschaftskrise. Er erkannte, dass „umlaufendes Geld Arbeit schafft und zurückgehaltenes Geld Arbeitslosigkeit verursacht". Er besuchte Gemeinderäte, Geschäftsleute, Handwerker und Bauern zu Hause, um sie unter „vier Augen" von seiner revolutionären Idee zu Überzeugen. Schließlich stellte er sein Programm am 5. Juli 1932 der Öffentlichkeit vor. Der „Wohlfahrtsausschuss" unter der Leitung vertrauenswürdiger Bürger sollte sogenannte „Arbeitsbestätigungen" als Notgeld drucken zu lassen. Ausgegeben wurden insgesamt 32.000 Schilling. Mit 2000 gelben Arbeitsbestätigungsscheinen zu 1 Schilling, 2000 blauen zu je 5 Schillingen und 2000 roten zu je 10 Schillingen hatte der Bürgermeister die Gemeinde mit ausreichend Geld versorgt. Die Besonderheiten der Arbeitsbestätigungsscheine wurden in den „Wörgler Nachrichten" genau erklärt. Im Gegensatz zu normalem Geld, das natürlich seine Gültigkeit behielt, stand die von Silvio Gesell vorgeschlagene Gleichstellung des Not- oder Freigeldes mit verderblichen Waren. Es verlor innerhalb eines Monats 1 % seines Wertes. Wer den Schein längere Zeit nicht weitergab, musste am Monatsende im Gemeindeamt eine Wertmarke in Höhe des verlorenen Prozentsatzes kaufen und auf einen der zwölf aufgedruckten Monatsfelder aufkleben.

Die Gemeinde Wörgl kaufte als erstes dem Wohlfahrtsausschuss 1000 Schilling der Arbeitsbestätigungsscheine ab - und hinterlegte den Gegenwert in „echten" Schillingen bei der örtlichen Raiffeisen- und Sparkasse -, um damit ausstehende Löhne an Gemeindearbeiter zu bezahlen. In den Geschäften wurden die Arbeitsbestätigungen wie normales Geld akzeptiert und von den Geschäftsleuten überraschend schnell wieder zur Bezahlung rückständiger Steuern verwendet, so dass weitere Lohnzahlungen durch das Gemeindeamt getätigt werden konnten. Als nach drei Tagen von den 1000 ausgegebenen Notschillingen der Gemeinde bereits 5100 Schilling an bezahlten Steuern zurückgeflossen waren, wurde der Bürgermeister alarmiert, da der Buchhalter sich diese wunderbare Geldvermehrung nicht erklären konnte: „Da müssen schon Geldfälscher am Werk sein!" Unterguggenbacher hat seinen Mitarbeitern den Zusammenhang von Geldmenge und dem Umlauf des Geldes dann verständlich erklärt.

Wie ist dieses „Wunder von Wörgl" zu erklären?

Eine Wertschöpfung von 10.000 Schilling hervorgerufen durch den Kreislauf von 1.000 Schilling, die durch zehn Hände gehen, ist für die Wirtschaft genauso wertvoll, wie von 5.000 Schilling, die nur zweimal von Hand zu hand wandern. Das lästige Aufkleben der Wertmarken veranlasste die Bürger von Wörgl dazu, das Notgeld immer gleich wieder auszugeben, zur Bank zu bringen oder ihre Steuern zu bezahlen. Neue Arbeit wurde angeboten und mit Arbeitsbestätigungsscheinen bezahlt. Die früheren Arbeitslosen gaben ihren Lohn schnell wieder in den Geschäften aus. Die Notscheine wechselten ihre Besitzer immer schneller und der Geldstrom begann zu fließen. Mit der kleinen Anfangssumme von 32.000 Schilling erreichte Bürgermeister Unterguggenberger ein weltweit bestauntes Wirtschaftswunder

Schließlich ermöglichte der störungsfreie Geldumlauf es der Gemeinde Wörgl, innerhalb von nm dreizehn Monaten enorme Aufträge an die heimische Wirtschaft zu geben und die Arbeitslosigkeit um sensationelle 25% zu senken. Das Gemeinde- und Schulhaus konnte kanalisiert und mehrere Straßen asphaltiert werden. Der Bau einer Brücke und einer Sprungschanze zeugen noch heute vorn Wirtschaftsboom des Notgeldes. „Wörgl verwandelte sich in eine Insel der Hoffnung in einem Meer der Verzweiflung." Wirtschaftsfachleute, Journalisten und Minister kamen nach Wörgl, um eine Erklärung für dieses „Wunder" zu finden. Der französische Staatsmann Daladier reiste persönlich in das österreichische Dorf, um sich einen Eindruck zu verschaffen. 178 österreichische Gemeinden fassten den Entschluss, dem Beispiel der Gemeinde Wörgl zu folgen. Doch im November 1933 würgte die österreichische Nationalbank das Freigeld-Experiment ab, mit der Folge, dass Arbeitslosigkeit und Not schlagartig zurückkehrten. Wörgl wurde gezwungen, das zirkulierende Notgeld in Schillinge umzutauschen und damit wieder den Manipulationen der „Kapitaleigner" zu unterstehen. Der Wirtschaftsfachmann Hermann Benjes zieht das Resümee: „In Wörgl hat Gesell seinen Meister gefunden, denen es gegeben war, die Funktionstüchtigkeit der Natürlichen Wirtschaftsordnung selbst unter schwierigsten Umständen zu beweisen. Erst die geballte Macht des zu Tode erschrockenen Kapitals hat den Freiwirt Michael Unterguggenberger gestoppt und diesen Pionier um die zum Greifen nahen Früchte seines Mutes gebracht."

„Freigeld, richtig angewendet, könnte der beste Regulator der Umlaufgeschwindigkeit des Geldes sein. Es würde die Vereinigten Staaten in drei Wochen aus der Krise herausbringen." 1 Silvio Gesell, Die Natürliche Wirtschaftsordnung" 2 Werner Onken, Marktwirtschaft ohne Kapitalismus, 3 Hermann Benjes, Wer hat Angst vor Silvio Gesell, 4 ebenda 5 Irving Fisher, Von der Illusion des Geldes zu wahrhaft fester Währung",

So, das war also eine andere Art der Möglichkeiten eine viel, viel bessere und der Wahrheit schon etwas nähere Lebensweise zu leben, obwohl das Geld selber, wenn es noch gebraucht wird als Illusion noch nicht der Wahrheit am nächsten ist und deswegen auch nicht die höchstmögliche menschliche Entfaltung bringen wird. Das wird erst passieren wenn der Aberglaube ans Geld völlig überwunden sein wird. Und auch, wenn, anstatt von „Macht des Kapital",von den Menschen gedacht wird, und nicht „Abstrakten Begriffen der Verschleierung", dieser SatansBratenFaschisssten.
Aber zum Beispiel der große Börsenkrasch am schwarzen Freitag in den USA im Oktober 1929, der war gewollt von den Banken, weil sie damit endlich den Staat die Politiker in die Knie zwingen wollten eine sogenannte Federal Reserve Bank aufzubauen die in ihrer privaten Kontrolle war und ist, so wie sie heute ist. So es sind also total die Faschisten die heute das gesamte Vermögen kontrollieren und sich um euch in Wahrheit einen Dreck scheren, ihr seid nur das Vieh mehr nicht.
Das sind alles die negativen Eigenschaften der Raubtiermentalität die euch heute noch regieren und modellieren. Und die gleichen Kräfte bauten sowohl den ersten und den zweiten Weltkrieg auf. Na-

türlich unter Tarnflaggen um andere Schuldige zu finden.

In der Politik geht nix unbedacht, und erst recht nicht in den Logen und Sekten und Machtzentren der Bankmafia.

Noch mal, in den USA gibt es sehr aufklärerische Bücher da in den USA die Staatsarchive nach einigen Jahren der Öffentlichkeit zugängig gemacht werden müssen und so in den Unterlagen heraus gearbeitet werden kann was da abging in der Kommunikation. Deswegen hatte doch der Republikaner Buschi sofort jetzt wieder versucht das Gesetz rückgängig zu machen.

Warum wohl?

Das ist doch klar !

Weil sie Banditen Betrüger Lügner Faschisten sind, deswegen. Nixon wollte in Radios und TV Geräten ein so genanntes Alarmgerät reinbauen lassen im Falle eines Krieges Atomkrieges so was war seine Begründung, aber man fand heraus es war in Wahrheit ein Gerät mit dem jede Familie abgehört werden konnte. (Und heute,15.3.2011,müssen Amerikaner auf die Straße gehen um ihren „Patriots Act" wieder herzustellen.Weil die US-Faschisssten aus den USA ein Faschisss Muuuus Demokratimsmuuus gemacht haben.)

Klaro, was ist das, Faschismus.

Es sind ganz, ganz primitive Wesen die euch regieren insbesondere jene die im Hintergrund agieren die Sekten und Geheimgesellschaften.

Aber es gibt ja noch andere Möglichkeiten zum Beispiel diese von Banditen und Faschisten aufgebaute Geldseuche zu entkleiden und die Menschheit von diesen Illusionären Problemen zu befreien. In der Religion selber gibt es die so genannten Jubeljahre. . Aber diese Amtskirchen diese Banditen Religionen wie die römisch katholische Sekte, wird so was nie in Erwägung ziehen wollen da sie ja selber ein Schuldentreiber ist und selber auf Macht über Menschen aufgebaut ist durch den Faschisten Paulus, der die gesamte Jesus Wahrheit rein Intelligenzmäßig im Sinne der zionistischen Fähigkeit aufbaute und eine Betrugsreligion aufgebaut hatte.

Wo die Wahrheit von Jesus nur noch zum Arschabwischen genutzt wurde mehr nicht, wenn überhaupt das noch.

Die Banditenkirche der Katholiken im Vatikan, hatte nämlich mit allen 25 Jahren eine heiligen Jahrgang sozusagen, das knüpfte an die alttestamentarische Jubeljahrzeit an aus dem Levitikus Kap. 25 an. Das bemerkenswerte Regeln zu Geld und Land oder Bodenordnung hatte. Aber schon um 1300 nach Jesus, wurde das nicht mehr gehandhabt. Da der damalige Papst, der überhaupt nur Schwachsinn von sich labert, mag er noch so viel von Gott Jesus heute quatschen weil er einfach weg muss, weg, weg, weg.

Jedenfalls machte der Papst damals daraus eine Pilgerfahrt nach Rom, mit einer Beichte wobei zeitliche Sünden erlassen wurden, denn die Kirche war ja damals schon eine Geldfabrik und hatte zu viel selber abgeben müssen ... Bingo.

Man baute das so auf das dann stattdessen Geldströme nach Rom kamen anstatt das den Menschen Schulden und Land freigestellt wurde. Es wurde also keine biblisch inspirierte Boden und Geld Neuorientierung, sonder Abzocky als Kirchenlogik.

Gläubige sind eben dafür da um abgezockt zu werden.

Aber nur deswegen!

Weil deren Repräsentanten Betrüger sind.

Wenn Jesus da wäre oder wirkliche Erwachte und Heilige, dann wäre die Wahrheit auch gelebt worden. Die Kirchen haben also diese Wahrheiten aus dem Alten Testament auch nicht zugesprochen auch jetzt nicht wo wieder eines der Jubeljahre gewesen wäre, das wird dann einfach verheimlicht.

„QUELLEN

Nachdem sich in der Zeit der Könige (9. und 8. Th. v. Chr.) kleine Bauern bei Großgrundbesitzer verschuldet hatten., ihre Grundstücke verpfändeten und schließlich auch ihre Familien und sich selbst, versuchten priesterliche Reformer dieser Entwicklung in drei Anläufen entgegen zu wirken:'

•Das älteste, nämlich das zweite Buch Mose (Exodus) verbietet in Kap. 22, Vers 25 das Zinsnehmen und verlangt in Kap. 23, Verse 10 und 11, in jedem siebten Jahr das Land brachliegen zu lassen, damit die Armen und das Wild sich davon ernähren können.

•Das 5. Buch Mose (Deuteronomium) macht in Kap. 15 aus dem Brachejahr ein Erlassjahr, fördert also, alle sieben Jahre die Schulden zu erlassen, und bekräftigt das Zinsverbot (Kap. 23, Vers 19 f). Die Einrichtung des Jubeljahrs findet sich erst im jüngsten und wohl erst in nach-exilischer Zeit um 500 v. Chr'. niedergelegtem 3. Buch Mose (Levitikus, Kap. 25). Darin wird zunächst das Brachejahr bestätigt (Verse 1 bis 7) und damit möglicherweise der wenig praktikable alle sieben Jahre stattfindende Schuldenerlass zurückgenommen. Nach jedem siebten Broche- oder Sabbatjahr, also im 50. Jahr, sollen an einem bestimmten Tag die Widderhörner (Jobel) erschallen und das Jobeljahr Verkünden (Verse 8 bis 34). Ziel dieses Jobeljahrs ist die Befreiung aus SchuldknechtSchaft. Jeder soll wieder zu seinem Landbesitz kommen. Verkaufen und verpfänden kann man folglich nur den Wert der bis zum nächsten Jobeljahr noch ausstehenden Ernten. Zu diesem Preis besteht außerhalb der ummauerten Stadt jederzeit das Rück - kaufs- bzw. Löserrecht der ursprünglichen Besitzer und ihrer Familienangehörigen. Während Heiden dauerhaft als Sklaven gehalten werden durften, waren Israeliten, die durch Schulden in Abhängigkeit geraten waren, im Jobeljahr freizulassen und durften sich auch schon vorher entsprechend der Zeit bis zum Jobeljahr freikaufen oder konnten von Familienangehörigen zu diesem Preis freigekauft werden (Verse 39 bis 55). Zwischen diesen beiden Abschnitten, also im engsten inhaltlichen Zusammenhang mit der Jobeljahrregel, wird zum dritten Mal das Zinsverbot gegenüber armen Volksgenossen festgelegt (Verse 35 bis 38).

Zu einzelnen Aspekten dieser Regeln gibt es unterschiedliche Interpretationen, zumal es keinerlei Belege dafür gibt, dass das Jobeljahr mit Rückfall des Bodeneigentums jemals praktiziert wurde. Diese eher restaurierende Regelung sollte wahrscheinlich den aus Babylon zurückkehrenden Israeliten die Wiedereingliederung erleichtern und enthüllt zudem auffällige Privilegien für die Leviten, die Priester. Doch hat sie einen richtigen und zukunftsweisenden Kern, der deutlich wird in dem Satz: Grund und Boden darf nicht für immer verkauft werden. Denn das Land ist mein Land und ihr seid Fremdlinge und Beisassen bei mir" (3. Buch Mose 25.23). „,}

Möglicherweise soll dieser Satz nur das dauerhafte Verpfänden verhindern, nicht aber den Verkauf. Denn Befreiung aus Schulknechtschaft ist das zentrale gesellschaftspolitische Ziel dieses Textes. Und doch klingt der Grundgedanke an, dass die Erde Gott gehört, wie es auch Psalm 24, .1 zum Ausdruck bringt: Die Erde ist des Herrn. Sie ist der Gesamtmenschheit treuhänderischen Nutzung übergeben und nicht als Kapitalanlage, ewiges Schuldenpfand oder gar Spekulationsobjekt. Den Boden dankbar nutzen, ihn pflegend bearbeiten und an Nachfolgende weitergeben wäre die daraus folgende Grundregel. Das Zinsverbot zieht sich wie ein Cantus firmus durch die zitierten drei Schichten alttestamentlicht Sozialgesetze. **Tief bedeutsame Kerngedanke dieses Verbots ist es, die uns von Gott geschenkt Zeit nicht zu Geld zu machen.** Wenn wir die beiden uns gegebenen Dimensionen unseres irdischen Daseins, Raum und Zeit monetarisieren, ersetzen wir Gott durch den Widergeist Mammon' „Alles hat seine Zeit" (Pred. 3) Saat und Ernte, Sabbat und Bräuche.

Zinsverbot - ein untaugliches Instrument mit richtigem Kern

Die stärkste Wirkungsgeschichte hatte das Zinsverbot. Dass es zunächst nur gegenüber dem (armen) Volksgenossen galt, war verständlich, um Ausländer, die allenfalls eine Höhenbegrenzung kannten, nicht besser als die eigene Bevölkerung zu stellen und weil in der Naturalwirtschaft Kredit erfordernde und Gewinn bringende Handelsgeschäfte noch wenig verbreitet waren. Jesus bestätigt das

Zinsverbot (Lukas 6, 35). Sowohl die rabbinische Lehre als auch die christlichen Kirchenväter haben das Zinsverbot auf Produktivdarlehen an Reiche erstreckt; auch von ihnen durfte nicht mehr zurückverlangt werden, als gegeben worden war.' Nachdrücklich verdammte z. B. Gregor von Nyssa (ea. 334-394 n. Chr.), griechischer Bischof und bedeutender Theologe und Mystiker, den Zins: „Was ist für ein Unterschied, durch Einbruch in Besitzfremdes Gutes zu kommen auf heimliche Weise wie durch Mord als Wegelagerer, indem man sich selbst zum Herrn des Besitzes jenes Menschen macht oder ob man durch Zwang, der in den Zinsen liegt, das in Besitz nimmt, was einem nicht gehört?"

Auf zahllosen frühkirchlichen Synoden wurde das Zinsverbot bekräftigt. Allgemeine Geltung erlangte es erst unter den Karolingern nachdem England 787 vorausging, legte Karl der Große der Synode von Aachen im Jahr 789 ein entsprechendes Gesetz vor. Doch bei zunehmender Arbeitsteilung und Geldwirtschaft forderte ein solches Verbot das Verschatzen von Geld, verhinderte notwendiges Leihen und lähmte Ja die Wirtschaft. Thomas von Aquin differenzierte bereits. Zwar verurteilt auch er den Zins als in sich ungerecht: „Das Geld kann nur durch Ausgeben gebraucht werden, also ist dem Gläubiger kein Zins zu vergüten. Auf Zins ausleihen ist Sünde."

Thomas anerkennt jedoch nicht nur Miete und Pacht, sondern auch Gewinn- und Verlustbeteiligung durch einen Gesellschaftsvertrag und Schadensersatz kraft ungesonderter Vereinbarung. Regelmäßige Münzverrufungen, mit einer Abgabe (Schlagschatz) verbundenen Zwangsumtauschaktionen, hielten das Geld im Umlauf und erleichterten die Einhaltung des - im Kern berechtigten, aber als Instrument untauglichen Zinsverbots. Ein anderer Ausweg hatte tragische Auswirkungen, indem man die Juden nötigte, das Geldverleihgeschäft zu betreiben, sie damit zum Sündenbock machte und in sich steigernden Pogromen bis zum Holocaust des 20. Jahrhunderts umbrachte.

Auf protestantischer Seite hat Martin Luther (1483-1546) das Zinsnehmen leidenschaftlich und mit kräftigsten Worten verurteilt und alles für verbotenen Wucher erklärt, wo man Geld leiht und dafür mehr oder Besseres fordert oder nimmt.

„Darum ist ein Wucherer und Geizhals wahrlich kein rechter Mensch; er sündigt auch nicht eigentlich menschlich! Er muss ein Werwolf sein, schlimmer noch als alle Tyrannen, Mörder und Räuber, schier so Böse wie der Teufel selbst! Er sitzt nämlich nicht als ein Feind, sondern als ein Freund und Mitbürger im Schutz und Frieden der Gemeinde und raubt und mordet dennoch gräulicher als jeder Feind und Mordbrenner. Wenn man daher die Straßenräuber, Mörder und, Befehder rädert und köpft, **um wie viel mehr noch sollte man da erst alle Wucherer rädern und foltern,** alle Geizhälse verjagen, **verfluchen und köpfen**. Pragmatischer äußerten sich Zwingli und erst recht Calvin. Um 1600 wurde Luthers Zinskritik unauffällig korrigiert und in den Giftschrank der Sozialethik verbannt. Auf katholischer Seite hat zuletzt Papst Benedikt XIV. in seiner Enzyklika Vix pervenit im Jahr 1745 das Zinsverbot bestätigt und gleichzeitig die vielen Möglichkeiten gerechtfertigt, mit dem Darlehensvertrag anderweitige Ansprüche auf Gewinn zu für verknüpfen. Dieser formalistische Versuch, sich aus der Schlinge eines ungelösten Problems zu ziehen, schloss nicht, sondern öffnete eher die Tür für die weitere kapitalistische Entwicklung. Wenn Papst Leo XIII. in seiner Sozialenzyklika Rerum novarum die im Jahr 1891 „gierigen Wucher und den „unersättlichen Kapitalismus anprangerte, so verstand man hierunter nur noch Auswüchse, aber nicht das System als solches, zumal das Wort „Wucher" einen bemerkenswerten Bedeutungswandel erfahren hatte. Einige Jahrhunderte zuvor galt alles Mehr gegenüber dem Gegebenen als Wucher, jetzt nur noch der übermäßige Zins.

Im Kirchengesetzbuch von 1918 (Kanon 1543) versuchte die katholische Kirche in einem kühnen Spagat die traditionelle Lehre und die moderne Geldwirtschaft zu vereinen, indem sie einerseits feststellte, dass der Darlehensvertrag keinen Gewinn rechtfertigt, dass andererseits aufgrund (weltlichen) Gesetzes die Vereinbarung eines Gewinns erlaubt ist. Nur wenige und so bedeutendere Persönlichkeiten auf katholischer Seite erkannten die zentrale Bedeutung der Zinsfrage, insbesondere Karl von Vogelsang, Wilhelm Hohoff, Anton Orel, Johannes Ude, Johannes Kleinhappl, Ernst v. Loen. **Die ersatzlose Streichung des Zinskanons im neuen Kirchengesetzbuch von 1983 markiert das Ende des katholischen Zinsverbots.** ,

Privates Bodeneigentum auf begrenzter Erde

Zum Thema Boden sind die Ideen des Jobeljahrs erst in neuerer Zeit virulent geworden. Speziell die die Bodenordnung betreffende Äußerungen finden sich weder in den Evangelien noch in den Apostolischen Schriften. Für die Kirchenväter war Bodeneigentum nur ein Teilaspekt der Reichtumsproblematik. Thomas von Aquin rechtfertigte Privateigentum als vernunftgeborene Ergänzung der naturgesetzlich vorgegebenen Gütergemeinschaft. Hierauf stützt die katholische Kirche bis heute die Anerkennung des Privateigentums auch am Boden, zumal sich dies für sie sehr vorteilhaft auswirkte; ,Einkünfte aus kirchlichem Grundvermögen wurden für lange Zeit Haupteinnahmequelle. Gallien war bereits Ende des 7. Jahrhunderts ein Drittel des Grund und Bodens in kirchlichem Eigentum. Klöster erfreuten sich großzügiger Zuwendungen, der Gläubigen. Durch Säkularisierungen verlor die Kirche in der Neuzeit den größten Teil ihres Bodens zugunsten des Staates und wohlhabender Bürger. So unvermeidlich diese Entwicklung im Zuge der Aufklärung war, kann man sie aus bodenreformerischer Sicht doch nicht ganz ohne Bedauern betrachten. Denn Verwaltung des Bodens durch eine öffentlich-rechtliche Körperschaft und Vergabe entgeltlicher Nutzungsrechte in Form von Pacht und Erbbaurecht sind wesentliche Elemente einer sinnvollen Bodenordnung, zu ergänzen durch demokratische Nutzungsplanung und Rückverteilung der Entgelte pro Kopf. Deshalb muss man die Kirchen darin bestärken, den Restbestand ihres Bodens, nicht zu veräußern, sondern ihn weiterhin zu verpachten oder im Erbbaurecht zu vergeben. Eine mittlere Linie verfolgend zwischen dem Individualismus der Liberalen und sozialistischen Kollektivismus beklagte Papst - Leo XIII. in seiner Sozialenzyklika Rerum novarum im Jahr 1891 - die Anhäufung des Kapitals in den Händen einer geringen Zahl von Menschen (Ziff. 1). Vehement wandle er sich jedoch gegen die sozialistische Forderung nach Aufhebung des Privateigenrums (Ziff. 3) und bezeichnete die Beschränkung auf bloße Nutzungsrechte als veraltete Theorien" und „vereinzelte Einreden" (Ziff. 8).

In seiner Enzyklika Marer et Magistro von 1961 forderte Papst Johannes XXIII. indes eine breitere Streuung des Eigentums, auch an Grundstücken (Ziff. 113 bis 115). In der Pastoralkonstitution Gaudium et Spes für das II. Vatikanische Konzil 1965 heißt es in Ziff. 69 u. a.: „Zudem steht das Recht, einen für sich selbst und die Familie ausreichenden Anteil an den Erdengütern zu haben, allen zu .... Wer aber sich in äußerster Notlage befindet, hat das Recht, vom Reichtum anderer das Benötigte an sich zu bringen. „ Wo riesengroßer Landbesitz nur schwach genutzt oder in spekulativer Absicht völlig ungenutzt liegen gelassen werde, während die Mehrheit der Bevölkerung keine oder zu geringe landwirtschaftliche Nutzfläche habe, seien Reformen erforderlich (Ziff. 71). Hier wird zumindest angedeutet, was in Zukunft immer dringlicher wird, nämlich angesichts der Begrenztheit der Erde und wachsender Weltbevölkerung das Menschenrecht auf gleichen Zugang zu Grund und Boden und natürlichen Ressourcen zu gewährleisten. Konnte man erwarten, dass die katholische Kirche anlässlich des Jubeljahrs 2000 Zinswirtschaft und privates Bodeneigentum generell in Frage stellen würde? Gründe gäbe es hierfür genug:

Zum einen die rasant gestiegenen Geldvermögen und Schulden als deren Kehrseite und entsprechende Zinslasten in allen Preisen und öffentlichen Abgaben,

• das Auseinanderdriften von Arm und Reich, sich von der Wirtschaft abkoppelnde spekulative Finanzmärkte mit dem Gefahrenpotenzial einer Zeitbombe, das ökologisch rücksichtslose und mehr der Geldvermehrung als der Bedürfnisbefriedigung dienende Wirtschaftswachstum, der hierdurch angetriebene Kampf um die natürlichen Ressourcen. Militärische Rüstung und Kriege um anderen

die ungleiche Verteilung des Bodens, hungernde Landlose neben Brachland in Süd und Mittelamerika, spekulative Boden- Preisentwicklung und wiederum entsprechende Bodenzinsanteile in Preisen und Gebühren, Bodenfraß und -Zerstörung, Reformprozesse in Osteuropa und Asien ohne sichere Orientierung zur Bodenordnung usw.

Doch für die systemangepasste, auf Kontinuität achtende und um ihre Einnahmequellen besorgte katholische Kirche wäre eine Infragestellung privaten Bodeneigenturm und der Zinswirtschaft eine Revolution. Kein Wort hierüber verliert Papst Johannes Paul II. in seinem Aufruf zur Vorbereitung des Jubeljahrs 2000, obwohl er sich ausdrücklich auf Levitikus Kap. 25 beruft.'

Auch das dritte Thema des Jobeljahres, die Befreiung der Tagelöhner, lässt der Papst unerwähnt. Angesichts eines hektischen Casino-Kapitalismus mit ständigen Firmenverkäufen, zunehmender Kapitalkonzentration und Vernichtung von Arbeitsplätzen hatte es nahe gelegen, die insbesondere in der Sozialenzyklika Laborem exercens (1981, Ziff. 14,5 ff.) enthaltenen Empfehlungen für vielfältige Formen wirtschaftlicher Vergemeinschaftung wieder aufzugreifen.

Statt dessen beschränkt sich der Papst auf das für einen Jahrtausendwechsel eher harmlose Thema „Schuldenerlass", obwohl dieser, wie oben dargestellt, gar nicht Inhalt des alle 50 Jahre zu feiernden Jobeljahrs ist, sondern gemäß Deuteronomium Kap. 15 des sieben Mal häufigeren Erlassjahres. Schuldenbefreiungen gab es schon bei den babylonischen Königen, sie sind immer wieder notwendig; mit jedem „Vaterunser" versprechen wir es. In das seit 1999 geltende deutsche Insolvenzrecht hat die Siebenjahresregel in der Weise Eingang gefunden, dass die Restschuld bei einem Konkurs natürlicher Personen nach sieben Jahren des Verhaltens erlischt.

So berechtigt ihre Forderung Schulderlass für arme Leute war, berief sich der Kampf im „Erlassjahr 2000" Entwicklung braucht Entschuldung" doch Unrecht auf die Jobeljahrsverlegung in Levitikus 25 und verkeilte auf diese weise die Lücke, das nach dem Text das Jahr 2000 anderes so einschneidenderes zu fordern wäre. Davon lenkt der (also so zu begrüßende) Teilerfolg ab: Internationaler Währungsfonds, Weltbank, und Gläubigerstaaten erklären sich bereit ärmste Länder unter strengen Auflagen einen Teil ihrer Schulden zu erlassen. Doch die Schlichtung uneinbringlicher Schulden ist nur eine Buchberichtigung eine Geste zynischer Scheingroßzügigkeit, wenn die Forderungen wesentlich aus aufgepfropften Zinsen bestehen.

Soweit die Institutionen schweigen, wird es für den einzelnen Menschen um so dringlicher aufzuwachen. Die Keime systemheilender gesellschaftspolitischer Innovationen finden sich deswegen weniger in offiziellen Verlautbarungen als vielmehr in der Praxis hier und dort vor Ort. Zu beachten bleibt allerdings, ob alte Weisheitslehren in eher rückwärts gewandten Zusammenhängen wieder belebt werden oder in zukunftsorientierten. Bild und verzerrtes Spiegelbild ähneln sich und werden allzu oft verwechselt, wofür die Forderung nach „Brechung der Zinsknechtschaft" im NSDAP Programm ein schlimmes und das Thema bis heute tabuisierendes Beispiel ist. Wenn Kirchen und fortschrittliche Kräfte bei der Lösung struktureller Probleme versagen und ein Vakuum hinterlassen, saugt dieses negative Kräfte an, die das Problem durch Personalisierung zu lösen vorgeben.

Leider gibt es auch heute am rechten Rand Anzeichen dafür, dass sich diese unselige Tradition angesichts der Blindheit der vorherrschenden politischen Richtungen für die Strukturfehler um Geld und Boden fortsetzen konnte. Zukunftsweisende Ansätze verzichten auf äußere Feindbilder und sind aus gewandelter innerer Haltung meistens praxisorientiert und dezentral (siehe Kasten).

•1 In der zeitlichen Zuordnung folge ich Rainer Albertz: Der Kampf gegen die Schuldenkrise - das Jobeljahrgesetz Levitikus 25, in: Der Mensch als Hüter seiner Welt (1990) S. 40 ff., 2 So Albertz. a.a.a. (Anm. I) S. 52, 3 Siehe dazu und zum Folgenden Roland Geitmann: Bibel. Kirchen und Zinswirtschaft, in: Zeitschrift für Sozialökonomie 80 (1989) S. 17-24 und der Natürliche Wirtschaftsordnung und Judentum, Grundsätzlich erhebt sich - im Kontext dieses Beitrages - die Frage nach der

Geltung ‚alttestamentlicher normativer Texte.

Auf die zeitgeschichtliche Begrenztheit der einzelnen alttestamentlichen Normen und Vorschriften hat Jesus hingewiesen. Die erwähnten Vorstellungen zu Geld und Land sind deshalb vermutlich weniger im Sinne einer politischen Pragmatik als vielmehr im Sinne von Traumfiguren zu verstehen, mit denen etwas" verwirklicht" wird, was im konkreten Leben nicht verwirklicht werden kann.

In: Zeitschrift für Sozialökonomie 106 (1995) S. 33-40. 4 Hierzu und zum Folgenden siehe mit weiteren Nachweisen Roland Geitmann: Bibel. Kirchen und Bodeneigentum. in: Zeitschrift für Sozialökonomie J 12 (1997) S. 11-21,5 Apostolisches Schreiben Tertio millennio adveniente vom November 1994, s. insbes. Ziff. 12 und 51; als Nr. J 19 der Verlautbarungen des Apostolischen Stuhls erhältlich beim Sekretariat der Deutschen Bischofskonferenz, Kaiserstraße 163. 531 13 Bonn. 6 Siehe hierzu das ökumenische Studien- und Arbeitsheft ..... und wer borgt ist des Gläubigers Knecht"/ hrsg. vom Evangelischen Missionswerk in Deutschland. Missio und Misereor (1999).

Die Vorstellung, die Kirche habe emanzipatorische Vorstellungen in Sachen Geldverkehr und Landrückgabe konsequent in ihren Giftschränken weggesperrt, schiebt der Kirche eine Macht und eine Verantwortung zu, die sie nach christlichem Verständnis nicht haben kann und nicht haben darf. Das erinnert ein wenig an den alten Brauch der Israeliten, einen Ziegenbock mit ihren Sünden zu beladen und ihn dann in der Überzeugung, sie wurden auf diese Weise ihre Seelen läutern und rein werden, in die Wüste zu schicken.

Zukunftsweisende Ansätze

•Dienendes Geld Die Idee des Sozialreformers Silvio Gesell, den Geldumlauf ohne Zinsen durch eine Geldsteuer zu sichern, setzten 1929 bis 1931 in Deutschland die WÄRAM Tauschgesellschaft und 1932/33 die Gemeinde Wörgl in die Tat um. Beide Experimente wurden, weil: erfolgreich, verboten. (Es regiert das Üble der Satan der Raubmensch W.Schorat)

Von den Erkenntnissen Rudolf Steiners inspiriert sammelt die anthroposophische GLS Gemeinschaftsbank für Leihen und Schenken (Bochum) nicht nur zinsniedrige oder zinslose Geldanlagen ein, um sie entsprechend günstig an bestimmte Projekte weiterzureichen, sondern bietet vielfältige Formen, in denen Geldanleger und Projektbetreiber in naheren Kontakt kommen. In ähnliche Richtung, wenn auch etwas traditioneller, arbeiten die Umwelt- und die ÖkoBank. Die Ökumenische Entwicklungsgenossenschaft (EDCS, seit 1998 Oikocredit) verwaltet und vermittelt zinsgünstige Darlehen für Projekte in Entwicklungsländer.

Nachdem sich im kommerziellen Bereich so genannte Barter-Clubs gebildet haben, die gegen Provision Tauschvorgange vermitteln und damit Kreditaufnahmen mit Dauerbelastung vermeiden helfen, hat sich auch im alternativen Sektor ein zunehmend dichter werdendes Netz von Tauschringen entwickelt, die vor allem Dienstleistungen vermitteln und in selbst erfundenen Verrechnungseinheiten verbuchen (z. B. LET - Systeme in England, USA und Kanada, Talent-Tauschringe nach schweizerischem Vorbild). Eine einfache und wirkungsvolle Form anderen Umgangs mit Geld sind Leihgemeinschaften, in denen sich Menschen zusammenschließen, um z. B. eine Familie zu entschulden oder eine Existenzgründung zu ermöglichen. Sehr nützlich sind auch die Aktivitäten der TRION-Geldberatungsgenossenschaft in Hamburg.

Sachgerechte Bodenordnung Angeregt durch die Erkenntnisse der Bodenreformer (Michael Flürscheim, Henry George. Theodor Hertzka) griffen die Zionisten den Bodenordnungsgedanken der Jobeljahr-Regel auf und beschlossen im Jahr 1901 unter Theodor Herzl, einen Nationalfonds zu gründen. der in Palästina Stück für Stück Boden erwarb, nach dem I. Weltkrieg britisches Mandatsland übernahm und 1948 auch die Grundstücke der geflohenen und vertriebenen Palästinenser.

Gesetze von 1960 machten den Nationalfonds zur offiziellen Bodenbehörde und legten fest, dass der Boden nicht veräußert, sondern dass die Nutzung in Erbpacht oder Erbbaurecht vergeben wird. Wenn auch mit Flüchtlingselend der Palästinenser erkauft, hat sich diese Bodenordnung als wesentliche Grundlage für den Aufbau des israelischen Staates und der Demokratie erwiesen. Die großen Einwanderungswellen waren andernfalls nicht zu bewältigen gewesen.

Bei der deutschen Wiedervereinigung wurde mit dem Grundsatz „Rückgabe vor Entschädigung" eine einzigartige Gelegenheit verpasst, durch Übertragung aller Grundstücke auf Bodenfonds und Ausgabe gesicherter Nutzungsrechte eine zukunftsweisende und Investitionen erleichternde Bodenordnung zu schaffen. Um letzte Chancen wahrzunehmen, wandte sich der Vorstand des Seminars für freiheitliche Ordnung Bad Boll im Mai 1991 an alle Gemeinden in den neuen Bundesländern und riet ihnen, Grundstücke nicht zu verkaufen, sondern im Erbbaurecht zu vergeben. Auch wenn diese Initiative nur punktuellen Erfolg hatte, hat sie doch das Bewusstsein dafür gestärkt, dass entgeltliche Nutzungsrechte am Boden sachgerechter sind als Privateigentum. Bezeichnend war allerdings zweierlei: Trotz zweieinhalbjähriger Vorbereitung blieb bei der abschließenden Podiumsdiskussion über „Das prophetische Amt der Kirchen angesichts sozialer, ökologischer und ökonomischer Krisen" der Stuhl für den Vertreter der katholischen Kirche unbesetzt. Die Veranstaltung wurde kirchlicherseits zwar finanziell gefördert, aber mit der Bedingung, von einer „Entschließung" abzusehen. Was zum Jubeljahr 2000 gedacht, aber nicht hörbar wurde, mag nachträglich dennoch hilfreich sein; deshalb hier ein Auszug aus dem Entschließungsentwurf:

„Gerade für das Wirtschaftsleben enthalten die Regeln des Jubeljahres Zukunftsweisendes: Arbeitsruhe, Unverkäuflichkeit des Bodens, Zinsverbot und Befreiung aus Abhängigkeit ....

• Wenn wir erkennen, dass wir Treuhänder der Erde sind und diese nicht zu dauerhaftem Eigentum haben können, werden wir Bodennutzungsentgelte als unverzichtbaren Bestandteil eines ökologischen Steuersystems einführen und als Finanzierungsquelle für die Kindererziehung nutzen.

• Auch das Geld als öffentliches Transportmittel ist ein Gemeinschaftsgut, das allen in gleicher Weise zugänglich sein sollte, um Menschen zu verbinden, Statt Mauern zwischen ihnen zu errichten. Schuldenerlass ... ist dringend notwendig, entlastet aber nur vorübergehend. Die verheerenden Auswirkungen von Zins und Zinseszins lassen sich indes dadurch vermeiden, dass der Umlauf des Geldes durch eine Liquiditätsabgabe gesichert wird. • Wenn sich auf diese Weise Ersparnisse kostenlos denen anbieten, die sie durch eine bedarfsgerechte Investition im Wert erhalten wollen, werden der Herrschaftsanspruch des Geldes und die Lohnabhängigkeit schwinden. An deren Stelle treten Absprachen über die Aufteilung des Erlöses an alle Beteiligten sollten schenkend an das Bildungswesen, das die Produktivität erst ermöglicht.

Die im biblischen Jubeljahr-Text enthaltenen Hinweise für eine gerechte Wirtschaftsordnung können durch Verknüpfung mit modernen Einsichten der Geldtheorie und der Umweltökonomie für unsere Zeit fruchtbar gemacht werden. Hieraus ergeben sich wichtige Ergänzungen zu dem Gemeinsamen Wort der EKD und der Deutschen Bischofskonferenz zur wirtschaftlichen und sozialen Lage in Deutschland (1997).

1 Dazu Werner Onken: Modellversuche mit sozialpflichtigem Boden und Geld (1997). 2 Siehe dazu das auf Seite 4 genannte Buch von B. Lietaer. 3 Große Straße 133. 21075 Hamburg. 4 Nähere Angaben hierzu in R. Geitmann: Natürliche Wirtschaftsordnung und Judentum, a. a. O. (Anm. 3). 5 Siehe dazu Roland Geilmann: Erbbaurecht in West und Ost. Bericht über ein Innovatives Projekt, in: Fragen der Freiheit, H. 220 (1993) S. 12-32 und H. 224 (1993) S. 17-32. 6 Anschrift siehe Ziffer 3; über ähnliche Initiativen berichten Axel Janitzki /Walter Burkart (Hrsg.): Alternativen zu Mietwohnung und Eigenheim - gemeinsam finanzieren, selbst verwalten (1992). 7 Insbesondere Seminar für freiheitliche Ordnung e.V., Badstr. 35, 73087 Bad Boll mit der Zeitschrift „Fragen der Freiheit", So-

zialwissenschaftliche Gesellschaft, Postfach 1550,37145 Northeim mit der Zeitschrift für Sozialökonomie, Initiative für natürliche Wirtschaftsordnung (INWO), Max-Bock-Str. 55, 60320 Frankfurt a. M. 8 Geschäftsstelle: Rudeloffweg 12, 14195 Berlin; über diese Gruppe berichtet Günter Bartsch: Auf der Suche nach Gerechtigkeit. Zukunftspotenziale aus 50 Jahren MC / CGW (2000). 9 Eine gute Einführung bietet die Schrift „Damit Geld dient und nicht regiert"/ hrsg. von Christen für gerechte Wirtschaftsordnung (2. Aufl. 2000,52 S., DM 3,-, Anschrift s. Ziffer 8; dort auch erhältlich der in diesem Heft unter „Das besondere Buch" besprochene Plakatkatalog „Gerechtes Geld - gerechte Welt"). 10 So z.B. 1990 zum Thema „Jubeljahr 2000. ein Aufruf zur sozialen Gerechtigkeit. Die Referate sind dokumentiert in Materialien 5/99 der Akademie der Diözese Rottenburg-Stuttgart, Im Schellenkönig 61. 70184 Stuttgart". Ende Zitat.

So, wie auch in dieser Beschreibung gesehen werden kann" ihr werdet betrogen und ausgeraubt, das ist der Demokratie Faschismus den ich auch meine. Denn es gibt unwahrscheinlich viel Gutes auf der Erde unter den Menschen Tieren Pflanzen und Mineralien, aber da die negative Macht die Macht über die Systeme im Menschenreich gewonnen hat, das ist ohne Zweifel, ist die menschliche und damit auch natürliche und andere davon eingebundene Gesellschaftsform in die Falschheit gebracht worden. Die Menschen glauben der Lüge der Täuschung der Manipulation ja sogar ihren Ausbeutern und Betrügern mehr als sich selber, geschweige ihren Propheten und Heiligen oder Erleuchteten, die bloß da sind um auf die Unzulänglichkeiten aufmerksam zu machen. Ihr müsst wenn ihr ein besseres Leben wollt als dieses dumme Faschistendemokraten Gelaber und der Freiheit die das sein soll, und vor allen Dingen, der Freiheit die ihr glaubt zu leben, ja ihr denkt sogar so wie das Leben jetzt wäre das wäre schon die Freiheit, das ist totaler aber auch totaler Quatsch und Massenverblödung.
Denn in Sonntagsreden, Wahlreden, wird die Verfassung beschworen oder vom Bürger (ja um für die Schuldenberge und AbzockSubventionen zu Bürgen) als Souverän gelabert, von Demokratie und Gemeinwohl, von der Bedeutung der Wahlen, Gewaltenteilung, oder der Unabhängigkeit der Abgeordneten wird schwadroniert. Aber das sind alles Leerformeln und Nebelbomben, die verbergen sollen das hier ist eine demokratische Fassade und ein System ist installiert in dem andere Regeln gelten als die Grundgesetze, nämlich die Regeln des Raubmenschen und seiner Entwicklungsvernachlässigung, das System des Raubmenschen. Ihr seit Sklaven der PolitikKartelle und WirtschaftsMonopole die allesamt von Geheimbünden und Okkultisten aufgebaut sind.
Ihr müsst, mehr Mut zum befreiten selbstständigen Denken haben und konsequenter euren Weg gehen, und niemals vergessen, wer das Universum auf einen Urknall zurückführt der will euch bewusst blöde halten, denn das bedeutet nämlich er will euch sagen, schaut her wenn solche Geniiiies wie die Wissenschaftler, die eure Erde vergiften, ausbeuten, und die eure Mordwaffen gebaut haben die Giftgase und die Atombomben und die eure Schlachthäuser bauten, Nahrung denaturieren die eure Erde vergiften mit synthetischen Stoffen und die eure Wahrheit manipulieren durch ihre Gutachten, und die im Dienste der jeweils populären Mainstream Suppe kochen, wenn also solche Geniiiiiiiiiies, euch sagen, alles bloß Zufall alles bloß Urknall. Dann wollen sie euch sagen, da ist keine göttliche Sache dabei, vergesst das Göttliche vergesst das ein Sinn hinter der Schöpfung ist, in der Schöpfung, vergesst das alles auch total logisch aufgebaut ist, und dass das dann bedeuten würde das alles Synthetische Falsche keine Existenzberechtigung hätte, vergesst auch das ihr Selbstverantwortung habt, denn wenn sowieso alles bloß Urknall ist warum soll ich mir da Mühe geben weiterhin vernünftig oder konstruktiv zu sein, lass doch diesen ganzen Mist zur kalten heißen Hölle fahren.
Das ist das geheime Ziel hinter der Verallgemeinerung euch zu sagen dass das Universum bloß Urknall sei, sei, sei, sei.

Bloß wer hatte denn den Knall gemacht.
Und die Bewegung die vor dem Knall war.
Und wer ist der Beweger der Bewegung
Und so weiter!

Der Faschismus arbeitet ganz Wachsam wenn's nötig ist. Wenn er kann baut er Konzentrationslager wie in der Sowjetunion unter Stalin wie bei Attila dem Hunnen oder Tamerlain dem Schlächter wie bei Nero oder wie in allen anderen Mordszenarien die zurzeit auf der Erde abfahren, ob es Mobutu ist oder egal wer, der versucht die Menschen egal wie auch immer auszubeuten.

Es ist alles Faschismus.

Ob es Steuern sind, ob es Zinsen sind, ob es andere Formen der Kontrolle sind, die Basis ist die Ignoranz der Raubmenschen die ich Faschismus nenne.

Ob es die wahnsinnigen Selbstmordattentäter der Radikalen verblödeten Islamisten sind auch das sind Faschisten oder ob es die Schlachter sind die den Tieren die Kehle durchschneiden. Ob es Schweine sind oder Kühe oder Lämmer oder Ziegen der Islamisten der Buddhisten oder Christen und anderer Religionen es sind allesamt Faschistenverhalten Raubmenschen. Denn das Morden egal ob Menschen Tiere Pflanzen Flüsse Mineralien, das haben die Meister die Gurus die Heiligen dieser Menschen und Religionen Niiiiiiiiiiiiiiiiie gewollt und gepredigt.

Wenn ihr bloß ein Gebot verwirklicht hättet, eine Software installiert, dann wäre diese Form des Lebens auf der Erde verschwunden, bloß ein Gebot.

Und ihr hättet eine wahnsinnig andere bessere Umgebung für euch und euren Kindern. Ihr habt euch blenden lassen. Eure Naivität ist aufgebraucht worden. Auf diese Naivität haben sich die Negativsysteme Fett aufgebaut. Die Worte die sie benutzt haben hatten viel, viel, mehr Glanz und Wahrheit als jene die sie aussprachen um euch zu Täuschen und die sie immer noch aussprechen.

Wie Kirchen.
Priester
Bischöfe
Politiker
Wissenschaftler
Banker

Diese Zerteilungskünstler und Fluchtlogiker diese Detailmikroben und Bewegungsartisten, sie haben es sogar geschafft euch einzubläuen das ihr euch selber als Christen seht oder denkt das ihr euch als Islamis sieht als Rote oder Grüne oder als Sozialisten oder als Republikaner oder Demokraten oder als Mathematiker oder Biologen oder Doktoren und so weiter so Selbstverblödet seht ihr euch. Das ist allesamt minderwertige Selbstbezeichnung.

Mehr als Minderwertig.

Aber, die Umgebung, das Geschaffene Umfeld ist Mächtig, Blendend, Illusionär, und dafür ein wunderbares Beispiel: Jokscha Fischer der ja in den Medien als einer der beliebtesten Politiker dargestellt wird, der ja mit Straßenschlachten, gegen das verhasste System tobte, der ist in diese wunderbare Kartellfalle dieser globalen GeldGeilKartelle und Geheimgesellschaften gefallen, denn, am Ende seiner deutschen Politiklaufbahn wurde er ja nach USA gelockt, an die UNIVERSITÄT. HoHoHo. Aber was ist wohl diese Universität und was lehrte er dort: Diese Universität und was er dort lehrte ist genau das System, genau das Kartell, Rockefeller Rotzschildkartell, das er in Frankfurter Straßenschlachten bekämpfte. Mit anderen Worten, er landete bei den Versklavern. Das ist heute das Megasystem Global, das Versklaversystem des Satans und dessen Kartelle in Politik und Wirtschaft. Ho, Ho, Ho Jokschli Fischerlie. Aber Jesus hat hauptsächlich davon geredet das „Himmelreich Gottes" zu erreichen, und das es nicht „von dieser Welt" ist, warum wohl, weil doch diese Welt, die bloß eine Fünkchenwelt innerhalb unzähliger Welten ist, ist eine Welt die vom Satan regiert wird, vom Materialismus Muus, habt ihr das vergessen, ihr Christen oder so was ähnliches? Wenn ihr wüsstet wer ihr und was ihr in Wahrheit seid, wäre alles anders.

Die Ideologien der Glaube, das sind nicht die Wahrheit.

Monopole sind nicht die Wahrheit sie sind Organisationen deren Zweck es ist die Wahrheit zu unterbinden und auszulöschen wenn's geht. Egal welches Monopol es ist. Auch das Ärztemonopol. Die kassenärztliche Vereinigung ist eine kriminelle Organisation unter dem Deckmantel das sie sagt wir müssen für die Gesundheit der Menschheit sorgen.

Unter den Ärzten gibt es sehr viele Faschisten, natürlich sind nicht alle Ärzte so, es gibt auch echte Ärzte.

Die kassenärztliche Vereinigung mit ihrem Anbietermonopol ist eine Abzockgemeinschaft ersten Grades die gigantisch vom Rockefellerkartell und IG-Farbenkartell unterstützt wird.

Denn so ist das Monopol ja aufgebaut. Sie müssen die Ärzte mit viel Geld bestechen diese giftigen total unfähigen falschen synthetischen Faschistenmedikamente zu verkaufen und den armen Menschen zu geben.

Unter Wahrheitsbedingungen wären die Menschen ja schon längst Gesund. Mit dieser Gigantomanieversorgung aber denkste, es werden jedes Jahr mehr und mehr und mehr. Warum Wohl?

Weil das gesamte petrochemische Monopol Betrug ist an der Wahrheit und damit an der Gesundheit.

Rohöl kann nicht Heilen auch nicht die Produkte die daraus entstehen, und auch nicht die Designermoleküle und Designer Stoffe der Faschistischen Biochemiker.

Biochemiker sind zuerst Raubmenschen, das müsst ihr erkennen, damit euer falscher Glaube an die Wissenschaft wegfällt.

Das ist noch keine Wissenschaft zurzeit das ist Aberglaube, und was ist schon „Messen und Zielgenauheit". Die Ärztefunktionäre das hört sich an wie die Rote Armeefunktionäre oder die Kommunistenfliktionäre, oder wie Funktionieren also Maschine, mehr nicht, so blöde sind die noch.

Diese kassenärztlichen Vereinigungen mit ihren Ärztefunktionären sie argumentieren, tieren, tieren, mit dem Sicherstellungsauftrag, es wäre sicherer für die Menschen wenn die nichts zu sagen hätten und auf sie nicht mehr gehört wird, alle die argumentieren das sie die Verantwortung überall in der Bundesrepublik eine ausreichende Versorgung zu garantieren, die so argumentieren was bedeutet das in Wahrheit.

Es bedeutet euch zu entmündigen und euch zu Vasallen der Entmündiger zu machen, denn sie stellen nicht sicher dass ihr euch selber heilt. Sie stellen nicht sicher das ihr euch selber um eure Gesundheit kümmert, was das wahrhaftigste und nächste ist, nein, sie wollen euch bevormunden mit dem Deckmantel das es staatlich sei, aber diejenigen die im Staatssekten Denken sind auch bloß Raubsäugetiere geblieben, Fleischfresser, also der Unwahrhaftigkeit verbunden. Die Ärztekamme hat kein Rechtanspruch auf Nichtärzte, sie hat kein Anspruch auf Heilen und Gesundheit. Sie hat kein Anspruch auf Versorgung und Heilung.

Es ist eine Blöde, Dumpfe, Berufsgruppe, die ihr Geld machen will. Denn die Ärztekammer ist eine Geldsekte, alle Monopole wie ja schon gezeigt, wollen die Freiheit nicht, sie wollen die Freiheit mit Geld kompensieren, das sie durch betrügerische Täuschung bekommen wollen. Und das haben sie ja auch erreicht. Denn der moderne Arzt, die Medizin, ist eine Totale Geburt der IG-Farben, Rothschildkartelle, die ein System brauchte um ihre petrochemischen Produkte zu verkaufen, also das sind Kriminelle Organisationen die den modernen so genannten Wissenschaftsapparat der Medizintechnik aufgebaut haben und die „dürfen nicht Heilen" das ist doch die totale Antilogik, gegen das Geldsystem, die wollen doch nur Profite machen.

Der gute Vorwand der gute Mensch zu sein, der gute Mensch bei denen muss noch geboren werden, was würde Jesus wohl zu der Ärztekammer sagen?

Er würde sagen, wie zu den Priestern , verschwindet ihr Höllengesindel ihr Wucherer und Geldsäcke im Tempel Gottes.

Denn die Welt ist der Tempel Gottes. Die Welt ist die Moscheeeeeh Gottes. Die Welt ist der Dom Gottes.

Das Weltall ist der Körper Gottes.

Das Universum ist der Körper des Göttlichen.

So wie unser Körper der Tempel des Göttlichen ist.

Ihr seht das es in Wahrheit um Monopole geht die Ärztekammer ist ein Monopol sie will Wettbewerb aus dem Weg gehen.

Sie ist also Gesinnungsmäßig gleich mit dem IG-Farben Monopol ergo mit dem Faschismusmonopol der Nazis und da waren die Ärzte ja auch mächtig mit dran beteiligt diese Monopolstruktur dieser diabolischen Gesellschaften der Demokratien.

Aber auch die anderen Gesellschaften sind diabolischer Natur, ob sie nun Moslemisch sind oder sonst welcher Farben. Alles was mit Töten und Kämpfen und „VerblödungsBegriffsGlauben" zu tun hat, ist Ignoranz, Unwissenheit, und damit Sektiererisch, tierisch, tierisch. Selbst die Sprache verrät das schon. Selbst die Begriffe dieser Menschen verraten das schon.

Diese Monopolstrukturgesellschaften sie arbeiten als ein sozusagen Geldseuchenorganismus alle eng zusammen, weil sie noch ans Fressen glauben.

Die Ärzteschaft ist wie gesagt mit dem petrochemischen Monopol verbunden und das ist mit dem Geldmonopol verbunden. Wer deren Gifte verkauft wird belohnt bis hin zum politischen Müll.

Ich lese gestern, dass Bayer seine Haarmann und Reimer Firma versteigern will. Im Hintergrund lese ich das es Finanzinvestoren sind die alles aufkaufen. Ratet mal wer zurzeit viel aufkauft, Goldmann Sachs--Rockefeller - Rothschildbanken. Dann ist da noch Schröder Venturas verkauf, das war doch auch bekannt oder- Hitlers persönliche Geldbeschaffungsbank. Es ist heute in Wahrheit alles eine gigantische Firma-Monopol das sich in unbeschreibliche viele Scheinfirmen in der Öffentlichkeit darstellt. Wundert euch nicht wenn in 20 -30 Jahren die gesamte Industrie einem gigantischen Monopol gehören wird. Schon heute ist das fast so, in der Öffentlichkeit wird getäuscht so das es so aussieht als ob es freier Wettbewerb wäre, in Wahrheit gehört es bloß einigen wenigen. Dann lese ich das Bayer also mit dem Blutplasmahersteller Aventis Behring was unternehmen will. Auch das ist wieder die gleiche Firma, nämlich IG-Farben, und diese Blutplasmafirma ist in Afrika in üble, üble, Blutgeschäfte verwickelt.

Was lese ich noch!

Exporte legen 2001 um 7 % zu.

Also haben die Firmen gigantische Gewinne gemacht. Die Gier ist ja niiiiiiiie zufrieden, das muss man wissen, weil ja die Gier im Menschen identisch mit den schwarzen Löchern im Universum ist, sie verschlingt alles, aber auch alles. Denn sie ist Blind sie kann nicht Sehen. Was würde das wohl bedeuten wenn Exporte 7 % zulegen das es den Firmen schlecht geht, den Besitzern und die Arbeitslosen die Sozialhilfeempfänger, aber Rationalisierung hat Vorrang. Die Wirtschaft ist ein Banditenverein.

Die gesamte Weltwirtschaft eine Banditensekte eine Räubersekte und Ganovenvereinigung eine Gruppe von geistig Behinderten und Schwermaladenseelenkotche. Ich mach mal einen weiteren Bewusstseinssprung zum Staat. Ich weiß das war ein großer plötzlicher Sprung aber dennoch.

In der Sowjetunion wurde immer vom Volkseigentum gelabert dem alles gehörte in Wahrheit gehörte es aber 2 % der Bevölkerung den Politbürokalsschnikowskies, und wie sieht es hier im Westen aus.

Der Staat ist ja die Gesamtmenge der Bürger. Das Wort Staat ist ja bloß eine Ideologie eine Idee. Wenn ich aber nun den Teil meines einzelnen Staates haben will, also meinen Anteil an Deutschland sozusagen, was werde ich da wohl bekommen und was zeigt sich dann was die Wahrheit ist und wem das dann gehört nämlich denen die sich als die Verwalter denken. So auch das ist eine Farce. Ich selber schlage immer noch vor Deutschland an die USA oder Russland zu verkaufen oder die Europäische Union. Und zwar so das jeder Mensch in der Bundesrepublik mindestens 10 Millionen Mark bekommt. Jeder, auch jene die sie nicht brauchen, und wesentlich mehr haben. Sozusagen zu einer Monopolindustrie anzugehören ist keine Erhabenheit als blöder Bürger bezeichnet zu werden auch nicht. An ausbeuterischen Bank und Geldsyndikaten angegliedert zu sein, das ist alles sehr primitiver Schund. Jaja geht alle hin und fordert euren Anteil an Deutschland seht was ihr bekommen werdet oder holt euch euren Anteil an der katholischen Kirche oder seit ihr bloß Geldlieferanten ihr seid der Täuschung zum Opfer gefallen. Wer sich heute noch als Christ sieht, Jude, Moslem, oder Buddhist, der ist weit, weit, weg von der Wahrheit, weit, weit, weg.

Seine Ich-Wahrheit ist noch gar nicht erschienen.

Und er ist sehr, sehr, weit entfernt von der großen Ich-Wahrheit.

Das Resultat ist dann immer Konfrontation, Heuchelei und so weiter. Aber da mir ja bewusst ist das der Mensch ein Wesen ist das noch Unvollkommen ist, ich auch, ist ja folglich die Gesellschaft auch Unvollkommen. Aber es gibt einfach zu viele Raubmenschen heutzutage, Fleischfresser, Raubtiere sozusagen.

Ändert euch schneller!

Für euer eigenes Wohlbefinden!

Erstens werdet ihr nicht mehr so leicht krank Ärztekosten fallen weg, eure Gedanken werden leichter und weniger Negativ.

Obwohl das Rad des Schicksal sich dreht und viele Schwierigkeiten in den Jahren zurückkommen werden die bearbeitet werden müssen ist es doch leichter für jeden geworden bloß dieses eine Gebot einzuhalten.

Wenigsten eines!

Ansonsten seid ihr ja wirklich gut sichtbar ausgerüstet worden.

Versucht euch über die, über die Kraft, die, die diese Geist-Materie beherrscht zu erheben.

Das geht nur wenn ihr keine Raubtiere mehr seid.

Damit ihr erkennen könnt das es etwas größeres gibt als den eigenen Körper und den eigenen Denkapparat oder Gehirncomputer. Das sagen auch alle Weisen alle Heiligen alle Erleuchteten. Wissenschaftler sind noch nicht mal erwacht, geschweige denn Erleuchtet. Vegetarische Ernährung ist wichtig.

Das heißt aber nicht das man dadurch automatisch erwachter wird man wird sensibler, ja, leichter, freier, aber Pferde, Kühe und Hasen sind auch Vegetarier.

Ob sie erwachter sind, ihre Sinne sind zumindest sauberer.

Jeder Erleuchtete hatte eine Vergangenheit und jeder Unerleuchtete eine Zukunft.

Der Weg der Freiheit ist ein Weg der Eigenverantwortung und Verantwortlichkeit.

Das kann man nur ohne Manipulation und Monopole erreichen da sie ja die Freiheit und Eigenverantwortung manipulativ unterbinden wollen und fast erreicht haben.

Fast total.

So finster wie das Rohöl ist so finster ist auch noch diese damit verbundene Wissenschaft, die petrochemische Industrie, die euch Zwangsjodiert und Zwangsvergiftet weil sie ihre Gifte so am besten loswerden kann.

Es ist alles Tarnung heute, die gesamte Kultur ist eine Tarnung, Schlauheit, Raffinesse, alles Eigenschaften des Tieres, das, weil es so ist, wie es ist, nicht anders kann, und deswegen, ihm auch kein Vorwurf gemacht werden kann. Jeder ist sich selbst am nächsten!

Dieses Raubtierprinzip, diese Raubtierwahrheit, wird aber heute von den Monopolen gelebt und verbreitet, bis der Lernprozess beendet ist.

Die gesamte Menschheit ist eine Banditengemeinschaft geblieben. Mordwaffen, Panzer, Atombomben, Gifte, Panzerschränke für Geld und Aktien, Eigentum mit Zäunen, Gesetze die das schützen, Rechtsprechung von Richtern die selber noch Raubtiere sind, was kann da wohl für ein Recht sein - keines, es ist bloße Hab und Gut Verteidigung. Todesstrafen, Gefängnisse, Zwangsheilungen der Ärzteschaften, Entmündigungen, Landesgrenzen mit Zollkontrollen, auch wenn sie nun europäische sind, Recht auf Eroberungen, Globales Ausbeuten der Armen, Fabriken mit Wachpersonal, Firmenkomplexe mit Stacheldrahtzäunen, öffentliche Plätze mit Videoanlagen, glauben an Geld oder Wirtschaft und Glaube an Weltwirtschaft, Schlachthäuser, Ermorden der Rinder, Pferde ,Schafe, Kälber Hühner, Ziegen, Fische in Milliarden jedes Jahr, Blut, Blut, Blut, Tiere in Käfigen, Jäger und Fischer, Fischfang und Abmorden der Lebewesen, Vergiftung der Atmosphären, Gewässer und Landschaften.

All das zeigt noch, es gibt noch keine Zivilisation.

Es gibt aber viel Zerstörer einer Zivilisation.

Ich las gestern wie der Manager der Zukunft sein soll.

Alle Eigenschaften die dort angegeben wurden, waren typische Eigenschaften von Raubmenschen, das ist eure Gegenwart, eure Zukunft. Mut, Schlauheit, gutes Betrugsvermögen mit Sozialniveau natürlich.

Das Tier!

Irgendwo habe ich mal gelesen dass die Indianer, einer der Weisen, mal gesagt haben soll - wenn das Tier total herrscht wird der dritte Weltkrieg vor der Tür stehen.

Aus den Protokollen ist das tierische ja auch das dominante.

Und bei Trebisch auch, ebenso bei Machiavelli oder dem Chinesen den ich zuvor erwähnte.

Es ist das globale Tier das die Weltherrschaft will. Menschsein, Nein

Ich bin Christ. Ich bin Moslem. Ich bin Engländer. Ich bin Chinese. Ich bin Buddhist. Und so weiter im verblöden.

Aber Selbstverblöden kannst du dich alleine ohne mich. Aber mit der Selbsterkenntnis oder Erleuchtung wirst Du erkennen, das Du nieeee geboren wurdest und auch niiiiiie irgendwelche Taten und so weiter innerhalb der Dualität ausgeführt hast.Oleeeeeeehhhh.

Soooooooh ,

Aber wie schon mehrmals erwähnt ist die Finsternis eine Realität ohne die die menschliche Entwicklung also nicht Verwicklung kein Glück erleben kann oder mehr Bewusstsein erlangen kann, weil der Kontrast fehlt.

Sooo, weiter mit der Ernährung die auch vom Kartell kontrolliert wird mit anderen Worten mit der ihr auch vom Kartell Monopol kontrolliert werdet damit man euch schön abhängig und vor allen Dingen schwach halten kann. Da die Nahrung ja wertloser Matsch ist, sozusagen als Industrienahrung, also Synthetikkotze. Aber mit fabelhaften Versprechungen auf den schönen Bildchens für euch Kinderchens des großen ach soooo lieben Pappies, und auch der ach soooooo lieben Mammis.

 Ach ja, noch was, gestern las ich das der Physiknobelpreis für Bose Einstein - Kondensat ausgegeben wurde. Da stand das der Kampf- Kampf - Kampf - wegen einer theoretisch vorhergesagten Materieform dabei war - ein Kampf um das erzeugen ultra tiefer Temperaturen - jetzt kommt's - wie sie im Universum nirgends sonst vorkommt - stellt euch diese blöde Wissenschaft diese schwerfällige dumpfe Wissenschaft vor - diese Typen werden von Jahr zu Jahr verrückter. Dabei geht's um angebliche Atome die zu einem Superatom verschmelzen - welches Monopol wohl dahinter steht und die Steuerzahler abzockt - es wird Zeit das Menschen anfangen auch wenn sie sich Wissenschaftler dünken, Menschen zu werden. Als ob es nicht genug ist wie die Welt ist.

Hier kann gut gesehen werden, was für eine stupide schwere Wissenschaftsmentalität das sein muss - Temperaturen tiefer als die natürlichen Temperaturen, wie blöde sind diese Typen bloß, hier sind noch mal die Einsichten von Buddha „ **der Weg nach außen ist der Weg der Ignoranz, der Weg nach außen ist nicht der Weg der das Glück bringt, Glück ist ein Bewusstseinszustand der unabhängig von Äußerlichkeiten ist"**. Später werden sie euch noch so intelligent erscheinen wenn sie sagen, schaut wir haben am Ende der Welt sauberes Wasser gefunden und tatsächlich auch eine Temperatur die ist noch kälter als in unseren Labors, lasst uns dahin ziehen, die Erde ist sowieso Scheiße, dieser Mistplanet so vergiftet und verbraucht und so!

Es stand auch in der Zeitung - wer heilt der siegt.

Da stand, Embryonenforschung oder warum sie lernen sollten ihren ärztlichen Zellbiologen zu lieben. Der Spruch kam von Lana Skirboll, sie ist von der nationalen Gesundheitsbehörde - Washington. Damit war natürlich alles klar wer dahinter steckt, nämlich das Rockefeller - IG-Farben Kartell. Denn die sind ja das Nationale Gesundheitsamt in den USA, weil es ja alles in ihrem Sinne aufgebaut wurde, und den Massen dann ja jeder Mist vermarktet werden kann unter dem Begriff „Nationale Gesundheitsbehörde". Das ist in anderen Ländern auch so. Der Verbraucherschutz in Berlin, für die Pharmazeutik und Ärzteschaft, ist genauso ein Verein. Das ist der Nebelverein für IG-Farben und Rockefeller Syndikate, damit die ihre Werbekampagne gegen die Wahrheit der heilenden Natur weiter führen können, im Namen des Staates sozusagen. Und Busch in den USA, ist deren Saufkumpane, mehr nicht.

Das sind alles Rockefeller Monopol Anarchisten. Das sind die IG-Farben Strategien, mehr nicht. Das ist alles Geldstrategie. Denen ist es mehr als egal wie die Welt aussehen wird, eure Kinder, du selber, die Pflanzen, Hauptsache sie können lügen, betrügen, und ausbeuten. Das sind noch solche Primitiven. Gebt Primitiven Geld und das Resultat ist Primitive, da helfen keine Pillen dooof bleibt doof, hohoho.

Oder habt ihr schon gesehen das deren synthetische Pharmazia deren Intelligenz geholfen hat, deren Gesundheit, damit meine ich Mentale denkerische Gesundheit gesunden Körper zu haben. Kann senilen Geist oder seniles Denken bedeuten, wie ja beim Rockefeller der ja über 90 wurde aber einen senilen Charakter hatte. Das Resultat sieht man ja heute in dem Monopol. Er würde gerne die gesamten Universitäten der Welt kontrollieren mit seinen Schein -Schein - Schein - Heiligen Spenden an die Universitäten, damit jene Entdeckungen die seinem Betrugssyndikat gefährlich werden weil sie wirklich „Heilen", schnell weg kommen. In den Bunker! Hop Ho, Ho!

Wer heilt der siegt!

Was kannte das wohl sein! Wer heilt wirklich!

Was heilt wirklich!

Gesunde Nahrung ist unverzichtbar, Nahrung ohne Chemie ohne synthetische Mineralien und Pestizide und andere Laborstoffe.

Wenn ich heute durch die Selbstbedienungsläden gehe, hier bei mir in Bad Zwesten, Rewe oder Teegut, dann sind die Regale voll, aber der größte Teil, bei weitem, ist industriell hergestellt, in Gläsern, Dosen und Flaschen, Tüten und Kartons.

Aber auch die Früchte und Gemüseabteilung ist Industrienahrung da sie allesamt mit chemischen Giften gezüchtet wird und voller Gifte ist.

Bloß die kleine Ecke von Bio Produkten ist relativ sauber. Das ist die Situation, wobei Teegut mit Bioprodukten glänzen kann.

Trotz aller dieser Fülle an Nahrungsmittel und der Situation das ja niemand mehr verhungern braucht sind trotzdem unbeschreiblich viele Menschen krank und taumeln ab einem gewissen Alter vor sich her. Von Arzt zu Arzt sozusagen.

Immer mehr wird aber Bewusst, dass die meisten Krankheiten auf falsche Ernährung zurück zu führen sind. Das wir dir aber kein Arzt sagen. Warum wohl!

Weil du dann gesund werden könntest und er eine Einnahmequelle weniger hat. So ist das Bewusstsein des Geldes der Unwahrheit heute. Die meisten Krankheiten sind Mangelerscheinungen von Vitalstoffen, wieso?

Hat nicht die Wissenschaft so wunderbare Arbeit geleistet so wie sie sich jetzt in den – Lebenswissenschaften - der neuen Biofirmen darstelle will. Das ist, soll, Absolut das non plus ultra sein, wird - hört sich gut an – Lebenswissenschaft - ist aber Betrug von Anfang an.

Denn diese veredelnde Wissenschaft wie sie sich nennt oder nennen, hat das Pflanzenreich nachhaltig verändert. Es sieht gut aus ist aber wertloser geworden da ist keine Nährwertebene mehr drin, deshalb passt auf, genau das gleiche wird man nämlich mit euren Körper machen. Mit der Genforschung - das werden die gleichen verblödenden Resultate sein, weil es die gleichen verblödenden Raubmenschen sind die es proklamieren.

Diese Veränderungen der ursprünglichen Pflanzen sind aber auch ausnahmslos mit Werteverlust verbunden.

Bespiel das Vitamin B17 das hier so gut wie unbekannt ist. Dieses Vitamin ist in natürlichen Pflanzen drin, aber sobald eine dieser Pflanze wie sie so schon mit Worten euch verblöden veredelt wird, wird der Vitamingehalt weggezüchtet und das Vitamin B 17 ist total verschwunden. Vitamin B17 ist von der Natur dazu geschaffen Geschwüre im Organismus erst gar nicht entstehen zu lassen. Auch kein Krebs. Deswegen bekommen Tiere die natürliche Pflanzen essen auch kein Krebs. Es ist natürlich nicht bloß Vitamin B17 auch die anderen Stoffe die in der Pflanze sind und das damit verbundene Licht und der damit verbundene Ton in den Pflanzen, die auf diese enorm alte Struktur des Körpers gepolt ist. Der Körper braucht dieses Licht und diese Töne.

Das ist in den Bitterstoffen enthalten.

Die wurden aber total weggezüchtet. Sie sagen weil ihr es wolltet, aber ich habe nie eine staatliche Umfrage gesehen wo das ein allgemein Begehren war, sich selbst zu vergiften, sozusagen.

Das ist die Mentalität dieser Veredler. Sie sind Stupide bis zum umfallen. Das Resultat ist ja da.

Das sind die Früchte dieser Typen. Mehr kann man von denen gar nicht sagen, Typen, Nummern, Normen.

Aber da diese Typen, diese Monopole und Kartelle auch die Stoffe für diese Erdvergiftung liefern, sie kontrollieren ja nicht nur die Labors die Wissenschaftler die in ihrem Sinne forschen, zerstören, ist das wahrhaftigere Wort dafür, werden natürlich auch die Böden, mit deren synthetischen petrochemischen Gifte zerstört. Es gibt keine Kleinstlebewesen mehr in den Böden der konventionellen Bauernidiotie, so blöde haben die sich gelebt, das sie nichtmal mehr Wissen das der Böden den sie vor 100 Jahren hatten voller Leben war und nun, voller Chemie. Das ist der 100 % Beweis für ihr enorme gigantische Ignoranz der sie sich angeschlossen haben. Dem falschen eben der Unwahrheit, den Protokollen, dem Machiavelli Denken dem Betrug an der Wahrheit.

Es ist alles naturwidriger Anbau voller hochgiftiger Chemie die als Pflanzenschutzmittel, wieder ein Tarnbegriff, vermarktet werden, um die Menschen auszubeuten durch Betrug und Lügen.

Diese leicht löslichen Salze versauern alles, machen alles sauer, deswegen sind die Menschen heute sauer, in dem Sinne wie es hier steht, ihr seid übersäuert, weil die Nahrung so ist. Und weil die Hersteller dieser Produkte sozusagen „Sauer" sind.

Dadurch, durch diese Sauerheit, wird der Boden natürlich sauer, und die organischen Bedürfnisse sind total versauert worden, damit auch das Pflanzenleben und die Wesen, die in dem Erdboden gelebt haben, sie sind abgetötet worden.

Es ist ein Mangelgetreide und ein Mangelgemüse und Mangelobst. Aber das ist die Strategie. Das sollte so sein.

Weil nämlich damit gigantische Mengen Geld gemacht werden können, also typische Raubmenschmentalität.

Denn die negative Macht hat ja vor aber auch alles, alles, was auf der Erde und im gesamten Universum ist zu Geld zu machen und auszubeuten, das ist der alttestamentarische Geist sich die Erde Untertan zu machen anstatt sie zu lieben.

Das sind diese Überbekloppten Blöden mit Doktor und Wirtschaftstitel und in ehrenwerten Bünden vereint staatlich sanktioniert.

Da nämlich die Wildpflanze aber auch alles hat was den Körper heilt wenn er mal schwach und kränkelt werden würde, oder seht ihr einen schwachen Gorilla, Elefanten, oder Hirsch. Die essen alle nur Bio, mehr nicht. Nein, sie essen total natürlich. Denn alle natürlichen Pflanzen haben die göttliche Power wie sie vorgesehen war. Denn die Übereinstimmung mit Nahrung Tieren und Menschen Pflanzen und Nährwerte war ja ein ganzheitlicher Totalverbund innerhalb der Einheit der Erde ohne Gifte ohne Petrochemie und ohne Geld. Darauf ist dieses fantastische Gebäude der menschliche Körper aufgebaut, und deswegen sind denaturierte industrielle Produkte Gift für euren Körper. Ihr esst euch sozusagen krank und schwach obwohl eure Bäuche voll sind.

Das ist so geplant von den Beherrschern der Industriemonopole, damit ihr auf ewig deren Geldzähler bleibt. Genau so wie die Ärzte nicht wollen das ihr Gesund werdet und wisst wie man Gesund bleibt, denn die Logik wäre ja, Einkommensverlust.

Es sind also Strategien um euch schwächelnd zu halten mit dem falschen Lächeln der dicken Tittenfrüchte die schön leuchten für das Babygemüt der Volksmassen sozusagen. Jedenfalls solange bis es zerbricht.

Heute sind ja die Gifte die der Körper bearbeiten muss noch wesentlich mehr als vor 100 Jahren oder 50 Jahren. Heute kommt auch noch das Gift der Elektroschwingung dazu. Das Gift der Sendemasten und Sattelitenstrahlungen, allesamt Gift der geilen Köpfe dieser Wissenschaft, die hoffnungslos Ignorant sind. Man spricht von Zivilisationskrankheiten. Aber schon vor langer Zeit hat es die gegeben. Nicht umsonst wurde zum Beispiel das Nildelta als die Kornkammer angesehen weil da Jahr für Jahr das kräftigste angebaut werden konnte. Weil der Schlamm immer wieder neuen natürlichen Dünger lieferte und weil dort die kräftigsten Menschen gedeihen konnten. Das war bekannt in anderen Ländern. Auch das Vertrauen in die Synthetik ist aber ein Vertrauen in die Gottlosigkeit. Mehr nicht, denn das Resultat ist ja bekannt.

Es ist eine langsame Ermüdung und ein langsamer Verschleiß der sich durch Mangel an Nährstoffen bemerkbar macht. Immunschwäche nennt man das heute. Aber bloß nicht sagen Nährstoffmangel denn dann könnte man ja was damit anfangen und sich um bessere Ernährung kümmern.

Es wird also getäuscht, gelogen, betrogen, mit Begriffen in der Medizin, als auch deren Beherrscher die pharmazeutische Industrie und deren Geldmonopole, weltweit. Die Pharmabranche ist eine Total Lügenbranche eine Verbrechersekte. Ihr seid denen mehr als Scheißegal, mehr als das, ihr existiert für die gar nicht.

 Der Mangel an wirklich natürlicher Nahrung ist der Hauptgrund für diese Massen an Krankheiten die heute da sind. Mineralsalze fehlen, Mineralien, Bitterstoffe das Licht und der Ton der in den natürlichen Pflanzen ist, aber es gibt ja glücklicherweise Menschen die wissen das und haben immer an der natürlichen Gegebenheit festgehalten und erkannt, das diese Industrie eine diabolische Segensgemeinschaft ist.

Mehr nicht, und schlimmer noch sie stellt sich als eure Retter dar, sie wirbt eure Kinder in die Krankheit in den Zerfall, denn die Produkte die in den industrielle Angeboten sind rauben noch den letzten Rest an Vitalstoffen aus dem Körper weil sie denaturiert sind und der Körper sich dagegen wehren muss mit seinen eigenen echten Vitalstoffen. Kann das der Weg die Wahrheit und das Leben sein? Nein, niemals, das ist der Weg in den Wahnsinn die Lüge und der Tod. Wenn das aber der Weg der Unwahrheit und des Nichtlebens ist dann sind also die Falschen die Illusionisten und die Sinne die sinnlichen sozusagen an der Macht.

Deshalb sag ich's noch mal, noch mehr als der Hauptgrund für die ganzen Erkrankungen ist der Mangel an Wissen und Glaube an das Göttliche. Wer nicht mehr glauben kann dass das Göttliche total Gesund, Übergesund ist und das aus dem Göttlichen niemals etwas krankes kommen konnte der muss den Weg der Gottlosigkeit gehen bis er durch Leiden und Verrücktheiten und Wahnsinn und Kriege und Vergiftungen und Betrug und Ausbeutung so dermaßen die Schnauze voll hat das er erkennt, und zwar total ,das nur das Göttliche die Wahrheit und die Gesundheit ist und heilt.

Solange aber dieser Glaube dieses Wissen und diese Wissenschaft nicht vorhanden ist müssen die Toten die Toten begraben.

Also diejenigen die glauben und denken sie wären als Mensch der Körper der Organismus, denn der Körper ist total tot er lebt nicht und ist auch kein Leben er kann weder sehen noch hören noch fühlen oder schmecken.

So heutzutage regieren die toten auf der Erde, und müssen deswegen dieses Wirrnis Dasein erfahren das Leben der Totengräber. Gestern in der Silvesterausgabe der Welt las ich einen Gastkommentar von Rodney Brooks mit dem Titel „die Roboter kommen" das ist genau das was der Tote produziert Roboter. Rodney Brooks ist Direktor am Institut für künstliche Intelligenz in Cambridge USA, dem MIT Artificial Intelligence Laboratory.

Er sieht zum Beispiel keinen Grund warum Roboter nicht irgendwann mal intelligenter sein würden als Menschen sagte er. Seine Annahme gründet auf der Überzeugung das Menschen letztendlich Maschinen sind. Das muss man sich sozusagen auf der Zunge mal zergehen lassen was der da sagt. Der ist ein wunderbarer Ignorantendiener für die negativen Mächte die Illuminati oder jene die die Welt beherrschen wollen. Er passt gut da rein und wird sicherlich auch gut bezahlt. Er schreibt auch das Menschen denken Maschinen können im Unterschied zu Menschen keine echten Gefühle haben oder Empfindungen. Er schreibt dann er glaubt, also glaubt er also, der wahre Grund sei der das die Menschen denken das sie etwas besonderes sein, und bleiben wollen und sich davor fürchten ihr Menschsein aufzugeben wenn wir eingestehen schreibt er das auch Maschinen diese Eigenschaften besitzen könnten. Er schreibt dann mit diesem weglaufen vor einem tieferen Verständnis des Universums. Als ich das las, da musste ich doch Lachen, tieferes Verständnis vom Universum. Dann würde nämlich laut seiner Maschinenlogik das Universum ja auch eine Maschine sein.

Ok, wenn also das Universum laut seinem Glauben eine Maschine ist und der menschliche Körper auch, dann müsste er ja auch wissen da er ja Maschinen herstellt das Maschinen immer gebaut werden und wer ist dann der Erbauer der Maschine der Urknall, hohoho.

 Ich kann also sehen der weiß praktisch garnix vom Universum und total garnix vom Menschen und überhaupt garnichts von sich selber. Der hat weder Selbsterkenntnis noch Erkenntnis von was anderem. Das einzige was der hat ist Sinnlichkeiten, Sehen, und davon ableiten und auch das bloß bis zu seiner sinnlichen Beschränkung und damit verblödet er also den Rest seiner Kollegen und andere Menschen. Er sieht sich bloß als Tier schreibt er da. Prima, sein Problem. Damit sind die Ignoranten die ihn bezahlen bestens zufrieden denn das brauchen sie. Denn alles was davon wegführt Wahrheit zu sein, das unterstützen diese Mächte. Und er gehört dazu. Da er ja selber laut Auskunft bloß ein Tier ist, ergo, bloß Tot ist eine Leiche denn er denkt und glaubt er ist der später verfaulende Körper.

Dann taumelt er in die Ignoranz der Gene, und schreibt, das wir, diese Typen reden meistens in der Wirform, damit die Illusion erzeugt wird das es mehr sind als er nur selber, das wäre dann nämlich zu bedrohlich für ihn, allein dazustehen und zu erfahren das er ich sagt, das er das bloß denkt, jedenfalls sagt er es wurde festgestellt das wir im Stoffwechselbereich bloß der Hefe ähneln, also nichts besonderes und das wir sogar weniger Gene haben als die Kartoffel, also so blöde ist dieser Direktor für künstliche Intelligenz noch, unbeschreiblich Ignorant unbeschreiblich blöde.

So dumpfe dunkle Wesen führen euch dann in die Hölle natürlich.

Er schreibt dann dass Kasparow vom Computer im Schach geschlagen wurde. Kasparow antwortete, dass im Gegensatz zum Menschen der Computer keine Freude bei dem Sieg empfinden kann, und der Rodney Brooks meint dazu, aufgrund dieser geringfügigen moralischen Überlegenheit vermochte er sein Selbstbewusstsein wieder aufzurichten. Dazu sage ich, Freude hat aber auch garnichts mit Moral zu tun. Wer das nicht erkennt der weiß nicht wer er ist und was er ist. Freude haben kann nämlich nur die Seele dein wahres Ich das immateriell ist und unsterblich und ewig und ein Abbild Gottes ist, sozusagen der Tropfen vom Ozean des Allmächtigen Göttlichen.

Mit den gleichen Eigenschaften wie das allmächtig Göttliche. Denn der wahre Mensch ist das Abbild Gottes.

Aber der Körper wie ihn dieser dumme Direktor sieht wo er denkt und glaubt er sei ein Tier das ist nicht die Seele oder das wahre Ich oder das Göttliche, es ist der Anzug der Taucheranzug um hier auf der Erde Evolution zu leben und zu machen. Es ist der Raumanzug für diesen Raum.

Was hat dieser Rodney Brooks für einen stupiden Glauben.

Aber das formt das was du glaubst du bist das bleibst du auch. Bis es unerträglich wird und die Krankheit durchbricht.

Da er also Tier ist muss er immer weitere Fortschritte machen und durch vergangene Misserfolge lernen. Sie müssen das solange machen bis alle Verkehrtheit ihres Denkens aufgelöst ist und berichtigt worden ist. Hier darf nicht vergessen werden das die Menschheit egal wo oder wer, entweder durch Leiden oder durch echte Wissenschaft nicht so wie sie dieser Rodney Brooks darstellt was falsche Wissenschaft ist, sich von diesem Irrtümern zu befreien oder sie überwinden. Echte Wissenschaft ist kein Aberglaube wie ihn dieser Direktor hat egal wie viel Nobelpreise er auch vorhat zu gewinnen egal wie viel Doktortitel er auch erreichen will. An dem Göttlichen kommt niemand vorbei.

Selbst Jesus sagte wer zum Vater will muss an mir vorbei ohne an mir vorbeizukommen kommt niemand zum Göttlichen allgegenwärtigen. Eine Wissenschaft die nicht direkt zum göttlichen führt ist keine Wissenschaft sie ist Aberglaube und total unlogisch sie ist einfach der Hafen der schrägen und benebelten Wirrnisköpfe die von den Geldmächtigen total ausgenutzt werden indem sie ihnen Gelder geben für ihre verblödeten arbeiten und sich so unterstütz fühlen und glauben und denken das es Wahrheit wäre was sie da sehen und machen. Diese jetzige Form der Wissenschaft ist totaler Aberglaube mehr nicht. Das Resultat ist gut sichtbar, Zerstörung, Vergiftung, Krankheit und Leiden. Unmengen an Giften und Giftgasen und Waffen bis zum Mond und Atomare Kotzerei bis zum Mars und Überbekloppte Wissenschaftler die weiterhin Übergefährliche Mörderprodukte erschaffen und das auch noch mit Steuersubventionen weltweit. So bekloppt sind die Gesellschaften von heute.

Aber eine Wissenschaft die zum Göttlichen führt ist ohne Ausnahme eine heilende Wissenschaft.

Das was Jesus ja in Wahrheit auf die Erde gebracht hat ist eine Wissenschaft, doch das hat die Kirche und ihre senilen Machtseuchen nicht akzeptieren wollen und hat es ad Akta gelegt. Es ist die Wissenschaft die zum göttlichen führt und in der du dich selber erkennst und damit in Übereinstimmung mit dem Heil kommst und ein Segen für die Erde und alles wirst. Was von der heutigen Wissenschaft und dem Tier die sie ja noch sind nicht gesagt werden kann. Da die gesamte Wissenschaft heute eine sinnliche Wissenschaft ist. Also purer Materialismus Muus. Aber das ist voller Irrtümer• Erst wenn erkannt wird das es eine Notwendigkeit ist zu wissen wie man zwischen Sinn und Seele unterscheiden kann, dann ist ein Weg zu Entmaterialisierung gemacht. Selbst die heutigen Wissenschaftler die sich von dem Machtmissbrauch des Establishments mit seinem Geld und Betrug entfernt haben, sie wissen ja das Materie gar nicht existent ist, und das Energie was Materie mal sein sollte auch gar nicht da ist, und sie nun zu Schwingungen gekommen sind. Aber da keiner der heutigen Wissenschaftler Jesus liebt und somit seine Gebote versucht zu halten sind ihre Einsichten auch dementsprechend falsch. Ganz besonders giftig reagieren die Geldgierigen und Mächtigen Raubsäugetiere auf diese Aussage „sich nach den Geboten zu richten" ihre Lebensform ist dem total entgegengesetzt. Denn die Neigungen der sinnlichen Menschen oder Raubsäugetiere sind total eingebildet, launenhaft, und unwirklich, wie die Freuden dieser Toten, eben unwirklich sind. Seine Falschheit, Neid, Heuchelei, Bosheit, Hassrache und so weiter, aber sie alle stehlen die Schätze der Wahrheit so wie der Ring das Falsche eben, die Macht die Wahrheit bekämpft. Das reine Herz fehlt noch obwohl es schon seit unbeschreiblich langer Zeit die Möglichkeit hatte sich zu reinigen. Denn menschliche Gesellschaften gab es ja schon Jahrmilliarden bevor dieser Menschheit. Die gesamte Misere der Menschen ist eine Misere der Weigerung die Wahrheit zu leben und der Versuch sie zu erkennen.

Das was wir heute sehen auf der Erde das ja voller Unvollkommenheiten ist also das Resultat dieser Wissenschaftler in ihren senilen Labors ist das etwa das Resultat des Vollkommen, nein, denn aus dem kann nur Vollkommenes kommen. Oder die Ärzte sie können nie heilen, nie, weil sie das Göttliche verneinen. Ja sogar ihr Guru den sie nun auch total verneinen, der Grieche mit seinem Eid, wer den Eid liest kann gut erkennen das die Ärzteschaft nie heilen wird, nie, weil sie sich auf die Götter verlässt und nicht auf das Göttliche. Und wenn ich auch von der Mehrzahl der Götterbezeichnung auf die Einzahl die Ichform komme und sehe das es Gott bedeutet so sind die Ärzte doch weit davon entfernt das zu sein oder leben zu können da sie nicht den Weg der göttlichen Wissenschaft gegangen sind den Jesus mitgebracht hatte. Um so zu sein wie Gott. Und nicht wie eine Berufsgruppe eine Berufssekte eine Machtgeil und Geldgeilsekte. Sie sind, die Ärzte, den Weg der Sinne gegangen und haben damit das falsche den Betrug der Sinne gelebt mehr nicht. Hier gebe ich mal die Lehre Bruno Grönnings mit rein, www-bruno-groening.de ... **Da kommt das Göttliche und Heilt**. Da sind die Ärzte bloße dumme üble Abzocker geblieben, Lügner und Betrüger, Falsche eben, die Toten, die die Toten begraben sollen. Deswegen sind die Menschen auch heute nicht geheilt, jene die krank sind und deswegen werden sie auch nicht geheilt werden solange ihr diese Fürsten der Finsternis in euren politischen und wirtschaftlichen Bereichen habt und solange es keine göttliche Wissenschaft gibt.

Aber sie wird kommen. Ich setze hiermit schon einen weiteren Samen in die Menschheit. Für die Medizin ist die Lehre Bruno Grönnings sehr lehrreich, denn sie bringt eine Revolution in der Medizin und macht von den Giften des giftigen Gemüts dieser giftigen falschen verlogenen pharmazeutischen Machtmonopol Industrie frei.

In der Lehre sind tausende und tausende Menschen von ihren Leiden befreit worden und zwar ganz einfach indem sie sich auf das göttliche einstellen.

Da gibt es auch das Buch „Heilung auf geistigem Wege" von Mathias Kamp ISBN-3-927 6820-8. Es selber ist sozusagen, Arzt. Und es gibt schon eine Wissenschaft des Christentum die wurde von der Amerikanerin Mary Baker Eddy im späten 18 Jahrhundert gegründet. Sie hat das Buch „Wissenschaft und Gesundheit" geschrieben, mit dem Schlüssel zur Heiligen Schrift.

Auch das ist wunderbar. Der Weg, da wird gezeigt wie geheilt wird nämlich durch den Glauben an Gott an das Göttliche. Denn was hat Jesus sonst gemacht und was machen die Meister heute die auf der Erde sind, das gleiche, auch die Meisterin Suma Ching Hai ist ein Wesen das diesen Weg der Heilung geht und bringt. Von ihr gibt es ein Buch in Deutsch, „Ich bringer euch Heim" ISBN-1-886544-04-2. Oder www.Godsdirectcontact.de. All das was ich hier erwähne ist weit, weit gesünder als jedes industrielles Monopol auf die Gesundheit wie sie heute vermarktet wird, und von den IG-Farben und Rockefeller und Rothschildbank Monopolen beherrscht wird. Denn diese Monopole wollen nicht das ihr Gesund seid, die Wahrheit lebt oder selber heilen könnt, denn deren ganze Struktur baut sich total auf dem Falschen auf, auf Geld machen.

So eine Wissenschaft die auf dem göttlichen aufbauen würde, würde das Ende dieser satanischen falschen Lebensformen bedeuten.

Aber diese Wissenschaft wird kommen. Sie ist schon in vielen Zellen aktiv als kleine Gruppen und als aufwachender Same in der Erde. Das werden die Wissenschaftszentren der Zukunft werden.

Nur das Göttliche heilt sonst gar nichts weil es Heil ist.

In dieser Wissenschaft ist der Mensch weder jung noch alt. Es gibt für ihn weder Geburt noch Tod. Er ist weder eine Pflanze noch ein Tier oder ein dahinreisender Wanderer. Er geht nicht von der Materie in das Mentalgemüt über. Oder vom sterblichen in das unsterbliche vom so genannten Bösen in das Gute. Denn das was du in Wahrheit bis ist das Göttliche. Jedes Wesen ist das in Wahrheit aber da die Sinne hier noch vorherrschen ist es zurzeit für fast alle unmöglich sich selbst zu erkennen oder zumindest durch Denken nachzuvollziehen was Sache ist. Aus dem Göttlichen kann nur das Göttliche kommen. Aber nur das Göttliche ist ewig, unveränderbar mit all den dazugehörigen Eigenschaften. Aber die Formen die Endlichkeiten sozusagen sie sind nicht das ewige göttliche Wesen von dir. Sie sind wie Martinus es schon beschrieb - das sekundäre Bewusstsein Gottes die Physis. Aber das primäre Bewusstsein Gottes das ist das ewige Wesen von jedem, und jedes Individuum ist immer seit anfangsloser Zeit eins mit diesem Allmächtigen Göttlichen gewesen, ununterbrochen. Die Individuen sind sozusagen die Arme und Fühler und Einzelkämpfer in der Ewigkeit des Allmächtigen Göttlichen. Als Bild kann man sich vorstellen das aus dem Einheitlichen sich das Einheitliche sozusagen klein macht, aber immer mit sich seiner Größe verbunden bleibt und verlängert oder verdünnt als Winzigkeit als Fünkchen sozusagen in oder um oder über jeder anderen Form ist.

NAJA, SO BESONDERS IST DIESE BESCHREIBUNG AUCH NICHT!

Das ist alles noch Gestammel.

Aber um mal zu zeigen wie Illusionen wirken und wie das ewige wirkt folgender Artikel aus der englischen medizinischen Zeitschrift „The Lancet":„In jungen Jahren hatte diese Engländerin eine Enttäuschung in der Liebe erlebt, sie wurde darüber Geisteskrank und verlor jeden Begriff von Zeit. Sie glaubte dass sie immer noch in derselben Stunde lebte, die sie von ihrem Liebsten getrennt hatte, sie nahm keine Notiz von den Jahren und stand täglich am Fenster und schaute nach ihm aus. In diesem mentalen Zustand blieb sie jung. Da sie kein Bewusstsein von Zeit hatte, wurde sie buchstäblich nicht älter. Reisende Amerikaner sahen sie als sie 74 Jahre alt war, und hielten sie für eine junge Frau. Sie hatte keine Sorgenfalten im Gesicht, keine Runzeln, kein graues Haar, sondern die Jugend ruhte freundlich auf Wangen und Stirn. Als die, die ihre Lebensgeschichte nicht kannten, ihr Alter schätzen sollten meinten sie, sie könne noch nicht 20 sein.

Die Jahre hatten die Frau nicht altern lassen weil sie vom verstreichen der Zeit keine Kenntnis genommen hatte noch daran gedacht hatte das sie älter würde. Die körperlichen Ergebnisse ihrer Annahme, das sie Jung sei, offenbaren den Einfluss einer solchen Annahme. Solange sie sich für Jung hielt konnte sie nicht altern, denn der Mentale Zustand regiert den physischen. Dieses Erlebnis beweist das es mit 74 Jahren möglich ist wie 20 zu sein, und der Grundgedanke diese Beispiels macht klar das Altersschwäche nicht gesetzmäßig noch eine Notwendigkeit Naturnotwendigkeit ist sondern eine Illusion".

Deswegen ist die gesamte Wissenschaft wie sie heute ist eine falsche Wissenschaft und wird es auch bleiben wenn sie sich nicht auf die Wissenschaft von Jesus und dem göttlichen bringt. In den heutigen Medien die allesamt die Vasallen der toten und sterblichen Machenschaften der Betrugsmonopole sind, damit sie davon leben können um andere abzuzocken, wird ununterbrochen von Tod, Alter ,Zerstörung und dergleichen berichtet. Alles ist das Falsche, aber so werdet ihr immer auf das Falsche getrimmt, denn vergesst nicht, hinter den Monopolen stehen esoterische Okkulte Gruppen. Ich sage es noch mal!

Jede Wissenschaft egal welcher Art die nicht dahin kommt das Göttlich zu erkennen und zu beweisen, ist keine Wissenschaft sondern Raubmenschschaft.

Jede Wissenschaft die zum Göttlichen führt ist echte Wissenschaft. Alles andere ist Aberglaube Wissenschaft. Aber die satanische rein physische Mentalität zerteilt. Siehe heute die englische satanische Macht und ihre Resultate wie zum Beispiel Pakistan und Indien die einmal ein Landstrich waren, oder auch englisch die Israel-Palestinenser Seuche, auch einmal ein Landstrich, siehe die Alliiertenmacht BRD - DDR - die Zerteilung siehe Gibraltar Spanien oder Ceuta Marokko und siehe Irland und Nordirland, all das ist die satanische Macht, sie zerteilt und weiß das dadurch auf ewig Kämpfe sein werden. Das Endresultat ist die Zerteilung des Atoms in der Atombombe ein gigantischer Streit.

Das ist die Wissenschaft des satanische des Üblen der Lügner und Betrüger an der Wahrheit. Das ist so gewollt. Deswegen ist zum Beispiel unvergiftete Nahrung für die Gift denn dadurch verlieren sie ihr Giftmonopol auf die Erde die Lebewesen den Betrug, denn dadurch könnten die Menschen zumindest physisch gesünder werden, und deswegen wird heutzutage alles pflanzliche über den Weg der EU und der Paragraphen und Bürokraten die nichts anderes sind als Kastensekten verordnet, damit ja weiterhin die Gifte euch krank und ungesund halten, schwach. Wer schwach ist wird nicht an die christliche Wissenschaft denken wer krank ist wird bloß wenn er schon von den Giftmischern der Medizin von Faschisten wie dem Herzchirurg Barnard, voll gepumpt mit Giften, dann wird er noch von denen empfangen die bloß noch auf Gott hinweisen können, aber zuvor seit ihr durch die Hölle eures falschen Freundes gegangen und gut abgezockt worden sozusagen mit staatlichen Sanktionen. Deswegen ist Bio schon mal wichtig.

Eine Landwirtschaft die biologisch arbeitet ist schon mal ein Schritt vorwärts in die Gegenwart. Da diese Wesen die zum Beispiel die petrochemische Monopolindustrie aufgebaut haben selber schon Sauer waren kann daraus auch nur Saure Landwirtschaft entstehen, denn deren Produktionsweise deren chemische Stoffe übersäuern den Boden und die Pflanze die darauf existieren müssen. Deswegen seid ihr auch mehr Sauer,

Denn der Ph-Wert in dem Boden ist stark übersauert. Der Ph-Wert ist Ausdruck der Wasserstoff Ionen Konzentration in der Messflüssigkeit. Ein neutraler und ausgeglichener Wert liegt bei einem Ph-Wert von 7.

Nur in einer Zelllösung mit einem basischen Milieu kommt es zu ei einer Zellvermehrung rein materialistische gesehen" wenn das nicht mehr stimmt werden Zellen geschädigt und alle Stoffwechsel und Entgiftungsprozesse hören auf. Es gibt dann die typischen Sauererkrankungen, Gicht, Rheuma, Diabetes und auch Krebs, und so weiter. Noch vor 40 Jahren lag der Ph Wert der Ernährung um die 7 Ph heute mit den veredelten Methoden wie sie lügen der Erzeugung und des Anbaus und der Verarbeitung der Konservierung und Sterilisierung mit chemischen Mitteln und mit sogar nuklearen Mitteln, hat sich der Säurebereich verschoben und zwar zum Säurehimmel hin. Heutzutage werden mehr Lebensmittel die gar keine Lebens-mittel mehr sind sondern bloß Füllmittel, die stark übersauert sind durch die falsche Monopolstrategie alles zu Geld zu machen, anstatt die Wahrheit zu leben, erzeugt als jeeeee zuvor. Die meisten Menschen sind heute sauer, sowohl im körperlichen

Sinne als auch im Mentalen, denn das geht zugleich dahin wer noch keine Selbsterkenntnis hat und glaubt er sei der Körper der ist im besonderen Maße davon betroffen. Er wird total sauer. Diese Form der Menschheit wird zunehmend pessimistischer egal wie viel ihr auch an Lohnerhöhungen bekommt, egal wie neu der Wagen sein wird, egal wie schön das Hotel wirkt, oder eure Kleider sind. Das, worin ihr lebt das was ihr tagtäglich mit euch trägt eure am nahesten Freunde sozusagen ist, sind, sauer, Übersauert. Depressionen Aggressionen Selbstmitleid und so weiter gehören dazu. Weil die Wahrheit nicht gelebt wird.

Die sauren Regen sind ja auch sauer weil sie zu viel Chemie in sich tragen und es ist das gleiche mit euch. Ihr seit sauer weil ihr auch zu viel Chemie mit euch tragt und mehr noch als das, ihr tragt eine Lüge mit, die dabei ist eure Gesellschaften total zu vergiften durch die petrochemischen und damit verbundenen Lebensmittelfabriken, die allesamt auf Betrug aufbauen auf Unwahrheit. Sie verkaufen euch das falsche als das echte und als die Wahrheit sie vermarkten euch denaturierte Ware als besser als die natürliche, sie vermarkten euch Gifte als Nährstoffe und Gefängnisse als Freihandelszonen. Das ist eure Politik und Wirtschaft.

Deswegen ist schon mal Biolandwirtschaft wichtig. Da ist nix besonderes an Bio, es ist das Richtige, das Natürliche, das Ursprüngliche, nämliche ohne Chemiekunstdünger.

Die Ernährungsumstellung muss gemacht werden, da konventionelle Nahrung Pflanzen selber schon vergiftet und sauer sind. Sie sind die gleiche Täuschung wie die Rosen die keinen Duft mehr haben ebenso sind die wunderbaren Früchte und Gemüse die leuchtend aussehen aber keinen Nährwert mehr haben. Und Geschmack, ohlala, der gehört zum Bereich der Pappe.

Also alles Täuschung. Ist die Wahrheit eine Täuschung ist das Göttliche eine Täuschung. Nein. Aber das versuchen diese Monopole andauernd zu beweisen durch ihre Urknall Knall Wissenschaftler die alle auf ihren Geldquellen ausbauen.

Bio Produkte sind freier von säurebildenden Chemikalien.

Freier von den Pestiziden die die konventionelle Landwirtschaft benutz. Außerdem enthalten sie viel mehr Mineralien und Spurenelemente die wichtig sind für einen Ausgleich des Basenhaushalts für den 7 Ph Wert. Außerdem ist die Aufnahme von pflanzlichen Mineralien und Spurenelementen so wie Vitaminen und anderen Stoffen wie die Farben und überhaupt alles was die Pflanze zu bieten hat, für den Körper als Aufnahme wesentlich effektiver, weil der geschichtliche Aufbau in Übereinstimmung mit dem Pflanzenreich ist, im Verhältnis zum menschlichen Organismus, da die Klang und Licht Ausnahme auch in Übereinstimmung ist, denn mit der Nahrung wird auch Musik und Licht übertragen auf das feinere System im Organismus.

Synthetische Mineralien und Vitamine haben das nicht und haben in Wahrheit auch gar keinen Anspruch zum Beispiel Vitamin C genannt zu werden oder Ascorbin Säure. Denn es ist eine ungenaue und falsche Kopie da ein Stoff niemals isoliert in der Natur erscheint aber diese Isolation ist die gleiche Denkweise wie die, die Zerteilung von Irland und von Indien oder Israel und Palästinenser. Es ist Betrug der auf Zerstörung aufbaut. Dieser Geist der das macht ist der Geist der Zerstörung der Feindschaft und des Giftes. Deswegen muss dieser Bereich aus dem menschlichen Leben entfernt werden. Pflanzen sind in der Lage zum Beispiel aus metallischen Mineralien die in der Erde vorkommen, kolloidale Mineralien zu machen. Das ist, das sie durch eine Säure die im Wurzelwerk der Pflanzen ist den Stein sozusagen auflösen und in solch winzige Teile auflösen, das er zum Beispiel ein Siebentausendstel einer menschlichen Zelle an Größe hat, und somit genau für die menschliche Zelle die richtige Größe hat, um verarbeitet zu werden. Diese Säure ist die Fulvic Säure. Sie entwickelt sich aber bloß in guten Böden die noch ein Mikroklima sozusagen haben. Und das gibt es nur in Böden ohne Chemie und Pestizide. Nur über diesen Weg ist diese Nährstoffkette für den menschlichen Organismus voll verwertbar. Deswegen ist es sinnlos sich die Stoffe der Pharmaindustrie zu kaufen die Mineralien sein sollen. Da gibt es Professoren die bieten das Beste aus dem Berg an, an Mineralien, da lagern viele Mineralien, Kalzium und Mangan und Zink und Chrom und was auch immer, bloß, die nützen dem Körper nichts, weil sie zu groß sind in ihrer Masse Form Menge. Der menschliche Organismus kann sie nicht assimilieren, aufnehmen, verwerten. Nur über die Pflanzen geht das für den menschlichen Körper, weil die Logik der göttlichen Schöpfung so aufgebaut ist. Die Logik der Wissenschaftler für die Monopole ist keine Logik sondern Blödheit. Wer also denkt egal welcher Professor das auch sein mag, dass mit Würde der menschliche Körper ernährt wird, der ist ein falscher. Der Mensch geht nicht und leckt an Felsen und Gebirgen. Das ist praktisch das gleiche, das machen bloß Wesen die einen gröberen Organismus haben als der menschlichen. Auf Dauer sind sämtliche synthetischen Vitamine und Mineralien schädlich und führen weiter zur Übersäuerung. Am Anfang wird der Körper getäuscht aber dann merkt er das ist das falsche und muss den Stoff irgendwie loswerden, und lagert es im Gewebe ab, Gelenke und so weiter, das führt dann weiter zu früheren Krankheiten. Es gibt keine Alternative zur göttlichen Schöpfung das muss erkannt werden. Im konventionellen Landbau sammeln sich die Mineraldünger die von Pflanzen nicht aufgenommen werden an, wie im menschlichen Körper. Somit wird die Erde auch krank und vergiftet. Dadurch werden die Pflanzen auch geschädigt und müssen mit der Säure klar kommen. Es ist das gleiche Dilemma wie im menschlichen Körper, frühzeitige Zerstörung, bei beiden.

Im Bio Anbau ist der Boden anders. Da können die Pflanzen die vorhandenen säurefreie Stoffe an sich ziehen und aufnehmen. Die Pflanzen haben die Möglichkeit selbst zu gestalten, wogen im konventionellen Anbau die Pflanzen krank gemästet werden wie eine ungarische Mastgans.

Außerdem können in dem Bioanbau Lebewesen leben in der Erde, also, wogegen in der konventionellen Landwirtschaft der Boden tot ist, so wie die Philosophie des Tötens, denn an den Früchten werdet ihr sie erkennen, klaro.

Also gesunder Boden gesunde Pflanzen gesunder menschlicher Körper gesunde Tiere. Und umgekehrt von der konventionellen Landwirtschaft kranker Boden kranke Pflanzen kranke Tiere kranke Menschen.

Es gibt keine Würmer mehr in der konventionellen Landwirtschaft. Dabei sind die Würmer, Larven und Käfer und Mikroben und Mikrowesen total lebenswichtig. Der Wurm alleine verdaut die Erde und macht aus ihr Humusboden. Geht mal zu den Feldern wenn die Bauern pflügen und schaut euch die Erde an, da ist kein Leben mehr, es ist alles Synthetik die kein Leben zulässt. Alles das Falsche so wie die Monopole von der petrochemischen Industrie und der RothschildRockefellerSeuche. Es gibt heute genügend Methoden um die Lebendigkeit von Nahrung zu prüfen. Professor Pop mit seiner Biophotonenprüfung gehört dazu. Da wird die Lichtkausalität sozusagen geprüft die eine Pflanze ausstrahlt. Umso mehr Licht sie hat, umso besser für den Organismus. Justus von Liebig auf denen die Petrochemischen Syndikate ihr Wissen praktisch aufbauen, der Chemiker, meinte das die Natur ein widerstrebendes gegen den Mensch ist. Das schrieb er in seinen chemischen Briefen. Ich sag's noch mal der war bloß ein Wesen der Sinne Sinnlichkeit, mehr nicht. Er glaubte das was er sah war Chemie. Das ist das gleiche wie der Glaube an die Materie. Dann wurde sie zu Energie und dann Schwingung. Es gibt keine Chemie, das ist völlig falsch. Somit sind die Chemiemonopole allesamt Falschheiten, aber gutes Geschäft.

Solange es keine Göttliche Wissenschaft gibt ist alle Wissenschaft noch Aberglaube. Mehr nicht. Und die Menschheit sind die Opfer dieser Abergläubigen, ob mit oder ohne Nobelpreis. Es gibt mehrere Wege die Lebendigkeit von Pflanzen zu prüfen. Kupferchloridkristallisation, das Steigbild und das Rundfiletochromotogramm, oder so ähnlich, da werden Bilder von dem Innenleben der Pflanzen hergestellt. Bei all diesen Methoden bekommt man ein Bild von der inneren Struktur des Pflanzenlebens. Wer zum Beispiel mal ein Bild von einer Biokarotte mit dem Bild einer konventionelle

Karotte verglichen hat, der kann gut sehen das die Biokarotte ein harmonisches Bild hat in seiner Gewebestruktur, wogegen die konventionelle Möhre gar nicht zur Beendung der harmonischen Gewächsführung des Bildes kam, und ein ganz zerstörtes Bild hinterlässt, unentwickelt und krank. Ich kenne diese Möhren. Selbst Hasen würden diese Karotten nicht essen oder Meerschweinchen. Sie nehmen alle die Biokarotten. Manche der nicht Bio Karotten, wenn man sie vorher abschmeckt bevor sie roh in den Salat geschnibbelt werden sind zum Kotzen, Ätzend, sie sind total giftige Ätzend krätzend. Nichts von der Süße. Deswegen ist auch eine Umstellung der gesamten Nahrungsmittel nötig. Die Industrie kann keine echte Nahrung schaffen. Sie schafft nur verbrauchtes an Stoffen, Lebloses und ermüdende Stoffe die dem Körper sogar seine eigene Basis rauben, indem er sich von dem Minderwertigen befreien muss und dafür seine Körperreserven aufbrauchen muss. Aber all diese Krankheiten mit denen die Arztpraxen voll beladen sind und die Krankenhäuser auch, sie machen ein gutes Geschäft was wirklich übel ist. Hier zeigt sich auch wieder die Ignoranz dieses Arztsystems in der Verbindung mit dem petrochemischen Kartell und dem Banksystem die Gelder dafür geben und es voll unterstützen.

Was hat Jesus gelernt und gezeigt „er hat den Geist über die Materie" gezeigt, aber nicht so stupide wie es heute von den Wissenschaftlern gemacht wird. Warum, weil das gar nicht der Geist ist den die Wissenschaft zeigt, das ist das Mentale, das Denken der Physis. Aber das ist nicht der Göttliche Geist. Aber das haben die nicht verstanden und wollen das auch nicht weil dann Ärzte und Krankenhäuser überflüssig werden. Aber diese Wissenschaft der Wahrheit ist unumgänglich, sie wird kommen. Die Menschen die Menschheit wird solange Leiden bis sie nicht mehr können und um Wahrheit flehen werden. Flehen werden sie das machen ja heute schon viele die erkennen das diese Gesellschaftssysteme, also Menschen, falsch sind, auf dem falschen aufgebaut sind.

Ich komme noch mal auf die bodenlose Ignoranz der heutigen Gesellschaftssysteme und deren Teile zu sprechen. Hier ein extrem klares Beispiel: Die Wissenschaftler oder der zuvor erwähnte Direktor des künstliche Intelligenz Instituts, was sagte er, er sagte, er sei ein Tier und sein Körper sei eine Maschine. Und nun Jesus, Jesus sagte: **„Dein Körper ist der Tempel Gottes"** und **„das göttliche wohnt in ihm"** was für ein unbeschreiblicher Unterschied, da sind Welten und Welten dazwischen, von der Ignoranz der materialistischen Wissenschaft zu der Wissenschaft des Geistes. Die Jesus auf die Erde gebracht hatte. Was für ein elendiges minderwertiges primitives Geschöpf ist dieser Direktor. Wie armselig und dumpf und trübe und Senil. Aber das ist das was euer Leben regiert heute in den Gesellschaften das sind jene die in den Medien hochgelobt werden und sogar Dynamitpreise dafür bekommen. Aber das passt ja auch gut zusammen, Dynamit, Zerstörung und die Einsichten dieser intelligenten Ignoranten, die ebenfalls genauso zerstörerisch ist wie Dynamit, sogar noch zerstörerischer, weil sie wesentlich schleichender ist und das ist das Resultat heute in der Nahrung, sie ist zerstört worden, sie ist zum Schein geworden. Ohne Duft ohne Nährwerte. So es ist das Tier das herrscht, genauso wie es in den Prophezeiungen vorhergesagt wurde.

Macht euch das sehr, sehr, bewusst was hier für Betrug auf der Erde abläuft, welche Ignoranz hier sich als das Beste darstellt und sich feiern lässt, mit ihren unbeschreiblichen betrügerischen falschen Wegen und Produkten, und Systemen. So, der Biobereich ist also schon besser als der verblödende vergiftete konventionelle Landwirtschaftsbereich, der Landwirtschaftsminister von heute da der Bayer ist ein völlig ignorantes Wesen, ungeistig, unwach und vollgefressene mit Leichenteile geräucherte Leich gekochte Leiche rohe Leiche gepökelte Leiche und Leiche in saure Sahne und Leiche und Leiche und Leiche ... Die Bauern die ich besucht habe hier in den nordhessischen Gegenden die Höfe mein Gott was für eine Dumpfheit was für eine üble Atmosphäre ist dort auf den Höfen, in den Ställen, übelst. Und die Gespräche mit ihnen welch eine blöde Mentalität dort zum Vorschein kam, die alles mitgemacht haben mit den Giften der Chemie und nicht einmal Selbstverantwortung zeigten. **Sich genau so wie die Nazis auf ihre stupide Pflicht die sie tun mussten berufen.** Das sind allesamt dumme dumpfe Gestalten und deswegen sind diese ganze Bauernverbandsszene eine Szene von transusigen Typen die es im laufe ihrer Lernprozesse nicht erkannt haben was Wahrheit ist und wie ihre Erde der Boden leblos wurde. So Blöde sind die geworden. Man redet heute von Bildung in den Schulen, Bildung in der Politik in der Wirtschaft bei den Bauern Bildung in den Universitäten und Bildung im Haushalt ist nötig, aber keine Verblödung die heute abläuft, keine materialistischen stupiden Marktschreiereien der petrochemischen Kartelle weltweit der Mediziner und anderen Physikidioten. Aber hinter all dem wie schon mehrmals erwähnt stehen die Geheimgesellschaften die Bünde und die Sekten die okkulten Gruppen die auf Macht und Betrug der Menschheit weltweit aus sind.

Denen ist es mehr als egal wie es euch geht denn sie sind, so denke sie, abgesichert, weil sie das Kapital kontrollieren und sich vorstellen wenn die 80 % der Weltbevölkerung sanft zugrunde geht durch unsere falschen Nahrungsmittel und echten Umweltgifte und echten Pflanzengifte, na und.

Was geht das uns an, bis dahin haben wir das gesamte Geld geschöpft, dann machen wir mit den 20 % weiter, uns ist das egal, total egal, was interessiert und die Masse, Masse braucht man nur um Strom zu leiten. Die Bioethik die in der EU Anwendung finden soll ist auch eine Ausgeburt dieser KrankenRaubSäugeTiere. Eben der Faschisten. Es ist eines der anderen typischen Verkehrsschilder der Demokratie Faschismus Zustände. Die Bioethik ist eine zynische Zusammenstellung von Forderungen an denen sich viele Biologen und Ärzte angeschlossen haben und Politiker und Wirtschaft, natürlich!

Dafür haben sie den Begriff Bio mitgenommen. Alleine schon diese Zusammenstellung des Begriffs Bioethik, zeigt das es um verrückte gehen muss, denn Bio in sich ist reine Natur, und kein Denken wie das hier mit dem Begriff gezeigt wird, Ethik hinzu zu bringen ist schon Anzeichen genug um zu zeigen das da was nicht stimmen kann. Bio braucht gar keine Ethik. Also sind da wieder Faschisten am Werk die versuchen das was Bio ist zu verfälschen, nämlich durch ihr verrücktes Denken und ihre Phantasien. In dieser Bioethik geht es um fragwürdige Verfahren die Experimente im Bereich Genmanipulation sozusagen auf den Jahrmarkt bringen sollen und aber auch bis hin zur Euthanasie. Der Europarat, dessen Auftrag das ist, was muss das dann für ein Rat sein. Es kann nur der Rat der Protokolle sein, der Rat der Faschisten der Rat des Üblen und Falschen. (Die Europäische Verfassung würde ja später abgelehnt werden von den prima Franzosen und den Prima Holländern, und den Deutschen wird ja von den Sekten Politikern und Industrie Politikern den Vasallen des Satans, eine freie Wahl erst gar nicht angeboten, weil das Üble das Dunkle das Dumpfe nämlich Angst vor dem Licht hat, den Freidenkenden Menschen die unbeschwert die Wahrheit sehen können. Und in der Verfassung stand ja auch ein Faschistenmurks erster Güte, was kann ein Giscard, so eine Statue, auch schon zusammenbringen, außer Härte und Faschismus Muus. Da stand sehr viel Übles drin, und Militarismus war eine der starken Seiten dieses Primitivowerks, genannt Verfassung. Und nun haben sie ja stattdessen einen Vertrag anstatt eine Verfassung zusammengebraut, und zwar ganz raffiniert, und das ist eine schlechte Idee für alle Europäer. Es wurde bloß die Formulierung geändert und das Konzept etwas verwirrter gestylt das dann in Lissabon als „ Reformvertrag" präsentiert, tiert, tiert, wurde. Es gibt dann nämlich keinen Grund diesen einer schwierigen Volksabstimmung zu unterwerfen. Es wurden also nur ein paar Details geändert und das ganze dann ein „Vertrag" genannt. Damit kann man den europäischen Wähler umgehen. Der Vertrag ist zu 96 Prozent identisch mit dem abgelehnten Werk von zuvor. Europa wird zweifelsfrei eine neue Supermacht, und wer wird dann der Superpräsident werden und was wird das für ein Faschist sein. Denn wenn das Werk, der Vertrag betrachtet wird so ist da sehr viel Übles drin, und es zielt auf Totalmaterialismus Muus ab Totalmaterie Totalgeld, also Totalgefangenschaft für die meisten und die die Materiell frei sind, haben ihr Geldgefängnis sowieso. Wer den Vertrag liest kann eindeutig sehen, das ist das Böse das Üble vermischt mit so was wie Gerechtigkeit, aber ein Farce. Aber vor allen Dingen ist erlesbar das die Industrie diesen Vertrag geschrieben hat, durch ihre Landser ihre Söldner ihre Lobbyisten, denn die Industrie stellt sich da so dar das sie sozusagen mit ihren Wünschen über alles stehen muss. Also TotalmaterialismusMuuuus. Dat is Kackeeeek. 1.4.2008 W.Schorat) Hier wird also von den so genannten Experten ein Regelwerk zusammengebastelt das aber auch alles total dem Profitstreben unterwerfen soll. Eben Wahnsinnige oder Faschisten.

Das ist also ein weiter Demokratie Faschismus. Diese ganze Bioethik Konvention sollte ja zuerst geheim gehalten werden, alleine das schon zeigt das in Wahrheit der Faschismus in einer Demokratie herrscht.

Dort wird ein Denken aufgebaut das totaler Faschismus ist. Leute ich sage euch eine Demokratie gibt es noch nicht, eine Demokratie kann es erst geben wenn mehr Wahrheit gelebt wird. Aber die meisten denken ja wohl heutzutage dass es keine Wahrheit gibt, denn das wird ja auch über den Medien so vorgejubelt. Das zeigt deren eigene Schwachsinnigkeit natürlich, die Trennungen zwischen einer rein biologischen Seite des Menschen und der Person wird hier in der Bioethik aufgebaut.

Die Würde des Menschen und sein Recht auf Leben sollen davon abhängig gemacht werden ob ein menschliches Wesen Eigenschaften wie Selbstbewusstsein und Rationalität zeigt. Wohin diese Definition führt schrieb damals 1996 jemand im Schrot und Korn zeigt diese Denkrichtung, der Australische Vordenker Peter Singer beschreibt das auf zynische Weise so, „nimmt man einem Menschen ohne seine Zustimmung da das Leben, so durchkreuzt man damit seine Wünsche für die Zukunft. Tötet man eine Schnecke oder ein einen Tag altes Kind so durchkreuzt man keine Wünsche dieser Art, weil Schnecken und Neugeborene unfähig sind solche Wünsche zu haben...

Wenn ich das so lese sehe ich gnadenlos ignorante primitive Raubsäugetiere die anfangen denken zu wollen, aber nicht wissen was Denken ist und wie zu Denken ist. Zum Beispiel wenn er das Leben seiner Geliebten nehmen würde, dann würde er damit seine Vorbestimmung treffen das er auch sein Leben genommen bekommt. In diesem Leben noch oder in einem späteren, und auch da er total Blind ist und nicht weiß das der wahre Mensch nie stirbt und weiterlebt, weiß er ja nicht dass das Kind bloß der Körper ist und das gleiche mit der Schnecke, aber deren Wünsche unabhängig sind von der Gestalt des Körpers und dem Grad der Entwicklung eines Körpers. Er würde also auch bei einem Kinderkörper die Wünsche durchkreuzen. Dann ist natürlich völlig verblödet seine Annahme das Wünsche zu durchkreuzen etwas mit Töten zu tun haben muss, der Typ ist ein Fall für die Irrenanstalt Gottes. Aber das sind jene die solches Ethisch nennen. Sie den Abfall Grundsätze aufbauen die euch dann regieren und Abzocken. Die Ärzteschaft ist tief, tief, tief, in Töten verwickelt, sehr tief. Ihr Zynismus ist enorm groß. Warum wohl? Weil sie nämlich nicht Heilen können sondern nur Täuschen können. Ärzte sind keine Wahrhaftigen sie sind noch Raubsäugetiere geblieben. Deswegen der Zynismus in ihnen. Das Resultat ihrer Verlogenheit. In der Bioethik geht es um wertvolle und wertlose Menschen. Wie bei den Nazis die Juden oder Stalin, da waren sie fast alle wertlos. Ab, ab nach Sibirien Kohle schaufeln und abwürgen.

Da gibt es die Berliner Wissenschaftlerin, also die müsste es ja wohl wissen wenn sie Wissenschaftlerin genannt wird. Aber von denen kommt mehr stupides als von einem Rotkehlchen das auf dem Zweig sitzt und singt.

Die Berliner Philosophin, sie ist damit ganz klar Faschistin, Ursula Wolf Freie Universität Berlin. Sie sagt: „Versuche an Schwachsinnigen Menschen in der Tat sind an und für sich moralisch zulässig.

Ok, damit hat sie sich ja selber als solche dargestellt. Als schwachsinnige. Also kann man an ihr also Versuche machen. Wäre die Schlussfolgerung dieser stupiden Menschen. So blöde sind die noch.

Das wird nicht gut gehen mit dieser Demokratie wie sie heute gelebt wird in der zumeist Verrückte leben.

Aber so ist das nun mal, der Übergang von der Unwahrheit zur Wahrheit ist für viele nicht leicht. Und deswegen gibt es auch diese immensen Komplikationen und Wirrnisse bis der Mensch die Wahrheit besser leben kann. Das wird noch dauern. Aber hier ist noch eine Kostprobe eurer Verrückten, aber Wissenschaftler. Wohlbemerkt, damit hat man euch wirklich gefangen, denn das war ja in den Protokollen aufgezählt, euch mit Wissenschaft dieser Materialisten zu verblöden. Folgendes, der Wissenschaftler Peter Sandoe und Klemens Kappel von der Universität Kopenhagen sagten,:"wir können uns daher gezwungen sehen darauf zu bestehen das alte Menschen getötet werden, damit ihre Organe an jüngere kritisch kranke Personen umverteilt werden können, die ohne diese Organe bald sterben müssten. Schließlich benutzen die alten Menschen lebenswichtige Ressourcen auf Kosten von Bedürftigen jüngeren Menschen".

So, das also unter dem Begriff Bio. Und alles wird von öffentlichen Geldern unterstütz. Wenn die zum Beispiel wegfallen würden diese Gelder dann warten aber schon die Kartelle mit ihren Milliarden wie das IG-Farben Rockefeller Rothschildkartell und sie würden gerne sofort sämtliche Universitäten übernehmen damit sie im Sinne ihres Faschismus Forschungen betreiben und die Resultate ihnen gehören und alles was dem Leben nützt verboten wird. Ich sage euch ihr werdet verkauft, ausgebeutet, und betrogen. Eure Demokratien sind faschistische Organisationen die sich hinter der Maske der Menschlichkeit und Moral und so weiter verstecken.

Weil sie, ihr, noch Raubsäugetiere geblieben seid.

Es sind die Nazis die nicht Deutsch sind sondern Global sind, die sich breit machen, sie bauen eine neue Front auf, ganz geheim und haben euch schon sehr, sehr, weit vergiftet.

Seit wachsam.

Aber nicht nur Masken machen euer Leben schwer sondern auch Titel. Titel sind eine der besten Verkleidungen der intelligenten Ignoranz in den Gesellschaften. Man stopft sein Gedächtnis voller Buchfakten und anderen Informationen und schreibt dann eine Arbeit die fast keiner verstehen kann weil derjenige es selber nicht kann und wird dann Doktor oder Professor genannt. Und das schlimmste ist ja, derjenige denkt und glaubt nun er sei tatsächliche ein Doktor oder Professor, also eine Vielfachverblödung.

Das ist in den meisten Fällen ein Freifahrtschein in die Totalignoranz die aber dann mit dem Blendwerk des Titels abgedeckt wird. Warum waren die Gesellschaften denn so wie sie zurzeit sind, warum sind die Gesellschaften so wie sie sich entwickelt haben. Sie hatten ja das sogenannte Führungspersonal. Und nun die Erde vergiftet die Gewässer die Luft die Mentalität der Menschen , die Nahrung die unbeschreibliche Dummheit des Geldglaubens in der Gesellschaft und der Glaube an Krankheiten und so weiter das ist alles mit Titeln aufrechterhalten und aufgebaut worden. Ja es werden sogar Titelträger geholt um weiterhin Ignoranz zu leben, was sich aber als das Beste darstellt. Hier ein Beispiel, der Stein der Weisen, schlummert an einem geheimen Ort in 400 Meter Tiefe. Der russische Professor Dr.Julian Aleksandrowitsch nennt diesen von jeglichen Zivilisationseinflüssen unberührten Dolomitengestein deshalb so, weil es in pulverisierter Form geschluckt, den Körper mit einer idealen Mischung an Kalzium und Magnesium versorgt. Diese Mineralien wirken nicht nur der Übersäuerung entgegen.Sie sind auch für die Stabilität von Knochen, Haut und Haare verantwortlich. Da Mineralstoffgehalt unserer modern angebauten Felder und Baumfrüchte stetig sinkt ist eine optimale Versorgung mit den lebenswichtigen Baustoffen über die normale Ernährung nicht gewährleistet. Gerade während der Schwangerschaft der Wachstumsphase bei Schlaflosigkeit Wadenkrämpfen oder Gelenk und Gliederschmerzen kann das natürliche Kalzium und Magnesium aus unbelasteten Dolomitgestein wertvolle Dienste leisten.

Das liest sich zuerst ja ganz gut, oder?

Ein Professor der weiß es, aber was weiß er.

Er weiß gar nicht wie die Natur aufgebaut ist das ist in dem Bericht zu sehen. Haben sie schon mal einen Menschen gesehen der an Magnesium leckt oder Kalzium oder an Eisen leckt, wenn er es findet. Haben sie schon mal einen Menschen gesehen der in die Berge geht und Magnesium oder Kalzium gräbt um es zu essen. Nein, ich auch nicht.

Denn so ist der Zyklus der Naturabläufe auch nicht aufgebaut in dem der menschliche Körper reinpasst. Wesen mit einem gröberen Organismus wie Ziegen Schafe die gehen in den Bergen und suchen Gestein das sie zerbeißen und essen. Aber Menschen nicht, Menschen essen auch keinen zermahlenen Stein, oder Felsen, aber eingeredet wird ihm vieles insbesondere mit Titel, Ärzte, Professoren, Doktoren, Diplomies und dergleichen, sie verblöden gigantisch. Denn das zermahlene Felsgestein mag es auch noch so klein pulverisiert sein ist erstens viel, viel, zu groß für die menschliche Zelle. Es ist total Sinnlos das Zeug zu kaufen es geht oben rein und unten raus. Für den menschlichen Organismus ist der Weg über die Pflanze vorgeplant, als Vorsehung. Die Pflanze in einem gesunden Boden ohne Kunstdünger also biologisch mit allen Mikroorganismen und Käfern Würmern Maden und Schnecken und so weiter produziert die Fulvic Säure und diese Säure zerkleinert den metallischen Stein oder in diesem Falle das Dolomitengestein. Durch die Auflösung mit dem elektrolytischen Fulvic Säuren wird das metallische Mineral verändert und stark zerkleinert nämlich bis auf 1-7000stel einer menschlichen Zelle. Dann isst der menschliche Körper diese Pflanzen und fördert diese Stoffe in sein System rein bis zu dem menschlichen Zellen wo sie in den Mitochondrien verarbeitet werden in andere Energieformen ... Das einzig wahre im Falle des Dolomitengesteins wäre, sie als Bodendünger auf den kaputten Feldern zu nutzen. Und sämtliche Kunstdünger wegzulassen. Dann könnte das Dolomitengestein von den Pflanzen verändert werden, das es für den menschlichen Körper nutzbar wird. Alles andere ist purer Schwachsinn eines Professors.

Aber Nächstenliebe ist ja unter anderem nicht über den anderen zu Urteilen und zu Richten, aber das war ja auch hier gar nicht der Fall, denn es ist ja bloß ein aufzeigen von Unwahrheiten und Tatsachen. Wie gesagt, es gibt eine Gruppe von Unternehmen und Geheimbünde die starkes Interesse daran haben das der Mensch verwirrt bleibt das der Mensch nichts über sich erfährt was er wirklich ist. Es gibt starke Interessengruppen die wollen nicht das der Mensch selber anfängt zu Denken, gesund zu werden, oder sich nicht mehr dem Allgemeinmatsch der Herde, Maistreamschlamm, einordnet. Aus dem ungemein viel an technischen Errungenschaften aus dem Ingenieurwesen und Techno-freakwesen entstanden ist. Die ganze TierMordMaschinerie zum Beispiel HoHoHo. Die Mechanisierung der Abermillionen Morde an den Tieren der Erde, Hoo Go Ho Go. Zurzeit ist eine Wissenschaft der Animalität am wirken eine Tierwissenschaft. Das ist der Faschismus in der Demokratie und deswegen ist das gesamte System auf diese Globalplayers wie sie genannt werden aufgebaut. Das war deren Wachstum, das wollten sie erreichen. Es ist aber keine geistige Globalplayers Situation, es ist eine blinde horrende primitive Wissenschaft egal wie sauber der Kittel auch ist und wie steril die Fertigungsanlagen sich darstellen. Das ist nämlich genau das Resultat, gebleicht und steril. Es muss sich eine Wissenschaft, ein Mensch also, entwickeln, die, der, demokratisch ist, eine Unfaschistische also eine Nichtraubtierwissenschaft. Die materialistische Wissenschaft, die die Globalplayer geblieben sind, ist das falsche. Die Wissenschaft der Wahrheit ist die Wissenschaft die Jesus brachte, denn Jesus hob die materiellen Illusionen auf und heilte, ohne die Stupidität der ärztlichen Ausbildung er ernährte ohne die Stupidität der Ernährungsmittelchemiker und deren Ausbildung. Das was Jesus auf die Erde gebracht hatte ist die einzige echte Wissenschaft die Wahrheit verbreitet und Heil ist. Alles andere ist bloßer dumpfer Analphabetentum Hokuspokus. Glänzend und Werbewirksam dargestellt, aber die Resultate sind allesamt giftig und damit falsch. Dieses Falsche das sieht man ja heute überall nennt sich aber wissenschaftlich, zum Beispiel im Sport die Wissenschaft die auf Betrug aufgebaut ist, oder noch übler die großen Sportsekten und Bünde und Sportgeheimbünde der Verlogenheit und Täuschungen und Ausbeutung der Sportler wie das Olympische Komitee oder die Fifa, oder alle anderen so genannten „Weltorganisationen" sie sind alle ohne Ausnahme verlogene Verbrecherorganisationen der Macht und Ausbeutung von Menschen. Sie wollen alle Banken und Geld und andere Negativgeilheiten sein und ausüben. **Die Sportler müssten sich alleine die Olympischen Spiele organisieren ohne diese Geldgeilsektenführer.** Sie sind alle Doppelzüngig und unterdrücken Freiheit. Sie sind bloße Geldmacht und subtil Faschismuuus Muuus.

Martinus spricht von einer echten Wissenschaft ich meine das gleiche. Wer heute immer noch denkt und glaubt dass sein Körper eine Maschine sei oder dem zumindest ähnlich, der ist weit, weit, weit, von der Wahrheit entfernt. Solche Wesen dürfen keine verantwortungsvollen Positionen innerhalb der Menschheit haben. Aber sie haben sie. Die Lüge ist die Wahrheit geworden die Phantasie ist die Wahrheit und die Wahrheit ist viel zu langweilig für jene die der Phantasie mehr glauben als der Wahrheit. Aber sie wissen aber auch nicht ansatzmäßig was die Wahrheit in Wahrheit ist, und was damit passieren würde. Sie sind Lichtwelten entfernt davon das auch nur zu erahnen. Und so hat sich ein riesiger kollektiver Energiegürtel um die Erde gelegt, nämlich aus all den massenhaften Gedanken und Spinnerrein und Fantasterein und Abläufen innerhalb der Globalen menschlichen Abläufe, die eine enorme Unsicherheit und Wirrnis Unklarheit und Desorientiertheit und Abwesenheit erschaffen hat und Schübe von Zerstreutheit ins menschliche System bringt. Sämtliche Wissenschaftler egal in welchem Bereich müssen als Grundlage die Wissenschaft der Wahrheit von Jesus haben. Die Wissenschaft die Kranke heilt Sünden reinigt und den Tod als Illusion kennt, lehrt, und lebt. Alles andere ist Faschismus, ohne Ausnahme, und wird auf Ewigkeit dorthin führen, in die Zerstörung. Das braucht nicht die Bombe zu sein, nein, heute werden ja mehr getötet durch Medizin und Operationen und falsche Medikamentierung und Zwangsmedikamentierung. Heute werden ja mehr getötet durch so genannte Lebensmittel die Langzeit Todeswirkungen haben durch Nahrungsmittel die wirkungslos sind, und wovon sich wirklich Ignorante Globalplayers in ihren Wahn denken, sie würden die Weltbevölkerung retten müssen. Aber im gleichen Atemzug sagen das größte Problem ist die Weltbevölkerung. Sie muss reduziert werden und damit sagen, das werden wir auch noch schaffen. Denn subtil ist das schon in deren Raubtierköpfen drin. Denn das Resultat ist ja die schlechte Nahrung die chemische Synthetik synthetische, die vergiftete Überdüngung und der abgetötete Fraß ihrer sooo glänzenden Produktionsfirmen. Alles Schrott und Tot. Wie Jesus schon sagte, lass die Toten die Toten begraben. Das machen sie ja auch sehr gut, ununterbrochen. Wem immer noch nicht bewusst geworden ist, das seit Jahrzehnten diese Todesmittel die sie hochtrabend Lebensmittel nennen angeboten worden sind und es sogar gesteigert wird, sie sich in noch weitere Entfremdungen treiben indem sie sich sogar blödianerweise sagen sie müssen die NAHRUNG VOM NATURKREISLAUF ABKOPPELN, was kann daraus noch werden. Das sind Einsichten vom Chef von Nestle in Frankfurt. Das las ich in dem Buch „Nein diese Suppe nicht", jaja die Direktoren egal welcher Branche, sie haben die Wahrheit nicht gewollt, sie wollten Geld, Geld war ihr Ziel. Damit sie so glaubten sie, ihr Leben machen können. Denn wenn einer der Wahrheit verpflichtet wäre, würde er ganz andere Ziele haben.

Aber die materialistische Bestialität die vorgibt das Beste und einzige richtige für die Menschheit, und den Mensch zu sein und zu wissen und tun, sie ruiniert die Entwicklung und erhöht die Verwicklung.

Die Kartelle die es heute gibt sie haben nur ein Ziel, Macht. Diese Kartelle und Monopole diese Globalyspieler sie die Manipulanten, Reizen die verfahrenen Wirtschaftsstrukturen aus. Diese Gruppen werden immer unverschämter in der Öffentlichkeit als organisierte Industrien. Sie sind die

Imperien die früher politische Diktaturen bauten, weltweite Banksystem stärken die Monetäre Spe-
kulatius Spekulanten und zerstören die Wirtschaft ganzer Völker. Sie streben eine Weltordnung ohne
Gott an, ohne das Göttliche, eine Weltherrschaft ohne das Göttliche. Das wird dann die Hölle sein.
Die Welthölle. Die jetzt schon für den größten Teil der Bevölkerungen auf der Erde verwirklicht
wurde durch den Zins und Zinseszins. Ganz subtil ganz demokratisch ganz im Rechtsstaatsalat.
Aber ob sie das wirklich total schaffen werden ist noch offen. Ich denke sie haben das zwar vor
und sind weit fortgeschritten damit, mit der Zerstörung mit der Kontrolle, TV, Medien, Zeitungen,
Banken, Ölproduktionen, Lebensmittelkontrolle, Waffenkontrolle, trotzdem denke ich das ihnen ein
Strich durch ihre Pläne gemacht werden wird. Noch nie hat eine menschliche Machtstruktur egal
welcher Art, es geschafft, wenn sie nicht den Weg der Wahrheit ging, am Leben zu bleiben. Somit
wird auch diese Form der Unwahrheitsgesellschaft der Gesellschaft von Raubsäugetieren, die die
Wahrheiten verneinen keine Chance haben zu gewinnen. Und Wohlbefinden und Freude und Liebe
leben zu können. Die Gesamtschwingung wird Negativ bleiben und selber Positiv braucht gar nicht
Positiv zu sein. Denn Positiv in einer Raubgesellschaft bedeutet ja immer Positives Rauben. Mehr,
mehr, mehr, fressen, mehr Haben mehr Gier, also auch keine Wahrheit. So ich komme wieder zurück zur Nahrung. Wenn schon daran geglaubt wird das Nahrung Leben retten kann, was ja auch
falsch ist, aber so ist es nun mal, wenn also daran geglaubt wird, dann muss diese Nahrung auch rein
und gesund sein so wie unsere Seele rein und übergesund ist war und sein wird. Bioanbau ist schon
mal ein Schritt in die richtige Richtung. Hat aber den Nachteil das der Bioanbau auch Tötet und
damit nicht vor hat die Wahrheit zu erfahren und zu leben. Immerhin Bio bleibt als Lebensmittel-
lieferant sauberer als die konventionelle Seuche die ihre Illusionen mit immer mehr Giften versucht
aufrecht zu erhalten, was nicht klappen wird. Demeter arbeitet mit Einsichten die den Boden und
seine Wirksamkeit fördert. Das ist auch empfehlenswert, also alles was Bio ist wird hier empfohlen.
Es gibt einige die mit klangvollem Dünger experimentieren. Wie Dan Carlson aus den USA. Er
war Soldat in Vietnam und sah wie eine vietnamesische Mutter ihr Kind so unter einen Lastwagen
legte das seine Beine überfahren wurden und auf diese Weise wurde das Kind zum Krüppel. Aber
dadurch konnte die Familie an einem staatlichen Hilfsprogramm für Nahrungsmittel teilnehmen.
Das hatte Dan Carlson dermaßen berührt das er entschlossen war einen Weg zu finden den Welthunger beseitigen zu helfen. Er verbrachte also viel Zeit in Bibliotheken um Pflanzenphysiologie
zu studieren. Er war davon überzeugt das bestimmte Klangfrequenzen den Pflanzen helfen müssten
besser zu Atmen und mehr Nährstoffe aufzunehmen. Zusammen mit einem Toningenieur konnte er
nach vielen Testexperimenten Klangfrequenzen im Bereich 3-5 Kilohertz isolieren, die in Resonanz
mit dem Singen einer bestimmten Vogelart war. Diese Frequenzen stimulierten Pflanzen dazu, ihre
Blattspalten, mundartigen Öffnungen Poren, mit denen die Pflanzen atmen zu öffnen. Auf jedem
Blatt finden sich ja Tausende dieser Öffnungen die kleiner als ein Tausendstel cm sind, wodurch
die Pflanze Sauerstoff und Wasser ausatmet, Gase wie Kohlendioxid werden eingeatmet und mit
Photosynthese in Zucker umgewandelt.
So unter Mikroaufnahmen konnte er sehen dass die Poren der Pflanze sich auch deutlich weiter öff-
nete wenn er sie mit dieser Musikfrequenz bespielte und die Pflanze entwickelte auch eine größere
Anzahl dieser Poren. Pflanzen saugen über diesen Weg den Morgentau auf und die darin enthaltenen Spurenelemente. Also dachte er sich dazu eine passende Nährlösung zu entwickeln die auf
die Pflanze gesprüht wurden. Selbst auf magersten und verdorbenen Böden konnte die Pflanze so
alle notwendigen Mineralien und Spurenelemente bekommen. 15 Jahre lang experimentierte Dan
Carlson um die genau richtige Mischung der Nährstoffe zu finden. Denn niemand wusste welche
Mischung die Pflanzen wirklich brauchten. Die Balance was sehr wichtig, denn ein zu viel konnte
die Aufnahme eines anderen Nährstoffs verhindern. Das ausgewogene Verhältnis war wichtig weil

die hohen Mengen der chemischen Industrie die Pflanzen derart überschwemmen dass sie lebensnotwendige Spurenelemente nicht mehr aufnehmen können, weil unter anderem ja auch der Boden dadurch abgetötet wird und Sauer gemacht wird, durch die chemische Tötung. Hier zeigt sich noch mal ganz klar der Faschismus in dieser Strategie der chemischen Industrie die alles auf Töten aufbaut. Auch die Medizin ist auf diesem kranken Denken diesem Falschen Denken diesen Fehler aufgebaut, Gift durch Gift heilen. Die Logik ist dermaßen krank und senil wie sie nur latente und offene Faschisten in sich tragen können. Dan Carlson spürte die Wege der Nährstoffe über die Blätter durch den Stamm bis zu den Wurzeln nach, und fügte 64 Spurenelemente zu seiner Nährstofflösung, die er aus Pflanzenauszügen und Meeresalgen gewann. Darüber hinaus fügte er Aminosäuren und natürliche Wachstumshormone hinzu. Dann wurde noch die Oberflächenspannung der Nährlösung verringert, so dass die Pflanzen die Stoffe wesentlich leichter aufnehmen konnten. Sonic Bloom, oder klangvoller Dünger, wurde zuerst an seiner Zimmerpflanze erprobt. Eine Pflanze die üblicherweise nicht länger als 1,5 Meter wird. Die Pflanze entwickelte sich so prächtig, das sie innerhalb weniger Monate über 40 Meter lang wurde. Sie wuchs im gesamten Haus. 1976 wurde er deswegen im Guinness Buch der Rekorde erwähnt. Außerdem wurde nachgewiesen dass durch diese Methode die Nährstofflösung um 300 % besser aufgenommen wurde als herkömmliche Blattsubstrate. Wird die Nährstofflösung gesprüht während die Klänge spielen, erhöht sich die Aufnahme sogar bis zu 700%. Das ist wesentlich höher was eine Pflanze über die Wurzel aufnehmen kann. Die Ergebnisse sind enorm. Besserer Geschmack. Bessere Haltbarkeit. Größere Ernten. Mehr Nährstoffe. Der Klang der gespielt wird, ähnelt dem Gezwitscher von Schwalben. Er wird am besten 30 Minuten vor dem Sprühen der Nährlösung gespielt. Die Töne locken auch Schmetterlinge an und Vögel.

In einem landwirtschaftlichen Magazin in dem USA „Landowner", veröffentlichen Farmer eine Studie über diese Methode mit dem klangvollen Dünger. Die Ertragssteigerungen sind sehr beeindrucken, sie lagen zwischen 20-100%. Tomaten wurden bis zu 133 % erhöht. Alfalfa bis zu 1200 % mehr. Blumenkohl wurden so groß das in einer Kiste von 12 nur 4 reinpassten. Sojabohnen wurden mit 300 Schoten gezählt wo sonst 30 üblich sind. Der Eiweißgehalt wurde auf 27 % erhöht der sonst 15% hat. Der amerikanische Ginsenganbauer Bill Bostwick erzielte 2500 kg pro Acre, während er normal 700 kg erntete. Ginseng hat oft Schwierigkeiten mit Pilzbefall doch er berichtete das sein Ginseng frei davon war und die Wurzeln ungewöhnlich groß sind und gesund. Es wurde festgestellt, von der Uni Jamaika das sein Ginseng deutlich über dem Durchschnitt liegt. Auch für Gärtner und Blumenfreunde wurden enorme Verbesserungen erzielt. Rosen hatten 60-70 Blüten anstatt 6-8. Wachstum und Haltbarkeit von Chrysanthemen verdoppelte sich. In Gärtnereien mit Grünhaus konnten eine zusätzliche Ernte erzielt werden.

Soo, die Verbindung von Klang zum Wachstum ist ja nichts Besonderes, aber für die meisten wohl, denn die alten Meister lehrten alle die Licht und Klang Medimethode. Selbst in der Bibel steht" Am Anfang war das Wort und das Wort war bei Gott". Das Wort ist aber Klang oder Ton. Auch Buddha in seiner höchsten Lehre, die er im Surangama Sutra beschreibt sagt das sei seine höchste Lehre, die Lehre vom transzendentalen Klang und transzendentalen Licht. Viele Heilige und Erleuchtete voll erwachte Meister lehren die Klangstrom Methode. Sie sagen das der Heilige Geist Gottes der Klangstrom (Heilige Geist) sei, aus ihm ist alles erschaffen worden aus dem Licht und Klangstrom dem Heiligen Geist, sämtliche grobe für die Sinne sichtbare Materie und sämtliche anderen feineren Nuancen bis hin zu höheren feineren Welten und Universen. Dieser Klangstrom gilt es zu hören und auf ihm macht die Seele ihre Reise zurück zum Allmächtigen Göttlichen...

So, deswegen ist Dan Carlsons Entdeckung genau richtig.

Er sagt es kostet nur den Bruchteil der Kosten die für chemische und aufputschende Mittel ausgegeben werden um die Pflanzen so zusagen zu vergewaltigen. Er sagt auch das die Pflanzen ihre verbesserten Eigenschaften weitergeben an die Nachfolgegenerationen, ohne das die Nachkommen dann mit dem Klangdünger behandelt werde müssen. Hier kommt also wieder die Genfrage rein, und zeigt das sie, wie sie heute ist, ein Produkt des Diabolischen verlogenen kriminellen Gemüts ist. Es ist das Monopol der Pharmapetrochemie die mit allen Mittel daran arbeiten ihre diabolischen Lügen und Betrugsarien per Gesetz unter die Massen der Erdmenschen zu bringen egal was das Resultat ist, abzuzocken, und zu zerstören. Genau das gleiche war mit Teslas freier Energiespule. Der Satan das Geld die Ausbeuter Lügner beherrschen die Menschheit. Somit sind die Gesellschaften verlogene betrügerische Gesellschaften die bloß auf Geld aus sind und das wird immer mehr und mehr das Ziel sein und somit zur Totalzerstörung von Erde und Bevölkerungen führen.

Denn diese Monopole sind ausschließlich auf Zerstörung aus. Sie sind Vertreter des Faschistenprinzips. Sie arbeiten mit Mord und Totschlag und allen anderen Wegen die sie am Leben erhalten wollen. Dan Carlson erhielt eine spezielle Auszeichnung vom Japanischen Finanzministerium nachdem er seine Arbeit einem Japanischen Biobauernverband vorstellte. Auch im Guinness Buch der Rekorde erhielt er eine Auszeichnung für den größten jemals gezogenen Kürbis. Viele Firmen wollten ihn schon auskaufen aber seine Motive gegen den Welthunger zu kämpfen halten ihn davon ab die Kontrolle über seine Sonic Bloom Firma aus der Hand zu geben. Denn zu viele Angebote waren sicherlich von der petrochemischen Monopolmafia und die würden dann sein Werk in den Keller legen, und verfaulen lassen, wie sie es schon mit vielen den Menschen und deren erleichternde Entdeckungen gemacht haben. Die gesamte Schöpfung ist aus Musik aufgebaut. Alles, aber auch Alles, ist Licht und Ton Kombination. Jedes Molekül, jedes Atom, jede Aminosäure, jedes Vitamin und alles was sichtbar ist, ist eine Kombination von Klanglicht. Rudolf Steiners Lehren sind da auch maßgeblich am biologisch dynamischen Landbau beteiligt. Er sagte auch das schlechte Nahrungsmittel den Menschen in seinem Körper gefangen halten können und er somit dann weniger Erkenntnisvermögen hat, füge ich hinzu. Aber genau das ist was von der negativen der faschistischen Mentalität gewollt ist. Es ist gewollte das die Menschen minderwertige Nahrung bekommen damit sie es schwer haben sich zu erkennen es ist gewollt das die Menschen nicht geheilt werden damit sie auf ewig dumm blöde Ignorant bleiben. Es ist gewollt das die Menschen sich intensiv um materielle Ziele kümmern damit sie die Wahrheit nicht verwirklichen können. Es ist gewollt das die Menschen eine kaputte Erde beleben damit sie nicht erkennen wer und was und wo sie sind. Dafür hat das faschistische Gemüt seit eh und je gearbeitet. Heute ist es ja so das die Menschen Jubeln wenn Bombardements auf die Erde niedergehen, wenn Terroristen bombardiert werden, und wenn nicht erkannt wird das die materialistischste Mentalität die Faschistenmentalität in den USA dabei ist gnadenlose im Namen der Demokratie Ausbeutung und stupideste Intelligenz aufweist um zu zeigen das ihre Mordsysteme die Systeme der Weisheit und der Liebe sind. Sie zeigen das sie gigantische Massenvernichtung aufbauen, und ununterbrochen für die Vernichtung der Erde und Menschheit arbeiten, ihre Methode zerstören und dann Hilfe anbieten ist der Schizophrene Ansatz einer Denkweise die wie einige glauben Macht wäre. Aber es ist keine Macht es ist 100 % Ignoranz Dummheit, die wissen nicht was sie tun.

Es sind verrückte Raubsäugetiere mehr nicht. Was sagte Jesus noch mal, euer Vater ist die Lüge, so ähnlich jedenfalls.

Aber das sind nicht nur diejenigen die von sich sagen es wäre Amerika, was ja Augenblödheit und Vernebelung ist, denn das was sich in den USA abspielt ist bloß die Tätigkeit einer kleinen Gruppe von Verrückten die allesamt Kriminelle sind, und die Massen durch ihr System abhängig halten,wohl ohne das sich die Masse dessen richtig bewusst ist. Ignorante, aber dafür sagte Jesus ja schon „Gott vergib ihnen denn sie wisse ja nicht was sie tun". Es wird ja immer geschrieben das amerikanische Volk oder die Amerikaner. Solche Bezeichnungen werden gegeben, und dann haben sie noch die verlogenen Medienstatistiken die allesamt unglaubwürdig sind, wenn solche Gruppen die Kontrolle im Land habe. Die dann schreiben 97 % steht zu Busch und der Ausweitung des Krieges. Wer das glaubt der muss dann auch glauben dass die Amerikaner primitive dumme dumpfe Geschöpfe geblieben sind oder schon immer waren. Und das stimmt ja nun wirklich nicht. Das ist allesamt Betrug der da abläuft. Die amerikanische und die Weltbevölkerung wird getäuscht und belogen, aber nicht nur von dieser amerikanischen Monopolfaschistensekte, nein, auch von den anderen Ländern, die tief in Hass und Macht verwickelt sind, und dazu gehören viele Länder die sich ebenso fälschlich Moslems nenne wie sich die westlichen Christlich nennen, aber weder noch beides sind. Sie sind auch bloß Raubtiere geblieben. Es wird von diesen ignoranten Gruppen auf der Erde ein enormer Wahn produziert, ein Wahn der sich darstellt die Wahrheit zu leben und sogar ein Monopol auf die Wahrheit zu haben und das dann gesetzlich festzulegen. Es ist aber in Wahrheit dass sie ein Monopol auf die Lüge haben. Denn wenn es Wahrheit wäre, wäre es die Liebe und die Liebe wäre wesentlich anders in ihrer Selbstdarstellung. Da diese Monopole auf die Wahrheit aber keine Liebe darstellen sind sie alle betrügerische Sekten und Logenfaschisten geblieben. Heute gibt es Organisationen die sich oft staatlich nennen die reine Aufpassorganisationen sind und sich zum Beispiel unter den Wettbewerbshütern verstecken die in Wahrheit Monopolsicherungs-Organisationen sind. Monopol nämlich auf die Lüge und den Betrug, fast alle staatlichen Sekten egal in welchem Land arbeiten da nach dem Prinzip. Betrug, das hat sich so festgesetzt dass gar nicht mehr darüber nachgedacht wird was die da eigentlich machen. Ich seh hier in der Bundesrepublik viele ärztliche Organisationen oder Apothekergruppen oder diese Gruppen die andauernd aufpassen das wenn neue Methoden auf den Markt kommen die nicht in ihr materialistisches Weltbild passen Methoden die durch Formen und Schwingungen zum Beispiel helfen Wasser reinigen und Heilen und so weiter das diejenigen sofort Abmahnungen bekommen von diesem Verein, mit Strafandrohungen und Gerichtsverfahren. Das sind allesamt Betrugs und Ignorantenvereine, von SauerierMentalitäten und Atombombenarschlöchern, mehr nicht. Und die glauben weil sie sich staatlich dünken und Gesetzeshintergrund haben, nun alles Platthalten können. Das ist ein weiterer Grund warum in der Bundesrepublik eine Atmosphäre der Unwahrheit des Dunklen herrscht der Unfreiheit der Inaktivität und des Unbehagens gegenüber dem existierenden herrschenden Ignorantensystemen. Ist ja auch kein Wunder, mit Saukopfpolitikern wie KohlrabiKohl, oder Aktenkofferschäuble, oder Lichtensteinschweinekoch und alle die Faschistengläubigen die Menschen als unter, ober, neben, und irgendwie, Menschen betrachten und behandeln. So entsteht ein Kosmisches Klima das Wirrrrrrrrnisssssse schafft. Oder die Banditen die ihr System aufgebaut haben die Gesundheitskomasenilität, und das Synthetikgebäude, alles per Gesetze abgesahnt abgezockt und abgerotzt, die voller Gutachter die aber Bösachter sind, vollgemotzt, die dann aber nichts finden, auch nicht bei GEN KOTZE. Und die dann auf Warteliste machen, und weitere Gutachten, und dann selbst wie Peter Ustinow lächelnd sagte in dem Augeblick, da die Welt unter geht, wird es Fachleute geben, die sagen, „dass dies unmöglich sei". Oder die ganzen anderen Behinderungen die im System eingebaut sind durch ihre Mitmacher, die dann verlangsamen, verhindern, verschludern, zbs. Bienenstöcke zur Bestäubung aufstellen, dafür dann Geld zahlen, und wenn man fest in der Landschaft Bienenstöcke aufstellen will, wiehert der Amtsschimmel soooooo lange, bis der Blütenteppich verblüht ist. Den Nachweis dass der Honig Genverschmutzt ist muss dann der Imker selbst zahlen. Die Methodik das Gesetze undurchschaubar gemacht werden läuft auf Hochtouren und auch der Bundestag schließt Genfreundliche Ignoranzgesetze ab, mit euren Steuergeldern, damit werdet ihr verblödet und versaut und vergiftet. Und solche Elektrisch Lächelnden Fratzen wie Seehofer die gut für Ömmachens seelisches Turteltäubchenbefinden ist, geben dann antworten wie: gesetzwidrig wäre höchstens eine Behinderung des Genanbaus. Und man kann sehen wie die agieren, denn das System ist ja volltourig auf ihre Bösartigkeit aufgebaut worden, alles

Militär, alle Gerichte, Polizei, all das BND und so weiter, das gehört alles den industriellen Zielen und deren Macher die solche System für ihren eigenen „Materialistischen Schutz" aufgebaut haben, damit niemand anders, zbs, Spirituelle Ziele angepeilt werden können, ja, das sogar so was verhöhnt wird so wie sie Bio verhöhnten oder Vegetarisch oder andere alternative Produkte und Wege. So, wenn jemand also irgendwas irgendwie irgendwann zur Rechenschaft ziehen will, wird niemals jemand gefunden werden denn das gesamte System ist auf das „Nichts" aufgebaut, die Leere. Da gibt es keine verantwortlichen. Bloß die Auszubeutenden die Steuerzahler werden zur Verantwortung gezogen, so ist das System aufgebaut, von genau den gleichen Menschen, verwahrloste Banditen und Täuscher Trickser Lügner, mit Aktenkoffer voller Schmiergelder Positionen Abfindungen und lebenslangen Hochstrom Renten. Es muss festgestellt werden dass die so genannten Verantwortlichen ihren Eid Schaden vom deutschen Volk, der Menschheit, fernzuhalten vergessen haben und gar nicht wissen was das ist. Sie knicken vor den Geldkonsorten weltweiten Großunternehmen ein wie Monsanto, Bayer, Syngenta und so weiter, mit ihren Zielen des „Terminator Gen" Ollllllllleh. Solche Raubtierhalbaffen wie zbs. Kissinger sagte das sehr präzise und so stand es identisch in den Protokollen des Weisen von Zion: Mit dem ÖL beherrschen wir die Staaten, mit der Saat die Menschen". Novoplant setzt Mäuse Gene in Erbsen gegen Schweinedurchfall. Was sollen Fisch Gene in Tomaten gegen Kälteempfindlichkeit? In den USA wachsen in den Baumwollfeldern der Genbauern die giftigsten giftfestesten Unkräuter 3 Meter hoch. Amerikanische Genbauern benötigen 11 % mehr Gift. Alles Lüge von Monsanto, der Arm von IG-Farben die „Arbeit macht frei" erschuf für seine KZ-Mentalität, die sich nun wunderbar Raum macht über diesen Weg der Chemiefaschisten. Dabei sind die Gene wirklich bloß ein Klacks der Weisheit, das ist bloß was für die Unterblöden Wissenschaftler die sich besaufen nach nem Fick gieren und Kontaktschwierigkeiten mit Nutten haben, keinen Hoch kriegen und bloß kommen wenn sie Töten können da im Labor. Diese Genhalbaffen die wissen Nix und können Nix bloß Formen verändern und groß Labern das nun die Zukunft und somit die Heilung von allem bloß nicht ihrer Unwissenheit auf uns zukommt. Die müssen erstmal ein Fünkchen bewusster werden, und überhaupt wissen was Bewusstsein ist und wo es ist und so weiter, und zwar in ihnen. Da kann ich nur noch lächelnd sagen „ Auf die Bäume ihr Affen".

Die müssen alle verschwinden diese stupiden Sekten der materialistischen Sekten und Arschlöcher egal wie viele Professuren diese Halbaffen auch haben. Ein weiteres gutes Buch in Bezug zum Betrug der chemischen Industrie auf die Pflanzenwelt und die Erde ist das Buch - DIE GEHEIMNISSE DER GUTEN ERDE,ISBN-3-930243-10-5 von Peter Tompkins und Christopher Bird. Dort wird auch Erpressung, Zerstörung, Gewalt, als Leistung der modernen Wissenschaft dargestellt. Dort wird auch gezeigt wie ohne die massive Unterdrückung durch das Profitdenken der chemischen Industrie sich ganz andere Ideen und Methoden hätten durchsetzen können wie zum Beispiel der Klangdünger und vielen anderen Methoden die die Erde unvergiftet gehalten hätte.

Die Gentechnik ist die Ausgeburt von verrückten Medizinern und Forschern. Aber diese Medizin ist schon seit sie sich aus Betrüger und Kriminellen aufgebaut hat, eine Gruppe von Verrückten die die Wahrheit verneinen und die Täuschung den Betrug zur Wahrheit erheben, nämlich ihr sterbliches Gemüt. Den Glaube an den Tod und das Leiden. Diese Monopolsekte die von der petrochemischen pharmazeutischen Banditensekte bezahlt wird, sie hat schon immer mit Tierteilen gearbeitet mit Leichenteilen und ist bis jetzt kein Schritt weiter gekommen. Das werden sie auch nicht, da sie keine spirituelle Entwicklung machen, wenn sie auf die Erde kommen sonder eine Entwicklung zur Verwicklung hin zum Üblen zum Trüben zur Unwahrheit hin. In Konz seinem Buch „Der große Gesundheitskonz" ist gut sichtbar wie diese Geldsekte die Mediziner immer wieder die gleichen Methoden anwenden die sie schon vor Hunderten vor Jahren angewendet haben, bloß mit weißen Kitteln und, und mit noch mehr modernen Apparaten, sogar die gleiche aussehenden Apparaturen haben sie schon vor Hundert Jahren gegen Krebs gehabt. Diese GenBanditen sind allesamt Vertreter der Unwahrheit.

Und die Unwahrheit ist der Faschismus.

Deswegen auch Demokratie Faschismus.

Derswegen auch **„Demokratie Faschissss Muuuus Rap"**

Erst wenn die Wahrheit gelebt wird wie sie Jesus gebracht hatte und erklärt hatte, wird es eine Demokratie geben, das jetzt, ist eine Blödokratie eine Raubtierokratie eine Lügokratie eine Ausbeutokratie mehr nicht. Weil die Raubsäugetiere sich nicht entwickeln wollen. Sie wollen bloß fressen, saufen, lügen und scheißen und dann abkratzen, weil sie das nämlich glauben dass sie abkratzen. Das wird dann nämlich auch das Resultat sein, Sinnlosigkeit. Also die Biomethode ist schon ok, aber da dort auf den Höfen noch der Betrug läuft an den Tieren und der Betrug an den Menschen da sie Tiere töten sie züchten um sie zu töten, ist diese Form keine Form für die Wahrheit. „Sie ist in sich selbst zerstörend" weil Leben aufbauen wollen und es gleichzeitig dann zerstören ist eine Mentale Wirrnis die nie zur Wahrhaftigkeit führt, außer über starke Leiden und Schmerzen die durch ihre eigene Ignoranz ihres falschen Denkens falschen Gemüts dem sterblichen erzeugt wird. Da sie sicherlich nicht wissen wer sie sind. Sie glauben sie wären die zukünftige Leiche, der Körper, was aber auch total falsch ist. Deswegen die falschen Resultate.

Das Beste was ich bisher in der Bundesrepublik gefunden habe ist der „Friedfertige Landbau". Der Friedfertige Landbau hat erkannt das Pflanzen nicht bloß das Ergebnis photochemischer Prozesse sind, sondern, das sie Lebewesen sind. Sie haben ihr eigenes Bewusstsein mit dem man kommunizieren kann.

Die Menschen die den Friedfertigen Landbau machen beschreiben sich als Naturliebend und die Gebote Gottes ernst nehmend. Das sieht man an ihrer Lebensweise und der Landwirtschaft die sie machen. Sie töten keine Tiere, auf ihrem Land wird keine Gülle gegeben. Sie machen die Drei Felder Wirtschaft. Alleine schon das keine Gülle gegeben wird ist angenehm. Wer Tiere beobachtet Pferde, Kühe, die ihren Kot auf den Boden fallen lassen, und wenn dann dort Pflanzen wachsen, werden die Tiere diese Pflanzen wenigstens ein Jahr wenn nicht länger nicht essen. Zur gleichen Zeit güllen die verrückten konventionellen Bauern die alles' mitmachten was man ihnen per Staat und Wissenschaft vorgegaukelt hat, ihre Felder voller Gülle und voller chemischer Dünger. Wenn Tiere schon die Pflanzen nicht essen die mit ihrer eigenen Gülle zu tun haben, dann zeigen diese Bauern dem Menschen dass er sie aber fressen soll. Heute kennt man ja das Resultat dieser Gift und Stupidolandwirtschaft. Sie ist nicht Wert wertlose Vollstopftüten sind ihre Produkte. Aber die Lüge lebt tief in diesem Monopol der petrochemischen Falscheitsorganisationen.

Das alles macht der Friedfertige Landbau nicht.

Deswegen ist er auch besser als der Bioanbau. Bioanbau güllt und tötet zweierlei Gülle selber tötet und sie töten noch die Tiere mit denen sie Leben, somit sind sie nicht auf dem Weg der Wahrheit und der Liebe. Aber immerhin auf dem Weg der „Besserung".

Informationen gibt es unter www.lebegesund.de oder www.das-wort.de

Bei denen gibt es auch das Tierfreundliche Kochbuch, oder das Buch „Tiere klagen - der Prophet klagt an". Der Friedfertige Landbau versucht nach den Zehn Geboten zu leben so wie es in ihren Broschüren beschrieben wird und nach der Bergpredigt von Jesus sich auszurichten. Mir gefällt so was. Da die Zehn Gebote ja dafür da sind den Übergang vom Raubmensch zum Mensch zu erleichtern. Es sind ja Wegweiser wie man aus dem gefährlichen Zustand seines Raubtiergemüts hinauswachsen kann ohne sich und anderen zu viele Schwierigkeiten zu machen. Wie es aber heute auf der Erde aussieht und wie sich die Menschen darstellen ist ja ganz anders. Deswegen eben die Leiden die Kriege die Gier nach Bodenschätzen der Betrug schlechthin der Wahrheit gegenüber.

Die Menschen vom Friedfertigen Landbau fühlen sich den Worten der Alten und Neuen Propheten verbunden. Jedenfalls ein schöner geistiger Hintergrund. Das wirkt aber auf die landwirtschaftlichen Produkte und überhaupt auf alles was dort produziert wird.

Diese Menschen haben auch erkannt dass die konventionelle Landwirtschaft bloß ein verlängerter Arm der petrochemischen Monopole ist, und der Gewalt die dazu gehört. Gewalt in vielerlei Hinsicht. Gestern las ich zum Beispiel die US Außenpolitik ist in Wahrheit eine Banditenpolitik wo es ausschließlich um die Interessen ihrer Ölabsicherungen geht. Da wurde mir noch mal klar dass das Üble ja ununterbrochen die Täuschung benutzt. So erkannte ich, ja, stimmt, unter dem Begriff Außenpolitik wird das dann der Öffentlichkeit vermarktet. In Wahrheit ist es aber das Ziel der großen fünf Ölgesellschaften und Banken. Außenpolitik ist damit bloß Raubbau und Verrücktheit. Wie sie unter dem Tarnmantel vorgaukelt.

Alle damit zusammenhängenden Monopolindustrien benutzen aber die gleichen Methoden den Betrug die Lüge. Die Landwirtschaft heute ist eines der Resultate dieses Betruges an der Wahrheit, da sie von der petrochemischen Industrie abhängig ist, die ununterbrochen Lügt und Betrügt. Das ist sozusagen ihr Fundament.

Da die petrochemische Industrie auf Betrug aufbaut, Rockefeller war ja selber ein Profi darin, er verkaufte ja Rohöl als Krebsmittel, das bloß mal als Erinnerung, und da die Resultate dieser chemische Vergiftung ja wirklich Vergiftung sind, und Unheil und Zerstörung Töten, kann die gesamte Branche der petrochemischen Industrie auch nicht die Wahrheit sein, sie ist die Lüge, das Üble das Böse. Da diese Bankpetrochemie Sekte dieses gigantische Monopol also mit ihren falschen Produkten die ja Leben töten, wozu ganz stark die Medikamente gehören, die ja in Wahrheit Gift bedeuten, und wer so blöde ist zu denken und zu glauben das Gift heilt der ist Senil, auch wenn die Rationalität sagt es kommt auf die Menge an.

Es bleibt trotzdem Gift und alles andere ist Denkterror und Denkgift oder Denkvergiftung, was ja auch schon in den Protokollen und in Trebisch seinen Schriften gut dargestellt wird, eben durch Lüge Betrug des Denkens zu vergiften.

Ok, jedenfalls, versucht das Üble sich den Schein der Wahrheit zu geben. So wie ihre Zuchtrosen die kein Duft haben oder ihre fetten Pflanzen die keinen Nährwert haben oder wie die Aktien die in Wahrheit bloß Nichts sind und Glaube. Es soll also als Wirklichkeit dargestellt werden. Was ja bis jetzt gut funktioniert. Aber der Zusammenbruch wird kommen. Weil er ja im Falschen das Resultat ist. Es geht gar nicht anders. Das Unwahre wird zerstört werden, immer.

Da aber diese Monopole, wie ja auch gut gesehen werden kann, in der C&A Debatte, wegen des Rabattgesetzes, auch das ist in Wahrheit ein Monopol, und zwar ein Monopol keinen Wettbewerb zu dulden, es ist also Betrug staatlicher Betrug an euch den die Politiker mit den Wirtschaftsfaschisten den Monopolen aufgebaut haben. Letztendlich ist fast die gesamte Menschheit noch eine Bande von Lügnern und Betrüger•

Egal, jedenfalls, da diese Betrügereien eben nicht die Wahrheit sind, ist also deren Kultur auch nicht Wirklich oder deren Institutionen deren Gesetze und Regelen sind allesamt Unwirklich und falsch. Ein gigantischer Betrug an der Wahrheit. Sollte die Wahrheit nicht frei machen? Deswegen ist die menschliche Situation auf der Erde so verworren so vergiftet so ungerecht und primitiv , weil „denn die Wahrheit wird euch frei machen" wird unterdrückt durch die GierGeldMonopole und Politiker und überhaupt die noch "Raubmenschen" Ergo ihre Ignoranz ihre Unwissenheit, denn "Wo die Unwissenheit aufhört, hört auch das Böse auf".

Das Göttliche ist das Gute das ist das Wirkliche. Deswegen ist das Böse das Üble die Lüge auch nicht das Wirkliche. Das Üble kann sich bloß immer den Anschein des Wirklichen geben.

So, Gott das GÖTTLICHE ist wahrhaftig und alle materiellen Menschen Lügner. Das ist unausweichlich so und wird erst Überwunden wenn diese materiellen Menschen erkennen das sie unsterbliche geistige Wesen sind, und deswegen muss auch eine Wissenschaft der Wahrheit leben und keine dumpfe Physik oder Biologie und dergleichen. Weil die alle noch Aberglaubenswissenschaften sind ohne Ausnahme.

Wie Jesus schon sagte „Lasst die Toten die Toten begraben".

Das heißt ins Jetzt übersetzt, lasst die Materialisten die Materialisten begraben. Oder lasst die Illusionisten die Illusionisten begraben. Oder lasst die Täuscher die Täuscher begraben. Oder lasst die Lügner die Lügner begraben.

Aber da die Menschen träge sind und die Wahrheit egal wie auch immer oder weswegen nicht erkennen können oder wollen oder sollen weil insbesondere die Wirtschaft und Politik Mächte nicht wollen das ihr sie versucht zu erkennen was ja auch die Religionen alle mit äußerster Wirksamkeit verhindert haben, muss immer wieder „Betont" werden, „Gott vergib ihnen denn sie wissen nicht was sie tun". Trotzdem, das Ursache Wirkungsprinzip oder das Ursache und Konditionen Prinzip oder gleiches bringt gleiches hervor, wird konsequent erfahren werden müssen, da das der letzte Weg der Lernenden ist. Wirklich der allerletzte Weg. Wenn der nicht hilft wird die Menschheit weggepustet werden. Aber da der echte Mensch ja unsterblich ist, gibt es da auch nicht zu sterben, es werden bloß die Materialisten sein die Leiden werden weil das in ihren Köpfen verankert ist.

So, die heutige Gesellschaft oder die giftigen Monopole der petrochemischen Bank Sekten, sie gehen alle vom Irrtum aus. Irrtum ist eine Annahme ohne Verständnis. Denn noch mal, wenn sie nicht vom Irrtum ausgegangen wären, wäre ja alles auf der Erde in Bezug zu ihren Produkten ganz einfach, strahlend, bestens, alle die damit in Zusammenhang gekommen sind, die Leidenden die Gesunden müssten ja strahlend Gesund Stark und ohne Fehler sein. Aber auch die Natur das Wasser die Erde die Luft. Aber es ist genau entgegengesetzt.

Sie sind also vom Irrtum von der bewussten Lüge ausgegangen.

Irrtum ist Unwirklich weil er Unwahr ist. Er ist das was er zu sein scheint, aber nicht ist. Wenn Irrtum Wahr wäre dann würde seine Wahrheit Irrtum sein. Und wir hätten eine augenfällige Sinnwidrigkeit nämlich irrige Wahrheit. Auf diese Weise würde dann die Norm der Wahrheit auch weiterhin verloren gehen.

Und das ist genau passiert.

Genau diese Verlogenheit dieser Irrtum, oder anders formuliert, der „Schleudersitz des Mentalen Jonglierens", lebt heute in gigantischem Maße auf der Erde. Und die Monopole sind Träger der Verbreitung dieses falschen betrügerischen.

Das wird zerstört werden.   ?„Nein"?

Selbst wenn die Menschen es nicht tun würden, so würde es vom göttlichen aus zerstört werden, oder? 100 %? Wenn man den Gott aus dem Alten Testament hierfür „Einbinden" würde, der ja der „Vater der Lüge" ist und in dem nicht die Wahrheit ist, laut Jesus, dann Ja, denn der machte ja alles Platt was nicht seiner Eifersucht Befriedigung fand. Und da ja hier auf der Erde eine große Menge an unterschiedliche Spirituellen Erfahrungen gemacht wurden und niedergeschrieben wurden, kann bei genauer Betrachtung und Vergleichen erkannt werden, das es unterschiedliche „Höhere Bereiche" der Schöpfung gibt, in denen diejenigen „Heiligen" oder „Erleuchteten" ihre Erfahrungen gemacht haben. Und es auch unterschiedliche „Gottheiten „ oder Herrscher dort gibt. Somit kann der Gott des Alten Testaments, Jahwe, Jehova, eine Gottheit sein, die längst nicht die „Höchste Gottheit" ist. Ho, Ho, Ho. Ich sehe den Gott dieser Welt eher als den Gott des Üblen an, des Materialismus Muus und die wahre Gottheit die Muss erst noch erkannt, erfahren werden. Und auch Jesus könnte dann bloß der Sohn „Welchen Gottes" sein?

Der Friedfertige Landbau versucht diesen Irrtum erst gar nicht zu leben. Die Wahrheit das Göttliche ist bestimmt nicht der Vater des Irrtums. Der Krankheit oder des Betrugs. Das ist alles der Mensch der sterbliche Mensch selber.

Deswegen kam Jesus doch auf die Erde, um die Lüge zu zerstören was er ja auch oft tat durch seine so genannten Wunder.

Die Kirchen sind keine Träger der Wahrheit sie sind Träger der Lüge und des Betrugs des Falschen. Da kann man noch so Fromm sein und seinen Papst lieben. Der Papst kann keine Krankheit heilen, weder noch die Wahrheit leben. Dafür ist er zu sehr in die Gierstruktur des Vatikan, also Politik und Wirtschaft also Staat, eingebunden. Alles andere sind bloß schönigende Worte. Die die Dummen besänftigen sollen.

Wenn Sünde, Lüge, Betrug, Morden und Ausbeuten alle aus der gleiche Quelle kommen würden wie Liebe und Wahrheit dann müsste ja Gott der Urheben dieser Leiden sein. Und was müsste das für ein Gott sein. Ein Ungeheuer ein Atombombenarschloch wie diese Atombombenarschlochstaaten.'

Aber Wahrheit verschont, alles Wahre und Lüge erreicht alles Verlogene, und zerstört alles Lügende auch.

Weil die Menschen in ihrer Evolution immer noch nicht weiter gekommen sind in ihrer Erkenntnis, Entwicklung aus der Verwicklung der Sinne oder des falschen Denkens oder des Glaubens, denken sie, das der Mensch erst als Embryo beginnt. Aber in Wahrheit sind der echte Mensch und das Göttliche immer Eins, untrennbar als das Göttliche Prinzip. Wenn das Göttliche sich nicht als die Vielfalt der so genannten Teile zeigen würde, könnte es seine Schöpfung nicht erkennen. Ohne die Schöpfung seines Körpers dem Universum würde das Göttliche sich nicht im Spiegel sehen können. Der Mensch ist Teil des Göttlichen Prinzips immer und immer direkt mit dem Absoluten Göttlichen verbunden. Egal welche Seinsstufe welche Form er auch mit oder durch macht oder in welchem Universum er auch tätig ist. Wenn der Irrtum nun bis an seine Grenzen gedrängt wird zerstört er sich selber. Der Irrtum wird den Anspruch aufgeben dass Seele im Körper ist, das Leben und Intelligenz in der Materie sind, und dass die Materie der Mensch ist. Gott ist das Prinzip des Menschen und der Mensch ist die Idee Gottes. Heute kann gesagt werden dass der Mensch selber das Göttliche ist, da der ewige Teil des Menschen die Wahrheit identisch mit dem Allmächtigen Göttlichen ist. Wenn ihr erkennt wer ihr in Wahrheit seid, werdet ihr Tausend Jahre weinen über so viel Irrtum den ihr hier auf der Erde immer wieder lebt.

Der Mensch ist weder sterblich noch materiell. Die sterblichen werden verschwinden und die unsterblichen oder die Kinder Gottes werden als die einzigen und ewigen wirklichen Menschen erscheinen. Das ist das ganze Wirrnisabenteuer hier auf der Erde. Deswegen diese Kämpfe und Tode und Fehler und Morde und Betrügerei und so weiter, weil sich viele dagegen weigern das zu erkennen und weil das nicht erkannt werden soll, dadurch verlieren nämlich sämtliche Monopole und Macht und Betrugsstrukturen Geld und, und, und, ihre Macht über euch und sie wären, die Hüter dieses Betrugs, Ohnmächtig. Aber da das Unwirkliche in Wahrheit sowieso keine Macht hat, weder noch Wahrheit, ist es leicht sich davon zu befreien. Man macht einfach nicht mehr mit kauft deren Produkte nicht, und lässt innerlich die Bindung daran los. Dann wird die Wirkung des Zerfalls schneller kommen.

Oder aber man revoltiert und dreht durch.

So, das war ein kleiner Abweg von der Friedfertigen Landwirtschaf aber da liegt einfach mehr Wahrheit drin.

Demokratie Faschismuuuus kennt keine Wahrheit weil er reiner Materialismus ist und auch sein soll das ist so gewollt damit kann man euch weiterhin als Sklaven halten, 50 % Steuern, und die anderen Steuern in den Lebensmittel die ihr kauft der Glaube ans Geld was ich schon beschrieben habe, reiner Blödsinn. Der Glaube an ans Oberflächliche Augenscheinliche, und die damit verbundene

Verlogenheit und Ausbeutung der gesamten Menschheit auf der Erde. Das wird niemals gut gehen, niemals.

Selbst das Licht machen sie schon schlecht die Sonne. Die Pflanzen werden schon verteufelt und die reine natürliche Nahrung auch. Ihr seid von Verrückten regiert von verrückten Monopolen die andere umbringen, seht ihr das denn nicht.   .

Seid ihr soooo Blöde.

So ängstlich.

Faschismus ist das Raubsäugetier das denkt und glaubt es muss Töten um zu leben. Oder es wird euch eingeredet. Die Fleischmafia die Politik eure Gesundheitsämter sie stecken alle mit drin weil sie ja selber noch diese Raubtiermentalität sind. Die können noch nicht anders und wollen noch nicht anders.

Die Wirrnis heute, ist ein Zustand der Sterblichkeit. Da hilft auch nicht die umfangreichste Wissenschaftliche Errungenschaft in egal welcher Technologieform, sei es Weltraumtechnologie oder Nanotechnomusik. Was ja auf den ersten Blick alles sehr beeindruckend aussieht und sehr geordnet oder fähig und aufgeräumt. Aber das ist bloß das Messen und Wiegen der Raubmenschmentalität. Es gibt andere spirituelle Einblicke die so was schweres Schwerfälliges wie diese Technologien gar nicht brauchen. Wo Du Reisen kannst ohne Verbrennungssteinzeitantriebe ohne Raumschiffe, sondern durch dich selbst, indem du weißt wer und was du bist. Diejenigen, die denken sie seien sterblich und das der Tod das unausweichliche Ende sein, so wie es in den Protokollen steht, die sind an diese schwerfälligen Technologien gebunden, das ist totaler Quatsch und Ignoranz.

Ohne Unsterblichkeit gäbe es nicht die geringste Logik im Leben und Dasein eines Menschen. Denn zu welchem Nutzen wäre so ein Leben wenn es nicht unsterblich wäre. Dann müsste ja das Göttliche ein Blöder sein ein blödes ignorantes Wesen, wie diese Materialisten heute. Die ja denken dass es nichts Göttliches gibt.

Zu welchem Nutzen wäre dann das gesamte Tun, die Planung, das Verändern? Die Materialisten denken die tun das für ihre nachkommenden Generationen, weil sie bloß den Organismus sehen, und glauben das wäre der Mensch. Dabei sind alle Formen die gesehen werden, ob Menschlich, Bäume andere Tiere Steine und Gestirne bloß die Milchstraßen, das sind alles bloß die Formen nicht das Wesen. Zu welchem Nutzen wäre aber bloß eine Form, die dabei noch so blöde ist wie sie sich heute darstellt. Und wer könnte so was Blödes, Giftiges auch erschaffen haben, mit solch einem blöden Resultat. Eben das Nichts der Urknallwahnsinn wie es euch eingetrichtert wird, ihr als Raubsäugetiere mit Universitätsverbildung und, und, und, und, dann diese Vererbungslapalie. Ein Traum seines gleichen der mehr dem Vatikannebel gleicht als dem Sonnenlicht.

Wenn also Alles nicht zufrieden stellend ist, was kann das bloß für ein Seinszustand sein.

Aber es kann ja nicht geleugnet werden das Du selber da bist, naja auch das ist heute nicht mehr so sichtbar die meisten sind doch wohl bloß etwas da. Ho. Ho. Ho. Wenn also ein Wesen bloß ein einziges Leben hätte dann wäre ja alles an Entwicklung die gemacht werden wird soll, könnte, wäre purer Schwachsinn. Warum soll ich mich anstrengen Zukunft planen, zusehen das Dinge richtig Laufen lernen und so weiter. Wenn also nur ein einziges Leben da wäre, dann wären ja die Gesetze des Lebens und die gibt es nun mal, die sind nicht gleich mit den menschlichen willkürlichen Gesetzen eurer Richter und dergleichen. Da sie selber noch Raubsäugetiere sind, können die gar keine Wahrheit leben, und kennen. Jedenfalls, es würde ja bedeuten das jede Generation Unglücklich wäre, weil sie ja nie das erreicht was sie ereichen will. Denn das was heute gemacht wird, was geht das der Nachfolge Generation an. Den Schwachsinn der heute gelebt wir das muss ja ein Fluch für die Nachfolgegenerationen sein. Und die fragt sich, was soll dieser Blödsinn den die gelebt haben, und so weiter und so weiter. Das ist ja auch nicht deren Entbehrung.

Die haben neue Wünsche andere Wünsche. So jeder würde immer Leben ohne seine Früchte der Arbeit wirklich zu bekommen.

Da er ja zuvor stirbt. Bingo.

Das ist doch in Wahrheit ein übler Plan, Leben zu schaffen und dann solche Wirren Blöden Resultate. Das ist ein totaler teuflischer Plan und der wird euch als solcher auch eingeredet durch die negativen Wissenschaftler die zu schwach sind und bloße Opfer ihrer Geldgeber geworden sind. Egal ob an Forschungsgesellschaften Universitäten oder wer weiß wo noch sonst.

Noch mal, das was wir als Mensch, Tier, Pflanze, Mineral, Planeten sehen, ist in Wirklichkeit nicht das Lebewesen selbst, sondern es ist bloß das Werkzeug zum erleben des Lebens, sein Raumanzug sein Taucher Anzug in Bezug zum Menschen.

Immer mehr entsteht heute die Unzufriedenheit mit dem Leben wie es sich darstellt in den Gesellschaften Demokratien genannt. Ganz zu schweigen von den anderen Formen, oder Systemen in anderen Ländern. Die herrschenden Kulturen und ihre Ausdrucksformen und ihre Repräsentanten ihre Politiker die Industriellen, die Künstler selber die angeblichen Weisen der Wirtschaft die Arbeiter das ist alles ein Jammertal seines gleichen, ein flicken von Lacher über Lacher. Insbesondere wenn ich der TV Welt zuschaue, da bekomme ich den Eindruck, die Menschen sind alle Überblöde und Megafeinde und bald geht die Welt unter. Da sind die Naturdokus ein wahrer Segen in der TV Welt Wahrheit. Das wird zerplatzen und die Wahrheit wird durchkommen. Da freue ich mich schon drauf.

Die ganzen Verlogenheiten heute in der Gesetzgebung der Gruppierungen durch Lobbyistengesetze die bloß Abzocken und Absaugen, die Systeme die in vielen Bereichen totale Verbrechersysteme sind, denkt bloß an die USA mit der letzten Wahl und Florida mit dem „Floridaseuchenfieber", das soll dann Demokratie sein und der Fettsack Kissinger der gleich schrieeeee „die Demokratie darf nicht durch Gerichte zerstört werden", das war alles Betrug bis zum erbrechen. So übel läuft das heute ab. Die religiösen Samenergüsse aus deren After, übel, alles Scheiße was diese Ignoranten da produzieren, zum Kotzen, der Plabst genannt Papst versucht durch Worte die Lüge zu verdecken die dort gelebt wird und an der sie stark Anteil haben.

Aber auch für die gilt „denn sie wissen nicht was sie tun".

So ohne das Wissen das du Unsterblich bist ist das gesamte Leben eine Qual eine Flucht von einer Betörung in die andere von einem Vergnügen in das andere von einer Verzweiflung in die nächste, bloß um überhaupt etwas zu erleben. Was für ein Sinn soll so eine Entwicklung machen, gar keinen. Sinnloses Getaumel ist das. Verkleidet in weißen Ärztekittel oder strahlenden Rosen die alle nicht duften keine Wahrheit sind. Das Synthetische ist die Unwahrheit. Die Chemikalien sind die Unwahrheit. Die Nahrungsmittel die ihr kauft die fertigen sind die Unwahrheit. Wer von sehr viel Unwahrheit lebt wird zur Unwahrheit. Wird selbst eine Lügen und Betrugsmaschine.

Eine Gottheit kann so was nicht erschaffen haben.

Das kann nur die Lüge erschaffen haben. Eine Gottheit schafft kein endliches Leben. Das geht rein Logisch gar nicht weil die Gottheit ja selber Ewig ist Unendlich ist. So alles was sie selber macht ist Ewig und Unendlich.

So eine Gottheit würde ja ein Sadist sein wenn sie Wesen erschaffen würde die nicht Ewig leben würden. Das wäre ja keine Liebe. Wofür wäre die dann überhaupt wofür hätte Jesu dann überhaupt davon geredet und diese Heilungen gemacht und den ganzen Leidensweg gegangen. Der wollte ja auch was damit zeigen. Hat er ja auch. Nämlich den Sieg über die Illusionen.

Und was nährt dieses ganze Wissen ansammeln.

Jedes Jahr mehr und mehr, aber was nützt das wirklich.

Eure selbstgemachten Gefängnisse stärkt es, die Mauern, mehr nicht. Aber nützt es wirklich was wenn dein Körper krank wird und du in den Händen der Ignoranz der Mediziner bist. Nützt es was wenn du versuchst den Sinn zu erkenne wenn du weißt was im Zucker drin ist oder wie lang es zum Mond ist, nein.

Gesund wird man davon nicht. Glücklich auch nicht denn das ist ja sowieso schon alles da, alle Gewichte und Längen sind ja alle da und die persönliche Situation wird auch nicht besser wenn du weißt wie viele Tiersorten oder Metalle es auf der Erde gibt oder ob dein Computer nun 40 oder 900 mgh hat. Das materielle Wissen macht weder glücklich noch macht es gesund. Noch klärt es auf ob du weiterlebst oder ob du zuversichtlicher wirst in Bezug zu deinen Ängsten, bis hin zur großen Vernichtung sozusagen.

Die gesamte Plackerei macht erst Sinn wenn du erkennst das du ein unsterbliches Wesen bist das hier auf der Erde Evolution macht und dabei ist wahrhaftigere Gesellschaftsstrukturen zu leben und zu bauen. Und vieles mehr.

Aber die Wahrheit muss dem Erfahrungsgebiet und Fassungsvermögen einer jeden Kulturstufe entsprechend symbolisiert und angepasst werden, das hatte Martinus mal geschrieben, von dem ich etwas später noch einiges hier mit hinzufügen werde, weil er sich in den 30 Jahren und länger ausführlich damit beschäftigt hatte, und die Wahrheiten die universellen und praktischen Abläufe aufzuzeichnen in einer logischen Form, so das sie jeder nachvollziehen kann.

Es wird auf der Erde immer Wesen geben und es werden immer mehr die immer unabhängig davon sind was vor uns oder zurzeit andere geschrieben haben gesprochen haben und gedacht haben. Sie sind meistens nicht jene die die Welt als schlecht bezeichnen wie jene Idealisten es gerne tun die zu schnell dabei sind die Menschen als schlecht abzuhacken. Sie sind zu eilig in ihrem Sehen. Sie sehen die Veränderungen die Morde die Unvollkommenheiten und Fehler und denken das war's dann auch schon. Stimmt aber nicht, das sind bloß die Resultate der Reibungen die entstehen wenn die Haut sich häutet oder die Wahrheit in Bewegung gerät. Da entstehen Wirrnisse. Altes will neues sein und bleiben. Das geht nicht, die Form will ihre Struktur behalten das geht nicht. Es gibt Wesen auf der Erde die haben ihr Wissen nicht aus den Büchern oder Bibliotheken oder von anderen Propheten. Diese Wesen kommen auf die Erde und erforschen sich selber alleine, erkennen selber abseits von der Menschenmasse. Ihnen wird geantwortet auf ihre vielen Fragen und Verlangen in Bezug zur Wahrheit den Weg und das Leben.

Bei mir ist es eine Mischung, aus eigenem Denken, Nachdenken, Vordenken, und deren süße Resultate, und lesen vieler Bücher plus viel Jahre der Meditationen und innerem Suchen, mit vielen spirituellen Erfahrungen als Antwort auf meine Fragen.

Das ist in Relation zu der Wahrheit - Selig sind die da reinen Herzens sind denn sie werden Gott schauen.

Aber unser wahres Ich, ist immer reinen Herzens, ohne Ausnahme ewig.

So, diese Demokratie Faschisterei ist ein Zustand des leidvollen Übergangs in ein besseres Leben, da diese Wesen dem anderen Wesen noch Leid zufügen wie zum Beispiel die petrochemische Industrie die ausnahmslos eine Leidindustrie ist sie tötet bis zum Umfalle auch die Erde die Luft das Wasser und sowohl Mikro als auch Makrowesen. Muss sich die Menschheit davon distanzieren, ganz einfach deren Produkte nicht mehr kaufen. Alles was Synthetik ist, ist falsch, ohne Ausnahme. Die Wirkung die dann direkt erfahren wird sozusagen am eigenen Leib und dem Leib der Erde ist ja nun wohl mehr als sichtbar. Da diese Monopole sämtliche staatlichen Strukturen und politischen Organisationen verfilzten und sogar in deren Verbänden regelrecht Politiker züchten siehe Kohl und März heute im Verband der Chemie jahrelang, sehen wir was für Resultate das bringt. Bloß Lüge.

Es ist eine Schande erniedrigend und blöde bis zum Umfallen zu sehen wie Politiker und Industrie um Geld streiten und wie jeder versucht das Geld irgendwie unsichtbar zu machen, zu verstecken, vertuschen und so weiter.

Sie sind so dumm nicht zu erkennen wenn das Geld nicht da wäre, würde es diese niederen Motive nicht geben.

Die Motive der Kollektivverblödung sozusagen, die sie alle noch leben.

Wirkliches Glück ist vom Äußeren unabhängig. Aber die heutigen Ziele sind dermaßen verblödet das man selber zu dieser Blödheit werden soll und auch wird. Das ist auch so gewollt vergesst das nicht.

Noch mal, Geld macht garnichts, es ist das Produkt von Verrückten, Idioten, Verbrecher, und in eueren Finanzämtern sitzen dann Verrückte die darüber nachdenken wie sie euch noch mehr Geld abbetrügen können. Wer nicht erkennt das die menschlichen Systeme auf Betrug basieren der ist Himmelweit von der Wahrheit entfernt. Aber das Göttliche ist das erste das weiß, dass kein Wesen im Augenblick anders sein kann als es ist. Dieses Wissen werden immer mehr haben und darauf beruht auch die Toleranz gegen andere. Denn wie soll er etwas wissen wovon er noch keine Erfahrung gemacht hat. Aber das ist bloß einen Einsicht. Die andere ist, dass ihr total aber auch total verblödet werdet durch die Monopole und Geldsekten. Es ist totale Verblödung. Da jeder sein eigenes Schicksal aufbaut, für das nächste Leben, egal ob er nun abgezockt oder verblödet wurde, ist auch gut zu wissen das jene die euch verblöden selber damit konfrontiert werden, egal auf welche Art. Trotzdem, wenn es stärkere Menschen in Bezug zu der Ignoranz der Industrie und deren Monopole gäbe oder den staatlichen Monopolen denn das ist nichts anderes das sich das Kastenwesen der Staatensekten gebildet haben, es wird genauso wie in Indien werden weil die schon 50 tausend Jahre ihre Sache dort machen, dann wäre auch schon ein Schritt in die richtige Richtung getan.

Aber das wird kommen, entweder durch noch mehr Zusammenbrüche noch mehr Leid noch mehr Chaos und Unzufriedenheit.

Die Wahrheit kann nicht benebelt werden.

Man kommt um das göttliche nicht herum. Das ist unmöglich.

Wer das denkt, glaubt, der wird ohne Zweifel noch verrückter in seinem Denken, wie er es schon heute ist. Und damit in seinen Handlungen und Resultaten. Typische Beispiele und Tatsachen sind ja die Wirtschaftlichen und politischen Lügen. Die ein Resultat dieser Gottlosigkeit aber dafür der Übermacht der Egohaftigkeit sind. Der Segen des ganzen geht nur für eine beschränkte Zeit und dann fängt der Zerfall wieder an. Man sieht die Resultate der Hochmutegos in der Wirtschaft. Die Überheblichkeit und abgrundtiefe Verlogenheit der Manager dieser Wirtschaftsunternehmen. Die leben alle in den engen Mauern der Egogefangenschaft und deshalb sind deren Entscheidungen lieblos und abgrundtief Bösartig. Der Satan herrscht. Die Ausgewogenheit ist längst, längst überschritten und es herrscht in Wahrheit die Manipulation und das Täuschen durch Worte und Reden. Zum Beispiel die ganze Begriffswelt zwischen Legal und Illegal und auch die Rechtsprechung, ist oft bloß ein Werkzeug der Machterhaltung und aber vor allen Dingen der Aufrechterhaltung der Habgier und deren erwirtschafteten Pfründe und Geldwerte. Der Versuch Pfründe für sich und niemand anderem zu haben und sogar das Denken und Tun dadurch zu unterbinden. Gesetze sind meistens so aufgebaut das dahinter stehend meistens das Materielle Abschotten geregelt wird also materielle Interessen absichern. Also der größte Teil der Rechtsprechung ist ein Absichern von Interessen der Habgier und Gier. Und das wird dann mit den Begriffen Legal und Illegal vermogelt um über die Institutionen wie Gerichte Richter und insbesondere die Megaverlogenen Rechtsanwälte die größtenteils Unrechtsanwälte sind die auch zur Fick-Dich-Gruppe- gehören, abgesichert wird und als etwas wahrhaftiges gelten soll in den Augen der Öffentlichkeit der Masse der Menschheit. Aber das ist bloß ein Glaube und zwar ein sehr schlechter Glaube. Da diese Systeme die Giersysteme die Falschheit Systeme sich so „legalisieren „ und somit Täuschen. Das geht über Geheimdienste, so was ekliges und Kotzwürdiges und zwar auf der ganzen Erde, bis hin zu Militärischen Sekten weltweit bis hin zu den üblen Konsorten die das System in ihrem Gierdenken aufgebaut haben, nämlich den Kartellen, also Menschen. Die Lügen der Betrug hat sich so verselbstständigt ist so „Normal" geworden, (das Normale ist nämlich das Unnatürliche und ist eine typische Begriffsprostitution der „Stadtmenschen die ihre Umgebung als Normal bezeichnen", also ohne natürliche Beziehungen mehr, also entfremdet) jedenfalls, die Lüge ist so Normal geworden so ein Bestandteil der Gesellschaftssysteme die alle im Sinne der Lügner aufgebaut wurden, das aus meiner eignen Erfahrung ich erleben musste wie zum Beispiel die Telekom massenhaft Rechnungen aussendete die alle von horrenden Summen begleitet waren, und die Telekom auf diese Betrugsrechnungen gar nicht einging bei Beschwerden und so weiter, auch nicht als ich und Zigtausenden andere eine Offenlegung der Verbindungsdaten verlangte, das wurde nie gewährt, stattdessen kamen die sofort mit ihren Verbrecherrechtsabteilungen. Mein Rechnung wurde von jahrelangen 20-25 Mark plötzlich auf 800 Mark katapultiert. Und manche bekamen ja 11 000 Mark Rechnungen und mehr. Die Medien waren ja damals voll damit. Aber auch im Jahr 2007 wurde eine Abbuchung bei mir gemacht vom Ein Herz für Kinder TV Sender, von 10 Euro, die aber auch nix mit mir zu tun hatte. Und als ich dort anrief beteuerten die verantwortlichen erstmal das so was nicht sein könne und so weiter. Das hat alles Methodik. Denn diejenigen die auf Geld aus sind, denken sich diese Strategien wunderbar durch mit den Konsequenzen und haben ja dann immer noch die Möglichkeit die Abbuchung zurück zu senden. Aber, ich stellte mir vor, sie haben Eine Million mal eben so 10 Euro abgebucht und davon beschweren sich aber bloß 50 % das sind dann 5 Millionen Euro die sie mal schnell so eingenommen haben. Das ist das Manko der Abbuchungserlaubnis. Die Systembeherrscher die Öffentlichen Industriellen und so weiter die sind keine Heiligen die sind alle ohne Ausnahme dem Geldwahn verfallen sind Korrupt und Senil und Überbekloppte Vertreter und der Gier und Habgier Opfer. Das Resultat sind solche Handlungen. Und es sind ja viele andere Unternehmen die ganz einfach durch Denkstrategien, Abbuchungsmöglichkeiten einfach abzockerisch nutzen indem sie einfach Geld abbuchen. Da werden einfach Beschwerden und aufmerksam machen ignoriert auch Kündigungen. Der Geldwahnsinn hat diese Raubsäugetiere so dermaßen Überverblödet das es schon eine Geld Seuche ist, heutzutage, global. Ich kann wirklich nur noch lachen über diese Menschheit. Aber weiß auch das es den Geldinhabern egal und Mega Scheißegal ist was ich und wie ich lache, da das System in ihrem Sinne läuft und sie dafür das sinngemäße Kapital haben. Das politische Raubtier und das wirtschaftliche Raubtier und das religiöse Raubtier oder kurzum die Mafia der Seele ist in allen Positionen ergötzend vorhanden mit ihren Lügen wegen des Geldes. Da ist ein seniler Kompetenzwahn und ein überseniler Instrumentalisierungswahnsinn in diesen Geldgeilsytsemen. Das Spannungsverhältnis zwischen Nutzen für die Individuen also Menschen und Ausnutzung durch Industrielle und Lobbyisten und Forschung und so weiter ist enorm geworden. Die Balance ist überschritten. Der Klimakollaps und der Wutrausch Global steigt an. Das politische Tier ist einfach zu blöde und das wirtschaftlich Tier auch. „Bahn, Telekom, Strom, Rohstoffvorkommen, Post – das muss alles wieder in Staatseigentum werden. Aber Staat im Sinne von Liebe nicht von Demokratien. Denn Demokratien sind Ideologien und Liebe ist Wahrheit. Demokratien sind der Tummelplatz für alles Verrückte und Gute. Aber Liebe ist einheitlich. Die sagen, es tut uns leid, wir haben keine Lösung. Wir wissen nicht, woher das Geld dafür kommen soll. Deshalb machen sie nichts. Das ist das, was ich seit Jahrzehnten erlebe. Niemand denkt über Alternativen nach, die haben alle nur eine Marschrichtung, und die ist neoliberal. Also Geldgeil und damit unweigerlich Ausbeuterisch. Das herkömmliche Denken von Tier Politikern in CDU SPD FDP und so weiter ist ein Beispiel für Mutloses Dahinschwadronieren ohne echte Befreiung von Sachzwängen die eine Weiterentwicklung ermöglichen. Der Kreislauf der Materialisten des Todes soll auf Ewig aufrechterhalten werden. Umverteilung von unten nach oben. Darüber wird nicht mehr diskutiert. Warum die das tun? Keine Ahnung. Doch sehr viel Ahnung. Das ist System. Denn die Industriekartelle und Bankkartelle wollen das nicht sie sind Vasallen des Todes des Materialismuuuus Muuus. Aber es gibt eine Menge guter Ideen, wie man die Geldverteilung umkehren kann. Einen Spitzensteuersatz von 50 Prozent. Gleichzeitig sollen die unteren Einkommen bis 5000 Euro kräftig entlastet werden. Auch die Vermögensteuer wieder einführen, und bei Erbschaften muss die Allgemeinheit sehr viel mehr beteiligt werden. Es gibt Millionen Arbeitslose. Arbeitsplätze fehlen. Die Unternehmer reden sich da heraus mit der Globalisierung, dem starken Euro, der Krise des Kapitals. Wo bitte ist denn die? Die Krise des Kapitals besteht darin, dass sich die Gewinne und Dividenden noch mehr erhöhen müssten, wenn ich die Zeitungen in den letzten Tagen richtig gelesen habe. Und das hat System, denn diese Strategien Renditen zu erhöhen durch Arbeitsabbau habe ich schon vor langer Zeit in US Büchern gelesen.

Es gibt keine Krise des Kapitals. Die wollen nur das Geld anders verteilen - von unten nach oben. Wie kann man bei boomenden Gewinnen massenhaft Menschen entlassen? Aus deren Sicht nutzloses Menschenmaterial. Kostet nur Geld. Das ist die Haltung der Menschen, die unser Land steuern. Natürlich empören sich alle führenden Politiker in großen Schlagzeilen. Aber eigentlich ist denen das egal. Denen ist egal, ob so was unmoralisch ist, unlauter oder noch ein bisschen mehr. Das sind alles Scheinformeln die die Tier Politiker da von sich bringen. Die wissen doch das ihre Zeit limitiert, also tier, tiert, tiert, ist, und sehen zu das sie die Industriellen nicht unnötig auf die Eier treten, damit sie später bei denen ihre Posten bekommen. Das ist alles ein verbrecherisches Tiersystem. Den Unternehmen geht es nicht um die Menschen Nokia, Siemens, Deutsche Bank, Henkel, BMW, und alle anderen Megakapitalsysteme, sind florierende Unternehmen mit Bombengewinnen, die Tausende Arbeitsplätze streichen. Und das soll deren Sache sein? Weil das deren Betrieb ist, deren Arbeitsplätze, deren Geld? Wir haben da ein Grundgesetz, das stehen schon ein paar deutliche Sätze dazu drin. Es gibt Stimmen, die zum Beispiel VW, Mercedes, BMW, Deutsche Bank, EON, verstaatlichen wollen. An bestimmten Stellen muss man sagen, hier ist Schluss. Wir haben die Mitnahmeeffekte bei Nokia, wir haben Zumwinkel, wir haben BMW. Und die ganzen US VerbrecherManagersysteme, und die anderen Managersystem, Airbus, die Militärsysteme Globale, die unbeschreibliche Mengen an Arbeitskraft für den Tod nehmen,. Wir können nur als Freunde hier Leben, und überleben. Was muss denn noch passieren, bis man erkennt: **Denen geht es nicht um die Menschen in diesem Land. Denen geht es einfach um die Gewinne.** Und wem es um Gewinne geht dem geht es auch um Zerstörung und um Opfer ja um Todesfälle und um Verlierer. Und zwar ganz Bewusst. Wir leben hier schließlich in der Welt im Universum und das ist nicht vom Urknall erknallt worden, sondern ein „Regelwerk Gottes" Ho. Ho. Ho. Jedenfalls müsste man die Gewinne so besteuern, dass der Staat, also Menschen, in der Lage ist, sind, für die Arbeitslosen vernünftige Dinge zu tun. Es soll niemanden stranguliert werden, auch die Unternehmer nicht. Aber ein Regelwerk, mit dem alle leben können muss her. Und auch ein Grundeinkommen für jeden. Ja für Jeden. Mindestens 1500 bis 2000 Euro monatlich. Und das gesamte Arbeitslosesystem muss weg. Schließlich bin ich kein Gefangener von irgendwelchen politischen Parteisektendenken oder anderen Sektendenkereien egal ob Industriesekten oder Staatssektendenkereien. Das sind ja bloß Individuen die sich da den Minderwertigkeitsmurks für „Die Anderen „ ausdenken. Die freie Ausführung von „Garnichts Tun" und trotzdem dieses verblödende Geld haben, muss sein, gehört dazu, denn ich bin kein Sklave von Industriellen Zielen oder parteipolitischen Zielen und deren Ignoranz. Kann man Unternehmen dazu verpflichten, ja man muss sie dazu verpflichten, hier in Deutschland einen anständigen Lohn zu zahlen, wenn sie dieselbe Arbeit im Ausland für einen Bruchteil haben können? In der Industrie ist es so, dass die meisten deutlich mehr als den Mindestlohn zahlen. Aber die Bäcker, die Kellner, die Friseure, die VerkäuferInnen - da wird kein Mindestlohn gezahlt, die arbeiten für vier, fünf Euro. Und was ist schon ein Mindestlohn, es ist besser die Vollgefressenen Hundebacken Industrievertreter zu enteignen. Und dann die Leiharbeitnehmer. Die schuften jahrelang neben den direkt angestellten Kollegen, die viel mehr verdienen. Hier geht's darum, Löhne zu drücken. Und um Angst im Betrieb, damit man umsonst ein paar Stunden länger arbeitet. Es geht um gezielte bewusste Ausbeutung und Versklavung. Das ist typisch für Demokratien, da sie ja selbst von einem Sklavenhalter entwickelt wurde nämlich Plato dem Arschficker. Vergesst nicht, die Arbeitgeberinstitutionen haben ihre eigenen Denkfabriken die Wahlsprüche für die TierPolitiker entwerfen in ihrem Sinne dazu gehört auch der Spruch „ Selbstreinigungskräfte der Industrie oder, der Markt regelt sich selber" Der Markt regelt eben nicht! Weil ein Markt bloß ein Überbegriff ist also Unwahrheit darstellt, das sind alles bloß „Sophistische Methoden „ und die Menschen die sophistische Rhetorik nutzen denken und sagen es gäbe keine Wahrheit und das denken heute unbeschreiblich viele. Soooooooo unbeschreiblich primitiv ist die menschliche Globalgesellschaft noch geblieben. Unbeschreiblich blöööööööde.

Es gibt viele Stellen, wo sich die Spirale nach unten dreht. Und die Konkurrenz führt dazu, dass alle noch weiter nach unten drücken. Das ist endlos. Vor 20 Jahren hat der größte Teil der Bevölkerung noch so viel verdient, dass man einigermaßen davon leben konnte. Es war nicht vorstellbar, dass jemand, der voll arbeitet, davon nicht leben kann. Und das ist alles bloß das Unterprimitive Erkenntnisvermögen der Tiermenschen des Tieres das nicht erkennen kann wo es ist und was es ist, in seinem schon unbeschreiblich langen Dasein auf der Erde und den sich immer wiederholenden Sachzwängen um materielle Güter.

Man muss nur mal darauf gucken, was die freie Marktwirtschaft gerade so macht, und stellt dann fest: Der Markt regelt eben nicht. Das heißt, er regelt doch, aber in seinem Sinne. Ich weiß, die Arbeitslosenzahlen sinken momentan, trotz der Massenentlassungen. Dennoch sage ich: Der Markt schafft keine Arbeitsplätze, er schafft sie ab. Warum? Weil er damit die Aktiendividende noch mehr erhöhen kann. Die nimmt der Aktionär und vergnügt sich damit. Die wollen nur Geld und noch mehr Geld. Ich rede jetzt nicht von Geldern, die wieder in den Betrieb gesteckt werden. Ich rede von Geldern, die in Form von Jachten im Mittelmeer kreuzen. Das sind keine Peanuts.

Es ist der Staat, der viel mehr Arbeitsplätze schaffen muss. Man könnte damit anfangen zum Beispiel bei Eon, RWE, Vattenfall und Co. Die müssen wieder verstaatlicht werden. Das ist nichts für Unternehmer. Wenn wir uns den ganzen Sozial- und Non-Profit-Bereich angucken, da haben die Unternehmer doch überhaupt kein Interesse dran. Da muss man investieren. Deswegen war Putin's Reaktion gegen das Megakartell der Rothschild Rockefeller Monopole die russisches Öl auch nur für sich haben wollten schon richtig. Und der Blöde der nun in Sibirien sitzt der ehemalige Yukos Besitzer der wollte ja an dieses Kartell über die Hälfte verkaufen. Das sind alles Verbrechersysteme Verbrecherkartelle die auf Weltherrschaft aus sind. Die sind aber auch Total, Total, Total, weg von dem was die Menschen wollen. Und sich dann später in der öffentlich hinstellen und groß den Spender mimen , das ist längst durchschaut als eine weiter sich noch ausbreiten wollende Strategie nämlich dann noch der Präsident womöglich werden.

Bahn, Post, Telekom, Eon, VW, BMW, Mercedes Siemens, muss wieder in Staatseigentum, also Gemeinschaftseigentum übergehen.

Ja, und wer schafft denn dann die Jobs? Die Bahn, der Strom, das Internet sind jetzt kapitalistisch organisiert. Aber das ist doch nicht besser! Wo die Kollegen da jedes Jahr weniger Geld verdienen! Und dass das alles billiger geworden ist, kommt nicht durch die private Konkurrenz, sondern durch den Fortschritt in der Technik. Endlich ein vernünftiger Politikansatz, da kann man ja richtig hoffen.

Alleine mit dem, was die Reichen und Superreichen pro Jahr an Zinsen für ihr Privatvermögen bekommen (der Betrag ist von der Größenordnung her ein zweiter Bundeshaushalt) könnte man alles, aber auch wirklich alles finanzieren, was bei unseren feigen und verlogenen Politikern als „unbezahlbar" gilt, und man könnte zusätzlich noch Schulden abtragen.

Stattdessen werden Schulden gemacht, um das Geld denen, die schon so viel haben, dass sie es gar nicht vernünftig ausgeben können, in den Rachen zu schmeißen. Man muss nur mal darauf gucken, was die freie Marktwirtschaft gerade so macht, und stellt dann fest: Der Markt regelt eben nicht. Das heißt, er regelt doch, aber in seinem Sinne. Ich weiß, die Arbeitslosenzahlen sinken momentan, trotz der Massenentlassungen. Dennoch sage ich: Der Markt schafft keine Arbeitsplätze, er schafft sie ab. Warum? Weil.

So ich mach für heute Schluss und Morgen weiter. Heute ist der 8 Januar 2002 Ja, Demokratie Faschismuuuuuuus",

Demokratie Faschismuuus ist der Materialist, das sterbliche Gemüt das Falsche der Irrtum die Unwahrheit die Lüge der Betrug das sich selbst täuschende.

Es ist eine zerstörende engstirnige Kraft die bloß auf Sinnlichkeit beruht auf die Fehlerhaftigkeit der Sinne und ihre damit verbundenen Entscheidungen, allesamt Fehler. Es ist der Zustand des Tieres. Und damit bin ich mal wieder bei der Bibel, denn dort im Johannes Evangelium steht ja das Ende der Zeit ist erreicht wenn das Tier herrscht und es wird ja sogar eine Zahl erwähnt, nämlich die 666 die Zahl für das Tier. Der Strichcode auf der Ware ist ja dieses 666 Symbol und es gibt viele Schreiber die sich mit der Thematik beschäftigt haben. Natürlich muss sich das Tier das sich Mensch nennt rein wegen seiner Form und des Körpers auch ändern. Wenn es das nicht tut wird es durch die Umstände seiner eigenen Handlungen geändert ob es das will oder nicht. Aus den drei 666 Zahlen ergibt sich die Zahl 18 und die ist wiederum die 9 und das bedeutet die Vergeistigung aus der Materie heraus. Das wäre also das Ziel des heutigen Halbaffentums.

Bis dahin wird aber noch einiges an Wahnsinn zu erleben sein

Denn die Strukturen dieses Tieres das sich Mensch nennt sind ohne Ausnahme Ungeistig. Sie sind bloße dumpfe Macht und Aufrechterhaltung ihrer Fressstrukturen sprich Geld Machern und Waren, verkaufen und Kontrolle über andere. Dabei wurde mehr als bloß gelogen, betrogen, und gemordet, um all das aufzubauen. Es wurde ununterbrochen die Wahrheit verleugnet und die Strukturen der Unwahrheit aufgebaut, die sich als staatliche oder Gesetzesstrukturen darstellten, es aber gar nicht sind. Es sind bloße Monopolstrukturen um Gewinne zu machen. Gewinne in Bezug zur Machterhaltung um die Massen auszubeuten und zu verblöden. Gewinne in Bezug zur Täuschung der Massen im Namen des Gesetzes oder des Staates. Aber beides sind bloß individuelle Entscheidungen von wenigen für sich und ihre Freunde gemacht, damit sie ihre Monopole aufrechterhalten können. Da das menschliche sterbliche Gemüt keine Wahrheit kennt aber seine Wahrheiten als Wahrheit glaubt ist seine Systemstruktur eine Struktur des Unfreien des Leidens und des Schlechten. Erst wenn die materialistische Denkweise dieser dummen Doktoren und Professoren und Direktoren und Banker aufgelöst wird oder sie abgelöst werden, kann sich eine Befreiung in eine bessere schönere Lebensform für freiere und sensiblere wahrhaftigere Menschen auf der Erde entfalten.

Der Schwachsinn ist aber bis dahin Wortangebend. Egal in welchem Bereich. Die Lügen sind so dermaßen für diese Wirren zur Wahrheit geworden das sie dafür kämpfen würden und andere umbringen würden.

Ja sie haben sogar materialistische Überprüfsekten eingebaut die aufpassen das ja keine besseren und feineren Produkte und Strukturen ihren Weg in die Öffentlichkeit wie sie es stupiderweise nennen, finden. Auch diese Aufpassverrückten sind reines Monopol. Die behaupten bloß sie wüssten was die Wahrheit ist und wie sie in Produkten zum Beispiele auszusehen habe und was über dieses Produkt geschrieben werden darf. Allesamt eine Betrugsorganisation. Das fängt mit dem Monopolverein zum unlauteren Wettbewerb an und geht weiter mit den materialistischen Scheuklappen Halbaffen die sämtliche Erfindungen abmahnen die sie nicht verstehen können weil sie auf Schwingung und eben dadurch über dem Wissen des Halbaffentums des materialistischen Dumpfschissgemüts liegt. Sich diese Sekten der Abmahnung aber den Anschein staatlicher Repräsentanz geben und des Rechts.

Da kann ich nur drüber lachen wie blöde dann das Recht ist, ja Saublöde, obwohl das in Bezug zur Sau nicht stimmig ist, denn sie ist nicht Saublöde, ist das Recht heutzutage und die, die so was als Recht darstellen wollen, Saublöde im Sinne von Menschensaublöde, denn eine Sau würde nie soo blöde sein wollen.

Viele dieser Abmahnvereine wie gesagt stellen sich so dar als ob sie in Wahrheit die Gerechtigkeit vertreten, was ja genau entgegen gesetzt ist, sie vertreten den Betrug die Lüge. Viele dieser Vereinigungen sind mit Begriffen wie Deutsch oder Deutsche Vereinigung versehen, allesamt Verkleidungsmonopole zur Täuschung der Menschen, damit diese glauben, das es für alle wäre und das sogar das gesamte Deutschtum dahinter stehen würde und selbst wenn das gesamte Deutschtum dahinter stehen würde ist es bedeutungslos wenn es die Lüge ist und braucht nicht beachtet zu werden.

Viele Gesellschaften stellen sich in der Öffentlichkeit so dar als ob ihre Entscheidungen Gottes Gesetz wären. Das ist totaler Betrug. Der Verbraucherschutzverein in Berlin und den Ländern wird meistens von Industriemonopolen beherrscht die dann über diesen Verbraucherschutz in Wahrheit ihre Ziele durchsetzen weil sie ja dadurch die Massen und deren dumpfe Glaubwürdigkeit erreichen und sehr leicht Opfer für ihre verlogenen Ziele haben. Ganz besonders die Fleischmafia und die Pharmamafia und Ärztelobby arbeitet mit dem Verbraucherschutz und lässt ihren Betrug und ihre Lügen darüber wunderbar mit staatlicher Unterstützung sozusagen Verlügen in aller Öffentlichkeit. Das Pharmakartell und die anderen Monopole haben den Verbraucherschutz extra dafür aufgebaut, es ist alles Täuschung, das materialistische Tiergemüt kennt nur Täuschungen und Betrug. Es ist der Betrüger auch gegen sie selber, denn dieses Gemüt versucht mit aller ihm möglichen Macht das wichtigste überhaupt zu verhindern, was wohl, ja, Selbsterkenntnis. Es versucht mit aller Macht die es hat, zu verhindern das du herausfindest wer und was du wirklich bist, mit aller Macht.

Ich weiß es, ich habe es selber erlebt. All seine Lügen, Tricks, Schmerzen und Krankheiten die es vortäuscht, damit du niiiiie dahinter kommst das in dir, mit dir noch ein anderes ist ein anderes Wesen, das weit, weit, erhaben über deinem tierischen Gemüt ist. Aber die Macht der Lüge wird irgendwann bei jedem zerfallen sie wird in jedem Körper zerstört werden durch die Wahrheit die sich selber einen Weg bahnt.

Durch immer mehr Unfälle durch immer mehr Krankheiten durch immer mehr Schwäche durch immer mehr Zerstörung durch immer mehr Aggressionen durch immer mehr Kriege durch immer mehr und mehr und mehr Lüge bis zur totalen Selbstzerstörung. Was dann übrig bleibt wenn es soweit kommt ist die Wahrheit in dir.

Ich hatte ja einige Seiten zuvor beschrieben wie das Lügengemüt der Macht gegen Menschen eine besondere Strategie hat um sozusagen für ewig Streit und Kämpfe zu erzeugen. Seine Methode ist zum Beispiel Länder zu zerteilen wie damals mit Deutschland, durch die Amerikaner, denn es waren amerikanische Bekloppte die diese Idee hatten mit genau dem Ziel, oder mit Vietnam, oder die Engländer mit Israel und den Palästinensern, oder überhaupt, die Lüge arbeitet mit der Zerteilung mit der fiktiven Grenze es werden Grenzen aufgebaut die in Wahrheit gar nicht existent sind, aber deren stupides blindes materialistisches Gemüt sie für wahr hält.

In Gottes Schöpfung gibt es keine Grenzen. Das ist bloß was für Verrückte. Denn wenn Grenzen aufgebaut werden erstens im sichtbaren Bereich wie in Ländern ist das ein sinnlicher Streit.

Da werden sich die Menschen die Köpfe einschlagen aufgrund ihres dummen Glaubens an ihre

Nation ihre Nationalität oder ihres dummen Glaubens.

Dann werden Grenzen im geistigen Bereich aufgebaut das übelste ist das Alte Testament. Denn im Alten Testament ist einmal die Schöpfungsgeschichte auf geistigen Wege wo der Mensch das Abbild Gottes ist und Unsterblich ist und alles aber auch alles bloß weil Gott da ist lebt webt und wächst. Und nicht weil einSam vorhanden ist oder einEi vorhanden ist. Es ist die Göttliche Kraft die wachsen lässt und nicht die Vitamine und Erde oder die Zellen.

Und dann gibt es etwas weiter im Alten Testament plötzlich eine weitere Schöpfungsgeschichte auch noch, Moses, plötzlich ist alles Materialistisch, der Mensch wird sozusagen aus Staub aus Erde geschaffen, und Materie ist der Anfang. Das ist totale Lüge. Und damit ist für jene, die nun nach der Wahrheit dort suchen, auch wieder eine Grenze aufgebaut worden, nämlich, das Denken derer wird in den Zwiespalt gebracht, was ist denn nun die Wahrheit.

Durchgesetzt hat sich die Verlogenheit von Jahwe dem Schlächter der angebetet werden will der chirurgische Experimente machte da er ja aus der Rippe von dem Mann eine Frau machte also Gentechnologie und da gibt es einige die besagen dieser Jahwe war ein Außerirdischer der da seine Experimente machte. Jedenfalls wird mit dem Ungeheuer die Lüge in die Bibel rein gebracht, und es ist interessant zu wissen dass bei den besten Gelehrten klare Beweise für zwei getrennte Urkunden in dem ersten Teil der Genesis vorhanden sind. Die Kirchen, die römisch Katholische hat natürlich, was denn sonst, die bestialische Methode für sich genommen, deswegen segnet sie doch auch den Krieg, da hilft dem Papst sein Gelaber auch nicht mehr das Gott nicht für Kriegsziele verwendet werden darf. Die katholische und evangelische Seuchen haben allesamt Mördereien des Besten vorzuweisen, weil sie eben das materialistische Gemüt sind, das tierische, und mehr noch nicht. Auch wenn 40 Millionen Bücher von denen geschrieben worden sind, alles Falschheit.

In diesen Urkunden in dem Genesis Dilemma geht es in der ersten geistigen Schöpfung Gottes um das Wesen Elohim, das ist das höchste Wesen, Elohim, in der anderen Urkunde heißt das Wesen Jahwe oder der Herr, diese beiden Urkunden vermischen sich immer mehr bis nachher kein Unterschied mehr zu erkennen ist. Aber was Jahwe für ein Massenmörder war kann man ja heute in der Bibel nachlesen, der sich dann die Raubzüge und deren Beutegold geben ließ. Wer also diesen Schweineprister als das höchste Göttliche Wesen nimmt ist auch einer. Und wird auch so. „Gott und Gewalt"

Der bekannte amerikanische Aggresssionsforscher Brad Bushman hat in einer originellen Studie nachweisen können, dass Bibelstellen, welche zur Gewalt aufrufen, eine direkte Auswirkung auf das Verhalten von Menschen haben und deren Aggressionsbereitschaft unmittelbar erhöhen. Man denke bloß heutzutage an die Durchgeknallten Taliban oder die Islamisten.

In dieser Studie wurde gläubigen und ungläubigen Studenten eine wenig bekannte Bibelstelle vorgelesen, in denen es um Mord und Totschlag ging. Der einen Hälfte der Studenten wurde gesagt, diese Stelle stamme aus der Bibel, der anderen Hälfte wurde gesagt, sie stamme aus einer antiken Schriftrolle, die von Archäologen ausgegraben wurde. Diese beiden Gruppen wurden wiederum zweigeteilt: bei der einen Hälfte enthielt der Text einen Vers, in dem „Gott" ausdrücklich zu Mord und Totschlag aufforderte. Anschließend spielten die beiden Gruppen ein Spiel, mit dem man die Aggressionen der Versuchspersonen messen konnte.

Die gläubigen Studenten waren aggressiver, wenn sie glaubten, die Stelle stamme aus der Bibel, und sie waren noch viel aggressiver, wenn der Vers enthalten war, in dem „Gott" die Gewalt ausdrücklich forderte. Selbst bei ungläubigen Studenten konnte dieser Zusammenhang nachgewiesen werden: Wurde ihnen gesagt, dass „Gott" zur Gewalt auffordere, so waren auch sie anschließend aggressiver.

Um es aber wieder klar und einfach zu machen kann man folgendes machen damit das denken nicht verwirrt wird, die Aussagen Jesus sind einwandfrei, sogar wenn es ihn nicht gegeben hätte auch unwichtig die Lehre ist einfach unübertrefflich. Und was das Alte Testament betrifft, na und, wen interessiert's noch. Die alten Ommas die geben ihr Geld dem Priester der Kirche. So sieht's heute, bei den Alten, in die Falle gegangenen, Gläubigen aus. Und die machen damit ihr Teilgeschäft. Na und! Mehr will ich dazu jetzt gar nicht schreiben. Jedenfalls wird mit dieser Strategie der Teilung gearbeitet um Unzufriedenheit, Betrug, Zerstörung in die Welt zu bringen in die Menschheit und ihrem Glauben an das alleinige Göttliche für die gesamte Schöpfung und für alle Menschen. Das soll mit aller Macht verhindert werden, durch die Methode der Zerteilung. Die Atombombe ist das letzte Mittel der Zerteilung das zugleich auch das Resultat der Zerteilung wunderbar zeigt, dass das materialistische Tiermentalitätsgemüt des Menschen sich selbst zerstört.

Also alles Lügen.

Ich hatte ja erwähnt dass viele Gesellschaften sich mit dem Begriff Deutsche, Afrikaner, Doktor, Bäcker, und so weiter schmücken um dann die Täuschung zu erzeugen. Das wäre dann maßgebend für Gesamtbevölkerungen und unanfechtbar, was trotzdem anfechtbar ist, auch wenn die Masse Goldkotzen würde. Jedenfalls gibt es im Gesundheitsbereich gigantische Betrügereien um die Bevölkerungen zu Täuschen und belügen. Verfehlte Gesundheitsreformen. Der 100 Milliarden Euro Skandal Die Gesundheitsreform von Frau Schmidt und Co ist ein Floppppp. Diese Reform nutzt nur der Lobby, nein, der PharmaMafia, die bisher schon kräftig an ihr verdient hat. Die steigenden Versicherungsprämien plus verordnete Zuzahlungen sind der Beweis für die unfähige Gesundheitspolitik. Für dieses Ergebnis streichen Fr. Schmidt und CO auch noch fette Gehälter ein. Richtig wäre ein Gehaltsabzug und / oder Entlassung aus dem Amt ohne Weiterzahlung der Bezüge wegen Verschleuderung von Volksvermögen. Seit Jahren ist der Gesundheitsministerin Schmidt und Co als auch den gesetzlichen Krankenkassen bekannt, dass viel Geld eingespart werden kann, wenn man die nachweislich wirksame Naturheilkunde auch über den Krankenschein bekommen konnte. Bei den Privatkassen ist dies schon seit Jahrzehnten möglich. Hier wird mit aller Macht der Zerteilung, verhindert dass die Natur heilen kann, und Heilt. Das PharmaMafiaKartell hat die Bevölkerungen fest im Würgegriff und auch die Lobbypolitiker, die ja auf spätere Posten in der Industrie schielen.

Das Zentrum zur Dokumentation für Naturheilverfahren (ZDN) unter Prof. Schlebusch machte einen Großversuch in Zusammenarbeit mit Betriebskrankenkassen großer Konzerne und der Bundesaufsichtsbehörde der Krankenkassen im Zeitraum von 1992 bis 1998. Die von der Schulmedizin austherapierten schwerst chronisch an Asthma, Rheuma, Wirbelsäulenproblemen, Autoimmun- und Schmerzerkrankungen, chronischer Erschöpfung, Infektanfälligkeit und anderem mehr Leidenden wurden im Großversuch ausschließlich mit Naturheilverfahren behandelt. Ergebnis nach vier Monaten: 40 % deutliche Besserung der Beschwerden. Nach 18 Monaten: 65 % Besserung. Die Arbeitsunfähigkeit sank um 35 % und die teuren Krankenhauskosten um 46%. Und das will ja die GeldIndustrie die sich bis in die Unendlichkeit euch als Kranke züchtet, ja nicht sehen, weil, Nix und doppel Nixxi, Geld.

Wenn man bedenkt, dass 70 % der Gesundheitskosten durch chronische Erkrankungen verursacht werden, so kann man sich per Rechennapparat ausrechnen, welche Kostensenkung möglich ist. Würde man die naturheilkundlichen Behandlungen von austherapierten schwerst chronisch Erkrankten auf Bundesebene ausweiten, wurden 125 Milliarden Euro an Kostenersparnis zu verzeichnen sein. Aber, diese Milliarden wollen doch die Pharmaunternehmen haben.

Wie viel mehr wäre es, wenn die Bevölkerung zum Vegetarismus erzogen würde. Die heutigen Ausgaben liegen bei 255 Milliarden Euro. Die Ausgaben für das Gesundheitssystem würden um 50 % gesenkt werden. Die Krankenversicherungskosten fielen von derzeitig 15 % auf 7 % bis 8%. Eine vegetarische Gesellschaft würde wahrscheinlich nur noch 3 % Kosten für Akutfalle und Behindertenversorgung ausgeben müssen. Aber da ja das Wunderkerzendenken, der „Normalo Menschen", also nicht der Natürlichen Menschen, und deren Systembefürworter, Glaubt und Denkt, das ununterbrochen Produkte erschaffen werden müssen um ihre Unnatürliche Wirtschaft und damit ihr unnatürliches Leben aufrecht zu halten, sind alle Reduzierungen und Konsumunabhängigkeiten unerwünscht, weil sie blind an das Geldsystem glauben, ohne jegliche gründliche weise Reflexion über ihr Leben.

Doch wer glaubt, Politik und gesetzliche Krankenkassen hatten sich begeistert der Ergebnisse bemächtigt und für schnellstmögliche Umsetzung plädiert, irrt! Seit fünf Jahren wird dieses Modell von Medien, Politik und offizieller Seite totgeschwiegen. Ein kranker Bürger. Mensch, ist eben ein guter Bürger. Der Gesetzgeber hat unter Androhung von Strafen obendrein die Bürger zur Pflichtversicherung gezwungen. Nun kann die Gesundheitslobby die Zwangsversicherten ungebremst zur Ader lassen um der hohen Gewinne willen. An Gesundung und Heilung ist den Volksvertretern und Krankenkassenfunktionären sowie allen, die an Krankheit verdienen, nichts gelegen. Weil es ja ein Geschäft ist. Und Politikerraubmenschen und Medizinerraubmenschen und Pharmaraubmenschen sind keine Heiler. Heiler wir Jesus oder andere Heiler/innen. Wir sollen krank bleiben, damit der Gesundheitsmarkt Gewinne machen kann und dies unter dem Füllhorn des Versicherungs-/Beitragszwangs. Unter diesen Voraussetzungen ist die Pflichtversicherung ein Menschen verachtender, krimineller Akt. Da ist mir ein Erotik Akt oder Theater Akt lieber. Die Gesundheitsreform meint nicht Gesundheit sondern Gewinnertrag des Gesundheitsmarktes oder, treffender gesagt, des Krankheitsmarktes.

Es gibt zum Beispiel Gruppen die diese Organisation mit Wahrheitsfragen bombardieren und Lügenantworten bekommen. Hier ein Beispiel die DEG ,Deutsche Gesellschaft für Ernährung, liest sich so als wäre sie und wollte sie das Maß aller Dinge sein, ,nichtwahr, dieser Sektenclub dieses Monopolgeheuchel dieser Verein, stellt sogar fest, das also zum Beispiel 15 IE Vitamin E ausreichen und sogar schädlich sein können, dabei gibt es weltweit Studien die wesentlich andere Informationen geben, alle sagten eine wesentliche Menge mehr an Mikronährstoffen ist heutzutage mehr als nötig da ja die Giftlandwirtschaft die Giftpharma die Chemieteufel die Erde kaputt gemacht haben mit ihrem zerteilenden materialistischen Gemüt. Und der Erdboden eben „Sauer" ist. Aber diese DEG weiß natürlich alles viel, viel, besser, weil sie natürlich ihre Machtlügen über die Deutsche Bevölkerung, aber nicht nur die, über Menschen allgemein, nicht verlieren wollen. Denn sie sind allesamt Scheinorganisationen die dazu dienen die Menschen krank zu halten. Schein auch im Sinne von Geldschein. Durch Lügen werdet ihr so weiterhin als Sklaven gehalten, denn vergesst nicht, das hat sehr, sehr, lange Tradition unter den Raubsäugetieren die sich Menschen nennen.

Diese Deutsche Gesellschaft für Ernährung, dieser Banditenverein der pharmazeutischen Monopolseuchen dieser IG-Farben und Rockefellerfaschismus, der wenn er könnte heute sofort die Menschen wieder in Konzentrationslager bringen würde, und es auf nur jede erdenkliche Art versucht euch die Weltbevölkerung zu versklaven, die wurden nun angeschrieben, es wurde gefragt auf welche Studien sie denn ihre Empfehlungen aufgebaut haben und wie diese Studien aussehen, denn wenn diese Gesellschaft Studien von anderen Gruppen die eine Größenordnung hatten mit über 10 000 Menschen für nichtsagend abschreiben dann muss ja diese enorme Deutsche Gesellschaft für Ernährung Studien haben, die wesentlich größer sind und also noch genauer sind. Dann müssen die ja eine gigantische Studie gemacht haben, oder?

Aber heute gibt's im Internet praktisch alles an Studien in dem Bereich zu finden. Bloß von dieser Gesellschaft nix, nix, nix. Also wurde gefragt auf welche Untersuchungen deren Empfehlungen basieren, und gleichzeitig sollten sie Belege mit senden.

Am 29.9.1999 schrieb die DGE das sie zurzeit um Verständnis bitte dass die Daten zurzeit überarbeitet werden und man sie vorab nicht publizieren wolle. Natürlich hatten die Erfrager Verständnis dafür. Und warteten erstmal ab.

Nachdem dann die neuen Empfehlungen dieser Faschistengruppe veröffentlicht wurden und keine wesentlichen Veränderungen zu sehen waren sendete diese Gruppe von Neugierigen nochmals ein Schreiben an die DGE das war am 26 März 2001. Diesmal wurde gefragt wie sie zum Beispiel ihr Vitamin C ermittelt haben, unter der Berücksichtigung der antioxidativen Funktionen der Vitamine. Die Antwort kam sofort, man könne ihre Anfrage wegen Personalengpässe leider nicht bearbeiten, außerdem sollen die Erfrager mal wieder Verständnis dafür haben das man keine Einzelfragen beantworte.

Dann hatten die Erfrager schließlich genug von dieser DGE, dieser dummen großen Einfaltspinsel, denn bei ihnen erhärtet sich der Verdacht dass es gar keine Untersuchungen gebe mit der die DGE ihre frommen Ratschläge untermauern konnte. Da stellte sich die Frage bei ihnen, was man sich schon immer gedacht hatte, das alles frei erfunden ist. Genau so ist es nämlich, das gesamte Pharmamonopol ist eine Lüge ein Betrug an der Wahrheit. Denn wer sich bloß die Rundbriefe der BUKO PHARMA KAMPAGNE durchliest, mein Gott, das gesamte Pharmasystem ist ein Verbrechersystem, das ist die 666, der Satan, denn vergesst nicht, wir leben hier im Universum Gottes, und nicht in den Verbrecherfantasien der Verbrechersynthetikheilungen des Falschen dieser Konzerne, denn die haben sich in all die Vertrauenspositionen der Öffentlichkeiten Global gebracht um so Abzusahnen nur Geld Profite zu machen, über die Krankheitserhaltung der Menschheit.

Ist das der Weg die Wahrheit und die Liebe. Nein. Das ist Faschismus das ist Raubtiermentalität. Menschliches Betrügen.

So gibt es sehr viele Organisationen die weittragenden Bezeichnungen haben aber in Wahrheit den Betrug damit legalisieren wollen und auch tun. Viele politische Gruppierungen sind reine Betrugseinrichtungen, weil Politiker totale Materialisten sind. Sie sind wertlose Wesen und täuschen die Massen, sie sind nicht brauchbar, aber für ein Halbaffentum ja. Da legen diese Raubsäugetiere ihre Hoffnung rein weil sie glauben es würde ihnen dann besser gehen.

Ich habe mal gelesen große Leidenserfahrungen schaffen Liebe. Was ist denn mit den Deutschen geworden ist der Weltkriegszirkus nicht leidend genug gewesen hat der sie nicht aufgeweckt, nein, sie laufen voll wieder in die Fallen der Betrüger rein.

Sie sind noch so unbewusst das sie denken staatliche Organisation wären die Wahrheit. Blöder geht's wohl nicht mehr. Eure Rentengelder wurden von Politiker verzockt anstatt sie richtig ausschließlich für die Renten anzulegen, und heute haben sie euch in die Generationenfalle geführt, dabei haben sie die Rentenersparnisse zweckentfremdet.

Oder politische Organisationen wären die Wahrheit, blöder geht's wohl nicht mehr, oder Kirchenorganisationen wären die Wahrheit, blöder geht's wohl nicht mehr. Ach ja, es soll ja überhaupt gar keine Wahrheit geben, wird doch sehr laut geflüstert. Aber wer bist dann Du. Und wo bist dann Du. Und was ist dann die Nichtwahrheit? Und woher weiß derjenige dass es keine Wahrheit gibt. Aus den Büchern. Oder ist er dann selber die Unwahrheit. Und sind dann die Planeten auch die Unwahrheit und die Sonnen aber noch schöner, wenn er von einem Taliban enthauptet wird oder vergiftet wird von der Giftmafia, ist das dann auch die Unwahrheit?

Oder wirschaftliche Organisationen wären die Wahrheit, blöder geht wohl nicht mehr.

Diese Organisationen seien sie politisch, kirchlich, oder staatlich oder industriell sind keine Ausnahmen in der Wahrheit sie müssen früher oder später ihre Betrügereien zurückzahlen. Ursache Wirkung geht an denen nicht vorbei. Und das kommt ja schon schneller zurück heutzutage. Die Zeitungen sind ja voll damit. Gestern bekam ich zu hören das bei mir in der Ortschaft Bad Zwesten eine Frau einer Frau den Kopf abgesägt hatte. Die abgesägte kopflose Frau war die Frau meines ehemaligen Vermieters. Die Sägefrau seine Geliebte. Dieser Vermieter selber ist nicht gerade die Wahrheit in Person, eher umgekehrt. Ich hatte mich gewundert als ich im Oktober in den Wald ging um Pilze, Steinpilze zu suchen weswegen sein Wagen da oben am Wald stand. Naja, ist bloß eine Denkspielerei. So baut man ja Legenden auf.

Aber das Leiden das Gruppen für andere aufbauen wird auf diese Gruppen zurückkommen. Da bin ich mal gespannt was auf die katholische Kirche zukommt, die politischen Parteien, die Gerichte mit ihren verlogene Richtern und bestialischen Staatsanwälten die sich ihre Rachsüchte als vom Volke abgezeichnet und gewollte Rachsüchte vermarkten lassen. Oder diese Monopole wie die zerbrochen werden. Deshalb wird ja viel zerstört nämlich alles was Unwahrheit ist, wird platt gemäht, prima. Jede Gesellschaftsform, jede politische Gruppe, oder senile religiöse Gruppe egal welcher Nationalitäten. Ich brauche bloß hier sitzen und lächeln und Däumchen drehen, es wird alles zerfallen und zerstört werden.

Freut mich sehr!

Die Religionen verlieren ja ihre Macht über die Gläubigen. Die Menschen leben nicht mehr so auf der Basis von Gefühlen sie denke nach und vor und mit und die Liebe die von denen gepredigt wird ist bloßes Gelüge bloße Worte bloßer Betrug. Geht doch mal zum Pappi Papst und sagt ihr möchtet euren Teil haben eurer Steuern die ihr denen gebt. Dann wisst ihr was Sache ist das ist in Wahrheit ein bloßer Labermachtappart mehr nicht.

Und die Wissenschaft wie gesagt die einfach Aberglaube ist und sehr viel im Dienste der Lüge arbeitet was kann die schon Lügen, zerstören betrügen. Noch mal, jede Wissenschaft die nicht auf das Göttliche zielt ist Aberglaube und Stumpfsinn.

Aber die Gesetze des Lebens sind Gesetze der Liebeswissenschaft der Wissenschaft Jesu Christus. Das ist wahre Wissenschaft wenn die materialistische Wissenschaft das nicht erkennt wird sie zerstört werden oder weiterhin Ungleichgewicht schaffen.

Der Mensch muss die Bedingungen dieser Liebesgesetze erfüllen dann kann er auch die Situation auf der Erde und sich verstehen.

Das ist notwendig für die Erschaffung seines vollkommenen Lebens. Es ist eine Unabhängigkeit die entstehen wird. Jeder ist selber nur mit Gott verbunden und erfährt seine Unterstützung direkt vom Göttlichen das direkt mit jedem in Kontakt ist.

Wenn diese Gesetze erfüllt sind wird man auch ein erfülltes Leben bekommen. Aber zu glauben dass auch erst alle anderen diese Gesetze erfüllen müssen damit ich selber glücklich sein kann ist ignorant. Die Menschen stehen ja alle „Nicht" auf der gleichen Entwicklungsstufe und es wird noch dauern bis alle diese Gesetze verstehen können. Solange wird es auch noch Kriege und Blut und Betrug und Lügen in allen Bereichen geben. Die 10 Gebote bringen einen mit dem Grundton der Liebe in Übereinstimmung oder anders sie sind die Software für den Liebescomputer der Wahrheit.

Die ausführlichen logischen Zusammenhänge hatte bestens Martinus in seinen Büchern hinterlassen. Er hat sich die Zeit genommen und die Einsicht in die Wahrheit bekommen den gesamten Zyklus der Gesetze des Universums aufzuschreiben und mit symbolischen Zeichnungen oder Gemälden zu belegen. Sehr empfehlenswert für den Verstand und damit verbundene Einsicht in die Wahrheiten des Dasein. Jesus hatte die Menschen darauf aufmerksam gemacht das jeder Mensch der Tempel Gottes ist und der Geist Gottes mal so formuliert in ihm wohnt. Jesus hatte auch keine Priester eingesetzt keine kirchliche Hierarchien. Auch die Rabbis hatte er erstmal angeschnäuzt sich nicht Rabbi nennen zu lassen. Jesus lehrte keine katholische Kirche oder evangelische Kirche Jesus sprach immer wieder von dem Tempel Gottes der euer Körper ist was würde das wohl bedeuten. Jesus sprach immer wieder davon das du mit dir selber direkt zum Göttlichen betest und nicht zu irgend einem Priester gehst der dir was vergibt. Das ist alles Betrug es ging immer darum direkt zu Gott Kontakt aufzunehmen und die Religionen sind bloß für jene die selbst dazu unfähig sind, obwohl dafür niemand anders zu Kontakten ist. Alle die sich zwischen dir und dem Göttlichen stellen wollen als Mittler sind Betrüger. Aber es wird immer Babys geben die auch dafür eine Amme brauchen werden und so verblödet ihre Entwicklung machen müssen. Für diese Babys sind die Vermittler natürlich kein Betrüger sondern Mikrowellenherde die aufwärmen aber den Nährwert zerstören. Und vergiften.

Wer als Stellvertreter Christi auf Erden herumtorkelt und nicht Heilen kann ist ein Arschloch ersten Grades. Wer als Stellvertreter Christi auf der Erde herumtorkelt und nicht von den Toten auferstehen kann ist ein Vollidiot. Wer dann diesen Stellvertretern Christi glaubt wird noch blöder als der angebliche Stellvertreter. Der Salat ist ja heute sichtbar. Der Lebenserfolg glüht mehr in Richtung materieller Kriterien und nicht inneren Erlebnissen Erfahrungen. Dazu gehört auch alles was es an Christlichen Parteien in der Politick Trick Tick gibt. Global. Da ist das christliche bloß der Schein der in ihre Kassen fließen soll. Mehr nicht. Das gleiche läuft bei den Moslems ab, den Mullahs und Abdullahs. Die bauen sich eine hervorragende wirtschaftliche Kontrolle im Iran und anderswo auf, Allah will das so, oleeee. Also Betrug und Selbsttäuschung. Regiert der Satan nicht diese Welt? Warum wohl das Himmelreich Gottes erkennen.? Solche Gruppierungen dürfen sich nicht christlich nennen. Aber da ja Toleranz lebt wird's akzeptiert bis die es selber merken. Das christliche sehe ich heute auch sehr gut als mistliche, nicht als christliche. Wenn ich in den Zeitungen lese wie die Städte wieder nicht genug Geld haben, das es überall an Geld fehlt, um dringend notwendige Arbeiten zu machen, oder es in der Politik ums Geld geht da ja deren denken so verstopft ist weltweit sind ja alle gleich, Geld her. Ja da fällt mir auch auf das Geld ist selber ein Objekt der Teilung denn es bringt die Aufmerksamkeit weg vom Göttlichen und dir selber und sie wird immer auf das Geld gerichtet das immer für die meisten zu wenig da ist selbst für jene die gigantische Massen davon haben ist immer zu wenig da, also verrückt ist schon gar kein Wort mehr dafür. Egal ob es das Finanzamt ist das sich Tricks ausdenkt um schlichtweg abzuzocken Betrügen indem sie sich etwas ausdenken. Das gesamte Finanzministerium ist ein Betrugsmonopol das muss weg, weg, weg, weg. Da seh ich perfekt die Ignoranz mehr nicht. Und Ignoranz bedeutet das Tier, die Macht, und das bedeutet das die wirkliche innere Verfassung dieser Finanzamttiere die Bösartigkeit und das Üble die Macht alleine ist und zwar über Euch alle. Denn deren Denken ist ausschließlich davon benebelt. Gesetze und Recht existiert für diese Vasallen des Satans dort nicht. Das konnte auch wunderbar gesehen werden in der TV Reportage: Wie er uns mit Steuern abkassiert. Das Märchen vom gerechten Staat (1/2)
Dienstag, 26. Juni 2007, 0:01 Uhr
Ein Steuersystem, das die Mehrheit der Bevölkerung nicht mehr versteht, ist verfassungswidrig, sagt der Ex-Verfassungsrichter Paul Kirchhoff. Selbst hochspezialisierte Steuerberater verheddern sich regelmäßig im undurchdringlichen Gestrüpp Abertausender Verordnungen. Und was für den einzelnen Bürger am Ende herauskommt, grenzt immer häufiger an Willkür: Steuerzahler im Würgegriff der Finanzämter. Denn der Staat hat in jedem Fall den längeren Atem.
I Teil 2 am 2. Juli um 23:55 Uhr
Wir zahlen Lohnsteuer oder Einkommensteuer. Und von dem, was uns das Finanzamt lässt, greift es sich dann bei jedem Einkauf noch einmal einen Teil, die Mehrwertsteuer. Gerade erst wurde der Steuersatz erhöht. Der Staat ist äußerst kreativ, wenn es ums Geldeinsammeln geht.
„Wie er uns mit Subventionen schmiert"
Der Film von Gunter Ederer zeigt haarsträubende Beispiele von Chaos und Ungerechtigkeit. Die Geschichte des Kaufmanns Konrad Martin zum Beispiel. Der sollte plötzlich nach den steuerlichen Regeln für Landwirte zur Kasse gebeten werden, obwohl er in seinem Leben nie eine Landwirtschaft betrieben hat. Er hatte lediglich ein Bauernhaus mit Scheune geerbt, ohne Land und ohne Tiere.

Das Leben ist kompliziert, deswegen kann auch das Steuersystem nicht einfach sein, so die kurze Formel der deutschen Finanzbürokratie. Damit werde aber nur verschleiert, dass das undurchschaubare Steuersystem gerade all jenen nutzt, die nahe an der Macht sitzen, meint Kirchhoff.

Das Märchen vom gerechten Staat - Interview mit Regisseur Gunther Ederer Mo, 14. Mai 2007 14:00 Uhr

Das deutsche Steuerrecht ist hoch kompliziert und undurchsichtig. Eine durchgreifende Vereinfachung ist nicht in Sicht. Gunther Ederer hat ein [mehr ...]

Fernsehen

Das Märchen vom gerechten Staat (2/2) Mo, 2. Juli 2007 23:55 Uhr

Was der Staat auf der einen Seite abkassiert, gibt er auf der anderen aus. Manches durchaus sinnvoll. Vieles aber auch nicht, vor allem wenn es um [mehr ...]

Fernsehen

Das Märchen vom gerechten Staat (1/2) Di, 26. Juni 2007 00:01 Uhr

Ein Steuersystem, das die Mehrheit der Bevölkerung nicht mehr versteht, ist verfassungswidrig, sagt der Ex-Verfassungsrichter Paul Kirchhoff....

[mehr ...]Sooo, das fand ich im Internet unter ZDF. Jedenfalls es kam genauestens zum Vorschein das auch die Richter ausschließlich für das Rechtsprechen des Finanzamtes also Menschen, die Macht in den Vordergrund stellte, Also das Tier. Das bezeugt wunderbar das Johannes Evangelium das Tier wird überall herrschen und ihr werdet Sklaven des Mammons sein, also der Materialisten, also Satans.

Die FRANKFURTER ALLGEMEINE ZEITUNG am 3. März 2008 im Gespräch mit Franz Konz
„Der Staat beraubt seine Burger"

Die Affäre um Stiftungen in Lichtenstein wirft ein Schräglicht auf die Steuermoral vermögender Bürger. Der Autor Franz Konz gilt durch seine Steuerratgeber schon seit Jahren als „Cheftrickser".

Herr Konz, mit dem Bestseller" 1 000 ganz legale Steuertricks" empfehlen Sie sich den Deutschen seit 20 Jahren als Cheftrickser in Sachen Steuern. Haben Sie nicht Sorge, dass die Steuerfahnder einmal vor Ihrer Tür stehen könnten?

Die waren schon da, und das nicht nur einmal, sondern gleich dreimal.

Wie lief das ab? Mit einem Klingeln um sieben Uhr morgens wie bei Klaus Zumwinkel?

Die kamen nicht um sieben, sondern schon um sechs. Und verhielten sich nicht so vornehm wie in der Villa Zumwinkel. Vielmehr haben sie wie wahnsinnig gegen die Tür gepoltert und geschrieen: „Steuerfandung, öffnen Sie sofort!"

Was Sie auch umgehend taten?

Ich schlafe nackt, musste mich also erst mal anziehen, während mir der Schreck noch in den Gliedern steckte. Dann stürmten zwei Polizeibeamte und drei Steuerfahnder nach oben, nahmen die Schränke auseinander, die ganze Wäsche fiel heraus, und sie warfen alles, was sie fanden, auf einen Haufen. Zwischendurch klopften sie ihre Zigaretten darauf ab - da kann man hundertmal sagen, bitte, ich bin Nichtraucher.

Solche Methoden sind doch wohl eher die Ausnahme.

In Bayern sind die Methoden noch rabiater: In einem Fall, der mir bekannt ist, stemmten Fahnder den Holzdielenboden mit einem Brecheisen auf. Es konnte sich darunter ja eine versteckte Buchführung befinden.

Was sucht die Steuerfahndung bei Ihnen? Hinweise auf Liechtensteiner Stiftungen?

Ich werde als Steuerzahler hierzulande verfolgt wie kein anderer. Der Staat sieht mich als Staatsfeind Nummer eins an - obwohl ich die Steuertricks auch für die Beamten schreibe. Die können sich auch was verdienen. Bei mir stört sich der Fiskus vor allem daran, dass ich vor Jahren einen Verein gegründet habe, den „Bund für Gesundheit", mit inzwischen 10.000 Mitgliedern. Mit diesem Bund will ich die Naturheilkunde und die Gesundheit der Menschen fördern. Damit ist der Verein ganz klar gemeinnützig und von der Steuer befreit.

Das Finanzamt sieht das anders? Der Staat, in diesem Fall das Finanzamt Bergisch Gladbach, kommt ständig mit anderen Argumentationen, um meinem Verein die Gemeinnützigkeit zu versagen. Ich wundere mich schon selber, dass ich noch immer gute Laune habe.

Sie verdienen Ihr Geld mit Steuertricks. Ist das nach Zumwinkel noch politisch korrekt?

Politisch korrekt? Das interessiert mich nicht, bei dem, was sich Politiker heute leisten. Tatsche ist doch inzwischen:
Der Staat schürt Angst. Der Staat trickst. Und der Staat vergeht sich an seinen eigenen Gesetzen.

Inwiefern?

Schauen Sie sich den Fall Zumwinkel an. Grundsätzlich muss das Steuergeheimnis gewahrt bleiben. Wenn nicht, verstößt das gegen die Abgabenordnung, Paragraph 30. Und der Staat verstößt gegen das Strafgesetzbuch, indem er eine verdienstvolle Persönlichkeit an den Pranger stellt und vorverurteilt - Bevor überhaupt ein deutsches Gericht diesen Mann verurteilt hat. Da nimmt der Staat keine Rücksicht. Nur mit dem Ziel, von anderen Bürgern noch mehr Geld herauszupressen, weil die ein schlechtes Gewissen haben. Dabei sollte das schlechte Gewissen auf Seiten des Staates sein. Die Regierungspartei CDU vergisst, dass sie jahrzehntelang mit Hilfe lichtensteinischer Banken ihre Schwarzgelder weißgewaschen hat. Jetzt geht man hin und will Liechtenstein erpressen, einen kleinen demokratischen Staat dem nicht nur Deutschland unfairen Steuerwettbewerb vorwirft wo wir alle froh sein sollten, dass es noch einen Staat gibt, der so wirtschaftet, dass er den Nachkommen keinen Schuldenberg aufbürdet. Auf der anderen Seite nimmt sich Deutschland eines Diebes und Verräters an und bezahlt für dessen Vermögenslisten ein paar Millionen. Das ist Hehlerei und eines Staates unwürdig. Wie heißt es doch: Der größte Lump im ganzen Land - das ist der Denunziant.

Herr Konz, verstehen wir das richtig, dass Sie Steuerhinterziehung billigen?

Wenn Steuerzahlen ein Gesetz ist, muss man sich daran halten - sonst geht's drunter und drüber. Man muss ebenfalls Zumwinkel vorwerfen, dass er sich als Mann der Öffentlichkeit daran nicht gehalten hat. Aber wir müssen auch sehen, dass im Gegensatz zu anderen Gesetzen die Steuergesetze keine sittliche Basis besitzen.

Keine sittliche Basis?

Es sind Gesetze, welche von einem Normaldenkenden weder verstanden noch eingesehen werden können. Gesetze, die früher die Raubritter aufgestellt haben, um gut leben zu können. Fürsten und Könige mussten ihre Mätressen und Gelage bezahlen. Und taten das mit dem Geld der Untertanen.

Noch mal: Ist Steuerhinterziehung also gut?

Es ist ein Vergehen, aber ein sehr verständliches. Es ist ein Schutz gegen die Beraubung durch den Staat. Der Staat besteuert nicht, er beraubt seine Bürger. Früher galt der Grundsatz: Gebt dem Kaiser, was des Kaisers ist. Das waren 10 Prozent. Heute nimmt der Staat bis zu 42 Prozent Einkommensteuer und dazu noch den Solidaritätszuschlag. Und zusätzlich kommt für jeden Bürger die Umsatzsteuer von 19 Prozent obendrauf. Der Staat nimmt von den Bürgern 61 % von ihrem Verdienst für sich und langt dabei sogar zweimal bei den Zinsen zu. Das ist eine unglaubliche Ungerechtigkeit.

Wollen Sie die Steuern abschaffen? Wer bezahlt dann Straßen, Schulen, Sozialhilfe? (Das ist eine typische Totalverblödete Frage dieses Menschen, Journalisten, der nichtmal eine Millisekunde der Zuversicht und Hoffnung in sich trägt keine Visionen keinen Funken Wahrheit .W.Schorat 10.4.2008)

Nein, aber es ist doch eine Frage der Höhe. Würde der Staat zehn Prozent des Einkommens fordern, würde gewiss jeder sagen, die bezahl ich gern. Da bin ich dabei und ein Partner des Staates.

Das reicht doch aber nicht für alle Ausgaben.

Es reicht deshalb nicht, weil das Geld nicht ordentlich verwaltet wird und die Steuerverschwendung riesig ist. Der Bundesrechnungshof ermittelt Jahr für Jahr um die 20 Milliarden, die von Beamten und Politikern rausgeworfen werden. Dafür wird keiner bestraft. Da sollte man erst mal anfangen. Außerdem habe ich schon vor Jahren in den „Steuertricks" dargestellt, dass ein deutlich niedrigerer Steuersatz zu machen wäre. Vielleicht nicht zehn Prozent, aber 20 Prozent sind möglich.

Passt Ihr Steuermodell etwa auch auf einen Bierdeckel?

Ohne Problem. Alle werden gleich besteuert. Steuervergünstigungen und Subventionen werden gestrichen. Dafür müssen auch Großfirmen und Großkopfete Steuern zahlen, zudem Kirchen und Gewerkschaften, die bisslang Keinen Cent entrichten.

Gestern war Steuersparen Volkssport - auch angeheizt von Ihnen und Ihren Ratgebern. Heute, im Zeitalter der Selbstanzeigen und Moraldebatten, scheint man sich nicht mehr so recht zu trauen. Ändert sich das Steuerklima?

Das Klima ändert sich nicht. Das ist jetzt eine kleine Aufwallung. Ausgelöst von Neidhammeln und missgünstigen Menschen, die anderen keinen Erfolg gönnen, weil sie selbst erfolglos geblieben sind. Und da sind unsere Beamten, die den Fleißigen Knüppel zwischen die Beine werfen. Diese Leute haben jetzt Oberwasser. Aber es sind alles Heuchler. Jeder, der wie Zumwinkel Kaufhäuser verkauft hat und an seine Kinder und engere Familie denkt, würde das Vermögen in eine Stiftung stecken, also eine juristische, d.h. ewig lebende Person stecken, die von der konfiszierenden Erbschaftssteuer nicht wieder und wieder besteuert wird.

Wirklich? Sie pflegen ein pessimistisches Menschenbild.

Ach wo Jeder würde, wenn er es hatte, sein Kapital nach Liechtenstein bringen oder in die Schweiz. Jeder wünscht sich doch ein Ferienhaus am Meer. Alle streben danach, vorwärts zu kommen. Und wenn der Staat das Geld verschwendet, sagt jeder: Da tu ich lieber was für, dass er nicht so viel verschwenden kann. Ich habe dem kleinen Steuerzahler in meinen Büchern gezeigt: Du kannst dabei an die Grenze gehen. Das ist nur legitim. Schließlich geht der Staat über die Grenze der eigenen Gesetze und der Moralität.

Ihre „Steuertricks" haben inzwischen eine Auflage von acht Millionen Stück erreicht. Eigentlich müssten Sie froh sein über unser kompliziertes Steuersystem, das Sie reich gemacht hat.

Richtig, ich bin dadurch reich geworden, ich habe ein Bio-Haus bauen können mit einem Erdbau-Musterhaus zum Landschaftsschutz, den „Bund für Gesundheit" gegründet und Hunderttausende in dieses Projekt der Klassischen Naturheilkunde gesteckt. Ich habe das Geld in gutem Sinne verbraucht. Das tun die meisten Reichen. Sie geben die meisten Spenden und verhalten sich sehr sozial.

Der Vorschlag, alle Steuervergünstigungen zu streichen, würde ihre Buchverkäufe einbrechen lassen. „Steuertricks" braucht man dann ja nicht mehr.

Darum geht es nicht. Es geht darum, dass wir gerechte Verhältnisse bekommen. Und dass jeder gerne seine Steuern zahlt und nicht vom Staat arm gemacht wird. Wo ist der Feind, gegen den er seine Neunzig Milliarden teuren Kampfflugzeuge einsetzen will? Ich selbst kann auch andere gute Bücher schreiben, wie jetzt über die „Evolutionäre schmerzlose Geburt".
Das Gespräch führte Thiemo Heeg, FAZ"
Soooo, das war weiter einiges zum Thema und Tatsachen von Staat, also Menschen, Finanzämter und Macht anstatt Recht und Demokratie. Hier ist noch ein Bericht aus der Zeitschrift „Natürlich Leben" „Die Revolution beginnt im Garten"

Wir hegen den Garten, und der Garten hegt uns. Aber was von weitem aussieht wie eine Idylle, ist für viele Menschen in Wahrheit der verzweifelte Versuch, ein winziges Stück Erde aus dem großen Krieg gegen die Natur herauszuhalten, ist der Versuch, für sich und seine Freunde Schönheit und Frieden in das Leben zu bringen. Der Garten ist nicht eine Flucht ins kleine Glück, sondern Protest und Widersetzlichkeit, auch wenn es vielen Gartenfreunden nicht so bewusst ist.

Tag für Tag mahnt uns der Garten mit Düften, Farben und Gestalten daran, dass die Erde mit zunehmender Geschwindigkeit der Habgier, der Machtsucht, der Eitelkeit, also der Dummheit, zum Opfer fällt, erinnert uns daran, dass viele Menschen für das persönliche „Outfit' für Urlaub, Autos, für Konsum jeder Art, aber auch für Raketen und Kriege bezahlen müssen, in bar oder mit Leib und Leben. Da erhebt sich Entsetzen und Wut, weil das Gemeinwesen, die sogenannte Politik, durch Eigennutz bis in die Wurzeln (Kommunen) verdorben ist. Wer von den vielen Oberbezahlten Politikern wird seinem Schwur auf das deutsche Volk gerecht?

Ist nicht schon die unverhältnismäßige Höhe deren Bezüge Verrat am Volk? Haben doch diese Leute diesen nicht mehr zu bewältigenden Schuldenberg erzeugt!

Man braucht kein besonders tiefgründiger Denker zu sein, wenn man zu dem Gedankenschluss kommt, dass die von Staatswegen herbeigeführte Oberschuldung bedingte Not, das Chaos und das oft heulende Elend nur dann gebannt werden kann, wenn sich die Besonnenen auf die Grundlagen einer einfachen, natürlichen Lebensführung konzentrieren würden. Kein noch so starker Anreiz des modernen, technisierten Lebensstils dürfte die Menschen verführen können, weil doch dieser gigantische finanzielle Aufwand immer von irgendwem bezahlt (erarbeitet) werden muss. Irgendwer muss sich hinstellen für diesen Wahnsinn und muss das Wertvollste geben, was er besitzt: nämlich kostbare, unwiederbringliche Lebenszeit.

Es wird eine gründlich andere Gesinnung nötig sein, wenn man sein Leben neu gestalten will. Das nämlich setzt voraus, dass man sich in allen wichtigen Bereichen der Verdummungs- - und Verführungsmacht der profanen Welt widersetzt und auch seine Arbeitskraft dauerhaft dem Staat mit seinen zerstörerischen Tendenzen entzieht. Schwarzarbeit soll verwerflich ‚sein? Sind wir nicht zum Widerstand verpflichtet?

Nicht irgendein „Job" ist anzustreben, sondern ein Beruf im Sinne einer Berufung. Leider sind die Bildungsstätten heute weit entfernt von Humboldt und Pestalozzi. Aus Geld- und Machtgier haben die „Verantwortlichen" die Ideale der Volksbildung verraten. Deren Schulen dienen dem Kommerz, sie dienen dem nackten Materialismus und so (symbolisch) dem Teuflischen.

Notwendig ist auch eine weitgehende Konsumeinschränkung auf Waren und Dienstleistungen. Das ist die Forderung unserer Zeit. Nur auf diese Weise gelangen wir zu einer gesunden Lebensgrundlage in dieser kranken, konsumneurotischen Gesellschaft. Ein klares und sicheres Erkennen von Wert und Unwert (Schädigung) wird künftig verlangt, denn jede Ablenkung vom Wesentlichen, ein Sichverlieren in Nebensächlichkeiten, kann schlimme Folgen nach sich ziehen. Aber statt Sicheres Erkennen „glauben" die Leute lieber an irgendwas, denn das ist einfacher. Gerade die Gläubigen (die Juden, Christen, Moslems) haben die Grundlage dieses weltumgreifenden Irrsinns ermöglicht, weil die weitaus meiste Zeit ihre Hirne und Hände von profanen, wenn nicht gar teuflischen Dingen, in Anspruch genommen waren. Nicht der „Geist Gottes" führt(e) diese Gläubigen und ewig Gestrigen, sondern die harten Kommandos der zweifelhaften Sachzwänge geben den Ton an. Diese Leute hängen am Geld und an ihren fragwürdigen Gewohnheiten bis hin zum Fleischtopf, aus dem sie ihre Sucht befriedigen und leben wiederum auf Kosten anderer, der Tiere.

Zu einem Ausbeuter und Zerstörer der Erde muss zwangsläufig jeder werden, sobald er sich in irgendeiner Weise in der technisierten Arbeits- und Konsumwelt und deren Verwaltung betätigt. Mag er auch noch so arglos und mit gutem Willen sein Werk tun die gigantische Apparatur, in welcher alles mit allem und jedes mit jedem in Zusammenhang steht, leistet unaufhaltsam ihr Zerstörungswerk. Sie nimmt keine Rücksicht auf Tugenden, auf Gebete, Glauben, Hoffnung und Liebe. Alle menschliche Tugend wird von der neuzeitlichen Sklaverei („Arbeitswelt" genannt) vereinnahmt und verstärkt so noch die allgemeine Zerstörung. Die Verbrecher der Erde leben davon, dass sie die wirklich guten und hoffnungsvollen jungen Menschen in fragwürdigen Diensten aufzehren.

In Irrtum und Ahnungslosigkeit gefangen, hat der Mensch sich selbst allmählich in Umstände hineinmanövriert, die seine Versklavung an schädliche Gewohnheiten so tief eingefahren haben, dass er heute die bösen Auswirkungen, die zermürbenden Nöte und Plagen, für unabänderliches Schicksal hält. Die ganz realen Zusammenhänge werden den Menschen nicht mehr klar bewusst. Es ist vieles nur noch dumpfe Daseinsnot und wird auch als solche empfunden - diese sei nun einmal- so glauben es die Gläubigen - auf der Erde von jeher gegeben, die Erde als „Jammertal" im römisch-christlichen Sinn. Eine wirksame Abwehr dieser so tief eingedrungenen Übel im menschlichen Bewusstsein ist schon deshalb schwierig, weil für eine gründliche Besinnung die erforderlichen günstigen Lebensverhältnisse schon lange zerstört worden sind. Die Menschen heute arbeiten weit mehr als die Hälfte ihrer Zeit nur für die „Volksvertreter" und deren Verwaltung. Wer heutzutage ein Grundstück besitzt, wird zu jeder Gelegenheit von diesen teuflischen Mächten angezapft mit Grundsteuer (jedes Jahr!), Grunderwerbsteuer, Erbschaftssteuer, Schenkungssteuer usw. Mit welchem Recht kassieren die „Volksvertreter" immer wieder Geld für etwas, das ihnen gar nicht gehört? (Es geht in Wahrheit in der Politik und Staat nur um Macht über und gegen die Menschheit. Denn diese Systeme sind aus diesen früheren Blut Bad Raubsäugetieren entstanden und sollen auch weiterhin so unangefochten aufrechterhalten werden. Die Menschen in einer Demokratie sind alle getäuscht sie sollen so wie Plato es machte, Sklaven bleiben für eine „Herrschaft". 11.4.2008 W.Schorat)

Trotzdem: Alle unsere Bemühungen bleiben ohne Sinn, solange wir uns nicht entschließen, den einen vernünftigen Weg zu gehen, nämlich mit aller Kraft und Hingabe sich einen kleinen oder größeren Lebensraum zu schaffen, in dem die geistige Gewalttätigkeit weitgehend abgeschirmt ist und die den Menschen zu Ruhe und Frieden kommen lässt. Die eigene Anspruchslosigkeit ist dabei der beste Schutz vor Räubern! An einem Garten gehen Verbrecher vorbei, weil es nichts (außer Gemüse und Obst) zu holen gibt. An vielen Gärten gingen auch Weltkriege vorbei.

Der denkende und fühlende Mensch ist aufgerufen zu einer Revolution seiner Lebensweise. Nahe liegend ist dabei ein Gartenland und dort die ständige Mehrung der Fruchtbarkeit. Nicht die aus Geltungssucht und Profitgier hervorgebrachten Machwerke sollen gepflegt werden, sondern das, was von Natur aus die Schöpferkraft auf die Erde gebracht hat, das, was Leben in sich birgt und deshalb allein heiliges und menschenwürdiges Dasein ermöglichen kann.

Was die verirrte Menschheit dringend benötigt, ist eine Aufklärung, die ohne viel reden und kunstvolle Rhetorik hinweist auf die einzig richtige und somit segensreiche Lebensweise im Garten und damit auf das Werk des Friedens. Ein mutiges Handeln tut Not. Welthungersnot ? Das meiste Land der Erde liegt brach oder wird durch Viehwirtschaft und Bodenspekulation fehlgenutzt. Also erkennen wir: Die Revolution beginnt im Garten.

Literatur:
Zum natürlichen Gartenbau gibt es reichlich Literatur, aber allgemein ohne die Forderung nach freiem Bodennutzungsrecht.
Karlheinz Baumgartl Oberhaus, 84367 Zeilarn Tel. +49 (0) 85 72/388 www.cosmopan.de e-Mal: info@cosmopan.de „ Ende Zitat.

Soo, weiter mit meinem Text oder die Klon Schweinchen alles auf Mord aufgebaute Technik die diese Propheten des falschen der Medizin der Materialisten Schweinchen, eine allgemeine VerrücktmachungsGENsenilität.

Ist das etwa „christlich" nein. Satanisch ja. Faschistisch ja.

Oder die amerikanische FED-Bank. Totaler Betrug. Total. Und die so wunderbaren intelligenten Amerikaner sie werden abgezockt bis zum umfallen, selbst im fallen noch.

Hier noch mal aus Jan van Helsings Buch „Geheimgesellschaften" ein Auszug zur FED. Entsprechende Anmerkungen zur heutigen Situation.

1982 nannte das US Finanzamt den Schuldenbetrag von rund 1,070,241JOOO,000. Dollar. Die FED sammelte also rund 115,800,000,000. Dollar Zinsen ein in nur einem Jahr von den amerikanischen Steuerzahlern. Diese Zinskapital geht ganz alleine in die Taschen der FED und damit zu den internationalen privaten Bankiers. 1992 waren die Obligationen die durch die FED gehalten wurden bei rund 5,000,000,000,000. Dollar, und die Zinszahlung der Steuerzahler steigen ständig. Und dieses ganze Vermögen hat die FED geschaffen indem sie der US Regierung Geld verleiht und dafür hohe Zinsen kassiert das die FED an und für sich nur Farb- und Druckgebühren kostet. Das ist der größte Schwindel in der Geschichte der USA und kaum einem fällt es auf. Dazu kommt das die FED durch die Obligationen der US Regierung das Pfandrecht staatlich und privat auf den Grundbesitz der gesamten Vereinigten Staaten von Amerika hat. Zahllose Gerichtsverfahren waren bisher ohne Wirkung um das Federal Reserve Gesetz rückgängig zu machen. Es gibt auch rechtlich keinen Weg für die Bürger das Geld zurückzubekommen da die FED keine Abteilung der US Regierung sondern eine private Einrichtung ist. Angeblich ist die FED verfassungsrechtlich nicht erlaubt und damit gar nicht existenzberechtigt. Neun US Staaten haben deshalb bereits Staatsverfahren laufen um die FED aufzuheben".

Köstlich nichtwahr, einfach himmlisch wie die Menschen abgezockt werden durch Raubsäugetiere und Anwälte und Gerichte.

Ich kann darüber wirklich herzlich Lachen.

Amerika der Beschützer der Demokratie, ho, ho, ho. Dann bin ich Gott persönlich. Und auch Gott individuell.

So, ich mache noch einen kleinen Mix aus einigen Infos die ich gelesen habe in der Zeitung und dann bereite ich das Finale vor.(Ich habe aber heute am 11.4.2008 entschieden, das ich noch ein Band ZWO schreiben werde, denn diese satanischen Einflüsse in den Gesellschaften sind zu Enorm, das sie einfach so mit einem Buch abgespeist werden können.)Ich las zum Beispiel das Wellensittiche von Wissenschaftlern mit Sonnenöl an bestimmten Federstellen bestreicht wurden weil die Federn unter Licht fluoreszierende Eigenschaften haben und so besonders leuchtend auf die Geschlechter wirken. Natürlich haben dann diese Wissenschaftler herausgefunden dass ihre Artgenossen diese Wellensittiche mieden weil deren Gefieder nicht fluoreszierte, leuchtete. So, der unbeschreiblich logische Schluss dieser Wissenschaftler war, das die Federn auf dem Kopf der mit Sonnenöl eingerieben war und den Wangen ein adaptiertes Signal bedeutete und bessere Partnerwahl bedeutet ... Das aber das Öl den Wellensittichen nicht passte weil ein Wellensittich so was nicht benutz ist diesen wissenschaftlichen Vollidioten wohl nicht in den sinnlosen Sinn ihres materialistischen Blödi-Gehirns gekommen. Ja oder diese Kampagne mit C&A da wird ja gut sichtbar das die Wettbewerbsdirektion ein Monopol der Monopolwirtschaft ist, die dafür sorgen will das eben kein Wettbewerb ist. Es ist einfach nicht durchschaut worden, das die Monopolisten, längst ihre Bereiche in der Gesellschaft angesteckt haben ,und dann Scheinorganisationen gründen Öffentlich Rechtliche Staatliche, und dann aus dieser Perspektive auf andere, nämlich deren Mitbewerber schauen und sie unter dem Deckmantel von „Gleichberechtigung" in eine Verblödungssituation bringen. Alles Betrug Lügen. Die Monopole wollen ja Faschismus und Staatsmonopole damit sie keine Konkurrenz haben keine freie Wirtschaft. Ist das christlich, nein. Die Wettbewerbshüter sind allesamt Organisationen wie die FED die Wettbewerb nicht wollen, kriminelle Organisationen sind das. Oder die Korruption in der Gesundheitspolitik wo die Gesundheitspolitik durch Ablasshandel wie beim Papst gemacht wird damit die Seele rein wird, ho, ho, ho, wo der Verband forschender Arzneimittelhersteller 400 Millionen an die Regierung gezahlt hat um keine 960 Millionen zu zahlen. Welcher Maßstab, warum nicht 250 Millionen, welchen Maßstab hat das Pharmamonopol IG-Farben und Rockefeller Syndikat da angewendet. Überhaupt ihr seht wie und was Politik ist, gar nichts, es sind dumme, dumme, Raubsäugetiere geblieben das macht sich nun bemerkbar weil sie keine andere Entwicklung gemacht haben, außer fressen trinken große Worte jonglieren und ihr Glücksspiel als Politik zu vermarkten. So wird die Weltgemeinschaft keine erfreulichen Ziele machen und keine echte Demokratie erleben. Ach Ja, die gibt's ja nur in den USA

Oder ein Bericht in der „Welt". Die schleichende Gefahr, nein, die schleichende Bedrohung. Da ging's um den Lebenszyklus des Fuchsbandwurms und da wurde von einem Hans Bewersdorff berichtet wie ungemein gefährlich dieser Fuchsbandwurm ist. Bestimmt im Kopf seines Büros da ist der am gefährlichsten ins einer Tierfantasie, ist er sogar enorm gefährlich.

Dem empfehle ich mal den Gesundheitskonz zu lesen. Franz Konz schreibt da amüsierliche Dinge die den Gesundheitsängsten Betreiber gar nicht passen werden. Die einfach in ihren Büros sitzen und dann aufgrund ihrer ein und eins Logik nun auf einmal die gesamte Menschheit gefährdet ist und womöglich gleich die gesamte Menschheit zu Impfen gezwungen wird, so verrückt sind die doch heute geblieben.

Da müsste ich mit meinem göttlichen Körper schon 8 mal gestorben so wie ich im Wald herum esse und abpflücke und nicht wasche und Brombeeren und Pilze die roh gegessen werden und Himbeeren, und Pflanzen, natürlich ist dieser Wurm von Gott dazu geschaffen worden die gesamte Menschheit zu infizieren. Also Franz Konz lesen. Dann las ich „ Ein Konkursrecht für Staaten kann viele Probleme lösen". Wer an die Falschheit des Geldes glaubt wie diese Gläubigen. Aber ich glaube nicht an Illusionen und Betrug an die Tiermentalität der Menschen. Wer daran glaubt muss leiden.

Dann ein weiterer Bericht „Das Schächten muss europaweit verboten werden". Es geht da um Religionsfreiheit. Das ist bloß keine Religion. Aber eine Religion so wie sie in Wahrheit ist, nämlich auf Töten aufgebaut, also Lüge Betrug und Unwahrheit. Moslems wollen dem Tier einfach so die Kehle durchschneiden. Sendet sie zurück nach Moslemischtown woher sie kommen. Das sag ich dazu. Seid Tolerant und lasst sie Reisen, übernehmt aber nicht deren Betrug deren Ignoranz, deren Bösartigkeit. Das gleiche mit dem Koscherwahnsinn von Wahnsinnigen ausgeführt. Das sind allesamt noch verrückte. So wie Speisen im Judentum Koscher sein müssen, verlangen die meisten muslimischen religiösen Autoritäten auch von Muslimen die Schächtung von Tieren, also die Tötung durch Ausbluten ohne Betäubung.Aber wie Jesus ja schon sagte: Gott vergib ihnen denn sie wissen nicht was sie tun. Schächten muss weltweit verboten werden. Töten überhaupt. Fleischfressen muss weltweit aufhören. Wenn ihr nicht noch weiterhin Raubtiere bleiben wollt und Atombomben zum Nachtisch bekommt. Oder Kugel und Vergiftung mit Erdbebenkompott.

Dann las ich noch was von Meister Eckhardt Preisträger, dem US Philosophen, ja er wird so genannt Richard Rorty. Mein Gott ist der bescheuert. Er sagt es gibt keine übergeordneten Wahrheiten oder Wahrheit und das die Kirchen die Religionen sich damit gut tun würden denn sie würden sowieso gegen die Wissenschaft verlieren. Aber Wissenschaft ist selber noch Aberglauben oder Täuschung. Dann schrieb da der Schreiberling in seinem totalen Wahnsinn folgendes: „Vielleicht kommen die religiösen Ansprüche gerade durch den Verzicht auf Wahrheit zur Geltung".

Hier kann ich nur zu sagen, egal in welchem Bereich es torkelt, ohne Wahrheit seit ihr bloß Halbaffen.

Was noch?

Ich las einen Artikel in der Zeitung über die Globalisierungskritikerin Noreena Hertz. Ihr Buch: „Wir lassen uns nicht kaufen". Ein Interview mit ihr. Darin sind einige klare Erkenntnisse von ihr zum Beispiel das mit den jetzigen Institutionen, sprich Raubmenschen die dort arbeiten, sich keine wirklichen Reformen machen lassen. Sie erwähnt da zum Beispiel die Welthandelsorganisation. Das hat sie gut erkannt, denn die WTO ist ja in Wahrheit eine kriminelle Organisation der Monopolmentalität die alles andere Platt klopfen und zerstören will aufgrund von Geldgier und Machtgier. Auch ihre Kritik an die Politiker der Welt ist schon ganz gut, das Politiker Menschen in Wahrheit betrügen. Sie sind bloße Schmarotzer die von Steuergeldern leben in deren Sinne und Denke jedenfalls. Weil die Politiker in erster Linie die Interessen der Industrie vertreten. Das stimmt, das war schon immer so, auch als die Menschen dem Halbaffentum noch näher waren, als sie noch in Höhlen hausten und auf Bäume kletterten. Es waren immer die Interessen der stärkeren, sprich des Tieres. Denn im Tierreich herrscht das Prinzip, zuerst an sich selber denken. Gut erkannt hat sie auch das die Prinzipien der repräsentativen Demokratie in Wahrheit nicht vorhanden sind. Die Politiker lassen sich Wählen aufgrund von Lügen und Scheinwahrheiten und repräsentieren dann aber immer die Industrie oder ihre eigenen dummen stumpfen Ignoranz Fähigkeiten. **Deswegen sage ich immer noch, vergesst die politischen Systeme und macht eure Sache ohne Politiker**. Das ist genauso wie ihr es schon geschafft habt euch von den Priestern zu verabschieden und deren Verlogenheit und Dummheit. Ihr könnt auch ganz leicht von den politischen Systemen verabschieden. Selbst eine Demokratie ist bloß eine Farce, vergesst nicht Plato war bloß ein Philosoph mehr nicht er war weder erleuchtet ein Heiliger oder erwacht. Er war selber Sklavenhalter. Geht euch damit kein Licht auf. Solche Mentalitäten können noch keine Wahrheit repräsentieren.

Die wissen gar nicht was das ist. Philosophen „Denken das bloß".

Weltsozialorganisation lese ich da in dem Bericht über sie. Nun gut. Wenn jeder Mensch selbstverantwortlich wäre und der Wahrheit verpflichtet und alles was dann damit zusammenhängt, wäre jede Form von Politik überflüssig. So wie sie es heute ja schon ist. Denn überflüssig bedeute ja auch von flüssigen zum gasigen Zustand, und dann wäre es nicht weiter zum geistigen Zustand, mal so gesehen. Aber von der Vergeistigung sind politische Raubsäugetiere Meilenweit entfernt. Sie wollen Ämter und Positionen. Das ist genau das gleiche wie Ärzte, sie wollen als Raubmensch die Position und die Anerkennung die von den dummen diesen Raubmenschen damit entgegengebracht wird. Das ist gute Täuschung und verschleiert den Fakt das Ärzte Täuscher und Trickser sind und eine Geldsekte sind. Mehr nicht. Nicht alle aber die meisten. Da zum Beispiel viele Institutionen und Organisationen und Berufsgruppen auf der falschen Idee aufbauen auf Irrtum sozusagen kann das Resultat auch nur Irrtum sein. Das zeigt sich in der Physik und deren Weg. Die erforschen fälschlicherweise materielles Leben die Materie wie sie es nennen die Physik eben, das aber genauso endet wie es anfängt nämlich im namenlosen Nichts. Ihr Urknallwahnsinn eben. Irrtum im Denken spiegelt sich im Irrtum der Tätigkeit wieder. Wenn ich alleine an den gigantischen Irrtum der Ärzteschaft mit ihrem Moloch Satanisten der petrochemischen Industrie denke der total auf dem Irrtum aufbaut und das Resultat sehe in der senilen Heilarie der Ärzte mit ihren Giften und ihrer Unwissenheit über die Natur und deren Pflanzenwelt Heilkräfte und dem Sinn der reinen Nahrung. Da schleudert's einem den Mond von den Fersen. Heute gibt es mehr Kranke und dahin siechende als jemals zuvor. In 100 Jahren sind die Krankenkosten hundertmal mehr.

So hätten's die auch gerne. Deren Irrtum im Denken liegt darin das sie glauben aus ihren künstlich nachgemachten Stoffen wären identische Naturprodukte gemacht. Aber naturidentisch ist nicht natürlich, es ist immer der Irrtum, so, deren Denken wird ohne Zweifel zur Zerstörung der Gesundheit führen, der physischen natürlich, denn die wahre Gesundheit das was du wirklich bist ist davon ja nicht beeinflusst. Es wird nur dein Raumanzug lädiert, dein Taucheranzug, genannt menschlicher Körper. Du selbst bist ja in Wahrheit das unsterbliche Göttliche.

Da deren Denken falsch ist ein Irrtum, mit dem ständigen betrachten des Daseins als etwas materielles körperliches, als etwas was anfängt und aufhört das Geburt und Verfall und Auflösung hat, dann kann nur Irrsinn auf der Erde unter denjenigen sein die das glauben und denken und leben. Die Resultate sind ja sichtbar.

Da also der größte Teil der Raubmenschen immer noch diesen falsche Sichtweisen und Denkformen verhaftet ist wird auch das Resultat so sein, falsch, vergiftet und verlogen und betrügerisch und nebulös und verlogen.

Aber Leben ist ausschließlich Gott das Göttliche es ist weder embryonisch oder samenmäßig weder vom Ei noch vom Genwahnsinn abhängig. Es ist unendlich. Da die Ärzte zum Beispiel sogar an Krankheit glauben ist eine totale Niederlage das Resultat, total, es werden immer mehr Kranke dadurch gezüchtet. Da sie selber, die Ärzte, nicht wissen wer und was sie sind und an den falschen Gedanken festkleben. Das Gemüt ihres Tieres das sie geblieben sind baut sie auf Generationen und Generationen von falschem Denken auf, total falschem Denken und verursacht so die Gewissheit der Krankheiten die sie dann weiter übertragen, durch ihren stupiden Glauben. Ärzte sind dumm, ignorant, und verblödend.

Da selbst ihr Ärztegott der Grieche Hippokrates sein Denken falsch hatte ist auch deren Aktion falsch. Noch mal, wer an die Götter glaubt geht fehl, total, die Vielgötterei ist Chaos, Lügen und Betrügen, Mord und Totschlag.

Gleiches erzeugt gleiches.

Wo das Göttliche oder Gott keine Rolle mehr spielt im Denken und Handeln und in der Suche oder als Anfang des Denkens und dem damit verbundenen Aufbau, ist alles Totalschaden. Es ist ein totales zerstören damit verbunden ein totales verblöden und verbluten und Verrückt sein damit verbunden.

Ohne Ausnahme.

Es gibt dann weder Logik, Verstand, Vernunft noch Liebe. Es gibt dann weder Klarheit, Wahrheit und echte Menschlichkeit. Sondern das was heute weltweit sichtbar ist, Schwachsinn und Betrug und Ausbeutung und Kriege.

Die Denkerei die sich schon von einer materiellen Grundlage gelöst hat aber noch nicht durch die Wahrheit Jesus oder Buddhas oder anderen Wahrheiten belehrt worden ist, wird durch die befreite Freiheit zügellos, und damit Widerspruchsvoll und mörderischer werden. Aus den materiellen Quellen fließt kein Heil für die Evolution der Menschen. Da gibt es kein Heil gegen Leid, Tod und Chaos oder Terroristen wie es heute ja dran ist.

Die Terroristen sind selber Wahnsinnige aber deren Verfolger sind auch Verrückte Materialisten.

Das sterbliche Denken beider Seiten hat keine Basis in der Wahrheit Jesu, der Kranke heilte, Tote wiederbelebte und Blinde sehend machte und vom Tode wiederauferstanden war um zu zeigen das die Wahrheit lebt nicht die Materie der Körper das sehbare.

Der Irrtum der Menschen und ihrer Hitlers oder Führer wie auch immer hat keine Basis in der Wahrheit. Es muss aber seine Basis in der Wahrheit haben sonst wird Glück, Gesundheit, niemals allgemein noch Harmonie die Norm des Menschen.

Wer denkt er sei sterblich der ist ungebildet und irrsinnig unklar der wird andere unweigerlich in seinen Irrsinn ziehen und alles was damit aufgebaut wird.

Heute redet man wieder von Bildung aber wer wird die sterblichen dann Bilden etwa sterbliche. Was kann das für eine Bildung sein, keine natürlich. Es sind bloß die Ziele des materialistischen Gemüts, der Banken der ignoranten Wissenschaften oder Religionen.

Das ist keine Bildung. Wer seine Bildung auf Jesus aufbaut und auf die geistige Wahrheit der hat Bildung und kann damit die Wahrheit erlangen die Wahrheit seiner selbst und die Göttliche Wahrheit. In Wahrheit gibt es nichtmal eine Sterblichkeit oder irgendetwas Sterbliches weil das Göttliche ja unsterblich und Ewig ist. Und daraus kann ja nur das gleiche kommen. Denn die Einheit von Makro und Mikrokosmos ist in der Vielfalt ihrer Formen von den Galaxiengrößen bis zu den Größen der Feinsten Mikrowesen aus denen der menschliche Kosmos der Körper aufgebaut ist, aus einer gigantischen Menge von Kleinstwesen aufgebaut, die zusammen das Bild des menschlichen Körpers abgeben, rein sinnlich, aber in Wahrheit ist das eine Zusammensetzung von vielen, vielen Billionen Lebewesen die alle ihr eigenes Leben haben und alle ununterbrochen mit der Wahrheit Gottes eins sind.

Zu jeder Zeit kamen Erwachte auf die Erde um Wahrheiten dazustelle und aufzuwecken, und zwar immer mit soviel an Wissen und aufzeige Möglichkeit wie verstanden und einigermaßen nachvollzogen werden konnte. Die physischen Welten werden heute als Gottes sekundäres Bewusstsein beschrieben und die spirituellen Welten als Gottes erstes Bewusstsein, wohlbemerkt Betonung liegt auf Bewusstsein. Nicht Gott selber. Aber die Schöpfung steht auf einer geistigen Grundlage. Die Einsicht der Vollkommenheit wird verloren wenn der Gottesbegriff das Göttliche beiseite gelassen wird, wie es die Wissenschaft macht und die Ärzteschaften und viele andere heute die sich allesamt selber verblöden und dann behaupten das die Vollkommenheit das Göttliche der Urheber von etwas Üblem sein könnte etwas Unvollkommenem. Das Gott sogar die Macht zum Bösen verleiht oder die Fähigkeit zu irrigen Ansichten. Das ist totaler Schwachsinn. Der aus der Verneinung der geistigen Grundlage entsteht. Jesus wusste das Gott das Leben der Menschen ist und das Leben in allem.

Die gesamte Begriffswelt der sterblichen Menschen oder ihres sterblichen Gemüts ist allesamt falsch und bindet an das falsche. Vögel sind in Wahrheit keine Vögel und Bäume sind in Wahrheit keine Bäume und Menschen sind in Wahrheit keine Menschen und so weiter weder noch ist die Sonne die Sonne und die Erde die Erde. Wenn diese falschen Annahmen also das Falsche das angenommen wurde wie ein falsches Kleid getragen wird, zerstört werden oder durchschaut werden, dann wird auch das Göttliche erkannt werden deiner selbst und das Ewige.

Die Harmonie in der Menschheit wächst in Relation zur Vergeistigung der Menschen die Intelligenz wird weiter und leuchtender, und wenn er heute sofort alles über Tod und Leiden und Schmerzen vergessen könnte würde es diese Leiden auch nicht mehr geben, ja er würde dann sogar seine abgehackten Glieder wieder nachwachsen sehen und seine geistige Erschaffung seiner selbst erkennen. Er würde seinen Körper selbst reparieren verändern und sogar wenn er will sich von der physischen Geburt unabhängig machen und je nach Zustand aus sich selber ein neues Formengeschöpf zeugen. Das wird alles kommen. Das ist der Sinn der Göttlichen Schöpfung zu sein wie das göttliche selber.

Es wäre ja völlig unlogisch wenn das nicht der Sinn wäre, denn wenn das Göttliche Wesen erschaffen würde, die was anderes als er es selber sein würde sozusagen minderwertiger oder Übel oder satanisch, dann wäre das ja auch solch eine Gottheit, und damit keine Gottheit.

Ich habe mal gelesen dass die wahren Erleuchteten in weltlichen Angelegenheiten nie Position bezogen und keine Konfliktparteien unterstützten. Aber wenn ich das so lese und nachdenken dann fällt mir auf, stimmt, das kann das sein, das geht doch gar nicht, denn egal welche Reaktion, Handlung oder keine, es ist immer eine Aussage, auch das Schweigen oder der Nichtbezug in Konfliktparteien, es ist eine Aussage. Da Kommunikation nicht bloß über die Sprache gemacht wird, und Einsicht ohne Äußerung auch eine Aussage ist auch wenn Stille ist. Ja sogar wenn nun die zwei Parteien ihre Konflikte haben, so ist trotz der wahren Erleuchtung, dann ein gewähren dieses Konflikt vorhanden, deswegen sind die Wahrhaftigen, Erleuchteten, heute zu Teilnahmen und Aktivitäten mehr gefordert als es die nobelsten Gedankenwelten auch vormachen wollen. Das Ideal ist nicht die Wahrheit, vergesst das nicht.

Und das was du bist ist ja sowieso unsterblich, wieso dann nicht teilnehmen. Das Ursache Wirkungsprinzip besteht nur auf der oder bis der Kausalwelt weiter nicht.

Oder.

Die Unsterblichkeit bedeutet aber nicht das ewige Göttliche Allmächtige. Sie ist ja auf das Individuum bezogen, das seine Reise durch die Göttliche Schöpfung macht. Und die ist grrrrrooooß.

Es wird davon geredet und geschrieben in den Veden und anderen Schriften und Lehren, das Ziel des Lebens sei es über die Polarität des Guten und Schlechten Karmas hinauszugehen. Ich schaue mir zum Beispiel das Ying-Yang Symbol an. Das Tao ist der Kreis. In ihm sind die so genannten Polaritäten, Ying-Yang. Also wäre der Kreis die Gottheit. Dualität muss es geben sonst gäbe es keine Bewegung sie geht aus dem allmächtigen Göttlichen heraus und ist zuerst keine Dualität da zwei Seiten des gleichen oder sagen wir mal, zwei Faden oder Energiestränge oder Göttliche Richtungen, aus dem Kreis als Symbol natürlich herauskommen. Das ist dann die Dreieinigkeit, die Gottheit plus zwei Energierichtungen oder Fäden oder Fähigkeiten oder Seinszustände oder was auch immer, aber es ist dann jedenfalls eine Dreieinigkeit. Das sind Ergänzungen keine Polaritäten.

Diese zwei Richtungen laufen eine zeitlang aufeinander zu, bis sie völlig nebeneinander zusammenkommen, und eine so genannte Energielinie darstellen und diese Energielinie geht durch sämtliche geschaffenen Welten, sei es die spirituelle Welt, die Kausalwelt die Mentalwelt die Astralwelt und die physische Welt, und trifft immer weiter sozusagen reduziert in ihrer Energiefrequenz oder runtergedreht durch die ganze Linie der Chakren endlich auf die mehr bekannteren Chakren das 14-13-12-11-10-9-8-7-6-5-4-3-2-1 im menschlichen Raumanzug oder Körper oder Taucheranzug für die dreidimensionale physische Welt ein.

Diese Chakren sind zugleich die Größe deines Körpers, bis du dich zurück verkörpert hast und wieder das ursprüngliche Göttliche bist das du in Wahrheit immer warst. Bloß dein Bewusstsein ist zur Zeit fast total auf den menschlichen Körper fixiert, und deswegen kommt es einem so vor als ob man bloß dieser Mensch wäre, dieser Kosmos Mensch dieser Mikrokosmos, was bloß eine zeitweilige Erfahrung ist auf dem Weg der Evolution der Formen die das physische Weltall verändert.

Wieso ich das weiß?

Als ich in Berlin lebte und in den zwanziger Jahren war und damals bei der US Armee arbeitet als Bauzeichner, beschäftigte ich mich mit vielen Fragen wer bin ich was ist Unendlichkeit, das war alles intensives Suchen und verlangte nach Wahrhaftigkeit in den Antworten. Eines Tages wurde mir in einem Bild gezeigt wer ich in Wahrheit bin und was Unendlichkeit ist. Ich verstand sofort, und hatte beide Fragen beantwortet bekommen. Ich bin das Göttliche das zurzeit hier auf der Erde mit diesem Bewusstseinsniveau das mir zueigen war in diesem Körper ganz stark reduziert abgebremste Energie sozusagen lebt und waltet. Der Mensch der ich war, war eine Identifizierung mit dem Körper, obwohl ich schon Jahre zuvor dahinter kam das konnte nicht alles sein da aus der Göttlichen Quelle nur das Göttliche kommen konnte und das Göttliche Ewig sei und unsterblich, ich also nicht der Körper seien konnte aber mir damals schon klar das ich das Göttliche sein musste, es ging gar nicht anders, alles andere wäre total unlogisch und Unvernünftig und auch Unklar.

Mir wurde das Bild Eindimensional gegeben. Stellt euch das Bild vor, da ist ein großer Kreis. In der Mitte des Kreises ist dein Körper. Du. Oben direkt am Kreisrand über dem Körper, kamen links und rechts in einem Radius jeweils eine Linie hervor die dann jeweils nach unten führten bis sie sich zu einer Linie vermischte und dann sozusagen durch alle anderen Welten der Schöpfung hindurchgingen bis sie in den Kopf deines Körpers einging. Und unten am untersten Chakra endete.

Das war das Bild das ich bekam.

Da Leben ja nur das Göttliche ist und nicht der Körper, war also die Verbindung direkt zum All-mächtigen Göttlichen. Das hat jeder und ist jeder und jedes Wesen oder jede Form.

Wer zum Beispiel, nun, da ich als Mensch im Mittelpunkt des Kreises stand dort von dem Mittel-punkt einen Kreis ziehen würde indem der Mensch steht der hatte sozusagen die physische Schöp-fung, die ja bekanntlich gigantisch ist. Wer dann einen größeren Kreis zieht der hatte die Astrale Schöpfung, der nächst größere Kreis wäre die Mentale Welt und der nächst größere die kausale Welt bis zur spirituellen Welt. Es ist nun gut erkennbar dass diese Welten alle um ein vielfaches größer sind. Allah Akhbar oder so ähnlich. Gott ist groß. Das kannst du wohl sagen, nun auf der Reise vom ursprünglichen Göttlichen als der Sohn Gottes oder die Tochter Gottes. Obwohl da ja keine Geschlechter vorhanden sind, denn das was du bist, ist ja weit, weit, erhaben über Geburten und dergleichen. Das ist der Erschaffer dieser Prozesse. Wenn du dann also den Weg durch die Schöp-fungswelten machst als Göttliche Seele sage ich mal, dann bekommst du einen spirituellen Körper für die spirituelle Welt. Wenn du dann in die Kausale Welt eintrittst bekommst du darüber noch den Kausalen Körper. Wenn du in die Mentale Welt eintrittst dann bekommst du den Mentalen Körper und wenn du in die Astrale Welt eintrittst dann bekommst du noch den Astralen Körper bis du schließlich den physischen Körper bekommst durch den Weg der menschlichen Geburt.

Wenn du nun deinen Weg zurück machst oder vorwärts wie auch immer man das sehen will, dann legst du in den jeweiligen Welten den Körper ab von der Welt die du verlässt, bis du wieder bei dem total körperlosen angelangt bist.

Das ist was die Alten und Neuen Meister auch lehren und mitteilen wollen. Das hatte Buddha, Krischna, Mohammed oder Jesus gelehrt und mitgebracht und das lehren alle Meister die die Wahr-heit verwirklicht haben wie es so schön gesagt wird.

Buddha beschreibt zum Beispiel im Surangama Sutra wo er sagt dass sei seine „Höchste Lehre" die Lehre vom transzendentalen Ton und vom transzendentalen Licht, dass jeder Buddha vor ihm und nach ihm diesen Weg gehen muss und ging um dieses Ziel das ich zuvor beschrieb zu erreichen.

Und wie in allen Welten oder Weltteilen sind die Herrscher vorhanden die Regenten und derglei-chen. Sie sind den Meistern bekannt, denn nur sie haben die Erlaubnis diese Schöpfungsregionen zu durchreisen, da sie sozusagen die Botschafter Gottes auf der Erde sind. Sie haben den Immunitäts-pass sagen wir mal, oder die Codes.

Es gibt das Buch "Pfad der Meister" von Julian P. Johnson ISBN-3-7699-0444-3, da wird dieser Weg beschrieben.

Die ganze Yoga Serie des Klangstroms gehört dazu. Klangstrom ist gleichbedeutend mit Heiliger Geist aus dem die gesamte Existenz aufgebaut ist und für die normalen Sinne nicht erkennbar ist. Aber die Seele findet mit ihm den Weg zurück oder schafft es damit weiter zu kommen. Obwohl das für mich noch nicht so klar ist! Denn wenn die Seele ja das Göttliche ist, wieso braucht sie da Hilfe irgendwo hinzufinden. Also da ist bei mir noch Nachholbedarf das zu verstehen. Es kann sein das so was nicht stimmen kann! Die Seele oder das Individuum, also das Ewige meine ich wozu braucht das einen Führer, naja. Also ich bin da sehr, sehr, sehr, Skeptisch, denn gelinkt wird man heute Kontinuierlich. Aber ob „gelinkt" oder ob „gerechts" das ist mir so Grün wie Gelb, und hat mit mir überhaupt Nixxx und Mehrnixxxx zu tun.

Die Meisterin Ching Hai lehrt auch den Klangstrom Weg. Sie nennt es die Guan Yin Methode. Aber das ist bloß ein chinesisches Wort für die gleiche Lehre. Zu alldem gehört wesentlich mehr als hier beschrieben wird, das ist ja klar. Von Ching Hai gibt es das Buch in Deutsch, „Ich bringe euch Heim", ich glaube das habe ich vorher schon mal erwähnt ok, dann noch mal, ISBN-1-886544-04-2, kann auch unter Berlincenter @ Hotmail. com bestellt werden oder unter Ching Hai @ aol.com oder Österreich Ching Hai Vienna @ hotmail. com.

In der heutigen Gesellschaft werden die Menschen ja sozusagen ignoriert ignorant gehalten. Die ganzen Abmahnvereine gehören zu dem System. Viele sind staatlich also privat denn die Gesetze sind ja von einigen für ihre Zwecke gemacht worden und werden dann aber so dargestellt als ob sie für alle wären. Das ist total falsch, denn alleine weil es diese Abmahnvereine gibt ist es ja schon eine Parteinahme also ein Monopol um genau das durchzusetzen, somit sind alle diese materialistischen Monopole betrug an der Wahrheit. Sie wollen die Wahrheit nicht sehen, hören, und zulassen. Es ist die Macht der Ignoranz die sich eine Demokratie vorschiebt und dann über ihre Organe die Kastenbeamtentümer und anderen Vereinigungen ihre Ignoranz jedem aufzwängen. Das ist heute Realität. Das nenne die auch Realität. Das können sie ja machen, aber sie müssen ihre dummen Abmahnvereine auflösen, und vieles mehr, denn das zeigt ja ihre blöden Ziele.

In dieser Gesellschaft sind die sekundären Eigenschaften wie Bildung, Gehorsam, Reichtum, Ehrgeiz, gewürdigt, weil das der Sicht der Ignoranz entspricht. Die können nicht anders, auch wenn gesagt wird sie wissen genau was sie tun. Aber wenn sie wüssten wer sie sind, im Sinne sich selber erfahren haben, dann sind alle diese Eigenschaften ein Witz, ein armseliger Witz, aber so ist es nun mal hier auf der Erde.

Gut erkennbar ist der Weg ihrer Mentalität heute. Es wird auch das Hegelsche Prinzip genannt. Eins auf die Fresse hauen und dann Hilfe anbieten. Das ist aber der Weg der satanischen Kräfte des Nichts der Ignoranz des Dummen der Üblen. Dieses System zieht sich durch die gesamte Menschheit und ist kein System das bloß auf Machtgruppen fixiert ist. Es ist kein Entwicklungsweg, sondern ein Verwicklungsweg. Die sind noch stark darin verwickelt und können nicht erkennen was sie da wirklich machen. Ihr kleines Denkvermögen in ihrem kleinen runden Schädel ist dieser dumme Kreislauf mehr nicht. Und es werden immer mehr und mehr, ultra Kurzsichtige Entscheidungen getroffen werden in Politik und Wirtschaft und Banken ohne die Konsequenzen zu erkennen, die das Leben auf der Erde für sehr, sehr, viele Menschen unerträglich machen wird. Insbesondere werden Entscheidungen auf Rohstoffe und Nahrungsmittel total verrückt werden so das sehr viele Menschen, die meisten, dafür gar kein Geld mehr haben werden. Und sogar verhungern werden. Aber das ist der Weg dieser Monopolbesitzer und des Geldsatans, denn deren Strategien sind ja einfach, zu viele Menschen, aus ihrer Sicht, auf der Erde, durch Überteuerung abzutöten und wegsterben zu lassen. Selbstverständlich wird so was MegaNiemals zugegeben werden. Aber alle, ohne Ausnahme Menschen, denen diese Monopole gehören, sind in der tiefsten Dunkelheit ihres Mentals und ihrer tierischen Denkvermögenseinsichten noch Tiere, also der Gier Habgier unterworfen, und damit Totalfaschisten, und sie sind ununterbrochen an die Kausalabläufe ihres Glaubens gebunden. Was ohne Zweifel zur Totalzerstörung führen wird.

Sie arbeiten mit Negativen und Positiven Manövern. Sie fördern das Gute aber auch das Schlechte also sind diese in Wahrheit Schizophren und gespalten besser gesagt Verrückte.

Sic sagen das wärc notwcndig.

Hier ist noch mal aus dem Buch „Auf die Bäume ihr Affen „ ein Auszug: „Der einfache Mann aus der Dritten Welt hatte schon recht, als es sagte:" Ach ihr weißen Männer, ihr seid verrückt geworden. Ihr wisst alles. Aber ihr versteht nichts mehr. Ihr begreift nichts mehr." Wissen und Verstehen sind geradezu Gegensätze. Wissen ist immer nur auf eine Disziplin bezogen. Verstehen kann ich nur über die Disziplin hinweg. Ist es erstaunlich das ein Vorstandsmitglied von Bayer Leverkusen das interdisziplinäre Denken verurteilt „ Interdisziplinäre Studiengänge führen zur Oberflächlichkeit" Und Bayer gehört zu dem IG-Farben Monopol dem Konzentrationslagerbekloppten. Das passt wunderbar zusammen, die entlarven sich immer selber. Mann könnte ja zu verstehen beginnen. Das verstehen über die Disziplinen hinweg ist nicht zu verwechseln mit der „ Interdisziplinarität", wie es von den Wissenschaftlern betrieben wird. Die Vertreter verschiedener Wissenschaften setzen sich an einen Tisch, jeder spricht im Kauderwelsch seiner Disziplin, keiner versteht den anderen, aber das Problem wird „interdisziplinär" behandelt. Sie könnten wenigstens versuchen, das Problem interdisziplinär zu erkennen. Aber schon dazu sind sie nicht fähig.

Wissen ist immer punktuell, verstehen kann ich nur in Zusammenhängen.

Wissen will auch die Zusammenhänge rational erfassen.

Verstehen akzeptiert Zusammenhänge, und will sie nicht auch noch wissen.

Wissen entspringt nicht dem eigenen Leben.

Verstehen ist eigene Erfahrung.

Wissen schränkt das Bewusstsein ein.

Verstehen ist Bewusstsein.

Wissen will beweisen und messen.

Verstehen stellt fest und misstraut allem, was bewiesen und gemessen werden kann.

Wissen ist verantwortungslos, entbindet von der Entscheidung.

Verstehen führt zum Engagement.

Der Computer weiß, aber er versteht nicht.

Wissen ist immer Isoliert.

Verstehen kann ich nur im Rahmen einer Gesellschaft, einer Umwelt, des Lebens.

Wissen ist Elitär, der Normalbürger hat keinen Zugang. Er wird eingeschüchtert.

Verstehen ist naiv, heißt, elementar, unverfälscht, echt.

Wissen hat eine eigene Sprache, sie führt den gewöhnlichen Menschen unverständlich.

Verstehen ist verständlich, ich brauche nichtmal Worte dazu.

Wissen ist rational, läuft über den Kopf.

Verstehen kann ich nur mit Herz, Hand, und Kopf gemeinsam.

Wissen ist Analyse, Zerlegung in immer kleinere Bruchstücke.

Verstehen ist das Ganze.

Aus dem zusammenfügen der Einzelteile, wie es die Wissenschaft macht, entsteht nie das ganze.

Wissen ist komplex, kompliziert.

Verstehen ist klar, eindeutig, offensichtlich.

Wissen ist individualistisch. Ich kann Wissen für mich alleine. Verstehen setzt Gemeinschaft voraus.

Wissen kann wertfrei sein, wie die Wissenschaftler selber sagen.

Verstehen kann ich nur aus mir heraus".

„Da gibt es den berühmten Wissenschaftler Weizsäcker, den ich mal im Fernsehen sah, und der platze fast vor Egoismus Muus und Bösartigkeit. Und der hat vor Jahrzehnten gesagt, Atomenergie sei sicher und wir bräuchten sie. Und jetzt Jahrzehnte später sagt er plötzlich, nein, jetzt weiß ich, das sie nicht tragbar ist. Wir dürfen uns das nicht erlauben. Aber ein einfacher Handwerker sagte vor 20 Jahren dass er verstehe worum es geht. Er hatte verstanden aufgrund seiner Erfahrung dass Technik niemals unfehlbar ist, dass ein Mensch, dazu noch ein Raubmensch, nie unfehlbar ist. Und das wir uns deshalb nie eine Technik leisten dürfen, die tödlich ist. Der Handwerker hat verstanden, Weizsäcker hat gemeint, er wisse es.

Aber wissen ist doch Macht. Natürlich ist wissen Macht. Obwohl Wissen, Wissen ist, und Macht, Macht ist. Aber dort wo Macht herrscht, herrscht das Tier. Aber eben wieder nicht in dem Sinne, wie man es uns beigebracht hat. Wissen ist Macht, heißt nicht: Je mehr du weißt, desto mächtiger wirst du, dein Wissen bestimmt deine Macht, sondern wie immer umgekehrt. Die Macht verfügt über das Wissen. Die Macht, also der Raubmensch, verfügt über die Wissenschaft. Die Macht verfügt darüber, was uns in Schulen und Studium an Wissen beizubringen ist. Und dieses Wissen ist nachher die Grundlage der Macht der Mächtigen, weil es unabhängig macht. Aber total in Verwicklung also Unfreiheit bringt und somit in das Falsche, so wie sich die Menschheit heute global verwickelt hat in Zerstörung und Ausbeutung, das typische Resultat von Raubmenschen. Ich kann mich dieser Macht, diesem Wissen nur dadurch entziehen, dass ich verstehe, dass ich begreife. Und erst, wenn ich all das vergessen habe, was man mir an Wissen als Wissen eingetrichtert hat, kann ich beginnen zu begreifen".

Soooo, das kann ich gut nachvollziehen bei denen ja, da Macht die Not, nämlich ihre Not ihre Bösartigkeit nicht Leben zu können und Gier nicht zu verwirklichen das macht dann wendig, bis hin zum Morden und abschlachten von Völkern.

Sie, die so genannten Mächtigen also Raumenschen, organisieren Ausbeutung Kriege, Umweltzerstörungen, Nahrungsmittelknappheit, Energieknappheit, abschlachten von Tieren und Menschen, denn es werden ja dafür Entscheidungen getroffen. Aber ihre Taten sind die Taten von Verrückten denn das sind ja die Früchte.

Für die Bundesrepublik wie gesagt wird der Aufbau der Ostländer bewusst verzögert, es wird der Fremdenhass durch Ausländereinführung bewusst aufrechterhalten und es wird dafür gesorgt das die Bundesrepublik durch Einbeziehung in internationale Krieghandlungen so viel Geld ausgeben muss damit der Aufbau Ost nicht vorwärts kommt und die Arbeitslosigkeit noch höher wird so wird starke Instabilität erzeugt. Das wird alles von den Geheimbünden den okkulten Vereinigungen gebaut die im Hintergrund die Fäden legen für ihr Ziel Chaos und dann Ordnung schaffen. Das haben sie in Argentinien jetzt gemacht denn es sind die Geldgeber da müsst ihr aufpassen, da die Menschen ja heute schon verrückt gemacht wurden das sie tatsächlich glauben ohne Geld würde es kein Leben geben, so verrückt sind die Menschen schon geworden. Das soll auch so sein, denn dann kommt euer großer Retter. Der sagt euch zu welchen Bedingungen ihr euere Schulden lösen könnt und was ihr ihm dafür geben müsst, weil ihr ja schon so verblödet seid zu glauben das wäre die Wahrheit die, die euch vorleben und mit dem sie euch Vollkotzen.

Aber dass es Kotze ist merkt ihr nicht mehr.

Okay, eure Sache, dann fresst sie.

Nach dem gleichen Prinzip wird auf der Erde überall gearbeitet. Aber um das Göttliche kommt keiner herum, keiner.

Denn es gibt keine Wahrheit ohne das Göttliche es gibt keine wahre Logik ohne das Göttliche und es gibt keine wahre Wissenschaft ohne das Göttliche es wird keine wahre Mathematik ohne das Göttliche geben und auch keine wahre Biologie weder noch wird es eine wahre Vernunft ohne das Göttliche geben.

So alles das euch sagen wird, ihr müsst selber vom Göttlichen weg kommen, ist das wahre zur völligen Verrücktheit und dem totalen kranken und verseuchten.

Aus Gott dem Göttlichen kann niemals Krankheit und Zerstörung kommen.

Aus Gott dem Göttlichen kommt kein Leid kein Tod und Lüge oder Krieg. Aus Gott dem Göttlichen kann niemals Arbeitslosigkeit kommen oder alles andere Üble. Es kommt aber aus euren Gedanken und Vorstellungen und Ängsten solange ihr noch in Wahrheit Tiere seid, Tiere mit Professur oder ohne Titel. Tiere als Präsidenten oder als Religionshäupter das spielt keine Rolle.   .

Die Reinigung von der Vergangenheit dauert. Aber da viele aus dieser tierischen Vergangenheit heraus in Positionen sind die Entscheidungen für viele Millionen Menschen machen, sind diese Entscheidungen keine Reinigung sondern eine Vergiftung, und das ist ja nun wohl sehr leicht zu erkennen, die gesamte Industrie ist ein Giftmoloch die pharmazeutische Monopolseuche ist ein Lügenmoloch und Krankmacher das Militär ist ein Moloch die Banken sind ein Moloch.

Wer behauptet dass der neue Mercedes keinen Schöpfer hat ist Verrückt. Wer behauptet dass die stupiden duftlosen Rosen keinen Schöpfer haben ist Verrückt. Wer behauptet dass die vergiftete Erde nicht vergiftet wurde ist Verrückt. Wer behauptet das vergiftete Wasser hätte keinen Schöpfer ist Verrückt. Wer behauptet dass die jedes Jahr in neuen Tönen des Weltwunders und der Revolution neu gestalteten pharmazeutischen Nichtwirkungsprodukte keinen Schöpfer haben ist Verrückt. Wer behauptet dass die Arbeitslosigkeit keinen Schöpfer hat ist Verrückt. Wer behauptet dass die Ausbeutung keinen Schöpfer hat ist Verrückt. Wer behauptet dass die Bombardierung Afghanistans keinen Schöpfer hatte ist Verrückt. Wer behauptet dass die Vergiftung der Erde keinen Schöpfer hatte ist Verrückt. Wer behauptet dass die üble Bösartigkeit der Staatsanwälte keinen Schöpfer hat ist Verrückt. Wer behauptet dass die Politiker mit ihren Absahnstrukturen keinen Schöpfer hatte ist Verrückt. Wer behauptet dass die Geldverblödung keinen Schöpfer hatte ist Verrückt. Wer behauptet dass die Verlogenheit in den Medien keinen Schöpfer hatte ist Verrückt. Wer behauptet dass die Wertlosigkeit der Nahrung keinen Schöpfer hatte ist Verrückt. Und so weiter. Rap.Rap.Rap.Rap. So !

Wer auch behauptet dass die Welt keinen Schöpfer hat ist auch Verrückt. Wer behauptet dass die Lebewesen keinen Schöpfer haben ist auch Verrückt. Wer behauptet dass die Erde keinen Schöpfer hat ist auch Verrückt. Wer behauptet dass die Sonne keinen Schöpfer hat ist auch Verrückt. Und so weiter.

Wer gar nicht mehr weiter weiß
Wer völlig verzweifelt ist
Wer wirr ist chaotisch
Wer sich verlassen fühlt und Angst hat
Wem alles zu viel wird
Wer keinen Ausweg mehr sieht
Wer nicht mehr durchblickt
Wer Klarheit braucht
Wer Liebe erfahren will
Der wende sich an sich selber
Wer fragen beantwortet haben will
Wer fragt, dem wird geantwortet werden,

Wer erkennt das er immer noch da ist, der kann auch erkennen das die Wahrheit dann in ihm liegen muss, der kann anfangen dort zu forschen der wird so viele Antworten bekommen das ihm schwindlig werden wird, und kann seinen Flug weiter machen.

Wer nicht mehr weiß dass das Göttliche die Quelle ist, der ist am verdursten, der muss zur vergifteten Nahrung gehen der muss zu falschen Gesundheitsaposteln gehen den Ärzten und deren Monopole der Pharmazeutika. Und so weiter und so weiter.

Das Leben selber, ist das Göttliche, nichts anderes lebt, kein Körper keine Pflanze kein Baum kein Hund kein Stern keine Erde.

Die Verwechslung mit der Form ist der Fehler das Falsche.

So das reicht erstmal.

Hier sind einige Seiten aus dem Buch von Mary Baker Eddy „Wissenschaft und Gesundheit". Das Buch hat keine ISBN- Nr. Es ist in Boston Massachusetts gedruckt worden und ich weiß nicht mehr wo ich es her habe, vom Flohmarkt oder geschenkt bekommen. Es wurde in dieser Ausgabe 1975 gedruckt All das als Info gegen den oder besser, weg von dem Demokratie Faschissmuuus.

„Was betrübst du dich, meine Seele [mein Sinn]. Und bist so unruhig in mir? Harre auf Gott; Denn ich werde ihm noch Danken, dass Er meines Angesichts Hilfe und mein Gott ist.

AUS DEN PSALMEN.

Die Zeichen aber, die da folgen werden denen, die da glauben, sind die: in meinem Namen werden sie böse Geister austreiben, in neuen Zungen reden, Schlangen vertreiben, und wenn sie etwas Tödliches trinken,. wird's ihnen nicht schaden; auf Kranke werden sie die Hände legen, so wird's besser mit ihnen werden. -JESUS".

„Im siebenten Kapitel des Lukasevangeliums wird erzählt, dass Jesus einst der geehrte Gast eines gewissen Pharisäers mit Namen Simon war, der jedoch, dem Jünger Simon ganz unähnlich war. Als sie bei Tische saßen, ereignete sich ein ungewöhnlicher Vorfall der gleichsam die Szene orientalischer Festlichkeit unterbrach. Eine „Frau ... die ... eine Sünderin war, trat ein. Unbekümmert um die Tatsache, dass sie von solchem Ort und von solcher Gesellschaft, besonders infolge der strengen Vorschriften des rabbinischen Gesetzes, ebenso gewiss ausgeschlossen war, als wenn sie eine Hindu-Paria gewesen wäre, die in das Haus eines Brahmanen der hohen Kaste eindringen wollte, kam diese Frau (seit dem Maria Magdalena genannt) auf Jesus zu. Der Sitte jener Zeit entsprechend ruhte er auf einem Lager, sein Haupt dem Tische zu- und seine bloßen Füße von ihm abgewandt. Daher war es leicht für die Magdalena, hinter das Lager zu gelangen und seine Füße zu erreichen. Sie trug ein Alabastergefäß, das kostbares, duftendes Öl enthielt - Sandelöl vielleicht, das im Osten so allgemein in Gebrauch ist. Sie zerbrach das versiegelte Gefäß, salbte Jesu Füße mit dem Öl und trocknete sie mit ihren langen Haaren, die ihr lose um die Schultern hingen, wie es bei Frauen ihrer Art Sitte war.

Behandelte Jesus die Frau verächtlich? Wies er ihre Verehrung zurück? Nein! Voller Erbarmen sah er sie an. Aber das war nicht alles. Da er wusste, was die Umsitzenden in ihrem Herzen dachten, besonders sein Gastgeber - dass sie sich nämlich wunderten, warum der hohe Gast, der doch ein Prophet war, nicht sogleich den unmoralischen Zustand der Frau merkte und sie hinauswies, erteilte er ihnen einen Verweis durch eine kurze Erzählung oder ein Gleichnis. Er beschrieb zwei Schuldner, die von ihrem gemeinsamen Gläubiger beide ihrer Verpflichtungen enthoben wurden; der eine schuldete eine große Summe, der andere eine kleinere. Welcher unter denen wird ihn am meisten lieben? lautete die Frage des Meisters an Simon den Pharisäer; und Simon erwiderte: „Dem er am meisten geschenkt hat." Jesus hieß die Antwort gut und gab allen auf diese Weise eine Lehre, der er die bemerkenswerte Erklärung an die Frau folgen ließ: „Dir sind deine Sünden vergeben."

Warum fasste Jesus ihre Schuld gegen die göttliche Liebe also zusammen? Hatte sie bereut; und war sie umgewandelt, und entdeckte sein Scharfblick diese unausgesprochene sittliche Erhebung? Sie badete seine Füße mit ihren Tränen, ehe Sie sie mit dem Öl salbte. War in Ermangelung anderer Beweise ihr Kummer Zeugnis genug, um zu der Erwartung ihrer Reue, ihrer Umwandlung und ihres Wachstums an Weisheit zu berechtigen? Sicherlich lag eine Ermutigung in der bloßen Tatsache, dass sie ihre Zuneigung zu einem Mann von zweifelloser Güte und Reinheit zeigte; der seither mit Recht als der beste Mensch betrachtet worden ist, der je auf diesem Planeten gewandelt ist. Ihre Ehrfurcht war ungeheuchelt und tat sich einem Menschen gegenüber kund, der sein sterbliches Dasein bald für alle Sünder hingeben sollte, wenn sie es auch nicht wussten, auf dass sie durch sein Wort und durch seine Werke von Sinnlichkeit und Sünde erlöst werden konnten.

Welches war der höhere Tribut für diese unaussprechliche Liebe: die Gastlichkeit des Pharisäers oder die Zerknirschung der Magdalena? Diese Frage beantwortete Jesus dadurch, dass er die Selbstgerechtigkeit tadelte und der Büßerin Absolution erteilte: Er sagte sogar, dass diese arme Frau das getan habe, was sein reicher Gastgeber zu tun versäumt hatte, nämlich die Füße seines Gastes zu waschen und zu salben, ein besonderes Zeichen morgenländischer Höflichkeit.

Hier wird eine ernste Frage aufgeworfen, eine Frage, auf die eins der Bedürfnisse unserer Zeit hinweist. Suchen die Christlichen Wissenschafter die Wahrheit so, wie Simon den Heiland suchte, aus materiellem Konservatismus und um persönlicher Huldigung willen? Jesus sagte zu Simon, dass solche Sucher wie er nur einen geringen Lohn für die geistige Reinigung darbrächten, die durch den Messias kam. Wenn die Christlichen Wissenschafter dem Simon gleich sind, dann muss es auch von ihnen heißen, dass sie wenig lieben.

Zeigen sie andererseits ihre Ehrfurcht vor der Wahrheit, oder dem Christus, wie diese Frau, durch echte Buße, durch zerknirschte Herzen, die in Sanftmut und Menschenliebe zum Ausdruck kommen? Wenn dem so ist, dann kann man auch von ihnen sagen, wie Jesus von der unwillkommenen Besucherin, dass sie in der Tat viel lieben, weil ihnen viel vergeben ist.

Wenn der unachtsame Arzt, die Pflegerin, der Koch und der brüske Geschäftsmann, die den Kranken besuchen, mitfühlend wüssten, welche Dornen sie in die Kissen der Kranken pflanzen und derer, die sich voll Heimweh nach dem Himmel von der Erde abwenden - ach, wenn sie es wüssten -, dieses Wissen würde viel mehr zur Heilung der Kranken beitragen und würde ihre Helfer auf den „Ruf der Mitternachtsstunde" besser vorbereiten als alle Rufe „Herr, Herr!" Der liebreiche Gedanke Jesu, der in Worten zum Ausdruck kommt wie: „Sorget nicht um euer Leben", würde die Kranken heilen und sie auf die Weise befähigen, sich über die vermeintliche Notwendigkeit körperlichen Sorgens und Medizinierens zu erheben; fehlt aber die selbstlose Liebe, und werden der gesunde Menschenverstand und die allgemeine Menschenliebe außer acht gelassen, was für eine mentale Eigenschaft bleibt dann noch, durch die man von dem ausgestreckten Arm der Gerechtigkeit Heilung erflehen konnte? Wenn der Wissenschafter seinen Patienten durch die göttliche Liebe erreicht, wird das Heilungswerk in einem Besuch vollbracht werden, und die Krankheit wird wie der Tau vor der Morgensonne in ihr natürliches Nichts vergehen. Besitzt der Wissenschafter christliche Liebe genug, um seine eigene Vergebung und solches Lob zu gewinnen, wie der Magdalena von Jesus zuteil wurde, dann ist er Christ genug, um sich wissenschaftlich zu betätigen und mit seinen Patienten erbarmungsvoll zu verfahren, und das Ergebnis wird mit dem geistigen Vorhaben übereinstimmen.

Wenn Heuchelei, Stumpfheit, Unmenschlichkeit oder Laster durch den angeblichen Heiler ihren Weg in die Krankenzimmer finden, so würde dies, wenn es möglich wäre, den Tempel des Heiligen Geistes, d. h. die geistige Kraft des Patienten, sich zu neuem Leben zu erheben, in eine Räuberhöhle verwandeln. **Der unchristliche Praktiker flößt weder dem Gemüt noch dem Körper die Freude und Stärke der Wahrheit ein.** Das arme, Leidende Herz bedarf seiner rechtmäßigen Nahrung wie Frieden, Geduld in Trübsal und einen unschätzbaren Sinn von des lieben Vaters liebevoller Freundlichkeit.

Um seinen Patienten heilen zu können, muss der Metaphysiker moralische Übel erst aus sich selbst austreiben und so die geistige Freiheit erlangen, die ihn befähigen wird, physische Übel aus seinem Patienten auszutreiben, doch kann er nicht heilen, solange seine eigene geistige Armut ihn davon ausschließt, den Durstigen zu trinken zu geben, und ihn daran hindert, das Denken seines Patienten zu erreichen, ja; solange sein Glaube und sein Verständnis in geistiger Dürftigkeit erstarren.

Der Heiler, dem es an Mitgefühl für seine Mitmenschen fehlt, ermangelt der Menschenliebe, und wir haben die apostolische Befugnis zu fragen: „**Wer seinen Bruder nicht liebt, den er sieht, wie kann er Gott lieben, den er nicht sieht?"** Wenn der Heiler diese geistige Liebe nicht hat, dann fehlt ihm der Glaube an das göttliche Gemüt, und er besitzt nicht jene Erkenntnis der unendlichen Liebe, die allein die heilende Kraft verleiht. Solche so genannten Wissenschafter werden Mücken sehen, während sie die Kamele frömmelnder Pedanterie verschlucken. Der Heiler muss auch acht geben, dass er nicht von einem Gefühl der Abscheulichkeit der Sünde und durch das Entschleiern der Sünde in seinen eigenen Gedanken überwältigt werde. Die Kranken werden durch ihre kranken Annahmen in Schrecken versetzt, und die Sünder sollten durch ihre sündigen Annahmen in Furcht geraten;

der Christliche Wissenschafter aber wird ruhig sein in Gegenwart von beiden, von Sünde und Krankheit, **da er weiß, dass Leben Gott ist und dass Gott Alles ist.** Wenn wir den Kranken die Türen ihrer Gefängnisse öffnen wollen, müssen wir erst lernen, die zerbrochenen Herzen zu verbinden. Wenn wir durch den Geist heilen wollen, dürfen wir das Pfund des geistigen Heilens nicht unter dem Schweißtuch seiner Form verbergen noch die Moral der Christlichen Wissenschaft in den Grabtüchern ihres Buchstabens begraben. Ein freundliches Wort an den Kranken und seine christliche Ermutigung, mitleidsvolle Geduld mit seiner Furcht und deren Beseitigung sind besser als Hekatomben überschwänglicher Theorien, besser als stereotype entlehnte Redensarten und das Austeilen von Argumenten, die lauter Parodien auf die echte Christliche Wissenschaft sind, die von göttlicher Liebe erglüht.

Wahrheit, Christus, suchen heißt ihn nicht um der Brote und Fische willen noch wie der Pharisäer mit der Anmaßung von Rang und dem Aufwand von Gelehrsamkeit suchen, sondern wie Maria Magdalena, von der Hohe inbrünstiger Hingabe aus, mit dem Öl der Freude und dem Duft der Dankbarkeit, mit Tränen der Reue und mit den Haaren, die alle von dem Vater gezahlt sind. Ein Christlicher Wissenschafter nimmt in der heutigen Zeit die Stelle ein, über die Jesus mit folgenden Worten zu seinen Jüngern sprach: „Ihr seid das Salz der Erde." „Ihr seid das Licht der Welt. Es kann die Stadt, die auf einem Berge liegt, nicht verborgen sein." Lasst uns wachen, arbeiten und beten, dass dieses Salz seine Würze nicht verliere und dass dieses Licht nicht verborgen bleibe, sondern in mittäglicher Herrlichkeit erstrahle und erglänze. Zu diesem Geschlecht ist die unendliche Wahrheit des Christus-Heilens durch ein „stilles sanftes Sausen" gekommen, durch stumme Äußerungen und durch göttliche Salbung, die die wohltätigen Wirkungen des Christentums beleben und mehren. Ich sehne mich danach, meine Hoffnung erfüllt zu sehen, nämlich die höheren Errungenschaften des Schülers in dieser Richtung des Lichts. **Weil Wahrheit unendlich ist, sollte der Irrtum als nichts erkannt werden.** Weil Wahrheit allmächtig in Güte ist, hat der Irrtum, das Gegenteil der Wahrheit, keine Macht. **Das Böse ist nur das Gegengewicht des Nichts.** Das größte Unrecht ist nur ein angebliches Gegenteil des höchsten Rechts.

Das Vertrauen, das die Wissenschaft einflößt, liegt in der Tatsache, dass Wahrheit wirklich und der Irrtum unwirklich ist. Der Irrtum ist ein Feigling vor der Wahrheit. Die göttliche Wissenschaft besteht darauf, dass die Zeit dies alles beweisen wird. **Wahrheit und Irrtum sind beide der Wahrnehmung der Sterblichen näher gekommen denn je, und die Wahrheit wird noch klarer werden, wenn der Irrtum sich selbst zerstört.** Dass der Irrtum so wirklich ist wie Wahrheit, dass das Böse dem Guten an Macht gleichkommt oder ihm gar überlegen ist und dass Disharmonie so normal ist wie Harmonie - diesen verhängnisvollen Annahmen gegenüber gibt selbst die Hoffnung auf Befreiung von der Knechtschaft der Krankheit und Sünde nur wenig Anregung, das Streben zu starken. Wenn wir dahin kommen, dass wir mehr Glauben an die Wahrheit des Seins haben als an den Irrtum, nicht Glauben an Geist als an die Materie, mehr Glauben an Leben als an Sterben, **mehr Glauben an Gott als an den Menschen,** dann können uns keine materiellen Voraussetzungen daran hindern, die Kranken zu heilen und den Irrtum zu zerstören. Dass Leben nicht von körperlichen Bedingungen abhängt, wird bewiesen, wenn wir verstehen lernen, dass das Leben und der Mensch diesen Körper überdauern. Weder Böses noch Krankheit, noch Tod können geistig sein, **und der materielle Glaube an sie verschwindet im Verhältnis zum eigenen geistigen Wachstum.** Da die Materie kein Bewusstsein oder Ego besitzt, kann sie nicht handeln; ihre Zustande sind Illusionen, und diese falschen Zustände sind die Quelle aller scheinbaren Krankheit. **Gib das Vorhandensein der Materie zu, und du gibst zu, dass Sterblichkeit (und daher Krankheit) tatsächlich eine Grundlage hat. Leugne das Vorhandensein der Materie, und du kannst die Annahme von materiellen Zuständen zerstören.** Wenn die Furcht verschwindet, ist die Grundlage der Krankheit dahin. Lass den mentalen Arzt erst einmal an die Wirklichkeit der Materie glauben, und er ist geneigt, auch die Wirklichkeit aller unharmonischen Zustände zuzugeben, und dies hindert ihn, sie zu zerstören. Damit ist er für die erfolgreiche Behandlung von Krankheit ungeeignet. (Das ist ja was heute mit der GeldGeilMedizin und PharmaLüge erlebt wird. W.Schorat 16.4.2008)

In dem Verhältnis, wie die Materie für den menschlichen Begriff alle Wesenheit als Mensch verliert, in dem Verhältnis wird der Mensch ihr Herr. Er gelangt zu einem göttlicheren Begriff von den Tatsachen und begreift die Theologie Jesu, wie sie im Heilen der Kranken, im Erwecken der Toten und im Wandeln auf den Wogen demonstriert wurde. Alle diese Taten offenbaren Jesu Herrschaft über die Annahme, dass die Materie Substanz sei, dass sie der Schiedsrichter über das Leben oder der Erbauer irgendeiner Daseinsform sein könne. Wir lesen nirgends, dass Lukas oder Paulus eine Wirklichkeit aus der Krankheit gemacht haben, um Mittel zu deren Heilung zu entdecken. Jesus fragte niemals, ob eine Krankheit akut oder chronisch sei, er empfahl niemals die Beobachtung von Gesundheitsgesetzen, gab niemals Arzneien und betete niemals, um zu wissen, ob es Gottes Wille wäre, dass ein Mensch am Leben bliebe. **Er erkannte, dass der Mensch, dessen Leben Gott ist, unsterblich ist, und er wusste, dass der Mensch nicht zwei Leben hat, von denen das eine zerstört werden und das andere unzerstörbar gemacht werden muss.** Die prophylaktischen und therapeutischen (d. h. die vorbeugenden und heilenden) Künste gehören entschieden der Christlichen Wissenschaft an, wie man leicht erkennen kann, wenn man die Psychologie oder die Wissenschaft des Geistes, Gottes, versteht. Die unwissenschaftlichen Verfahren sind auf ihrem toten Punkt angelangt. Da sie durch ihr eigenes Gesetz auf die Materie beschränkt sind, was haben sie von den Vorteilen des Gemüts und der Unsterblichkeit?

Kein Mensch wird unter wissentlichem Irrtum oder durch diesen körperlich geheilt, ebenso wenig wie er in oder durch Sünde moralisch erlöst wird. Es ist Irrtum, über Sünde auch nur zu murren oder erzürnt zu sein. **Um ganz und gar gesund sein zu können, muss der Mensch geistig wie körperlich besser werden.** Um unsterblich sein zu können, müssen wir den sterblichen Sinn der Dinge aufgeben, uns von der Lüge der falschen Annahme zur Wahrheit wenden und die Tatsachen des Seins dem göttlichen Gemüt entnehmen. Unter derselben Regierung, die das Denken vergeistigt, vervollkommnet sich der Körper, und wenn unter dieser Regierung die Gesundheit nicht offenbar wird, so beweist dies, dass Furcht den Körper regiert. Dies ist das Gesetz von Ursache und Wirkung oder das Gesetz: Gleiches bringt Gleiches hervor.

Die Homöopathie liefert den Sinnen den Augenschein, dass die Symptome, die vielleicht durch eine gewisse Arznei hervorgerufen werden, durch die Anwendung derselben Arznei, die die Symptome verursachen kannte, beseitigt werden. Dies bestätigt meine Theorie, dass der Glaube an die Arznei der einzige Faktor bei der Heilung ist. Die Wirkung, die das sterbliche Gemüt durch die eine Annahme erzeugt, wird durch die entgegengesetzte Annahme beseitigt, doch in beiden Fällen wendet es dieselbe Medizin an. Die moralischen und geistigen Tatsachen der Gesundheit, die dem Denken zugeflüstert werden, bringen sehr direkte und ausgesprochene Wirkungen am Körper hervor. Eine physische Diagnose von Krankheit ist dazu angetan, die Krankheit herbeizuführen, denn das sterbliche Gemüt muss die Ursache der Krankheit sein.

Dem medizinischen Zeugnis wie auch der individuellen Erfahrung zufolge kann eine Arznei ihre vermeintliche Kraft schließlich verlieren und bei dem Patienten nicht mehr wirken. Die hygienische Behandlung verliert gleichfalls ihre Wirksamkeit. Auch Quacksalberei regt schließlich die Leichtgläubigkeit der Kranken nicht mehr an, und die Genesung stockt. Solche Lektionen sind nützlich. In natürlicher und lauterer Weise sollten sie unsere Grundlage ändern, und zwar von der sinnlichen Empfindung zu der Christlichen Wissenschaft, vom Irrtum zur Wahrheit, von der Materie zum Geist.

Die Ärzte untersuchen den Puls, die Zunge, die Lungen, um den Zustand der Materie zu ermitteln, wo doch in Wirklichkeit alles Gemüt ist. **Der Körper ist das Substrat des sterblichen Gemüts, und dieses sogenannte Gemüt muss schließlich dem Befehl des unsterblichen Gemüts weichen.** Krankheitserörterungen haben eine mentale Wirkung ähnlich der, die man auf Kinder hervorbringt, wenn man ihnen im Dunkeln Gespenstergeschichten erzählt. Diejenigen, die in der Christlichen Wissenschaft nicht unterrichtet sind, verstehen in Wirklichkeit nichts von dem materiellen Dasein. Man glaubt, dass die Sterblichen ohne ihre Zustimmung auf Erden sind und dass sie ebenso unfreiwillig wieder entfernt werden, ohne zu wissen warum und wann. Wie verängstigte Kinder überall nach dem eingebildeten Gespenst ausschauen, so erblickt die kranke Menschheit in jeder Richtung Gefahr und schaut nach allen Seiten nach Erleichterung aus, nur nicht nach der richtigen. Dunkelheit erweckt Furcht. Der Erwachsene, der in der Knechtschaft seiner Annahmen lebt, versteht sein wirkliches Sein ebenso wenig wie ein Kind, und er muss aus seiner Dunkelheit herausgeführt werden, ehe er die illusorischen Leiden los werden kann, die sich im Zwielicht drängen. **Der einzige Weg, der aus diesem Zustand herausführt, ist der Weg in die göttlichen Wissenschaft.**

Ich will nicht das Kind auf einmal in einen erwachsenen Menschen umgestalten, noch will ich, dass der Säugling lebenslang ein kleines Kind bleibe. Ich verlange nichts Unmögliches, wenn ich auf den Ansprüchen der Christlichen Wissenschaft bestehe; aber weil diese Lehre der Zeit voraus ist, sollten wir unser Bedürfnis nach ihrer geistigen Entfaltung nicht leugnen. **Durch die Wissenschaft und das Christentum wird die Menschheit besser werden.** Die Notwendigkeit, das Menschengeschlecht zu heben, ist der Vater der Tatsache, dass Gemüt dies zu tun vermag; denn Gemüt kann Reinheit anstatt Unreinheit, Stärke anstatt Schwachheit und Gesundheit anstatt Krankheit verleihen. Wahrheit ist ein Mittel, das den ganzen Organismus umwandelt und „den ganzen Menschen ... Gesund" machen kann.

Bedenke, dass Gehirn nicht Gemüt ist. Die Materie kann nicht krank sein, und Gemüt ist unsterblich. Der sterbliche Körper ist nur eine irrige sterbliche Annahme von Gemüt in der Materie. Was du Materie nennst, war ursprünglich Irrtum in der Auflösung, elementares sterbliches Gemüt, das Milton mit „des Chaos altem Reich" verglich. Eine der Theorien über dieses sterbliche Gemüt ist, dass seine Empfindungen den Menschen fortpflanzen und Blut, Fleisch und Knochen bilden können. Die Wissenschaft des Seins, in der alles göttliches Gemüt oder Gott und Seine Idee ist, würde diesem Zeitalter klarer sein, wäre nicht die Annahme, dass die Materie das Mittel des Menschen ist oder dass der Mensch in sein eigenes verkörpertes Denken eindringen kann, sich durch seine eigenen Annahmen fesseln, dann seine Fesseln materiell nennen und ihnen den Namen göttliches Gesetz geben kann.

Wenn der Mensch die Christliche Wissenschaft absolut demonstriert, wird er vollkommen sein. Er kann dann weder sündigen, leiden, weder der Materie unterworfen sein noch das Gesetz Gottes übertreten. Daher wird er wie die Engel im Himmel sein. **Die Christliche Wissenschaft und das Christentum sind eins.** Wie können wir dann im Christentum mehr als in der Christlichen Wissenschaft an die Wirklichkeit und Kraft von beidem, von Wahrheit und Irrtum, von Geist und Materie glauben und dann hoffen, mit solchen Gegensätzen Erfolg zu haben? Die Materie erhält sich nicht selbst. Ihre falschen Stützen versagen eine nach der anderen. Die Materie hat nur dadurch eine Zeitlang Erfolg, dass sie unrechtmäßigerweise in den Gewändern des Gesetzes einherstolziert.

„Wer mich aber verleugnet vor den Menschen, den will ich auch verleugnen vor meinem himmlischen Vater." In der Christlichen Wissenschaft ist ein Leugnen der Wahrheit verhängnisvoll, während eine gerechte Anerkennung der Wahrheit und dessen, was sie für uns getan hat, eine wirksame Hilfe ist. Wenn Stolz, Aberglaube oder sonst irgendein Irrtum ein Hemmnis für die ehrliche Anerkennung empfangener Wohltaten ist, so wird dies ein Hindernis für die Genesung der Kranken und für den Erfolg des Schülers sein.

Wenn wir in allen sittlichen Fragen Christen sind, uns aber hinsichtlich der physischen Befreiung, die das Christentum mit sich bringt, in Dunkelheit befinden, dann müssen wir in dieser Sache mehr Glauben an Gott haben und auf Seine Verheißungen achtsamer sein. Es ist leichter, die bösartigste Krankheit zu heilen als Sünde. Die Verfasserin hat Sterbende erweckt, zum Teil darum, weil sie willens waren, wiederhergestellt zu werden, während sie lange und vielleicht vergebens gekämpft hat, um einen Schüler aus einer chronischen Sünde herauszuheben. Unter allen Arten pathologischer Behandlung genesen die Kranken von Krankheit schneller als der Sünder von seiner Sünde. Heilen ist leichter als Lehren, wenn das Lehren getreulich geschieht.

Die Furcht vor Krankheit und die Liebe zur Sünde sind die Quellen der Sklaverei des Menschen. „Die Furcht des Herrn ist der Weisheit Anfang",

Aber durch das erhobene Denken des Johannes erklärt die Bibel auch: **„Die völlige Liebe treibt die Furcht aus."**

Die Furcht, die durch Unwissenheit veranlasst wird, kann geheilt werden; um aber die Wirkungen der durch die Sünde erzeugten Furcht zu beseitigen, **musst du dich über Furcht wie über Sünde erheben**. Krankheit findet nicht so sehr durch die Lippen wie in den Funktionen des Körpers Ausdruck. Stelle den wissenschaftlichen Begriff von Gesundheit fest, und du schaffst dem bedrückten Organ Erleichterung. Die Entzündung, Zersetzung oder Ablagerung wird nachlassen, und das unfähig gewordene Organ wird seine gesunden Funktionen wiederaufnehmen. Wenn das Blut wie wild durch die Adern jagt oder matt durch seine erstarrten Kanäle dahin schleicht, nennen wir diese Zustände Krankheit. Das ist eine falsche Auffassung. Das sterbliche Gemüt erzeugt den Antrieb oder die Erschlaffung, und wir beweisen dies, wenn die Zirkulation durch mentale Mittel verändert wird und zu der Norm zurückkehrt, die der Entscheidung des sterblichen Gemüts zufolge für die Gesundheit wesentlich ist. Linderungsmittel, Reizmittel oder Aderlass mindern niemals eine Entzündung in wissenschaftlicher Weise, wenn aber die Wahrheit des Seins dem sterblichen Gemüt zugeflüstert wird, dann wird sie Linderung bringen.

Hass und seine Wirkungen auf den Körper werden durch Liebe beseitigt. Weil das sterbliche Gemüt scheinbar bewusst ist, sagen die Kranken: „Wie kann mein Gemüt eine Krankheit verursachen, an die ich nie gedacht und von der ich nichts gewusst hatte; ehe sie an meinem Körper in Erscheinung trat?" Die Verfasserin hat diese Frage in ihrer Erklärung von Krankheit dahingehend beantwortet, dass Krankheit in der menschlichen Annahme entsteht, ehe sie bewusst am Körper in Erscheinung tritt, der tatsächlich der objektive Zustand des sterblichen Gemüts ist, wenn er auch Materie genannt wird. Diese sterbliche Blindheit und ihre schweren Folgen zeigen, dass wir der göttlichen Metaphysik bedürfen. Durch das unsterbliche Gemüt oder die Wahrheit können wir alle Übel zerstören, die aus dem sterblichen Gemüt hervorgehen. Unwissenheit über die Ursache oder das Herannahen der Krankheit ist kein Argument gegen den mentalen Ursprung der Krankheit. Du bekennst deine Unwissenheit über die Zukunft und deine Unfähigkeit, dein eigenes Dasein zu erhalten, und diese Annahme ist der Krankheit eher förderlich als hinderlich. Solch ein Gemütszustand führt Krankheit herbei. Er gleicht dem Wandeln im Dunkeln am Rande eines Abgrundes. Du kannst die Annahme von Gefahr nicht vergessen, und deine Schritte sind weniger fest infolge deiner Furcht und deiner Unwissenheit über die mentale Ursache und Wirkung.

Wärme und Kälte sind Erzeugnisse des sterblichen Gemüts. Wenn der Körper des sterblichen Gemüts beraubt ist, wird er zuerst kalt und löst sich dann in seine ursprünglichen sterblichen Elemente auf. Nichts, was lebt, stirbt jemals, und umgekehrt. Das sterbliche Gemüt erzeugt tierische Wärme und vertreibt diese dann dadurch, dass es die Annahme aufgibt oder sie bis zum Punkt der Selbstzerstörung verstärkt. Daher ist es nicht die Materie, sondern das sterbliche Gemüt, das da sagt: „Ich sterbe." Hitze würde den Körper ebenso schmerzlos verlassen, wie Gas sich verteilt, wenn es in die Luft übergeht, wäre nicht die Annahme, dass Entzündung und Schmerz die Trennung der Hitze vom Körper begleiten müssen.

Schüttelfrost und Hitze sind oftmals die Form, in der sich Fieber zeigt. Ändere den mentalen Zustand, und Schüttelfrost und Fieber verschwinden. Der Arzt der alten Schule beweist dies, wenn sein Patient sagt: „Es geht mir besser", doch der Patient glaubt, die Materie habe ihm geholfen und nicht das Gemüt. Der Christliche Wissenschafter demonstriert, dass das göttliche Gemüt heilt, während der Hypnotist den Patienten seiner Individualität enteignet, um ihn zu beherrschen. Es tut keinem Menschen gut, seine Mentalität irgendwelcher mentalen Gewaltherrschaft oder Malpraxis zu überlassen. Alle unwissenschaftliche mentale Praxis ist irrig und machtlos; sie sollte verstanden und auf diese Weise fruchtlos gemacht werden. Der echte Christliche Wissenschafter trägt zur mentalen und sittlichen Kraft seines Patienten bei und vermehrt dessen Geistigkeit, während er ihn physisch durch die göttliche Liebe wiederherstellt. Lähmung ist eine Annahme, dass die Materie die Sterblichen regiert und den Körper lähmen kann, indem sie gewisse Teile desselben bewegungslos macht. Zerstöre die Annahme, zeige dem sterblichen Gemüt, dass Muskeln keine Kraft zu verlieren haben, da Gemüt allerhaben ist, und du wirst die Lähmung heilen.

Schwindsüchtige Patienten zeigen immer große Hoffnungsfreudigkeit und großen Mut, sogar wenn sie sich angeblich in hoffnungsloser Gefahr befinden. Dieser Gemütszustand erscheint anomal, außer für den erfahrenen Christlichen Wissenschafter. Dieser mentale Zustand wird einfach darum nicht verstanden, weil er einen Grad der Furcht darstellt, der so groß ist, dass er der Unerschrockenheit gleichkommt. Die Schwindsuchtsannahme bietet dem sterblichen Denken einen hoffnungslosen Zustand dar, ein Bild, das erschreckender ist als die meisten anderen Krankheiten. Der Patient wendet sich unwillkürlich von dessen Betrachtung ab, aber die latente Furcht und das Verzweifeln an der Genesung bleiben, wenn auch unerkannt, im Denken zurück. Ebenso verhält es sich mit der größten Sünde. Sie ist die hinterlistigste aller Sünden und vollbringt ihr Werk beinahe im Selbstbetrug. Die Krankheiten, die für gefährlich erachtet werden, entstehen manchmal aus den verborgensten, unbestimmtesten und heimtückischsten Annahmen. Dem bleichen Kranken, von dem du behauptest, dass er an Blutschwindsucht dahinsiecht, sollte man sagen, dass Blut niemals Leben gegeben hat und es niemals nehmen kann - dass Leben Geist ist und dass in einem guten Motiv und in einer guten Handlung mehr Leben und Unsterblichkeit liegt als in allem Blut, das jemals durch sterbliche Adern geflossen ist und einen körperlichen Sinn vom Leben simuliert hat. Wenn der Körper materiell ist, kann er gerade aus dem Grunde nicht an Fieber leiden. **Weil der sogenannte materielle Körper ein mentaler Begriff ist und vom sterblichen Gemüt regiert wird, offenbart er nur das, was dieses sogenannte Gemüt ausdrückt.** Daher besteht das wirksame Heilmittel darin, dass man die falsche Annahme des Patienten zerstört, indem man im stillen wie hörbar für die wahren Tatsachen hinsichtlich des harmonischen Seins eintritt, den Menschen als gesund anstatt als krank darstellt und zeigt, wie unmöglich es ist, dass die Materie Leiden, Schmerz oder Hitze empfinden, durstig oder krank sein kann. Zerstöre die Furcht, und du machst dem Fieber ein Ende. Manche Menschen, die über die Gemüts- Wissenschaft falsch unterrichtet sind, stellen die Frage, wann es sicher sei, dem Fieber Einhalt zu tun. Wisse, dass du in der Wissenschaft dem Fieber nicht Einhalt tun kannst, nachdem du einmal zugegeben hast, dass es seinen Lauf nehmen muss. **Die Macht der Krankheit fürchten und zugeben heißt die mentale und wissenschaftliche Demonstration lahm legen.** Wenn dein Patient an Erkältung glaubt, überzeuge ihn auf mentalem Wege, dass die Materie sich nicht erkälten kann und dass der Gedanke diese Anlage regiert. Wenn Kummer Leiden verursacht, überzeuge den Leidenden, dass Trübsal oftmals die Quelle der Freude ist und dass er sich allezeit der immer gegenwärtigen Liebe erfreuen sollte. Die Kranken fliehen in tropische Klimate, um ihr Leben zu retten, aber sie kommen nicht besser zurück, als sie gingen. Dann ist es an der Zeit, sie durch die Christliche Wissenschaft zu heilen und ihnen zu beweisen, dass sie in jedem Klima gesund sein können, sobald ihre Furcht vor dem Klima ausgerottet ist.

Durch verschiedene Gemütszustände wird der Körper plötzlich schwach oder unnatürlich stark, ein Zeichen, dass das sterbliche Gemüt der Erzeuger von Stärke oder Schwäche ist. Eine plötzliche Freude oder ein plötzlicher Kummer hat das verursacht, was man augenblicklichen Tod nennt. Weil eine Annahme unbemerkt entsteht, sollte der mentale Zustand dauernd beobachtet werden; damit er seine schlimmen Wirkungen nicht blindlings hervorbringe. **Die Verfasserin hat niemals einen Patienten gekannt, der nicht gesund geworden ist, sobald die Krankheitsannahme gewichen war.** Beseitige den Hauptirrtum oder die herrschende Furcht dieses niederen so genannten Gemüts, und du beseitigst sowohl die Ursache aller Krankheit als auch die krankhafte oder erregte Tätigkeit eines jeden Organs. Auch beseitigst du auf diese Weise ebenso leicht sogenannte organische Krankheiten wie funktionelle Störungen. **Die Ursache aller so genannten Krankheit ist mental, eine sterbliche Furcht, eine irrtümliche Annahme oder Überzeugung von der Notwendigkeit und Macht schlechter Gesundheit; ferner ist sie die Furcht, dass Gemüt außerstande sei, das Leben des Menschen zu verteidigen, und dass es unfähig sei, es zu regieren.** Ohne diese unwissende menschliche Annahme hat kein Umstand an sich Macht, Leiden zu erzeugen. Der latente Glaube an Krankheit ist es, wie auch die Furcht vor ihr, was die Krankheit mit gewissen Umständen verknüpft und bewirkt, dass beide vereint erscheinen, wie Dichtung und Musik vom menschlichen Gedächtnis vereint wiedergegeben werden. Krankheit besitzt keine Intelligenz. Unwissentlich verurteilst du dich selbst zum Leiden. Das Verständnis hiervon wird dich befähigen, diese Selbstverurteilung zu mildern und jedem Umstand mit der Wahrheit entgegenzutreten. **Krankheit ist geringer als das Gemüt, und Gemüt vermag sie zu beherrschen.** Ohne das sogenannte menschliche Gemüt kann es keine entzündete oder träge Tätigkeit des Organismus geben.

Entferne den Irrtum, und du zerstörst seine Wirkungen.

Sir Charles Napier zwang einen Tiger, geduckt in den Dschungel zurück zu kriechen, indem er ihm furchtlos ins Auge sah. Ein Tier vermag das andere dadurch in Wut zu versetzen, dass es ihm ins Auge sieht, und beide werden um nichts miteinander kämpfen. Der Blick eines Menschen, der sich furchtlos auf ein wildes Tier heftet, veranlasst das Tier oft dazu, mit Schrecken seinen Rückzug anzutreten. Dieser eben erwähnte Vorfall stellt die Macht der Wahrheit über den Irrtum dar, die Macht der Intelligenz, die über die sterblichen Annahmen ausgeübt wird, um diese zu zerstören; wohingegen Hypnotismus, hygienische Übungen und Medizinieren, deren man sich bedient, um die Materie zu heilen, durch zwei materielle irrige Grundlagen dargestellt werden. Krankheit ist keine Intelligenz, die Gemüt die Herrschaft streitig machen, Gemüt entthronen und die Regierung selbst in die Hand nehmen könnte. Krankheit ist weder eine gottgegebene noch eine selbst konstituierte materielle Macht, die schlau den Kampf mit Gemüt aufnimmt und es schließlich besiegt. Gott hat die Materie niemals mit der Macht ausgestattet, das Leben zugrunde zu richten oder die Harmonie in einer langen und kalten Nacht der Disharmonie erstarren zu lassen. Eine solche Macht ohne göttliche Zulassung wäre unfassbar; und wenn eine solche Macht göttlich gelenkt werden könnte, würde sie weniger Weisheit offenbaren, als wir gewöhnlich in menschlichen Regierungen bekundet sehen. Wenn Krankheit imstande ist, den Körper ohne Zustimmung der Sterblichen zu befallen und zu beherrschen, dann kann Sünde dasselbe tun, denn beide sind Irrtümer, die von Anbeginn als Partner angekündigt worden sind. Wo der gewöhnliche Arzt nach Ursachen sucht, findet der Christliche Wissenschafter nur Wirkungen. Die wirkliche Rechtsgewalt der Welt liegt im Gemüt, das jede Wirkung beherrscht und alle Ursächlichkeit als im göttlichen Gemüt fest begründet erkennt. Ein Verbrecher, an dem gewisse englische Studenten experimentierten, bildete sich ein, er verblute, und an dieser

Annahme starb er, obwohl nur ein Strom warmen Wassers über seinen Arm rieselte. Hätte er gewusst, dass seine Empfindung des Blutens eine Illusion war, würde er sich über die falsche Annahme erhoben haben. Möge die verzweifelnde Kranke, die auf einem leinenen Taschentuch die Färbung ihres Blutes betrachtet, an das Experiment jener Oxforder jungen Leute denken, die den Tod eines Menschen verursachten, obwohl nicht ein Tropfen seines Blutes vergossen worden war. Dann lerne sie die entgegengesetzte Darlegung des Lebens verstehen, wie die Christliche Wissenschaft sie lehrt, und sie wird begreifen, dass sie nicht infolge des Zustandes ihres Blutes stirbt, sondern unter der Annahme leidet, das Blut zerstöre ihr Leben. Der sogenannte Lebensstrom beeinflusst die Gesundheit der Kranken nicht, sondern ihre Annahme bringt gerade die Resultate hervor, die sie fürchtet. Fieber sind Irrtümer verschiedener Art. Der beschleunigte Puls, die belegte Zunge, Fieberhitze, trockene Haut, Kopf- und Gliederschmerzen sind Bilder, die ein sterbliches Gemüt auf dem Körper abzeichnet. Die Bilder, die dieses verstörte Gemüt festhält, erschrecken den bewussten Gedanken. Wenn das Fieberbild, das von Millionen von Sterblichen entworfen wird und das sich auf dem Körper abbildet, durch die Annahme, Gemüt sei in der Materie und Disharmonie sei ebenso wirklich wie Harmonie, durch die Wissenschaft nicht zerstört wird, kann es zuletzt in einem empfänglichen Denken haften bleiben und zu einem Fieberfall werden, der in der Annahme endet, die Tod genannt wird; diese Annahme muss schließlich von dem ewigen Leben besiegt werden. **Wahrheit ist immer der Sieger. Krankheit und Sünde fallen durch ihre eigene Schwere**. Wahrheit ist der Fels der Zeiten, der Eckstein, „auf wen aber er fällt, den wird er zermalmen".

Wenn wir für den Augenschein von Sünde, Krankheit oder Tod streiten oder ihren Forderungen willfahren, so streiten wir tatsächlich gegen die Herrschaft des Gemüts über den Körper und leugnen die heilende Kraft des Gemüts. Dieses falsche Verfahren würde dem eines Verteidigers gleichen, der für den Kläger zugunsten einer Entscheidung eintreten wollte, von der der Verteidiger weiß, dass sie gegen ihn gekehrt werden wird.

Die physischen Wirkungen der Furcht veranschaulichen deren Illusion. Der Anblick eines angeketteten Löwen, der zum Sprunge bereit ist, sollte keinen Menschen in Schrecken versetzen. Der Körper wird nur durch die Krankheitsannahme beeinflusst, die von einem so genannten Gemüt hervorgerufen wird, das die Wahrheit nicht kennt, die die Krankheit in Ketten legt. Nichts als die Macht der Wahrheit kann die Furcht vor Irrtum verhüten und des Menschen Herrschaft über den Irrtum beweisen. Vor vielen Jahren machte die Verfasserin eine geistige Entdeckung, deren wissenschaftliche Augenscheinlichkeit zu dem Beweis anwuchs, dass das göttliche Gemüt Gesundheit, Harmonie und Unsterblichkeit im Menschen erzeugt. Allmählich wird dieses Beweismaterial an Nachdruck und Klarheit gewinnen, bis es seinen Höhepunkt der wissenschaftlichen Behauptung und des wissenschaftlichen Beweises erreicht. Nichts ist entmutigender als die Annahme, dass es eine Gott oder dem Guten entgegengesetzte Macht gebe und dass Gott diese gegnerische Macht mit Stärke begäbe, damit sie gegen Ihn, gegen Leben, Gesundheit und Harmonie gebraucht werde.

Jedes Gesetz der Materie oder des Körpers, das den Menschen angeblich regiert, wird durch das Gesetz des Lebens, Gottes, null und nichtig gemacht. **Weil wir unsere gottgegebenen Rechte nicht, kennen, unterwerfen wir uns ungerechten Verordnungen, und die einseitige Beeinflussung durch die Erziehung zwingt uns diese Knechtschaft auf.** Sei ebenso wenig gewillt, die Illusion zu erdulden, dass du krank bist oder dass sich irgendeine Krankheit im Organismus entwickelt, wie du gewillt bist, dich einer sündigen Versuchung zu ergeben, aufgrund dessen, dass die Sünde ihre Notwendigkeit habe.

Wenn du irgendein vermeintliches Gesetz übertrittst, so sagst du, es sei Gefahr vorhanden. Diese Furcht ist die Gefahr, und sie führt die physischen Wirkungen herbei. **In Wirklichkeit können wir nicht durch die Übertretung irgend deines Gesetzes leiden, mit Ausnahme eines moralischen**

oder geistigen Gesetzes. Die so genannten Gesetze der sterblichen Annahme werden durch das Verständnis zerstört, dass Seele unsterblich ist und dass das sterbliche Gemüt die Zeiten, die Dauer oder die Arten der Krankheit, an der die Sterblichen sterben, nicht gesetzlich verordnen kann. Gott ist der Gesetzgeber, aber Er ist nicht der Urheber grausamer Gesetze. In dem unendlichen Leben und in der unendlichen Liebe gibt es weder Krankheit, Sünde noch Tod, und die Bibel erklärt, dass wir in dem unendlichen Gott leben, weben und sind.

Denke weniger an die Vermögungen des sterblichen Gemüts, dann wirst du die gottgegebene Herrschaft des Menschen eher begreifen. Du musst den Weg verstehen lernen, der dich aus menschlichen Gesundheitstheorien herausführt, sonst wirst du nie, glauben, dass du ganz frei von Gebrechen bist. Die Harmonie und Unsterblichkeit des Menschen werden ohne das Verständnis, dass Gemüt nicht in der Materie ist, nie erreicht. Lasst uns Krankheit wie einen Geächteten verbannen und bei der Regel der immerwährenden Harmonie bleiben, bei dem Gesetz Gottes. Es ist des Menschen moralisches Recht, ein ungerechtes Urteil aufzuheben, ein Urteil, das niemals durch göttliche Vollmacht verhängt worden ist.

Christus Jesus verwarf den Irrtum als ungültig, der für die Übertretungen von physischen Gesundheitsgesetzen Strafen auferlegen will; er hob die vermeintlichen Gesetze der Materie auf, die den Harmonien des Geistes Entgegen gesetzt sind, da Ihnen göttliche Autorität fehlt und sie nur menschliche Zustimmung als Bestätigung haben.

Wenn dem Studium der Christlichen Wissenschaft und der Vergeistigung des Denkens nur halb soviel Beachtung geschenkt würde wie der Hygiene, so würde dies allein schon das Tausendjährige Reich herbeiführen. Das beständige Baden und Abreiben, um die Absonderungen zu lindern oder um ungesunde Hautausdünstungen zu beseitigen, empfängt einen nützlichen Verweis durch die Vorschrift Jesu: **„Sorget nicht ... um euren Leib."** Wir müssen uns davor hüten, die Becher und Schüsseln nur auswendig rein zu halten. Wer in Unwissenheit über das sogenannte hygienische Gesetz lebt, ist empfänglicher für die geistige Kraft und für den Glauben an einen Gott als der Anhänger des vermeintlichen hygienischen Gesetzes, der den so genannten Unwissenden belehren möchte. Müssen wir das sogenannte Gesetz der Materie daher nicht für einen Kanon ansehen, dessen „Bruch mehr ehrt als die Befolgung"? Ein Patient, der in medizinischen Theorien bewandert ist, ist schwieriger durch Gemüt zu heilen als einer, der es nicht ist. Dies bestätigt den Ausspruch unseres Meisters: „Wer nicht das Reich Gottes annimmt wie ein Kind, der wird nicht hineinkommen." Ein Mensch, den ich von scheinbarer geistiger Vergessenheit errettete, in die die Sinne ihn hineingezogen hatten, schrieb mir: „Ohne das herrliche Prinzip, das Sie lehren, wäre ich gestorben, jenes Prinzip, das die Macht des Gemüts über den Körper stützt und das mir die Nichtigkeit der so genannten Freuden und Schmerzen der Sinne zeigte. Die Abhandlungen, die ich gelesen, und die Medizin, die ich genommen hatte, gaben mich nur noch mehr dem hoffnungslosen Leiden und der Verzweiflung preis. Das Festhalten an der Hygiene war nutzlos. Das sterbliche Gemüt musste zurechtgesetzt werden. Das Leiden war nicht körperlich, sondern mental, und ich wurde geheilt, als ich meinen Weg in der Christlichen Wissenschaft fand."

Wir bedürfen eines reinen Körpers und eines reinen Gemüts - eines Körpers, der sowohl durch Gemüt gereinigt als mit Wasser gewaschen ist. Es sagt einer: „Ich sorge gut für meinen Körper." Um dies tun zu können, ist der reine und erhebende Einfluss des göttlichen Gemüts auf den Körper erforderlich; der Christliche Wissenschafter sorgt am besten für seinen Körper, wenn er ihn möglichst aus seinem Denken ausschließt und, dem Apostel Paulus gleich, **„vielmehr Lust" hat, „außer dem Leibe zu wallen und daheim zu sein bei dem Herrn".**

Der Auswanderer, dessen Schmutzigkeit sein Glück nicht berührt, weil Gemüt und Körper auf derselben Ebene stehen, kann uns etwas lehren. Einem gleich rohen Gemüt erregt der Schmutz kein

Unbehagen. Er ist das natürliche Element eines solchen Gemüts, das durch seine Umgebung versinnbildlicht wird, sich aber nicht durch sie irritieren lässt; **doch Unreinheit und Unsauberkeit, die rohe Naturen nicht stören, sind für feinfühlige unerträglich**. Dies zeigt, dass das Gemüt rein sein muss, um den Körper in der richtigen Verfassung zu erhalten.

Der Tabaksfreund, der ein halbes Jahrhundert lang Gift isst oder raucht, behauptet zuweilen, dieses Kraut erhalte seine Gesundheit; aber ist dies darum der Fall? Beweist diese seine Versicherung, dass der Genuss des Tabaks eine zuträgliche Gewohnheit ist und dass der Mensch dadurch gesünder wird? Solche Beispiele beweisen nur die illusorische physische Wirkung einer falschen Annahme und bestätigen die Folgerung der Bibel in Bezug auf den Menschen: „Wie er in seinem Herzen denkt, so ist er." Die Heilgymnastik - die den armen Körper drückt und knetet, damit er bewusst gesund werde, während er dies unbewusst sein sollte - ist ein weiterer medizinischer Missgriff, der aus der allgemeinen Vorstellung hervorgeht, Gesundheit hänge von der trägen Materie statt vom Gemüt ab. Kann die Materie oder das, was Materie genannt wird, ohne Gemüt empfinden oder handeln?

Wir sollten unsere Gemüter von dem niederdrückenden Gedanken befreien, dass wir ein materielles Gesetz übertreten haben und dafür notwendigerweise Strafe zahlen müssen. Lasst uns durch das Gesetz der Liebe wieder Mut fassen. Gott straft den Menschen niemals für Recht tun, für ehrliche Arbeit oder für Taten der Freundlichkeit, wenn sie ihn auch der Übermüdung, der Kälte, der Hitze oder der Ansteckung aussetzen. Wenn sich der Mensch durch die Materie anscheinend eine Strafe zuzieht, so ist dies nur eine Annahme des sterblichen Gemüts, nicht eine Verfügung der Weisheit, und der Mensch braucht nur seinen Einspruch gegen diese Annahme zu erheben, um sie ungültig zu machen. Durch diese Gedankentätigkeit und ihre Folgen am Körper wird sich der Schüler die erhabenen Wahrheiten der Christlichen Wissenschaft in kleinen Anhängen beweisen. Wenn du dich in schwitzendem Zustand einem Luftzug aussetzt und darauf Schüttelfrost, trockener Husten, Grippe, Symptome von Verschleimung der Lunge oder Anzeichen von Gelenkrheumatismus folgen, dann ist dein Gemüts-Heilmittel sicher und gewiss. Wenn du ein Christlicher Wissenschafter bist, so pflegen derartige Symptome dem Ausgesetzt sein nicht zu folgen; aber wenn du an die Gesetze der Materie und an ihre verhängnisvollen Wirkungen im Fall der Übertretung der Gesetze glaubst, bist du nicht tauglich, deinen eigenen Fall zu führen oder die schlimmen Wirkungen deiner Annahme zu zerstören. **Wenn die Furcht sich legt und die Überzeugung bleibt, dass du kein Gesetz übertreten hast, dann werden weder Rheumatismus, Schwindsucht noch irgendeine andere Krankheit jemals daraus entstehen, dass du dich dem Wetter ausgesetzt hast.** In der Wissenschaft ist das eine feststehende Tatsache, die aller Augenschein vor den Sinnen niemals umzustoßen vermag. Krankheit, Sünde und Tod müssen zuletzt vor den göttlichen Rechten der Intelligenz zurückweichen; dann wird die Macht, die Gemüt über die ganzen Funktionen und Organe des menschlichen Organismus hat, zur Anerkennung gelangen. Es ist sprichwörtlich, dass Florence Nightingale und andere Menschenfreunde, die zum Wohl der Menschheit gearbeitet haben, imstande gewesen sind, ohne zu unterliegen, Ermüdungen und Gefährdungen auszuhalten, die gewöhnliche Menschen nicht hatten ertragen können. Dies erklärt sich aus dem Beistand, den sie dem göttlichen Gesetz verdankten, das sich über das menschliche erhebt. **Die geistige Forderung, die die materielle bezwingt, verleiht eine Energie und Ausdauer, die alle anderen Hilfsmittel übertrifft und der Strafe zuvorkommt, die unsere Annahmen unseren besten Taten anhängen wollen.** Lasst uns eingedenk sein, dass das ewige Gesetz des Rechten, obgleich es das Gesetz, das die Sünde zu ihrem eigenen Strafvollstrecker macht, niemals aufheben kann, den Menschen mit allen Strafen verschont, außer denen, die dem Unrecht tun gebühren. Besündige schwere Arbeit, Entbehrungen, schlechtes Wetter und alle widrigen Bedingungen können, falls ohne Sünde, ohne Leiden ertragen werden. Was auch immer deine Pflicht ist, kannst du tun, ohne dir zu schaden. **Wenn du dir die Muskeln verzerrst oder das Fleisch verwundest, ist dein Heilmittel zur Hand. Das Gemüt entscheidet, ob sich das Fleisch verfärben, ob es Schmerzen, anschwellen oder sich entzünden wird.**

Du sagst, dass du nicht gut geschlafen oder zuviel gegessen hast. **Du bist dir selbst ein Gesetz.** Wenn du dies sagst und daran glaubst, wirst du im Verhältnis zu deiner Annahme und Furcht leiden. Deine Leiden sind nicht die Strafe dafür, dass du ein Gesetz der Materie übertreten hast, denn es ist ein Gesetz des sterblichen Gemüts, gegen das du ungehorsam gewesen bist. Weil du salzigen Fisch gegessen hast, sagst du oder denkst du, du müssest durstig sein, und folglich bist du durstig, während die gegenteilige Annahme das gegenteilige Resultat hervorrufen würde.

Eine jede vermeintliche Mitteilung, die vom Körper oder von der trägen Materie kommt, als ob beide intelligent wären, ist eine Illusion des sterblichen Gemüts - einer seiner Träume. Vergegenwärtige dir, dass der Augenschein der Sinne ebenso wenig in einem Fall von Krankheit wie in einem Fall von Sünde anzunehmen ist.

Setze den Körper gewissen Temperaturen aus, und die Annahme sagt, dass du dich erkälten und Katarrh bekommen konntest; eine derartige Folge tritt jedoch nicht ein ohne ein Gemüt, das sie verlangt und erzeugt. Solange die Sterblichen erklären, dass gewisse Zustände der Atmosphäre Katarrh, Fieber, Rheumatismus oder Schwindsucht hervorrufen, werden diese Wirkungen erfolgen - nicht des Klimas wegen, sondern aufgrund der Annahme. Die Verfasserin hat in zu vielen Fällen Krankheit geheilt durch das Wirken der Wahrheit auf die Gemüter der Sterblichen und die entsprechenden Wirkungen der Wahrheit auf den Körper, um nicht zu wissen, dass dem so ist.

Eine versehentliche Depesche, die fälschlicherweise den Tod eines Freundes anzeigt, verursacht denselben Kummer, den der wirkliche Tod des Freundes veranlassen würde. Du meinst, dein Schmerz sei durch deinen Verlust veranlasst worden. **Eine zweite Nachricht, die das Versehen berichtigt, heilt deinen Kummer, und du siehst ein, dass dein Leiden lediglich das Ergebnis deiner Annahme war.** Ebenso verhält es sich mit allem Leid, mit Krankheit und Tod. Du wirst schließlich einsehen, dass es keine Ursache für Kummer gibt, und die göttliche Weisheit wird dann verstanden werden. **Irrtum, nicht Wahrheit, bringt alles Leiden auf Erden hervor.**

Hätte ein Christlicher Wissenschafter, als du dich unter dem Einfluss der Kummerannahme quältest, zu dir gesagt: „Deine Betrübnis ist grundlos", dann würdest du ihn nicht verstanden haben, obgleich dir die Richtigkeit der Behauptung später hätte bewiesen werden können. Wenn unsere Freunde unserem Gesichtskreis entschwinden und wir klagen, so ist diese Klage unnötig und grundlos. Wir werden dies als wahr erkennen, wenn wir in das Verständnis des Lebens hineinwachsen und wissen, dass es keinen Tod gibt.

Muss das sterbliche Gemüt darum, weil es in Tätigkeit erhalten wird, seine Strafe in Gehirnerweichung bezahlen? Wer darf behaupten, dass sich das wirkliche Gemüt überarbeiten kann? Wenn wir unsere Grenzen mentaler Ausdauer erreichen, schließen wir, dass die intellektuelle Arbeit weit genug gegangen ist; wird es uns aber zur Wirklichkeit, dass das unsterbliche Gemüt immer tätig ist, dass sich geistige Energien niemals verbrauchen können und dass das sogenannte materielle Gesetz gottgegebene Kräfte und Hilfsquellen nicht beeinträchtigen kann, dann sind wir imstande, in der Wahrheit auszuruhen, **erquickt durch die Gewissheit der Unsterblichkeit,** die der Sterblichkeit entgegengesetzt ist. Unsere Denker sterben nicht darum früh, weil sie die natürlichen Funktionen des Seins getreulich erfüllen. Wenn Drucker und Autoren die kürzeste Spanne irdischen Daseins leben, so hat dies nicht darin seinen Grund, dass sie die wichtigsten Posten innehaben und die wesentlichsten Funktionen in der menschlichen Gesellschaft erfüllen. Derjenige Mensch zahlt nicht die schwerste Strafe, der das meiste Gute tut. Wenn man sich an die Wirklichkeiten des ewigen Daseins hält - anstatt Erörterungen über die unlogische Voraussetzung zu lesen, dass der Tod als eine Folge des Gehorsams gegen das Gesetz des Lebens eintrete und dass Gott den Menschen für Gutes tun strafe -, dann kann man nicht um irgendeines Liebeswerkes willen leiden, sondern man wird stärker durch dasselbe. **Ein Gesetz des so genannten sterblichen Gemüts, fälschlicherweise Materie genannt, ist es, das alle unharmonischen Dinge verursacht.**

Die Geschichte des Christentums liefert erhabene Beweise von dem erhaltenden Einfluss und der beschützenden Macht, die dem Menschen von seinem himmlischen Vater, **dem allmächtigen Gemüt,** verliehen worden ist, der dem Menschen Glauben und Verständnis gibt, mit denen er sich nicht nur gegen Versuchung, sondern auch gegen körperliche Leiden verteidigen kann

Die christlichen Märtyrer waren Propheten der Christlichen Wissenschaft. Durch die erhebende und heiligende Kraft der göttlichen Wahrheit errangen sie den Sieg über die körperlichen Sinne, einen Sieg, den allein die Wissenschaft erklären kann. **Die Stumpfheit, die ein Zustand des Widerstandes des sterblichen Gemüts ist, Leidet nur deshalb weniger, weil sie weniger vom materiellen Gesetz weiß.**

Der Apostel Johannes zeugte für die göttliche Grundlage der Christlichen Wissenschaft, als die schrecklichen, ihm auferlegten Leiden seinen Körper nicht zu zerstören vermochten. Die Götzendiener, die an mehr als ein Gemüt glaubten, hatten „viele Götter" und meinten, dass sie den Körper unabhängig vom Gemüt durch die Materie töten konnten.

Gib die allgemeine Hypothese zu, dass Speise die Nahrung des Lebens ausmacht, und daraus folgt notwendigerweise ein anderes Zugeständnis in der entgegen gesetzten Richtung, nämlich dass Speise die Macht hat, Leben, Gott, durch Mangel oder Übermaß, durch Qualität oder Quantität zu zerstören. Dies ist eine Probe von dem doppelsinnigen Wesen aller materiellen Gesundheitstheorien. Diese Theorien widersprechen und zerstören sich selbst und bilden ein „Reich, [das] mit sich selbst uneins" ist, ein Reich, das „verwüstet" wird. Wenn Jesus für seine Jünger Speise beredetet hat, so kann sie das Leben nicht zerstören. **Es ist Tatsache, dass Speise das absolute Leben des Menschen nicht beeinflusst, und dies wird augenfällig, wenn wir einsehen, dass Gott unser Leben ist.** Weil Sünde und Krankheit nicht Eigenschaften der Seele oder des Lebens sind, haben wir Hoffnung auf Unsterblichkeit; **aber es wäre töricht, uns über unser gegenwärtiges Verständnis hinauszuwagen, töricht, nichts mehr zu essen, ehe wir die Vollkommenheit und ein klares Verständnis von dem lebendigen Geist erlangt haben.** An jenem vollkommenen Tage des Verständnisses werden wir weder essen, um zu leben, noch leben, um zu essen.

Wenn die Sterblichen meinen, dass Nahrung die harmonischen Funktionen des Gemüts und des Körpers störe, muss entweder die Nahrung oder dieser Gedanke aufgegeben werden, denn die Strafe knüpft sich an die Annahme. Welches von beidem soll es sein? Wenn die Entscheidung der Christlichen Wissenschaft überlassen bleibt, Speise und so wird sie zugunsten der Herrschaft des Gemüts über diese Annahme und über jede irrige Annahme oder jeden materiellen Zustand gefällt werden. Je weniger wir über Hygiene wissen oder nachdenken, desto weniger neigen wir von vornherein zur Krankheit. Bedenke, dass es nicht die Nerven sind, nicht die Materie ist, sondern das sterbliche Gemüt, dass die Nahrung für unverdaut erklärt. Die Materie gibt dir keine Auskunft über körperliche Störungen; man setzt dies nur voraus. Dieses pseudo-mentale Zeugnis kann nur durch die besseren Resultate zerstört werden, die der Gegenbeweis des Gemüts hervorbringt.

Unsere Nahrungsmittellehre gibt zuerst zu, dass Nahrung das Leben des Menschen erhält, und verhandelt dann über die Gewissheit, dass Nahrung den Menschen töten kann. In der Heiligen Schrift erhält diese falsche Folgerung eine Zurechtweisung durch die Gleichnisse von der Quelle und dem Strom, von dem Baum und seiner Frucht und von dem Reich, das mit sich selbst uneins ist. Wenn Gott, wie die vorherrschenden Theorien behaupten, Gesetze angeordnet hat, dass Nahrung das menschliche Leben erhalten soll, dann kann Er diese Vorschriften nicht durch ein gegenteiliges

Gesetz aufheben, dass Nahrung für das Dasein schädlich sein soll.

Die Materialisten widersprechen ihren eigenen Behauptungen. Ihr Glaube an materielle Gesetze und an Strafen für deren Übertretung ist der uralte Irrtum, dass Uralte zwischen Schmerz und Lust, Gut und Böse, Verwirrung Gott und Satan eine Brüderschaft bestehe. Diese Annahme schwankt, bis sie vor der Streitaxt der Wissenschaft fällt.

Ein Fall von Krämpfen, der durch Verdauungsstörungen hervorgerufen worden war, kam mir einst zur Kenntnis. Ihrer Annahme nach hatte die Frau ein chronisches Leberleiden und litt an einer Komplikation von Symptomen, die mit dieser Annahme verbunden sind. Ich heilte sie in wenigen Minuten. In einem Augenblick sprach sie verzweifelt über ihren Zustand. Im nächsten Augenblick sagte sie: „Meine Speise ist vollständig verdaut, und ich möchte gern etwas mehr zu essen haben."

Wir können nicht leugnen, dass Leben sich selbst erhält, und wir sollten die ewige Harmonie der Seele niemals nur aus dem Grunde leugnen, weil für die sterblichen Sinne scheinbare Disharmonie vorhanden ist. **Unsere Unwissenheit über Gott, das göttliche Prinzip, bringt scheinbare Disharmonie hervor, und das richtige Verständnis von Ihm stellt die Harmonie wieder her.** Wahrheit wird uns schließlich alle dazu zwingen, die Freuden und Schmerzen der Sinne gegen die Freuden der Seele einzutauschen.

Wenn die ersten Symptome der Krankheit erscheinen, bestreite das Zeugnis der materiellen Sinne mit der göttlichen Wissenschaft. **Lass deinen höheren Begriff von Gerechtigkeit den falschen Vorgang sterblicher Ansichten, die du Gesetz nennst, zerstören,** dann wirst du nicht an das Krankenzimmer gefesselt noch auf das Siechbett geworfen werden, um den letzten Heller zu zahlen, die letzte Strafe, die der Irrtum erheischt. „Sei willfährig deinem Widersacher bald, solange du noch mit ihm auf dem Wege bist." **Dulde nicht, dass der Anspruch von Sünde oder Krankheit in deinen Gedanken groß wachse. Weise ihn mit der dauernden Oberzeugung von dir, dass er unrechtmäßig ist, da du weißt, dass Gott ebenso wenig der Urheber von Krankheit wie von Sünde ist.** Du hast kein Gesetz von Ihm, das die Notwendigkeit von Sünde oder Krankheit aufrechterhält, doch du hast göttliche Vollmacht, diese Notwendigkeit zu verneinen und die Kranken zu heilen.

„Sei willfährig, nicht willfährig zu sein" gegen die herannahenden Symptome chronischer oder akuter. Krankheit, sei es nun Krebs, Schwindsucht oder Pocken. Tritt den Anfangsstadien der Krankheit mit ebenso kräftigem mentalem Widerstand entgegen wie ein Gesetzgeber, der das Durchgehen eines unmenschlichen Gesetzes vereiteln will. Erhebe dich in der bewussten Stärke des Geistes der Wahrheit, um den Einspruch des sterblichen Gemüts, auch Materie genannt, umzustoßen, der sich der Allerhabenheit des Geistes entgegenstellt. **Lösche die Bilder des sterblichen Denkens und dessen Annahmen von Krankheit und Sünde aus.** Wenn du dann dem Gericht der Wahrheit, Christi, überantwortet wirst, wird der Richter sagen: **„Du bist gesund!"**

Anstatt dich dem Anfangsstadium oder dem vorgeschrittenen Stadium der Krankheit blind und gelassen zu ergeben, lehne dich gegen sie auf. Verbanne die Annahme, dass du auch nur einem einzigen auf dich eindringenden Schmerz Aufnahme zu gewähren brauchst; der nicht durch die Macht des Gemüts vertrieben werden kann; auf diese Weise kannst du der Entwicklung von Schmerz im Körper vorbeugen. Kein Gesetz Gottes hindert dieses Resultat. **Es ist Irrtum, für irgendetwas anderes als für deine eigenen Sünden zu leiden.** Christus, oder Wahrheit, wird alles andere vermeintliche Leiden zerstören, und das wirkliche Leiden für deine eigenen Sünden wird in dem Verhältnis aufhören, wie die Sünde aufhört.

Gerechtigkeit ist die sittliche Bedeutung von Gesetz. Ungerechtigkeit tut die Abwesenheit von Gesetz kund. Wenn der Körper anscheinend sagt: „Ich bin krank", so bekenne dich niemals schuldig. Da die Materie nicht sprechen kann, muss es das sterbliche Gemüt sein, das da spricht; daher tritt der

Ankündigung mit einem Protest entgegen. Wenn du sagst: „Ich bin krank", bekennst du dich schuldig. Dann wird dich dein Widersacher dem Richter (dem sterblichen Gemüt) überantworten, und der Richter wird dich verurteilen. Die Krankheit hat keine Intelligenz, durch die sie sich für ein Etwas erklären und ihren Namen verkünden könnte. **Das sterbliche Gemüt allein verurteilt sich selbst**. Stelle daher der Krankheit deine eigenen Bedingungen, und sei gerecht gegen dich und andere.

Widersprich mental jeder Klage von Seiten des Körpers, und erhebe dich zu dem wahren Bewusstsein des Lebens als der Liebe- als alles dessen, was rein ist und die Früchte des Geistes trägt. **Furcht ist die Quelle der Krankheit**, und du meisterst Furcht und Sünde durch das göttliche Gemüt; folglich ist es das göttliche Gemüt, durch das du Krankheit überwindest. Nur solange Furcht oder Sünde bestehen bleiben, können sie dem Tod gebühren. Um ein körperliches Gebrechen zu heilen, sollte jedes übertretene moralische Gesetz in Betracht gezogen und der Irrtum zurechtgewiesen werden. Die Furcht, die ein Element jeder Krankheit ist, muss ausgetrieben werden, um das Gleichgewicht für Gott wiederherzustellen. Das Austreiben des Bösen und der Furcht befähigt die Wahrheit, das Übergewicht über den Irrtum zu erlangen. Das einzige Verfahren ist das, allem entgegenzutreten, was der Gesundheit, der Heiligkeit und der Harmonie des Menschen, des Bildes Gottes, entgegengesetzt ist.

Der physischen Bejahung von Krankheit sollte man stets mit mentaler Verneinung entgegentreten. Was immer dem Körper Nutzen bringt, muss mental ausgedrückt werden, und das Denken sollte fest auf dieses Ideal gerichtet bleiben. Glaubst du an entzündete und schwache Nerven, so bist du einem Angriff von dieser Seite ausgesetzt. Du magst es Neuralgie nennen, wir aber nennen es eine Annahme, Wenn du meinst, dass Schwindsucht in deiner Familie erblich sei, so bist du der Entwicklung dieses Gedankens in der Form ausgesetzt, die Lungenkrankheit genannt wird, wenn die Wissenschaft dich nicht eines anderen belehrt. Wenn du entscheidest, dass Klima oder Atmosphäre urgesund sind, werden sie es für dich sein. **Deine Entscheidungen werden dich beherrschen, welche Richtung sie auch immer nehmen mögen.**

Kehre nun den Fall um. Steh Wache an der Tür des Denkens. Wenn du nur solche Schlüsse zugibst, wie du sie in körperlichen Resultaten verwirklicht zu sehen wünschst, dann wirst du dich harmonisch regieren. Ist die Bedingung vorhanden, die deiner Meinung nach Krankheit herbeiführt, sei es Luft, Anstrengung, Erblichkeit, Ansteckung oder Unfall, so walte deines Amtes als Wächter und schließe diese ungesunden Gedanken und Befürchtungen aus. **Halte dem sterblichen Gemüt schaden bringende Irrtümer fern; dann kann der Körper nicht unter ihnen leiden.** Die Entscheidungen über Schmerz oder Lust kommen durch das Gemüt, und dem Wächter gleich, der seinen Posten verlässt, lassen wir die sich eindrängende Annahme ein und vergessen, dass wir ihrem Eintritt durch göttliche Hilfe wehren können.

Der Körper scheint nur deshalb selbsttätig zu sein, weil das sterbliche Gemüt nichts von sich, von seinen eigenen Handlungen und deren Folgen weiß - weil es nicht weiß, dass die vorbereitende, mittelbare und erregende Ursache aller schlimmen Wirkungen eingesetz des so genannten sterblichen Gemüts ist und nicht der Materie. **Gemüt ist Herr über die körperlichen Sinne und kann Krankheit, Sunde und Tod besiegen.** Mache von dieser gottgegebenen Vollmacht Gebrauch. Nimm Besitz von deinem Körper und regiere sein Empfinden und Tun. Erhebe dich in der Stärke des Geistes, um allem zu widerstehen, was dem Guten unähnlich ist. Gott hat den Menschen dazu fähig gemacht, und nichts kann die dem Menschen göttlich verliehene Fähigkeit und Kraft aufheben. **Sei fest in deinem Verständnis, dass das göttliche Gemüt regiert und dass in der Wissenschaft der Mensch Gottes Regierung widerspiegelt.** Fürchte nicht, dass die Materie schmerzen, anschwellen oder sich entzünden könne als Ergebnis eines Gesetzes irgendwelcher Art, da es selbstverständlich ist, dass die Materie weder Schmerz noch Entzündung haben kann. Dein Körper wurde ebenso wenig durch Spannung oder Wunden leiden wie der Baumstamm, in den du eine Kerbe schneidest, oder der elektrische Draht, den du spannst, wenn das sterbliche Gemüt nicht wäre.

Wenn Jesus erklärt: „Das Auge ist des Leibes Leuchte", so meint er sicherlich damit, dass Licht vom Gemüt abhängig ist und nicht von der Zusammensetzung von Flüssigkeiten, Linsen, Muskeln, von der Iris und der Pupille, die das Sehorgan bilden.   .

Der Mensch ist niemals krank, denn Gemüt ist nicht krank, und die Materie kann es nicht sein. Eine falsche Annahme ist beides, der Versucher wie der Versuchte, die Sünde wie der Sünder, die Krankheit wie deren Ursache. Es ist gut, in Krankheit gelassen zu sein; hoffnungsvoll zu sein ist noch besser; **aber zu verstehen, dass Krankheit nicht wirklich ist und dass Wahrheit deren scheinbare Wirklichkeit zerstören kann, ist das Beste von allem, denn dieses Verständnis ist das allgemeine und vollkommene Heilmittel.**

Dadurch, dass die überwiegende Mehrheit der Ärzte der Disharmonie Macht zugesteht, drücken sie die mentale Energie herunter, die die einzige wirklich wiederherstellende Kraft ist. Die Erkenntnis, dass wir das Gute, das wir erhoffen, vollbringen können, regt den Organismus an; in der vom Gemüt gewiesenen Richtung zu arbeiten. Das Zugeständnis, dass es irgendeinen körperlichen Zustand gibt, der über die Gewalt des Gemüts hinausgeht, entwaffnet den Menschen, hindert ihn daran, sich selbst zu helfen, und erhebt die Materie durch den Irrtum auf den Thron. Für diejenigen, die mit Krankheit ringen, sind solche Zugeständnisse entmutigend - geradeso entmutigend, wie für einen heruntergekommenen Menschen der Rat, nicht erst zu versuchen, sich über seine Schwierigkeiten zu erheben. Die Erfahrung hat der Verfasserin das Trügerische der materiellen Systeme im Allgemeinen bewiesen - dass ihre Theorien manchmal verderblich und deren Leugnungen besser sind als deren Bejahungen. Willst du einen Menschen auffordern, sich von Übeln überwinden zu lassen, indem du ihm versicherst, dass alles Unglück von Gott kommt, gegen den die Sterblichen nicht haben sollten? Willst du den Kranken sagen, dass ihr Zustand hoffnungslos sei, wenn ihm nicht durch Arzneien oder Luftwechsel abgeholfen werde? Sind materielle Mittel die einzige Zuflucht vor verhängnisvollen Zufällen? **Haben wir nicht göttliche Befugnis, Disharmonie jeder Art durch Harmonie, durch Wahrheit und Liebe zu besiegen?** Wir sollten dessen eingedenk sein, dass Leben Gott ist und dass Gott allmächtig ist. Wenn die Kranken die Christliche Wissenschaft nicht verstehen, haben sie gewöhnlich wenig Glauben an diese, bis sie ihren wohltuenden Einfluss fühlen. Dies zeigt, dass in solchen Fallen der Glaube nicht der Heiler ist. Die Kranken argumentieren unbewusst für das Leiden anstatt dagegen. Sie geben seine Wirklichkeit zu, während sie sie verneinen sollten. Sie sollten gegen das Zeugnis der trügerischen Sinne auftreten und des Menschen Unsterblichkeit und ewige Gottähnlichkeit behaupten.

Gleich dem großen Beispielgeber sollte der Heiler zu der Krankheit sprechen wie einer, der Gewalt über sie hat, und sollte es Seele überlassen, den falschen Augenschein der körperlichen Sinne zu meistern und die Ansprüche der Seele der Sterblichkeit und Krankheit gegenüber geltend zu machen. Dasselbe Prinzip heilt beides, Sünde wie Krankheit. **Wenn die göttliche Wissenschaft den Glauben an das fleischliche Gemüt überwindet und der Glaube an Gott allen Glauben an Sünde und an materielle Heilverfahren zerstört, dann werden Sünde, Krankheit und Tod verschwinden.** Gebete, in denen man Gott nicht um Heilung bittet, sondern Ihn anfleht, dass Er den Patienten zu sich nehme, nützen dem Kranken nichts. Eine übellaunige, Hilfe bei mürrische oder unaufrichtige Person sollte nicht Krankheit Pflegerin sein. **Die Pflegerin muss fröhlich, ordentlich, pünktlich, geduldig und voll Vertrauen sein - empfänglich für Wahrheit und Liebe.**

Es ist mentale Quacksalberei, aus der Krankheit eine Wirklichkeit zu machen - sie für etwas zu halten, was man sehen und fühlen kann - und dann zu versuchen, sie durch Gemüt zu heilen. Es ist genauso irrig, an das wirkliche Vorhandensein von einem Gewächs, von Krebs oder von zersetzten

Lungen zu glauben, während du gegen deren Wirklichkeit argumentierst, wie dass dein Patient, der physischen Annahme gemäß, diese Übel fühlt. Die mentale Praxis, die Krankheit für eine Wirklichkeit hält, heftet die Krankheit dem Patienten an, so dass sie möglicherweise in einer beunruhigenderen Form auftritt.

Die Kenntnis, dass Gehirnlappen weder einen Menschen töten noch die Funktionen des Gemüts beeinflussen können, würde das Gehirn vor Krankheit bewahren, obgleich eine moralische Übertretung in der Tat die schlimmste aller Krankheiten ist. Man sollte niemals den Krankheitsgedanken im Gemüt festhalten, vielmehr sollte man alle Formen und Bilder der Krankheit aus dem Denken auslöschen um seiner selbst und um des Patienten willen. Vermeide es, mit dem Patienten über Krankheit zu sprechen. Stelle keine unnötigen Fragen über Befinden oder Krankheit. Beunruhige ihn niemals durch eine entmutigende Bemerkung über die Genesung, lenke seine Aufmerksamkeit nicht auf gewisse Symptome, als ob diese ungünstig wären, und vermeide es, den Namen der Krankheit auszusprechen. Sage niemals vorher, wie sehr du in einem Fall zu kämpfen haben wirst, noch bestärke den Patienten in der Erwartung, dass es schlimmer werden muss, ehe die Krisis überstanden ist.

Das Zeugnis des materiellen Sinnes zu widerlegen ist angesichts der zugestandenen Unwahrheit dieses Zeugnisses keine schwierige Aufgabe. Die Widerlegung wird schwierig, nicht wer das Zeugnis der Sünde oder der Krankheit wahr ist, sondern einzig, weil man so hartnäckig an die Wahrheit dieses Zeugnisse. Glaubt, was der Macht der Erziehung und dem großen Übergewicht der Meinungen auf der verkehrten Seite zuzuschreiben ist - **die alle lehren, dass der Körper leidet, geradeso als ob die Materie Empfindung haben könnte.** Im richtigen Augenblick erkläre den Kranken die Macht, die ihre Annahmen über ihren Körper ausüben. Gib ihnen ein göttliches und gesundes Verständnis, mit dem sie ihren irrigen Sinn bekämpfen und so die Krankheitsbilder aus dem sterblichen Gemüt auslöschen können. **Halte klar im Gedanken fest, dass der Mensch der Sprössling Gottes ist und nicht des Menschen; dass der Mensch geistig ist und nicht materiell; dass Seele Geist ist, dass sie außerhalb, nie innerhalb der Materie ist und dass sie dem Körper niemals Leben und Empfindung gibt.** Der Traum der Krankheit wird durch das Verständnis beendet, dass Krankheit von dem menschlichen Gemüt gebildet wird, nicht von der Materie noch von dem göttlichen Gemüt. Wenn wir die wesentlichen metaphysischen Punkte nicht wahrnehmen, wenn wir nicht sehen, wie das sterbliche Gemüt den Körper beeinflusst - wie es in wohltätiger oder schädlicher Weise auf Gesundheit, Moral und Glück der Sterblichen einwirkt, werden wir in unseren Schlüssen und Methoden irregeführt. Wir werfen den mentalen Einfluss in die verkehrte Waagschale und schaden dadurch tatsächlich denen, die wir zu segnen beabsichtigen.

Leiden ist nicht weniger ein mentaler Zustand als Genießen. Du verursachst körperliche Leiden und verstärkst sie dadurch, dass du ihre Wirklichkeit und Dauer zugibst, ebenso direkt, wie du deine Freuden durch die Annahme erhöhst, dass sie wirklich und dauernd sind. Wenn sich ein Unfall ereignet, denkst du oder rufst du aus: „Ich habe mich verletzt!" Dein Gedanke trägt mehr dazu bei, die Verletzung wirklich zu machen, als deine Worte, ja mehr als der Unfall selbst. Nun kehre den Vorgang um. Erkläre, dass du nicht verletzt worden bist, und verstehe den Grund weshalb, und es wird sich herausstellen, dass die nachfolgenden guten Wirkungen im genauen Verhältnis zu deiner Nichtannahme von der Physik stehen und zu deiner Treue gegen die göttliche Metaphysik - zu deinem Vertrauen, dass Gott Alles ist, wie die Bibel von Ihm sagt.

Um die Kranken heilen zu können, muss man mit den großen Wahrheiten des Seins vertraut sein. Die Sterblichen sind in ihren wachen Stunden nichtmaterieller, als wenn sie in ihren Träumen handeln, gehen, sehen, hören, sich freuen oder leiden. Wir können das sterbliche Gemüt und die Materie niemals getrennt behandeln, weil sie sich zu einem vereinen. **Gib die Annahme auf, dass das Gemüt, wenn auch nur zeitweilig, in den Schädel hineingezwängt sei, und du wirst bald**

mehr Männlichkeit oder Weiblichkeit zum Ausdruck bringen. Du wirst dich und deinen Schöpfer besser verstehen als je zuvor. Zuweilen nannte Jesus eine Krankheit mit Namen, z.B., als er zu dem epileptischen Knaben sagte: Du sprachloser und tauber Geist, ich gebiete dir, dass du von ihm ausfahrest und fahrest hinfort nicht in ihn!" Weiter heißt es: „Da schrie er [der Irrtum] und riss ihn sehr und fuhr aus. Und der Knabe ward, als wäre er tot" - ein klarer augenscheinlicher Beweis, dass die Krankheit nicht materiell war. Solche Beispiele zeigen die Zugeständnisse, die Jesus der allgemeinen Unkenntnis der geistigen Lebens- Gesetze zu machen willens war. Oft gab er dem Gebrechen, das er heilte, keinen Namen. Zu der Tochter des Obersten der Synagoge, die sie tot nannten, von derer aber sagte: „Sie ist nicht gestorben, sondern sie schläft", sagte er einfach: „Mägdlein, ich sage dir, stehe auf" Zu dem Kranken mit der verdorrten Hand sagte er: „Strecke deine Hand aus! ... Und sie ward ihm wieder gesund gleichwie die andere."

Homöopathische Heilmittel, die manchmal nicht ein Atom Medizin enthalten, lindern bekanntlich die Krankheitssymptome. Was bringt die Veränderung hervor? Der Glaube des Arztes und des Patienten ist es, der die selbst auferlegten Leiden verringert und eine andere Wirkung am Körper hervorbringt. Zerstöre die Illusion der Freude am Rausch in derselben Weise, und das Verlangen nach starken Getränken ist verschwunden. Gelüste und Krankheit haben ihren Sitz im sterblichen Gemüt, nicht in der Materie. So wird auch der Glaube, der mit einer Annahme von den heilenden Wirkungen der Zeit und des Arzneigebrauchs zusammenwirkt, die Furcht beschwichtigen und die Krankheitsannahme in eine Gesundheitsannahme verwandeln. Sogar ein blinder Glaube beseitigt eine Zeitlang körperliche Gebrechen; der Hypnotismus jedoch ändert solche Übel in neue und schwierigere Krankheitsformen um. Die Wissenschaft des Gemüts muss zu Hilfe kommen, um eine radikale Heilung zu bewirken. Dann verstehen wir den Vorgang. Die große Tatsache bleibt bestehen, dass das Böse nicht Gemüt ist. Das Böse hat keine Macht, keine Intelligenz, denn Gott ist das Gute, und daher ist das Gute unendlich, ist Alles.

Du sagst, dass gewisse materielle Kombinationen Krankheit hervorrufen; aber wenn der materielle Körper Krankheit verursacht, kann dann die Materie das heilen, was die Materie verursacht hat? Das sterbliche Gemüt verschreibt die Arznei und gibt sie ein. Das sterbliche Gemüt plant die Leibesübungen und lässt den Körper bestimmte Bewegungen machen. **Aber durch die Tätigkeit des Denkens, auch sterbliches Gemüt genannt,** kann sich im Magen kein Gas ansammeln und kann keine Absonderung noch Kombination wirken.

Das sogenannte sterbliche Gemüt schickt seine Depeschen über seinen Körper hin, aber dieses sogenannte Gemüt ist Dienst wie Botschaft dieser Telegrafie. Nerven sind außerstande zu reden, und die Materie kann dem unsterblichen Gemüt keine Antwort geben. Wenn Gemüt das einzig Handelnde ist, wie kann der Mechanismus da selbsttätig sein? Das sterbliche Gemüt pflanzt seine eigenen Gedanken fort. Es baut eine Maschine, handhabt sie und nennt sie dann materiell. Eine Mühle in Betrieb oder der Gang eines Wasserrades ist nur eine Ableitung und Fortsetzung des ursprünglichen sterblichen Gemüts. Ohne diese Kraft ist der Körper der Tätigkeit bar, und diese Leblosigkeit zeigt, dass das sogenannte sterbliche Leben sterbliches Gemüt ist und nicht Materie.

Wissenschaftlich gesprochen gibt es kein sterbliches Gemüt, aus dem materielle, der Illusion entspringende Annahmen gemacht werden kannten. Dieses Gemüt, das fälschlicherweise Gemüt genannt wird, ist keine Wesenheit. Es ist nur ein falscher Begriff von Materie, denn Materie kann man nicht begreifen. **Das eine Gemüt, Gott, enthält keine sterblichen Meinungen.** Alles, was wirklich ist, ist in diesem unsterblichen Gemüt eingeschlossen.

Unser Meister fragte: „Wie kann jemand in eines Starken Haus gehen und ihm seinen Hausrat rauben, es sei denn, dass er zuvor den Starken binde?" Mit anderen Worten: Wie kann ich den Körper heilen, ohne mit dem so genannten sterblichen Gemüt zu beginnen, das den Körper unmittelbar beherrscht? Wenn die Krankheit erst einmal in diesem so genannten Gemüt zerstart ist; dann ist die Furcht vor Krankheit verschwunden, und daher ist die Krankheit völlig geheilt. **Das sterbliche Gemüt ist „der Starke", der in Unterwerfung gehalten werden muss; ehe sein Einfluss auf Gesundheit und Moral beseitigt werden kann.** Ist dieser Irrtum besiegt, so können wir den „Starken" seines Hausrats - nämlich der Sünde und der Krankheit - berauben. Die Sterblichen erlangen die Harmonie der Gesundheit nur, insoweit sie die Disharmonie aufgeben, die Allerhabenheit des göttlichen Gemüts anerkennen und ihre materiellen Annahmen fallenlassen. Rotte das Krankheitsbild aus dem verstarten Denken aus, ehe es in dem bewussten Gedanken, auch Körper genannt, greifbare Form angenommen hat, und du verhütest die Entwicklung von Krankheit. Diese Aufgabe wird leicht, wenn du verstehst,. dass jede Krankheit ein Irrtum ist und keinen anderen Charakter und kein anderes Kennzeichen hat, außer dem, dass das sterbliche Gemüt ihm zuerkennt. Wenn du das Denken über den Irrtum oder die Krankheit erhebst und beharrlich für die Wahrheit streitest, zerstörst du den Irrtum.

Wenn wir die Krankheit dadurch beseitigen, dass wir uns an das beunruhigte Gemüt wenden und dem Körper keine Beachtung schenken beweisen wir, dass der Gedanke allem das Leiden schafft. **Das sterbliche Gemüt regiert alles Sterbliche.** Wir sehen am Körper die Bilder dieses Gemüts, wie wir in der Optik das den Sinnen sichtbar werdende Bild auf der Netzhaut abgebildet sehen. **Die Tätigkeit des so genannten sterblichen Gemüts muss von dem göttlichen Gemüt zerstört werden, damit die Harmonie des Seins ans Licht gebracht werde. Ohne die göttliche Herrschaft ist überall Disharmonie, die sich als Sünde, Krankheit und Tod offenbart.**

Die Heilige Schrift erklärt ausdrücklich, dass sündige Gedanken einen verderblichen Einfluss auf den Körper haben. Sogar unser Meister empfand dies. Es wird berichtet, dass er an manchen Orten nicht viele mächtige Werke tat, wegen „ihres Unglaubens" an die Wahrheit. Jedweder menschliche Irrtum ist sein eigener Feind und arbeitet gegen sich selbst; er tut nichts in der rechten Richtung und viel in der verkehrten. **Wenn das sogenannte Gemüt böse Leidenschaften und boshafte Vorsätze hegt, ist es kein Heiler, sondern es erzeugt Krankheit und Tod.**

Wenn der Glaube an die Wahrheit des Seins, den du bei der Zerstörung des Irrtums mental mitteilst, eine Chemikalisation verursacht (wie wenn ein Alkali eine Säure zerstört), so geschieht dies, weil die Wahrheit des Seins den Irrtum zu dem Zweck umgestalten muss, dass eine höhere Offenbarwerdung erzeugt werde. Diese Gärung sollte die Krankheit nicht verschlimmern, sie sollte sich vielmehr beim Menschen ebenso schmerzlos vollziehen wie bei einer Flüssigkeit, denn die Materie hat keine Empfindung, und das sterbliche Gemüt fühlt und sieht nur in materieller Weise.

Das, was ich Chemikalisation nenne, ist die Umwälzung, die entsteht, wenn die unsterbliche Wahrheit die irrige sterbliche Annahme zerstört. Die mentale Chemikalisation bringt Sünde und Krankheit an die Oberfläche und zwingt die Unreinheiten zu vergehen, geradeso wie es bei einer gärenden Flüssigkeit der Fall ist.

Die einzige Wirkung, die durch die Medizin hervorgerufen wird, ist von der mentalen Tätigkeit abhängig. Konntest du durch die Anwendung von Arznei irgendeine Wirkung auf das Gehirn oder den Körper hervorbringen, wenn das Gemüt vom Körper getrennt wäre? Würde das Medikament Lähmung beseitigen, den Organismus beeinflussen oder im Großhirn wie im Kleinhirn Willen und Tätigkeit wiederherstellen?

Bis das fortschreitende Zeitalter die Wirksamkeit und die Allerhabenheit des Gemüts zugibt, ist es besser für die Christlichen Wissenschafter, wundärztliche Behandlung und das Einrichten von gebrochenen oder verrenkten Gliedern den Händen eines Chirurgen zu überlassen, während sich der mentale Heiler hauptsächlich auf die mentale Wiederherstellung und auf die Verhütung von Entzündung beschränkt. Die Christliche Wissenschaft ist stets der geschickteste Chirurg, aber die Chirurgie ist der Zweig ihres Heilverfahrens, der zuletzt anerkannt werden wird. Doch es ist nur gerecht zu sagen, dass die Verfasserin bereits im Besitz wohl verbürgter Berichte von Heilungen ist, die von ihr und ihren Schülern durch mentale Chirurgie allein vollbracht worden sind, **Heilungen von Knochenbrüchen, verrenkten Gelenken und Rückenwirbeln.**

Die Zeit rückt näher, wo das sterbliche Gemüt seine körperliche, strukturelle und materielle Grundlage aufgeben wird, wo das unsterbliche Gemüt mit seinen Bindungen in der Wissenschaft begriffen werden wird und die materiellen Annahmen auf die geistigen Tatsachen nicht mehr störend einwirken werden. **Der Mensch ist unzerstörbar und ewig.** Eines Tages wird man einsehen, dass das sterbliche Gemüt den sterblichen Körper mit dem eigenen sterblichen Material dieses Gemüts aufbaut. In der Wissenschaft können tatsächlich weder Brüche noch Verrenkungen vorkommen. Du sagst, dass Unfälle, Verletzungen und Krankheit den Menschen töten, das ist aber nicht wahr. Das Leben des Menschen ist Gemüt. **Der materielle Körper offenbart nur das, was das sterbliche Gemüt glaubt, sei es nun ein gebrochener Knochen, sei es Krankheit oder Sünde.** Wir sagen, ein menschliches Gemüt könne das andere beeinflussen und somit auf den Körper einwirken, aber wir denken selten daran, dass wir unseren Körper selbst regieren. Der Irrtum, der Mesmerismus - oder um den neuesten Ausdruck zu gebrauchen, der Hypnotismus - veranschaulicht den soeben dargelegten Sachverhalt. Der Hypnotiseur möchte seine Objekte glauben machen, dass sie nicht aus eigenem Willen handeln und mit sich verfahren können, wie sie sollten. Wenn sie diesem Einfluss nachgeben, so geschieht das, weil ihre Annahme nicht durch geistiges Verständnis besser belehrt worden ist. Dies beweist, dass Hypnotismus nicht wissenschaftlich ist; die Wissenschaft kann nicht beides hervorbringen, Unordnung und Ordnung. Das unwillkürliche Gefühl der Freude oder des Schmerzes der unter der hypnotischen Herrschaft stehenden Person erweist sich als eine Annahme ohne wirkliche Ursache. So haben die Kranken durch ihre Annahmen ihre kranken Zustände selbst herbeigeführt. Der große Unterschied zwischen willkürlichem und unwillkürlichem Mesmerismus ist der, dass willkürlicher Mesmerismus bewusst herbeigeführt wird und dem, der ihn ausübt, Leiden verursacht und verursachen sollte, während Selbstmesmerismus unbewusst herbeigeführt wird; und durch seinen Fehler wird der Mensch oftmals belehrt. Im ersten Fall versteht man, dass die Schwierigkeit eine mentale Illusion ist, während man im zweiten glaubt, das Unheil sei eine materielle Wirkung. In einem Fall wird das menschliche Gemüt dazu benutzt, die Illusion zu entfernen, während man sich in dem anderen an die Materie wendet.

In Wirklichkeit haben beide ihren Ursprung im menschlichen Gemüt und können nur durch das göttliche Gemüt geheilt werden. **Du bist Herr der Situation, wenn du verstehst, dass das sterbliche Dasein ein Zustand der Selbsttäuschung ist und nicht die Wahrheit des Seins.** Das sterbliche Gemüt bringt beständig die Resultate falscher Ansichten am sterblichen Körper hervor; und es wird dies so lange tun, bis der sterbliche Irrtum seiner eingebildeten Kräfte durch Wahrheit beraubt wird, die die Spinngewebe der sterblichen Illusion hinwegfegt. Der christlichste Zustand ist der, der Geradheit und des geistigen Verständnisses, und dieser Zustand ist für das Heilen der Kranken am besten geeignet. Beschwöre niemals irgendeine neue Entdeckung aus dunklen Vorahnungen hinsichtlich Krankheit herauf, um dann deinen Patienten damit vertraut zu machen. Das sterbliche so genannte Gemüt erzeugt alles, was dem unsterblichen Gemüt unähnlich ist. Das menschliche Gemüt bestimmt die Natur eines Falles, und der Behandelnde bessert oder verschlimmert den Fall, je nachdem Wahrheit oder Irrtum seine Schlussfolgerungen beeinflusst. Der mentale Begriff und die mentale Entwicklung der Krankheit werden von dem Patienten nicht verstanden, aber der Arzt sollte mit der mentalen Tätigkeit und deren Wirkung vertraut sein, um den Fall in Übereinstimmung mit der Christlichen Wissenschaft beurteilen zu können.

Wenn ein Mensch ein Trunkenbold ist, ein Sklave des Tabaks oder der besondere Knecht irgendeiner der unzähligen Formen der Sünde, dann tritt diesen Irrtümern entgegen und zerstöre sie mit der Wahrheit des Seins - indem du dem Unrechttäter das Leiden vor Augen führst, das seine Unterwerfung unter solche Gewohnheiten mit sich bringt, und indem du ihn davon überzeugst, dass in falschen Gelüsten kein wirklicher Genuss liegt. Ein verderbtes Gemüt offenbart sich in einem verderbten Körper. Sinnenlust, Bosheit und alle Arten des Bösen sind krankhafte Annahmen, und du kannst sie nur zerstören, wenn du die schlechten Motive zerstörst, die sie hervorbringen. Wenn das Böse in dem reuigen sterblichen Gemüt vorüber ist, während seine Wirkungen noch an dem Betreffenden haften bleiben, kannst du diese Störung nur beseitigen, wenn das Gesetz Gottes erfüllt wird und Umwandlung das Verbrechen tilgt. Der gesunde Sünder ist der verstockte Sünder. Die Temperenz-Reform, die sich in unserem ganzen Lande fühlbar macht, ist eine Folge des metaphysischen Heilens, das jeden Baum abhaut, der nicht gute Früchte trägt. Die Überzeugung, dass Sünde kein wirkliches Vergnügen gewährt, ist einer der wichtigsten Punkte in der Theologie der Christlichen Wissenschaft. Erwecke den Sünder zu dieser neuen und wahren Anschauung von der Sünde; zeige ihm, dass die Sünde kein Vergnügen gewährt, und diese Erkenntnis wird seinen moralischen Mut stärken und seine Fähigkeit erhöhen, **das Böse zu meistern und das Gute zu lieben.**

Das Heilen der Kranken und die Umwandlung der Sünder ist in der Christlichen Wissenschaft ein und dasselbe. Beide Heilungen erfordern dasselbe Verfahren und sind untrennbar in der Wahrheit. Hass, Neid, Unehrlichkeit, Furcht und dergleichen machen den Menschen krank, und weder materielle Medizin noch Gemüt kann ihm auf die Dauer helfen, nicht einmal körperlich, es sei denn, dass es ihn mental bessere und auf diese Weise von seinen Zerstörern befreie. Der grundlegende Irrtum ist das sterbliche Gemüt. Hass entfacht die tierischen Triebe. Schlechten Motiven und Zwecken nachgehen macht einen jeden Menschen, der über dem niedrigsten Typus des Menschentums steht, zu einem hoffnungslos Leidenden... Die Christliche Wissenschaft gebietet dem Menschen, die Triebe zu meistern - Hass mit Freundlichkeit im Zaum zu halten, Sinnenlust durch Keuschheit, Rache durch Menschenliebe zu besiegen und Unehrlichkeit mit Ehrlichkeit zu überwinden. Ersticke diese Irrtümer in ihren ersten Anfängen, wenn du nicht ein Heer von Verschwörern gegen Gesundheit, Glück und Erfolg unterhalten willst. Sie werden dich dem Richter überantworten, dem Schiedsrichter der Wahrheit über den Irrtum. Der Richter wird dich der Gerechtigkeit überantworten, und der Urteilsspruch des Sittengesetzes wird an dem sterblichen Gemüt und an dem sterblichen Körper vollstreckt werden. Beide werden in Fesseln gehalten werden, bis der letzte Heller bezahlt ist - bis du deine Rechnung mit Gott ausgeglichen hast. „Was der Mensch sät, das wird er ernten." Der gute Mensch kann schließlich seine Furcht vor der Sünde überwinden. **Selbstzerstörung ist für die Sünde eine Naturnotwendigkeit.** Der unsterbliche Mensch demonstriert die Regierung Gottes, des Guten, in der es keine Macht zu sündigen gibt.

Es wäre besser, jeder Plage auf Erden ausgesetzt zu sein, als die sich ständig steigernden Folgen eines schuldbeladenen Gewissens erdulden zu müssen. Das dauernde Bewusstsein des Unrecht Tuns führt dazu, die Fähigkeit, recht zu tun, zu zerstören. Wenn die Sünde nicht bereut wird und nicht abnimmt, treibt sie dich dem physischen und moralischen Untergang entgegen. Du wirst durch die moralischen Strafen, die du dir zuziehst, und durch die Übel, die sie mit sich bringen, besiegt. Die Schmerzen des sündigen Sinnes sind weniger schädlich als seine Freuden. Die Annahme von materiellem Leiden veranlasst die Sterblichen, von ihrem Irrtum abzulassen, vom Körper zum Geist zu führen und sich an die göttlichen Quellen zu wenden, die außerhalb ihrer selbst liegen.

Die Bibel enthält das Rezept für alles Heilen. „Die Blätter des Baumes dienen zur Heilung der Völker." Sünde und Krankheit werden beide durch ein und dasselbe Prinzip geheilt. Der Baum verbildlicht das göttliche Prinzip des Menschen, das jeder Notlage gewachsen ist und völlige Erlösung von Sünde, Krankheit und Tod gewährt. Die Sünde wird sich der Christlichen Wissenschaft unterwerfen, wenn anstelle von Gebräuchen und Formen die Kraft Gottes verstanden und in der Heilung der Sterblichen - sowohl des Gemüts wie des Körpers demonstriert wird. „Die völlige Liebe treibt die Furcht aus." Die Wissenschaft des Seins entschleiert die Irrtümer des Sinnes, und mit Hilfe der Wissenschaft erreicht die geistige Wahrnehmung die Wahrheit. Dann verschwindet der Irrtum. Sünde und Krankheit werden - abnehmen und weniger wirklich scheinen, wenn wir uns der wissenschaftlichen Periode nähern, wo der sterbliche Sinn unterjocht worden ist und alles dem wahren Gleichnis Unähnliche verschwindet. Der sittliche Mensch fürchtet nicht, dass er einen Mord begehen wird, und der Krankheitsfrage gegenüber sollte er ebenso furchtlos sein.

Widerstehe dem Bösen - dem Irrtum jeder Art , und es wird vor dir fliehen. Irrtum steht dem Leben entgegen. Wir können und werden uns schließlich so erheben, dass wir uns nach jeder Richtung hin die höchste Gewalt der Wahrheit über den Irrtum, des Lebens über den Tod, des Guten über das Böse zunutze machen, und dieses Wachstum wird andauern, bis wir bei der Fülle der Idee Gottes anlangen und nicht mehr fürchten, dass wir krank werden können und sterben. Disharmonie jeder Art schließt Schwäche und Leiden in sich - einen Verlust der Herrschaft über den Körper. Das verderbte Gemüt ist nach alkoholischen Getränken, nach Tabak, Tee, Kaffee oder Opium wird nur dadurch zerstört, dass man den Körper durch Gemüt meistert. **Diese normale Beherrschung wird durch göttliche Stärke und göttliches Verständnis gewonnen.** Es liegt keine Freude darin, sich zu betrinken, sich zum Narren oder zum Gegenstand des Abscheus zu machen; aber der Stachel der Erinnerung daran bleibt zurück -ein Leiden, das für die Selbstachtung des Menschen unausdenkbar schrecklich ist. Widerliche Rauchwolken in die Luft zu blasen oder ein Tabaksblatt zu kauen, das von Natur für kein anderes Geschöpf anziehend ist als für einen ekelhaften Wurm, ist zum mindesten abscheuerregend.

Die Knechtschaft des Menschen unter den unbarmherzigsten Herren - unter Leidenschaft, Selbstsucht, Neid, Hass und Rache - wird nur durch einen mächtigen Kampf überwunden. Jede Stunde des Verzuges macht den Kampf schwerer. Wenn der Mensch nicht Sieger über die Leidenschaften wird, vernichten sie Glück; Gesundheit und Menschentum. Hier ist die Christliche Wissenschaft das unumschränkte Allheilmittel, das der Schwachheit des sterblichen Gemüts Stärke verleiht Stärke von dem unsterblichen und allmächtigen Gemüt und das die Menschheit über sich selbst hinaus zu reineren Wünschen empor hebt, ja zu geistiger Kraft und zum Wohlwollen gegen die Menschen.

Der Sklave unrechten Verlangens lerne die Lektionen der Christlichen Wissenschaft, und er wird den Sieg über dieses Verlangen davontragen und eine Sprosse auf der Stufenleiter zu Gesundheit, Glück und Leben emporsteigen.

Wenn die Täuschung sagt: „Ich habe mein Gedächtnis verloren", so widersprich dem. Keine Fähigkeit des Gemüts geht verloren. In der Wissenschaft ist alles Sein ewig, geistig, vollkommen und harmonisch in jeder Tätigkeit. Lass das vollkommene Vorbild anstelle seines demoralisierten Gegenteils in deinen Gedanken gegenwärtig sein. Diese Vergeistigung des Denkens lässt das Licht ein und bringt das göttliche Gemüt, bringt Leben, nicht Tod in dein Bewusstsein.

Es gibt viele Arten von Geisteskrankheit. Jede Sünde ist Geisteskrankheit in verschiedenen Graden. Die Sünde wird nur deshalb von dieser Klassifizierung ausgenommen, weil ihre Methode des Wahnsinns mit der allgemeinen sterblichen Annahme in Einklang steht. Jede Art von Krankheit ist Irrtum, d.h., Krankheit ist der Verlust von Harmonie. An dieser Anschauung ändert die Tatsache nichts, dass Sünde schlimmer ist als Krankheit und dass Krankheit von vielen, die krank sind, nicht als Irrtum anerkannt noch erkannt wird.

Es gibt eine allgemeine Geisteskrankheit so genannter Gesundheit, die im ganzen Reich der materiellen Sinne Fabel fälschlicherweise für Tatsache hält; aber diese allgemeine Manie kann in einer wissenschaftlichen Diagnose den individuellen Fall nicht vor dem besonderen Namen Geisteskrankheit schützen. Die unglücklichen Menschen, die an Irrenanstalten überwiesen werden, sind lauter deutlich ausgeprägte Beispiele für die verderblichen Wirkungen der Illusion auf sterbliche Gemüter und Körper.

Die Voraussetzung, dass wir Geisteskrankheit durch die Anwendung von Abführ- und Betäubungsmitteln bessern konnten, ist schon an sich eine milde Art von Geisteskrankheit. Können Arzneien von selbst in das Gehirn wandern, die sogenannte Entzündung der gestörten Funktionen beseitigen und auf diese Weise das sterbliche Gemüt durch die Materie erreichen? Bei einem Leichnam sind Arzneien wirkungslos, und die Wahrheit verteilt keine Arzneien durch das Blut und leitet von Ihnen keine vermeintliche Wirkung auf die Intelligenz und Empfindung her. Eine Verrenkung des Fußwurzelgelenks würde ebenso merklich Geisteskrankheit hervorrufen, wie Blutandrang nach dem Gehirn dies tun würde, wäre nicht das sterbliche Gemüt der Ansicht, dass das Fußwurzelgelenk weniger eng mit dem Gemüt verbunden ist als das Gehirn. Kehre die Annahme um, und die Resultate werden merklich anders sein. Der unbewusste Gedanke in dem körperlichen Substrat des Gehirns erzeugt keine Wirkung, und der Körperzustand, den wir Empfindung in der Materie nennen, ist unwirklich. Das sterbliche Gemüt weiß nichts von sich selbst - weiß nichts von den Irrtümern, die es einschließt, noch von deren Wirkungen. **Intelligente Materie ist eine Unmöglichkeit.** Du magst sagen: „Aber warum bestehst du darauf, dass Krankheit vom sterblichen Gemüt und nicht von der Materie gebildet wird, wenn Krankheit doch in der Materie herrscht?" Das sterbliche Gemüt und der Körper vereinigen sich zu einem, und je näher die Materie ihrer endgültigen Behauptung kommt -nämlich dem belebten Irrtum, der Nerven, Gehirn und Gemüt genannt wird -, desto ergiebiger wird sie voraussichtlich an Sünden- und Krankheitsannahmen werden. **Das unbewusste sterbliche Gemüt – auch Materie oder Gehirn genannt - kann dem Bewusstsein keine Bedingungen vorschreiben,** noch kann es sagen: „Ich bin krank." Die Annahme, dass das unbewusste Substrat des sterblichen Gemüts, Körper genannt, leidet und unabhängig von diesem so genannten bewussten Gemüt Krankheit meldet, ist der Irrtum, der die Sterblichen daran hindert zu wissen, wie sie ihren Körper regieren sollen.

Man glaubt, das sogenannte bewusste sterbliche Gemüt sei seinem unbewussten Substrat, der Materie, überlegen; das Stärkere ergibt sich niemals dem Schwächeren, ausgenommen aus Furcht oder eigener Wahl. Das Belebte sollte allein von Gott regiert werden. Der wirkliche Mensch ist geistig und unsterblich, aber die sterblichen und unvollkommenen so genannten „Menschenkinder" sind gefälschte Bilder von Anbeginn, die für die reine Wirklichkeit abgelegt werden sollten. Dies Sterbliche wird abgelegt, und der neue Mensch oder der wirkliche Mensch wird in dem Verhältnis angezogen, wie die Sterblichen sich die Wissenschaft des Menschen vergegenwärtigen und das wahre Vorbild suchen.

Wir haben kein Recht zu sagen, dass das Leben jetzt von der Materie abhänge, nach dem Tode aber nicht von ihr abhängen werde. Wir können unsere Tage hier nicht in Unwissenheit über die Wissenschaft des Lebens zubringen und dann erwarten, uns jenseits des Grabes eine Belohnung für diese Unwissenheit zuteil werde. Der Tod wird uns als Entgelt für Unwissenheit nicht harmonisch und unsterblich machen. Wenn wir der Christlichen Wissenschaft, die geistig und ewig ist, hier keine Beachtung schenken, werden wir für das geistige Leben hiernach nicht bereit sein. „Das ist aber das ewige Leben", sagt Jesus - ist. nicht wird sein; und dann definiert er das ewige Leben als eine gegenwärtige Kenntnis seines Vaters und seiner selbst - eine Kenntnis von Liebe, Wahrheit und Leben. „Das ist aber das ewige Leben, dass sie Dich, der Du allein wahrer Gott bist, und den Du gesandt hast, Jesus Christus, erkennen." Die Heilige Schrift sagt: „Der Mensch lebt nicht vom Brot allein, sondern von einem jeglichen Wort, das durch den Mund Gottes geht", und sie zeigt damit, dass Wahrheit das tatsächliche Leben des Menschen ist; die Menschheit weigert sich jedoch, diese

Lehre in die Praxis umzusetzen.

Jede Probe unseres Glaubens an Gott macht uns stärker.

Je schwieriger der materielle Zustand zu sein scheint, der durch Geist überwunden werden soll, desto stärker sollte unser Glaube, desto reiner unsere Liebe sein. Der Apostel Johannes sagt: „Furcht ist nicht in der Liebe, sondern die völlige Liebe treibt die Furcht aus ... Wer sich aber fürchtet, der ist nicht völlig in der Liebe." Hier haben wir eine bestimmte und inspirierte Verkündigung der Christlichen Wissenschaft.

VERANSCHAULICHUNG DER MENTALEN BEHANDLUNG

Die Wissenschaft der mentalen Praxis kann nicht in verkehrter Weise angewandt werden. Selbstsucht hat in der Praxis der Wahrheit oder der Christlichen Wissenschaft keinen Raum. Wird die mentale Praxis missbraucht oder in irgendeiner anderen Weise gebraucht, als um rechtes Denken und Handeln zu fördern, dann wird die Kraft, mental zu heilen, abnehmen, bis die Heilfähigkeit des Ausübers ganz und gar verloren gegangen ist. Die christlich-wissenschaftliche Praxis beginnt mit Christi Grundton der Harmonie: **„Fürchtet euch nicht!"**

Hiob sagte: **„Denn was ich gefürchtet habe, ist über mich gekommen."**

Meine erste Entdeckung in der Praxis des Schülers war folgende: Wenn der Schüler im stillen den Namen der Krankheit nannte, während er gegen sie argumentierte, pflegte der Körper in der Regel schneller zu reagieren - ebenso wie ein Mensch schneller antwortet, wenn sein Name genannt wird; aber dies geschah nur deshalb, weil sich der Schüler der göttlichen Wissenschaft noch nicht vollkommen angepasst hatte und noch der Argumente der Wahrheit als Mahnung bedurfte. Wenn Geist oder die Macht der göttlichen Liebe für die Wahrheit zeugt, dann ist dies das Ultimatum, der wissenschaftliche Weg, **und die Heilung erfolgt- augenblicklich.**

Es wird berichtet, dass Jesus einst nach dem Namen einer Krankheit fragte - einer Krankheit, die die Jetztzeit Geistesgestörtheit nennen wurde. Der Dämon oder das Übel erwiderte, sein Name sei Legion. Darauf trieb Jesus das Übel aus, und der Geisteskranke wurde umgewandelt und auf der Stelle gesund. Diese Bibelstelle scheint zu besagen, dass Jesus das Übel veranlasste, sich selbst zu erkennen und sich so zu zerstören.

Die bewirkende Ursache und Grundlage aller Krankheit ist Furcht, Unwissenheit oder Sünde. Krankheit wird immer durch einen falschen Begriff herbeigeführt, **der mental beherbergt statt zerstört wird**. Krankheit ist ein verkörpertes Gedankenbild. Der mentale Zustand wird ein materieller Zustand genannt. Alles, was im sterblichen Gemüt als physischer Zustand gehegt wird, bildet sich am Körper ab. Fange deine Behandlung stets damit an, dass du die Furcht der Patienten beschwichtigst. Flöße ihnen stillschweigend die Gewissheit ein, dass sie von Krankheit und Gefahr frei sind. Beobachte das Ergebnis dieser einfachen Regel der Christlichen Wissenschaft, und du wirst gewahr werden, dass sie die Symptome jeder Krankheit mildert. **Wenn es dir gelingt, die Furcht ganz und gar zu beseitigen, ist dein Patient geheilt**. Die große Tatsache, dass Gott alles liebevoll regiert und niemals etwas anderes als Sünde bestraft, ist der Standpunkt, von dem du ausgehen und von dem aus du die menschliche Furcht vor Krankheit zerstören musst. Tritt mental und schweigend in wissenschaftlicher Weise für den Fall zugunsten der „Wahrheit" ein. Du kannst mit den Argumenten wechseln, um den besonderen oder allgemeinen Symptomen des Falles, den du behandelst, entgegenzutreten, aber sei in deinem eigenen Gemüt von der Wahrheit, die du denkst oder sprichst, durchaus überzeugt, und du wirst Sieger sein.

Du kannst die Krankheit mit Namen nennen, wenn du sie mental leugnest; aber wenn du sie hörbar nennst, läufst du unter Umständen Gefahr, sie dem Denken einzuprägen. Die Kraft der Christlichen

Wissenschaft und der göttlichen Liebe ist allmächtig. Sie ist in der Tat hinreichend, die Gewalt von Sünde, Krankheit und Tod zu brechen und sie zu zerstören.

Um Krankheit zu verhüten oder zu heilen, **muss die Macht der Wahrheit, des göttlichen Geistes, den Traum der materiellen Sinne brechen.** Um durch Argumente zu heilen, stelle die Art des Leidens fest, bringe seinen Namen in Erfahrung und stelle dann deine mentale Verteidigung dem Physischen entgegen. Argumentiere zuerst mental, nicht hörbar, dass der Patient keine Krankheit hat, und formuliere das Argument so, dass es den Augenschein der Krankheit zerstört. **Bestehe mental darauf, dass Harmonie die Tatsache und Krankheit ein zeitlicher Traum ist.** Vergegenwärtige dir die Anwesenheit der Gesundheit und die Tatsache des harmonischen Seins, bis der Körper dem normalen Zustand von Gesundheit und Harmonie entspricht.

Ist der Fall der eines kleinen Kindes oder eines Säuglings, muss man ihm hauptsächlich durch den Gedanken der Eltern auf der oben erwähnten Grundlage der Christlichen Wissenschaft entgegentreten, sei es schweigend oder hörbar. Der Wissenschafter weiß, dass es keine erbliche Krankheit geben kann, da die Materie nicht intelligent ist und dem Menschen weder eine gute noch eine böse Intelligenz übermitteln kann, und Gott, das einzige Gemüt, erzeugt keinen Schmerz in der Materie. Wenn man seine Gedanken der übermäßigen Betrachtung von physischen Mängeln oder Zuständen widmet, so führt das eben diese Zustände herbei. Ein einziges Erfordernis, das über die einfachsten notwendigen Bedürfnisse eines kleinen Kindes hinausgeht, ist schädlich. Nicht die Materie, sondern Gemüt reguliert den Zustand des Magens, der Därme, der Nahrung und der Temperatur bei Kinder und Erwachsenen. Die weisen oder unweisen Anschauungen der Eltern oder anderer Leute über diese Dinge bringen je nachdem gute oder schlechte Wirkungen auf die Gesundheit der Kinder hervor. Ein Kind täglich abzuwaschen ist ebenso wenig natürlich oder notwendig, wie wenn man einen Fisch täglich aus dem Wasser nehmen und ihn mit Erde bedecken wollte, damit er in seinem eigenen Element kräftiger gedeihe. „Reinlichkeit kommt gleich nach der Gottseligkeit", doch sollte Waschen nur dem Zweck der Reinhaltung des Körpers dienen, und dies kann bewirkt werden, ohne dass man die ganze Oberfläche jeden Tag abscheuert. Das Wasser ist nicht der natürliche Aufenthaltsort für die Menschheit. Ich bestehe auf körperlicher Reinlichkeit innen und außen. Ich dulde absolut keinen Schmutz; aber wenn man ein Kind pflegt, braucht man seinen kleinen Körper nicht täglich ganz und gar zu waschen, damit er so frisch bleibe wie eine eben erblühte Blume.

Kindern Arzneien zu geben, jedes Symptom von Blähungen zu beobachten und das Gemüt beständig auf solche Anzeichen hinzulenken - das Gemüt, das schon mit Illusionen von Krankheit, Gesundheitsgesetzen und Tod beladen ist-, ein solches Vorgehen übermittelt den knospenden Gedanken der Kinder mentale Bilder, prägt sie Ihnen oftmals auf und macht es so jederzeit wahrscheinlich, dass solche Übel gerade in den gefürchteten Leiden wieder hervorgebracht werden. Ein Kind kann Würmer bekommen, wenn du es behauptest, oder irgend- eine andere Krankheit, die ängstlich in den Annahmen betreffs seines Körpers gehegt werden. Auf diese Weise werden die Grundlagen der Annahme von Krankheit und Tod gelegt und die Kinder zur Disharmonie erzogen. Die Behandlung von Geisteskrankheit ist besonders interessant. Wie hartnäckig der Fall auch sei, er weicht leichter als die meisten Krankheiten der heilsamen Tätigkeit der Wahrheit, die dem Irrtum entgegenarbeitet. Die Argumente, die beim Heilen von Geisteskrankheit angewandt werden müssen, sind dieselben wie bei anderen Krankheiten, **nämlich die Unmöglichkeit, dass die Materie,** oder das Gehirn, das Gemüt beherrschen oder zerrütten, **dass sie Leiden erdulden oder verursachen kann;** ferner die Tatsache, dass Wahrheit und Liebe einen gesunden Zustand hervorbringen werden, dass sie das sterbliche Gemüt oder den Gedanken des Patienten leiten und regieren und dass sie allen Irrtum zerstören werden, ob er nun Geistesgestörtheit, Hass oder irgendeine andere Disharmonie genannt wird. Um die Wahrheit den Gedanken deiner Patienten fest einzuprägen, erkläre ihnen die Christliche Wissenschaft, jedoch nicht zu früh - nicht eher, bis deine Patienten für die Erklärung bereit sind-, damit du die Kranken nicht gegen ihre eigenen Interessen ins Feld rufst, indem du ihre Gedanken beunruhigst und verwirrst. Das Argument des Christlichen Wissenschafters beruht auf der christlich wissenschaftlichen Grundlage des Seins. Die Heilige Schrift erklärt, „ dass der Herr allein Gott [gut] ist und sonst keiner“. Ebenso ist Harmonie Welt umfassend und Disharmonie unwirklich. Die Christliche Wissenschaft erklärt, dass Gemüt Substanz ist, **ferner, dass die Materie weder empfindet, leidet noch genießt.** Fasse diese Punkte fest ins Auge. Bleibe dir der Wahrheit des Seins bewusst, **dass der Mensch das Bild und Gleichnis Gottes ist**; in dem alles Sein schmerzlos und beständig ist. Sei eingedenk, dass die Vollkommenheit des Menschen wirklich und unantastbar ist, wohingegen die Unvollkommenheit verwerflich und unwirklich ist und nicht von der göttlichen Liebe herbeigeführt wird.

Die Materie kann sich nicht entzünden. Entzündung ist Furcht, ein erregter Zustand der Sterblichen, der nicht normal ist. Das unsterbliche Gemüt ist die einzige Ursache; daher ist Krankheit weder eine Ursache noch eine Wirkung. Gemüt ist in allen Fällen der ewige Gott, das Gute. Sünde, Krankheit und Tod haben keine Grundlagen in der Wahrheit. Entzündung, als eine sterbliche Annahme, beschleunigt oder hindert die Tätigkeit des Organismus, weil sich der Gedanke schnell oder langsam bewegt, weil er springt oder zögert, wenn er unerfreuliche Dinge betrachtet, oder wenn der Mensch eine Sache ansieht, vor der er sich fürchtet. Entzündung zeigt sich niemals in einem Körperteil, den der sterbliche Gedanke nicht erreicht. Daher schaffen Betäubungsmittel bei Entzündungen Erleichterung. Sie beruhigen den Gedanken durch Betäubung, sowie dadurch, dass sie ihre Zuflucht zur Materie anstatt zum Gemüt nehmen. Betäubungsmittel beseitigen den Schmerz nicht in irgendeinem wissenschaftlichen Sinne. Sie machen das sterbliche Gemüt nur eine Zeitlang weniger ängstlich, bis es die irrige Annahme meistern kann.

Beachte einmal, wie der Gedanke das Gesicht blass macht. Er verzögert oder beschleunigt den Blutumlauf und macht so die Wangen erbleichen oder erröten.

In derselben Weise vermehrt oder vermindert der Gedanke die Absonderungen, die Tätigkeit der Lungen, der Därme und des Herzens. Die Muskeln, die sich schnell oder langsam bewegen und durch den Gedanken angetrieben oder gelähmt werden, stellen die Tätigkeit sämtlicher Organe des menschlichen Organismus dar, Gehirn und Eingeweide eingeschlossen. Um den Irrtum, der die Störung erzeugt, zu beseitigen, musst du das sterbliche Gemüt durch die unsterbliche Wahrheit beruhigen und belehren. Die Betäubung durch Äther lässt den Körper anscheinend verschwinden. Ehe die Gedanken völlig zur Ruhe gekommen sind, entschwinden die Glieder dem Bewusstsein. In der Tat, die ganze Gestalt mit allen sie umgebenden Dingen versinkt vor dem Blick, nur der Schmerz ragt deutlich wie ein Berggipfel heraus, als ob er ein Körperglied für sich wäre. Schließlich schwindet auch die Qual. Dieser Vorgang zeigt, dass der Schmerz im Gemüt liegt, denn die Entzündung ist nicht behoben, und die Schmerzannahme wird bald wiederkehren, wenn nicht das mentale Bild, das den Schmerz herbeigeführt hat, durch die Erkenntnis der Wahrheit des Seins beseitigt worden ist. Man verabreicht einem Patienten eine Morphiumeinspritzung, und in zwanzig Minuten ist der Leidende ruhig eingeschlafen. Für ihn gibt es keinen Schmerz mehr. Und doch wird dir jeder Arzt sagen - sei er Allopath, Homöopath, sei er einer, der mit Pflanzen heilt, oder ein Eklektiker-, dass die störende materielle Ursache nicht behoben ist und dass der Patient, wenn der einschläfernde Einfluss des Opiums erschöpft ist, sich in demselben Schmerzzustand befinden wird, wenn sich nicht die Annahme, die den Schmerz herbeiführt, inzwischen geändert hat. Wo ist der Schmerz, solange der Patient schläft?

Der materielle Körper, den du Ich nennst, ist das sterbliche Gemüt, und dieses Gemüt ist in der Empfindung ebenso materiell wie der Körper, der diesem materiellen Sinn entstammt und sich demselben gemäß entwickelt hat. Der Materialismus von Vater und Kind liegt nur in dem sterblichen Gemüt, wie der tote Körper beweist; denn wenn der Sterbliche seinen Körper dem Staub übergeben hat, ist der Körper nicht länger der Vater, nicht einmal dem Anschein nach.

Die Kranken wissen nichts von dem mentalen Vorgang, der sie erschöpft, und so gut wie nichts von dem metaphysischen Verfahren, durch das sie geheilt werden können. Wenn sie nach ihrer Krankheit fragen, sage ihnen nur, was gut für sie zu wissen ist. Versichere ihnen, dass sie zu viel über ihre Leiden nachdenken und schon zu viel über diesen Gegenstand gehört haben. **Lenke ihre Gedanken von ihrem Körper ab und auf höhere Dinge hin. Lehre sie, dass ihr Sein vom Geist erhalten wird und nicht von der Materie; dass sie Gesundheit, Frieden und Harmonie in Gott, der göttlichen Liebe, finden.**

Traue den Kranken zu, dass sie manchmal mehr wissen als ihre Ärzte. Bestärke sie stets in ihrem Vertrauen, dass die Macht des Gemüts den Körper erhält. Sage den Kranken niemals, sie hätten mehr Mut als Stärke. **Sage ihnen vielmehr, ihre Stärke stehe im Verhältnis zu ihrem Mut.** Wenn du die Kranken dahin bringst, sich diese große augenscheinliche Wahrheit zu vergegenwärtigen, dann wird kein Rückfall durch Überanstrengung oder erregte Zustände eintreten. Halte die Tatsachen der Christlichen Wissenschaft aufrecht - dass Geist Gott ist und deshalb nicht krank sein kann; dass das, was Materie genannt wird, nicht krank sein kann; dass alle Ursächlichkeit Gemüt ist, das durch geistiges Gesetz wirkt. Dann behaupte deinen Standpunkt mit dem unerschütterlichen Verständnis von Wahrheit und Liebe, und du wirst den Sieg gewinnen. Wenn du den Zeugen, der gegen deine Verteidigung auftritt, zum Schweigen bringst, zerstörst du den Augenschein, denn die Krankheit verschwindet. **Der Augenschein vor den körperlichen Sinnen ist nicht die Wissenschaft des unsterblichen Menschen.**

Für den christlich - wissenschaftlichen Heiler ist Krankheit ein Traum, aus dem der Patient erweckt werden muss. Krankheit sollte dem Heiler nicht wirklich erscheinen, denn es ist demonstrierbar, dass die Art und Weise, den Patienten zu heilen, darin besteht, ihm die Krankheit unwirklich zu machen. Um dies tun zu können, muss der Heiler die Unwirklichkeit von Krankheit in der Wissenschaft verstehen. Sobald deine Patienten es vertragen können, setze ihnen die vollkommene Herrschaft, die Gemüt über den Körper hat, hörbar auseinander. Zeige ihnen, wie das sterbliche Gemüt durch gewisse Befürchtungen und falsche Schlüsse anscheinend Krankheit erregt und wie das göttliche Gemüt durch entgegengesetzte Gedanken zu heilen vermag. Gib deinen Patienten ein grundlegendes Verständnis, auf das sie sich stützen und durch das sie sich vor den verderblichen Wirkungen ihrer eigenen Schlussfolgerungen schützen können. Zeige ihnen, dass der Sieg über die Krankheit ebenso wie über Sünde davon abhängt, dass jeglicher Glaube an materielle Lust oder materiellen Schmerz in mentaler Weise zerstört wird.

Halte fest an der Wahrheit des Seins, im Gegensatz zu dem Irrtum, dass Leben, Substanz oder Intelligenz in der Materie sein können. Führe deine Verteidigung mit einer ehrlichen Überzeugung von der Wahrheit und einer klaren Wahrnehmung von der unwandelbaren, unfehlbaren und sicheren Wirkung der göttlichen Wissenschaft. Wenn dann deine Treue nur halbwegs der Wahrheit deiner Verteidigung gleichkommt, wirst du die Kranken heilen.

Es muss dir klar sein, dass Krankheit ebenso wenig die Wirklichkeit des Seins ist wie Sünde. Dieser sterbliche Traum von Krankheit, Sünde und Tod sollte durch die Christliche Wissenschaft ein Ende finden. Dann würde eine Krankheit so leicht zerstört werden wie die andere. Was auch die Annahme sei, sie muss zurückgewiesen werden, wenn Argumente gebraucht werden, um sie zu zerstören, und die Verneinung muss sich auf die vermeintliche Krankheit erstrecken sowie auf alles, was deren Kennzeichen und Symptome bestimmt. **Wahrheit ist bejahend und verleiht Harmonie.** Alle metaphysische Logik wird durch diese einfache Regel der Wahrheit inspiriert, die alle Wirklichkeit regiert. Durch die wahrheitsgemäßen Argumente, die du anwendest, und besonders durch den Geist der Wahrheit und Liebe, den du hegst, wirst du die Kranken heilen. Schließe bei deinen Bemühungen, den Irrtum zu zerstören, moralische wie physische Annahmen ein. Treibe Böses jeder Art aus. „Prediget das Evangelium aller Kreatur." Sprich die Wahrheit zu jeder Form des Irrtums. Geschwülste, Geschwüre, Tuberkeln, Entzündung, Schmerz, missgestaltete Gelenke sind wache Traumschatten, dunkle Bilder des sterblichen Denkens, die vor dem Licht der Wahrheit fliehen.

Eine moralische Frage kann die Genesung der Kranken hindern. Lauernder Irrtum, Sinnenlust, Neid, Rache, Bosheit oder Hass lassen die Krankheitsannahmen fortbestehen, ja, sie schaffen sie sogar. Irrtümer aller Art führen in diese Richtung. Dein wahrer Kurs ist der, den Feind zu zerstören und das Feld Gott, dem Leben, der Wahrheit und der Liebe, zu überlassen, eingedenk dessen, dass allein Gott und Seine Ideen wirklich und harmonisch sind.

Wenn dein Patient aus irgendeiner Ursache einen Rückfall erleidet, tritt der Ursache mental und mutig entgegen, in dem Bewusstsein, dass es in der Wahrheit keine Rückwirkung gibt. Weder die Krankheit selbst noch Sünde oder Furcht hat die Kraft, Krankheit oder einen Rückfall zu verursachen. **Die Krankheit besitzt keine Intelligenz, vermöge deren sie umherziehen und sich von einer Form in die andere verwandeln könnte.** Wenn die Krankheit umherzieht, dann setzt das Gemüt sie in Bewegung und nicht die Materie; darum säume nicht, sie auszutreiben. Tritt jedem widrigen Umstand als sein Herr entgegen. **Beobachte das Gemüt anstelle des Körpers, damit nichts, was zur Entwicklung ungeeignet ist, in die Gedanken eindringe.** Denke weniger an materielle Zustände und mehr an geistige.

Gemüt erzeugt alle Tätigkeit. Wenn die Tätigkeit von Wahrheit, vom unsterblichen Gemüt, ausgeht, so ist Harmonie vorhanden; aber das sterbliche Gemüt ist jeglicher Phase der Annahme unterworfen. Ein Rückfall kann in Wirklichkeit bei den Sterblichen oder den so genannten sterblichen Gemütern nicht vorkommen, denn es gibt nur ein Gemüt, einen Gott. Fürchte niemals den mentalen Malpraktiker, den mentalen Meuchelmörder, der, in dem Versuch, die Menschheit zu beherrschen, das göttliche Prinzip der Metaphysik mit Füßen tritt, denn Gott ist die einzige Macht. Um im Heilen Erfolg zu haben, musst du deine eigene Furcht wie die deiner Patienten besiegen **und dich zu einem höheren und heiligeren Bewusstsein erheben.**

Wenn es sich als nötig erweist, gegen Rückfall zu behandeln, so wisse, dass die Krankheit oder deren Symptome nicht die Form wechseln noch von einem Körperteil auf den anderen übergehen können, denn Wahrheit zerstört Krankheit. Es gibt keine Metastase, keine Hemmung der harmonischen Tätigkeit, keine Lähmung. **Wahrheit nicht Irrtum, Liebe nicht Hass, Geist nicht Materie regiert den Menschen.** Wenn Schüler sich nicht selbst schnell heilen, dann sollten sie beizeiten einen erfahrenen Christlichen Wissenschafter zu Hilfe rufen. Wenn sie nicht willens sind, dies für sich zu tun, brauchen sie nur zu wissen, dass der Irrtum einen solchen unnatürlichen Widerstand nicht hervorbringen kann.

Lehre die Kranken, das sie keine hilflosen Opfer sind, denn wenn sie nur Wahrheit annehmen wollen, können sie der Krankheit, ebenso sicher wie der Versuchung zur Sünde, widerstehen und sie abwehren. Diese Tatsache der Christlichen Wissenschaft sollte den Kranken erklärt werden, wenn sie in einer geeigneten Verfassung dafür sind - wenn sie sich ihr nicht widersetzen, sondern bereit sind, für die neue Idee empfänglich zu werden. Die Tatsache, dass Wahrheit beides überwindet, Krankheit und Sünde, richtet die niedergedrückte Hoffnung wieder auf. Sie gibt dem Körper eine gesunde Anregung und bringt den Organismus in Ordnung. Sie erhebt oder vermindert die Tätigkeit, wie der Fall es erfordern mag, besser als irgendeine Arznei, ein alterierendes oder stärkendes Mittel. Gemüt ist die natürliche Anregung für den Körper, aber die irrige Annahme fördert selbst im besten Fall weder Gesundheit noch Glück. Sage den Kranken, dass sie der Krankheit furchtlos entgegentreten können, wenn sie sich nur vergegenwärtigen, **dass die göttliche Liebe ihnen alle Macht über jede physische Tätigkeit und über jeden physischen Zustand gibt.** Wenn es nötig wird, das sterbliche Gemüt aufzuschrecken, um seinen Traum des Leidens zu brechen, sage deinem Patienten mit großem Nachdruck, **dass er erwachen muss.** Lenke seinen Blick von dem falschen Augenschein der Sinne ab und auf die harmonischen Tatsachen der Seele und des unsterblichen Seins hin. Sage ihm, dass er nur leidet, wie die Geisteskranken leiden, nämlich unter falschen Annahmen. Der einzige Unterschied ist der, dass Geisteskrankheit die Annahme eines kranken Gehirns in sich schließt, während (sogenannte) physische Leiden aus der Annahme stammen, dass andere Teile des Körpers in Unordnung sind. Unordnung oder Missordnung ist ein Wort, das die wahre Definition aller menschlichen Annahme von schlechter Gesundheit oder gestörter Harmonie gibt. Solltest du das sterbliche Gemüt in dieser Weise aufschrecken, um dessen Annahmen zu beseitigen, dann lass deinen Patienten später deinen Beweggrund zu diesem Aufrütteln wissen und zeige ihm, dass es geschah, um die Genesung zu erleichtern.

Wenn während deiner Behandlung eine Krisis eintritt, musst du den Patienten weniger gegen die Krankheit behandeln und mehr gegen die mentale Störung oder Gärung und musst die Symptome überwinden, indem du die Annahme beseitigst, dass diese Chemikalisation Schmerz oder Krankheit erzeugt. **Bestehe mit Nachdruck auf der großen, alles umfassenden Tatsache, dass Gott, Geist, alles ist und dass außer Ihm kein anderer ist.** Es gibt keine Krankheit. Wenn das vermeintliche Leiden aus dem sterblichen Gemüt verschwunden ist, kann kein Schmerz mehr vorhanden sein, und wenn die Furcht zerstört ist, lässt die Entzündung nach. Beruhige die Erregung, die durch die Chemikalisation zuweilen herbeigeführt wird und die die verändernde Wirkung ist, die die Wahrheit auf den Irrtum ausübt; erkläre auch manchmal dem Patienten die Symptome und deren Ursache.

Krankheit sehen ist ebenso wenig christlich-wissenschaftlich wie sie durchmachen. Wenn du den Krankheitsbegriff zerstören willst, solltest du die Krankheit nicht dadurch aufbauen, dass du die Formen sehen möchtest, die sie annimmt, oder dadurch, dass du auch nur ein einziges materielles Linderungsmittel anwendest. Die Verdrehung der Gemüts-Wissenschaft ist geradeso, als wolltest du behaupten, dass die Produkte von acht mal fünf und von sieben mal zehn beide vierzig seien und dass die Gesamtsumme fünfzig sei, und dann diesen Vorgang Mathematik nennen. Jesus, der weiser war als seine Verfolger, sagte: „Wenn ich aber die bösen Geister durch Beelzebub austreibe, durch wen treiben eure Söhne sie aus?"

Wenn der Leser dieses Buches einen großen Aufruhr in seinem ganzen Organismus spürt und gewisse moralische und physische Symptome verschlimmert zu sein scheinen, so sind diese Anzeichen günstig. Lies dieses Buches weiter, und das Buch wird der Arzt werden, der die Erregung mildert, die Wahrheit oft bei dem Irrtum hervorruft, wenn sie ihn zerstört.

Patienten, die mit der Ursache dieses Aufruhrs nicht vertraut sind und die nicht wissen, dass er eine günstige Vorbedeutung ist, mögen beunruhigt sein. Wenn dies der Fall ist, erkläre ihnen das Gesetz dieses Vorgangs. Ebenso wie eine Säure und ein Alkali, die Zusammenkommen, einen dritten Stoff hervorbringen, **so verwandelt die mentale und moralische Chemie die materielle Grundlage des Denkens,** verleiht dem Bewusstsein mehr Geistigkeit und veranlasst es, sich weniger auf den materiellen Augenschein zu verlassen. Diese Veränderungen, die im sterblichen Gemüt vor sich gehen, dienen dazu, den Körper zu rekonstruieren. Auf diese Weise zerstört die Christliche Wissenschaft durch die Alchimie des Geistes Sünde und Tod.

Nehmen wir zwei Parallelfälle von Knochenkrankheit an, die beide auf ähnliche Weise entstanden und von denselben Symptomen begleitet sind. In einem Fall wird ein Chirurg zu Rate gezogen, in dem anderen ein Christlicher Wissenschafter. Der Chirurg, der der Ansicht ist, dass die Materie ihre eigenen Zustände bildet und sie tödlich werden lässt, sobald sie gewisse Punkte erreicht haben, hegt Furcht und Zweifel hinsichtlich des Endresultats der Verletzung. Da er die Zügel der Regierung nicht in Händen hat, glaubt er, etwas Stärkeres als Gemüt - nämlich die Materie - regiere den Fall. Seine Behandlung ist daher eine Versuchsbehandlung. Dieser mentale Zustand führt Niederlage herbei. Die Annahme, dass er in der Materie seinen Meister gefunden habe und dass er vielleicht nicht fähig sei, den Knochen zu heilen, vermehrt seine Furcht; doch sollte diese Annahme weder mündlich noch auf irgendeine andere Art dem Patienten mitgeteilt werden, denn diese Furcht vermindert die Aussicht auf ein günstiges Ergebnis beträchtlich. Denke daran, dass die unausgesprochene Annahme einen empfindsamen Patienten oft stärker beeinflusst als der ausgesprochene Gedanke.

Der Christliche Wissenschafter, der wissenschaftlich versteht, dass alles Gemüt ist, beginnt mit der mentalen Ursächlichkeit, mit der Wahrheit des Seins, den Irrtum zu zerstören. Dieses Besserungsmittel ist ein alterierendes Heilmittel, das jeden Teil des menschlichen Organismus erreicht. Der Schrift zufolge erforscht es „Mark und Bein" und stellt die Harmonie des Menschen wieder her.

Der Materie-Arzt befasst sich mit der Materie, als ob sie beides wäre, sein Feind und sein Heilmittel. Er betrachtet das Leiden als gemildert oder verstärkt, je nachdem Augenschein, den die Materie bietet. Der Metaphysiker, der ohne Rücksicht auf die Materie Gemüt zur Grundlage seines Wirkens macht und der die Wahrheit und die Harmonie des Seins als dem Irrtum und der Disharmonie für überlegen erachtet, hat sich stark anstatt schwach gemacht, um es mit dem Fall aufnehmen zu können; demgemäß stärkt er seinen Patienten mit dem Antrieb des Muts und der bewussten Kraft. Wissenschaft wie Bewusstsein sind nun in dem Haushalt des Seins an der Arbeit, dem Gesetz des Gemüts zufolge, das seine absolute Überlegenheit schließlich behauptet.

Verknöcherung oder jeder andere abnorme Zustand oder jede Störung des Körpers ist ebenso direkt die Tätigkeit des sterblichen Gemüts wie Geistesgestörtheit oder Geisteskrankheit. Knochen haben nur die Substanz des Gedankens, der sie formt. Sie sind nur Phänomene des Gemüts der Sterblichen. Die sogenannte Knochensubstanz wird zuerst von dem Gemüt der Mutter, durch Selbstteilung, gebildet. Bald wird das Kind ein gesondertes, individualisiertes sterbliches Gemüt, das von sich selbst und von seinen eigenen Gedanken über die Knochen Besitz ergreift.

Unfälle sind Gott oder dem unsterblichen Gemüt unbekannt, und wir müssen die sterbliche Grundlage der Annahme verlassen und uns mit dem einen Gemüt vereinigen, um die Vorstellung von Zufall in den richtigen Begriff von Gottes unfehlbarer Leitung zu verwandeln, und müssen auf diese Weise Harmonie ans Licht bringen.

Unter der göttlichen Vorsehung kann es keine Unfälle geben, denn in der Vollkommenheit ist kein Raum für Unvollkommenheit. In der medizinischen Praxis wurde man Einspruch erheben, wenn ein Arzt ein Medikament verabreichen wollte, um der Wirkung eines von einem anderen Arzt verschriebenen Heilmittels entgegenzuarbeiten.

In der metaphysischen Praxis ist es ebenso wichtig, dass die Gemüter, die deinen Patienten umgeben, deinem Einfluss nicht dadurch entgegenwirken, dass sie beständig solche Ansichten äußern, die erschrecken oder entmutigen, indem sie entweder gegensätzliche Ratschläge erteilen oder unausgesprochene Gedanken hegen, die auf deinem Patienten ruhen. Wenn es auch sicher ist, dass das göttliche Gemüt jedes Hindernis entfernen kann, so ist es dennoch nötig, dass dein Zuhörer dir Gehör schenkt. Es ist nicht schwerer, dir mental Gehör zu verschaffen, wenn andere über deine Patienten nachdenken oder sich mit ihnen unterhalten, wenn du die Christliche Wissenschaft verstehst - die Einheit und die Allheit der göttlichen Liebe-; doch es ist gut, mit Gott und dem Kranken allein zu sein, wenn du Krankheit behandelst.

Um Skrofeln oder andere sogenannte erbliche Krankheiten zu verhüten oder zu heilen, musst du die Annahme dieser Übel und den Glauben an die Möglichkeit ihrer Übertragung zerstören. Der Patient mag dir sagen, dass er schlechte Körpersäfte oder eine Anlage zu Skrofeln habe. Seine Eltern oder einige seiner Vorfahren haben diese Annahme gehabt. Das sterbliche Gemüt, nicht die Materie, führt diesen Schluss und dessen Folgen herbei. Du wirst genau so lange schlechte Säfte haben, wie du glaubst, sie seien Sicherheitsventile oder sie seien unausrottbar.

Ist der mental zu behandelnde Fall Schwindsucht, dann nimm die Hauptpunkte auf, die (der Annahme nach) in dieser Krankheit mit einbegriffen sind. Zeige, dass die Krankheit nicht ererbt ist; dass Entzündung, Tuberkeln, Blutungen und Zersetzung Annahmen sind, Bilder des sterblichen Denkens, die dem Körper aufgedrängt worden sind; dass sie nicht die Wahrheit des Menschen sind; dass sie als Irrtum behandelt und aus den Gedanken ausgemerzt werden sollten. Dann werden diese Leiden verschwinden. Wenn der Körper krank ist, so ist das nur eine der Annahmen des sterblichen Gemüts. **Der sterbliche Mensch wird weniger sterblich sein, wenn er einsieht, dass die Materie niemals das Dasein erhält und dass sie Gott, der das Leben des Menschen ist, niemals zerstören kann.** Wenn dies verstanden ist, wird die Menschheit geistiger werden und wissen, dass es nichts gibt, was schwinden kann, denn Geist, Gott, ist Alles-in-allem. Was schadet es, wenn die Annahme Schwindsucht ist? Gott ist mehr für den Menschen als seine Annahme, **und je weniger wir die Materie und ihre Gesetze anerkennen, desto mehr Unsterblichkeit besitzen wir.** Das Bewusstsein baut einen besseren Körper auf, wenn der Glaube an die Materie besiegt worden ist. Berichtige die materielle Annahme durch geistiges Verständnis, und Geist wird dich neu bilden. Du wirst nie mehr etwas anderes fürchten, als Gott zu erzürnen, und du wirst niemals wieder glauben, dass das Herz oder irgendein Körperteil dich zerstören kann. Wenn du gesunde und weite Lungen hast und sie dir erhalten möchtest, dann sei stets bereit, gegen die entgegengesetzte Annahme von Erblichkeit mentalen Einspruch zu erheben. Lege alle Vorstellungen über Lungen, Tuberkeln, ererbte Schwindsucht oder Krankheit ab, die aus irgendeinem Umstand entstehen, und du wirst einsehen, dass sich das sterbliche Gemüt, wenn es von Wahrheit belehrt wird, der göttlichen Macht ergibt, die den Körper zur Gesundheit führt.

Die Entdeckerin der Christlichen Wissenschaft findet den Weg weniger schwierig, wenn sie das hohe Ziel beständig vor Augen hat, als wenn sie ihre Fußtapfen zählt in dem Bemühen, dieses Ziel zu erreichen.

Ist das Ziel begehrenswert, dann beschleunigt die Erwartung unseren Fortschritt. Das Ringen nach Wahrheit macht uns stark anstatt schwach und bringt uns Ruhe anstatt Ermüdung. Wenn die Todesannahme vernichtet und das Verständnis erlangt würde, dass es keinen Tod gibt, so würde dies ein „Baum des Lebens" werden, der an seinen Früchten zu erkennen ist. Der Mensch sollte seine Energien und seine Anstrengungen erneuern, und er sollte die Torheit der Heuchelei einsehen, während er die Notwendigkeit verstehen lernt, seine eigene Seligkeit auszuarbeiten. Wenn man es begriffen hat, dass Krankheit das Leben nicht zerstören kann und dass die Sterblichen nicht durch den Tod von Sünde oder Krankheit erlöst werden, dann wird dieses Verständnis einen zu neuem Leben erwecken. Es wird entweder das Verlangen zu sterben oder die Furcht vor dem Grabe meistern und auf diese Weise die große Furcht zerstören, die das sterbliche Dasein bedrängt.

Das Aufgeben allen Glaubens an den Tod sowie der Furcht vor seinem Stachel würde die Norm der Gesundheit und Moral weit über ihre gegenwärtige Höhe hinausheben und würde uns befähigen, das Banner des Christentums mit unentwegtem Vertrauen auf Gott, auf das ewige Leben, hochzuhalten. Die Sünde brachte den Tod, und mit dem Verschwinden der Sünde wird der Tod verschwinden. Der Mensch ist unsterblich, und der Körper kann nicht sterben, weil die Materie kein Leben aufzugeben hat. Die menschlichen Begriffe, Materie, Tod, Siechtum, Krankheit und Sünde genannt, **ist das einzige, was zerstört werden kann.**

Wenn es wahr ist, dass der Mensch lebt, so kann sich diese Tatsache in der Wissenschaft niemals in die gegenteilige Annahme verwandeln, dass der Mensch stirbt. Leben ist das Gesetz der Seele, ja das Gesetz des Geistes der Wahrheit, und Seele ist niemals ohne ihren Vertreter. Des Menschen individuelles Sein kann ebenso wenig sterben oder in Bewusstlosigkeit verschwinden wie Seele, denn beide sind unsterblich. Wenn der Mensch jetzt an den Tod glaubt, so muss er seine Annahme vom Tod aufgeben, indem er begreifen lernt, dass keine Wirklichkeit im Tod ist, denn die Wahrheit des Seins ist todlos. Der Annahme, dass das Dasein von der Materie abhängt, muss durch die Wissenschaft entgegengetreten werden, und sie muss durch die Wissenschaft gemeistert werden, ehe man Leben verstehen und die Harmonie erlangen kann.

Der Tod ist nur eine andere Phase des Traums, dass das Dasein materiell sein könne. Nichts kann störend auf die Harmonie des Seins einwirken noch das Dasein des Menschen in der Wissenschaft beenden. Der Mensch ist derselbe nach wie vor einem Knochenbruch oder nach wie vor der Guillotinierung des Körpers. Wenn der Mensch den Tod niemals überwinden soll, warum sagt dann die Heilige Schrift: „Der letzte Feind, der vernichtet wird, ist der Tod"? Der Sinn der Bibel zeigt, dass wir in dem Verhältnis den Sieg über den Tod erlangen werden, wie wir die Sünde überwinden. Die große Schwierigkeit liegt in der Unwissenheit über das, was Gott ist. Gott, Leben, Wahrheit und Liebe machen den Menschen todlos. Das unsterbliche Gemüt, das alles regiert, muss sowohl im so genannten physischen Reich wie im geistigen als allerhaben anerkannt werden.

Was für materielle Heilmittel hat der Mensch, der an ein Sterbelager gerufen wird, wenn alle derartigen Mittel versagt haben? Geist ist seine letzte Zuflucht, aber er hätte seine erste und einzige Zuflucht sein sollen. Der Traum des Todes muss hier oder hiernach durch Gemüt besiegt werden. Das Denken wird erwachen aus seiner eigenen materiellen Erklärung: „Ich bin tot", um den Posaunenruf der Wahrheit zu vernehmen: „Es gibt keinen Tod, keine Untätigkeit, keine krankhafte Tätigkeit, keine Übertätigkeit, keine rückwirkende Tätigkeit",

Leben ist wirklich, und der Tod ist die Illusion. Eine Demonstration der Tatsachen der Seele auf Jesu Weise löst die dunklen Visionen des materiellen Sinnes in Harmonie und Unsterblichkeit auf. In diesem erhabenen Moment ist es das Vorrecht des Menschen, die Worte unseres Meisters zu beweisen: „So jemand mein Wort wird halten, der wird den Tod nicht sehen ewiglich." Den Gedanken falscher Stützen und des materiellen Augenscheins zu entkleiden, damit die geistigen Tatsachen des Seins erscheinen können- das ist die große Errungenschaft, durch die wir das Falsche wegfegen und dem Wahren Raum geben werden. Auf diese Weise können wir in Wahrheit den Tempel oder Körper aufrichten, dessen **„Baumeister und Schöpfer Gott ist".**

Wir sollten unser Dasein nicht „dem unbekannten Gott" weihen, den wir „unwissend verehren", sondern dem ewigen Baumeister, dem Ewig-Vater, dem Leben, das der sterbliche Sinn nicht beeinträchtigen noch die sterbliche Annahme zerstören kann. Wir müssen uns die Fähigkeit der mentalen Macht vergegenwärtigen, menschliche falsche Begriffe aufzuheben und sie durch das Leben zu ersetzen, das geistig ist und nicht materiell. (Wie zbs. das deutsche „Nichts"dass es nicht gibt.w.schorat 22.3.11) Die große geistige Tatsache muss ans Licht gebracht werden, **dass der Mensch vollkommen und unsterblich ist, nicht sein wird.** Wir müssen das Bewusstsein des Daseins immerdar festhalten, und früher oder später müssen wir durch Christus und durch die Christliche Wissenschaft Sünde und Tod meistern. Der Beweis von der Unsterblichkeit des Menschen wird sichtbarer werden, wenn die materiellen Annahmen aufgegeben und die unsterblichen Tatsachen des Seins zugestanden werden.

Durch das Verständnis von Gott als dem einzigen Leben hat die Verfasserin hoffnungslose organische Krankheiten geheilt und Sterbende zu Leben und Gesundheit erweckt. Es ist Sünde zu glauben, dass irgendetwas das allmächtige und ewige Leben überwältigen könne, und dieses Leben muss sowohl durch das Verständnis, dass es keinen Tod gibt, als auch durch andere Gnadengaben des

Geistes ans Licht gebracht werden. Wir müssen jedoch mit den einfacheren Demonstrationen der Herrschaft beginnen, und je eher wir beginnen, desto besser. Es bedarf der Zeit; um die endgültige Demonstration zu vollbringen. Beim Gehen werden wir von den Augen geleitet. Wir schauen vor unsere Füße, und wenn wir weise sind, blicken wir über den einzelnen Schritt hinaus in Richtung des geistigen Fortschritts.

Der vom Gedanken verlassene Leichnam ist kalt und verfault, **aber er leidet niemals**. Die Wissenschaft erklärt, dass der Mensch dem Gemüt untertan ist. Das sterbliche Gemüt versichert, dass das Gemüt dem Körper untergeordnet ist, dass der Körper stirbt, dass er begraben werden und in Staub zerfallen muss; **aber die Versicherung des sterblichen Gemüts ist nicht wahr.** Die Sterblichen erwachen aus dem Todestraum mit Körpern, die von denen nicht gesehen werden, die den Körper zu begraben meinen. Wenn der Mensch nicht existiert hätte, ehe die materielle Gestaltung begann, dann konnte er nicht existieren, nachdem der Körper zerfallen ist. Wenn wir nach dem Tode leben und wenn wir unsterblich sind, müssen wir vor der Geburt gelebt haben, denn wenn Leben jemals einen Anfang hatte, so muss es auch ein Ende haben, selbst nach den Berechnungen der Naturwissenschaft. Glaubst du das? Nein! Verstehst du es? Nein! Daher bezweifelst du die Behauptung und demonstrierst die Tatsachen nicht, die sie in sich schließt. Wir müssen an alle Aussprüche unseres Meisters glauben, **auch wenn sie in den Lehren der Schulen nicht enthalten sind und von unseren Lehrern der Ethik nicht allgemein verstanden werden.**

Jesus sagte (Joh. 8: 51): „So jemand mein Wort wird halten, der wird den Tod nicht sehen ewiglich." Diese Behauptung beschränkt sich nicht auf das geistige Leben, sondern umfasst alle Phänomene des Daseins. Jesus demonstrierte dies durch das Heilen der Sterbenden und die Auferweckung der Toten. Das sterbliche Gemüt muss sich vom Irrtum trennen, muss sich selbst mit seinen Taten ablegen, und das unsterbliche Menschentum, das Christus-Ideal, wird erscheinen. Der Glaube sollte seine Grenzen erweitern und seinen Grund festigen, indem er sich auf Geist anstatt auf die Materie stützt. Wenn der Mensch seine Annahme vom Tode aufgibt, wird er schneller zu Gott, zu Leben und Liebe, vordringen. Die Annahme von Krankheit und Tod, ebenso gewiss wie die Annahme von Sünde, führt dazu, den wahren Begriff von Leben und Gesundheit auszuschließen. Wann wird die Menschheit zur Erkenntnis dieser großen Tatsache in der Wissenschaft erwachen?

Ich biete hier meinen Lesern eine Allegorie dar, die das Gesetz des göttlichen Gemüts und die vermeintlichen Gesetze der Materie und der Hygiene veranschaulicht, eine Allegorie, in der die Einrede der Christlichen Wissenschaft die Kranken heilt.

Nehmen wir an, ein mentaler Fall läge zur Verhandlung vor, wie Fälle vor Gericht verhandelt werden. Ein Mensch ist angeklagt, weil er sich der Leberbeschwerde schuldig gemacht hat. Der Patient fühlt sich schlecht, er grübelt, und die Verhandlung beginnt. Der Persönliche Sinn ist der Kläger. Der Sterbliche Mensch ist der Angeklagte. Die Falsche Annahme ist der Anwalt des Persönlichen Sinnes. Sterbliche Gemüter, Arzneimittellehre, Anatomie, Physiologie, Hypnotismus, Neid, Gier und Undankbarkeit sind die Geschworenen. Der Gerichtssaal ist voll von interessierten Zuschauern, und Richter Medizin sitzt zu Gericht.

Nachdem die Beweisaufnahme für die Klage eröffnet worden ist, sagt ein Zeuge folgendes aus:

Ich vertrete die Gesundheitsgesetze. Ich war in gewissen Nächten zugegen, als der Gefangene, oder Patient, bei einem kranken Freunde wachte. Obgleich ich die Oberaufsicht über die menschlichen Angelegenheiten habe, wurde ich bei dieser Gelegenheit persönlich schlecht behandelt. Es wurde mir gesagt, ich hätte mich still zu verhalten, bis ich zu dieser Verhandlung gerufen werden würde, alsdann würde mir gestattet werden, in dem Fall Zeugnis abzulegen. Ungeachtet meiner gegenteiligen Anordnungen wachte der Gefangene eine Woche lang jede Nacht bei dem Kranken. Wenn der kranke Sterbliche durstig war, gab der Gefangene ihm zu trinken. Während dieser ganzen Zeit verrichtete der Gefangene sein Tagewerk, nahm seine Mahlzeiten in unregelmäßigen Abständen ein und ging manchmal unmittelbar nach einer schweren Mahlzeit schlafen. Schließlich machte er sich der Leberbeschwerde schuldig, was ich für strafbar erachtete, da auf dieses Vergehen die Todesstrafe steht. Daher verhaftete ich den Sterblichen Menschen im Namen des Staates (nämlich des Körpers) und warf ihn ins Gefängnis.

Zur Zeit der Verhaftung ließ der Gefangene die Physiologie, die Arzneimittellehre und den Hypnotismus herbeirufen, um seine Bestrafung zu verhindern. Der Kampf ihrerseits dauerte lange. Die Arzneimittellehre hielt am längsten stand, alle diese Beistände aber ergaben sich schließlich mir, den Gesundheitsgesetzen, und es gelang mir, den Sterblichen Menschen in strenge Haft zu bringen, bis ich ihn freigeben würde.

Der nächste Zeuge wird aufgerufen:

Ich bin die Belegte Zunge. Ich bin mit einem unreinen Pelz bedeckt, der mir in der Nacht des Leberanfalls aufgelegt wurde. Die Krankhafte Absonderung hypnotisierte den Gefangenen, ergriff die Herrschaft über sein Gemüt und machte ihn mutlos.

Ein anderer Zeuge tritt auf und sagt: Ich bin die Blasse Haut. Seit der Nacht des Leberanfalls bin ich abwechselnd trocken, heiß und kalt gewesen. Ich habe meine gesunde Farbe verloren und bin unansehnlich geworden, obgleich meinerseits nichts geschehen ist, um diese Veränderung zu veranlassen. Ich nehme täglich Abwaschungen vor und verrichte meine Funktionen wie gewöhnlich, aber meines guten Aussehens bin ich beraubt.

Der nächste Zeuge sagt aus: Ich bin der Nerv, der Staatsbevollmächtigte des Sterblichen Menschen. Ich bin mit dem Kläger, dem Persönlichen Sinn, gut bekannt und kenne ihn als wahrhaftig und aufrichtig, wohingegen der Sterbliche Mensch, der Gefangene vor Gericht, der Unwahrheit fähig ist. Ich war Zeuge von dem Verbrechen der Leberbeschwerde. Ich wusste, dass der Gefangene es begehen würde, denn von meinem Sitzt in der Materie aus - alias Gehirn - übermittle ich dem Körper Botschaften.

Ein anderer Zeuge wird von dem Gericht des Irrtums aufgerufen und sagt: Ich bin die Sterblichkeit, der Statthalter der Provinz Körper, in der der Sterbliche Mensch wohnt. In dieser Provinz gibt es ein Statut betreffs Krankheit - dass nämlich derjenige, an dessen Person Krankheit gefunden wird, wie ein Verbrecher behandelt und mit dem Tode bestraft werden soll.

Der Richter fragt, ob es möglich sei, dass der Mensch, der seinem Nächsten Gutes erweist, krank werden, Gesetze übertreten und Strafe verdienen könne, worauf der Statthalter Sterblichkeit bejahend antwortete.

Ein anderer Zeuge tritt auf und sagt aus: Ich bin der Tod. Kurz nach der Meldung des Verbrechens wurde ich von dem Beamten des Gesundheitsamtes herbeigerufen, der bezeugte, dass der Gefangene ihn misshandelt hätte und dass meine Gegenwart erforderlich wäre, um sein Zeugnis zu beglaubigen. Einer der Freunde des Gefangenen, die Arzneimittellehre, war zugegen, als ich ankam; und bemühte sich, dem Gefangenen beizustehen, damit er dem Arm der Gerechtigkeit, alias dem so genannten Gesetz der Natur, entrinnen möge; aber mein Erscheinen mit einer Botschaft von dem Gesundheitsamt änderte das Vorhaben der Arzneimittellehre, und sie entschied sofort, dass der Gefangene sterben sollte.   .

Da nun die Zeugenaussagen für den Kläger, den Persönlichen Sinn, abgeschlossen sind, erhebt sich Richter Medizin und wendet sich mit großer Feierlichkeit an die Geschworenen, die Sterblichen Gemüter. Er analysiert das Vergehen, geht auf die Zeugenaussagen ein und erklärt das Gesetz betreffs Leberbeschwerde. Sein Schluss ist, dass die Naturgesetze die Krankheit mörderisch machen. Seiner ernsten Pflicht gemäß fordert Richter Medizin die Geschworenen dringend auf, ihr Urteil nicht durch die vernunftwidrigen, unchristlichen Argumente der Christlichen Wissenschaft beeinflussen zu lassen. Die Geschworenen hatten in solchen Fällen nur das Beweismaterial des Persönlichen Sinnes gegen den Sterblichen Menschen in Betracht zu ziehen.

Während der Richter fortfährt, wird der Gefangene unruhig. Sein blasses Gesicht erbleicht noch mehr vor Furcht, und Verzweiflung und Tod spiegeln sich auf ihm wider. Der Fall wird den Geschworenen übergeben. Es erfolgt eine kurze Beratung, und die Geschworenen fallen das Urteil: „Der Leberbeschwerde schuldig im ersten Grade."

Richter Medizin schreitet dann zur feierlichen Verkündung des Todesurteils über den Gefangenen. Weil der Sterbliche Mensch seinen Nächsten geliebt hat wie sich selbst, ist er des Wohlwollens im ersten Grade schuldig; und dies hat ihn zu der Begehung des zweiten Verbrechens, der Leberbeschwerde, geführt, die die materiellen Gesetze als Mord verdammen. Um dieses Verbrechens willen wird der Sterbliche Mensch dazu verurteilt, zu Tode gefoltert zu werden. „Gott sei deiner Seele gnädig" ist der feierliche Schluss der Rede des Richters.

Dann wird der Gefangene in seine Zelle (das Krankenbett) zurückgeschickt, und es wird nach der Scholastischen Theologie gesandt, um den erschreckten Sinn von Leben, Gott - welcher Sinn unsterblich sein muss -, auf den Tod vorzubereiten.

Aber siehe, Christus, Wahrheit, der Geist des Lebens und der Freund des Sterblichen Menschen, vermag jene Gefängnistüren weit zu öffnen und den Gefangenen zu befreien. Da kommt geschwind auf den Schwingen der göttlichen Liebe eine eilige Nachricht: „Hinrichtung aufschieben; der Gefangene nicht schuldig." Bestürzung erfüllt den Gefängnishof. Einige rufen aus: „Das ist gegen Gesetz und Gerechtigkeit." Andere sagen: **„Das Gesetz Christi hebt unsere Gesetze auf; lasst uns Christus folgen."**

Nach vielem Debattieren und vielem Widerstand wird die Erlaubnis zu einer Untersuchung vor dem Gericht des Geistes erlangt, wo es der Christlichen Wissenschaft gestattet wird, als Anwalt für den unglücklichen Gefangenen zu erscheinen. Zeugen, Richter und Geschworene, die bei der vorangegangenen Verhandlung des Gerichts des Irrtums zugegen waren, werden nun aufgefordert, vor den Schranken der Gerechtigkeit und der ewigen Wahrheit zu erscheinen.

Als der Fall Sterblicher Mensch gegen Persönlicher Sinn eröffnet wird, betrachtet der Anwalt des Sterblichen Menschen den Gefangenen mit größter Milde. Die ernsten, feierlichen Augen des Rechtsanwalts, die von Hoffnung und Triumph leuchten, blicken nach oben. Dann wendet sich die Christliche Wissenschaft plötzlich an den höchsten Gerichtshof und eröffnet die Beweisführung für die Verteidigung: Der Gefangene vor Gericht ist zu Unrecht verurteilt worden. Sein Prozess war eine Tragödie und ist moralisch ungesetzlich. Der Sterbliche Mensch hat in dem Fall keinen geeigneten Verteidiger gehabt. Alle Zeugenaussagen wurden zugunsten des Persönlichen Sinnes gemacht, und wir werden diese boshafte Verschwörung gegen die Freiheit und das Leben des Menschen ans Tageslicht bringen. Das einzig rechtsgültige Zeugnis in diesem Fall beweist, dass das angebliche Verbrechen niemals begangen worden ist. Es ist nicht bewiesen worden, dass der Gefangene „des Todes oder der Fesseln wert" ist. .

Herr Vorsitzender, das Untergericht hat den Sterblichen Menschen dazu verurteilt zu sterben, Gott aber hat den Menschen unsterblich und nur vom Geist abhängig gemacht. Dieses Gericht hat dem Körper keine Gerechtigkeit widerfahren lassen und hat des Menschen unsterblichen Geist der Gnade des Himmels anbefohlen - den Geist, der Gott selbst ist und der des Menschen einziger Gesetzgeber ist! Wer oder was hat gesündigt? Hat der Körper oder hat das Sterbliche Gemüt eine verbrecherische Tat begangen? Der Rechtsanwalt Falsche Annahme hat versucht zu begründen, dass der Körper sterben sollte, während ihre Hochwürden die Theologie das bewusste Sterbliche Gemüt, das allein der Sünde und des Leidens fähig ist, trösten wollte. Der Körper beging kein Verbrechen. Der Sterbliche Mensch half seinem Mitmenschen im Gehorsam gegen das höhere Gesetz - eine Tat, die für ihn selbst wie für andere zum Guten auslaufen sollte.

Das Gesetz unseres Obersten Gerichts bestimmt: wer sündigt, soll sterben; **gute Taten aber sind unsterblich und bringen Freude anstatt Kummer, Lust anstatt Schmerz und Leben anstatt Tod**. Wenn die Leberbeschwerde dadurch verschuldet worden ist, dass die Gesetze der Gesundheit mit Füßen getreten wurden, so war dies eine gute Tat, denn der Vertreter jener Gesetze ist ein Übeltäter, ein Zerstörer der Freiheit und Rechte des Sterblichen Menschen. Die Gesetze der Gesundheit sollten zum Tode verurteilt werden.

An dem Schmerzenslager in der Ausübung einer Liebe, die „des Gesetzes Erfüllung" ist, wachenanderen tun, was „ihr wollt, dass euch die Leute tun sollen' -, das ist keine Verletzung des Gesetzes, denn keine Forderung, weder eine menschliche noch eine göttliche, macht es gerecht, einen Menschen für Recht tun zu bestrafen. Wenn die Sterblichen sündigen, bestimmt unser Höchster Richter der Billigkeitsgerichtsbarkeit, welche Strafe der Sünde gebührt, und der Sterbliche Mensch kann nur für seine Sünde leiden: Nach dem Gesetz des Geistes, Gottes, kann er für nichts anderes bestraft werden.

Was für eine Gerichtsbarkeit stand dann dem Richter Medizin in diesem Fall zu? Mit den Worten der Bibel konnte ich zu ihm sagen: „Sitzest du, ... zu richten nach dem Gesetz, und heißest {ihn} schlagen wider das Gesetz?" Die einzige Gerichtsbarkeit, der sich der Gefangene unterwerfen kann, ist die der Wahrheit, des Lebens und der Liebe. Wenn sie ihn nicht verdammen, soll der Richter Medizin ihn auch nicht verdammen; und ich beantrage, dass dem Gefangenen die Freiheit, der er ungerechterweise beraubt worden ist, wiedergegeben werde.

Der Hauptzeuge (der Beamte der Gesundheitsgesetze) sagte unter Eid aus, dass er ein Augenzeuge der guten Taten gewesen sei, um derentwillen der Sterbliche Mensch zum Tode verurteilt worden ist. Nachdem ihn der Gesundheitsbeamte den Händen eures Gesetzes durch Verrat überliefert hatte, verschwand er, um jedoch bei dem Verhör als Zeuge gegen den Sterblichen Menschen und im Interesse des Persönlichen Sinnes, der ein Mörder ist, wieder zu erscheinen. Ihr Höchster Gerichtshof hat zu befinden, dass der Gefangene in der Nacht des angeblichen Vergehens in den Grenzen des göttlichen Gesetzes und im Gehorsam gegen dasselbe gehandelt hat. An diesem Statut hängt das ganze Gesetz und der ganze Zeugenbeweis. Jemandem einen Becher kalten Wassers in Christi Namen reichen ist ein christlicher Dienst. Wenn der Sterbliche Mensch sein Leben für eine gute Tat einsetzt, sollte er es gewinnen, Solche Handlungen tragen ihre eigene Rechtfertigung in sich und stehen unter dem Schutz des Allerhöchsten.

Vor der Nacht seiner Verhaftung rief der Gefangene zwei angebliche Freunde herbei, die Arzneimittellehre und die Physiologie, um zu verhüten, dass er der Leberbeschwerde schuldig werde, und ihn auf diese Weise vor der Verhaftung zu bewahren. Aber diese brachten Furcht, den Sheriff, mit sich, um das Resultat zu beschleunigen, das sie zu verhindern gerufen waren. Furcht war es, die dem Sterblichen Menschen Handschellen anlegte und die ihn jetzt bestrafen möchte. Ihr habt den Sterblichen Menschen keine Wahl gelassen. Er musste eurem Gesetz gehorchen, dessen Folgen fürchten und für seine Furcht bestraft werden. Seine Freunde machten die größten Anstrengungen, um den Gefangenen gewaltsam von der Strafe zu befreien, die sie für gerecht hielten, aber sie wurden gezwungen, ihn in Gewahrsam bringen; ihn verhören und verurteilen zu lassen. Hierauf saß Richter Medizin über diesen Fall zu Gericht und machte es im wesentlichen den Geschworenen, zwölf Sterblichen Gemütern, zur Pflicht, den Gefangenen schuldig zu befinden. Der Vorsitzende verurteilte den Sterblichen Menschen für eben die Taten zum Tode, die das göttliche Gesetz den Menschen zu begehen zwingt. So legte der Gerichtshof des Irrtums den Gehorsam gegen das Gesetz der göttlichen Liebe als Ungehorsam gegen das Gesetz des Lebens aus. Obgleich dieser Gerichtshof den Anspruch erhebt, den Sterblichen Menschen in seinem Recht tun zu schützen, verkündigte er das Todesurteil für Recht tun.

Der Nerv, einer der Hauptzeugen, sagte aus, dass er ein Herrscher des Körpers sei, in welcher Provinz der Sterbliche Mensch wohne. Er sagte ferner aus, dass er auf vertrautem Fuße mit dem Kläger stehe und den Persönlichen Sinn als wahrhaftig kenne; dass er den Menschen kenne und dass der Mensch zwar zum Bilde Gottes erschaffen, aber ein Verbrecher sei. Dies ist eine boshafte Verleumdung gegen den Schöpfer des Menschen~ Sie besudelt das makellose Wappen der Allmacht. Sie weist auf vorbedachte Bosheit hin, auf einen Entschluss, den Menschen zugunsten des Persönlichen Sinnes zu verurteilen. Vor dem Gericht der Wahrheit, in Gegenwart der göttlichen Gerechtigkeit, vor dem Richter unseres höheren Gerichtshofes, dem Obersten Gericht des Geistes, und vor dessen Geschworenen, den Geistigen Sinnen, erkläre ich, dass dieser Zeuge, Nerv, der Intelligenz und Wahrheit bar und ein falscher Zeuge ist.

Der Mensch zerstört sich selbst; das Zeugnis der Materie wird beachtet; Geist wird kein Gehör geschenkt; Seele ist ein Verbrecher, obwohl der Gnade anempfohlen; der hilflose, unschuldige Körper wird gemartert - dies alles steht in den schrecklichen Akten eures Gerichtshofes des Irrtums, und ich beantrage, dass das Oberste Gericht des Geistes dieses Urteil umstoße.

Hier rief der Gegenanwalt Falsche Annahme die Christliche Wissenschaft wegen Missachtung des Gerichts zur Ordnung. Verschiedene Würdenträger - Arzneimittellehre, Anatomie, Physiologie, Scholastische Theologie und Jurisprudenz- warfen die Frage auf, ob nicht die Christliche Wissenschaft wegen eines so anmaßenden gesetzwidrigen Verhaltens von dem Gerichtsverfahren ausgeschlossen werden sollte. Sie erklärten, die Christliche Wissenschaft stoße das gerichtliche Verfahren eines ordnungsgemäß konstituierten Gerichtshofes um.

Aber Richter Gerechtigkeit vom Obersten Gericht des Geistes wies ihre Anträge mit der Begründung ab, dass ungerechte Gebräuche vor dem Gericht der Wahrheit, das im Rang über dem Untergericht des Irrtums stehe, unzulässig seien.

Der Anwalt Christliche Wissenschaft las das aus dem höchsten Statutenbuch, der Bibel, gewisse Auszüge über die Menschenrechte vor, mit der Bemerkung, dass die Bibel eine bessere Autorität als Blackstone sei: Lasset uns Menschen machen, ein Bild, das uns gleich sei, die da herrschen.

Sehet, ich habe euch Vollmacht gegeben ... über alle Gewalt des Feindes; und nichts wird euch schaden.

So jemand mein Wort wird halten, der wird den Tod nicht sehen ewiglich.

Dann überführte die Christliche Wissenschaft den Zeugen: Nerv des Meineides. Anstatt ein Herrscher in der Provinz Körper zu sein, in der der Sterbliche Mensch wohnt, wie berichtet wurde, war der Nerv ein unbotmäßiger Bürger, der falsche Ansprüche geltend machte und falsches Zeugnis gegen den Menschen abgab. Die Christliche Wissenschaft, die sich plötzlich an den Persönlichen Sinn wandte, der nunmehr verstummt war, fuhr fort: Im Namen des allmächtigen Gottes beantrage ich deine Verhaftung wegen drei verschiedener Verbrechen, die dir zur Last gelegt werden, als da sind: Meineid, Verrat und Verschwörung gegen die Rechte und das Leben des Menschen.

Dann fährt die Christliche Wissenschaft fort: Ein ebenso unzuverlässiger Zeuge hat gesagt, dass die Krankhafte Absonderung in der Nacht des Verbrechens ein Gewand von unreinem Pelz über ihn ausgebreitet habe, während die Tatsachen in dem Fall beweisen, dass dieser Pelz eine fremde Substanz ist, die von der Falschen Annahme, dem Anwalt des Persönlichen Sinnes, eingeführt worden ist, der mit dem Irrtum in Teilhaberschaft steht und die Waren des Irrtums ohne die Untersuchung der Regierungsbeamten der Seele auf dem Markt einschmuggelt. Als der Gerichtshof der Wahrheit die Pelzige Zunge zur Untersuchung vorlud, verschwand sie, und es ward nichts mehr von ihr gehört.

Die Krankhafte Absonderung ist weder ein Importeur von Pelzen noch ein Pelzhändler, wir haben aber gehört, dass die Arzneimittellehre erklärt hat, wie dieser Pelz hergestellt wird, und wir wissen, dass die Krankhafte Absonderung in freundschaftlichen Beziehungen zu der Firma Persönlicher Sinn, Irrtum & Co. steht, von derselben bezahlt wird und deren Waren auf den Markt bringt. Es sei ferner bekannt gemacht, dass die Falsche Annahme, der Anwalt für den Kläger, den Persönlichen Sinn, ein Einkäufer für diese Firma ist. Er fabriziert für sie, unterhalt ein Vorratslager und macht in der weitgehendsten Weise für seine Arbeitgeber Reklame.

Der Tod sagte aus, er sei von der Provinz Körper abwesend gewesen, als eine Botschaft von der Falschen Annahme kam und ihm befal, an dem Mord teilzunehmen. Auf diese Aufforderung hin begab sich der Tod an die Stelle, wo die Leberbeschwerde vor sich ging, und verscheuchte die Arzneimittellehre, die, in dem Versuch, den Gefangenen zu retten, sich daran machte, ihn zu fesseln. In der Tat war die Arzneimittellehre ein irregeführter Teilnehmer an der Untat, um derentwillen der Gesundheitsbeamte den Sterblichen Menschen in Gewahrsam hielt, obwohl er unschuldig war.

Die Christliche Wissenschaft wandte sich von den beschämten Zeugen ab, ihre Worte flammten wie Blitze vor den bestürzten Gesichtern der Ehrenmänner: Scholastische Theologie, Arzneimittellehre, Physiologie, blinder Hypnotismus und verkappter Persönlicher Sinn, und sie sprach: Gott wird euch schlagen, ihr getünchten Wände, weil ihr in eurer Unwissenheit dem unglücklichen Sterblichen Menschen Schaden zugefügt habt, der in seinem Kampf gegen die Leberbeschwerde und den Tod euern Beistand suchte. Ihr kamt ihm nur zu Hilfe, um ihm ein Vergehen anzuhängen, an dem er unschuldig war. Ihr unterstütztet und fördertet die Furcht und die Gesundheitsgesetze. Ihr verrietet den Sterblichen Menschen, wahrend ihr erklärtet, **dass die Krankheit Gottes Diener und der rechtmäßige Vollstrecker Seiner Gesetze sei.** Unsere höheren Statuten erklären euch alle, Zeugen, Geschworene und Richter, für Missetäter, die das Urteil erwartet, das der Allgemeine Fortschritt und die Göttliche Liebe über euch aussprechen werden.

Wir schicken unsere besten Detektive an jeden Ort, von dem uns berichtet wird, dass er von Krankheit heimgesucht wird, wenn sie aber an Ort und Stelle sind, erfahren sie, dass Krankheit mehrmals dort gewesen ist, denn ihrer Nachforschung kannte sie unmöglich entgehen. Als euer Materieller Gerichtshof der Irrtümer den Sterblichen Menschen aufgrund des Ungehorsams gegen die Hygiene verurteilte, war er von den salbungsvollen Machenschaften des Rechtsanwalts Falsche Annahme bearbeitet worden, der von Wahrheit vor das höchste Gericht des Geistes gestellt wird, damit er sich wegen seines Verbrechens verantworte. Die Krankhafte Absonderung wird gelehrt, wie sie den Schlaf dahin bringen konnte, die Vernunft zu narren, ehe sie die Sterblichen ihren falschen Göttern opfert.

Die Sterblichen Gemüter sind durch euern Anwalt Falsche Annahme betrogen und dahin beeinflusst worden, ein Urteil zu fällen, das den Sterblichen Menschen dem Tode überliefert. Gute Taten werden zu Verbrechen gestempelt, denen ihr Strafen anheftet; aber keine Beeinflussung der Gerechtigkeit kann den Ungehorsam gegen die so genannten Gesetze der Materie zum Ungehorsam gegen Gott oder zu einer Mordtat machen. Sogar das Strafgesetz hält Mord unter dem Druck der Umstände für entschuldbar. Welch größere Rechtfertigung kann einer Tat zuteilt werden, als dass sie zum Wohl des Nächsten geschieht? Warum also, im Namen der vergewaltigten Gerechtigkeit, verurteilt ihr den Sterblichen Menschen, wenn er der Not seines Mitmenschen im Gehorsam gegen das göttliche Gesetz abhilft? Ihr könnt die Entscheidungen des Obersten Gerichts nicht mit Füßen treten. Dem Sterblichen Menschen steht es zu, beim Geist, bei Gott, der nur wegen Sünde verurteilt, Berufung einzulegen.

Die falschen und ungerechten Annahmen eurer menschlichen, mentalen Gesetzgeber zwingen letztere dazu, schädliche Krankheitsgesetze usw. zu erlassen und dann Gehorsam gegen diese Gesetze wie ein Verbrechen mit Strafe zu belegen. In Gegenwart des Höchsten Gesetzgebers, vor den Schranken der Wahrheit und in Übereinstimmung mit den göttlichen Statuten verwerfe ich das falsche Zeugnis des Persönlichen Sinnes. Ich beantrage, dass diesem verboten werde, irgendwelche weiteren Prozesse gegen den Sterblichen Menschen anzustrengen, die vor dem Gericht des materiellen Irrtums verhandelt werden sollen. Ich berufe mich auf die gerechten und unparteiischen Entscheidungen des göttlichen Geistes, damit dem Sterblichen Menschen die Rechte wiedergegeben werden, deren er beraubt worden ist.

Hier schloss der Anwalt für die Verteidigung, und mit gütiger und Achtung gebietender Haltung, wie einer, der jedes Gesetz und Beweismaterial versteht und darüber entscheidet, erklärte der Vorsitzende des Obersten Gerichts seinem Statutenbuch, der Bibel, gemäß, dass jedes sogenannte Gesetz null und nichtig ist, das sich unterfängt, etwas anderes als Sünde zu bestrafen.

Er entschied ferner, dass der Kläger, der Persönliche Sinn, nicht die Erlaubnis haben sollte, bei dem Gericht der Seele irgendwelche Prozesse anzustrengen, sondern dass dauerndes Schweigen aufzuerlegen sei und er im Falle der Versuchung hohe Bürgschaft für gutes Verhalten zu stellen habe. Der Vorsitzende schloss seine feierliche Ansprache folgender maßen: Die Einrede der Falschen Annahme erachten wir für nicht des Anhörens wert. Was die Falsche Annahme jetzt und jemals äußern mag, lasse man der Vergessenheit anheim fallen „klanglos, sorglos und grablos". Unseren Statuten zufolge ist das Materielle Gesetz ein Lügner, der nicht gegen den Sterblichen Menschen Zeugnis ablegen kann, auch kann Furcht den Sterblichen Menschen nicht verhaften, noch kann Krankheit ihn ins Gefängnis werfen. Unser Gesetz lehnt es ab, den Menschen als krank oder sterbend anzusehen, es erkennt vielmehr darauf, dass der Mensch immerdar das Bild und Gleichnis seines Schöpfers ist. Geist, der das Zeugnis des Persönlichen Sinnes und die Verordnungen des Irrtumsgerichts zugunsten der Materie umkehrt, entscheidet zu gunsten des Menschen und zu ungunsten der Materie. Wir empfehlen fernerhin, **dass die Arzneimittellehre die Christliche Wissenschaft annehme** und dass Gesundheitsgesetze, Mesmerismus, Hypnotismus, Orientalische Zauberei und Esoterische Magie durch die Hand unseres Sheriffs Fortschritt öffentlich hingerichtet werden.

Zugunsten der Intelligenz entscheidet das Oberste Gericht, dass kein Gesetz außerhalb des göttlichen Gemüts den Sterblichen Menschen bestrafen oder belohnen kann. Eure persönlichen Geschworenen des Irrtumsgerichts sind Mythen. Euer Anwalt, die Falsche Annahme, ist ein Betrüger, der die Sterblichen Gemüter überredet, ein Urteil gegen Gesetz und Evangelium zu fällen. Der Kläger, der Persönliche Sinn, steht in unserem Buch der Bücher als Lügner verzeichnet. Unser großer Lehrer der mentalen Jurisprudenz spricht von ihm auch als von einem „Mörder von Anfang". Vor dem Gerichtshof des göttlichen Geistes wird über Krankheit nicht verhandelt. Dort wird der Mensch der Übertretung physischer Gesetze unschuldig befunden, weil es keine solchen Gesetze gibt. Unsere Statuten sind geistig, unsere Regierung ist göttlich. „Sollte der Richter aller Welt nicht gerecht richten?"

Die Geschworenen, die Geistigen Sinne, waren sich sofort in dem Urteilsspruch einig, und durch den weiten Gerichtssaal des Geistes ertönte der Ruf: Nicht schuldig. Darauf richtete sich der Gefangene auf, neugeboren, stark und frei. Als er seinem Verteidiger, der Christlichen Wissenschaft, die Hand gab, bemerkten wir, dass alle Blässe und Kraftlosigkeit verschwunden waren. Seine Gestalt war aufrecht und gebietend, sein Gesicht strahlte von Gesundheit und Glück. Die göttliche Liebe hatte die Furcht ausgetrieben. Der Sterbliche Mensch, nun nicht länger krank und gefangen, trat vor, seine Füße „lieblich ... auf den Bergen", wie die „der Freudenboten, die da Frieden verkündigen".

Weder tierischer Magnetismus noch Hypnotismus hat mit der Betätigung der Christlichen Wissenschaft etwas zu tun, in der die Wahrheit nicht umgekehrt werden kann; die Umkehrung des Irrtums dagegen ist wahr. Eine verbesserte Annahme kann nicht zurückgehen. Wenn Christus eine Sünden- oder Krankheitsannahme in eine bessere Annahme umwandelt, dann geht die Annahme in geistiges

Verständnis über, und Sünde, Krankheit und Tod verschwinden. Christus, Wahrheit, gibt den Sterblichen zeitweilige Nahrung und Kleidung, bis das Materielle durch das Ideale verwandelt ist und verschwindet und der Mensch geistig gekleidet und genährt wird. Paulus sagt: „Schaffet, dass ihr selig werdet, mit Furcht und Zittern." Jesus sagte: „Fürchte dich nicht, du kleine Herde! Denn es ist eures Vaters Wohlgefallen, euch das Reich zu geben." Diese Wahrheit ist die Christliche Wissenschaft.

Christliche Wissenschafter, seid euch selbst ein Gesetz, damit euch die mentale Malpraxis nicht schaden kann, weder im Schlaf noch im Wachen.

Eine kurze Darlegung der wichtigsten Punkte oder der religiösen Glaubenssätze der Christlichen Wissenschaft:

1. Als Anhänger der Wahrheit haben wir das inspirierte Wort der Bibel zu unserem geeigneten Führer zum ewigen Leben erwählt.

2. Wir bekennen und verehren einen all erhabenen und unendlichen Gott. Wir bekennen Seinen Sohn, einen Christus; den Heiligen Geist oder göttlichen Tröster; und den zu Gottes Bild und Gleichnis geschaffenen Menschen.

3. Wir bekennen Gottes Vergebung der Sünde in der Zerstörung der Sünde und in dem geistigen Verständnis, dass das Böse als unwirklich austreibt. Aber die Annahme von Sünde wird so lange bestraft, wie die Annahme währt

4. Wir bekennen Jesu Sühnopfer als die Augenscheinlichkeit der göttlichen, wirksamen Liebe, die des Menschen Einheit mit Gott durch Christus Jesus, den Wegweiser, entfaltet; und wir bekennen, dass der Mensch durch Christus erlöst wird, durch Wahrheit, Leben und Liebe, wie dies der galiläische Prophet im Heilen der Kranken und im Überwinden von Sünde und Tod demonstrierte.

5. Wir bekennen, dass die Kreuzigung Jesu und seine Auferstehung dazu dienten, **den Glauben zu dem Verständnis vom ewigen Leben zu erheben**, ja von der Allheit der Seele, des Geistes, und der Nichtsheit der Materie.

6. Und wir geloben feierlich zu wachen, und zu beten, dass das Gemüt in uns sei, das auch in Christus Jesus war; anderen zu tun, was wir wollen, dass sie uns tun sollen, und barmherzig, gerecht und rein zu sein.

Früchte der Christlichen Wissenschaft

Darum: an ihren Früchten sollt ihr sie erkennen. - Jesus.

Dass ihr des Herrn würdig wandelt zu allem Gefallen und Frucht bringt in jeglichem guten Werk und wachset in der Erkenntnis Gottes.-Paulus.

Lass uns früh aufbrechen zu den Weinbergen und sehen, ob der Weinstock sprosst und seine Blüten aufgehen, ob die Granatbäume blühen. - DAS HOHELIED SALOMOS. Tausende von Briefen konnten vorgelegt werden, die Zeugnis geben von der heilenden Wirksamkeit der Christlichen Wissenschaft und besonders auch von der großen Anzahl Menschen, die durch das Studium oder das bloße Durchlesen dieses Buches umgewandelt und geheilt worden sind.

Um das Vertrauen des Lesers zu stärken und ihn zu ermutigen, werden hier einige von diesen Briefen aus dem Christian Science Journal und dem Christian Science Sentinel abgedruckt. Die Urschriften befinden sich im Besitz des Herausgebers, der daher die folgenden Heilungszeugnisse urkundlich belegen kann.

VON RHEUMATISMUS GEHEILT

Ich litt sehr an Rheumatismus; meine Hände waren derart davon angegriffen, dass es mir sogar unmöglich war mich ohne Hilfe anzuziehen. Die Beschwerden erstreckten sich schließlich auch auf die Knie, so dass ich ganz steif wurde und beim Zubettgehen und Aufstehen gestützt werden musste. Ich besuchte verschiedene Kurorte und Mineralwasserquellen, die von den Ärzten empfohlen wurden, fand aber keine dauernde Erleichterung. Ich wurde einer Röntgen-Untersuchung unterzogen, und man sagte mir, dass die Gelenke steif wurden. Dann ließ ich mich von einem berühmten Spezialarzt beraten, der nach einer gründlichen Untersuchung sagte, mein Zustand würde sich weiter verschlimmern, bis ich vollständig hilflos wäre.

Zu der Zeit wurde mir das Buch Wissenschaft und Gesundheit mit Schlüssel zur Heiligen Schrift von Mary Baker Eddy geliehen. Ich las das Buch mehr aus Neugierde als mit dem Gedanken, körperliche Erleichterung dadurch zu erlangen. Als sich mir die Wahrheit entfaltete, erkannte ich, dass es der mentale Zustand war, der richtig gestellt werden musste, und dass der Geist der Wahrheit, der dieses Buch inspiriert hat, mein Arzt war. Meine Heilung ist vollkommen, und die Befreiung im Denken bekundet sich in einem Leben voll nützlicher Betätigung statt des geknechteten Lebens eines hilflosen Kranken und Leidenden. Die Dankbarkeit, die ich unserer geliebten Führerin Mrs. Eddy schulde, kann nicht durch Worte zum Ausdruck gebracht werden. Ihre Offenbarung der praktischen anstelle der nur theoretischen Anwendung der Worte Jesu: **„Ihr werdet die Wahrheit erkennen, und die Wahrheit wird euch frei machen"** erwies sich als mein Erlöser. Ich brauchte mich nicht einmal an einen Ausüber zu wenden, bin aber äußerst dankbar für die hilfreichen Worte liebevoller Freunde. --E. B. B., Pasadena, Kalifornien, USA.

VON ASTIGMATISMUS UND EINEM BRUCH GEHEILT

Vor ungefähr fünf Jahren kaufte ich mein erstes Exemplar des Buches Wissenschaft und Gesundheit. Durch das Lesen dieses Buches wurde ich in weniger als vier Monaten von chronischer Hartleibigkeit, nervösen Kopfschmerzen, Astigmatismus und einem Leistenbruch geheilt. .

Wo würde ich jetzt sein, wäre mir die Segen spendende Wahrheit nicht mit großer Überzeugung von einem lieben Freunde gebracht worden? Ich wäre jetzt sicherlich tief im Sumpf der Verzweiflung, wenn nicht im Grabe. Bin ich wirklich dankbar für all das Gute, das mir und den Meinen zuteil geworden ist? Ich versuche dies durch meine Taten zu beweisen; für die aber, mit denen ich nicht persönlich zusammenkomme, möchte ich hier sagen: Ja, ich bin in der Tat für die herrliche Heilung, die ich in körperlicher, mentaler und moralischer Hinsicht erlebt habe, dankbarer, als Worte auszudrücken vermögen, und mein Dankeslied geht aus zu der geliebten Führerin, deren Treue zur Wahrheit mich befähigt hat, wenigstens den Saum des Christus-Gewandes zu berühren. - B. S. J., Sioux City, Iowa, USA.

Etwa vor fünfzehn Jahren horte ich zum ersten Mal von der Christlichen Wissenschaft. Damals war ich schon seit vielen Jahren ständig krank. Ich hatte akute Darmbeschwerden, Luftröhrenentzündung und verschiedene andere Leiden. Ein Arzt hatte mir gesagt, dass meine Lunge wie nasses Papier sei und leicht reißen könne; ich war in großer Furcht, da meine Mutter, zwei Bruder und eine Schwester Opfer der Schwindsucht geworden waren. Ich befragte viele Ärzte und versuchte jedes materielle Mittel, das Hilfe versprach, aber ohne Erfolg; die Hilfe kam erst, als ich ein Exemplar von Mrs. Eddys Buch Wissenschaft und Gcsundheit fand. Das Buch wurde mir von jemandem gegeben, der es damals nicht schätzte, und man sagte mir, dass es für mich schwer zu verstehen sein würde. Mit diesem Gedanken fing ich an zu lesen, aber ich gewann herrliche Lichtblicke der Wahrheit, die mir die Furcht nahmen und mich von all den Krankheiten heilten; sie sind nie wieder aufgetreten.

(So,ich empfehle allen,die ich hier in diesem, Schrieb,Buch,erwähne,die dabei sind das menschliche Leben zu beschweren,mit ihrem Üblen Glauben, angefangen bei den Zionisten die von ihrem Gott als den wahren Gott, für den sie Morden würden, ala Arthur Trebitsch's Dualismuuuus Faschissss Muuus „Mein Gott ist besser als Dein Gott", also „Macht durch Teilen und herrschen AtombombenExplosionsGott,bis hin zu den Materialisten die ihr Geld anbeten und es kontrollieren um zu Morden,ihren Faschisss Muus abzulegen, und ihren Irrrrrtum durch die Christliche Wissenschaft zu beseitigen. Schorat. 22.3.11 Oleeeeeee)

Soooooo, das war noch mal zur Erinnerung was es bedeutet in der Wahrheit zu sein und Wahrheit zu leben. Hieraus kann dann gut erkannt werden dass die heutigen Berufsstände hauptsächlich Unwahrheit sind. Das ist ja sehr gut erkennbar an den Resultaten ihrer Taten. Die Mord und Totschlag Gesellschaft mit ihren Unwahrheitsaposteln und Glücksschreiern sind ja selber das Resultat dieser geplanten Verblödung des wahren.

Die ganzen Lebensmittel und Halblebensmittelkrisen die Seuchen die BSE Aids Wunderkerzen der Verlogenheiten die Zusammenbrüche der Wertesysteme das Kriegsgeschrei der Religionswilden mit ihren Halbaffen die Rüstungen weltweit die Verseuchung durch Strahlungen seien sie Elektrosmog oder Verblödungssmog all das plus der Geldbetrug mit seinem zerstörerischen Resultaten des Totalbetrugs sind das etwa die Resultate der Wahrheit, nein.

Das sind die Resultate der Lüge der Falschheit des Raubens und Betrügens. Das sind eben die Resultate der Unwahrheit, da ist kein heilendes Potenzial sondern allesamt zerstörendes.

Der gesamte Schwachsinn der Konjunkturverrückten und Weltmarktwahnsinnigen. Das Idiotentum der Aktienmärkte und die Versicherungsphobien. Die Beklopptheiten der Wachstumsprognosen und die Kleptomanie der Rezessionsangstmacher. Der Totalwahnsinn der Kriegtreiber, egal welcher Wachstumsorgie ihres persönlichen geistlosen Irrenanstaltentums. Ist dass das Resultat der Wahrheit ist das die Wahrheit, nein.

Das ist das Resultat der Unwahrheit.

Denn die Wahrheit wird euch frei machen.

Ich lese das Bundesinstitut für Arzneimittel und Medizinprodukte will den Kava Kava Mitteln die Zulassung entziehen weil sie Leberschäden hervorriefen. Weil ein Patient daran starb so lese ich. Dieses Institut ist aber ein Arm der Pharmaindustrie und damit des Synthetik Kartells, der Lüge also des Betrugs.

Es ist gut sichtbar wie systematisch sämtliche Naturmittel schlecht gemacht werden sollen, und die göttliche Schöpfung somit diskreditiert werden soll und den Menschen beigebracht werden soll, seht her, die Natur ist nix das ist die Unwahrheit, nur unsere falschen Produkte sind die echten, glaubt uns, wir wissen was die Wahrheit ist, nämlich, unsere Unwahrheit.

Diese ganzen Industrievereinigungen sind allesamt auf Abzocken auf Betrug aufgebaut.

Aber, das wird nicht gut gehen, sie werden sich selbst zerstören und werden zerstört werden. Im falschen ist die Selbstzerstörung eingebaut. Deswegen ist es ja auch das falsche ..

Dann werden heute immer in allen Positionen der Firmen, egal ob es eine Firma ist die Pariser auf den Markt bringt oder Alkoholika oder Gummireifen oder Maschinengewehre, überall werden Professoren und Doktortitel als Repräsentanten vorgeschoben. Das zeigt dann aber auch dass sie fast immer die Repräsentanten des Betrugs der Unwahrheiten sind. Denn sie glauben ihren Schleudersitzfantasien mehr als den Aussagen der Heiligen Erwachten und Meister. Keiner von diesen Professoren hat jemals auch nur im geringsten einen Blick bekommen was das überhaupt bedeutet „Wahrheit".

Wenn die menschliche Gesellschaft von ihren falschen Repräsentanten allesamt Wahrheitsliebende gewesen wären, denkt ihr etwa dann wäre die Situation auf der Erde heute so wie sie ist.

So zerstört, vergiftet und verlogen.

Nein.

Sie wäre genau das entgegengesetzte.

Deswegen, wegen der Unwahrheit die eure Repräsentanten gelebt haben und leben mit ihren Monopolen und Betrugsorganisationen ist die Weltsituation heute so. Ein Lernprozess was nicht das

Wahre ist und das die Wahrheit und vieles damit verbundene fehlt in euren Repräsentanten und Repräsentantinnen.

Die Wissenschaftler sind bloß blöde Philosophen, wenn's das ist. **Gott klont nicht. Es gibt nur Originale**. Aber die Klonevollidioten sind komplett das Gegenteil des Originals, sie sind Robotniks des Überbekloppten Wissenschaftsbetrugs an den Massen und den Überbekloppten Politikern weltweit. Die das dann als Unverzichtbaren Fortschritt in die Idiotenhölle vermarkten, Oleeee. So Wissenschaft ist eine Klonlüge und ein Totalversagen und diese Menschen die da Wissenschaftler genannt werden sie sind die Vertreter des Satans des Lüge des Toten, denn ihr Resultat ist die Maschine und die identische Gleichheit der Maschine die sie auf Organismen und Körper anwenden. Wer das nicht erkennt der hat mehr als nur einen an der Birne. Aber Politiker und Parteien und Doktoren und Proffffs die labern sich und andere zum Supermann der Vollidioten. Das ist kein Können und Wissen das ist Vollblutidiotie und Supermannwahnsinn. Aber, rechtlich abgesichert und auf Staatskosten also Steuergelder noch gefördert. Sooooo Intelligent sind Materialisten, TotMonoTonIntelligent. HoHoHo.

Oder denkt ihr etwa messen und beobachten ist was intelligentes Wachsames oder Brilliantes. Wissen ist total aber auch total sinnlos wenn es nicht zum Göttlichen führt. Oder zur Selbsterkenntnis. Der Weg ins Universum ist ein Weg in die Verrücktheit denn das Universum ist endlos und das Wissen das damit verbunden wäre ist auch endlos. Aber für den Menschen würde das eine endlose Suche bedeuten, und das wäre ja dann endlos. Alles was nach außen führt auf dem Weg des Suchens ist der Weg der Ignoranz das hat schon Buddha und die Buddhas vor ihm erzählt vor Millionen vor Jahren und unzähligen Veränderungen der Erde und dieses Sonnensystems. Der Christ, wenn ich das lese in den Zeitungen, Büchern oder höre der muss erst entstehen jetzt gibt es kaum Christen denn wenn es einen Christ gibt so lebt er in der Wahrheit und der Liebe und dem Weg. Aber die Wege der heutigen Christenheit führen in die Wildnis in die Vergiftung in den Betrug und Selbsttäuschung. Jesus brachte eine Lehre auf die Erde wie sich jeder genauso verwirklichen und befreien kann wie er selber, Jesus brachte keine Kirche auf die Erde genauso wie Buddha keinen Buddhismus auf die Erde brachte. Alle Meister und Erleuchteten brachten immer den Schlüssel zur Befreiung des Einzelnen. Ein glaubhafter Humanismus ist ein Betrug. Erstens ist der Glaube daran schon der Betrug. Der Humanismus selber sagt der Mensch ist das Maß aller Dinge. Wenn das so ist, dann muss ich noch hinzufügen, dann gibt es aber sehr viele Maßeinheiten da jeder andere Mensch andere Maße hat. Kurzum, der Humanismus der sich als Christentum darstellen will ist eine Selbstbetrugfarce und ein Nebelgewölbe, eben Ignoranz und deswegen auch Faschisssmuuuus.

Der Humanismus ist eine bloße Spiegelbetrachtung seines Körpers mehr nicht. Er schaut in den Spiegel und sieht sich und denkt das bin ich, Bingo, das ist Humanismus, Muuus ja humaner Muuus ja. Dem stimme ich zu .. mehr nicht.

Aber jeder ist seines eigenen Glückes Schwerstarbeiter.

Die Christen und die Moslems und die Buddhisten und die Hindus und die Juden die allesamt den Blues haben, die brauchen Musik, göttliche Musi. Musik aus der das Universum aufgebaut ist, aus dem Heiligen Geist. Selbst heute im Wissenschaftsdelirium, ist bekannt das Farben Töne haben und Töne Farben haben. Seht ihr irgendwo etwas dass keine Farbe ist, somit seht ihr irgendwo etwas was dann kein Ton wäre. Nein.

Selbst in diesem Universum das immer von dem Licht von Außen beschienen wird, ist alles aus Musik, die Moleküle die Atome die Elemente die Luft die Gase die Farben die Kohlenstoffe die Stickstoffe die Vitamine die Mineralien die Aminosäuren die gesamte Schöpfung ist aus Musik und Licht gemacht.

Das feinste ist der Heilige Geist der alle Universen gemacht hat. Physisch – Astral – Mental - und

Kausal und auch das spirituelle Universum, all das ist aus dem Heiligen Geist Gottes auch der menschliche Taucheranzug oder Raumanzug genannt Körper von dem die meisten glauben das wären sie. Der Mensch ist aus Licht und Töne gemacht.

Das, was du selber bist ist aber weder Licht noch Ton.

Denn, wenn du zum Beispiel Licht wärst wie oft gesagt wird das die Meister Lichtmeister sind, was falsch ist, dann könntest du ja keine Dunkelheit sehen und wenn du die Dunkelheit wärst dann könntest du kein Licht sehen.

Die gesamte Schöpfung ist aus völlig Rhythmischer Musik aufgebaut in totaler Harmonie.

Aber Harmonien können durcheinander gewirbelt werden, klaro. Wilfried Krüger hat das gut beschrieben in seinen Büchern -

Das Universum singt und die Atom – Harmonika – ISBN - 3-9801669-1-0 und

3-9801669-0-2. Ich fand seine Bücher noch mal als Bestätigung dessen was die Meister gelehrt haben und was ich in Schriften finden konnte. Bloß er hat's dann bis ins letzte Teil ausgetüftelt. Welcher Stoff sozusagen welche Tonleiter hat.

Die Kontrollfaschissten regulieren sich selber zu Tode.

Sie wollen keine Musik hören und nicht Musik sein, sie wollen in ihrer blinden Ignoranz bleiben und stupide Gebäude wie das ehemalige World Trade Center bauen, und keine Pyramiden zu denen sie total unfähig sind.

Pyramiden waren spirituelle Transformationszentren, dort wurden die Menschen gereinigt und ihnen wurde gezeigt dass sie nicht der sterbliche Körper sind, bei vollem Bewusstsein, der Sarkophag war das Werkzeug dafür. Das waren keine Begräbnisstädte, außer in dem Sinne dass man nun seinen Aberglauben begraben konnte. In dem Sinne ja, war es eine Begräbnisstädte.

Die Regulierungen blockieren den gesamten Freiheitsraum der Gläubigen, Gesellschaftsmenschen, das beziehe ich mal direkt auf die Deutschen jetzt. In anderen Ländern sind auch Regulierungen aber die Freiheit in der Bundesrepublik ist da. Bloß in den Köpfen hat sich die Unfreiheit eingenistet. Sie legt dort ihre leblosen Eier ab. **Die Unselbstständigkeit.**

Die Wahrheit ist aber, sämtliche Regeln auf der Erde sind allesamt Unwahrheiten. Sie sind entstanden aus der Angst der Illusionen der Angst vor Freiheit im menschlichen Körper. Diese Freiheit ist so immens mächtig liebend und selig das sie denen die schon gebunden sind an die Illusionen unerträglich ist, sie haben Angst vor sich selber weil sie sich nicht mehr kennen und das sind wohl die meisten, da sie auf dem Weg der Evolution durch die spiralförmige Schöpfungswelt Gottes völlig vergessen haben wer und was sie wirklich sind. Auch deswegen kamen Jesus Buddha oder Mohammed auf die Erde und die anderen Erwachten und Heiligen und Vollerleuchteten Meister. Sie alle erinnern daran an das was du in Wahrheit bist, das ewige göttliche unsterbliche total freie.

Auf dem Weg aus die Seligkeitswelt in die Welt der Mineralien und dann in die Pflanzenwelt und weiter in das Reich der Tiere und des Tötens hat die Seele ihre Last und ist mit dem Körper noch nicht so weit das sie Selbsterkenntnis erlangen kann und dann weiter GottesErkenntnis. Bei manchen klappt das schon bei den meisten sind die Lernprozesse noch dürftig und müssen wiederholt werden sie müssen sich reinigen und alles was sonst damit zusammenhängt. Aber heute im Zeitalter der Lügen und des Betruges der Täuschungen und der Wahnsinnigen die euch führen wird das noch schwieriger gemacht. Geheimgesellschaften und Nichtgeheimgesellschaften beuten die Massen aus und rufen immer neue Weltordnung neue Weltordnung und meinen aber unsre Weltordnung nicht deine unsre diejenige die ihr jetzt schon habt haben wir zwar mit gestaltet aber es wird eine bessere kommen. Dabei ist das bloß ihre alte verstaubte falsche Weltordnung die sie meinen eine bestialische Raubtierweltordnung die auf Falschheit und Illusionen und Betrug und Mord aufgebaut ist.

Das ist nicht die Wahrheit die frei macht.

Die sollen die selber fressen, denn essen könne die noch gar nicht. Diese Staaten die heute ihre Lügen präsentieren, tieren, tieren, ob USA oder Russland oder andere Staaten die ihre Bevölkerung mit Waffen beglücken wollen und Terroristenmorden die sie selber produzieren durch ihre feindseligen Attitüden, und auch die Staate die ihre so genannten demokratischen Eigenschaften loben, was sind das für Raubtiere, **das ist nicht die Wahrheit der Weg und die Liebe.**

Die Weltordnung die kommen könnte die auf dem Weg der Wahrheit und der Nobilität aufbaut, die ist noch nicht in Sicht. Das dauert noch lange.

Eine Weltordnung die auf Geld aufbaut und auf Militär und auf dem irren Glauben dass der Mensch grundsätzlich schlecht ist, das kann niemals eine Weltordnung werden sondern ein KZ - ein Arbeitslager und ein Mordkomplott, mehr nicht ..

Der Demokratie Faschismus ist schon längst da. Er war schon immer da. Es hat noch nie auf der Erde eine echte Demokratie gegeben. Weil Tiere gar keine Demokratie erkennen oder leben können. Da die Bindung an das Reich der Tiere bei den Menschen noch viel zu stark ist. Wegen des Tötens der Tiere die sie glauben essen zu müssen um ihren Körper von dem sie denken das sie der Körper sind, am leben zu erhalten. Was totale Illusion ist. Selbst in der Apokalypse wird von dem Tier geredet. Da wird sogar die Zahl 666 angegeben, und das kein Mensch ohne diese Zahl einkaufen oder verkaufen kann. Es gibt ja verschiede Interpretationen über diese Apokalypse. Es wird viel gerätselt was die Bedeutung sein könnte. Das naheliegendste wird dabei übersehen, wie der folgende Bericht zeigt, es ist aus dem zweiten Buch des Verlages Radona. Postfach 1201-in 61242 Usingen-Tel-Fax 06081-15301.

In diesem Verlag ist eine Serie von Büchern erschienen die eine Frau Helene Möller diktiert bekommen hatte und zwar vom Erzengel Raphael. Insgesamt sind es über 30 schmale Bücher die zusammengestellt wurden. Helene Möller war mehrere Jahrzehnte durch den Erzengel Raphael geführt worden.

Hier ist der Teil der Apokalypse vom Jünger Johannes wo es unter anderem auch um die Zahl 666 geht.

„12 Kapitel Seite 114

Und ich sah aus dem Meere ein Tier aufsteigen, das hatte sieben Häupter und zehn Hörner und auf seinen Hörnern zehn Diademe und auf seinen Häuptern Namen der Lästerung.

Und das Tier, das ich sah, war einem Panther ähnlich und seine Füße wie Füße eines Bären, sein Rachen wie der Rachen eines Löwen. Und der Drache gab ihm seine Macht und große Gewalt.

Und ich sah eines von seinen Häuptern wie zum Tode verwundet, aber seine Todeswunde ward geheilt. Und bewundernd folgte die ganze Erde dem Tiere nach.

Und sie beteten den Drachen an, der dic Gewalt dem Tiere gegeben, und sie beteten das Tier an, indem sie sprachen: Wer ist dem Tiere ähnlich, und wer vermag mit ihm zu kämpfen?

Und es ward ihm ein Maul gegeben, großzusprechen und Lästerungen auszustoßen; auch ward ihm Gewalt gegeben, so zu tun zweiundvierzig Monate lang.

Und es tat sein Maul auf zu Lästerungen gegen Gott, seinen Namen zu Lästern und sein Gezelt und die Bewohner des Himmels.

Auch ward es ihm gegeben, Krieg zu führen mit den Heiligen und sie zu überwinden. Und es ward ihm Gewalt gegeben über alle Stämme und Völker und Zungen und Nationen.

Und alle Bewohner der Erde beteten es an, deren Namen nicht geschrieben stehen im Lebensbuche des Lammes, welches geschlachtet ist von Anbeginn der Welt an.

Wer Ohren hat, der höre.

Wer in Gefangenschaft führt, soll in Gefangenschaft wandern wer mit dem Schwerte tötet, soll durch das Schwert getötet werden. Hier ist die Geduld und der Glaube der Heiligen.

Und ich sah ein anderes Tier aufsteigen aus der Erde, es hatte zwei Hörner, ähnlich einem Lamme, und redete wie der Drache.

Alle Gewalt des ersten Tieres übte es unter dessen Augen, und es brachte die Erde und ihre Bewohner dazu, dass sie das erste Tier anbeteten, dessen Todeswunde geheilt worden war.

Und es tat große Zeichen, so dass es selbst Feuer vom Himmel auf die Erde fallen ließ vor den Augen der Menschen.

Und es verführte die Bewohner der Erde durch die Zeichen, welche ihm zu tun gegeben sind vor dem Tiere, indem es den Bewohnern der Erde sagte, sie sollten dem Tiere ein Bild machen, das die Schwertwunde hatte und wieder auflebte.

Und es ward ihm gegeben, dem Bilde des Tieres Geist zu verleihen, und dass das Bild des Tieres redet und macht, dass alle, die das Bild des Tieres nicht anbeten, getötet werden.

Und es bringt alle, klein und groß, reich und arm, frei und unfrei, dazu, ein Malzeichen auf ihrer rechten Hand oder an ihrer Stirne zu tragen; und dass niemand kaufen oder verkaufen kann, außer wer das Malzeichen hat oder den Namen des Tieres oder die Zahl seines Namens.

Hier ist Weisheit. Wer Verstand hat, der berechne die Zahl des Tieres.

Es ist nämlich die Zahl eines Menschen, und seine Zahl ist sechshundertsechsundsechzig.

Aufschließung

In diesem Abschnitt wird gleichnishaft angedeutet, wie der Geist dieser Erde sich sein Reich errichtete, um unbeschränkt in ihm herrschen zu können.

Auf zweierlei Art herrscht dieser Geist, indem er einmal die Menschen vorsichtig noch als Anhänger des Wortes Gottes behandelt, während er ein anderes Mal offen und entschieden als Gegner des Wortes Gottes auftritt.

Es soll durch diesen bildhaften Vorgang erkannt werden, wie die Menschen sich verirrten, die sich allein der irdischen Ordnung unterstellen wollten, weil ihnen an der himmlischen Ordnung, welche die Kirche Christi vertritt, nichts gelegen war.

Ich will aufklären, warum in diesem Abschnitt zwei Tiere, welche der Drache aus dem Meere und vom Lande aufsteigen ließ, als Sinnbilder verwendet wurden.

Der Mensch hat von Gott eine Seele erhalten, die mit der wunderbaren Möglichkeit begabt ist, sich an die Welt des göttlichen Geistes anschließen zu können, während das Tier nur der Erdenwelt eingeordnet verbleiben muss, da es keine der göttlichen Welt angepasste Seele hat.

Kraftvolle, verwunderlich ergebene, und ruhig dem Menschen als ihrem Herrn folgende Tiere werden von Gott in späteren Schöpfungsplänen eine höhere Verwendung finden, weil ihr aufrichtiger Gehorsam und ihre Anhänglichkeit an den Menschen sie für Gottes Pläne verwendbar machte.

Aber in seinem heutigen Zustand ist das Tier noch nicht für höhere Schöpfungspläne Gottes verwendbar, daher es nur der vergänglichen Erdenwelt eingeordnet bleibt.

Ähnlich ist die Lage jener Menschenseelen, die sich überzeugt und entschieden nur der Erdenwelt angeschlossen haben, weil ihnen an einer erhobeneren, geistigeren Daseinsart nichts gelegen ist.

Völlig eingefangen von den aufregenden irdischen Angelegenheiten denen allein sie ihre Aufmerksamkeit schenken, verwarfen sie der ihnen innewohnenden göttlichen Seele Möglichkeit, sich an die Welt des Geistes Gottes anzuschließen. In diesem Abschnitt werden alle diese Menschen in zwei Sinnbilder gekennzeichnet.

Ungemein gefährlich wird der Erdenmensch, wenn er sich von der ihm von Gott auferlegten Aufgabe die Kraft seiner göttlichen Seele auszubilden abgekehrt hat.

Allein der Erdenwelt sich einordnend und allein der erniedrigter arbeiten- den Verstandesseele sich ausliefernd wird der Mensch seine göttlichen Bestimmung nicht erfüllen können. Gott forderte von dem Menschen die Unterordnung unter seine Gebote und unter sein Wort.

Alle Menschen, die sich abkehrten von der Gottheit Wort und Gebot, werden durch eines der in diesem Abschnitt vorgewiesenen Tiere versinnbildlicht.

„Und ich sah aus dem Meere ein Tier aufsteigen."

Dieses Tier ist ein Sinnbild für diejenigen von Gott abgekehrt lebenden Menschen, welche sich den- noch bewusst sind, dass Gott sein Wort und seine Gebote auch für sie verpflichtend gegeben.

Aus dem Meere steigt dieses Tier auf, weil das Wasser stets als ein Sinnbild genommen ist für das Wort.

Die durch dieses Tier versinnbildlichten Menschen sind die, welche dem Namen nach das Wort Gottes kennen, die sich aber in ihren Herzen und in ihren Handlungsweisen dennoch dem Worte und dem Gebote Gattes abgekehrt zeigen.

Diese Menschen sind ihrer Eigensucht und ihrer Eitelkeit, ihrem ungehemmten Triebleben und jeg- licher Sünde widerstandslos hingegeben, weil ihnen der Glaube an den ewigen Richter ihrer Ge- danken und Taten fehlt.

Da diesen Menschen ruhig nur daran gelegen ist, ihre Lebensweise auf irdischer Welt sich so an- genehm wie möglich zu gestalten, verüben sie rücksichtslose Unterdrückung und Ausnützung der Mitmenschen.

Ausgeliefert seinen Tiertrieben, ist ein solcher Mensch wirklich gefährlich für die Gemeinschaft.

„Und es hatte sieben Häupter und zehn Hörner"

Durch das Sinnbild der sieben Häupter sollte angedeutet werden, dass solche Menschen, denen nichts daran gelegen ist, ihre unsterbliche Seele auszubilden, um sich einer höheren Daseinsweise einst einfügen zu können, **alle ihre Kräfte für die Ausbildung ihres Verstandes einsetzen**, der alleine ihr Führer durch das Erdenleben ist. Übermäßige und einseitige Ausbildung der Verstandes- kräfte, und demzufolge eine außerordentliche Klugheit, wie sie die Kinder der Welt zeigen, wurde durch die sieben Häupter des Tieres angedeutet.

Die zehn Hörner sollten die unangemessen große Stoßkraft solcher Menschen kennzeichnen, da sie der Bindung durch die Gottesgebote ermangeln. „und auf seinen Hörnern zehn Diademe"

Die Diademe sollten Reichtum und Macht versinnbildlichen. Wirklich werden solche Menschen, welche über eine außergewöhnliche Klugheit verfügen sowie über eine unangemessen große Stoß- kraft, durchaus auch viel weltlichen Reichtum und durch diesen Macht über ihre Mitmenschen ge- winnen.

„und auf seinen Häuptern Namen der Lästerung."

Gott weist es hier vor, wie er cs von jeher wusste, dass der Menschen übergroße Klugheit sie dazu bringt, Gott und seine kraftvollen Anhänger zu lästern.

„Und das Tier, das ich sah, war einem Panther ähnlich"

Dies sollte solcher Menschen raubtierhafte Gefährlichkeit andeuten.

„und seine Füße wie Füße eines Bären,"

Hierdurch wird dieser Menschen verwunderlich rücksichtsloses Zutreten versinnbildlicht.

„sein Rachen wie der Rachen eines Löwen."

Verderbliche Gier nach Beute wird hierdurch angedeutet.

„Und der Drache gab ihm seine Macht und große Gewalt".

Gott wollte es richtig verstanden sehen, dass alle diese Eigenschaften von dem Widersacher Gottes, dem Geiste, der die Menschen zur Aufbäumung gegen Gott beeinflusst, um sie nur an die äußerliche

Welt der Erscheinungen zu fesseln herrühren.

Die große Macht und Gewalt des Drachens ist die Lüge, denn durch die Lüge herrscht Satan auf Erden.

Gott will der Menschen vornehme Seelen und aufrichtige Herzen davon bewahren, dem widergöttlichen Geiste völlig zu verfallen, darum stellte Ihnen Gott durch diese Offenbarung vor Augen, in welche Gefahr sie geraten können,

Allzu sehr verstrickt in ihre aufregenden, drängenden, ungemein verwirrenden irdischen Angelegenheiten, vergessen die Menschen leicht, weshalb sie auf dieser Erdenwelt leben, und vergessen die Menschen nur zu leicht, wer ihnen das Leben auf dieser Erdenwelt gegeben hat .

Allzu sehr verstrickt in ihre aufregenden, dringenden, ungemein verwirrenden irdischen Angelegenheiten, vergessen viele Menschen ihres Schöpfers zu gedenken, **des Geistes, der, allgegenwärtig und allwirkend, sich in ihren Seelen kundzugeben wünscht.**

Allzu sehr verstrickt in Ihre aufregenden, drängenden, ungemein verwirrenden irdischen Angelegenheiten, vergessen viele Menschen, dass sie vor dem Gerichte Gottes stehen, durch das über ihr vergängliches Leben entschieden wird, ob es in ein ewiges Leben übergeleitet werden kann.

Gott warnte die Menschen von jeher, weil Gott wusste, dass die in ihren Seelen verwunderlich zugesperrten blinden und tauben Menschen ruhig blind und taub ins Verderben hingehen wieder, wenn Gott sie nicht wieder und wieder warnte.

Die aufregenden, verführerischen   Kräfte des Widersachers Gottes welche die Menschen so leicht in seinen Bann ziehen, werden durch die folgenden Bilder anschaulich gemacht.

Ich will vorerst klarlegen, was der Zweck dieser Kräfte ist, die durch Gottes Zulassung auf die Menschen übertragen werden.

Gott wollte durch diese Kräfte des Widersachers die Menschenseelen erstarken lassen, damit sie ungemein kraftvoll und wissend und arbeitsfähig und für göttliche Pläne verwendbar emporsteigen sollten zur Welt des Geistes Gottes.

Gott wünschte die Menschenseelen ausgebildet zu sehen, durch den Geist dieser Erde, aber sie sollen nicht an ihm hängen bleiben.

Gott wollte den Geist dieser Erde nicht vorgezogen sehen dem Geiste Gottes.

Darum auch wollte Gott der Menschen Aufmerksamkeit auf die Vergänglichkeit der Werke des Geistes dieser Erde hinlenken, indem Gott die aus dem Geist dieser Erde entstandenen Werke immer wieder vor aller Augen vernichten ließ.

Wie ein Schlag gegen ihres Verstandes wertvolles aufbauendes Arbeiten erscheinen den Menschen solche deutlichen Eingriffe, durch die Gott sie an die Vergänglichkeit ihrer kraftvoll erbauten Werke auf irdischer Welt gemahnen wollte.

Auch wollte Gott durch solches verwundendes Eingreifen in der Menschen mühevolle Aufbauarbeiten zu erkennen geben, dass die Macht ihres Verstandes begrenzt ist.

Dies wurde durch das folgende Gleichnis noch deutlicher veranschaulicht.

„Und ich sah eines von seinen Häuptern wie zum Tode verwundet, aber seine Todeswunde ward geheilt."

Gott deutete durch diesen bildhaften Vorgang des Kampfes ums Dasein an, den der Mensch mit der Klugheit seines Verstandes zu bestehen hat.

Aus jeder verletzenden Niederlage soll sich der Mensch um so kraftvoller wieder erheben, wodurch er die Klugheit seines Verstandes zu bestehen hat.

Aus jeder verletzenden Niederlage soll sich der Mensch um so kraftvoller wieder erheben, wodurch er die Klugheit seines Verstandes und die Widerstandskraft seiner Seele von Gott gestärkt erhält.

Gott will, dass der nachdenkliche Mensch überlegen soll, wie die Ergebnisse seiner Verstandesarbeit vergänglich sind im Gegensatz zu der Arbeit an der Unsterblichen Seele die von ewigem Werte ist, weil sie das Leben in der ewigen Geisteswelt Gottes erbaut.

Mit zäher Ausdauer begannen die Menschen immer wieder aufzubauen, wenn Gott ihnen durch schwere Schicksalsschläge die Vergänglichkeit ihres irdischen Tuns vor Augen geführt hat.

„Und bewundernd folgt die ganze Erde dem Tiere nach."

In diesen Worten zeigt Gott, dass er vorausgeschaut, wie die heutigen Menschen die Ergebnisse ihrer Verstandestätigkeit voller Bewunderung anschauen, weil ihr Verstand Ihnen wahre Wunder an Erfindungen und Entdeckungen und Arbeitsleistungen ermöglichte.

Kraftvoll und arbeitsfähig und überaus klug und verwunderlich selbstherrlich und selbstvertrauend ist der heutige Mensch, der sich abgekehrt hat von der dem Menschen von Gott vorgeschriebenen Lebensweise.

„Und sie beteten den Drachen an, der die Gewalt dem Tiere gegeben."

Indem die Menschen ihre Aufmerksamkeit allein den irdischen Dingen zuwenden und nur der Kraft ihres Verstandes, die an die irdische Gesetzmäßigkeit gebunden ist, vertrauen, geben sie dem Drachen, dem Widersacher Gottes, dem Geiste dieser Erde, die Macht über ihre Seelen.

So wie die Heiligen Gott anbeten, dem sie sich unterwerfen als dem Herrscher über ihre Seelen, werden die dem Geiste der Erde allein anhängenden Menschen hier als den Drachen anbetend bezeichnet, da sie diesem ahnungslos und blind die Herrschaft einräumten über ihre Seelen.

„Und sie beteten das Tier an, indem sie sprachen : Wer ist dem Tier ähnlich und wer vermag mit ihm zu kämpfen ?."

In diesem Worten gibt Gott zu erkennen, dass er wusste, wie groß der Menschen Überheblichkeit und Hochmut werden würde zur Zeit der siebenten Gemeinde.

Erdhaft und selbstherrlich steht der Mensch dieser Zeitspanne der Gottheit gegenüber, der er die von der Gottheit geforderte Ehrfurchtserweisung verweigert, weil er sich als nicht mehr von einem ihm überwachenden Gott abhängig zu machen wünscht.

„Und es ward ihm ein Maul gegeben, großzusprechen und Lästerungen auszustoßen."

Verwunderlich deutlich verkündete Gott durch diese Worte, wie unbekümmert und überaus verantwortungslos vor Gott der Mensch der heutigen Zeit sich beträgt, wenn er die ehrfürchtigen Gebetsweisen verächtlich verwarf, die Gott dem Menschen auferlegte.

„auch ward ihm Gewalt gegeben, so zu tun zweiundvierzig Monate lang."

Hierdurch sollte erkannt werden können, dass der heutige Mensch durch die gesamte Zeit seit der Gründung der Kirche seine Ausbildung erfuhr, da in ihm die Erfahrung und Erkenntnis aller sieben Gemeinden gesammelt ist.

Gott drückte es durch diese Worte aus, wie kraftvoll der Geist dieser Erde sich der Gottheit widersetzen würde, und wie ausgebreitet seine Macht zur Endzeit sein würde.

„Und alle Bewohner der Erde beteten es an, deren Namen nicht geschrieben stehen im Lebensbuche des Lammes."

Selbstsicher und mächtig wurden die Menschen durch ihre erstaunlichen Erfolge, die ihnen ihre übermäßig ausgebildeten Verstandeskräfte erbrachten, weshalb diejenigen Erdenmenschen völlig überzeugt nur der Arbeitsweise ihres Verstandes folgen, die nicht ihre Erleuchtung von Gott ersehnten.

Ohne die Erleuchtung von Gott aber verdirbt des Menschen Unsterbliche Seele, daher die erdgebundenen Menschen der Erleuchtung durch den Geist Gottes bedürfen, um der ewigen, vergöttlichten Daseinsweise teilhaftig werden zu können .

Die für die ewige Daseinsweise erstarkten Seelen werden als im Lebensbuche Christi, des Lammes Gottes, aufgeschrieben bezeichnet.

„Wer Ohren hat, der höre!"

Hiermit wollte Gott andeuten, dass die tauben Menschen, welche sich völlig der irdischen Daseinsweise verschrieben, ohne auf göttliche Belehrungen Wert gelegt zu haben, diese Geheimnisse der menschlichen Seele nicht würden verstehen können. Nur die von Gott bereits erleuchteten Menschen vermögen zu verstehen, was Gott in diesen Andeutungen zu erkennen geben wollte.

„Wer in Gefangenschaft führt, soll in Gefangenschaft wandern; wer mit dem Schwerte tötet, soll durch das Schwert getötet werden."

Erwählt hat Gott ruhig und sicher ein Werkzeug, durch dessen ihm gefügig gewordene Hand Gott der heutigen Menschheit erneut sein Wort kundgeben kann.

Gott wünschte der heutigen Menschheit diese Offenbarung des Jüngers Johannes aufzuklären, damit sie ihre gefährliche Lage deutlich erkennen sollte, in die sie geraten, weil sie den Satan mehr angebetet hat, als Gott. Sie sollte zum Nachdenken gebracht werden über die ungeheure Verirrung, durch die sie verderben wird, wenn sie sich nicht noch zurückreißt von dem Abgrund, auf den sie blind und taub hintaumelt.

Gott wird durch die Auswirkung des Gesetzes, das Gott in diesen dem Jünger Christi ehedem übermittelten Worten deutlich verkündete, die Erdenmenschheit vernichtend zu Boden schlagen, wenn sie sich nicht rechtzeitig noch bekennt zu dem Gebote, das der Erlöser gegeben.

Weil unaufhörliche Kriege die Erde verwüsten werden, vertieren und verderben die Menschen an Leib und Seele, wenn sie nicht rechtzeitig noch zurückkehren zur ergebenen und liebevollen Unterordnung unter die Gebote des Erlösers.

Jeder Krieg wird einen neuen Krieg gebären, und jede Grausamkeit wird mit einer größeren Grausamkeit beantwortet werden, wenn die Menschen nicht zurückkehren zu der würdevollen, vornehmen Lebens- und Handlungsweise, die der Erlöser angeraten. Kraftvoll und Klug und ungemein wirksam werden die Menschen sich mit immer tödlicheren Waffen gegenseitig vernichten wenn sie sich nicht abkehren von der nur durch den Verstand überwachten Lebensweise und es Ablehnen, die Hilfe Gottes anzurufen.

Gott allein kann den Menschen die Kraft geben, die verderblichen Arbeitsweisen zu unterlassen, wenn die Menschen Gott inbrünstig und ehrfurchtsvoll um seinen Schutz und um seine Hilfe angerufen haben.

„Hier ist Geduld und der Glaube der Heiligen."

Allein durch das Gebet, wie es die Heiligen Gottes ausgeübt, und durch die Kraft der Selbstüberwindung, wie die Heiligen Gottes sie aus Liebe zum Erlöser zeigten, vermag die heutige Menschheit noch zu verhindern, dass ihr das Los bereitet wird, das Gott ihr in dieser Offenbarung des Jüngers Johannes vor Augen stellt.

„Und ich sah ein anderes Tier aufsteigen aus der Erde, das hatte zwei Hörner, ähnlich einem Lamme, und redete wie der Drache."

Durch dieses Gleichnis wurde angedeutet, dass sich in der letzten Zeit eine Macht erheben würde, die wie Christus, das Lamm Gottes, die Menschen erlösen wollen wird, während ihre Denkart und Redeweise von dem Geist der Erde eingegeben sein werden.

Diese Macht verstellt den Menschen die Kirche Gottes, indem sie der Menschen Erlösungsbedürfnis auf die Erringung irdischer erreichbarer Annehmlichkeiten und Freuden hinlenkt.

Erdenglück und Erdenerfolge werden von dieser Macht der Arbeitsweise des Erlösers entgegen gestellt als viel wertvollere und wichtigere Ziele für des Menschen drängende Sehnsucht, als das Ziel zu dem der Herr die Menschen hingeleitet. In dieser Macht wird die Kirche Christi, vorwitzig und unwissend und Unehrfürchtig gegenüber Gottes Bestimmungen, ein gewaltiger Gegner entgegen gestellt.

Auf diese verkehrt die Menschenseelen erziehende Macht war des Herrn Auge gerichtet, als der Herr ehedem diese Offenbarung eingab.

Gott wusste, dass während der Endzeit Mächte sich erheben würden, die wie der Herr die Menschen erlösen wollen, deren Herrschaft aber von dem hohen Ziel abkehrt, für welches Gott die Menschenseelen bestimmte.

Aufgegeben werden diejenigen Menschen als würdevolle Freunde und Helfer Gottes, welche der Gottheit Warnung überhören und der Mitmenschen Seelen mit Hartnäckigkeit dem Widersacher Gottes unterordnen.

Verwerfen wird der Herr die Seelen derjenigen Menschen, welche die Erdenwelt als ihr einziges Ziel ansehen.

Gott will diese Macht, die aus der Erde aufsteigt, noch näher erkennbar machen.

In der Gotteswelt wird diese Macht als Satan bezeichnet, weil sie die Menschen durch Lügen betört, indem sie dieselben von dem wahren Ziel abzukehren sucht, um sie allein irdischen Zwecken unterzuordnen. Erdenfreuden werden dem würdevollen Glück der zu göttlichem Sein erhobenen Seele als viel wertvoller vorgezogen.

Erdenfreuden werden als würdiger angesehen als das erwählte Ziel, der Gottheit zu helfen an unbegreiflich dem menschlichen Denken erscheinenden göttlichen Plänen.

Erdenfreuden aber sind vergänglicher Art, während das Glück der verantwortungsvollen Seele die der Gottheit angeschlossen arbeitet, unendlich ist.

In der ruhigen, zu Gott erhobenen Seele wirkt die Kraft Gottes, wodurch der Mensch gestärkt und von Gott richtig beraten wird.

In der dem Geist dieser Erde untergeordneten, zugesperrten Seele vermag sich die helfende göttliche Kraft nicht zu offenbaren, wodurch der Mensch die verkehrten, verwirrenden, verführerischen, ihn von dem wahren Ziel abkehrenden Einsprechungen erhält.

In der Kraft der Gott angeschlossenen Seele liegt die Möglichkeit, der Menschenwelt übergeordnet zu werden.

In der Kraft der dem Satan angeschlossenen Seele liegt die Möglichkeit, völlig verwundet und ratlos und armselig als wertloser Irrgeist die Menschenwelt als sich übergeordnet zu wissen.

Göttliche Geister herrschen.

Satanische Geister werden beherrscht.

In diesen Worten ist ausgedrückt, weshalb den zu Gott strebenden Menschen nichts daran gelegen ist, auf sichtbare Art über die Mitmenschen zu herrschen.

Gott gibt gewaltigere Herrschaft, als Menschen sie sich selbst erringen könnten.

Gott verwendet die ihm anhängenden erprobten Menschen als Helfer, um sie den Mitmenschen zum Heile dienen zu lassen.

Gott verwendet nicht aufgebäumte, der Gottheit abgekehrt und unwissend gegenüberstehende Menschen, weil ihre Kräfte sich den göttlichen Plänen verständnislos und verwirrend eigensüchtig entgegenstellen würden.

Unter seiner Erdenarbeit fühlt sich der Mensch unabhängig von Gott und stark.

Aber sobald er durch Krankheit oder den herannahenden Tod arbeitsunfähig geworden ist, befällt ihn die Angst über seiner Seele ungewisse Lage.

Gott will es aufdecken, dass unaufhörlich der absterbenden ungläubigen, unerretteten Menschen verzweifelte, ratlose Gefühle vor ihm ersichtlich sind, wenn ruhig diese Menschen während ihres Erdenlebens nur an irdische Wünsche und Zwecke gedacht haben.

Gott erschaut der absterbenden ungläubigen Menschen ungeheure Angst und Verzweiflung, und darum greift Gott immer wieder ein in das irdische Geschen, indem Gott durch von ihm ausgebildete Menschen Aufklärungen gibt.

Aus großem Erbarmen mit der Menschen verirrter Seelen greift Gott auch heute ein. Voll wertvoller Belehrungen ist dieses Werk, das Gott durch eines Menschen ihm gefügig gewordene Hand zur heutigen Zeit geschrieben hat, weshalb ruhig sich alle Menschen daraus unterrichten können, die von der Kirche abgefallen sind und nicht zu ihr zurückzukehren wünschen.

Ähnlich wie der Erde Geschick abhängig ist von der äußeren Lage des Planeten innerhalb Gottes All, ist auch des Menschen Geschick nicht unabhängig von dem Geschick dieses Planeten.

Um wirklich unwahrscheinlich dem heutigen Menschen erscheinende wunderbare, errettete Daseinsweisen erlangen zu können, müssen die Menschenseelen bis zum Ende dieser letzten Zeit die kraftvolle Anschließung an den Geist Gottes vollzogen haben.

Wer bis zu diesem Zeitpunkt die Seele nicht der ihn erretten wollenden Gottheit angeschlossen, wie Gott es in diesem Werk angegeben hat, der wird als unbrauchbar für göttliches Arbeiten sieh selbst von dem Weiterwandern ausgeschlossen haben.

Gott verstößt keine Seele, die sich ehrfürchtig und aufrichtig, ihm anzuschließen sucht, aber Gott zwingt die Menschen nicht dazu, den Weg zu ihm einzuschlagen.

Gott legt es in des Menschen eigene Hand, ob er die Errettung durch seine Anschließung an den göttlichen Geist finden will, oder ob er, unwissend und taub und blind den Erdengeschicken preisgeben, die vergängliche Daseinsweise vorziehen will.

Ich will nun weiter die Sinnbilder dieses verwunderlichen Traumgesichtes aufklären.

In dem Sinnbild des Tieres, das von der Erde aufsteigt, wurde der Geist dieser Erde angedeutet, der in den Menschenseelen das Wort des Erlösers übertönt, indem er erklärt, selbst die Menschen erlösen zu wollen.

In diesem Sinnbild wurde wertvoll zur Anschauung gebracht, wie die ruhig aus dem Geist der Diesseitswelt nur wirkenden Menschen das Wort des Erlösers als unnötig verwerfen, indem sie erklären. selbst die Menschen erlösen zu können.

Dieser Hochmutserzeigung gegenüber dem göttlichen Erlösungswerk liegt die Arbeitsweise Satans zugrunde.

In diesem Sinnbild wird es von Gott vor Augen geführt, dass während der Endzeit die Kirche bereits so sehr niedergekämpft sein würde, dass unzählige Menschen die Belehrungen, die Gott durch die Kirche geben ließ nicht mehr erlangen können.

Aus dem Wasser war das erste Tier aufgestiegen, weil das Wort Gottes noch in den durch dieses erste Tier versinnbildlichten Menschen gekannt ist, während das Tier, das aus der Erde aufsteigt, diejenigen Menschen kennzeichnen sollte, die nicht mehr dem Worte des Erlösers Raum geben wollten oder konnten.

Alle von Gott abgekehrt lebenden Menschen werden entweder durch das eine oder das andere Tier versinnbildlicht.

Beide Tiere sind aus dem Geiste der Diesseitswelt, daher sie von dem Drachen aufgerufen wurden. „Alle Gewalt des ersten Tieres übte es unter dessen Augen."

Dies sollte andeuten, dass die Menschen, welche durch das zweite Tier versinnbildlicht werden, nicht anders Gewalt ausüben, als es die durch das erste Tier versinnbildlichten Menschen tun.

Auch wurde angegeben, dass die durch diese beiden Tiere gekennzeichneten Menschen während der letzten Zeitperiode gleichzeitig leben.

„und es brachte die Erde und ihre Bewohner dazu, dass sie das erste Tier anbeteten.

In diesen Worten sollte ausgedrückt werden, dass die Menschen, welche durch das Wort Gottes belehrt wurden - auch wenn sie von ihm abgefallen leben - doch noch verantwortungsvoller und würdiger leben und handeln, als es jene Menschen tun, die ohne göttliche Belehrungen geblieben.

Alle Menschen, die das Wort Gottes jemals vernommen haben und die Lehren Jesu kennen, werden sie niemals aus ihrem Bewusstsein löschen können, auch wenn sie ihnen nicht folgten.

Aber die Menschen, welche die Lehren Jesu nicht kennen, und die sich verschlossen haben von dem Worte Gottes, werden so verantwortungslos grausam und rücksichtslos wirken, **dass sie gefährlicher sein werden als die wilden Tiere.**

Die wilden Tiere richten ihre Angriffskraft nur gegen die irdischen Leiber der Geschöpfe, während solche ohne göttliche Belehrungen lebenden Menschen ihre gewaltigen erdhaften Kräfte auch gegen die Unsterblichen Seelen ihrer Mitmenschen richten.

Gemessen an der Arbeitsweise der ohne göttliche Belehrungen lebenden Menschen, werden diejenigen Abgefallenen, die noch die Lehre Jesu und das Wort Gottes in sich aufgenommen haben, als wirklich würdig anerkannt und gewertet werden.Ohne die Belehrungen Gottes verfinstert sich des Menschen Seele, weil sie die Kraft aus dem Urquell nicht mehr erhält.

„dessen Todeswunde geheilt worden war".

Auch sollte durch diese Worte angedeutet werden, dass diejenigen Menschen, welche die Lehren Jesu und das Wort Gottes in sich aufgenommen haben, - auch wenn sie von ihnen abgefallen gelebt haben - doch immer noch die Möglichkeit haben, gerettet zu werden.

Ihre tödliche Wunde, die ihre Seele durch den Abfall von Gott erlitten wird geheilt werden können, wenn sie inbrünstig darum gebetet haben.

Gar nicht verstößt der Herr die richtig ihn um ihre Errettung bittenden Menschen, erweisend es als wunderbare Gottesgüte, dass niemand verloren gehe, der es nicht selbst gewollt.

„Und es tat große Zeichen, so dass es selbst Feuer vom Himmel auf die Erde fallen ließ vor den Augen der Menschen."

Diese Worte geben zu erkennen, dass der völlig ohne Gott und sein Wort lebende Mensch große Klugheit bewirken kann, dass ihre Leistungen vor den Augen ihrer Mitmenschen wie wirkliche Wunder anmuten.

In der den Geschöpfen von Gott belassenen Freiheit liegt es begründet, das auch die Gottlosen wunderbar und gesichert und erfolgreich arbeiten können auf irdischer Welt.

In diesem gleichnishaften Vorgang, dass sie selbst Feuer vom Himmel auf die Erde fallen lassen können, sollte zu verstehen gegeben werden, dass sie auch Gottes Zorn herabrufen können. Denn Gott verwendet ihre satanischen Arbeitsweisen ebenso als Gottesstrafen für die Menschen, wie Gott der übrigen Menschen Handlungsweisen verwendet.

„Und es verführte die Bewohner der Erde durch die Zeichen, welche ihm zu tun gegeben sind vor dem Tier, indem es den Bewohnern der Erde sagte, sie sollten dem Tiere ein Bild machen, das die Schwertwunde hatte und wieder auflebtc."

Erdengeschick ist der Kampf ums Dasein.

Unaufhörlich liegen die Völker der Erde untereinander im Kampfe, weil die Menschheit noch im Zustand des Abfalles von Gott lebt.

Daher wird es stets ein Volk geben, das im Kampfe der Waffen unterliegt.

Aber im Wechsel des Erdengeschehens wird dieses unterlegene Volk wieder aufleben können.

Weil diese Kämpfe sich nur um die irdische Daseinsweise dieser Völker drehen, so wurde das jeweils unterlegene Volk durch ein Tier versinnbildlicht, das eine Schwertwunde hatte.

Auch zeigt es das Gleichnis, dass das jeweils unterlegene Volk seine Kräfte wieder zu sammeln sucht, um sich aus seiner Niederlage zu erheben.

Aber zugleich wurde angedeutet, dass der von Gott abkehrende Geist dieser Erde die Menschen dazu verführen würde, die verwirrende Überschätzung der Erdendaseinsweise dadurch zu bewirken dass ihre Liebe und Anbetung , die sie rechtmäßig ,dem Schöpfer schulden, durchaus unrechtmäßig dem Eigenleben dem Eigenleben ihres Volkes zugewandt werden.

Gott wünschte durchaus der Menschen aufrichtige Anhänglichkeit an ihre Volksgemeinschaft, in die Gott sie gestellt, weil die Menschen durch die Volksgemeinschaft erzogen und belehrt und geschützt werden sollen. Ausbilden sollte die Volksgemeinschaft der Menschen wertvolle, verwirrend sonst wirkende Arbeitskräfte zu geordnetem Zusammenwirken mit den Kräften der Mitmenschen.

Aber nicht sollte der Staat der Menschen Unsterbliche Seelen unter, seine Macht zwingen und nicht sollte der Staat der Menschen Unsterbliche Seelen von der wahren Bestimmung ablenken, für die Gott sie geschaffen.

In diesem Gleichnis wurde angedeutet, dass die der Kirche Gottes während der Endzeit entgegenwirkenden Kräfte auch in der Überschätzung der Wichtigkeit des staatlichen Lebens sich zeigen würden.

Einseitiges Festlegen der Menschenseelen auf das staatliche Leben wirkt dem höheren Ziel entgegen, für das Gott die Menschenseelen bestimmte.

Darum wird es in diesem Gleichnis angedeutet, dass die Menschen während der Endzeit von dem Geist dieser Erde dazu verführt werden würden, **dem Leben der Gemeinschaft die Anbetung zu zollen, die rechtmäßig dem Schöpfer gebührt.**

Gott überlässt es den Menschen, ihrem Gemeinschaftsleben ähnlich wie einem Götzenbilde Anbetung zu zollen, wenn sie dies wünschen: aber Gott warnt die Menschen davor, diese Anbetung ihres Gemeinschaftslebens der Kirche Gottes voranzustellen, die von Gott dafür eingesetzt wurde, dass sie dem Menschen die Anbetung Gottes auferlegen sollte.

In der Anbetung wird der Mensch von göttlichen Kräften gestärkt.

In der Anbetung der Volksgemeinschaft wird der Mensch durch die Kräfte der Mitmenschen gestärkt. In der Stärkung durch göttliche Kräfte liegt die Erlösung zu ewigem Sein. gegründet. In der Stärkung durch Menschenkräfte liegt die Zusammenarbeit mit dem Geiste dieser Erde begründet, der kein ewiges Sein zu geben vermag.

Gott wollte in dieser dem Jünger Johannes übermittelten Offenbarung alle der Kirche Gottes widerstrebenden Kräfte vorweisen, d**arum wurde auch die Überschätzung der Wichtigkeit des staatlichen Gemeinschaftslebens als eine Gegenkraft angedeutet, welche die Kirche Gottes zu verstellen sucht.**

„Und es ward ihm gegeben, dem Bilde des Tieres Geist zu verleihen, und dass das Bild des Tieres redet und macht, dass alle, die das Bild des Tieres nicht anbeten, getötet werden."

In diesen Worten gibt Gott an, dass die Überschätzung der Wichtigkeit des staatlichen Lebens auf Kosten der Wertschätzung der von Gott errichteten Gemeinschaft in der Endzeit dazu hinführen würde, dass die Volksgemeinschaft ähnlich wie die Gottheit angebetet wird.

Ich will aufklären, was das Bild des Tieres bedeutet:

Das Tier ist hier Sinnbild für das nur auf das Diesseits eingestellte Leben der Menschen, da in Wirklichkeit das Tier sich nur auf sein irdisches Leben eingestellt sieht.

Das Bild des Tieres bedeutet eine Widerspiegelung dieser erdgebundenen Volksgemeinschaft als ein festgelegter Begriff.

So wie ein Bild das Dargestellte nicht wirklich ist, sondern nur eine Idee des Dargestellten bedeutet, so wurde durch das Bild des Tieres auch nicht die wirkliche, jeweils vorhandene Volksgemeinschaft angedeutet, sondern die Idee dieser Volksgemeinschaft.

Es bedeutet die zum Idealbild gemachte Idee der Volksgemeinschaft.

„und dass das Bild des Tieres redet und macht, dass alle, die das Bild des Tieres nicht anbeten, getötet werden."

In diesen Worten gibt Gott es deutlich an, dass die Überschätzung der Wichtigkeit des Gemeinschaftslebens während der Endzeit dazu führt, dieses Gemeinschaftsleben wie eine Gottheit anzusehen. **Gott ist Geist, und der Geist Gottes vermag zu dem Menschen zu reden.**

So wurde es in diesen Worten vorsichtig erkennbar gemacht, dass während Endzeit die Anbetung und Verherrlichung der Volksgemeinschaft als wichtiger angesehen werden würde, als die Anbetung und Verherrlichung Gottes, des Schöpfers.

Ähnlich wie ehedem die Menschen danach verlangten, der Gottheit Ansprachen zu erhalten, weil sie dies zur Errettung ihrer Seelen gebrauchten, werden die Menschen, welche während der Endzeit die Volksgemeinschaft zu ihrem Gott erhoben haben, sich an diese wenden, wenn sie sich angesprochen sehen möchten.

Auch wird in diesem Gleichnis gezeigt, dass die Menschen rücksichtsloses, verwerfliches, rohes Gewaltanwenden verüben würden gegen solche Menschen, die sich der Anbetung des Gemeinschaftslebens nicht beugen wollten, weil ihre Herzen die Gottheit allein als anbetungswürdig anerkennen.

Kraftvoll wird der Kampf zwischen Gott und Satan in der letzten der von Gott für das Prüfen der Seelen vorbestimmten Zeitspannen dadurch beendet werden, dass Gott die gegen ihn aufgebäumt arbeitenden, ihr Gemeinschaftsleben dem Leben innerhalb der Gemeinschaft der Heiligen Gottes überordnenden Völker vernichten wird.

Kraftvoll wird der Herr alle Völker stärken, die ehrfürchtig die Wiederkunft des Herrn auf Erden erwarten, und die sich der Kirche Gottes annehmen als der Kultstätte, in welcher die Gottheit verehrt und angebetet werden will .

„Und es bringt alle, klein und groß, reich und arm, frei und unfrei, dazu, ein Malzeichen auf ihrer rechten Hand oder an ihrer Stirn zu tragen."

Diese Worte weisen deutlich darauf hin, dass die einseitige Überschätzung der Wichtigkeit des irdischen Gemeinschaftslebens dazu führen würde, dass alle Menschen innerhalb dieser Volksgemeinschaft gleichgemacht werden würden, und dass sie der Gemeinschaft gegenüber verpflichtet werden würden, ihr durch die Arbeit ihrer Hand oder ihres Kopfes zu dienen.

In diesem von der Gemeinschaft auferlegten Zwang würde der Menschen freie seelische Entwicklung erwürgt, daher dieser Zwang sich widergöttlich auswirken würde, wenn das Gemeinschaftsleben gleichzeitig die Kirche Gottes ausschaltet aus ihrem Bereich.

„Und dass niemand kaufen oder verkaufen kann, außer wer das Malzeichen hat oder den Namen des Tieres oder die Zahl seines Namens."

In deutlichen Worten sagt der Herr es hier voraus, dass der Menschen Handlungsfreiheit in der letzten Zeitperiode ungemein eingeschränkt sein wird, **weil der Staat sie völlig unter seine Bevormundung gestellt haben wird.**

Kraftvoll wollte der Herr es den heute lebenden Menschen vor Augen führen, dass er ihre Arbeitsweisen bereits am Anfang des christlichen Zeitalters geschaut hat.

Aber Gott wollte die heute lebenden Menschen auch darüber aufklären, dass ihre Arbeitsweisen sich ruhig der Arbeitsweise des antigöttlichen Geistes anschließen würden, **ohne dass sie sich dessen bewusst sein würden.**

Ebenso wenig wie die Menschen das Geheimnis dieser im Gleichnis gegebenen Andeutungen durchschauen konnten, weil Gott ihnen die Augen dafür noch nicht geöffnet hatte, konnten sie es in Wirklichkeit durchschauen, dass ihre so klug ausgedachten Arbeitsweisen, durch die sie der Menschen freie Selbstbestimmung gelähmt haben, **in Wirklichkeit der antigöttlichen Welt entsprungen sind.**

Gott deckt es heute auf, dass diese dem Menschen auferlegten Fesseln ihn an die Erde anbinden, an das Reich des antigöttlichen Geistes.

Alles freie, zu Gott sich emporschwingende Gedankenleben wird von der Gegenseite verhindert werden, weshalb die Menschenseelen der Arbeitsweise Satans ausgeliefert werden.

„Hier ist Weisheit. Wer Verstand hat, der berechne die Zahl des Tieres. Es ist nämlich die Zahl eines Menschen, und seine Zahl ist sechshundertsechsundsechzig. „

In diesen Worten sollte zur Anschauung gebracht werden, dass diese verwirrten Arbeitsweisen der Menschen der letzten Zeitspanne, durch die des Menschen Willenskräfte einzig für irdische Zwecke festgelegt werden, dazu führen, **dass die große Masse der Menschen ahnungslos dem widergöttlichen Geiste verfällt.**

Ebenso wenig wie die Menschen das Geheimnis dieser Worte durchschauen konnten, konnten sie es in Wirklichkeit durchschauen, wohin sie durch die verwunderlich Ihnen ihre Freiheit beschränkenden Arbeitsweisen ihrer Machthaber geführt wurden.

Erstaunt werden die Menschen erkennen, dass diese geheimnisvollen Worte die Sinnbilder der Schlange bedeuten, des antigöttlichen Geistes, der am Boden haftet, in dreifacher Weise als Drachen, Antichrist und Satan.

Als Gegenspieler der sich in dreifacher Weise offenbarenden Gottheit wurde auch der antigöttliche Geist, dessen Sinnbild die Schlange ist, in dreifacher Weise dargestellt.

Die Zahl sechshundertsechsundsechzig ist das dreifache Bild der Schlange, indem die Zahl Sechs ihr Ebenbild ist.

Auf einfache Art kläre ich dieses Geheimnis auf, und auf einfache Art deute ich den Menschen dadurch an, dass ihre Arbeitsweisen, wodurch sie den Mitmenschen die seelische Auftriebskraft zu Gott rauben, vor Gott offenbar sind". Ende Zitat.

Sooo, das war etwas aus dem Buch von Helene Möller und der Apokalypse.

Interessant ist das hier also der Mensch dargstellt wird, der sich alleine der irdischen Ordnung unterstellen will - weil ihm an der himmlischen Ordnung nichts gelegen war.

Es geht auch um den Verstand. Dieser Verstand wird schon in anderen Erkenntnissen anderer Meister stark ins Visier genommen. Das Mental die Mentalwelt gehört dazu. Wenn der Verstand innerhalb der Evolution des Menschen sich ausschließlich mit seinen materialistischen Angelegenheiten beschäftigt ist er wie eine Wand, und zwar Wand gegen alles was nicht seinem Verständnis angepasst ist, das er in vielen Evolutionen aufgebaut hat, und durch viel Lernen gestärkt hatte.

Ich kann da aus meiner eigenen Erfahrung reden. Denn als ich anfing sozusagen mich selber zu erforschen und mit meditativen Praktiken anfing musste ich fast 3 Jahre lang meinem Verstand gut zureden sich darauf einzulassen, indem ich ihm die Vorteile klar machte. Dieser Verstand ist ungemein Gefängnismäßig und selbst das Gefängnis der Illusionen und die Illusion selber. Er ist Erbauer von Illusionen. Die meisten Menschen identifizieren sich sogar mit dem Verstand und denken und glauben das wären sie, ihr wahres Ich. Sie sagen zwar Ich und mein Körper, meinen dabei ihr Körper und ihr Verstand. Und wehe du sagst einem er sei geistesgestört, das ist übler als wenn du zu ihm sagst, „du siehst aber bekloppt aus". Der Verstand hat sich also zum Meister gelebt. Dabei ist er bloß Werkzeug mehr nicht. Wenn es aber umgekehrt ist, ist es ein Gefängnis. Das sieht man ja heute an den Religionskriegen überall. An den ideologischen Kriegen und den politischen Wirrnissen und den anderen Zerteilungen, all das ist der Verstand. Er zerteilt. Rationalisiert sozusagen, je mehr er als isolierter Akteur auftritt, je faschistischer ist er. **Wenn er seine totale Höhe erreicht, ist er Absolutheitsfaschist.** Denn er ist in Wahrheit totale Isolation und Selbstbegrenzung innerhalb der Illusionen.

Er denkt dann dass er selber das göttliche ist und dass er die Macht sowohl auch das Wort und das Gesetz wäre.

So die Meditationsmethoden die sich mit dieser Erkenntnis beschäftigen das der Verstand an die Welt sozusagen bindet versuchen ihn zu beruhigen und sein Geratter immer im Kreis herum, zur Ruhe zu bringen, mit all seinen unterschiedlichen Variationen des Geratters. Von Totalnegativ bis zu Mischungen bis zu total Positiv bis zu Phantasien und Ängsten und anderen Wirrnissen, das ja in ihm abläuft.

Wie gesagt, wenn Verstand Werkzeug bleibt, ok, aber wenn er Meister wird wie bei fast allen so genannten Fachidioten, ist schon alles vorbei. Wahrheit ist in weiter Ferne.

Das Denken wird dann sogar als Wahrheit angesehen, und deswegen schlagen sich die Menschen ja auch Erdweit die Köpfe ein.

Der „Heilige Geist" der am Pfingsten am 50zigsten Tag ausgeschüttet wurde, ist ja der Beweis, dass es etwas anderes gibt als den Verstand mit seiner Bombengrenze.

Intuition geht weit, weit, über den Verstand hinaus. Und vieles andere auch. Aber heute ist ja mehr als gut erkennbar das der Verstand neben den materialistischen Annehmlichkeiten ungemein vieles an Zerstörung gemacht hat, nämlich weit, weit, mehr als an Harmonie, weit, weit, mehr Zerstörung als die meisten wohl zugeben wollen, die nämlich selber diese Zerstörung wollen.

Der Verstand ist zum Beispiel nicht das Hören oder das Sehen. Beides ist nämlich die Seele. Und die ist unsterblich und total unabhängig von dem schwerer arbeiteten Wissen der Menschen.

Ja sie ist sogar Allwissend. Aber das wollen viele auch heute nicht akzeptieren, tieren, tieren.

Das Wort Gottes ist der Heilige Geist. Er wird von den Meistern auch als Klangstrom bezeichnet. Am Anfang war das Wort und es war bei Gott. Die Meister sagen dass die gesamte göttliche Schöpfung aus diesem Klangstrom gemacht ist, der unbeschreiblich fein ist, mal so formuliert. Er hält die gesamte Schöpfung aufrecht. Ist in allem drin und trägt alles.

Die Meisterin Ching Hai lehrt auch den Klangstrom, und auch der Chef der Zeitschrift Visionen, Soami Divjanand.

Es gibt unterschiedliche Meistergrade in diesem Meisterschaftsbereich. Ein Merkmal der Qualität ist, wenn ein Meister weiblich oder männlich, dich Initiiert, muss er dir den göttlichen Ton und das göttliche Licht übertragen können. Wenn das nicht passiert kannst du ruhigen Gewissens sagen, er war noch nicht ein Wahrheitsmeister. Das wird er erst später werden, wenn's sein soll.

Zum Beispiel hatte Backwaaahn oder Osho das in seinen Initiationen auch versucht zu machen, aber das ging nicht. Sie nahmen symbolisch dafür eine Taschenlampe und legten sie - richteten sie auf die Stirne wo das dritte Auge ist, oder anders, wo die Seele sitzt, wenn sie sich dem Verstand zeigt. Oder er es möchte und sich öffnet. Kein Vorwurf gegen Osho, er war schon meisterlich, aber nicht soooo weit. Jesus gehörte dazu und Buddha und Krischna, und womöglich auch Mohammed und andere Meister die heute auf der Erde sind, wie Ching Hai. All diese Meister sind total eins mit der Liebe Gottes. Deswegen ihre Ausstrahlung. Sie können unzählige Transformationskörper machen, die dann die Massen an Initiierten schützen und bei ihnen sind. Das können nur diese Meister, Buddha auch. Im Surangama Sutra erwähnt Buddha auch die Gottheiten die die jeweiligen Welten regieren, die physische die astrale die mentale und die kausale.

Jeder dieser Meister hatte eine andere Aufgabe eine andere Art, Kunst, hier auf der Erde zu vollführen aber dem Prinzip her waren sie alle gleich, nämlich die Menschen aufmerksam zu machen das da wesentlich mehr ist als bloß sie und ihr erdliches Leben und ihre damit verbundene „Enge Wahrheit" ihres kurzen Lebens. Diese Meister führten alle auf das Ziel auf das göttliche. Das nicht zu vergessen und dementsprechend versuchen zu leben. Zu Sein. Zu Handeln. Zu sprechen und denken.

Auch Meister Eckhardt redet vom Licht und Ton oder dem Klang in seinen Schriften. Deswegen wurde er ja auch von der Kirche gefeuert. Jeder der in der Kirche damals und heute auch noch von der Wahrheit aufgebaut wurde, wurde von der Unwahrheit schnellstens zum Teufel gejagt, damit ja das Geschäft nicht kaputt geht.

Wenn ich lese den Deutschen fehlt der Pioniergeist, dann kann ich nur sagen stimmt, denn wenn die Menschen ihre wahre Identität wirklich leben, würden und wollen, dann wäre ein Leben ohne diese Dummheit und Zerstörung und Unwahrheit und Verlogenheit zu sehen. Denn Fähigkeiten sind ausschließlich mit dem verwirklichen von Eigenschaften lebbar. Und der Verstand ist bloß eine Blindenklappe mehr nicht, obwohl er heute Nobelpreise bekommt, ist er bloß Blind und Taub und kann nichts Wahrhaftiges sehen.

Hier ist mal eine meiner vielen spirituellen Erfahrungen. Ich hatte schon viele Jahre meditiert und war mit vielen Methoden am experimentieren gewesen.

Ich wusste damals nichts von den Klangstrom Meistern oder der Methode. Natürlich hatte ich Jesus und Buddha und andere gelesen und als Kind zu Jesus eine Freude gehabt. Ich hatte schon Erfahrungen gehabt wo ich mich doppelt sah. Stand mir selber gegenüber. Oder aber hatte ich die OM - Mantra Meditation gemacht wo ich ununterbrochen das Wort OM - innerlich wiederholte, mit der späteren Erfahrung des Silbrigweißen Lichts. Dann war ich nicht der physische Körper sondern ich war das endlose silbrigweiße Licht. Ich war extra im April 1990 nach Griechenland zum meditieren gefahren mit meinem VW - Bus. Zur Insel Kefalinos fuhr ich. Ohne vorher zu wissen das ich dahinfahren würde. Als ich auf die Insel kam fuhr ich die Küste entlang und sah dann von oben den Strand da unter mir - es war Myrto Beach. Wolkenloser Himmel und frische duftige Luft als ich die Serpentinenlandwege da runter fuhr. Der Strand ist links und rechts durch hohe Felswände begrenzt.

Ich fuhr zur rechten Seite des Strandes soweit das Auto da fahren konnte. Hinter mir war der Platz wo Abfälle hingelegt wurden. Aber nicht direkt. Sondern viele Meter bis zum Berghang. An der linken Seite des Strandes stand ein anderer VW-Bus auch aus Deutschland.

Dort an der rechten Strandseite oder besser über dem Strand baute ich mein Domizil auf. Tisch und Stühle neben dem VW-Bus und das Schlaffenster mit der hinteren Fensterklappe zeigte Richtung Meer, Richtung Italien sozusagen. Ich schlief immer mit offenem Rückfenster, das ich mit Mückennetz bespannt hatte.

Das Wetter war fantastisch, warm, duften und strahlend, eben griechisch. Zum Meditieren ging ich auf den Strand nach ganz rechts, bis dorthin wo die weißen Steine am Strand lagen und einige schwarze Vulkansteine, alles schon rund poliert durch die Wassermassen und den Boden des Meeres. Durch die Bewegung.

Damals aß ich noch Fleisch und trank Wein. Heute ist das alles von alleine abgefallen. Weil die Schwingung einfach nicht mehr passt. Das schwere muss losgelassen werden damit der Auftrieb leichter geht, so was. Meinen großen RegenAngelschirm den ich von der Zeitschrift Fisch und Fang bekommen hatte, hatte ich mitgenommen. Den baute ich dort im Sand auf und unter ihn baute ich mir eine schöne komfortable Sitzfläche zum Meditieren.

Ich war damals wie heute mit vielen inneren Angelegenheiten beschäftigt, mein Ziel hieß Selbsterkenntnis, ich wollte mehr wissen erfahren wer ich war was ich bin.

Ich hatte eine Palette guter Bücher dabei. Meine Taschen waren ganz gut für meine Verhältnisse mit erarbeitetem Geld voll gepackt in US-Dollar Travellerschecks. Es gab genügend Nahrung und ich hatte keine Sorgen im Kopf, sondern das Verlangen das Beste zu machen für mich.

Dahinten, wo ich saß und im warmen Sand meditierte, war auch am Berghang eine winzige Quelle, etwas Wasser träufelte da am Berghang heraus, später würde ein Paar aus Griechenland kommen die dort zelteten und ein Deutscher Physiotherapeut der immer meinte ich sitze nicht gerade. Die drei bauten dann mit halbierten Schilfstöcken der ja dort 3-4-5 Meter hoch werden kann, einen schönen winzigen Kanal für das Wasser, so das man dort sein Trinkwasser abfüllen konnte. Mein 20 Liter Kanister brauchte etwa 20 Minuten dafür. Aber es war wunderbares Wasser. Kalt frisch und gut gefiltert.

Ich saß nach dem Frühstück dort und freute mich meines schönen Lebens, das frei und unbeschwert war. Ich war damals 1990, 42 Erdenjahre alt. Aber wie alt man in Wahrheit ist, ist eine interessante Sache. Denn im Bauch der Mutter ist ja schon das sogenannte Alter vorhanden aber das Alter war ja auch schon im Samen des Vaters und im Ei der Mutter und so weiter zurück , und zwar wie weit wohl, bis zum Ur-Knall, oder, hohoho.

Die Einheit ist eben eine Einheit und nicht wie der Verstand es gerne hätte mit seinen Atombomben und religiösen Spaltungen und seinen Spaltungen überhaupt, alles falsch.

Und die Frage was zuerst da war das Ei oder das Huhn erübrigt sich dadurch indem geantwortet wird, das Leben.

Und das einzige Leben ist das Göttliche. Es gibt kein anderes Leben.

Ich saß stundenlang dort unter dem Sonneschirm dem Angelregenschirm der sehr großen Umfang hatte. Solange bis ich nicht mehr sitzen konnte, dann stand ich auf und nach Tagen und Wochen der Meditation wenn ich dann aufstand war mein Körper leicht wie eine Feder und ich spürte die Hitze die dann Nachmittags in den Steinen gespeichert war nicht mehr. Was ich immer am Anfang nach der ersten Meditation noch spürte. Schwimmen und Schnorcheln war schöne Tätigkeit, befreiend und reinigend. Die Sonne mit ihrer Kraft ließ alles aufblühen. Mit der Zeit kamen immer mehr Menschen zu dem schönen Plätzchen. Urlauber. Ich beobachtete viele interessanten Szenen die sich vor mir abspielten weiter unten am Strand als ich bei mir am Tisch saß und Salate aß und Brot und Früchte. Es war selten dass ich Fleisch aß, selber kochen tat ich es nicht. Es war auch die Zeit der Fußballweltmeisterschaft. An den Tagen wo die deutsche Mannschaft ihre Spiele hatte ging ich die staubige Serpentinenlandstraße hoch, Sandalen an den Füßen um mir die Spiele anzuschauen, zu Fuß, war das etwa 25-30 Minuten. Der Duft der noch blühenden Büsche war stark und die Bäume der Feigen waren besonders intensiv.

Sie blühen ja nicht und bekommen ihre Früchte direkt ohne Blüten

Bestäubung, das sind sozusagen die Vorläufer der Zukunft des Menschen die später auch einen Körper haben werden der selber wenn er möchte eine Geburt bringen kann wie er will ohne dass er davon von einem anderen Menschen abhängig sein wird.

Wenn ich oben zur Hauptstraße kam brauchte ich bloß 50 Meter gehen und war in dieser winzigen Ortschaft mit 3-4 Häusern, und dort war eine Taverne, einfach mit Fernseher. Dort saß ich und schaute mir das Spiel an. Aß Salat trank eine Flasche Wasser aus und niemals Wein. Tsatziki und weiße Bohnen und Salat mit Schafskäse oder gefüllte Tomaten, so was knabberte ich dort oben ab.

Wenn ich dann abends zurück ging im dunkeln, auch im dunkelsten ist es nicht total dunkel, die totalste Dunkelheit erlebe ich wenn ich manchmal bei der Licht Ton Meditation sitze, da schiebt sich dann plötzlich eine gigantische Schwärze vor das Sehen im Inneren das selbst das schwärzeste Schwarz nicht hat, alleine deswegen schon weil es innerlich erfahren wird, naja.

Jedenfalls, wanderte ich dann Nachts, immer alleine den Weg zurück und war manchmal bedacht nicht auf einen Skorpion zu treten. Auf Paros hatte ich noch die kleinen schwarzen gesehen, hier wusste ich nicht wo und ob sie da waren.

Die Eulen sangen ihren Eulenblues und riefen sich gegenseitige Bu Bu Hu Hu Rufe zu. Es gab die kleinen Steinkauz Eulen und es gab auch die großen Waldohreulen so wie den Waldkauz und manchmal hörte ich tagsüber die Bienenfresser vorbeiziehen.

Und bei mir unten am Autoparkplatz kam auch schon mal ein ziemlich magerer Fuchs vorbei für den ich dann später eine Dose Corned Beef kaufte und sie ihm dort am Abfallbergchen hinlegte was er gerne annahm.

Aber ansonsten war Nachts der Weg eine schöne Wanderung. Die Grillen schrieen in die Welt hinein und die große grüne Schrecke macht ihren Boogy Woogy gut hörbar. Das Leben zeigte sich in seiner Pracht und vielfältigen Form.

Am Anfang als noch kaum Menschen dort waren kamen auch Liebespaare zum Strand meistens spät Nachmittags um dort die Sonneuntergangs Atmosphäre sehr atmosphärisch zu verbringen. Eine Zeitlang sah ich eine Lesbenbeziehung am Strand. Sie hatten einen Pudel dabei der dann ab und zu eine der Frauen sozusagen die Lippen die die Schaam sein sollen ableckten, was der Frau sichtlich gefiel, wozu solche Hündchen überall gezüchtet werden, naja.

Aber dann, an einem Tag, ging doch dieser abgewrackte Typ zu denen und zeigte sich als Polizist oder Ordnungshüter in Zivil den Frauen und beschimpfte sie sehr bis hin zur Bedrohung. Der muss das Spiel gesehen haben und nun kam also das Verbot - das wirkte so zementartig blöde so ignorant einfach so falsch, denn dieser Mann, ich hatte ihn gesehen sah wirklich wie ein ungepflegtes Wrack aus, hatte aber diese Stück Papier an das er mehr glaubte als an alles andere, eben Raubsäugetier-mentalität.

Einmal kam ein physisch sehr starkes Paar an den Strand. Er, ein klassischer Hüne von Grieche mit Sportidealbody und sie ebenso fabelhafter Körper und alles was dazugehört. Er hatte ununterbro-chen sagen wir mal, die Lanze Jesu – hohoho - in Position und die beiden waren völlig ungeniert in der Ausführung ihrer energetischen Ladungen. Danach wanderte er stolzen Hauptes mit seiner blühenden Sommererektion ins Wasser. Keiner störte sich oder war enttäuscht,hohoho.

Ansonsten füllte sich der Strand immer mehr Urlauber .kamen und bauten ihre Autos neben meinem auf und immer mehr Zelte wurde davor in Position gebracht. Bis der gesamte Platz voll war. Sehr viele Menschen aus Italien waren dort und sie waren ein lustiges Völkchen voller Elan und Freude und Sing und Esskraft.

Ich saß Stundenlang und meditierte und manchmal kamen auch Besucher ganz dahinten hin wo ich saß fast am Ende des Strandes mehr zum Berghang hin, wenn sie mich sahen hörte ich - der macht Yoga.

Leben war einfach, schön, und angenehm, da am Wasser in der Frische in der Sonne und dem Licht. Mittlerweilen ist es Juli geworden. Wenn ich mich richtig erinnere schoss Andi Brehme das Siege-stor gegen Argentinien und Deutschland wurde Weltmeister.

Okay, die ganze Insel war jetzt voll mit Menschen. Ab und an fuhr ich mal um die Insel um zu sehen was da los war. Die Schönheit der Insel zu erleben. Alle Strände waren voll gepackt mit Urlaubern denen es sehr gut ging.

Aber ich saß hauptsächlich da und meditierte. Ich hatte mir eine Denkaufgabe gestellt. Ich sagte mir, wenn ich da bin, was ich ja war, dann muss ich mich auch selbst erkennen können. Und genau das nahm ich als Mantra „mich selbst erkennen" - das war mein Mantra.

Immer wieder wiederholte ich das, mit viel Emotion und Gefühl in der Stille meines Kopfes und Vorstellung. Manchmal war ich auch bloß still und saß da. Am 23 Juli 1990 hatte ich Nachts riesige Angstträume, sehr, sehr starke, ,wieso fragte ich, ,warum, ich sitze hier und tue niemandem was und dann diese Ängste. Am folgenden Tag noch mal, und am 25.7.1990 eine Stunde vor Sonnenaufgang wieder diese Ängste, aber, mit einem großen, gigantischen, Unterschied.

Denn dieses mal wachte ich auf, und, ich war nicht mehr eins mit den Ängsten, sondern, ich sah mei-nen Körper da liegen, und in ihm die Ängste im Kopf im Verstand, mit all seinen Phantasien, genau das Programm das ich die zwei Nächte zuvor erlebt hatte, aber dieses mal war ich oberhalb des Kop-fes, sozusagen, und ich war weder der Körper noch die Ängste, die ich dort in ihrer völlig eigenen Regie ablaufen sah, was garnichts mit mir zu tun hatte, das Denken und die Phantasien waren eine Welt für sich, eine Schicht für sich, aber Ich, Ich war auch eine ganz andere Form, und diese Form war eine Einheit aber aus drei Eigenschaften, so formuliert, zusammen gesetzt, aber eine Einheit.

Ich war total erhaben, total angstfrei und unbeschreiblich glücklich. Die drei Eigenschaften waren und das ist wichtig denn in dem Moment der Erwachung weißt du auch sofort was das ist, sie waren endlose Stille, dann endlose Angstlosigkeit und dann endlose Glückseligkeit.

Ich werde hier nicht die Form preisgeben die ich dann hatte aber es war keine menschliche Form mehr wie sie bekannt ist als der Körper, und ich werde auch nicht die Konstellation der Eigenschaften preisgeben, wie sie aufgebaut war. Da es zu viele intellektuelle gibt die Bücher lesen und dem Menschen eins vormachen aber in Wahrheit gar keine Erfahrung eines Teiles ihrer Wahrheit gemacht haben, Theorie ist auch wichtig, aber!?

Danach fing sich im Gehirn die polaren Energien zu vereinigen und formten einen total runden Kreis - sie waren jetzt keine gegeneinander wirkenden Energien mehr sondern ein Energiekreis. In dem Moment war mir bewusst was die Gemälde mit dem Heiligenschein im Mittelalter bedeuteten, das diese Menschen nämlich diesen Zustand erreicht hatten, und danach fing das Energiekarussell das Chakra im Kopf sich an zu drehen und ich fühlte seine Drehbewegung und sah sie und sie öffnete sich dadurch die Energietür sozusagen, bis danach eine Welle von Glückseligkeitsenergie durch das Kronenchakra in meine Körper floss, ,und zwar bis in die kleinste Zehenspitze.

Ich war mir bewusst dass ich hier eine sehr, sehr, schöne Erfahrung gemacht hatte und einige Dinge verwirklicht hatte in diesem Leben. Ich lag da eine Stunde vor Sonnenaufgang und wurde sozusagen mit Glückseligkeit gefüllt, bis ich es physisch nicht mehr aushalten konnte und das auch mitteilte und zwar dem der mich da auffüllte. Mit bestem Dank.

So, heute ist das erste mal das ich diese Erfahrung aufschreibe nach 11,5 Jahren. Bloß um mal zu zeigen wie das mit dem Verstand ist der dir das Leben ganz schön schwer macht und dich in die Irre führt wenn er nicht auf das göttliche gerichtet ist, ohne Ausnahme egal welches Wesen egal welche Machtposition, alles was nicht zu, zum, göttlichen führt wird zum Unglück, ohne Ausnahme.

Bis es zum Göttlichen führt.

Es gäbe hier noch sehr viel zu erläutern zu erklären anhand der Einsichten die zu dem Zeitpunkt gemacht wurden. Zum Beispiel das ich sah, das der Körper kein Leben war und das die Augen garnichts sehen konnten und die Ohren garnichts hören das machst nur Du das Leben oder anders formuliert das wird alles nur von deiner Seele gemacht, der Rest ist Illusionen, du bist das Wesen das weder zu essen braucht noch zu trinken und du brauchst auch keine Augen um zu sehen oder Ohren um zu hören. Nach dieser Erfahrung war ich wochenlang sozusagen Gottbesoffen , ich konnte singen Opern die ich gar nicht kannte und ich sang aus der tiefsten Tiefe und sofort aus der höchsten Höhe. (Inzwischen habe ich darüber ein Büchlein geschrieben:" Das Mantra Mich Selbst Erkennen". Schorat 23.3.11)

Es war einfach ein absolutes befreit sein.

Aber diese Zustände sind bekannt von den Meistern, da ich zu der Zeit aber total von diesem Rausch der Glückseligkeit mitgerissen wurde -meditierte ich am folgenden Morgen nicht weiter und vertiefte den Seinszustand nicht, was aber nötig wäre um ihn aufrecht zu erhalten und zu etablieren, heute weiß ich das damals, war ich bloß froh diese Glückseligkeit zu leben. Jahre später 1992 auf Kreta hatte ich unter anderen spirituellen Erfahrungen auch diese - während ich im VW-Bus saß und meditierte, zeigte sich das Licht in mir, die Sonne. Und einiges ,mehr. Jedenfalls am folgenden Tag als ich die Sonne draußen sah, schaute ich ganz einfach in die Sonne rein, und zu meinem Erstaunen sah ich das die Sonne mitsamt ihrem Licht gar nicht mehr blendend war sondern ich sah sie wie den Mond, obwohl sie mit ihrer vollen Power strahlte, ,da wurde mir bewusst das mein Licht stärker ist als das Licht der Sonne.

Das bedeutet aber das jeder Mensch dieses Licht in sich trägt und jeder dieses starke innerliche Sonnenlicht trägt und jeder Lichtträger ist das stärker ist als das Licht der Sonne in diesem Universum.

So, auf dieser Reise hier auf der Erde gibt es viele Abenteuer. Die Inneren sind die größten, bei weitem.

Im Taoismus und im Zen sagen sie „als ich auf dem Weg war, war der Berg kein Berg. Als ich auf dem Berg angelangt war und wieder zurück kam war der Berg wieder ein Berg".

Das heißt wenn du die Wahrheit erkennen willst wie weit du auch immer gehen willst wird die sichtbare Materie keine Materie mehr sein sie wird zu Energie und zu Schwingung und zu geistigen Wesenheiten und zu zum göttlichen Quell führen. Wenn du da nicht bleiben willst oder musst oder sollst und zurückkommst dann wird all das wieder Materie sein bloß mit dem Unterschied deiner Erfahrung der Wahrheit die du nun mit trägst, aber nun bist du von den Illusionen befreit und kannst wieder Mitfeiern, oder aber eben andere auf dem Weg begleiten oder aber was ganz anderes tun, manche bekommen Aufträge und wirken am Göttlichen Plan direkt mit, mit Aufgaben die eine Art von säen ist wo neue Impulse auf die Erde gebracht werden die wie Pflanzen aufgehen oder manche bleiben das was sie waren und erzählen niemandem etwas davon und leben ein ganz einfaches stilles schönes Leben mit oder ohne Familie mit oder ohne Geliebte, wie auch immer.

So, mit dieser Beschreibung höre ich meine kleine Reise auf, die Reise die anfing mit Demokratie Faschismus und manchmal bis zum Demokratie Faschissmuuuus kam, aber auch weiter führte weg davon und zwar auch zu jedem selbst und von da den Blick auf das Göttliche den inneren Blick dahin nicht zu vernachlässigen und seine Ziele damit in Übereinstimmung bringen.

Ich lass nun noch mal Martinus Erklärungen zu dem Karma der Menschheit und das zukünftige vollkommene Menschenreich folgen plus einiger schöner Aussagen,

Das war's also erstmal wieder. Ich wünsche noch eine angenehme Zeit und alles Gute. Wolfgang Schorat 16.1.2002 Bad Zwesten

 ### Das Karma der Menschheit
Die unfertige Menschheit

„25.1 Wie wir aus dem Vorangehenden wissen ist die Erdenmenschheit in Nationen oder Staaten eingeteilt. Da die Menschheit noch unfertig oder unvollkommen ist, sind diese Staaten von unfertigen Menschen bevölkert, d.h. von Menschen, die noch tierische Anlagen und mehr oder weniger beginnende menschliche Anlagen haben. Da die menschlichen Anlagen bei der Mehrheit der Menschen noch sehr schwach sind, während die tierischen Anlagen kraft ihrer tausendjährigen Tradition die Lebensweise der Menschen dominieren, sind die aus diesen Menschen bestehenden Nationen oder Staaten also in entsprechendem Grad tierisch in den Manifestationen oder der Lebensweise. Die Gesetze und Traditionen der wahren menschlichen Lebensweise, die die Welterlöser ihnen angewiesen und zugeführt haben, können die Menschen überhaupt noch nicht erfüllen. Die Staaten stecken nicht das Schwert in die Scheide, obgleich sie durch die Religionen erfahren haben, dass „alle, die zum Schwert greifen, durch das Schwert umkommen". (Mt. 26.52). Es ist auch nicht allgemeingültig, dass sie die Feinde lieben und die Verfolger segnen, die sie verfluchen (Mt 5.44). Vielen fällt es sogar schwer, dem Nächsten nur ein einziges Mal zu vergeben, geschweige denn siebenmal siebzig mal (Mt 18.22).

Die menschlichen Tendenzen

25.2 Das die Gesetze und Lebensregeln dieser Nationen oder Staaten eine Mischung von Humanismus und Heidentum, d.h. von menschlichen und tierischen Tendenzen sind, ist eine Selbstverständlichkeit. Die menschlichen Tendenzen zeigen sich in den humanen Gesetzen der Nationen in Form von Hilfe für Kranke und Alte, kostenlosem Schulunterricht, Krankenhäusern sowie anderen kulturellen Einrichtungen zur Freude und zum Segen für die Menschheit, wie z.B. in Beförderungsmitteln, Eisenbahnen. Flugzeugen, Schiffsverkehr, Elektrizitäts-, Gas- und Kraftwerken. Autobahnen, Straßen und Fußwegen usw. Hierzu Menschen dazu veranlassen, vegetarisch zu leben, Tiere zu lieben und Tierschutzgesetze zu erlassen. Aber all diese humanen Tendenzen und Erscheinungen befinden sich vorläufig noch im Werden. Sie sind vorläufig noch als sehr gering zu betrachten im Verhältnis zu der kulturellen Höhe, die das Fundament des wahren Menschenreichs sein wird, dessen Bürger wahre Menschen als Abbild Gottes, ihm gleichend, sind.

Die tierischen Tendenzen

25.3 Diese humanen Erscheinungen haben jedoch den Vorteil, dass sie der Manifestation der Liebe angehören die bestehen wird, während all die tierischen Tendenzen oder die Manifestationen der Finsternis aufhören werden. Die tötenden Tendenzen der Finsternis gehen alle ihrem Untergang auf Erden entgegen. Dieser Untergang der Finsternis im Erdenmenschen kann aber unmöglich nur durch Wort und Schrift gefördert werden. Es ist von Seiten der Weltreligionen jahrtausendelang gesagt und geschrieben worden dass Humanität und Liebe das Ziel der menschlichen Lebensweise und Kultur sein sollen. Die Menschen morden und töten jedoch heute schlimmer denn je zuvor. Und hiervon können sich die so genannten „christlichen Staaten" nicht freisprechen. Die Menschen anderer Weltreligionen töten auch mehr oder weniger. Die Menschen des Westens aber, die hauptsächlich Christen sind, sind dazu imstande gewesen, den Rekord in Bezug auf die Herstellung von Mordwaffen aufzustellen, wodurch sie ihre Fähigkeit zu töten, millionenfach vervielfältigt haben. - Zu welchem Nutzen ist dieses mörderische Können? - Man glaubt, man könne den Krieg durch diese gigantische Kriegsfähigkeit abschaffen. Wie sollte das aber möglich sein? - Die schwächeren Mächte durch diese gewaltige Macht zu unterdrücken entspricht dem, ihnen Handfesseln anzulegen. Ein Räuber oder Mörder aber, der in Handfesseln gelegt wird, wird dadurch kein Engel oder ein friedlicher Mensch. Sein Bewusstsein wird mehr oder weniger hasserfüllt denen gegenüber, die ihn in Fesseln gelegt haben, und er wird früher oder später die Möglichkeit haben, sich zu befreien. Dann werden sein Hass und seine Rache hell auflodern. Das gleiche gilt für die unterdrückten Staaten, wofür es in der Geschichte genügend Beispiele gibt. Und wie steht es mit einer Macht, die schwächere Staaten unterdrückt? Ist sie eine Macht des Friedens? Ist es Humanität oder Liebe, andere Mächte mit Hilfe der eigenen überlegenen Mordwaffen und Kriegsmaschinen zu unterjochen? - Es ist nur eine Zeitfrage, bis dieser Machthaber oder Sieger von seinem eigenen Karma- oder Schicksalsbogen getroffen und gefesselt wird Was der Mensch sät, wird er auch ernten (Gal. 6.7). Dasselbe gilt natürlich auch für jeden Staat oder jede vereinte Volksgruppe.

Aufgrund der tierischen Natur der Menschheit befindet sie sich in ständigem Krieg

25.4 Das sich die Erdenmenschen in diesem überlegenen, tierischen Manifestations- oder Daseinszustand befinden, kann ihnen absolut nicht vorgeworfen werden. Ihre Verhaltungsweise ist der Ausdruck einer bestimmten, unfertigen Stufengruppe auf der Entwicklungsleiter. Die Wesen können natürlich nicht im Sinne von Entwicklungsstufen handeln, die über dieser Stufengruppe liegen. Sie können nur durch Entwicklung nach und nach die vollkommeneren Stadien erreichen. Aufgrund dieser überwiegend tierischen Natur der Menschengruppen, aus denen die Staaten bestehen, ist der Krieg ein permanenter Manifestationszustand, der ab und zu in einen gewaltigen Zustand der Götterdämmerung oder des Jüngsten Gerichts ausbricht mit Invalidität, Tod und Untergang für Millionen von Menschen. Diese Zustände der Götterdämmerung werden also von den Schicksalsbogen der Länder oder Staaten hervorgerufen, die in einer konzentrierten Form die Wirkungen der größeren oder kleineren Finsternis auslösen, die die betreffenden Menschen und Staaten anderer Menschen und Staaten verursacht haben. Aber nicht nur Karma für das Morden und Verstümmelung von Menschen macht sich geltend. Ein außerordentlich großer Teil des Karmas ist auf das furchtbare Schlachten und Gemetzel von Millionen Tieren, deren Organismen getötet und verspeist werden, zurückzuführen.

Die Fleischernährung der Menschen oder der Genuss animalischer Nahrung ist eine Übertretung des fünften Gebots

25.5 Die Menschen leben im Aberglauben, dass es eine Lebensbedingung für sie sei, animalische Nahrung zu sich zu nehmen. In ihrer totalen kosmischen Unwissenheit ahnen sie nicht, dass das Töten der Tiere eine Übertretung des fünften Gebots „Du sollst nicht töten" ist. Da das durchaus keine Lebensbedingung für den Menschen ist, animalische Nahrung zu sich zu nehmen, sondern eine absolute Übertretung des fünften Gebots oder dieses kosmischen Gesetzes ist, bekommen die Menschen ein finsteres Karma für den Mord an Tieren, wie sie auch ein finsteres Karma für den Mord an Menschen bekommen. Das gigantische Tiermorden, das die Erdenmenschen aufgrund ihrer Ernährung hervorruft, zeigt, dass sie kein wirkliches Liebesgefühl für die Tiere hat. Die Menschen bringen es in hohem Grad über das Herz, sie zu töten, weil sie die physischen Körperteile der Tiere gerne genießen und weil sie auch, wie schon erwähnt, glauben, dass die animalische Ernährung eine Lebensbedingung sei. Mit einem solchen noch schlafenden Bewusstsein oder kosmischer Bewusstlosigkeit den Tieren gegenüber kann der Erdenmensch unmöglich zum Abbild Gottes, ihm gleichend, werden.

Die Karmavergeltung aufgrund des tötenden Verhältnisses der Menschen zu den Tieren

25.6 Diese noch tote oder schlafende kosmische Seite im Bewusstsein der Menschen soll ins Leben gerufen werden. Dies kann nicht geschehen, indem man den Menschen, die es noch in hohem Ausmaß fertig bringen, Tiere zu töten, die vegetarische Ernährung nur predigt. Es vollzieht sich dagegen automatisch durch die Schicksalsbogen des Karmagesetzes, die die Wesen die Wirkungen der Morde und Leiden, die sie den Tieren zugefügt haben, fühlen lassen. Die Schicksalsbogen des Karmagesetzes gelten ebenso für die Handlungsweise der Menschen den Tieren gegenüber, wie sie für die Handlungsweise der Menschen den Menschen gegenüber gelten. Da gibt es keinen Unterschied Das fünfte Gebot oder kosmische Gesetz sagt: „Du sollst nicht töten" (Ex 20.13). Da das Karmagesetz bewirkt, dass die Wirkungen des Bösen oder Guten, das man seinem Nächsten zugefügt hat, zurückkommen und ein entsprechendes Karma für einen selbst mit sich bringen, bedeutet es in Wirklichkeit, dass man das, was man seinem Nächsten antut, sich selbst antut. Wenn das nicht der Fall wäre, könnte kein Wesen jemals zum Menschen als Abbild Gottes, ihm gleichend, werden. Man sieht also hier deutlich, dass die Fleisch essende Menschheit allein aufgrund ihres tötenden Verhaltens den Tieren gegenüber unumgänglich die Götterdämmerung oder den Tag des Jüngsten Gerichts erleben wird, an dem die Wirkungen ihres Verhaltens den Tieren gegenüber zur Auslösung und Vergeltung kommen werden.

Zweierlei Karma aufgrund animalischer Ernährung

25.7 Dieses Karma hat zwei Arten von Schicksalsbogen, kurze und lange. Die kurzen Schicksalsbogen fördern Kränklichkeiten und Krankheiten, die durch die animalische Ernährung entstehen können. Die langen Schicksalsbogen sind diejenigen, die die Vergeltung für das Leidens- und Todeskarma sind, das die Menschen den Tieren angetan haben. Diese Schicksalsbogen können sich über mehrere physische Erdenleben erstrecken, ehe sie zur Auslösung kommen. Diese Auslösung kommt in der Regel zur Manifestation zusammen mit Schicksalsbogen für die anderen Leiden der Menschen und ihre tödliche Wesensart dem Nächsten gegenüber. Diese konzentrierten Karmaauslösungen kennen wir als Kriege oder Kriegszustände mit all ihren ungeheuren Höllen- und Todesmaschinen. Solange die Menschheit Tiere schlachtet und als Nahrung zu sich nimmt, kann sie unmöglich vom Erleben der Leiden, der Götterdämmerung oder des Tages des Jüngsten Gerichts befreit werden. Die Todesfackel des Krieges wird dann weiterhin über der Erdenmenschheit lodern.

Die Aufteilung der Karmastruktur in glückliche und unglückliche Erdenleben, sowohl für die Menschheit als auch für den einzelnen Menschen

25.8 Da dieses Todes- und Leidenskarma der Menschheit Wirkungen ihres Tiermordens und anderer dunkler Verhaltensweisen sind, die sich also zu einer gesamten Auslösung konzentrieren, ist es nicht so merkwürdig, dass diese Wirkungen in hohem Maße zum Erleben der Hölle oder Götterdämmerung werden. Aber gerade weil das Karma vieler Leben so zusammengepresst wird, um sich nur in Abständen auszulösen, haben die Wesen dadurch die Möglichkeit, Leben zu erleben, in denen ihr dunkles Karma beinahe zum Stillstand kommt, und sie können diese Leben als glücklich empfinden und besonders deshalb, weil das lichte Karma oder das gute Schicksal des Wesens dann Spielraum erhält. Würden die Wesen dagegen ihr finsteres Ernährungskarma nach jeder animalischen Mahlzeit erleben, wären sie ständig davon geplagt und würden deshalb dementsprechend unglücklich sein.

Das Karma der gesamten Erdenmenschheit

25.9 Da wir bereits vorher Karma und Schicksalsbogen und deren Wirkungen erwähnt haben, wollen wir hier nur auf das Schicksal der ganzen Menschheit eingehen. Es besteht, wie schon gesagt, aus den gesamten Einzelschicksalen aller Menschen. In jedem dieser einzelnen unfertigen Menschen existieren ja tierische Anlagen und menschliche Anlagen. Aufgrund dieser gesamten menschlichen Anlagen hat die Erdenmenschheit also ein entsprechend menschliches Karma, d.h. ein helles Schicksal. Aufgrund ihrer tierischen Anlagen hat die Menschheit ein entsprechend tierisches Karma, d.h. ein dunkles Schicksal. Wir wollen nun dazu übergehen, die Schicksalsbogen der Menschheit näher zu erklären.

Erklärung des Symbols Nr.25

25.10 Das Symbol Nr. 25 symbolisiert, ebenso wie Symbol Nr. 24, die Erde. Aber während das Symbol Nr. 24 die Staaten und Regierungen der Erde, ihre dunklen und hellen Ideale zeigt, stellt das Symbol Nr. 25 das jetzige Karma oder die jetzige Schicksalsepoche der Erdenmenschheit dar.
Der Stern oben symbolisiert das Welterlösungsprinzip. Die äußersten, von da nach unten ausgehenden orangefarbigen Strahlen symbolisieren die primitiven tötenden Religionen. Während die vom Stern aus nach unten gehenden gelben Strahlen die humanen Weltreligionen symbolisieren. Der weiße, vom Stern nach unten ausgehende Strahl in der Mitte bedeutet die Lösung des Lebensmysteriums als Wissenschaft. Diese Wissenschaft, in Verbindung mit der materialistischen Wissenschaft, wird das reale, unerschütterliche Fundament des letzten Entwicklungsstadiums der Menschheit bei der Vollendung ihrer Erschaffung als Abbild Gottes. ihm gleichend, sein.
Die gelben Felder im obersten Drittel des Symbols stellen die Wirkungen des Christentums und anderer humaner Weltreligionen innerhalb der Erdenmenschheit dar. - Das unterste blau gefärbte Feld in diesem Drittel symbolisiert den höchsten Teil der humanen Kulturschöpfung, der humanen Religiosität und Gottesverehrung der Menschheit. Hier sind auch Kunst und Literatur, Technik und Wissenschaft inbegriffen und die darauf beruhenden vielen Nützlichkeiten für die Menschheit, die sich auf rein menschliche Fähigkeiten und Talente gründen. Diese humane Kultur und diese menschlichen Fähigkeiten und Anlagen werden nach und nach immer mehr anwachsen und die tierische Seite der Menschheit und ihre Wirkungen, die in den beiden untersten Dritteln symbolisiert sind, beseitigen.

25.11 So wie die Schicksalsbogen, wie früher erwähnt, zu ihrem Urheber zurückkehren, kehren die Schicksalsbogen der Menschheit auch zu ihr zurück. Wir sehen auf dem Symbol zwei Flammenfiguren, die von der rechten und der linken Seite aus jede zu ihrem Feld der beiden unteren Drittel auf dem Symbol hinführen. Diese Flammenzeichnungen symbolisieren zwei zurückkehrende dunkle Schicksalsbogen, die die Menschheit treffen und den Tag des Jüngsten Gerichts auslösen werden, dh. die konzentrierten Wirkungen der tödlichen Verhaltensweise, die die Menschheit früher Tieren und Menschen und Nationen oder Staaten gegenüber manifestiert hat.

Das dunkle Drittel rechts auf dem Symbol symbolisiert die Wirkungen der zurückkehrenden dunklen Schicksalsbogen, die zusammen den Tag des Jüngsten Gerichts oder die Götterdämmerung ausmachen. Die schwarzen, roten und grauen Farben sollen die Einzelheiten dieses Jüngsten Gerichts symbolisieren wie Invalidität, Tortur, Verstümmelung, Zerstörung von Kulturwerten, dh. Städten, Häusern, Kirchen, Schulen, Fabriken, Krankenhäusern, Elektrizitäts-, Kraft- und Wasserwerken, Museen und Kunstgegenständen, Straßen und vielen anderen wichtigen kulturellen Nützlichkeiten. Dazu kommen für Millionen von Menschen furchtbare Schmerzen und Leiden, mit denen sie sich jahrelang quälen müssen, ehe der Tod sie befreit.

Das zukünftige vollkommene Menschenreich Was die Menschheit zum beginnenden Stadium der Nächstenliebe geführt hat

26.1 Wir sind nun so weit in unserer Analyse in Bezug auf die Entwicklung der Menschheit gelangt, dass wir dazu Übergehen können, das göttliche Endresultat zu erklären, dass das Ziel Gottes mit dem physischen Dasein der Menschheit ist. Die Menschen haben während eines unendlichen Zeitraums von Jahrtausenden über das Dunkel der Leiden geseufzt und gestöhnt, das sie sich durch ihre außerordentlich primitive und egoistische, mehr oder weniger tierische Wesensart selbst erzeugt haben. Wir wissen, dass sie sich auf einer sehr langen Entwicklungsleiter befinden, vom Affenmenschen an bis zum materiell hoch entwickelten Kulturmenschen der Gegenwart, ganz abgesehen von der Entwicklung, die sie vorher gehabt haben bei der Passage durch das Mineral-, Pflanzen- und Tierreich. Um das Leben absolut vollkommen erleben zu können, ist es erforderlich, dass man die Gesetze erfüllen kann, auf denen das total vollkommene Erleben des Lebens basiert ist. Wir wissen nun, warum die Finsternis oder das Leid existieren und dass dies nur Wirkungen eines fehlerhaften Umgangs mit dem uns umgebenden Leben sind, seien es nun die Natur, die Tiere oder die Menschen. Wir wissen nun auch, dass es das Erleben dieser unendlichen Leiden in den vielen physischen Leben während dieser langen Entwicklungsepoche ist, dass das Wissen, die Begabung, die Wesensart und die Nächstenliebe bewirkt hat, die die Menschen heute aufweisen können.

Warum es nicht so merkwürdig ist, dass die Erdenmenschheit von einer Sphäre der Kriege und Leiden umgeben ist

26.2 Viele der heutigen Erdenmenschen sind noch nicht einmal bis zum „A-Stadium" des Liebestalents gelangt, dh. bis zu dessen theoretischem Anfangsstadium. Und noch weniger sind bis zu dessen ,'B-Stadium" gelangt, d.h. zum beginnenden Praktizieren des Talents, und fast niemand. bis zum „C-Stadium" dieses Talents, d.h. zum Stadium, in dem das Praktizieren des Talents zu einer Gewohnheit geworden ist.

Wenn es Wesen auf dieser letzten Entwicklungsstufe gibt, dann sind sie aus einer höheren Welt inkarniert und sind also Gäste auf der Erde. Solch ein erhabener, vollkommener Gast war z.B. Christus. Sein Reich war nicht von dieser Welt (Joh. 18.36). Mit einer noch so geringen Liebesentwicklung auf der Erde ist es ja nicht so merkwürdig, dass ihre Kontinente und Meere in die Atmosphäre der Kriege, des Unglücks und der Leiden gehüllt sind, die immer wieder die Hölle oder Götterdämmerung auslöst und die Schrecken des Todes über die Erde daher gehen lässt.

Die Tiere müssen in der Zone des tötenden Prinzips leben

26.3 Was hindert nun die Menschheit daran, eine Gesellschaft wahren Glücks und Lichts zu sein? - Es ist natürlich die tierische Seite im Menschen. Das Lebensgesetz des Tieres lautet Jeder ist sich selbst der Nächste. Im Tierreich muss jedes Wesen infolge eines automatischen oder instinktmäßigen Selbsterhaltungstriebs für sich selbst sorgen, wenn es überhaupt damit rechnen will, existieren zu können. Es muss mit List, Macht oder Tarnung versuchen, seinen Lebensunterhalt zu erobern. Ja, für viele Tiere ist es sogar eine Lebensbedingung, animalische Nahrung zu sich zu nehmen, und sie müssen deshalb die Tiere töten, deren Organismen sie notwendigerweise als Nahrung brauchen, wie sie auch selbst lebensgefährlichen Rivalen dieser Nahrung ausgesetzt sind. Sie haben also keine andere Sicherheit als die, die sie sich durch ihre Macht und Kraft, durch List oder Tarnung selbst verschaffen können. Mit diesen Eigenschaften müssen sie auch ihre Nachkommen zu beschützen versuchen, denen auch von anderen Tieren, die ihren Hunger stillen wollen, nachgestellt wird. Es ist also eine Selbstverständlichkeit, dass das tötende Prinzip für diese Wesen eine Lebensbedingung ist.

Das Leben der Menschen im tötenden Prinzip

26.4 Die Tiere müssen also in Kampf und Mord leben. Die tötenden oder mörderischen Eigenschaften werden dadurch bei diesen Wesen geradezu zu Tugenden. Aber wie verhält es sich mit den Menschen? - Haben sie es sich ganz abgewöhnt, auf diese Weise zu leben? - Schlachten, morden und töten sie nicht auch in einem kolossalen Ausmaß die Tiere und nehmen ihnen die Freiheit? - Das tun sie durchaus. Das sie deshalb auch eine strenge Karmavergeltung zu erwarten haben, ist selbstverständlich. Der Unterschied zwischen der animalischen Ernährung der Tiere und der Menschen ist nur der, dass diese Ernährung für die fleischfressenden Tiere eine Lebensbedingung ist, was beim Menschen absolut nicht der Fall ist. Aber nur ein geringer Teil der Menschheit hat das entdeckt und deshalb damit aufgehört animalische Nahrung zu sich zu nehmen. Sie sind dazu übergegangen, vegetarische Lebensmittel zu verzehren. Die übrige Menschheit verhält sich noch so vollkommen verständnislos dem gegenüber, auf animalische Nahrung zu verzichten und Vegetarier zu werden, dass sie so eine Situation hauptsächlich nur als abnorm betrachten kann. Diese Fleischesser haben aber, schon aufgrund dieser Seite ihres Verhaltens, ein so großes Todeskarma zu erwarten, dass sie jeden Augenblick durch Katastrophen oder Unfälle ums Leben kommen können.

Die Verteilung der Karmastruktur von lichten und dunklen Karmaerlebnissen

26.5 Das große Zwischenräume, ja, mehrere physische Erdenlehen vergehen können, ohne dass das Wesen vom dunklen Karma getroffen wird, ist ausschließlich auf die göttliche Struktur zurückzuführen, der das Karma unterworfen ist und die, wie bereits erwähnt, bewirkt, dass sich das Karma anhäuft und zusammen mit ähnlichem Karma anderer Menschen zur Auslösung kommt. Diese kollektive Auslösung summierten dunklen Karmas kommt zur Auslösung in Form von Kriegen und Weltkriegen, bei Naturkatastrophen, Krankheiten und Unfällen.
Da sich das Karma von mehreren Leben zuweilen also in einem einzigen Leben oder in anderen kurzen Zeitspannen in konzentrierter Form auslöst, hat das Wesen die Möglichkeit, zwischendurch relativ lichte oder glückliche Leben zu erleben, je nachdem wie viel Gutes es seinem Nächsten getan hat.

Das kollektive Karmaerlebnis der Menschen

26.6 Die Erdenmenschheit besteht also aus Menschengruppen, die für gemeinsame Karmaauslösungen prädestiniert sind. Das physische Leben der Menschen muss deshalb von diesen kollektiven Karmaauslösungen heimgesucht werden, die, wie schon erwähnt, durch Kriege, Naturkatastrophen,

Krankheiten und Unfälle jeder Art vor sich gehen. Da ein sehr großer Teil der Menschheit noch nicht einmal im „A-Stadium" der Nächstenliebe ist, sind diese Menschen also in entsprechendem Grad dabei, eine Unmenge von Manifestationen auszulösen, die in der Zukunft dementsprechende dunkle Karmaauslösungen herbeiführen werden mit den fürchterlichen Götterdämmerungen, die die Menschheit noch heimsuchen werden. Wie sollte dieser große Teil der Menschheit sonst das „A-Stadium" der Nächstenliebe erreichen und diese göttliche Eigenschaft entwickeln können? –

Das Menschenreich als Abbild Gottes beginnt in der Ferne sichtbar zu werden

26.7 Aber mitten in dieser kulminierenden Finsternis der Götterdämmerung, die die Menschheit auslöst, gibt es doch den großen Lichtblick, dass diese Auslösungen der Finsternis nämlich, kosmisch gesehen, ein mentales Reinigungsbad sind, das den Menschen über das Tierreich oder die Domäne des tötenden Prinzips erhebt. Dazu kommt außerdem, dass diese Entwicklung jetzt so schnell vor sich geht, dass das eigentliche, wahre oder vollkommene Menschenreich als Abbild Gottes, ihm gleichend, bereits in der Feme sichtbar wird. Diese auftauchende wunderbare Erscheinung, das vollkommene Menschenreich, ist in Wirklichkeit dasselbe wie das „Reich Gottes" oder das „Himmelreich". Das strahlende Licht dieses göttlichen Reichs beginnt nun, über der Sphäre der Finsternis und der Leiden aufzugehen, und wird von unserer Zeit an und künftig in Form von Geisteswissenschaft und kosmischen Analysen das Bewusstsein der Menschheit zur Nächstenliebe inspirieren. Wir wollen nun dazu übergehen, dieses kommende Reich der Nächstenliebe auf der irdischen, physischen Daseinsebene darzustellen.

Die Menschen die das vollkommene Menschenreich auf Erden schaffen werden

26.8 Das vollkommene Menschenreich ist natürlich befreit von all den Manifestationen, die das Resultat der Unwissenheit oder des mental unfertigen Zustandes sind, wie Neid, Eifersucht, Habgier, Intoleranz, Hass oder Rachegedanken, Hochmut und Geringschätzung anderer Menschen, Zorn und Verbitterung und andere Finsternis erzeugende Gedankenarten in der Wesensart. Die Beseitigung dieser hervortretenden Höllengedanken im täglichen Verhalten der Menschen mit dem gleichzeitig zunehmenden Anwachsen der Nächstenliebe schafft ja dieses Reich des Lichts. Wie schon erwähnt, existiert bereits eine große Anzahl Menschen, die schon so weit gekommen sind, dass sie ihr Bewusstsein und ihre Wesensart von den tierischen Anlagen säubern. Diese anwachsende Gruppe von Menschen, die nach und nach durch ihr dunkles Karma gekommen ist und deshalb in neuen Inkarnationen Träger des Friedens und der Nächstenliebe geworden ist, wird nach dem Vorbild der Welterlösung das vollkommene Menschenreich auf Erden schaffen.

Geld ist ein Hindernis für eine wirkliche Weltmoral geworden

26.9 Das vollkommene Menschenreich ist in seinem fertigen Zustand völlig bar dessen, was wir heute „Geld" nennen. - Geld ist dem rein kosmischen Prinzip nach ein großartiges Tauschmittel und sollte nichts anderes sein. Aber nach und nach ist Geld zu einer Erscheinung geworden, die eine Flut von ökonomischen Leiden, Depressionen und Selbstmorden hervorruft. Das Geld ist ein Hindernis für eine wirkliche Weltmoral geworden. Durch Spekulation und Massensuggestion ist der Geldschein ein falsches Wertmaß geworden. Ein Geldschein ist ein Garantiebeweis für das Vorhandensein eines angeführten, bestimmten Werts. Ein solcher Geldschein kann z.B. den Betrag von 10 Mark ausmachen. Dieser Betrag bezeichnet also eine bestimmte Werteinheit. Wie aber kommt man nun zur Höhe dieser Werteinheit? Der Wert wird durch die Nachfrage geschaffen. Ist eine besondere Ware sehr gefragt, dann wird sie als eine Werteinheit von höherem Format betrachtet. Sie wird teurer. Ihr Geldwert erhöht sich entsprechend, ohne dass die Ware irgendwie verbessert wird. Die Höhe des Warenwertes richtet sich also nicht nach dem Wert der Ware an sich als Gebrauchsgegenstand, sondern ausschließlich danach, wie groß die Nachfrage nach dieser Ware ist. Die Nachfrage ist in der Regel groß, wenn Mangel an dieser Ware herrscht. Die Notlage der Menschen in Bezug auf den Warenmangel bestimmt also den Preis der Ware. Dieser Preis ist also ein völlig falscher Preis, da die Ware ja nicht verbessert -wurde. Der Handelswert der Ware ist also ein falscher Wert, dessen Größe dadurch bestimmt wird, in wie große Verlegenheit die Menschen kommen, wenn sie diese Ware erstehen wollen, die sehr lebenswichtig sein kann. Dieser Warenmangel lässt den Geldkurs steigen. Wenn ein Überfluss dieser Ware vorhanden ist, nimmt die Nachfrage natürlich ab, und der Preis der Ware wird dann herabgesetzt, unabhängig von der Ware selbst, die natürlich denselben Wert als Gebrauchsgegenstand hat. Warenpreise und die davon abhängigen Geldkurse steigen und fallen also völlig unabhängig vom eigentlichen Wert der Ware als Gebrauchsgegenstand. Kann ein solches wirtschaftliches System, das die Menschen dazu zwingt, einen Preis für Waren zu zahlen, der nichts mit dem wahren Wert der Ware zu tun hat, sondern ein Überpreis ist, eine Zahlung, für die der Kunde überhaupt nichts bekommt, die jedoch in hohem Maße den Verkäufer bereichert, in Kontakt mit dem Christentum sein? - Nein, durchaus nicht. Es ist in hohem Grad ein heidnisches System. Sich selbst kraft der Not und Verlegenheit anderer Menschen zu bereichern, ist mit Gelderpressung verwandt - Wenn ein Mensch z.B. in einem offiziell autorisierten Geschäft ein Paar Strümpfe kauft, das 10 Mark kostet, hat er dann eine Garantie dafür, dass diese Strümpfe wirklich diesem Wert entsprechen? - Der Betreffende, der die Strümpfe verkauft hat, hat sie vielleicht für 6 Mark gekauft. Das ist also eine andere und geringere   Werteinheit als die von 10 Mark. Der Käufer hat also hier eine größere Werteinheit für eine geringere Werteinheit gegeben. Der Verkäufer hat sich dabei eine Werteinheit von 4 Mark angeeignet, für die er überhaupt nichts geleistet hat. Die 10 Mark waren also kein Tauschmittel, sondern ein Mittel, mit dessen Hilfe sich der Verkäufer völlig gratis Werteinheiten aneignen konnte, in gewisser Hinsicht also ein Mittel des Betrugs. Das Schlimmste ist jedoch, dass dieses Betrugsmittel unter dem Begriff „Geschäft" auf der ganzen Welt autorisiert ist, wie auch die extra ungeeignete Werteinheit von 4 Mark als „ehrlicher Verdienst" bezeichnet wird.

Wie Reichtum und Armut entstehen

26.10 Da Millionen Menschen auf der ganzen Welt gut von diesem extra erworbenen „Verdienst" oder dieser Aneignung von Werten leben, für die sie überhaupt nichts leisten, ist es nicht so merkwürdig, dass sich bei einigen Wesen die Reichtümer geradezu in Bergen anhäufen und anderswo entsprechend tiefe Täler von Armut, Not und Elend verursachen. Dieses Geschäftssystem sollte, kosmisch gesehen, nur ein Tauschsystem sein, das sich auf das Fundament gleicher Wert für gleichen Wert gründet, und nicht ein System, durch das man sich auf gesetzmäßige Weise die Werte anderer Menschen aneignen kann, ohne selbst etwas dafür zu leisten.

Es ist nicht so merkwürdig, dass die Weltökonomie defekt ist

26.11 Da sich die moderne Geschäftswelt auf dieses getarnte Geschäftssystem gründet, in dem es das Prinzip ist, sich die größtmögliche Werteinheit für die geringst mögliche Werteinheit anzuzeigen, was in Wirklichkeit dasselbe ist wie getarnter Raub, ist es nicht so merkwürdig, dass die Weltökonomie defekt ist, ökonomische Krisen und Zusammenbrüche vorkommen, Armut, Not und Elend entstehen. Die Welt ist vom Seufzen und Jammern der vielen Menschen erfüllt, die aufgrund dieses defekten Systems Bettler geworden sind, die nicht einmal das tägliche Brot haben.

Dieses defekte ökonomische System der Menschheit kann weder den Regierungen, den politischen Parteien noch den einzelnen Menschen vorgeworfen werden

26.12 Man wird hier geltend machen wollen, dass man bei Kauf und Verkauf dazu genötigt ist, bei jedem Verkauf einen „Verdienst" zu haben; wie sollten die Geschäftsleute sonst leben können? - Ja, das ist ganz richtig. Solange die gesamte Geschäftswelt diesen so genannten „Verdienst" hat, dieses getarnte Räuberprinzip als Fundament ihrer Existenz, kann sie natürlich nicht ohne dieses Prinzip existieren. Jeder Geschäftsmann, jede Firma ist ja dazu genötigt, sich in dieses System einzuordnen, wenn man überhaupt als Geschäftsmann bzw. als Firma bestehen will. Die Vorraussetzungen, dieses Räuberprinzips von der Geschäftswelt zu entfernen, sind absolut nicht vorhanden. Wir wollen deshalb hier gern bemerken, dass vorliegende Analyse der Geschäftswelt und der Wirtschaft absolut kein Vorwurf gegen irgendetwas oder irgendwen sein soll. Diese „Geschäftswelt" ist ein System, von dem die einzelnen betreffenden Menschen abhängig sind. Das System ist von Weltformat und kann unmöglich von einem einzelnen Menschen oder von einer Regierung oder Politik geändert werden. Die Änderung des Systems ist ausschließlich eine Frage der Entwicklung. Aber deshalb ist das System aufgrund seiner Unvollkommenheit oder seines unfertigen Zustandes trotzdem eine Übertretung der kosmischen Weltmoral, ebenso wie alle anderen Übertretungen der kosmischen Gesetze, mit denen die Menschen leben. Die Menschen werden daher die daraus folgenden Karmaleiden oder die Hölle erleben. Die Erfahrung, das Wissen und die Entwicklung der Nächstenliebe, die dadurch im Bewusstsein der Menschheit hervorgerufen werden, sind das absolut einzige, was das System verändern kann. Diese Änderung wird in Verbindung mit der Geisteswissenschaft stattfinden und sich im Endergebnis wirtschaftlich als kulminierende Gerechtigkeit äußern.

Was das Geld zu einem Übel macht

26.13 Geld ist an sich nur ein Tauschmittel und nichts anderes. Man kann also rechtmäßig das Geld nur als Mittel dazu gebrauchen, die gleiche Werteinheit für die gleiche Werteinheit zu geben. Jeder andere Gebrauch des Geldes ist von Übel. Wenn man sich durch dieses Tauschmittel eine größere Werteinheit für eine geringere Werteinheit aneignet, dann ist das Geld kein Tauschmittel mehr. Dann ist es ein Mittel zum Betrug. Es kann nie und nimmer gerecht sein, sich eine größere Werteinheit für eine geringere Werteinheit anzueignen. Der Überschuss, den eine größere Werteinheit im Verhältnis zu einer geringeren Werteinheit darstellt, ist also eine Werteinheit, für die man überhaupt nichts geleistet hat. Das bedeutet, dass man sich Werte aneignen kann, ohne irgendetwas als Entgelt dafür zu geben. Aber wie kann einem Menschen dieser unentgeltliche Wert zustehen? - Er kann durchaus nur das Eigentum des einen oder anderen Menschen sein, durch dessen Arbeit er entstanden ist. Wie kann irgendein Mensch das Recht dazu haben, auf diese Art und Weise von den Werteinheiten anderer Menschen zu leben? - Nichtsdestoweniger leben Millionen Menschen auf der ganzen Welt von der Arbeit anderer, ohne dass sie selbst, aufgrund des Missbrauchs des Geldes, irgendetwas dafür geleistet haben. Dass das ein dunkles Karma erzeugt, ist selbstverständlich. Rechtmäßig kann man sich nur eine größere Werteinheit für eine kleinere aneignen, wenn diese Aneignung ein bedingungsloses Geschenk vom Besitzer der Werteinheit ist.

Der Geldwert und der reale Wert einer Werteinheit oder Handelsware

26.14 In der Welt des Handels sind wir Zeuge dessen, dass Werteinheiten. d.h. Handelswaren. In ihrem Wert oder Preis steigen und fallen. Wie aber kann eine Werteinheit einen anderen Wert haben als den, sie nun einmal hat? - Wie kann sie heute den einen Wert haben und morgen oder übermorgen einen anderen? - Wie kann ein Trinkglas, das nicht entzwei gegangen ist, seinen Wert verändern? - Solange es nicht entzwei gegangen ist, muss es doch denselben Wert haben, von der Herstellung an, bis es entzwei gegangen ist. Aber nichtsdestoweniger kann das Trinkglas heute einen bestimmten Preis haben, der morgen erhöht oder auf einen ganz anderen Preis gefallen sein kann, obgleich das Glas an sich völlig unverändert und deshalb als Trinkglas genauso nützlich ist. Wie können andere Handelswaren demselben Schicksal unterworfen sein? - Sehen wir nicht gerade hier, dass es nicht der Wert des Glases als Trinkglas ist, der als sein wahrer Wert aufgefasst wird, denn dann müsste der Preis des Glases völlig unverändert bleiben, solange das Glas normal zu gebrauchen ist. Was den Preis bestimmt, ist also nicht, was seine Herstellung gekostet hat, also das Material und der Arbeitslohn. Es ist dagegen die Kapazität der Nachfrage, die den Preis der betreffenden Ware bestimmt. Ist die Nachfrage nach der einen oder anderen Handelsware so groß, dass man ihr kaum nachkommen kann, dann erhöht man den Preis. Gibt es dagegen Waren genug, setzt man ihren Preis herab. Bei Mangel an einer Ware kann man also den Preis erhöhen. Je lebenswichtiger diese Ware ist, desto mehr kann man den Preis erhöhen. Hier kann man die Notsituation der Leute in Bezug auf den Mangel lebenswichtiger Waren ausnutzen und einen höheren Preis als sonst, für diese Waren verlangen, obgleich der Eigenwert der Waren als Gebrauchsgegenstande völlig unverändert ist. Kann es moralisch sein, die Not der Menschen auszunutzen, indem man sie dazu zwingt, mehr für Waren zu bezahlen, als diese rechtmäßig wert sind, ganz unabhängig davon, ob die Herstellung der Waren teurer geworden ist? - Es ist also nicht der reale Wert der Ware als Gebrauchsgegenstand, der den Preis bestimmt, sondern ihr Wert als Spekulationsobjekt, um sich zu bereichern. Das scheint mit Gelderpressung verwandt zu sein. Man zwingt also aufgrund einer großen Nachfrage die Leute dazu, für eine Ware nicht nur den wirklichen Preis zu zahlen, sondern auch einen hinzugefügten Extrawert, obgleich der wahre Wert der entsprechenden Ware als Gebrauchsgegenstand gänzlich unverändert ist. Dass ein solches System mit dazu beiträgt, die Hölle auf Erden hervorzurufen, ist selbstverständlich und hat nichts mit einer wirklich humanen Kultur zu tun. Dies kann aber, ebenso wenig wie alle anderen unfertigen Zustände, niemandem zur Last gelegt werden, weder den Regierungen noch den Politikern. Da, wo die Menschheit noch nicht vollkommen oder fertig erschaffen ist, kann sie unmöglich vollkommen handeln. Die Entwicklung wird die Menschheit jedoch durch die Wirkungen dieser Fehlerhaftigkeit oder dieses unfertigen Zustandes zur Vollkommenheit führen.

Die Menschen haben die Urstoffe der Erde monopolisiert

26.15 Was versteht man unter dem Begriff Wert? - Alles, was den Lebewesen für die Aufrechterhaltung des Lebens von Nutzen ist, muss als Wert bezeichnet werden. So ist die ganze Natur mit all den Urstoffen eine Lebensbedingung für die Lebewesen. Diese Rohstoffe der Natur sind also von unentbehrlichem Wert. Diese von der Natur erschaffenen Stoffe sind also, kosmisch gesehen, durchaus nicht dazu vorgesehen, eine Handelsware zu sein. Sie sind ein gedeckter Tisch für alle Lebewesen, die Gott in der physischen Welt hat inkarnieren lassen. Es ist der Sinn des Lebens, dass es Speisen und Getränke sowie die anderen notwendigen Stoffe zur Aufrechterhaltung des Lebens für absolut alle existierenden Wesen auf der Erde geben soll. Nur die eigene Fähigkeit der Wesen, sich zu Tisch zu setzen und zu essen, ist erforderlich. Eine Fähigkeit ist jedoch dasselbe wie eine Begabung. Und Begabung ist etwas, was entwickelt werden muss. Wir sehen, dass die Lebewesen nicht alle gleich begabt sind, um die von Gott dargereichte Mahlzeit des Lebens zu essen. Sie haben in ihrer Entwicklung noch nicht die vollkommene Begabung des Essens erreicht, d.h. hier die absolut vollkommene Verhaltensweise. Die stärksten Wesen jagen die weniger starken vom Esstisch weg. Letztere müssen also schlimmstenfalls hungern und Not leiden, während die Starken in Überfluss leben und unmöglich all die Speisen verzehren kennen, von denen sie die anderen Wesen mehr oder weniger weghalten können. Dies gilt nicht bloß für die eigentlichen Tiere, sondern auch bis in das Gebiet des tierischen und unfertigen Menschen hinauf. Hier sehen wir eine beinahe kulminierende Monopolisierung der Rohstoffe der Natur. Gewisse Menschengruppen haben schon längst die lebenswichtigen Rohstoffe der Natur monopolisiert, und zwar Kohle, Erdöl, Minerale, Metalle usw. Dazu kommt noch die Oberfläche der Erde, die auch ziemlich monopolisiert ist, wie Feld- und Waldareale, See- und Strandgebiete und dergleichen. Die natürlichen Stoffe der ganzen Erde, also die Speisen auf dem Esstisch Gottes, sind zum privaten Eigentum verschiedener Menschengruppen geworden. Wie verhält es sich aber mit den vielen anderen Gästen am Esstisch Gottes, für die es somit nichts zu essen gibt, weil die Nahrung rechtmäßiger Privatbesitz eines geringeren Teils der Menschheit geworden ist? Wie sollen diese Wesen zur Nahrung auf Gottes Esstisch kommen, wenn sie kein Geld haben und deshalb die Nahrung nicht kaufen können? - Sie müssen dann mit List, Gewalt und Macht versuchen, die Nahrung zu stehlen, und somit entsteht die sogenannte „Verbrecherwelt". Dies ist wiederum eine Welt, die in Wirklichkeit gar keine Verbrecherwelt ist, ebenso wie die Wesen dieser Welt auch absolut keine Verbrecher sind. Diese Welt besteht aus einer Gesellschaft von Wesen, die in Bezug auf die notwendigen Lebensbedürfnisse benachteiligt worden ist, weil diese von der übrigen Menschheit monopolisiert worden sind. Der herrschende Tell der Menschheit trägt mit dem Besitz der Lebensstoffe der Natur als Privateigentum dazu bei, den besitzlosen Tell der Menschheit zum lebenslangen Krieg oder Kampf um seine Existenz zu zwingen. Und die Menschheit lebt jeden einzelnen Tag in diesem Krieg, der mitunter in Weltkriege oder in den Tag des Jüngsten Gerichts ausartet.

Der einzige, absolut wahre und reale Wert ist die menschliche Schöpfungsfähigkeit

26.16 Es ist nicht so merkwürdig, dass Kriege und Weltkriege aufkommen. Wie können einige Menschen das Recht dazu haben, die Lebensstoffe der Natur, die als Material für die Aufrechterhaltung des Lebens eines jeden Lebewesens bestimmt sind, zum Privateigentum zu machen? - Sind diese Lebensstoffe nicht der ganzen Menschheit als gemeinsamer Besitz geschenkt worden, ebenso wie das Licht und die Wärme der Sonne? - Es hat keinen Menschen nur einen einzigen Pfennig oder eine einzige Minute Arbeit gekostet, dass die Erde mit diesen schon erwähnten lebenswichtigen Rohstoffen wie Kohle, Erdöl, Metallen usw. für die Existenz der Menschen versehen ist. ~ Wer kann also mit Recht diese Stoffe als sein privates Eigentum betrachten, um sie als Bereicherungsobjekte für sich allein zu monopolisieren? Erben nicht alle Wesen den Anteil der Stoffe, der für ihre Existenz notwendig ist? - Die Stoffe sind durchaus nicht dazu vorgesehen, monopolisierte Bereicherungsobjekte für einzelne Gruppen von Menschen zu sein. Es sind doch die zu erbenden Stoffe anderer Menschen, die denen somit mehr oder weniger entzogen werden, weshalb diese Menschen Schwierigkeiten bekommen werden, ihr Leben aufrecht zu erhalten. Es wird niemals Frieden auf Erden geben können, solange dieses System des verborgenen Diebstahls existiert. Dieses System wird jedoch so viele Leidenserfahrungen und Kriegszustände hervorrufen, dass die Menschen nicht umhinkönnen, ihren fehlerhaften Lebenskurs zu entdecken. Man muss verstehen lernen, dass die lebensnotwendigen Stoffe der Natur für alle existierenden Wesen da sind und deshalb über Monopolisierung und Eigentumsrecht stehen müssen. Sie können jedenfalls niemals einen Verkaufswert haben, da sie kosmisch gesehen, das Eigentum aller Menschen sind. Ein überwiegend großer Teil dieser lebenswichtigen Stoffe der Natur ist für menschlichen Gebrauch jedoch ungeeignet, ohne erst so verarbeitet zu werden, dass er zu wichtigen Gebrauchsartikels für die Lebenserhaltung wird Diese Verarbeitung kann nur mit Hilfe der menschlichen Schöpfungsfähigkeit vor sich gehen. Somit ist diese Fähigkeit die einzige, wirkliche Werteinheit für die Aufrechterhaltung des Menschenlebens. Die menschliche Schöpfungsfähigkeit muss sich also entfalten, damit die Stoffe zum Gebrauch für die Lebenserhaltung der Menschen verarbeitet werden können. Wie sollten die Häuser, in denen wir wohnen, unsere Kleidung, die Beförderungsmittel, die wir benutzen, und alle anderen, aus den Stoffen aufgebauten Nützlichkeiten entstehen können ohne diese Schöpfungsfähigkeit, durch die sie hervorgebracht worden sind? - Da die lebenswichtigen Produkte oder erschaffenen Dinge unmöglich ohne diese Schöpfungsfähigkeit entstehen konnten, muss diese der einzig wahre Wert in Bezug auf diese lebensnotwendigen, erschaffenen Dinge sein. Diese Dinge repräsentieren an sich keinen Wert, sondern sind nur Materiekombinationen. Ob sie nützlich oder unnützlich sind, hängt von der Fähigkeit ab, mit der sie erschaffen worden sind. Die Stoffe, aus denen sie erschaffen sind, sind ja das Eigentum aller Menschen und haben keinerlei Geldwert. Dass ein solcher erschaffener Nutzgegenstand oder ein Lebensprodukt heute einen Geldwert darstellt, daran ist die Fehlstruktur der Weltökonomie schuld, der die Menschen aufgrund ihrer totalen kosmischen Unwissenheit und ihres unfertigen Zustandes unterliegen.

Jeder Mensch, der geboren wird, ist Erbe der Materie, die erforderlich ist, um sein Leben aufrechtzuerhalten

26.17 Wie bereits angedeutet, ist jedes Wesen, das auf Erden geboren wird, Erbe so vieler Naturprodukte oder Materien der Erde, die erforderlich sind, um sein Leben in einem natürlichen Wohlbefinden aufrechtzuerhalten. Von diesem Erbrecht hat jedoch die Menschheit noch keine Kenntnis bekommen. Sie hat deshalb auch keinerlei Einfluss auf die Verteilung der Materie in der Welt gehabt. Diese Verteilung ist bisher nur durch überlegene Macht und Intelligenz vor sich gegangen. Die überlegenen Starken und Klugen haben die weniger Starken und Klugen ausgenutzt und sich zu Besitzern und Machthabern über die Materien der Erde gemacht, nicht nur über die Stoffe, die ihnen selbst zukommen, sondern auch über jene, die anderen zukommen. Aufgrund der tierischen Natur, kraft der die Starken sich die lebenswichtigen Stoffe aneignen konnten, müssen die weniger Starken, wenn sie dazu imstande sind, die notwendigen Lebensstoffe bei diesen unrechtmäßigen Besitzern kaufen. Andernfalls müssen sie von der Gnade anderer leben und betteln gehen, wenn sie nicht zu „Verbrechern" werden und von Raub und Plünderungen leben oder bestenfalls von Diebstahl, Betrug und Hochstapelei.

Die lebenswichtigen Rohstoffe sind fälschlich zu einer Handelsware gemacht worden, der ein künstlicher Wert, also Geldbetrug, auferlegt worden ist

26.18 Bei der Herstellung der lebenswichtigen Gebrauchs- und Nutzgegenstände werden die Rohstoffe der Natur angewandt. Da diese Stoffe, kosmisch gesehen, kostenlos sind, ist nur die Fähigkeit, mittels der diese Gegenstände geschaffen werden, von Wert. Die Gebrauchsgegenstände repräsentieren also nur den Wert dieser Fähigkeit. Nichtsdestoweniger repräsentieren alle erschaffenen Dinge, alle Gebrauchs- oder Nutzgegenstände nicht nur den Wert dieser Fähigkeit, der völlig real ist, sondern diesen geschaffenen Gegenständen ist auch ein Preis für die ererbte Materie hinzugefügt, die das Material zur Schaffung dieser Dinge ausmacht. Diese Stoffe oder dieses Material gehört allen, und niemand ist dazu berechtigt, Zahlung dafür zu fordern. Aber nichtsdestoweniger ist jeder Handelsware oder jedem erschaffenen Produkt ein Preis für das Material oder eben für diese Gratis-Materie mit einberechnet. Alles, was überhaupt auf Erden an erschaffenen Dingen existiert, alle existierenden Handelswaren, sowohl lebenswichtige Waren als auch Luxusartikel, alles, was die Menschen als Gebrauchs- oder Nutzgegenstände hervorgebracht haben, ist als Handelsware mit diesem falschen Materialpreis belastet. Dass das Material das im Voraus dem Käufer gehört, bezahlt werden muss, ist also das Unglückselige an dieser Situation. Der Verkäufer erhält also Zahlung für etwas, worauf er durchaus kein Recht hat. Nur die Fähigkeit, womit ein Ding erzeugt worden ist, berechtigt zur Zahlung. Das mit einer Handelsware, ob groß oder klein, somit nicht nur die Bezahlung für jene Fähigkeit, die den natürlichen Wert ausmacht, verbunden ist, sondern auch ein Wert, der, kosmisch gesehen, vollkommen gratis ist, bedeutet in Wirklichkeit, dass die wirtschaftliche Welt der Menschheit, vom Gesichtspunkt der allerhöchsten Moralgesetze aus betrachtet, ein Raub- und Hehlereigeschäft ist.

Die wirtschaftliche Lage der Menschheit kann nur durch Entwicklung und nicht durch irgendeine Politik oder Diktatur verändert werden

26.19 Es versteht sich von selbst, dass ein so unvollkommenes wirtschaftliches System kriegs- und unglücksfördernd ist, die furchtbaren Tage des jüngsten Gerichts oder der Götterdämmerung hervorrufen und die Menschen zu Lebensüberdruss und Selbstmord bringen kann. Ein System, das die Menschen zu Habenichtsen und Bettlern, Dieben und Betrügern macht, wie es auch Hochmut und Größenwahn hervorrufen kann, hat keine Voraussetzungen dafür, Gerechtigkeit und Frieden auf der Welt zu schaffen. Wir müssen jedoch hier noch einmal daran erinnern, dass dieses System keinem vorgeworfen werden kann. Es drückt ein besonderes Entwicklungsstadium im Plan Gottes in Bezug auf die Schöpfung des Menschen zu seinem Abbild aus. Die Menschen haben hier die humane Handlungsweise und die intellektuelle Erkenntnis der kosmischen Lebensstruktur noch nicht erreicht, die erforderlich ist, um die Ursache ihres eigenen, Untergangsfördernden, wirtschaftlichen Lebensfundaments erleben zu können. Deshalb kann das jetzige ökonomische System der Menschheit nicht durch irgendeine Diktatur oder politische Partei verändert werden. Die Veränderung dieses Systems ist eine Frage der Entwicklung. Diese Veränderung wird durch das geistige Wachstum der Menschen nach und nach ganz von selbst geschehen. Deshalb kann nichts in jedem Stadium anders sein, als es gerade ist. Aber nichts steht still. Alles Unvollkommene entwickelt sich und wird vollkommen oder fertig erschaffen. So wird sich auch die Unvollkommenheit der Menschheit zur Vollkommenheit verändern, und die Menschheit wird fertig erschaffen werden.

Die menschliche Schöpfungsfähigkeit ist der einzige absolute Wert und wird das Geldsystem ablösen

26.20 Wie wird die Wirtschaft der Menschheit in ihrem Endresultat aussehen? Vor allem muss man verstehen, dass sich alles zum Internationalismus hin entwickelt. Die Reiche und Staaten der ganzen Welt werden sich zu einem Staat oder einem Reich mit einer gemeinsamen Oberhoheitsregierung vereinen. Zu jenem Zeitpunkt wird sich die Menschheit dahin entwickelt haben, zu verstehen, dass kein Mensch das Recht dazu hat, die Naturschätze der Erde, d.h. Kohle, Erdöl, Metalle und Mineralien in der Erde und alle anderen lebensnotwendigen Naturprodukte der Erde, als Privateigentum zu besitzen und zu monopolisieren. Es hat die Menschen, wie schon erwähnt, überhaupt nichts gekostet, dass es diese Naturschätze in der Erde gibt. Es ist daher selbstverständlich, dass sie der ganzen Menschheit gehören. Womit sollten die Lebewesen sich sonst entwickeln und ihr Leben aufrechterhalten können? - Aber alle diese Schätze der Natur haben überhaupt keinen Wert an sich. Sie werden erst wertvoll durch die menschliche Fähigkeit, die sie hervorbringen und zum Nutzen, zur Freude und zum Segen für die Menschheit verarbeiten kann. Diese ganze Verarbeitung der Rohstoffe der Natur zum Nutzen der Menschheit ist ausschließlich auf die menschliche Schöpfungsfähigkeit zurückzuführen. Da absolut alle Menschen, kosmisch gesehen, die Stoffe und Gebiete der Erde besitzen, die sie zum Leben benötigen, ist es also nur die menschliche Schöpfungsfähigkeit, die diese Stoffe für den Gebrauch zur Aufrechterhaltung ihres täglichen Lebens und ihrer Existenz bearbeiten kann und die somit die absolut primäre Werteinheit ist. Diese Fähigkeit ist also für den Menschen der einzig wahre, angeborene, tatsächliche Wert. Deshalb wird er auch das Geldsystem ablösen.

Arbeitsverteilung, Lebensstandart und Lebens-Pass im Weltstaat

26.21 Jeder gesunde und normal arbeitsfähige Mensch hat eine angeborene Arbeits- oder Schöpfungsfähigkeit, die es ihm mit den Schöpfungsfähigkeiten anderer Menschen zusammen ermöglicht, die Materie zu einem physischen Lebensfundament für die Menschheit umzugestalten. Dadurch wird das total vollkommene wirtschaftliche System zur Entfaltung kommen. Dieses System besteht darin, dass jeder Mensch selbst die Anzahl Arbeitsstunden leisten muss, die benötigt werden, um die Materie in das Lebensfundament für den betreffenden Menschen zu verwandeln, sei es nun Nahrung, Wohnung, Unterricht, Erziehung, Transporte, Reisen, Krankenhilfe, Versorgung während der Kindheit und im Alter. - Wie kann so eine Lage geschaffen werden, dass der Mensch selbst die Anzahl Arbeitsstunden leistet, die sein eigenes Leben von Geburt an bis zum Tode kostet? - Hier muss man verstehen, dass der Weltstaat zuerst verwirklicht werden muss. Diese, aus allen Staaten der Welt bestehende, Staatsregierung hat die Verantwortung für die gesamte Bevölkerung der Erde. Sie wird daher mit Hilfe der zu jener Zeit existierenden Elektronenrechenmaschinen und vieler anderer, ähnlicher Apparate dazu imstande sein zu wissen, wie viele Arbeitsstunden nötig sind, um der ganzen Erdenmenschheit einen so hohen Lebensstandard zu geben, dass sie jedem Menschen ein Leben in Wohlstand und dem hierauf beruhenden Glück gewähren kann. Die Weltregierung wird wissen, wie viele Menschen zu jedem gegebenen Zeitpunkt existieren und kann danach berechnen, wie viele Arbeitsstunden nötig sind, um der Menschheit einen vollkommenen Lebensstandard zu gewähren, und danach diese Arbeitsstunden auf jeden einzelnen, normal gesunden und arbeitsfähigen Menschen verteilen. Durch diese riesige Rationalisierung aller Arbeit auf der Welt wird jeder Mensch nur eine sehr geringe Arbeitszeit haben, möglicherweise nur zwei Stunden täglich oder vielleicht nur einen Tag wöchentlich. Dies wird um so leichter verwirklicht werden können durch die unzähligen Maschinen und Apparate, die zu jener Zeit erfunden sein werden. Man hat dann sogar Maschinen, die Maschinen herstellen können. Grobe manuelle Arbeit existiert dann nicht mehr. Die Menschen brauchen nur die Maschinen dazu anzuleiten, diese Arbeit auszuführen. - Wenn ein Mensch seine gesetzlich festgesetzten zwei Stunden oder die gültige Anzahl gearbeitet hat, wird das auf einer Karte notiert. Diese Karte gilt dann als Quittung für seine Arbeitsleistung. Mit dieser Quittung stehen ihm alle Nützlichkeiten des Weltstaats innerhalb des berechneten Lebensstandards, auf den diese Arbeitsstunden abgestimmt sind, zur Verfügung. Will ein Mensch Werte haben, die über den berechneten Lebensstandard hinausgehen, dann gibt es auch die Möglichkeit dazu. Jedoch werden dann die extra Arbeitsstunden, die es kostet, die gewünschten Werte herzustellen, den im Voraus gesetzlich bestimmten Arbeitsstunden des Betreffenden hinzugerechnet. Diese Arbeitskarten der Menschen geben ihnen also Zugang zu den Lebensgütern, und wir werden sie zukünftig als

„Lebens-Pass" bezeichnen.

Was das Abschaffen des Geldes im Weltstaat bedeutet

26.22 Dieser Lebens-Pass hat also im Weltstaat das Geldsystem völlig abgelöst. Keinerlei Waren oder erschaffene Dinge haben einen Geldwert und können deshalb auch keine Handelsware werden, weshalb auch jeglicher Handel aufgehört hat. Niemand kann kaufen oder verkaufen. Man kann nur Gaben empfangen oder geben. Im Weltstaat benötigt auch niemand mehr Geld. Alle sind wohlhabend. Alle haben es noch besser, als ein wohlhabender Mensch von heute. Wenn keinerlei erschaffene Dinge irgendeinen Verkaufswert haben und die Menschen gleichzeitig mit ihrem Lebens-Pass alles bekommen können, was sie sich wünschen, dann entfallen alle so genannten Verbrechen wie Diebstahl, Betrug, Neid und ähnliche dunkle Gedankenklimate und Handlungen. Licht und Freude herrschen nun dort, wo diese Fehlmanifestationen früher das tägliche Leben verdunkelten. Jeder Mensch leistet also selbst die Arbeitsstunden, die sein Leben kostet. Dies gilt auch für seine Kindheit, sein Alter und seine eventuellen Krankentage. Im vollkommenen Menschenreich kann kein Mensch auf Kosten anderer leben. Die dunklen Gedankenklimate mit Krieg, Zerstörung, Not und Elend, die sich früher unter den Menschen manifestiert haben, entfallen also, und das göttliche Licht wird auch hier scheinen.

Im Weltstaat werden alle innerhalb ihres Hobbys arbeiten

26.23 Da die menschliche Arbeitsfähigkeit also der einzig wahre Wert des Weltstaats ist, wird jedes Kind in dem Arbeits- oder Schaffensbereich ausgebildet werden, in dem es seine Fähigkeiten und Talente hat, denn nur da findet es sein Hobby oder seine Lebens- und Schaffenslust. Und da, wo der Mensch seine Lebenslust oder sein Hobby hat, werden ihm seine pflichtschuldigen Arbeitsstunden, die er für seine Existenz leisten muss, Lebensfreude schenken und nicht zur Lebenslust zerstörenden Langenweile führen. Da, wo er früher die Arbeit mehr oder weniger als Sklaverei empfunden hat, ist sie nun für ihn zu großer Inspiration und Lebenslust geworden, seiner Umgebung und sich selbst zur Freude, wie auch die Qualität seiner Arbeitsleistung jenes weit übersteigt, was er früher leisten konnte

Der Lebens-Pass umfasst auch Kindererziehung und Ausbildung

26.24 Es kommt den Eltern zugute, dass Kindererziehung und Ausbildung auch vom Lebens-Pass umfasst werden. Sie können evtl. selbst ihre gesetzlich festgelegten Arbeitsstunden zur Erziehung ihrer Kinder anwenden, oder sie können anderen, die Experten in der Kindererziehung sind, diese Aufgabe überlassen. Niemand kann also im Weltstaat auf Kosten anderer leben. Nicht einmal Kinder sind finanziell von ihren Eltern abhängig. Im Weltstaat gibt es also keinerlei falsche Werte, niemand kann betrogen werden, niemand kann Schulden machen, niemand kann ruiniert werden, niemand kann unter ökonomischen Zwang kommen. Die Wirtschaft des Weltstaats ist in die richtige Lage gekommen. Sie ist eine automatische Funktion des Lichts geworden. Alle arbeiten innerhalb ihres Hobbys und leben in wirtschaftlichem Wohlstand. Ihr Leben fällt anderen nicht zur Last, und andere fallen ihnen nicht zur Last. Der Weltstaat befindet sich wirtschaftlich im Gleichgewicht.

Eine internationale Weltsprache

26.25 Dass man im Weltstaat oder im internationalen Weltreich nicht auf nationalen Sprachkrücken mit Hilfe von Dolmetschern und mehr oder weniger schlechten Übersetzungen herumhinkt, sagt sich von selbst. Der Weltstaat wird natürlich seine eigene internationale Sprache haben. Jedes Kind in allen Schulen der Welt wird diese internationale Sprache des Weltreichs erlernen. Man bedenke, welche Erleichterung es für die Menschen sein wird, völlig ohne Sprachschwierigkeiten leben zu können, ganz gleich, wo auf der Welt sie sich auch befinden mögen. Die Menschen aller Welt, vom Süden und Norden, vom Osten und Westen können miteinander sprechen und einander verstehen. Mit einer gemeinsamen Sprache ist die ganze Welt zu einem gemeinsamen Vaterland für alle Menschen geworden, unabhängig von Nationalität, Kultur und Rasse. Man stelle sich die Erleichterung und Arbeitsersparnis vor, wenn keine Bücher oder Schriftstücke mehr übersetzt werden müssen. Alle können alle lesen. Dass keine der existierenden nationalen Sprachen für diese gemeinsame Sprache angewandt werden wird, ist natürlich gegeben. Keine dieser nationalen Sprachen kann gebraucht werden, ohne evtl. Eifersucht und Verbitterung, ja vielleicht sogar Krieg zu verursachen. Deshalb wird die Welt eine neutrale, internationale Sprache bekommen. Wenn diese Sprache in den Schulen der ganzen Welt gelehrt wird, werden die Kinder, die diese Sprache lernen, unabhängig von Nationalität und Rasse miteinander sprechen können. Das wird zu einer größeren Vereinigung der Menschen in Freundschaft und Frieden beitragen und wird sie in einem ständig zunehmenden Ausmaß zu einem zusammengehörigen Brudervolk auf der ganzen Welt machen.

Das menschliche im Menschen wird im Weltstaat vorherrschen

26.26 Außer der göttlichen, wirtschaftlichen Veränderung wird sich die Mentalität der Menschen auch mit der Zeit verändern. Die Menschen werden nach und nach ihre tierische Natur überwinden. Deshalb wird es in entsprechendem Grad die menschliche Natur im Menschen sein, die die vorherrschende sein wird. Diese menschliche Natur im Menschen besteht aus Nächstenliebe, Weisheit, Begabung, aus kulminierenden Manifestationen von einer bis jetzt auf Erden unbekannten, erhabenen Art, und zwar innerhalb der Musik, der Bildhauer-, Maler und Dichtkunst. Alle edlen Talente von höchster Vollkommenheit kommen also im vollkommenen Menschenreich zur Entfaltung. Wenn der wahre Mensch in einem so hohen Grad all diese Vollkommenheiten manifestiert, dann ist der Grund hierfür natürlich die total vollkommene Fähigkeit zur Nächstenliebe, die sich geltend macht, und die hierauf beruhende Intuitionsfähigkeit. Diese Liebe ist jedoch verbunden mit dem entgegen gesetzten Pol im Menschen, d.h. dem maskulinen Pol in der Frau und dem femininen Pol im Mann. Der vollkommene Mensch ist in seiner Entwicklung zum voll entwickelten Polstadium gelangt, dh. dass sein entgegen gesetzter Pol dasselbe Stadium erreicht hat wie sein gewöhnlicher Pol. Der gewöhnliche Pol, der bisher die tierischen Anlagen im Wesen repräsentiert und bewirkt hat, dass diese Anlagen die führenden waren, hat sich ebenfalls durch die Entwicklung verändert, je nachdem wie sich der entgegengesetzte Pol, der gerade das Menschliche im Wesen repräsentiert, entwickelt hat. Wenn also diese beiden Pole - durch Entwicklung - einer hundertprozentigen Zusammenarbeit im menschlichen Bewusstsein angepasst worden sind, einem Bewusstsein, das bar jeglicher tierischen Mentalität ist, dann ist das Wesen zum völlig vollkommenen Menschen als Abbild Gottes, ihm gleichend, geworden. Das Wesen ist der verlorene Sohn, der zu seinem Vater zurückgekehrt ist.

Die Doppelpoligkeit des völlig vollkommenen Menschen

26.27 Da beide Pole, der maskuline und der feminine, im wahren Menschen als Abbild Gottes ebenbürtig sind und sich im Gleichgewicht befinden, ist dieses Wesen weder ein speziell männliches noch ein speziell weibliches Wesen. Der wahre Mensch als Abbild Gottes ist also weder Mann noch Frau. Er ist der wahre, absolute „Mensch". Diese Doppelpoligkeit macht das Wesen zum Menschen als Abbild Gottes. Es ist also die Doppelpoligkeit die diesen Menschen erschafft. Es ist selbstverständlich, dass in einer Gesellschaft solcher Wesen keine Ehen existieren und keine Kinder gezeugt werden. Das höchste Feuer oder das sexuelle Prinzip enthält hier keine Möglichkeit zur Auslösung der instinktmäßigen, einpoligen Sympathie, die wir als „Verliebtheit" kennen und die sich des Bewusstseins eines Menschen völlig bemächtigen kann, so dass er kaum an etwas anderes denken kann, als an das Objekt dieser künstlichen Sympathie. Dieses Sympathiegefühl ist keine durch Schmerz und Leiden entwickelte Liebe, so wie die wahre Liebe. Dieses Gefühl unterscheidet sich daher von der wirklichen Liebe dadurch, dass es nur einem einzelnen, bestimmten Objekt gilt, nämlich einem Wesen des anderen Geschlechts, falls dieses Wesen diese Sympathie mit derselben Kraft und demselben Einsatz erwidern kann. Andernfalls kann es zu Hass oder Mord führen oder zu der schmerzhaften, so genannten „unglücklichen Liebe", während die von der Natur entwickelte Liebe auf dem Prinzip basiert ist, lieber zu geben als zu nehmen. Diese Liebe kann keinerlei Verliebtheit oder Begehren hervorrufen, mit Gewalt und Macht das andere Wesen ganz für sich allein zu besitzen. Während die Verliebtheit oder die künstliche Sympathie Neid, Eifersucht und Rivalität hervorruft, die die Wurzel allen Übels sind, schafft die wahre Liebe das Fundament für das Gute oder das Licht auf der Welt. Die Liebe ist das Erleben und die Manifestationen des primären Bewusstseins Gottes. Dieses Erleben und diese Manifestation führt das Wesen zum kosmischen Bewusstsein und lässt es eins mit Gott werden.

Die zwölf Hauptpunkte, die das feste, tragende Fundament der Struktur des Weltreichs im Kontakt mit dem Grundton des Weltalls, der Liebe, sind.

1. Alle Formen des Sieges der Selbstlosigkeit über die Selbstsucht. (Sieg des Gemeinschaftsinteresses über das Privatinteresse.)

2. Erschaffung einer internationalen demokratischen Weltregierung.

3. Abrüstung aller Länder zugunsten der Errichtung einer internationalen unparteiischen Weltpolizei.

4. Entwicklung eines internationalen, klar zutage tretenden - nicht geheimen - höchsten Gesetzes- und Rechtswesens, das aus den besten Repräsentanten der Wissenschaft auf geistigen wie auch materiellen Gebieten besteht, die qualifiziert sind, den Unterschied zwischen „abnormen Handlungen" und „Verbrechen" zu kennen, die den Gang und die ewigen Gesetze des Daseins kennen und damit eine Garantie für absolutes Recht und absolute Gerechtigkeit für alles und alle sind.

5. Abschaffung des Privatbesitzes von Werten zugunsten ihrer Aneignung durch den Weltstaat.

6. Abschaffung des Geldes zugunsten der Einführung persönlich geleisteter Arbeit eines jeden Wesens als einzigen Zahlungswert und Quittungen hierfür als einziges Zahlungsmittel dieser Person.

7. Errichtung einer für den gesamten Weltstaat gemeinschaftlichen Kinder-, Alters- und Krankenfürsorge auf Basis des Abzugs von den Arbeitsquittungen.

8. Ausnutzung der Maschinen zur Verkürzung der materiellen Arbeitszeit zugunsten von Studientagen und Geistesforschung.

9. Abschaffung aller Gewaltpolitik und allen Blutvergießens.

10. Abschaffung von Tortur-, Prügel- und Todesstrafen zugunsten von qualifizierten Internierungs- und Erziehungsvorkehrungen.

11. Entwicklung von vegetarischen Nahrungsmitteln, von Gesundheit und Körperpflege sowie von gesunden und hellen Wohnverhältnissen.

12. Entwicklung von Geistesfreiheit, Toleranz, Humanität und Liebe zu allen Lebewesen, zu Menschen und Tieren, zu Pflanzen und Mineralien.

26.32 Diese zwölf Punkte sind also identisch mit den Realitäten, auf die sich die gesamte erdenmenschliche Entwicklungsenergie konzentriert und unter welchen jetzt die Erfüllung des höchsten Liebesgebots ‚liebet einander‘ im täglichen Dasein des Erdenmenschen aufgrund des neuen kosmischen Weltimpulses ihrer vollkommenen Auswirkung entgegengeht. Diese Punkte sind somit keine entwickelten Hirngespinste oder aufgestellten Hypothesen, sondern sind die Analyse wirklicher Tatsachen. Diese Analyse ist nur aufgrund vorausgehender realistischer Erlebnisse zum Ausdruck gekommen. Kein Erdenmensch kann deshalb existieren, ohne mit diesen Realitäten in Berührung zu kommen oder von diesen Energien umgeben zu sein.

Mit diesen Energien oder den genannten zwölf Punkten im Einklang zu sein, ist also dasselbe, wie in Harmonie mit dem göttlichen Weltplan zu sein". Ende Zitat. (Sooo, das waren Martinus Arbeiten. Mehr unter www.martinus.de w.schorat 16.5.2008)

Die Liebe

Pflicht ohne Liebe macht verdrießlich
Wahrheit ohne Liebe macht kritiksüchtig
Erziehung ohne Liebe macht widerspruchsvoll
Klugheit ohne Liebe macht gerissen
Verantwortung ohne Liebe macht rücksichtslos
Gerechtigkeit ohne Liebe macht hart
Freundlichkeit ohne Liebe macht heuchlerisch
Ordnung ohne Liebe macht kleinlich
Sachkenntnis ohne Liebe macht rechthaberisch
Macht ohne Liebe macht gewalttätig
Ehre ohne Liebe macht hochmütig
Besitz ohne Liebe macht geizig

 Glaube ohne Liebe macht fanatisch

Wir sind alle dazu bestimmt zu leuchten!
Unsere tiefgreifendste Angst ist nicht,
dass wir ungenügend sind.
Unsere tiefgreifendste Angst ist,
über das Messbare hinaus kraftvoll zu sein.

Es ist unser Licht,
nicht unsere Dunkelheit
die uns am meisten Angst macht.

Wir fragen uns, wer bin ich,
mich brilliant, großartig, talentiert
und phantastisch zu nennen?

 Du bist ein Kind Gottes.

Dich selbst klein zu halten, dient nicht der Welt.
Es ist nichts Erleuchtetes daran, sich so klein
Zu machen, dass andere um dich herum
Sich nicht unsicher fühlen.

Wir sind alle bestimmt, zu leuchten,
wie es die Kinder tun.
Wir sind geboren worden,
um den Glanz Gottes,
der in uns ist, zu manifestieren.
Er ist nicht nur in einigen von uns,
er ist in jedem einzelnen.

Und wenn wir unser Licht erscheinen lassen,
geben wir unbewusst anderen Menschen
die Erlaubnis, dasselbe zu tun.
Wenn wir von unserer eigenen Angst
Befreit sind, befreit unsere Gegenwart
Automatisch auch andere.

Nelson Mandela

„Seelenreisen - die direkte Bewegung des Bewusstseins in die himmlischen Welten. Durch die in den Lehren von Heiligen vorgefundenen Methoden wird die Seele in die ekstatischen Zustände des Bewusstseins der höheren Welten Gottes angehoben".

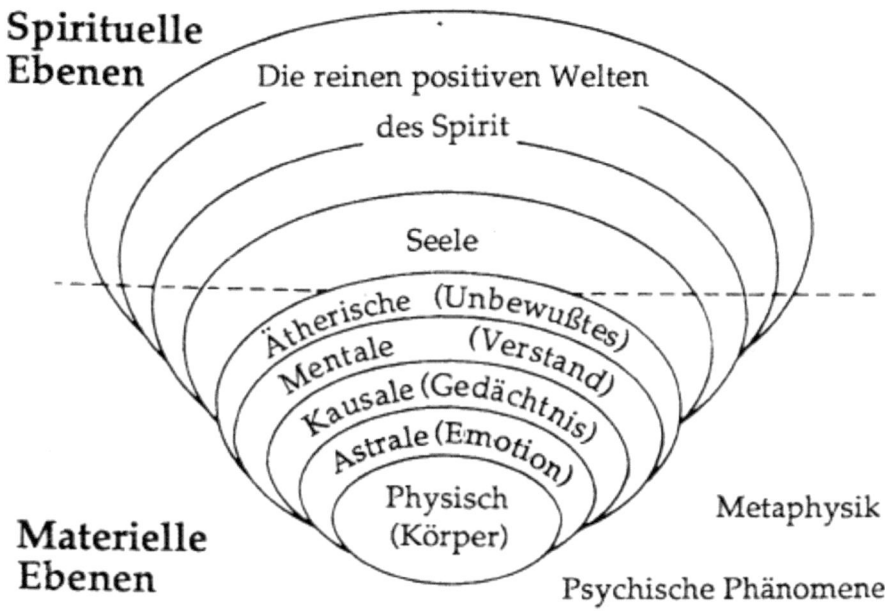

Diese Grafik fand ich in einer „Eckankar" Werbung

„Orientierung, an einem lebensbezogenem Wirtschaftsmodell"

Das Geld erscheint als der Himmel auf Erden, als ... Gott selber" - warum? Diese Frage ist nicht leicht zu beantworten. Wer Geld und Geldwirtschaft nur als „weltlich Ding" behandelt, unterschätzt ihre Macht. Andererseits versteht man die theologische Frage nur, wenn man die Mechanismen versteht, mit Hilfe derer Geld - inzwischen global - als Gott funktioniert.

Die Ursprünge

Die gängige Meinung geht davon aus, dass Geld als Tauschmittel entstanden sei. Dann wäre Geld etwas Neutrales, das man gut oder schlecht gebrauchen kann. Demgegenüber gibt es aber zwei andere Theorien über die Entstehung des Geldes, die nahe legen, dass Geld von vornherein ungleiche Machtverhältnisse ausdrückt.
Die eine nimmt an, Geld sei aus der Rationalisierung des kultischen Opferbetriebes und den Tribut-

zahlungen an die Großkönige entstanden. In Deut. 14,23ff. lesen wir, dass die Leute ihre Abgaben nicht zum Tempel transportieren müssen, sondern dass sie sie in Silber umsetzen und dafür dann an Ort und Stelle ihre Opfergaben kaufen können. Nach 2 Kön. 15,19 u. a. wird der Tribut eines unterworfenen Volkes an den assyrischen Großkönig in Silber eingezogen.

Eine neue Theorie ist für die heutige Realität noch aufschlussreicher. Danach entsteht das Geld aus Kreditverträgen zwischen Eigentümern. Im 8.Jh. v. Chr. bildet sich in Griechenland die Institution des privaten Eigentums aus - im Gegenzug zu königlicher und aristokratischer Herrschaft über Land und Leute. Die dadurch frei gewordenen Eigentümer, die gemeinsam die griechische Polis ausbilden, können unter Belastung ihres Eigentums (zumeist Land) einen Kredit geben, während die Kreditnehmer im Gegenzug ihr Eigentum verpfänden und sich verpflichten, dem Gläubiger als Kompensation einen Zins zu zahlen. Dieser kann auch als Schuldsklavenarbeit abgearbeitet werden. Geld entsteht in diesem Zusammenhang als Anrecht auf Gläubigereigentum, und zwar zunächst als Verrechnungseinheit, dann zunehmend in der Form von Münzen. In beiden Funktionen übernehmen die Tempel als Großeigentümer und -gläubiger eine regulierende Funktion (ähnlich den heutigen Zentralbanken). Auf dieser Basis wird dann Geld zum allgemeinen Tauschmittel.

Die bekannte Folge dieser sich schnell im Vorderen Orient ausbreitenden neuen Form von Eigentums-/Geldwirtschaft ist der Verlust des verpfändeten Landes und Schuldsklaverei auf der einen und Akkumulation von Großgrund- und Sklavenbesitz auf der anderen Seite, kurz eine Spaltung der Gesellschaft in verarmende und sich bereichernde Klassen. Der antike Höhepunkt dieser Entwicklung wird schließlich in den hellenistischen Weltreichen und dem Römerreich sichtbar, wobei die Römer in ihrem Recht die Absolutheit des Eigentums festschreiben. Das Symbol dieses totalitären Eigentums- und Geldsystems ist die goldene Statue in Dan. 3. Die Statue bezeichnet die totale politische, das Gold die absolute wirtschaftliche und der Glanz die absolute religiöse und ideologische Macht, vor der alle Welt die Knie beugt - außer drei judäischen Männern.

Denn in Israel gab es von Anfang an theologisch begründete Gegenwehr gegen die neue Eigentums-/Geldwirtschaft. Sprecher der Kritik sind zunächst die Propheten. Sie nehmen den Protest der Kleinbauern auf, die in Notzeiten wie z. B. bei schlechten Ernten für neues Saatgut einen Kredit aufnehmen und dafür ihr Land verpfänden und schließlich aufgeben müssen. Bei Jesaja heißt es: Weh euch, die ihr Haus an Haus reiht und Feld an Feld fügt, bis kein Platz mehr da ist und ihr allein im Land ansässig seid ... aber was der Herr tut, beachten sie nicht, was seine Hände vollbringen, sehen sie nicht. Darum muss mein Volk in die Verbannung; denn es hat keine Erkenntnis" (5,8 u. 12f.). Ähnliche Kritik findet sieh bei den Propheten Micha, Zephanja, Habakuk, Jeremia und später Ezechiel.

Nach dem Zusammenbruch des Nordreichs Israel 722 gibt es aber in Juda nicht nur Kritik, sondern auch Versuche, durch Rechtsreformen die Mechanismen der Eigentums-/Geldwirtschaft zu „zähmen". Im Bundesbuch finden wir zum ersten Mal das Verbot des Zinsnehmens und eine Einschränkung des Pfändens, um die Existenz der Schuldner nicht zu gefährden (Ex 22,24ff.).

Wichtig ist zu sehen, dass schon hier nicht nur sozial, sondern theologisch argumentiert wird. Das Volk soll sich daran erin¬nern, dass Gott mit-leidet, wenn jemand schreit - wie in Ägypten in der Unterdrückungs- und Ausbeutungsgesellschaft. Was letztlich in einer Gesellschaft gilt, ist ihr Gott: das Gesetz des absoluten Eigentums- und Geldmechanismus oder die Thora des Gottes, dem es um das konkrete Leben seiner Menschen geht.

Im 5. Buch Mose (Deuteronomium) um die Wende vom 7. zum 6. Jahrhundert tritt neben die Ursachenkorrektur des Zinsverbotes und der Pfandregelung die periodische Wiederherstellung gerechter Verhältnisse im siebten Jahr (Sabbatjahr). Wenn denn schon die Mechanismen Fehlentwicklungen hervorgebracht haben (obwohl es im Bundesvolk Gottes eigentlich keine Armen geben sollte; 15,4), soll doch wenigstens regelmäßig ein Neuanfang gemacht werden. Dazu helfen u. a. Schuldenerlass, Ackerbrache (15,1ff.) und (Schuld-)Sklavenbefreiung (15,12ff.).

Zum theologischen Kern stößt das Heiligkeitsgesetz der Priesterschrift VOl': Gott allein ist Eigentümer des Landes und der Menschen, darum dürfen diese nicht als Ware den absoluten Marktgesetzen unterworfen werden. „Das Land darf nicht endgültig verkauft werden; denn das Land gehört mir, ihr seid nur Fremde und Pächter bei mir" (Lev 25,23).

Daraus werden verschiedene konkrete Folgerungen gezogen: das Land muss alle sieben Jahre Sabbatruhe halten (V. 2ff.);

• alle sieben mal sieben Jahre sollen im Jobeljahr alle Familien wieder ihr ursprüngliches Land als Produktionsmittel für ihre Selbstversorgung zurückerhalten (8ff.);

• der Preis für Land soll nicht den Machtverhältnissen des Marktes überlassen bleiben, sondern so geregelt werden, dass jeweils die Ernteerträge des Landes bis zum Jobeljahr berechnet werden;

• wenn jemand aus Not sein Land verkaufen muss, sollen die Verwandten ein Rückkaufrecht haben, um den Verschuldeten zu „lösen".

• auch die Menschen sollen nicht wie Eigentum versklavt werden. „Denn sie sind meine Knechte; ich habe sie aus Ägypten herausgeführt; sie sollen nicht verkauft werden, wie ein Sklave verkauft wird" (Lev 25,42).

Die Totalisierung der Eigentums-/Geldwirtschaft in den hellenistischen Reichen kann von den Treuen im Volk Gottes nur noch mit Widerstand beantwortet werden. Die Aufstellung der Zeusstatue im Jerusalemer Tempel und das Verbot des Jahwekults durch Antiochus N. 167 v. Chr. gibt einerseits das Startsignal zum gewaltfreien Widerstand der sich in den apokalyptischen Schriften aussprechenden Kreise (Dan 3). Den Raubtierreichen wird die Hoffnung auf das Reich Gottes mit menschlichem Gesicht entgegengestellt (Dan 7). In dieser Tradition stehen die Verkündigung Jesu und die messianischen Schriften des Zweiten Testaments.

Nicht nur die Johannesapokalypse beschreibt den Kontext der verfolgten und Widerstand leistenden Christen als ein System, in dem nur kaufen und verkaufen kann, wer das Zeichen des Tieres auf der Stirn trägt, also wer sich dem politisch-ökonomisch totalen Römerreich unterwirft (Apk 13,17). Jesus selbst fordert die Entscheidung zwischen Gott und Mammon (Mt 6,24). Er stellt dem Großgrundbesitzer, zu dem er sagt „Du sollst nicht rauben", seine Jünger gegenüber, die um des Messias und des Evangeliums willen alles verlassen haben (Mk 10, 17ff.). Er greift das finanz-ökonomische Wirtschaftszentrum des Opfersystems im Tempel von Jerusalem mit einer direkten Aktion an (Mk 11,15ff.). Die Urgemeinde teilt freiwillig das Eigentum nach Bedarf und verwirklicht so die Thora, nach der es im Volk Gottes keine Armen geben soll (Apg 4,32ff).

Zusammenfassend lässt sich feststellen, dass beide Testamente einhellig die Eigentums-/Geldmechanismen ablehnen, die zur Anhäufung von Land und Geld bei den einen und zu Verarmung, Verschuldung, Verlust des Landes und Schuldsklaverei der anderen führen. Demgegenüber stehen Versuche, diese Mechanismen durch rechtliche Regulierungen zu zähmen, sie periodisch außer Kraft zu setzen, ihnen im Fall der Totalisierung mit Widerstand entgegenzutreten und so weit wie möglich alternativ, nämlich bedürfnisbezogen mit Gottes guten Gaben zu wirtschaften und diese gerecht zu teilen. Dies ist nicht nur ein sozialethischer Impuls, sondern am Wirtschaften wird deutlich, welchem Gott man dient, ja, am Umgang mit dem Kriterium des Wirtschaftens, den Armen, entscheidet sich die Gotteserkenntnis (Jer 22,16), das Heil (Mt 25,3 Iff.). Am Rande sei vermerkt, dass auch Aristoteles beobachtet, wie die auf ewiges Leben gerichteten Begierden durch den Schein unendlich anzuhäufenden Geldvermögens fehlgeleitet werden. Er fordert deshalb ein politisches Zins- und Monopolverbot

Die Diktatur des Finanzkapitals heute

Die Situation heute hat eine über fünfhundertjährige Vorgeschichte. Im feudalen Mittelalter bereitet sich eine Wiederaufnahme und Weiterentwicklung der antiken Eigentums-/Geldwirtschaft vor, deren neuzeitliche Form wir die kapitalistische nennen:

• Übernahme der römisch-rechtlichen Absolutheit des Eigentums;

• Ergänzung und später Ablösung der Sklaven- durch Lohnarbeit;

• Geldvermögensvermehrung nicht durch Hortung eines Schatzes, sondern durch permanente Reinvestition des Gewinns (Akkumulation des gewinnträchtigen und zinstragenden Kapitals);

• politisch-imperiale Machtentfaltung zur Absicherung von Eroberungen und Weltmarktanteilen; ideologisch-religiöse Legitimation und sogar Verklärung des Wachstums als göttlich-sanktioniertem Vernunftgesetz

Grundlegend für die spätere Entwicklung der kapitalistischen Wirtschaft und Gesellschaft ist die Kategorienbildung von John Locke. In seiner Zweiten Abhandlung über die Regierung (1690) liefert er nicht nur die Rechtfertigungstheorie für die bürgerliche englische Revolution von 1688, sondern für alle späteren westlichen Verfassungen. Er definiert den Menschen als Eigentümer - an Land, Gütern und Kapital, an seinem eigenen Körper, insbesondere seiner Arbeitskraft und an Freiheitsrechten (Kap. 5). Frauen, Kinder und Sklaven sind ausgeschlossen. Im Urzustand kann jeder soviel Land sein Eigentum nennen, wie er mit eigenen Kräften bearbeiten kann. So legitimiert er die Landnahme der englischen Siedler in Nordamerika, das Locke als Urzustand definiert. Theologisch dient ihm Gen 1,28, „Macht euch die Erde untertan", als Begründung. Ebenfalls im Urzustand haben sich die Menschen auf den Gebrauch des Geldes geeinigt. Damit ist eine grenzenlose Vermehrung des Eigentums möglich, da Geld nicht verdirbt wie die Früchte des bearbeiteten Landes. Die damit gegebene Ungleichverteilung des Eigentums und die so entstehende Knappheit legitimiert er ebenfalls mit Gen 1,28, „Seid fruchtbar und mehret euch". Ja, wer seine Vernunft nicht zu solcher Mehrung fleißig nutzt, verstößt gegen Gottes Gebot. Im Urzustand muss jeder sein (ungleich verteiltes) Eigentum schützen. Zur Verbesserung der Sicherheit schaffen sich die Menschen die zivile politische Ordnung, den Staat. Seine ausschließliche Funktion ist der Schutz des Eigentums. D. h. der kapitalistische Weltmarkt ist primär, der Staat sekundär zu dessen Schutz.

Zur ersten Blüte kommt dieser Ansatz in der von England dominierten klassisch-liberalen Phase des 19. und beginnenden 20. Jahrhunderts, nachdem Adam Smith seine berühmte These veröffentlicht hatte, die besagt, dass die Nationen zu gemeinsamen Wohlstand kommen, wenn nur jeder Marktteilnehmer seine egoistischen Interessen konsequent verfolgt. Faktisch spaltete sich die Gesellschaft jedoch intern in verarmende Arbeiterschaft und Kapitalbesitzende sowie extern in imperiale (Kolonial-)Mächte und unterworfene und ausgebeutete Völker. Die Spekulationsgeschäfte des Finanzkapitals führten zur Weltwirtschaftskrise von 1929 und die Konkurrenz der Großmächte zu zwei Weltkriegen als Ende dieser Epoche.

Diese Katastrophenerfahrung, außerdem die Entwicklung der fordistischen Produktionsweise, die auf Massenkonsum angewiesen war, und schließlich das Erstarken der Arbeiterbewegung führten zu einem Umdenken. Schon in den dreißiger Jahren begann in den USA der New Deal. Im Deutschland der Nachkriegszeit wurde die sogenannte „soziale Marktwirtschaft entwickelt.

Sie beruhte auf verschiedenen Elementen: der „ordoliberalen" Einsicht, dass Märkte nur gut funktionieren, wenn ihnen politische Rahmenbedingungen gesetzt werden (zum Beispiel durch Kartellgesetze, die Monopole verhindern, oder Bankgesetze für Kreditkonditionen). Dazu kam die keynesiansche antizyklische Intervention in die Konjunkturentwicklung, um Arbeitslosigkeit und Depressionen zu verhindern, sowie ein progressives Steuersystem, das die Fehlverteilung des Marktes durch sozialstaatliche Umverteilung ermöglichte. Freilich ruhte dieser Ansatz auch auf maximalem Wirtschaftswachstum, wobei dessen ökologische Folgen noch nicht wahrgenommen wurden. Die Vorschläge von Keynes in der Weltwirtschaftskonferenz von Bretton Woods 1944, auch international eine soziale Regulierung und Umverteilung zu entwickeln, wurden von den USA (Aber so was wie USA gibt es gar nicht, da es immer bloß Interessenvertreter gewisser Gruppen sind. W.Schorat 18.5.2008) abgelehnt, die ihre wirtschaftliche Überlegenheit weltweit über zunehmende Liberalisierung ausspielen wollten.

Diese Tendenz setzte sich in der bis heute andauernden neoliberalen Phase durch. Entscheidend war die Liberalisierung der Finanzmärkte. Ab 1959 begannen europäische Banken und Firmen, die nationalen Währungsregulierungen zu durchbrechen. Sie schufen freie, globalisierte Märkte, auch Euromärkte genannt, auf denen sie direkt in Dollar handeln konnten. Dadurch umgingen sie auch nationale Regulierungen zur Kreditabsicherung, z. B. die Bestimmungen über Mindestreserven und Eigenkapitalanteil. Das Ergebnis war der Zusammenbruch der Währungsregulierungen des Bretton Woods Systems der festen Wechselkurse 1971 und endgültig 1973.

Damit begann eine zunehmende Welle der Währungsspekulationen. Heute sind nur noch etwa 2 % der täglich 1,5 Billionen Dollar Währungsumsatze auf die Realwirtschaft wie Handel und Tourismus bezogen, 98 % sind Spekulation. (Und nun die Rohstoff und Lebensmittelspekulationen die die Menschheit in den Wahnsinn treiben werden, wenn wir weiterhin solche Dumpfen bekloppten Politiker weltweit haben die Angst vor ihrem eigenen Licht haben. W.Schorat) In vielen Fällen wird gegen die nationalen Zentralbanken spekuliert, die mit Stützungskäufen Steuergelder in die Währungsstabilisierung stecken müssen. 1993 gewann Soros 1 Mid. $ gegen die englische Zentralbank durch Spekulation. Die Asienkrise wurde ausgelöst durch die Spekulation gegen die Währung von Thailand. So können ganze Volkswirtschaften ruiniert werden.

Ein zweiter Deregulierungs- und Liberalisierungsschub erfolgte 1979 durch die Einführung monetaristischer Geldpolitik durch die US Notenbank (Fed). Dadurch wurden auch die Zinsen an den Markt freigegeben. Die Folge war ein rapides Ansteigen der Zinsen, verstärkt durch Reagans Aufrüstung auf Pump in den USA. Dadurch wurden plötzlich die Länder des Südens und des Ostens, die sich mit billigen Krediten verschuldet hatten, in die Falle nicht rückzahlbarer Schulden bei steigenden Zinszahlungen getrieben. 1982 war Mexiko als erstes Land bankrott. Im Gegenzug zwang der Internationale Währungsfonds (IWF) im Interesse der westlichen Industrieländer die verschuldeten Länder in Strukturanpassungsprogramme, deren einziges Ziel es ist, die Wirtschaft dieser Länder für die Aktivitäten der transnationalen Akteure zu öffnen und auf Schuldendienst zu trimmen, während die Bevölkerung immer mehr verarmt.

Ein dritter Aspekt der Liberalisierung betrifft den Welthandel. Durch die Entwicklung von GATT zur Welthandelsorganisation WTO wurden Schritt für Schritt Schutzmaßnahmen schwächerer Volkswirtschaften abgebaut, so dass die starken immer größere Vorherrschaft gewinnen konnten. Der letzte Schritt sollte das zunächst geheim ausgehandelte Multilaterale Investitionsabkommen (MAI) sein, das den nationalen Regierungen die Möglichkeit genommen hätte, ausländische Kapitalinvestitionen an soziale und ökologische Bedingungen zu knüpfen. Dieser Coup wurde zunächst durch die Wachsamkeit von Nichtregierungsorganisationen (NROs) verhindert, soll aber nun im Rahmen der WTO nachgeholt werden. (Ja, Ja die WTO das ist Faschismus puuuur. W.Schorat)

Schließlich ermöglicht die Deregulierung und Liberalisierung der globalen Finanzmärkte Steuerflucht und die Erpressung von Subventionen und Steuersenkungen. Die Folge sind überschuldete öffentliche Haushalte, die durch Sparen an den Ärmsten saniert werden. (Deshalb sage ich noch mal, absolut, absolut, keine so genannten Schulden mehr an die Bankengläubiger und Gläubiger überhaupt zurück zu zahlen. W.Schorat)

Jede vierte Steuermark geht in Deutschland inzwischen in die Zinszahlung an die Kapitaleigner, die vorher die Verschuldung durch Steuerflucht und -vermeidung erst hervorgerufen haben. In den 16 Jahren der Regierung von Helmut Kohl hat die Steuerbelastung für die abhängig Arbeitenden um 73 % zugenommen, während die Einkommen aus Unternehmertätigkeit und Vermögen minus 9 % Steuerbelastung zu verzeichnen- haben. Die Vermögenssteuer wurde ganz abgeschafft.

Die neue rot-grüne Regierung geht in die gleiche Richtung, wenn sie z. B. die Steuer auf Veräußerungsgewinne aufgibt. Und dies alles bei extrem ungleicher Verteilung der Vermögen. 1 % der Haushalte besitzt etwa 50 % der Geldvermögen (die unteren 50 % der Haushalte dagegen nur 4 %) und 75 % der Aktienvermögen.

Die genannten und andere Mechanismen führen zu dem bekannten Ergebnis, dass die Spaltung zwischen arm und reich in allen Gesellschaften und zwischen den Gesellschaften permanent zunimmt. Die Ausrede ist: gegen die Globalisierung kann man nichts unternehmen.

Vor allem wird verschwiegen, dass die Mechanismen nur funktionieren, weil wir als die reicheren Teile der Weltgesellschaft der Wachstumsideologie im Blick auf Konsum und Geldanlage huldigen.

Durch Werbung und Medien wird uns, aber auch den Armen das Bewusstsein vermittelt, dass es keine Alternative gibt. Ja, das Marketing zielt als „Kult-Marketing" inzwischen bewusst darauf, unser Sein auf das Wachstum unseres Konsums und Geldvermögens zu gründen.

N. Bolz und D. Bosshart stellen im Anschluss an Max Weber fest:

„Der Kapitalismus entsteht als Parasit des Christentums und zehrt so sehr von dessen Kräften, dass schließlich ... das Verhältnis in eines der Identität umschlägt". Die Charakteristika des Kapitalismus als Religion sind ihres Erachtens:

„1. Der Kapitalismus ist reine Kultreligion ...

2. Der Kult der kapitalistischen Religion dauert permanent an; jeder Tag ist ein Festtag des Warenfetischismus.""

Ausdruck dieses religiösen Charakters des Kapitalismus ist auch dessen Architektur. Banken, Zentralbanken und' Börsen werden oft als antike Tempel gebaut. Die modernen Kaufhäuser sind Sakralbauten. (Ja, Ja, der Satan, das Tier herrscht. W.Schorat)

Die eindringendste Analyse des Waren-, Geld- und Kapitalfetischismus hat Franz Hinkelammert geliefert. Im zinstragenden Kapital wird die Mehrwert schaffende Arbeit der Arbeitenden nicht nur ausgebeutet, sondern unsichtbar gemacht. Das Kapital erscheint als das in sich und aus sich Allmächtige. Schon Martin Luther hatte den Mammon den „allgemeinsten Gott auf Erden" genannt.

Es ist deshalb alarmierend, dass sich in deutschen Kirchen eine schleichende Ökonomisierung durchgesetzt hat. Schon 1980 sagte jemand in einem badischen Synodenvorbereitungsausschuss:

„Diesen Vorschlag kriegen wir nie durch. In unserer Landeskirche macht der Finanzausschuss die Theologie".

Werbefirmen werden angestellt, um die Kirche „kundenorientiert" attraktiver zu machen. Prioritäten und Kürzungsvorschläge werden ermittelt nach dem Kriterium „Was ist in?" Auf diese Weise steht in der Ev. Landeskirche in Baden Mission und Ökumene auf dem untersten Platz 25 und Industrie- und Sozialarbeit auf dem zweituntersten Platz 24 - weil sie die sozialkritischsten Teile der Arbeit darstellen.

Es lohnt sich, in diesem Zusammenhang die einfache Frage Martin Niemöllers zu stellen: „Was würde Jesus dazu sagen?"

Tut man dies, so folgen zwei Fragen:

Gibt es eine alternative Vision gegenüber der neoliberalen Durchkapitalisierung der Gesellschaften und der Erde?

Wie lasst sich eine solche Vision umsetzen und konnte die Kirche in ihren verschiedenen Sozialgestalten einen Beitrag dazu leisten?

Alternative Vision und Handlungsmöglichkeiten

In einer Situation, in der die Mehrheit der Menschen nicht mehr an eine Alternative glaubt, weil sie den gescheiterten Realsozialismus als einzige Alternative zum Kapitalismus wahrgenommen hat, regiert die Ohnmacht - und die Angst. Denn unbewusst wissen die meisten: wenn es so weitergeht wie bisher, werden sich die sozialen und ökologischen Katastrophen weiter verschärfen. Der Neoliberalismus wird schlimmer enden als der Liberalismus in der Weltwirtschaftskrise 1929, dem Faschismus und dem 2. Weltkrieg. Die Aufgabe einer alternativen Vision ergibt sich bereits aus dieser Sorge: gesucht werden muss ein Konzept von Wirtschaften, das nicht nur wirtschaftlich, sondern gleichzeitig sozial und ökologisch erfolgreich ist.

Dazu haben der Ökonom Hans Diefenbacher u. a. Indikatoren entwickelt, die man beachten muss, will man zukunftsfähig wirtschaften (siehe nebenstehende Grafik).17

•Hinzuzufügen wäre, dass die Mitbeteiligung der Menschen auf allen Ebenen entscheidend ist. Die Afrikaner sprechen in diesem Zusammenhang gern von „people-centered and people-driven". Das hängt mit einem weiteren Merkmal der Alternative zusammen. Während der wirtschaftliche Erfolg im neoliberal-kapitalistischen Modell an dem in Geld (monetar) gemessen Wachstum abgelesen wird, fragt das alternative Modell: wie werden die grundlegenden Bedürfnisse für ein qualitativ gutes Leben der gegenwärtigen und zukünftigen Generationen in einer lebensfähigen Mitwelt befriedigt? So wie sich die jüdischen und Jesus nachfolgenden Treuen im Lande unter der totalen hellenistischen und römischen Raubtierherrschaft am Reich Gottes mit menschlichem Gesicht orientierten, so können sich heute ChristInnen und Kirchen an einem lebensbezogenen Wirtschaftsmodell orientieren und so Zeugnis davon ablegen, dass Gott seinen Geschöpfen „Leben in Fülle" zugedacht hat Lässt sich das aber praktisch umsetzen? Vor allen konkreten Schritten gibt es eine Grundentscheidung, die die Kirche fällen muss. Im Unterschied zur Christentumsgeschichte, in der sich die Kirche seit Konstantin weitgehend an „das Reich" und seine Eliten angepasst hat, muss der Gemeindeaufbau in der Nachfolge Jesu, der Propheten und der Thora eindeutig von den Armen und der gefährdeten Erde her gestaltet werden. Neuere kirchliche Dokumente führen zwar gern die befreiungstheologisch wiederentdeckte „Option für die Armen" im Munde, aber konkret prägt dies keineswegs Gestalt und aktuelle Botschaft unserer Kirche. Ein Hoffnungszeichen ist der Beschluss der Generalversammlung des Reformierten Weltbundes von 1997, den die Vollversammlung des Ökumenischen Rates der Kirchen 1998 in Harare aufgenommen hat, die Kirchen zu einem Prozess des Erkennens, Lernens und Bekennens (processus confessionis) gegen wirtschaftliche Ungerechtigkeit und Naturzerstörung einzuladen. D. h. hier wird der Ernst der Frage in Parallele zum Nationalsozialismus und der Apartheid in Südafrika gesehen. So wie der Test des Kircheseins im ersten Fall die Gemeinschaft mit den Juden und anderen Verfolgten und im zweiten Fall die Gemeinschaft mit den strukturell unterdrückten Schwarzen war, so ist dieser Test heute die Gemeinschaft mit den strukturell Verarmenden und Ausgeschlossenen sowie mit der geschundenen Erde. Das bedeutet gleichzeitig Konflikt mit sich selbst - insofern wir persönlich und korporativ an bestehenden Unrechtsstrukturen teilnehmen - und mit den politischen, wirtschaftlichen und gesellschaftlichen Akteuren, die dieses System aktiv betreiben und unterstützen.

Auf dieser Basis lassen sich die Umsetzungsmöglichkeiten in einer Doppelstrategie zusammenfassen:

1. Alternativen im Kleinen, vor allem auf der lokalen Ebene, aber auch in einer Organisation wie der Kirche. 2. Kampf der Betroffenen und Solidarischen um soziale, ökologische und demokratische Regulierung der Wirtschaft (s. Kasten).

Alternativen im Kleinen. Der Kampf um soziale und demokratische Regulierungen der Wirtschaft

Kairos Europa, ein europäisches Basisnetzwerk, das sich seit 1989 aus dem Konziliaren Prozess für Gerechtigkeit, Frieden und Bewahrung der Schöpfung entwickelt hat, hat für diesen Bereich die deutsche Fassung eines Handbuches initiiert. Die Autoren identifizieren vier Bereiche in denen alternatives wirtschaftliches Handeln auf lokaler Ebene möglich ist Man kann sich aus den Mechanismen des offiziellen Geldkreislaufes herauslösen, indem man lokal-regional eigenes Geld als Verrechnungseinheit schafft oder aber auch geldlos tauscht. Die bekanntesten Beispiele sind LET-Systeme (LETS = Local Exchange and Trading Systems), besonders örtliche Tauschringe. In der Schweiz gibt es aber auch den großen Wirtschaftsring (WIR), in dem sich Klein- und Mittelbetriebe kooperativ liquide halten.

Alternative Banken: Hier geht es wesentlich darum, kooperative Kreditmöglichkeiten zu schaffen, wie sie schon im 19. Jh. von Raiffeisen entwickelt wurden. Die Pointe liegt darin, dass Menschen, Organisationen oder ganze Regionen ihre Sparkraft untereinander so organisieren, dass sie das Abschöpfen der Differenz zwischen Soll- und Haben zinsen durch Kapitaleigentümer und Banken vermeiden. In der Badischen Landeskirche haben wir z. B. einen Gemeinderücklagenfonds, in den Gemeinden Ersparnisse für Bauvorhaben zum gleichen niedrigen Zins einzahlen wie sie Kredite für ihren Bau erhalten. Kairos Europa schlägt vor, dass die Kirchen ihre Anlagen offiziell aus den Geschäftsbanken zurückziehen, die spekulativ investieren und professionelle Hilfe zur Steuerflucht bieten, und stattdessen ihre Gelder in alternative Banken geben.

Die Energie der Zukunft wird aus Wasser, Sonne, Wind und Biomasse gewonnen. Sie ist deshalb dezentral lokal zu gewinnen. Auch hier können Christinnen, Gemeinden und Kirchen beispielhaft mitwirken.

•　　Schließlich ist gesunde Nahrung am ehesten durch lokale Produktion und Vermarktung zu gewährleisten.

•　　Das Engagement in solchen Alternativen im Kleinen ist unerlässlich zum Wiedergewinnen der Hoffnung, dass wir nicht an die anonymen Mächte des globalen Marktes ausgeliefert sind. Aber es reicht nicht, wenn die Makrostrukturen weiterhin zerstörerisch operieren.

•

•　　Hier ist es unmöglich, aber auch unnötig, allein zu kämpfen. Bündnisbildung ist die zentrale Aufgabe.

•　　Weil alle Bereiche des gesellschaftlichen Lebens von der weltwirtschaftlichen Zerstörung betroffen sind, bildet sich auch überall Widerstand und Handlungsbereitschaft.

Dass dies sogar auf globaler Ebene sichtbar wird, zeigen die großen Gegenveranstaltungen bei den Gipfeln der neoliberalen Institutionen: zuletzt besonders bekannt geworden in Seattle 1999 bei der gescheiterten WTO-Konferenz, 2000 in Washington und Prag bei den Tagungen von IWF und Weltbank sowie beim Weltwirtschaftsforum in Davos (zu dem parallel im Januar 2001 das neu gegründete Weltsozialforum stattfand) und beim G7 -Weltwirtschaftsgipfel in Okinawa.

In der EU spielen die halbjährigen Ratstagungen die wichtigste Rolle wie zuletzt in Nizza. Bei der zivilen Veranstaltung zum UN-Weltsozialforum (Kopenhagen+5) in Genf im Juni 2000 spielte der Ökumenische Rat der Kirchen die entscheiden de Rolle.

1999 beim G7-Gipfel in Köln waren auch örtliche Kirchen im Rahmen der Erlassjahrkampagne aktiv, aber bei den anderen Großveranstaltungen waren neben den Gewerkschaften und Nichtregierungs- Organisationen nur christliche Basisgruppen sichtbar. Inhaltlich geht es wesentlich um den Kampf gegen neoliberale Deregulierung, Liberalisierung und Privatisierung für soziale, ökologische und demokratische Regulierung der Wirtschaft.

Schon national konnten Regierungen in dieser Hinsicht mehr tun, als sie behaupten tun zu können. Aber der Kernpunkt ist die Kooperation der Regierungen, um politische Rahmenbedingungen für die globale Wirtschaft durchzusetzen.

Dabei geht es vor allem um die Umschichtung der Steuerlast weg von der Arbeit hin zur schärferen Besteuerung von

Geld und Energie/Ressourcenverbrauch!' Eine der Möglichkeiten ist die Kapitaltransaktionssteuer (Tobin tax), eine andere das Schließen der Steuerparadiese. Unter diesem Gesichtspunkt ist es unverantwortlich, die Ökosteuer zu bekämpfen.

Wir alle können und müssen aber bei uns selbst beginnen, indem wir anders mit Konsum und Geld umgehen". Zitat Ende.

„Und wenn sie nicht gestorben sind, so leben sie noch heute"

„Vollkommen
Voll-kommen
„Komm"

Kommst Du voll, dann bist Du vollkommen. Jetzt. Heute.
Und nicht erst, wenn Du, mehr weißt, wenn Du, dies und das tust.
Wenn Du, irgendeinmal in irgend ferner Zukunft irgendetwas bestimmtes erreicht hast.
Das leben ist jetzt bereit, und Du bist jetzt da.
Als Mensch bist Du vollkommen
Du musst nur dafür sorgen, dass Du vollkommen und nichts zurückhältst
Dass Du alles, was Du bist und hast, gebrauchst und dem Leben auch gibst.
Kommst Du voll, dann bist Du voll da.
Jedes menschliche Leben beginnt mit Vollkommenheit
Denn ein Baby kommt bei der Geburt voll an und hält nichts zurück.
Das geht ja gar nicht, nichtwahr.
Aber im Laufe des Lebens werden die Menschen Meister im Zurückhalten.
Sie halten ihre Gefühle zurück, sie halten ihre Gaben zurück,
Sie halten ihre Gedanken zurück, sie halten ihr Geld zurück
Sie halten ihre Zeit zurück
Und kommen nur noch halb bis ein Viertel oder sogar noch weniger
Jedenfalls nicht voll.

Jede Blume blüht mit voller Kraft, jeder Tiger jagt mit voller Kraft
Aber fast jeder Mensch hält mit voller Kraft irgendetwas zurück
Nämlich genau dort, wo er denkt, dass er fehlerhaft ist,
Dass er nicht genügt oder dass er schuldig ist
Und so kommt er nicht voll ins Leben, weil er überzeugt ist
Dass er so nicht vollkommen sein kann.

Dies kann passieren, wenn sich ein Mensch Vorstellungen macht,
Wie das Mensch-Sein auszusehen hat, wie er zu sein hat.
Dies kann auch passieren, wenn er auf andere hört,
Die ihm genau sagen, wie er zu sein hat,
Dieses Bild der Vollkommenheit ist aber eine enge Sicht der Dinge
Und hat mit Vollkommenheit nichts zu tun. Sondern mit Anpassung.
Anpassung am richtigen Ort hat zeitweise ihre Berechtigung.
Die Kraft voll zurückzuhalten und nicht konstruktiv zu gebrauchen ergibt keinen Sinn im Leben.
Viele Menschen haben Angst vor ihrer Kraft, halten sie zurück
Und fühlen sich aus diesem Grunde un –voll - kommen.

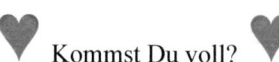 Kommst Du voll?

Vollkommen – das Wort. Wie lautet Deine Antwort?"
(Aus: Elisabeth Bond. Die Antwort im Wort. Das vielschichtige Wörterbuch.
Bern: Buchverlag Lokwort, 1997.)

Alle Menschen sind als Genies geboren.
Aber die meisten sterben als Idioten
Charles Bukowski

Zu guter Letzt noch dies hier, denn diese Buch hatte ja das Thema „Demokratie Faschisss Muuus Rap". Diesen Bericht bekam ich vor einigen Tagen von Freunden die ihn in einer Rath International 2. 2007 Zeitschrift lasen. Daraus kann wunderbar gesehen werden, das in Deutschland der Faschissss Muuuus weiterhin verbreitet ist, und das die Franzosen und Holländer mit wunderbarem Intuitivem recht die EU Verfassung ablehnten, so viel Demokratie gibt es unter den deutschen Raubtierpolitikern noch lange nicht. Diese Bericht zeigt wunderbar weswegen diese Verbrecherverfassung von Verbrechergruppen aufgebaut die das Ziel hatte und hat, die Industriellen über die Staatenpolitik und das Geld über jegliches Leben zu stellen, zum globalen Industriellen und Banken Faschissssss Muuuuus führen wird. Und auch soll. W. Schorat 16.5.2008

Der historische Beweis : IG – Farben – Akten veröffentlicht !
Die Skrupellosigkeit der Pharma-Interessen

60 Jahre waren die Akten des Nürnberger Kriegsverbrecher- Tribunals von 1946-1948 im Interesse des Fortbestandes des Pharrma-Geschäfts in internationalen Archiven versteckt gehalten. Im Juli wurden sie von der Dr. Rath Stiftung im Internet erstmals jedermann weltweit zugänglich gemacht. Auf der Webseite www.profit-over-Life.org kann sich nun jeder ein Bild über den bis 1945 größten Chemie-/Pharma-Konzern der Welt machen und verstehen lernen, zu welchen Machenschaften und zu welcher Unmenschlichkeit die Pharma-Industrie - auch heute noch fähig ist, um ihre Geschäfts-Interessen durchzusetzen.

Was sagen uns diese Dokumente?

Der Zweite Weltkrieg war kein „Betriebsunfall der Geschichte", sondern ein Eroberungsfeldzug im Interesse der IG Farben. Dieses Interessens-Kartell (IG = Interessen-Gemein-schaft), 1926 aus dem Zusammenschluss von Bayer, BASF, Hoechst und anderer Chemie-Konzerne gebildet, hat - die Machtergreifung der Nazis finanziert. Am 27. Februar 1933, dem Tag als der Reichstag brannte, überwies die IG Farben 400.000 RM, die bis dahin größte Einzelspende, auf das „Nationale Treuhand"-Konto der NSDAP. - zielgerichtet den Umbau der Weimarer Demokratie in eine Diktatur betrieben als Voraussetzung für den geplanten Eroberungskrieg. - strategisch den Zweiten Weltkrieg mit vorbereitet. (Siehe den so genannten „Vierjahresplan" der IG-Farbe-Nazi-Koalition.)
- sich systematisch im Gefolge der Wehrmacht die chemische Industrie Europas einverleibt.
- den größten Industrie-Komplex im damaligen Europa, die IG Auschwitz, errichtet und den Bau des KZ Auschwitz finanziert, aus dem die Arbeitskräfte rekrutiert und nach Verbrauch vernichtet wurden.
- die KZs als Laboratorium für Menschen-Experimente mit patentierten Pharma-Präparaten benutzt. Bei diesen damals unter dem Namen „Chemietherapie" neu entwickelten Präparaten handelte es sich um zuvor kaum oder gar nicht getestete toxische Chemikalien. Die für diese Experimente missbrauchten, wehrlosen KZ-Häftlinge wurden dabei zu Zehntausenden grausam verstümmelt oder

389

gingen auf elende Weise zu Grunde.

Der Blick in die Dokumente des Nürnberger Tribunals zeigt eindeutig: Die bislang größten Verbrechen in der Menschheitsgeschichte, von den grausamen Experimenten in den KZs bis hin zu den über 60 Millionen Toten, die der Zweite Weltkrieg insgesamt forderte, gehen auf das Konto der Weltherrschaftspläne und der Profitgier des Chemie- und Pharmakartells. Ohne Bayer, BASF, Hoechst und die anderen IG-Farben-Konzerne wäre der Zweite Weltkrieg nicht möglich gewesen, wie es auch bereits der Chefankläger bei den Nürnberger Kriegsverbrecher Prozessen, Telford Taylor, formulierte.

Diese Dokumente beweisen somit, dass mitten unter uns ein Industriezweig existiert - die Pharma-Industrie -, die Gesundheit und Leben von Millionen Menschen für ihr Milliarden Geschäft mit der Krankheit bewusst aufs Spiel setzt. Jedem, der dies nicht zu glauben vermag, werden die IG-Akten hoffentlich die Augen öffnen. Deshalb sollte der Verweis auf diese Dokumente im Rahmen der Aufklärungsarbeit in der Dr. Rath Gesundheits-Allianz sehr dabei helfen, auch hartnäckige Zweifler vom skrupellosen Charakter der Pharma-Investment-Interessen überzeugen zu können.

Chef des weltgrößten Pharma-Konzerns wegen Völkermord verurteilt

Gewiss werden dennoch Einwände kommen: Das mag ja alles zutreffen, was die IG Farben anbelangt, aber die IG Farben ist doch nach Kriegsende zerschlagen worden. Und wir hatten doch zumindest in Westdeutschland die sogenannte „Stunde Null". Die Nazis waren besiegt, Hitler, Goebels und Göring tot, andere politische und militärische Nazi-Größen vom Nürnberger Tribunal abgeurteilt. Deutschland war gesäubert von den üblen Charakteren und dem Geist der Unmenschlichkeit. Wir haben doch van ganz Neuem angefangen!

Keineswegs! Die Marionetten waren zwar von der Bühne verschwunden, doch die Drahtzieher des Chemie-Pharmakartells kamen, sofern sie überhaupt verurteilt wurden, mit geringen Gefängnisstrafen davon. Sie wurden Teile eines schmutzigen „Deals": Die Aktienanteile der IG Farben gingen als „Beute" an die multinationalen Pharma- und Ölkonzerne der Siegermächte über. (Aber selbst der Chefankläger gehörte zum Wirtschaftsdeal der Machtgruppe IG-Farben-Rockefeller-Rothschild Kartell. W.Schorat 16.5.2008. Nachzulesen in Edward Griffins Buch „Die Kreatur von Jekyll Island") Im Gegenzug wurden die IG-Farben-Direktoren wieder in die Konzernetagen gebracht:

- So wurde Carl Wurster, während des 2. Weltkrieges Vorstandsvorsitzender der Chemiefirma, die Zyklon B für Auschwitz herstellte, bereits 1952 Chef der BASF. Und diese personelle Spur führt direkt ins Kanzleramt der BRD. Wurster forderte den politischen Aufstieg eines jungen vielversprechenden Angestellten mit Namen Helmut Kohl. Von diesem politischen Handlanger des Öl- und Pharmakartells geht die Spur weiter zu seinem politischen Ziehkind Angela Merkel, gegenwärtige oberste Sachverwalterin der Pharma-Interessen.

- Ein anderer IG-Farben-Drahtzieher, Fritz Ter Meer, in Nürnberg wegen Völkermord und Sklaverei zu sieben Jahren Haft verurteilt, wurde unmittelbar nach seiner Haftentlassung Aufsichtsratsvorsitzender von Bayer für fast ein Jahrzehnt. Anstatt sich von diesem Kriegsverbrecher zu distanzieren, praktiziert Bayer bis heute eine Art „Heldenverehrung" und lasst jeweils zu Allerheiligen einen Kranz an Ter Meers Grab aufstellen.

Die personelle Spur der Nazi Koalition führte in der Nachkriegszeit aber auch direkt an politische Schalthebel und bestimmte nicht nur die Gestaltung der BRD, sondern auch die Architektur der EU:

- 1951 wurde Hans Globke, offizieller Nazi-Kommentator der Nürnberger Rassegesetze, Leiter von Adenauers Kanzleramt. Wahrend seiner Amtszeit wurden die Nachfolgekonzerne der IG Farben, Bayer, BASF und Hoechst mächtiger als die Muttergesellschaft es jemals war.

- Und Walter Hallstein, führender Nazi-Jurist, wurde 1958 der erste Präsident der Europäischen Kommission. Er baute die EU Kommission zum „Politbüro" des Pharma-Kartells auf.

Auch die barbarisch an KZ-Häftlingen ausprobierten Chemotherapie-Präparate haben ihren Weg in unsere Gegenwart gefunden. Sie wurden inzwischen zu globalen milliardenschweren Pharma-Märkten weiterentwickelt.

Sie finden sich in heutigen Chemo-Präparaten wieder, wie zum Beispiel dem führenden AIDS-Präparat AZT. Dieses Präparat ist eine Fortentwicklung der in Auschwitz getesteten stickstoffhaltigen Azo Chemikalien.

Ungeachtet der Toxizität und der von den Herstellern selbst eingeräumten Wirkungslosigkeit zur Heilung von AIDS, schwatzen die Pharma-Konzerne diese Chemikalien Millionen Menschen als „Wunderdroge" auf. Das Geschäft der Pharma-Konzerne mit der AIDS-Epidemie zeigt, dass die Skrupellosigkeit der Pharma-Interessen nach wie vor ungebrochen ist und aus Profitgier, wenn nötig, über Leichen geht.

Auch die andere „berühmt-berüchtigte" Chemotherapie, die Krebs-Chemo, vom SPIEGEL treffend als „Giftkur ohne Nutzen" beschrieben, belegt diesen Charakterzug der Pharma-Interessen. Obwohl weitgehend ohne Heilwirkung, fährt die Pharmaindustrie 10 % ihres Gesamtumsatzes mit chemischen Krebsten ein, das entspricht 30 Milliarden Euro. Das Geschäft mit den Nebenwirkungen der Krebs-Chemo steigert den Umsatz und den Profit der Pharma-Konzerne noch um ein Vielfaches.

Und die Zahl der Opfer dieser grausamen Chemokeulen - Zigmillionen Menschen bei Krebs - ist weit höher als die Anzahl der Opfer der Pharma-Konzerne in Auschwitz.

www. profit-over-life.org

So wie die ökonomische Triebfeder der Pharmainteressen, die Profit-Gier, und ihre Skrupellosigkeit bei Durchsetzung ihrer Geschäftsinteressen unverändert fortwirken, so arbeitet das Pharma-Kartell heute wie damals an globalen „Eroberungsplänen"

Nur sind die Mittel heute differenzierter und teilweise andere als zur Zeit der IG-Farben-Nazi-Koalition, so wurde und wird die gegenwärtige „Eroberung" Europas mit politischen und ökonomischen Mitteln über das Koordinationsbüro EU-Kommission betrieben. Aber es scheint, dass die politischen Handlanger aus Europa und den USA, die in den vergangenen Jahren unterschiedliche Wege zur Sicherung der Weltherrschaftsplane der Pharma-Interessen gingen, seit dem Antritt der

Regierungen Merkel und Sarkozy wieder eine gemeinsame Strategie fahren:

Die Sicherung der Pharma-, Öl- und Chemie-Weltmarkte mit brutalsten ökonomischen, politischen und militärischen Mitteln.

Wenn Sie jetzt also gefragt werden: Kann es sein, dass ein Industriezweig bewusst das Leben von Millionen Menschen in Kauf nimmt? Dann verweisen Sie einfach auf die Internetseite mit den IG-Farben-Akten.
Dort finden sie Antwort:

Ja, diese Industrie hat es schon einmal gemacht !" Ende Zitat.

Sooooo, Ende des Buches.
Wenn Ich's schaffe folgt noch ein zweites.

König Carlos von Spanien, Prinz Bernhard von Holland, und Prinz Phillip von England sitzen in einer Kneipe und trinken einige Bier und paar Drinks. Sie werden etwas betrunken und fangen an wer denn nun den längsten hat. Eine Gruppe Zuhörer sammelt sich um den Tisch als Carlos seine Maschine rausholt und auf den Tisch legt. 12 Zentimeter. Jeder applaudiert und singt dann die Spanische Nationalhymne.
Dann legt Prinz Bernhard sein Dong auf den Tisch. 16 Zentimeter. Jeder schreit und dann singen sie die Holländische Nationalhymne.
Als letzter legt Prinz Phillip seinen Silberhammer auf den Tisch. 24 Zentimeter.

Die Menge holt tief Luft und jeder fängt dann an zu singen: God save the Queen.

8.10.10

Demokratie Faschiss Muuus geht weiter

Diese Demokratien, heute, diese Wirtschaft die die Massen verblödet, die denken und glauben doch alle an den ewigen Kreislauf des Konsums. Die Amerikanischen Wirrnissverkäufer Global, die predigen doch schon unzählbar lange: „Es geht uns nur gut wenn ihr mehr konsumiert". Und genau das gleiche Thema wird doch nun in Germanski und Englandski und Franzoski und allen anderen GeldGötzengemeinschaften gepredigt. Mehr, mehr, mehr, mehr, mehr, mehr, Konsum.
Das führt selbstverständlich zur Totalbverblödung was gleichbedeutend ist mit Totalzerstörung was gleichbedeutend ist mit HochKonsumSchwarzheit.
Aber Konsum ist total verbandelt mit Leistung und Leistung ist eins mit Erschöpfung und das ist wiederum mit Konsum und Totalverblödung verbandelt.
Diese Gesellschaften diese Politiker diese Wirtschaftsbosse die wollen das dieser Konsum so bleibt und Jahr für Jahr gesteigert wird und das wollen auch die konsumorientierten Bosse und Bossinnen sämtlicher Religionen und die sich dafür halten. Denn ihre Worte sind ja hüüü und hotttt. Ganz dem Ziel der Machterhaltung also Positionserhaltung also dem an sie glauben und Steuern zahlen der gläubigen. Sie leben ausschließlich in Luxuswohnungen und Palästen und alles wird sogar vom Staat

noch bezahlt sogar das abficken der Kinder und das abblasen der Priester unter sich selber. Alles wird vom blöden Volk bezahlt alles wird von den blöden senilen Politikern seit Jahrhunderten untermauert. Beide Gruppen Politiker und Religionspolitiker teilen sich die blöde Massen untereinander auf je nach Thema und spielen sich die Gelder zu. Das ist Optimalkonsumverwaltung.

Diese Demokratien heute, sind Horden von Verbrecherbanden mit Rechtsanwaltsdiplomen und Doktor und Professorentitel. Diese gewählten Politiker heute sind ausschließlich zum wählen angetreten um dann nichts mehr mit den Wählern zu tun haben zu müssen und aber am wichtigsten, demokratische Möglichkeiten der Bevölkerungen als kommunistische Elemente oder Rechtsradikal oder arbeitsloses Pissvolk abzustempeln wobei die Stempelfarbe noch dem Volk abgezogen werden wird.Und es gibt in diesen unbeschreiblich wertvollen Demokratien Genpools von Faschismuspolitik und Faschisssmusdemokratien die ganz gezielt alles was nicht zu den etablierten Verbrecherbandenindustriellen gehören will als geisteskrank darstellen tuten täte tat. Die Ärzteschaft der Psychiatrieindustrie ist andauernd dabei als Satans langer Schwanz dem vornigen natürlich, Satan, also die Lüge, absurde Erkrankungen für alles was gesund leben will zu deklarieren und zu formulieren. Das etablierte das sich durch jahrhundertelanges betrügen ausbeuten und lügen in diese globalen Positionen gebracht hat kennt ja keine anderen Wege und Methoden und wird also da immer weitermachen. Und Konsum ist der Himmel des Materialismus deren Gesellschaften weil sie sich keine schönere und wesentlich bessere Form der menschlichen Gesellschaften vorstellen können und wollen. Denn sie würde Macht verlieren wobei es doch um Humanität und Entwicklung und spirituelle Evolution gehen müsste.

Jetzt heute, kommt nochmal ganz klar hoch, die Aussagen der Weisen von Zion haben sich verfestigt und ausgebreitet und gesetzlich eingenistet. Aber stattdessen gibt es minderwertige Hochtechnologie Medizin minderwertige Hochdemokratiepolitik minderwertige Nahrungsmittel aus vergifteter Landwirtschaft minderwertige Führungspersönlichkeiten und minderwertige Abschaumreligionen und deren Tiefschlafprediger der Lügen und Täuschungen im Gewand der vernünftigen Wortwahl und universitätausgebildeten RedeUnkünste.

Die Kontrollen über die blöden Bevölkerungen hat Volltrefferkonsum erreicht.

Geldausbeutkontrolle ist erreicht. Banken sind die Massenmörder der Abzockhochkultur. Das Pharmakartell ist ein gigantisches globales Mafiapolitunternehmen. Wohlstand und Luxus ist immer wie bei den Windhundrennen mit dem Hasen vor der Nase den Bevölkerungen als reizmöglichkeit vorgehalten damit sie weiterhin im Radrennen um das goldene Verblödungskalb nicht aufhören. Die Wissenschaft wird konstant als das non plus Ultra vorgejodelt damit das Individuum und auch Gruppen Denktod gemacht werden können. Alles ist auf Minderwertigkeit aufgebaut aus Konsum und Massenkonsumgut also Totalausbeutung von Ideen und Mineralien und Pflanzen und Tiere und Menschen. Sogar die Athmosphäre ist ausgebeutet du vergiftet inklusive der Ozeane und deren Lebewesen. Alles wir zur Minderwertigkeit verkonsumiert. Weil fressen das einzige ist an was Raubmenschen denken können. Sowohl die superarmen Superreichen als auch die superarmen Superarmen.

Minderwertigkeit also Schwächung also Niveaulosigkeit also weit weit entfernt von deinem höheren Selbst oder deiner Seele oder deinem multidimensionalen Bewusstsein, was alles das gleiche bedeutet, also minderwertig ist man leicht sehr leicht manipulierbar. Da sind kein Multidimensionales Bewusstsein und das Geheimnis des Herzens-Sehens

Und wie sich das Bewusstsein eines Menschen in Weisheit, Freude und Heiterkeit ausdehnen kann oder: Der Mensch, ein multidimensionales Wesen ...Nein da ist der Geist in Unordnung durch die Schwächung der Minderwertigkeit dieser materialistischen Entwicklungsziele. Es ist eher eine Junkfood Minderwertigkeit. Minderwertige Nahrung durch minderwertigen Konsumangebote der

4 Lebensmittelfeindlichen LügenMulties, Unilever, Kraft, Nestle, Danone, deren minderwertigen künstlichen Nichtlebensmittel, diese Papkartonpizzakotzer, diese Fertigprodukt Schwächungsmittel, da entsteht eine Minderwertigkeitskultur, eine unherzliche reine ProfitKotzerKultur aber mit Doktortitel und Diplomvolkswirte und ProfessorenKotzer, dort sieht man nicht mit dem Herzen gut, das Wesentliche ist für die Augen dort unsichtbar.

In diesen Demokratien also Berufsverbrecherbanden der Wirtschaft und der Rechtsanwaltschaften der LobbyPolitik hat wahrlich das Aussagepotenzial des Weisen von Zion sein Ziel erreicht. Die Beherrschung der konsumorientierten Gesellschaften in Europa Asien und Amerika und Südamerika und Afrika. Und alles was diesem Giftkonsum dieser Giftgesellschaft eine Gefahr ist wird über die ÄrztePsychiatrieIndustrie als Krank dargestellt mit den sofortigen lateinischen Begriffen damit Eindruck bei den Unterblöden bis hin in die Politik macht. Alles Gute und Schöne wird von diesen Negativkartelle diesen Negativfamilien und deren Wirtschaftsprofitstrukturen als Schlecht deklariert. Dazu gehört auch Bio oder sich gesund ernähren zu wollen. Oder diese Politiker und Wirtschaftsbosse als bloße Profitvasallenkartelle bloßzustellen. Denn alles was den Konsum verhindern will stören will ist ein Feind des Establishments. Denn Konsum hängt von Ignoranz in Verbindung mit Manipulierbarkeit ab. Damit die Bevölkerungen weiterhin blind glaubend weitermachen mit Giftnahrungsmitteln zu sich zu nehmen, Medikamente der Vergiftung zu sich zu nehmen, Krankenversicherungen im Zehnerpack kooofen, und Konsumgüter stapelweise erwerben, und dafür müssen ihre verfeinerten Hirnfunktionen durch Minderwertigkeit im Alltagsleben vernebelt werden. Industrielle hergestellt Nichtlebensmittel mit ihrer ÜberFülle an Chemikalien und Giften können genau das erreichen. Genau so wie in den Weisen von Zion beschrieben. Die Kontrolle der Nahrungsmittel zu erreichen. Diese primitiv NichtNahrungsmittel verhindern das Menschen überhaupt gesunden und kraft zum nachdenken und vordenken haben und nicht am Tropf der Krankheitsindustrien dahinwelken.

In diesen Demokratien heute, im Oktober 2010 da sind die etablierten Gruppen wie Industrien und Politik und Medizin so tief in Lügen Ausbeutung und Betrug verstrickt das da gar kein Ende abzusehen ist in der Totalverblödung inklusive ihrer eigenen Totalverblödung.

Wenn ich alleine bloß an die KirchenFirmen denke Katholiken und Protestanten und natürlich auch die moslemischen Imame das ist genau so ein Lügenschrott der Selbstverblödung im Großmaßstab. Alleine die Mordgelder die die Vatikanmafia sich zusammengemordet hat damals in der Inquisition. Wo der Reichtum der Opfer unter der Kirche und den Fürsten aufgeteilt wurde und es war sehr viel Reichtum Ländereien Land Wald und Rechte. Diese Blutbad Kirchen die ja heute genauso blutbadorientiert sind wie damals weil die ja über Jahrhunderte bloße Verwalter der Vergangenheit geblieben sind. Die haben keine meditative spirituelle Selbstverwirklichung des höheren Selbst erreicht im Gegenteil die sind abgesunken in den Höllenpfad der Kinderfickerei und der Priesterblasorchster und Arschfickereien für Jesus, für Gott, aber als TotalLüge. Ja es herrscht das Ziel der Worte aus dem Buch Die Weisen von Zion. Es herrscht Machiavelli. Alles andere ist Scheinheiligkeit und Täuschung und nach mir die Sintflut Ignoranz. Wir haben ganz primitive ganz, ganz primitive Menschen in Positionen der Öffentlichkeit ganz, ganz primitive abgrundtief verlogene Raubsäugetiere.

Ja, diese Demokratien, diese Massenverblödungen von Schweinebauchfratzenpolitikern wer wählt solche Schweine überhaupt, Menschen könnt ihr nicht mal mehr sehen, was ihr dort seht wer sich dort anbietet. Ja in diesen Demokratien, dem Zeitalter der Manipulation der unwissenden Gojim durch die wenigen Erleuchteten, zeigt wunderbar, das diese wenigen Erleuchteten in den Kartellfamilien, Politik und Wirtschaft, ziemlich Unerleuchtete waren die bloß viel gelabert haben das sie Erleuchtete wären, sie stehen nun da als Totallügner, aber das war und ist denen völlig egal denn es ging nur ums

Geld..Geld, Geld, Geld. Und Geld wird zwar als Macht fantasiert dann fantasier ich aber Gesundheit als Allmacht.

Aber Gesundheit, wirkliche Gesundheit darf es für die Ärzteschaft die Ärztekartelle die ja die SS-Landser oder die Islamisten Taliban der PharmaIndustrieFamilen sind, nicht geben. Denn Wirkliche Gesundheit würde ja kein Geschäft bringen kein Geld keine Kontrolle über Menschen. Auch deshalb ist das Ziel der Weisen von Zion Vollkommen erreicht unter den Wirtschaftsdemokratien. Und das ist Demokratie ein Vollkommenes Duplikat der Verhältnisse der Ausbeuterischen Niederträchtigen Griechischen damaligen Adligen die ihre Bevölkerungen über die Demokratie zu DemokratieSklaven machten und was heute genau so ein Volltreffer ist. Denn Demokratie diente nur den Adligen ihre Machtsenilität über die Blöden Primitiven Auszubeutenden zu vergrößern und sie auf Dauer einzulullen in der Illusion Demokratie sei Gerechtigkeit oder Freiheit oder sogar Liebenswürdig oder noch schlimmer Liebe. Aber am allerschlimmsten, Demokratie wäre das Beste was es für die Menschheit gäbe. Demokratie ist von Sklavenhaltern wie Plato und Konsorten ausgedacht worden und Sklavenhalter werden aber auch nie, niemals, etwas wirklich Liebendes für ihre Mitmenschen entwickeln, aber sehr sicher immer etwas subtil Ausbeuterisches eine somit noch größere Täuschung der ausgebeuteten. Damit diese nicht weiterhin revoltiert und sich Dünkt befreit und frei zu sein und Ruhig bleibt. Demokratie ist eine sehr subtile Lüge aber eine sehr subtile sichere AusbeutPolitik. Und genau so ist es heute am 9.10.10. Ich sage euch „Die Weisen von Zion" Schriften werden heute zu 100% erlebt. Das gesamte politische demokratische System ist ein Totalausbeutsystem von immer den gleichen Familien Global.

Deshalb ist Geld Macht und das wollen diese Lobbysenilen auch diese Lobbypolitiker diese Lobby WirtschaftsWirren. Aber Gesundheit will niemand. Ihr sollt Krank und Schwach bleiben und schön zum Arzt gehen der kein Heiler ist sondern viel sehr viel Geld braucht für seine besten Filetsteaks und damit seine Töchter und Söhne Porsches fahren können und sie ihr Haus auf Key West vergrößern können denn 170 000 Euro im Jahr,„nein danke, wir sind Ärzte, wir können den Rachen nicht vollgenug bekommen. Wir Ärzte wir sind doch auch bloß ein Produkt des Rockefeller IG-Farben Syndikats. Denn die haben doch damals in ihrem Sinne erst überhaupt ein Ausbildung und Gesundheitssystem im Staatswesen so aufgebaut damit ihre GiftProdukte immer sichere Abnehmer findet und in Deutschland ist das Himmelreich der Lüge der Ärzteschaft und der Pharmamafia da ist sogar alles Staatlich verordnet. Das ist alles wunderbar aufgebaut eine totale Kriminelle Organisation. Folgende Zitate stammen aus dem Abschlussbericht der Sonderkommission **„Organisierte Wirtschaftskriminalität im deutschen Gesundheitswesen"** des Bundeskriminalamtes Wiesbaden: „Unser Gesundheitswesen ist systematisch korrupt und in den Händen der organisierten Kriminalität." „Die politisch verantwortlichen Parteien wissen um die mafiösen Strukturen im deutschen Gesundheitswesen, können aber nichts daran ändern, weil sie selbst davon unterwandert sind." „20 Milliarden Euro jährlich gehen verloren durch Betrug und Korruption von Pharmakonzernen und Ärzteorganisationen." „Weitere 20 Milliarden jährlich werden für sinnlose Gerätediagnostik und unsinnige Medikamente ausgegeben." „Die Folgekosten durch Falschmedikation und - Behandlung belaufen sich auf 30 Milliarden jährlich. Dies ist darüber hinaus auch noch die viert häufigste Todesursache in Deutschland." „Jeder Arzt, der sich diesem Betrugssystem widersetzt, wird von mafiösen Strukturen der kassenärztlichen Vereinigungen in seiner Existenz ruiniert." „20.000 Betrugsverfahren im letzten Jahr, Tendenz explosionsartig steigend, bilden nur die Spitze des Eisberges. Die Schätzung der Dunkelziffer wird 20mal so hoch angesetzt."

Prof. Dr. Peter Schönhöfer, Pharmakologe und vieljähriger Mitherausgeber des unabhängigen Arznei-Telegramms in Berlin: „Das allgemeine Handlungsprinzip im deutschen Gesundheitswesen ist Betrug." Auch in der altehrwürdigen Münchner Medizinischen Wochenschrift wurde unter der Überschrift „Weiße Kittel und schmutzige Hände" als allgemeine Charakterisierung des Medizinbetriebs das Wort „Unrechtssystem" gewählt, und der Leiter der Sonderkommission „Abrechnungsbetrug" beim BKA, Raimund Schmidt, mit der vernichtenden Feststellung zitiert: **„Die kriminellen Strukturen im Gesundheitswesen sind nur noch vergleichbar mit der ‚organisierten Kriminalität."**

Viele Umfragen haben ergeben, dass Ärzte für sich selbst und ihre Familienangehörigen viele der Behandlungsmethoden ablehnen, die sie ihren Patienten verordnen bzw. empfehlen.

„Falls das Verhalten der Ärzte selbst und ihrer Familienangehörigen zum Maßstab genommen würde, könnten nach Schätzungen von Experten allein 30 Millionen Krankenhaustage oder ca.22 Milliarden Euro eingespart werden-aber auch zehntausende von Toten sowie hunderttausende Medizingeschädigte pro Jahr verhindert werden. Bei Operationen der Gallenblase liegt die Eingriffshäufigkeit 84 % höher, bei Hämorrhoiden-Operationen 83, bei Gebärmutteroperationen 53% und bei Mandeloperationen immer noch 46 % höher als bei Ärzten und ihren Familienangehörigen". Dafür lehnen fast 95% der Ärzte für sich und ihre Familienangehörigen eine Chemotherapie bei Krebs ab". Ein Zitat aus Artikel ARZNEIMITTEL-TOLLHAUS DEUTSCHLAND.

Sooo, das ist Faschismus, so wandelt sich der Satan die Lüge, alles wird Subtil so aufgebaut als ob es für das Wohl der Menschen wäre, aber in Wirklichkeit ist das für das Wohl der Lüge und die Lüge ist der Satan. Das ist Demokratie Faschismus heute in 2010. Das ist Faschismus. Alles aber auch alles, was Leben ausbeutet oder Leben tötet das ist Faschismus. **Nochmal zur Erinnerung, Faschismus das ist das Raubtier der Raubmensch, das ausschließlich durch Ausbeutung und Zerstörung der Natur allen Lebens lebt.**
Faschismus der sich nicht zu seiner 100%tigen Fähigkeit in der Öffentlichkeit politisch darstellen kann, so wie unter Stalin oder Hitler oder Mao oder Tamerlain oder anderer Durchgeknallter Raubmenschen also Mörder also Massenmörder, der zeigt sich dann in seiner versteckten Form über Industrieprodukte über Nahrungsmittel über Giftlandwirtschaft über Lobbypolitiker Klientel Politiker über Industrie Demagogie Ausbeut-Industrien in der Energiewirtschaft mordsmäßiger Atomverseuchungsstrategien Endlagerungswahnsinn für 100x100 Milliarden Jahren, also Totalwahnsinn.
Faschismus lebt heute und hat schon immer gut gelebt vom ermorden anderer und anderem. So wie die Massenmord Fleischindustrie. Das ist 100% Faschismus. Das ist 100% Demokratie Faschissss Muuus.
Das Buch „Die Weisen von Zion" ist weiterhin auf Erfolgskurs.
Aber diese Mordsgesellschaften sowohl der Tiere wie auch die Mordsgesellschaften in der Landwirtschaft mit ihren Giften als auch die Mordsgesellschaften in der NichtnahrungsMittel Industrie oder die Mordsgesellschaften des politischen HandlangerSystems für diese Ermordungen und Abtötungen von Leben im Meer in der Athmosphäre im Krankheitssystem im Bankensystem ja dort, dort, ist das Morden bloß ein Klick im Computer entfernt und alle diese mehr als 100% Psychopathen in den Irrenanstalten der Börsen, diese total Durchgeknallten total Verrückten im Delirium der Abstraktionen und Zahlen Fiktionen Faschisten, wer rettet die Menschheit vor all diesen total Durchgeknallten Verrückten auf der Erdoberfläche…
Wohl nur eine Meganaturkatastrophe.

Denn die wollen keine Ent-Wicklung mit machen sonder eine Ver-Wicklung.

Aber wer Ver-Wicklung will ist Faschist Raubmensch Raubtier der will das die Menschheit primitiv und schwerfällig und im töten verhaftet bleibt. Im ausbeuten anderer im ausbeuten von der gesamten Menschheit. Das Faschismus System Global der Raubmensch Global ist so strukturiert innerlich. Er weiß nicht wer und was er ist und lebt seine Sinnlosigkeit total aus bis zur Totalzerstörung auch des Universums wenn's sein muss aber die Erde das wäre doch schon mal was dann hat mein sinnloses Leben einen Sinn. Nämlich keinen.

Wollen diese WirtschaftsVollBlutFaschisten wollen diese PharmaIndustrieFaschisten wollen diese KonventionelleLandwirtschaftsFaschisten wollen diese LobbyPolitikFaschisten wollen die Junk-FoodNichtLenbensmittelNestleKonsortenFaschisten die allesamt auf Zerstörung aus sind überhaupt ENT – WICKLUNG!?

Es sieht sehr stark danach aus dass sie das garnicht wollen.

Werden sich tatsächlich die Schafe und Wölfe gegenüberstehen.

Wird die Zweiteilung tatsächlich so krass erlebt werden müssen.

Es sieht so aus als ob sie sich 100% sicher sind das ihr Verhalten ihr Aufbau ihr System ihr Irrglaube an das Geld ihr Verbrecherdemokratiesystem unzerstörbar wäre aber vor allen Dingen dass dieses TotalKonsumsystem also 100% sicherer Weg in die Totalzerstörung dass das das Beste das einzig richtige wäre. Und heutzutage wird ja diese Form der Lobbydemokratie und Bankendemokratie und PharmamafiaDemokratie und AtomEnergieLobbypolitik von den Politikern absolut als die Höchste Qualität für die Menschheit durch gezockt und mit sogenannten rechtsstaatlichen Mitteln und wenn Nötig Gewalt durch gezockt. Aber in Wahrheit genauer hingeschaut sind diese Faschismus Demokratien heute alle Vasallen der Lüge und der Ausbeutung und der TotalNichtLiebe im Gewandt der Vernunft und Rationalität dieser Ausbeutmathematik. Denn diese demokratischen Faschismuuuus Systeme sind alle darauf programmiert auf ewig subtil die Menschenmassen auszubeuten ganz einfach deswegen schon weil ihre Megaignoranz auf Konsum und damit auf Konsumenten und damit auf Gläubige angewiesen ist.

Aber die Menschheit muss vom Glauben wegkommen.

Sie wurde ja schon von der Religionsmafia aller Religionen auf der Erde Wirrgeglaubt und Irrgeglaubt. Und alles war Zwang und ist Zwang. Wenn einmal der Verstand im Rad der Gewohnheiten zockt und tickt und sich verselbständigt im Konsumfaschismus.

Das Rad das Wiedergeburtsrad das Leidensrad das 2% Lohnerhöhungsrad das Sklavenrad. Das wollen die wohl alle. Alle diese Demokratie Faschissss Muuuus Gläubigen.

Wollt ihr garnicht das Himmelreich Gottes.

Wollt ihr garnicht wissen was es bedeutet der Tempel des Göttlichen zu sein. Das euer Körper der Tempel des Göttlichen ist. Jeder Mensch jedes Tier jede Pflanze jedes Mineral jeder Planet jede Sonne. Jedes Universum jedes höhere Universum.

Nein ihr wollt tatsächlich Tiere ermorden lassen damit ihr sie fressen könnt natürlich mit sogenannten gesitteten Tischmanieren und Servietten.

Es soll ja eine Ur-alte Weisheit sein, behaupten einige, dass der Mensch in einen Schöpfungskreislauf eingebettet ist, wo spirituelles geistiges Bewusstsein in die materielle Formenwelt herunter gebracht wird, werden soll. Das war und sind die Aufträge der Erleuchteten, der Weisen, der Meister. der Buddhas, der Jesusse. Denn wo wäre die sogenannte Menschheit heute ohne diese doch ziemlich abgelutschten und verwässerten Überbleibsel derjenigen. Die reine Übersetzung der Jesusse und Buddhas ist heute doch bloß sehr wenigen als Weg möglich oder auch gewollt. Die Masse ist doch bloß wischywaschiy Wirrniss Mitmacher geworden. An den Früchten könnt ihr sie erkennen. Und die Früchte sind ja Demokratie Faschismus. Ganz eindeutiger Ausbeutdemokratiefaschissmus.

Zerstördemokratie. Das sind die Früchte. Banditendemokratie für die Lobbydemokratie und deren Privatfamilien global. Da gibt es kein wenn und aber mehr. Das sind global die sauren Früchte die ätzenden Früchte geworden.

Und alles ist infiltriert geworden. Von der Lüge und den Zielen der Konsumfaschisten und deren Familien Glaubenstraditionen. Ob in Indien China oder USA oder Russland oder Südafrika oder England Deutschland oder Frankreich. Das ist eine Gruppe AntiLebenDemokratie aber Progeldfaschissmus. Und auch die Erneuerung der Technologie die verhindert werden soll und ja auch wird durch die Lobbydemokratie in Deutschland mit der FDP Senil Hoch Durchgeknallt Politik und der CDU Heuchel, Heuchel Meuchel Falschheit Lobby Vaterunser. Und wer weiß welcher BanditenBetrugs Salat die SPD oder die Grünen und Linken mit ihrem Salatsausen Brei aufmischen würden. Denn deren Bewusstsein ist genau so ein Niedrigfrequenzbewusstsein da sie ja noch stark dem töten verhaftet sind und den wichtigen Unterschied garnicht wahrnehmen können also in dem Nebelbewusstsein umher torkeln mit kurzlebigen Sprüchen und Gedankenfantasien die sie haben die aber alle weiterhin im Kreislauf bleiben im Rad und nicht zielstrebig daraus hinaus weisen. Aber was kann ich da auch schon verlangen. Nichts. Ansehen und das Beste daraus machen.

Die Infiltrierung und Durchsetzung der Gesellschaft mit der Lüge war keine Infiltrierung weil das im Gemüt des Menschen liegt, schon immer lag, da sie ja eine Evolution vom Raubtier zum Mensch machen. Und da ist die Lüge die Täuschung ein Hauptwesenscharakterzug um in dem Urwald der Steppe der Savanne der Großstadt Ungeheuer Leben und überleben zu können.

Mehr Wahrheit mehr Liebe das ist ja als Potenzial vorhanden und das soll ja noch kommen.

Deswegen doch Jesus und die Bergpredigtwerte oder der Achtfache Pfad oder das Tao und so weiter. Das sind Hinweise die umgesetzt werden könnten.

Wenn nicht dann wird eben die kosmische Katastrophe alles verschlingen und auflösen. Das ist immer so wenn eine Entwicklung außer Rand und Band gerät und eine Gruppe Lebewesen übermächtige wird und alles andere Leben auf der Erde platt macht und beherrscht so wie heute die Lügendemokratie die Lobby Demokratie der unseligen unheiligen Verbindung zwischen

Wirtschaftsfamilienbesitz und Politischer Unfähigkeit der inneren Armseligkeit. Das wird einfach nicht gut gehen. Entweder werden diese Familien alle irgendwann ermordet werden in einem unermesslichen aufbäumen der ausgebeuteten und verblödeten in der Faschismus Demokratie oder aber wenn sie, die Masse so träge geworden ist so konsumbenebelt das die Wahrheit die spirituelle nicht mehr gelebt weitergelebt werden kann durch global kosmische Auslöschung der Lebensformen die Entwicklung und Freiheit und Schönheit und Liebe in Freiheit für alle, für alle, für alles, nicht wirklich zulassen will.

Ja , diese Unterwanderung der Wahrheit der Freiheit durch die Lüge der Wirtschaftsfaschismus Politik, die will ja auch nun in der möglichen Umgestaltung der menschlichen wirtschaftlichen Gesellschaften erstmal alles beim alten Atom also Verbrennung Neandertaler Bewusstsein belassen durch ihre Lobbypolitiker, und will regenerative und Solar und Wind und Thermen Energie platt halten, aber in Wahrheit wollen diese Raubmenschen die der Lüge verhafteten Manager und Frauager bloß allmählich auch die Kontrolle über diese Technologie erreichen damit alles bei den gleichen Ausbeutern und Betrügern und Mafiosi bleibt wie zuvor.

Aber das muss verhindert werden. Deutschebankfaschismus Deutsche Bankradioaktivität und Eon und Vattenfall und alle gleichen Systeme global in anderen Familienbesitzhänden darf nicht der Besitzer der regenerativen Technologie werden. Das wäre weiterhin das aufrechterhalten der Lobbybetrugsmaschinerien. Die wollen bloß die erneuerbaren Energien zu erneuerbaren Ausbeutgeldquellen machen. Sie wollen so bloß ihr globales Monopol sichern. Das globale Monopol des Konsumfaschisss Muuus.

Soo, diese Lobbydemokratie die Lügendemokratie die hat gar kein Interesse und weiß auch garnichts davon von geistig spirituellem Bewusstsein, das ist eine Fatamorgana für die. Die leben bloß das abgehobene verlogene Mental in dem sich das Rad der Kreislauf ihrer beschränkten Gedanken und Phantasie bewegt. Die finden aber keinen Ausgang aus diesem inneren Dilemma. Weil sie total am Rad kleben aber auch total. Und deswegen hat ihre Erschaffung dieser Gelddemokratien dieser Mafiaärzteschaften dieser MafiaPharmaindustrie oder dieser AtomLobbydemokratie auch keinen Ausweg anzubieten. Weil sie gefangene ihrer inneren Radgebundenheit dieser Kreislaufgedanken sind. Das würden die auf ewig so weiter machen. Sie kennen garkeinen Ausweg. Einen Ausweg der die Menschheit erlösen, würde von ihren selbstgeschaffenen Fesseln und Strangulierung kurzum ihrer Totalselbstverblödungserfindungen, Gesetze und Politsysteme.

Das hat keinen erweiterten befreiteren erlösenderen Einfluss mehr auf die menschliche Entwicklung auf der Erde. Spirituelle Bewusstsein bekommt erst dann einen Wert ab dem Augenblick hat es erst Bedeutung ,wenn erkannte geistige und materielle und das materielle ist das geistige weil es ja aus dem geistigen erschaffen wurde oder anders verdichteter Geist ist, wenn also erkannte geistige materielle Gesetze und Notwendigkeiten und Wahrheiten und Schönheiten und Liebe in das konkrete Leben integriert werden.

Aber in diesen Demokratie Faschissss Muss Systemen von heute mit der Atomlobby Politik mit der Geldlobby Politik mit der Industrie Lobbypolitik mit den Radioaktivbankern den Radioaktivbankenlobbys, da gibt es sowas nicht und es soll deswegen auch verhindert werden, aus purer Ignoranz nämlich aus reinem Unwissen aus Unwissenheit. Und Unwissenheit ist Ignoranz und das ist aber auch total eins mit Bösartigkeit. Aber erst wo die Ignoranz die Unwissenheit aufhört hört auch die Bösartigkeit auf. Die ist heutzutage das Maß aller Dinge in dieser lobbyarmseligen Politik global China Deutschland England USA Russland das sind alle diese armseligen Raubmenschen der Gewalt und der Lügen in den Machtpositionen global und sie streben alle die gleiche Zerstörausbeutung an alle ohne Ausnahme. Deswegen auch die mögliche Totalkatastrophe und Zerstörung wenn die erneuerbare Welt nicht geschaffen wird frei von den Lügnern der Kartellausbeutungen dieser alten Satansfamilien.

Welchen Familien gehört die Deutsche Bank die egal mit welchen Produkten, Atom oder anderen Giften und Technologien, Hauptsache Geld, Geld, Geld, welchen Familien gehört Vattenfall welchen Familien gehört die FED in den USA welchen Familien gehören die Atomkraftwerke welchen Familien gehören die Giftchemie welchen Familien gehören die Mafiapharmaindustrien.

Sie zu entfernen und schon könnte alles entgiftet und sonnenklar gemacht werden. Diese Familien Strukturen zu enteignen und sie am leben lassen. Aber diese Gifttechnologie diese Neandertaler Verbrennungsbewusstseinsschrott Hinterlassenschaften ENT-SORGEN. Denn deren Sorgen sind nicht mehr gewollt.

Denn wenn wenige Familien fast alles besitzen, dann kann gut gesehen werden das die Dualismus Denkerei da falsch liegt wo argumentiert werden soll von wegen positiv negativ Kräfte. Das ist bloß ein Glaube aber keine Wahrheit. Das ist pure Denkstrategie und über das Denken zu zerteilen das die dummen und ignoranten Massen dann glauben sollen. Gut und Böse .Das sind in Wahrheit alte Denkmöglichkeiten wie man Macht und Ausbeutung aufrechterhält von zerteilen und herrschen.

Diese Feuerkultur diese Verbrennkultur ist eine Neandertaler Kultur. Sie hat sich bloß in ihren äußeren Formen immer wieder verändert weil jene die das sagen hatten über Jahrmillionen Raubtiere innerliche Raubtiere geblieben sind weil sie am Rad kleben, und auch eine Aufgabe hatten diese Rohfleischfresserkultur die Mordkultur diese ROH-Stoff Kultur zu entfalten. Auf der nun eine Un-Roh-Kultur aufgebaut wird.

Und alle diese Systeme und Gruppierungen Vereinigungen die diese Mordskulturen diese

Lobbypolitik diese auf morden aufgebauten Systeme diese Familienbesitzorganisationen ob UN oder anderen Weltorganisationen sie alle sind unterwandernd und aufgebaut im Geist des Ausbeutung und LügenLobby für ihre eigen wirtschaftlichen Ziele. Die Un ist ein Haufen wirrnisverhafteter Traumtänzer und Bürospinner geworden und war nie etwas anderes. Sie ist so senil das über 60% der Gelder erstmal für ihren eigenen dumpfen unwirksamen Schwachsinn drauf geht. Oder die WHO das ist ein System das sich als Weltgesundheitsorganisation öffentlich darstellt aber in Wahrheit ein Ausbeut und Verblödungsarm der Raubritterfamilien der Pharmagifte und Chemie Gifte und Kriegsmaterialien und Geldvergiftungen und so weiter. Kurzum die WHO ist eine kriminelle Vereinigung. Eben Demokratie Faschismus Demokratie Faschissssssss Muuuuuuuuuuus.

Nochmals, Faschismus bedeutet Menschen die noch dem töten verhaftet sind die durch töten meinen überleben zu müssen die durch töten der Lebewesen glauben leben zu müssen die das Leben anderer Lebensformen vernichten und heute passiert das ja ganz systematisch in Viehzucht Fischerei Fischzucht und Tierfarmen. Das ist alles eine Mordkultur eine Mordgesellschaft von Ignoranten Raubtieren. An den Früchten werdet ihr sie erkennen.

Faschismus ist nichts deutsches es ist menschlich globales Tötungsleben vom ausbeuten versklaven anderer Lebewesen. So ist die globale Menschheit heute zu 99% noch.

Dass muss die Menschheit erstmal global überwinden.

Das dauert sehr, sehr, sehr, sehr Hoch sehr lange.

Kann aber durch kosmische Prozesse stark abgekürzt werden.

Es sieht eher so aus als ob das der Fall sein wird. Kosmische Abkürzung.

Oder meint ihr etwa das göttliche lässt sich auf Dauer verblöden und spielt auf Dauer für immer in diesem Töten mit. Nein.

Wieder mal ne Sintflut.

Oder kataklysmische Reinigung vom Töten.

So wurde auch die Übermacht der Raubsaurierherrschaft gereinigt.

So wird es auch weiterhin gemacht werden wenn die Menschheit nicht erkennen will das Töten und Lügen zum Totaluntergang führen werden.

Deswegen auch Demokratie Faschiss Muuus

Mit Lobbyisten Betrug oder Pharmamafia oder Deutsche Bank Radioaktivität oder egal in welchem Land Politik die haben alle die gleichen Ziele wird das natürlich in die Globale kosmische Katastrophe des Johannes Evangelium Einblicks gehen.

Deswegen dürfen diese alten Mordsfamilien auch keinen weiteren Besitz in der Globalen Gesellschaft haben. Was natürlich von mir ein total unerreichbarer Traum ist, denn so wie es heute aussieht, mit dem Erreichen und Vergrößern der Wirtschaftsziele und dem KonsumOrgasmus, wird das von mir wohl bloß ein Individueller Wunsch und Traum und Denken sein und bleiben.

Sie müssen alle enteignet werden und dürfen keinen Einfluss mehr in den Öffentlichen aber Unöffentlichen Entscheidungen habe.

Wir wissen wo sie leben wo die Kinder zur Schule gehen.

Das sollen sie auch weiterhin machen können.

Aber sie dürfen keine Macht, also Raubtiere, denn wer von Macht redet oder denkt der ist noch Raubtier Raubmensch weil nur das Raubtier Macht ausübt denn es hat keine Gerechtigkeit nur die Macht des stärkeren. Und Recht ist auch bloß eine Art der Macht denn ein Rechtstaat ist ein Machtstaat und das ist ein Raubtierstaat.

Das ist alles das falsche des Raubtieres diese Ur-alten Systemaufbauten. Sie sind alle noch auf das Raubtier den Raubmenschen aufgebaut. Auf das Töten.

Geld ist Macht so Senil denken die meisten noch.

Das ist typisch Ignoranz, Ignoranz des Raubmenschen des Raubtiers des Tötens.

Das ist plumpe dumpfe Totalverblödung ihrer selbst.

Aber gut fressen und ficken und gute Seidenkleidung und beste Champagner und Weine und Porsches und Bentleys und Maibachs und Doktortitel und Professuren. Ich sehe doch das Resultat die Früchte eurer Mordgesellschaft Selbstverblödung.

Mich könnte ihr nicht täuschen.

Und viele sollen ja für immer getäuscht werden damit sie dumpfe ignorante Konsumenten bleiben für die Aufrechterhaltung der Raubmensch-Macht-Strukturen so wie sie heute Weltweit, nein, Erdweit sind.

Und da die Menschen heute noch auf das Töten und vom Töten leben meinen zu müssen, sogar in den sogenannten Hochkulturen der Demokratie Faschisten, sind damit ja auch ihre Denkweisen und Fühlweisen und Fantasieweisen bekannt. Also Notfalls werden sie durch Töten ihre Pfründe und Konten und GierStrukturen aufrechterhalten wollen. Wenn ich alleine an die Mords-Fleisch-Industrie global denke was da gemordet wird. Oder an die Fischfang Industrie was da gemordet wird. Oder an die Chemische Keule der Agrofaschisten Industriellen was da gemordet wird. Gemordet an Mikrolebewesen. Oder das langsame Morden in der Religions-Glaubens-Lüge der Vatikanmafia oder der Islam Mafia wo seit Jahrtausenden der Faschismus subtil angewendet wird durch GlaubensLügen und die damit Versklavung der ignoranten Gläubigen Global die alle als Nahrungsmittel für die Religionsmanager dienen damit die sich ungestört ein gutes abgrundtief verlogenes Leben machen können. Auch das ist abtöten töten ein sehr subtiles töten genau so wie das ermorden von Freiheit und Wahrheit und Liebe durch die Lobbypolitik auch das ist morden. Auf subtile verlogene Art. Denn der Faschismus die Lüge also der Satan arbeitet ja mit allen Möglichkeiten und Methoden. Wenn's geht direkt wie in den Satansdiktaturen oder Lügenreligionen oder so wie unter Hitler oder Stalin oder unter den Verbrecherpäpsten oder wenn er sich nicht verstaatlichen konnte dann eben über die Kontrolle der Wirtschaft und Politik und des Geldes und Natur und Lebewesen.

Und solange Menschen noch über und mit Worte und gegen Worte kämpfen so wie Kapitalismus oder Linke oder Rechte oder Protestanten oder Islamisten oder Buddhisten oder Katholiken oder Hartz 4 oder Maschinebauer oder, oder, oder, oder, und der ganze mentale Streit im Bereich der Intellektuellen Onanierunkünste sich ereignet Kommunisten und Faschisten und Demokraten und der ganze Wortsalat der im denken dann aufgemischt wird, solange wird es keinen Frieden unter den Menschen geben.

Warum nicht?

Weil sie noch Wörter Begriffe und Denkjongliererereien sind und keine Menschen geworden sind.

Nur wo der Mensch als Mensch gilt und nicht als Berufsbezeichnung oder egal welche Bezeichnung ist überhaupt erst ein Ansatz zu einer Befriedigung oder Wahrheit oder Ansatz für Gerechtigkeit unter Menschen möglich.

Sonst sind und bleiben sie alle Raubtiere primitive Raubmenschen im Mercedes und Anzug und Brücken bauend und sich als Kanzler oder sonstwas deklarierend also Detailinteressen nachlaufend. Ja die enttäuschenden Verheißungen des Kapitalismus Muus. Ja nun sieht man wie er Fressfutter also Mordsfutter braucht ununterbrochen muss gefressen und gekotzt und gemordet werden um Kapital Kapitalismus Muus aufrecht zu halten. Also eine Mordsglobalgesellschaft.

Ich schaue mir so viel Organisationen auf der Erde an wie sie versuchen als Teilchen im Ganzen etwas zu verbessern zu erkennen sich vom unschönen zu befreien von den Verheißungen des Kapitalismus des Sozialismus der Demokratien, den glitzernden Kindesträumen den endlos erscheinen Gütern in der, auf der Erde, immer und immer und immer besserer Waren die immer besser geeignet sein sollen unser dein mein Leben zu verbessern. Das ist der Wirrnistraum von Raubmenschen die ans Geld ans fressen glauben und nicht an sich selber weil sie garnicht wissen was das bedeutet sie wissen garnicht wer und was sie sind. Deshalb müssen ja auch diese abgrundtief primitiven Glaubenssätze in Wirtschaft und Politik und Religion sein. Weil sie selber nämlich abgrundtief ignorant geblieben sind. Denn beim genauen hinschauen auf dieses Kapitalmodell dem Kapitalismus also, sieht man das ewige falsche versprechen von Genuss und individueller Verwirklichung über den Genuss und dem Konsum das kaufen und haben und besitzen, was aber immer unweigerlich zu einer Enttäuschung dieser Erwartungen die gemacht werden führen wird, und zwar mit struktureller Regelmäßigkeit, denn es muss ständig neues versprochen werden um überhaupt etwas zu verkaufen damit wenige Kapital machen an das sie glauben, um sich am Leben zu halten. Und es wird immer wieder der gleiche Spruch von allen Lügenpolitikern global gemacht wenn es zu Wirtschaftskrisen kommt:"man muss den Konsum wieder ankurbeln, mann muss mehr konsumieren".

Und die „Slow Food" Bewegung denkt und glaubt auch an Konsum aber langsam mit Genuss. Das ist schon mal besser, langsam, ruhig, das was die Göttliche Erde bietet auch zu genießen. Sehr schön. Aber auch da wird weiterhin vom Töten gelebt. Schweine.Hummer.Kälber.Fische.Kühe. Bullen.Puten.Wasserbüffelfleisch.Ziegenfleisch.Schafskeule. Fasane. Hühner. Aber so kann sich kein wahrer Mensch ent-wickeln weil, nochmal, wenn man vom Töten anderer Lebewesen lebt, und das muss überglasklar verstanden werden und umgesetzt werden, ist man unweigerlich an das Reich der Raubtiere gebunden und bleibt auch daran gebunden. Mit all den dazugehörigen Emotionen und Gedanken und Gefühlen.

So kann kein Menschsein weg vom Raubtierreich möglich sein. Auch Koscher ist bloß eine Betrugsmorderei von senilen totalbekloppten unwissenden dumpfen.

Das töten verdammt und bindet euch weiterhin an die Ignoranz dieser Raubtiergefühle und Denkstrukturen und Einsichten. Ja es ist also ein langer Weg durch den Urwald der Mordsgesellschaften und Mördergemeinschaften. Also Faschismus Demokratiefaschismus so wie er heute gelebt wird ist also eine Mordsgesellschaft die auf gigantischem ermorden der Lebewesen auf der Erde aufbaut.

Kann das gut gehen?

Wird das gut gehen?

Und wie können die Hauptraubtiere heutzutage erkannt werden. Sie laufen ja alle geschmückt mit teuren Anzügen und Krawatten und Doktortiteln und Professuren und Diplomen herum um sich als die besten äußerlich darzustellen. Und in der Politik werden diese Raubtiervasallen ganz speziell für die Großindustriellen Familien global gezüchtet über die jeweiligen Industrieverbände. Ja das gesamte System dieser Raubtier Demokratien heutzutage ist seit Jahrhunderten so aufgebaut und verfeinert und verbessert worden. So wurde die gesamte Ärzteschaft im Sinne der Erdölraubmenschen aufgebaut damit sie eine durchgehende Struktur bis durch alle Instanzen innerhalb der Gesellschaften haben vom Besitzer zum Verbraucher. Und das wurde dann alles schön bis zum Gesetz und Richtlinien verstaatlicht durch die Raubtierpolitiker also durch die Ignoranz. Und heute sind die Bürger und betrogenen also sogar verpflichtet die Giftmischungen der Erdölbarone die dann ihre Chemiepharmamafia aufgebaut haben bis hin zu den Apotheken oder Ärzten die ihre Produkte an den blöden Bürger bringen der auf ewig ignorant und gläubig und stumm und vergiftet werden soll und das staatliche Gesundheitskrankensystem ist ja auch in deren sinne aufgebaut worden. Und so ist alles wunnerbar, wunnerbar, wunnerbar. Solange nicht genau hingeschaut wird in diese Verbrecherstaatssysteme der Demokratie Faschisten. Und heutzutage werden die Menschen so abgrundtief abgezockt sie sind pure Abzockroboter geworden und sollen das auch sein, das egal wie viel Geld in diese Mafiakrankheitsgesundheitssysteme gepumpt wird, die Pharmamafia kriegt nie genug und da die Ärzteschaft total von diesen Pharmaunternehmen und deren Besitzerfamilien aufgebaut ist, und genau bloß in deren Richtung schaut, sind die Ärzte bloße hochangesehene von blinden dumpfen Bürgern Abzocker denn die Ärzteschaft ist ja der legalisierte Rechtsstaaat Landser, damit die Chemieprodukte auch schön die Bevölkerungen verblöden.

Und wie kann sonst noch erkannt werden wer zu den Raubtieren gehört. Ganz einfach durch erkennen wer und welche politische Gruppe Partei welche Industriesparte vehement vertritt, zum Beispiel die FDP die eine Totalfaschistenpartei ist. Da sie Monsanto und andere Genfaschisten politisch die Wege frei macht. Die FDP ist wohl eine der durchgeknalltesten Parteien die es in Deutschland gibt, die es in die Regierungswirrnisabteilung geschafft hat. Die FDP war schon immer als Lobby der Agrotechnik-Industrie aufgetreten so wie der Merz der vom Verband für Chemie ausgebildet wurde ein Landser für die Chemische Industrie wurde. Genau so wie Kohl. Und die FDP also Freude Durch Pissen. Oder: Freund Der Pharmamafia. Diese Schmalspurraubtiere dort sie drängen ja sofort auf geheimes erfüllen ihrer Wählerzusagen gegenüber der Lobby um die Hersteller der Faschistenfirma wie Monsanto die in einer totalen Einheit mit dem Denken der Sophisten die keine Wahrheit kennen bloß Worte, sind, und eine Einheit formen mit dem BushBlutbadClan und Guantanamofreiheiten oder der Söldnertruppe Blackwater die heute anders heißt. Das ist ein 1000% faschistisches Denken und 1000% Blutbadfaschismus der sich durch morden ausbeuten und erwürgen alles Lebens auf der Erde seine Früchte schafft. Dafür steht die FDP. Da frage ich welche Durchgeknallten verrückten Bürger in Deutschland können solche primitiven Menschen wählen wohl noch primitivere. Na dann mal prost. Da ist es kein Wunder das die Erde die Menschheit die Lebewesen Sklaven sind und sein sollen. Also Westerwelle und Co. Das sind Vasallen der Lüge und laut Jesus ist die Lüge der Satan. Also die Ignoranz. Und es hat ja schon Tradition das Doktoren und Professoren, Titel bloß haben um die Öffentlichkeit täuschen zu könne und zwar solange bis sie entlarvt sind.

Wie kann Faschismus noch erkannt werden.

Durch das festhalten an Verbrennungstechnologien.

Und am festhalten von dieser sogenannten gleichberechtigten nebeneinander Murkserei der sogenannten gleichberechtigtes Nebeneinander unterschiedlicher Wirtschaftsmethoden von konventionelle und ökologischer Landwirtschaft oder Technologien. Hier kann wunderbar erkannt werden wie das Raubtier der Faschist immer versucht beide Seiten aufrechtzuhalten indem er sagt das wäre Gleichberechtigung und sogar Diskriminierung wenn das nicht so sein würde. Also das nebeneinander von Morden und Nichtmorden. Das nebeneinander von Leben aufbauen von Bio also natürlich und unnatürlich also eine Seite vergiften und eine Seite nichtvergiften. So kann immer erkannt werden an dieser Nebeneinanderstrategie das ist Faschismus. Diese Lüge ist in der Politik zur Wahrheit stilisiert worden.Es gibt kein Nebeneinander von Aufbau und Zerstörung zur gleichen Zeit. Das würde Krieg bedeuten und weitermorden als Recht und staatlich verordnet.

Und auch der nachhaltige Konsum wird immer als Wunderwaffe im Kreislauf dieser Fesseln an das Geld der Geldbesitzer gepredigt. Diese Raubmenschen diese Politiker dieser Industrieverbändeigoranzen die sind nicht in der Lage über diesen flachen Tellerrand ihres Kreislaufgedanken hinauszuschauen und eine erweiterte Befreiung und ENT-Wicklung einzuleiten.

Die Politiker sind reine Vasallen der Faschisten Industrien geworden und das sind alle Verbrennungsindustriellen Familienbesitzer. Das sind Neandertaler. Aber im Mercedes BMW oder Porsche und Audi. Es hat nicht die geringste spirituelle Entwicklung in diesen Bereichen gegeben und eine Kanzlerin ist 100% ignorant was das überhaupt sein könnte. Und so sind alle Landser der Lobbypolitik. Sie verkaufen die Bevölkerungen an die megaindustriellen Kartelle global. Obwohl die Bevölkerungen ganz andere schönere Ziele haben die sogar Geldlos sein können und es letztendlich auch werden.

Solange die Nahrungsmittel auf der Erde für die Menschheit vergiftet sind und minderwertig sind durch die SS-Landser der Politiker und Knechte der Lobbyisten für die Faschistenfamilienbesitzer in

Banken und Großindustrie und Landwirtschaft, solange regiert die Ignoranz und das Böse die Lüge gegenüber den Bevölkerungen Global um sie nämlich schwach zu halten denn eine geschwächte Bevölkerung kann nie gesunde Einsichten und Gedanken und Lebensfreude haben, die soll nur über die KonsumVerblödung erreicht werden wo das materialistische GlücksLügenversprechen ein Totalversprecher ist aber bewusst.

Desweiteren kann auch erkannt werden wo Faschismus regiert wenn in der Politik und Wirtschaft „von Höchster Ebene „gefaselt wird. Das ist pure Lüge und bewusste Verblödung der Geschöpfe Gottes auf der Erde. Wer noch so denkt und das in seine Rhetorik Motorik einbaut ist 100 % Ignorant und Unwissend und somit „BÖSE" der Lüge verhaftet. Er will die Menschen in Klassen und Fächer und Stufen weiterhin „Schachmatt" halten und Ausbeuten und sie für Blöde darstellen und minderwertiger als er selber. Die so denken sind die Mafia der Seele und das ist die Politik und Wirtschaft die Religion und die Nicht-Biologische-Landwirtschaft. Ja. ja. Ja. Die Mafia der Seele das hat auch schon der Liebling der Polittika gesagt:"Der Back-Wahn"….Oleeeeee.

Demokratie Faschismus also Lobbyistenfschismus also Familenbesitzfaschismus, hat dazu geführt das die Erde vergiftet wurde und am Rand einer Klimaerruption und GeldDurchgeknalltheit steht was sich von Jahr zu Jahr vergrößert. Die Mechanismen diese Raubtiermenschen in ihren Villen und Bürotürmen wo sie TotalEntfremdete Entscheidungen treffen die im ewigen Kreislauf ihres erschaffenen Besitzes und HabGierReichtums weitergeführt wird, also wo ganz wenige für unbeschreiblich viele Entscheidungen getroffen haben, also wo sozusagen die globale Biodiversität der Masse Mensch und der Natur durch die wenigen Besitzerfamilien zu der Armseligkeit eines Aldiladens gemacht werden also ein minderwertiges ausgelaugtes unbiologisches Angebot , also eine Wüste eine Fiktionswüste ihrer primitiven Familienstrukturen in Luxusvillen und Bentleys und Organisationen die sich Welthandelsorganisation und Wohltätigkeitsorganisation oder andere verlogene rhetorische Bezeichnungen der Täuschungen tragen, diese wenigen Besitzenden arm im Geiste Reichen global haben diese Erde langsam zu einer Bio-Armut werden lassen und geformt, denn das sind nun ihre Früchte, Ausgebeutete Bevölkerungen und Roboter Arbeiter manche sehr gut ausgebildet und andere total ungebildet aber Roboter für die wenigen Superreichen Familien auf der Erde. **Aber Tyrannosaurus Rex wurde platt gemacht.** Denn das alles wurde der Menschheit ja aufgezwungen total undemokratisch obwohl eine Demokratie nicht mal das Beste ist. Das kommt erst noch. Weil die wahre Liebe fehlt. Aber diese NeandertalerIndustrien diese Neandertaler Familien die den größten Teil besitzen und eben alles auf das wenige von ihnen reduziert haben in der Natur und Wirtschaft denn alles wird auf das wenige reduziert bis garnichts mehr vorhanden ist und eine Totalfaschismus Kultur da ist die heute schon sehr, sehr, stark vorhanden ist denn versucht mal diese Politiker und Parteien und Banker und deren Durchgeknallten Ziele mehr, mehr, mehr, mehr, mehr, mehr, mehr, Geld zu bekommen, zu stoppen, das wird garnicht gehen, weil doch die Neandertalerpolitiker von heute selbst so sind, die sind die gleichen wie diese Systeme. Das sind abgrundtiefe Vasallen der Lüge des Betruges und der Kompromissentscheidungen weil sie keine Wahrheiten leben können. Denn das gesamte menschliche Wirtschaft und Politik System global ist eine Einheit der Ausbeutung. Die Politiker sind ausschließlich dafür da in diese Positionen zu kommen damit sie die SS Landser der industriellen Ausbeutungen sein können, dafür werden die gezüchtet geklont das sind Industrie-SS-Klone. Sämtliche große Organisation sind alle in Wahrheit Lügen und Betrugsorganisationen und das wird so lange bleiben solange es noch Raubmenschen gibt also jene die vom töten ganz selbstverständlich leben, und solange das Geld noch da ist. Und das wird noch sehr lange so sein. Die Uno Who Weltbank FDP CDU SPD LINKE in allen Ländern der Erde das ist alles noch Neandertaler VerbrennungsIgnoranz und soll auch so bleiben. Und da dieser Systemaufbau inklusive der Richter und deren Glaube an die Rechtsprechungen abgrundtief in der

Ignoranz verhaftet sind, wird das Feuersystem das Babylonsystem das Vatikansystem bis zum Ende kämpfen bis es keinen Rohstoff mehr hat und alles andere weiterhin egal wie töten um am Leben zu bleiben.

So die Gegenwart ist faschistisch RaubtierSSMäßig aber die Zukunft kann demokratischer sein mit mehr Liebe zum Leben und schützen des Lebens ohne zu töten. Aber diese alten Mordsfamilienbesitze die müssen enteignet werden und müssen aufgeblöst werden wenn sie vergiften und ausbeuten und nicht der Liebe entsprechen. Die Besitzerfamilien wurde ja früher getötet aber heute werden sie am Leben gelassen dürfen aber keinen weiteren Einfluss in den Bevölkerungen haben. Alle Familien sind bekannt alle Milliardäre und Millionäre das kann ganz leicht erreicht werden. Friedlich aber eindringlich.

Das politische System heutzutage ist ausschließlich auf die Reichen zugeschnitten inklusive der Gesetze und Polizei und Armee, das gehört alles ihnen, das ist ihre Mordskultur geworden inklusive der jetzigen Kriege.

Ja die Konsumenten Faschismus Demokratie das ist eine Pseudodemokratie eine Diktatur des Konsumdrehrades der Totalverrücktheit von wenigen. Die aber alle damit verblödet haben und ausgebeutet haben. Das hinterlässt eine Verwüstung und Armut im Geiste der enorm ist und dann aber zur Totaldumpfheit führt nämlich zum ermorden der wenigen Ausbeuterfamilien. Das können die sich garnicht vorstellen die Superreichen, das sowas passiert, soll es auch nicht, wird es aber weil eine große Masse an Ignoranz geschaffen wurde, alleine in den USA sind sie schwerbewaffnet, damit sie Roboter für ihre Lügenwirtschaft und LügenDiktaturen Global haben. Aber der Wiederstand die Verzweiflung werden größer und der Widerstand der Erde wird größer somit auch das erleben der karmischen Handlungen was du säst das wirst du ernten das läuft schneller ab, die nächste Mega-finanzverblödungsLüge wartet schon weil das Geld ja praktisch dazu aufruft, es ruft auf, besitze mich, sammle mich, nur du alleine, sollst mich haben, damit du alles besitzen kannst auf der Erde. Das Gift der Zerstörung liegt ja schon in den Geldscheinen drin. Und wenn ich mir diese Banker ansehe was das für abgrundtief verlogene üble SS Fanatiker sind denn das sind ja ihre Ziele, Macht, Reichtum, durch Lügenstrategie noch mehr Ausbeutung, dann sehe ich den Satan der die sich freut.

Menschlichkeit, was ist das?

Demokratie was ist das.

Menschlichkeit muss erst entstehen.

Menschlichkeit entsteht erst wenn der Raubmensch nicht mehr vom Töten leben will und Ausbeuten anderer.

Menschlichkeit hat es bis jetzt noch nicht auf der Erde gegeben, bis auf die wenigen Ausnahmen die zumindest das Reich Gottes erwähnten oder das Buddhaland und einige andere Weise und Erleuchtete. Sie alle sind Vegetarier gewesen.

Menschlichkeit das muss erst noch kommen.

Jetzt leben noch die Raubmenschen auf der Erde.

Mehr nicht.

Gestern, 12.10.10 hatte Ich nachdem ich den Tee bei Tegut koofte auf dem Rückweg ein Gespräch in der Nähe des Hauses mit dem Bauern den ich vom Waldspaziergang kenne und der hier ein Feld von Wickert Klinik gepachtet hat das direkt am Parkplatz grenzt. Wir redeten über einiges, Pflanzen, Wachstum, und dann erwähnte er Justus Liebig der deutsche Chemiker auf den sich sozusagen die gesammmmte moderne Chemie aufbaut weil er erkannte was Pflanzen als Nährstoffe brauchen und wie sie behandelt werden müssen, zur gleichen Zeit erschien aber auch ein anderer Chemiker der die Nährstoffpflanzen erkannte die kleine Knöllchenwurzeln bilden in denen sie Stickstoff und andere Nährstoffe aus der Luft in den Wurzelknöllchen speicherten um das dann dem Erdboden abzugeben, also einmal natürlich einmal Zerteilung und Chemie. Justus Liebig machte das Rennen wie man ja heute weiß, und er erzählte mir wie die Erträge sich dadurch erstmals Steigern ließen wo zu vor aus einem Zentner Weizen 3 erreicht werden konnten also sehr wenig, konnten bis heute etwa 20-25 Zentner erreicht werden dank, oder auch nicht, der chemischen Düngungen. Somit konnte überhaupt erstmals Hungersnöte vereitelt werden. Damit konnte ich nochmal direkt erfahren wie wichtig diese chemische Mineraldüngung letztendlich war und ist, natürlich ging das Thema dann weiter in die Giftbespritzung der Pflanzen und der Erde, und zwar wegen der Mehltaupilzungen die ohne chemische Keule die Ernten heute zerstören würden. Also das war der Eindruck den ich von diesem Bauern diesen freundlichen Menschen bekam und ich sah mich dann wieder als ich nachhause ging nachdenklich in bezug zu meinen eigenen Gedanken und was ich da vertrete, weil ich sah wie notwendig auch diese Form der Landwirtschaft war und ist. Und in mir entstand wieder der Konflikt zwischen Ideologie also Iddeeen und Erde ...Und ich fragte mich ob mein Denken da richtig ist und was ich da mache und vertrete, Ich finde es doch garnicht so einfach wenn mir der Mensch gegenübersteht seine Lebensform zu kritisieren. Aber womöglich war ich in dem Moment nicht so weit. Ich bin ja auch noch am Erkältung auskurieren, aber ich konnte nochmal gut sehen wie wichtig diese Phase der Chemie auch waren und sind. Aber trotzdem die Biolandwirtschaft schafft das ja auch ohne Chemie auch wenn ihre Erträge etwas weniger sind, das will ich hier nicht vergessen. Und das ist das wichtigste. Bio und nicht Konventionell Landwirtschaft

Ja, aber man sieht auch wie wichtig auch diese Chemiezeit war obwohl das heute nicht mehr passt... Denn heute sind das ja Agrofaschisten und Monsanto ist ja Totalfaschissst weil die ja alles total auf Geld aufbauen inklusive das der Same der Pflanzen nicht mehr keimt also neu gekauft werden muss, das ist das vorherige Buschpolitik USA System, der Totallüge an Leben und Leib Hauptsache Geld und Profit...USA Politik ist Monsantopolitik und Blackwaterpolitik und Guantanamopolitik .Das ist Faschissss Muuuus Politik. Obwohl doch das Recht in uns wohnen soll. Obwohl doch der Geist Christus in uns wohnen soll. Obwohl doch der Mensch der Tempel Gottes sein soll. Obwohl doch Gott in diesem Tempel leben soll. Stattdessen kommt aus den USA und anderen Kapitalismusländern aber hauptsächlich USA die Begriffsoffensive die Wortjonglierkunstoffensive. Es werden bewusst Tatsachen und Handlungen und Abläufe die Töten und Zerstören als Lebensfördernd dargestellt. Die gesamte Monsanto und Bayer Gift Lüge in bezug zu ihren Antibiotika Produkten also Gen und Klon Zielen werden ausschließlich als Lebensbereichernd dargestellt. Und es gibt sogar Denker/Innen die vom „Konstruktiven Kapitalismus" reden und schreiben. Aber konstruktiver Kapitalismus bedeutet „Noch mehr Geld machen können". Also noch mehr Armut schaffen können und noch mehr Geld auf immer weniger Menschen kriegen. Das Leben ist zwar das Leben und in dem passiert ja sichtlich sehr viel auf der Erde. Und Gerechtigkeit ist glücklicherweise nicht abhängig von menschlicher Willkür, sondern von kosmischen Abläufen der sogenannten Ursache Wirkungstatsachen. Das Recht, das ist was willkürliches Raubmenschliches und ist in 2010 noch ein totales Raubmenschrecht. Denn das Recht wird hauptsächlich von den einflussreichsten für die einflussreichsten und reichsten gemacht damit sie ihre wirtschaftlichen Raubmenschziele absichern können, in Politik und Wirtschaft und Finanzen. Der Rest des Rechts ist das Überbleibsel für die Massen die sich seit Jahrhunderten das erstmal schwer erkämpfen müssen. Das ist das Recht der Raubtiermenschen der Fleischfresser. Und solange der Mensch noch in solch einer NebelSicht seiner selbst ist wird es auch weiterhin Kapitalismus und Faschissmuuus Demokratien geben die im Wirrnisglauben sind das sei Demokratie oder sogar Gerechtigkeit oder den Unschönen begriff genommen „Soziale Gerechtigkeit". Für die Durchgeknallten Amerikaner den Hauptteil der Bevölkerung ist ja sogar das Wort Sozial gleichzusetzen mit Hitler und Teufel. Die Amerikaner lieben eher Blackwaterpolitik und Guantanamopolitik und Waffenkäufe also die haben noch nicht mal verstanden was das bedeutet die sind also noch 100%tige Raubtiere mit all ihrem Waffenfetischisssssmuuus. So durchgeknallt sind die noch. **Soziale Gerechtigkeit ist für die noch der Satan die Lüge.** Die lieben ihre sogenannte Freiheit die sie mit Pump Guns und Kalaschnikows und Smith und Wessons verteidigen können in einem Wallstreetfaschismus also kapitalistischen „freien Markt" der sie ununterbrochen abzockt belügt betrügt ausblutet, der die schwachgemachten schwachgedachten schwachgeglaubten gnadenlos überrollt und wechschießt. Dafür sind die Amerikaner so Gigablöde sind die noch. Ich bin auch nicht für soziale Gerechtigkeit. Ich bin aber für menschliche Gerechtigkeit. Denn alles was keinen Bezug direkt zum Menschen in Wort und Tat hat ist Abstrakt und Kopf gebürtiges Jonglieren und Fantasien und Denkereienmöglichkeiten. Aber bloß der Mensch steht hier und dort und ist die Wahrheit und keine philosophische Wortabfickerei und Denkorgie und Gelaberfaschismus. Und solange der Mensch noch nicht wirklich ein FriedensMensch ist ein LiebesMensch also alle Lebewesen auf der Erde schätzt im Sinne von NichtTöten, solange wird es auf der Erde Kriege und Ausbeutung und Demokratie Faschiss Muuuus geben. Und ein Staat also Menschen die noch dem Töten verhaftet sind, kann gar keine menschliche oder soziale Gerechtigkeit garantieren. Weil diese Menschen diese Politik diese Parteien ja immer über die Verhältnisse leben, insbesondere in der Absicherung ihrer Beamtenunterstützer und ihrer eigenen Pensionenabsicherungen und Gehälter und der Zusicherungen ihrer Lobbypolitik und der Verbrechersubventionspolitik global. Also Parteien die dann gewählt wurden haben immer die Menschen, der Begriff Volk ist mir ein Greul weil er so Abgrundtief primitiv ist also total unspirituell und den Menschen bloß auf seine zukünftige Leiche reduziert und sein spirituelles Erbe nicht mal erahnen lässt, haben also immer die Menschen beraubt, für die Ziele ihrer Banker Freunde die Ziele ihrer FirmenFreunde die Ziele ihrer Lobby Freunde , aber die sogenannten sozialen und kulturellen Ziele wurden immer im Schachbereich gehalten. Das ist Demokratie Faschiss Muuus. Das Leben im Sinne der Bergpredigt ist noch TotalUtopie. Solange Menschen nicht mal vom Töten anderer Lebewesen ablassen können ist das Fiktion aus dem Himmelreich Gottes hier auf der Erde. Auch wenn einige Gruppen versuchen das auf der Erde zu leben. Es geht nur wenn ein Staat oder alle das machen. Wenn ein Staat also deren Menschen das machen ist das natürlich der Himmel auf Erden. Das soll ja das Ziel sein. Das soll ja verwirklicht werden laut dem verstorbenen Jesus dessen Geist Christus das aber aufrecht erhalten soll.Das hat aber auch 1000% nichts mit den Kirchen zu tun. Das sind bloße Geschäftsverblödungsunternehmen die Mafia der Seelen. So wie die Banker die Mafia der Seelen sind. Oder die Subventionspolitik die Mafia der Seelen ist. Oder die Waffenherstellung die Mafia der Seelen ist. Oder die Kapitalisten Politik die Mafia der Seelen ist. Das sind alle jene die Interesse haben das ein Staat fortbesteht also eine Gruppe Menschen die sich denken sie seien der Staat den es aber in Wirklichkeit garnicht gibt. Das ist eine pure Fiktion und diese Fiktion ist der Glaube der Raubmenschen die noch von BlutWurstProdukten leben meinen zu müssen. Interesse an einen Staat haben jene die davon profitieren. Also damit ist ein Staat immer ein Ausbeuter. Das muss klar erkannt werden. Alle die für den Staat sind wollen gut leben und sich absichern die haben alle das Verlangen nach Sicherheit und nicht nach Freiheit und Liebe. Der Bergpredigtpredig Sinfonie. Aber man sieht ja was Staaten also Regierungen also Politiker also Raubmenschen bis jetzt erreicht haben Geldreligionen. GeldGlaube. Demokratie Faschissss Muuuuus. Denn der Staat die Politiker die Beamten sind ja total unproduktiv, da seine Existenz auf Steuereintreibung Abgaben begründet ist. Damit will er die Politiker die Lobbyfaschisten die Freundschaftsausbeuter die GeldgeilKumpanen aber auch die Eigenverantwortung der sogenannten Bürger ziemlich gering halten weil ja sonst die Politiker ihre saumäßigen Abzock Schiebereien mit ihren Lobbyhöllenfaschisten nicht durchzocken können. Und deswegen ist es ein Warnschuss an die Demokratie Faschismuuspolitiker heutzutage was da in Stuttgart abgeht. Man kennt mittlerweile die Verbrecherorganisationen genannt Banker und Lobbywirtschaftspolitik das sind alle Verbrecherorganisation das sind Vollblut Raubtiere geblieben. Und unmündige Bürger sind eine sehr lohnende Sache für Demokratie Faschisssmuuus das war ja auch das Ziel von Plato und den Griechen die eine Demokratie entwarfen nämlich für sich die Adligen um noch mehr Ausbeutmöglichkeit zu haben im Scheinweltmantel der Demokratie. Denn die braucht Arbeit und Ausbeutsklaven. Eine Demokratie hat aber auch 100% garnichts mit der Freiheit und Liebe zu tun von der Jesu damals laberte am Berg da als der Christus der Sohn Gottes, was jedes menschliche Lebewesen ist, ein Sohn Gottes und eine Tochter Gottes. Aber das gesamte Demokratiesystem heutzutage ist ein total abgekatertes Spiel für die Adligen also die Raubmenschen von damals die heute die gleichen geblieben sind, damit die Ansprüche des Geldkapitals rascher zunehmen könne als die wirtschaftlichen Leistungen wenn nötig durch durchgezockte Finanzkrisen da ja da sogar Doppelgewinne gemacht werden können. Und da die SS Landser der Mafia der Seele die BankerfamilenZinsen denn das Kapital ist ja in Familienbesitz das gehört alles einzelnen Familien, da ja die Zinseintreibung also die Verschuldung auf die Ewigkeit, ja Ewigkeit, so wurde das durchkalkuliert und alleine die Schulden der Bundesrepublik werden mit 1000%tiger Sicherheit niemals zurückgezahlt werden können, somit auf ewig die Zinsen, und das geht ausschließlich an Privatfamilien, wenn das nicht schnell genug geht dann müssen eben die Löhne gesenkt werden, und das ist in der BRD wunderbar durch Totalverblödung der Bürger abgezockt worden. Jeder Politiker der davon redet die Schulden zu verringern, der setzt auf den Verblödungsminderwertigkeitsgefühlsglauben der Primitivbürger dafür dann eine Legitimation zu bekommen eine politische, damit er gewählt wird das ist aber alles Lüge Totallüge, denn das wird nie passieren und die USA da müssen die Totalverblödeten Bürger aber mit Kreuzgurt und 45ziger um den Bierbauch 100 mal wiedergeboren werden um das niemals bezahlen zu können. Und die anderen Länder und wer bekommt die ganzen Zinsen ausschließlich Privatpersonen. Das müsst ihr euch bewusst machen. Denn in der sogenannten Schuldentilgung Jahr für Jahr bis zum Ende der Schulden also, da geht es garnicht darum, es geht bloß darum das die Bevölkerungen ihre Fähigkeiten zum sogenannten ordnungsgemäßen Schuldendienst zurückgewinnen das die Zinsen und Fälligkeiten pünktlich beglichen werden können. Ihr sollt aber auf ewig im VollBlutmordskapitalismus verweilen, und nicht in den Zielen der Freiheit und Liebe der Bergpredigt Einblick bekommen…Ihr seit umgeben von Verbrecherbanden das sind die deutschen Weltunternehmen die Korruption und Betrug und keine Gewerbesteuer in Deutschland zahlen. Die Pharmaindustrie zockt gigamäßig eure Gelder ab in einem nie aufhörenden Kostenorgasmus Muus für den dann die Politiker als Durchbruchsenilität werben das ist alles die Mafia der Seele die heutzutage in der Politik ist das sind Vasallen der Lüge und Ausbeutung. Bestochene Mediziner bestochene Wissenschaftler die gefälschte Forschungsergebnisse präsentieren manipulierte Statistiken, für Klimawandel damit die Industriellen und Banken Geschäfte machen können. Der Bürger ist die Wildsau der Nationen. Freiwild zum Abschuss. Bereicherungen überall und Ausbeutungen manipulierte Statistiken von sozialen Einrichtungen Arbeitsämtern Gutachten im Sinne dessen der sie ausstellt gefälschte Bilanzen. Das ist total Demokratie Faschiss Muuuuuus. Denn was legal ist, ist hauptsächlich das Recht der Ausbeuter gegen die auszubeutenden Bevölkerungen. Die TotalbekloppttheitsBürger. Manager sind zu Globalen Horden der Kartellmafia geworden die zuerst Totalausbeutung fabrizieren und dann Totalabzocke mit Abfindungen und guten Anwälten denn ein guter Anwalt ist ja der der am besten sophistisch also rhetorisch Worte hin und her schieben kann,, das ist aber alles leeeeres Geschwätz das ist Demokratie Faschissmuss das ist die Mafia der Seele .Und sogenannte gesparte Steuern in diesem Globalmanagement sind in Wahrheit hinterzogen Steuern…Und wenn Arbeitgeberverbände das Thema Faulheit und Drückeberger und Arbeitslosengeld und Hartz 4 einheizen dann bloß deswegen damit die Aufmerksamkeit vom Industriemanagerfaschismuus den Mafia der Seele

wegkommt. Arbeitgeber sind ja auch in Wahrheit gar keine Arbeitgeber. Sie sind Arbeitnehmer. So es ist sehr gut das in Stuttgart der gutausgebildete Mensch der sogenannte Bürger der in seiner inneren Entwicklung weit, weit, weit über die Verbrecherkartelle die Globalwirtschafsmafia der Manager und Banker sich hinaus entwickelt hat, auf die Straßen geht,. Das ist sehr gut. Das muss öfter passieren, und im Sinne der Bergpredigt von Freiheit und Liebe gesehen werden. Denn die Staatsdiener das sind alles Mitläufer der Mafia der Seelen des Kapitals geworden. Die sind selbst totalversumpfte Korruptionsunterstützer geworden, denn Kapitalismus ist ein System indem man nicht durch eigene Leistungen wohlhaben wird, sondern durch die Aneignung fremder Arbeitsleistung über den Kapitalertrag. Eine Leistungsgesellschaft ist also eine Ausgebeutete Gesellschaft. Und diese Leistung hält euch auf immer schwach und unreflexiös. Unreflektierend. Das ist institutioneller Betrug das ist Demokratie Faschiss Muus das ist das griechische Platoziel der Adligen die bloße Ausbeuter sind denn selbst Platon war Sklavenhalter. Da kann keine Freiheit und Liebe entstehen. Eine Demokratie ist ein Verbrechersystem sehr gut für die Scheinheiligkeit von Verbrecherstrukturen für die Mafia der Seele. Einflusspolitik, mit fließenden Übergängen zum Nepotismus Muus, Klientelismus, Ämterpatronage, ProtektionismussMuus, LobbyismusMuus, das ist Demokratie Faschisssss Muus. Das dient ausschließlich privaten Zwecken Privatfamilien. Findet diese Privatfamilien denen diese Gigaschuldensummen weltweit zurückgezahlt werden soll und Ewigkeitszinsen. Das ist das Resultat einer repräsentativen Demokratie. In der der Mensch der Bürger der Raubmensch nicht direkt sondern durch Vertreter regiert, dass ist immer eine latente Faschismus Situation da immer in die Familienstruktur investiert wird, denn die politische Lügenkaste global, geht ihre eigenen Wege was mit der Bevölkerung die weit, weit, weit weiter entwickelt ist als das politisch wirtschaftliche Mafia der Seele Konglomerat weil die ja auf Betrug und Ausbeutung und Steuerhinterziehung und Lobbylügen aufbauen, nichts mehr zu tun hat. Das ist alles zum Selbstbedienungsladen der Politiker und ihrer Bankerfamilienfreunde und Industriefreunde geworden. Und da sie alle noch ohne Ausnahme Totalraubtiere geblieben sind mit ihren Steaks und Würstchen und Hummer und Brustfiles und Schinken, ekelhaft, sind sie auch totale Blutvertreter dieser Gedanken und Ziele geblieben,. So sind nun mal die Zusammenhänge. Deswegen auch eine Demokratie Faschisss Muuus Situation. Das sind alle noch primitive dumme Leichenfresser. Zur Sicherung der Pfründe aus Macht und Geld wird für das blöde Volk Politik inszeniert um die Illusion einer funktionierenden Demokratie aufrechtzuhalten: **Der Staat ist zur Beute geworden.** Die Steuer Steuereinnahmen sind zur Beute geworden von Mafia der Seele Politikern und Lobbyverbrechern und Bankermafiaorganisationen. Wo ein durchgeknallter Papst und jeder Papst ist durchgeknallt weil er ja eine Lüge lebt seinen Staat der Ausbeutung zu etablieren, denn der zockt auch durch Kirchensteuer ab, wo also ein Papst selbst noch töten lässt in seinem eigens für ihn Bauernhof in Italien wo die Lämmlein für ihn ermordet werden damit er dessen Bein fressen kann dessen Brustmuskeln ,da ist eine Menschheit totaldurchgeknallt, wo andere sogenannte Religionen Schächten und Koscher vorjubeln das sei Religion aber den Tieren die Kehle durchschneiden da ist Totaldurchgeknalltheit die Mafia der Seele im Spiel das sind verrückte. Eben Raubtiere denn nochmal **ein Raubtier ist ein Lebewesen das andere Tiere tötet damit es sie fressen kann.**
So diese Demokratien wie sie heute exis-tieren, sind ja die Resultate von Sklavenhaltern wie Platon und seine Kumpanen, die ja bloß für sich ihre Schöngeistigkeitswerte der damaligen Zeit zurecht fantasiert hatten. Und heute wird das Bild dieser damaligen Pläne deren Erschaffungsgeister wunderbar sichtbar. Plutokratie war damals die Herrschaftsform denn wenn man sich die griechischen Schriften durchliest da ging es ausschließlich um ihre Götterdämmerungswelt und nicht ein einziges mal um das wohl der Menschen und deren Freiheit. Und Sokrates wurde ja sogar vergiftet weil er gegen die Sklavengesellschaft war. Auch der Aristoteles das waren alles Sklavenhalter und hatten

ein ungemein primitives Bild über ihre Mitmenschen die zu nichts anderen wert waren als Sklaven zu sein. Das war deren damalige Humanität. Also Raubtiere Raubmenschen ersten Ranges. Und heute ist das Gesellschaftssystem genau so, aber mit einem vergrößerten Anteil der Werte von dem Jesus und seinen Überlieferungen. So ist es nun mal wenn Raubtiere Raubmenschen mit geistigen Diamanten zusammenkommen, sie wissen nicht wirklich was sie damit anfangen sollen und bleiben zuallererst Raubmenschen, weil einfach die Lehren der Erleuchteten zu hoch für sie sind, obwohl es gar keine Höhe gibt. Aber so ist ihr Raubmenschmental auch heute noch. Das sind alles sehr, sehr, sehr langsame Ent-Wicklungsprozesse auf der Erde. Aber Plutokratie und Donaldkratie und FixundFoxikratie ist weiterhin die alte und neue Herrschaftsform auf der ganzen Erde. Und auf dieser Erde werden die westlichen Demokratien und aber auch die Islamistenkratien Industriestaaten oder nicht, von den jeweiligen Raubmenschorganisationen beherrscht und sind in ihrer Abhängigkeit, Seien es nun die Mullahs die ein Wirtschaftsimperium für sich aufgebaut haben oder aber in den Industriestaaten des Westen die wenigen Gigaglobalplayers, sie halten die Bevölkerungen in Abhängigkeiten ihrer Monopolprodukte und Gesetze und Richtlinien. So ist das nun mal. Das Sosein wie Buddha sagen würde. Das ist ganz wichtig zu wissen und zu akzeptieren damit erst garnicht unnütz dagegen angekämpft werden braucht. Der Superkapitalismus Demokratie Muus der ist ja total am brodeln bis hin zur nächsten überkochung. Und es ist diesen Familien dieser Globalplayer aber auch genau so wertlos wer dabei in dieser Arbeitsgefangenschaft der Besitzlosen auf der Erde drauf geht, denn ihr denken ist ja das Denken des Geldes mit dem sie glauben auf ewig befreit zu sein von den Armutselendigkeiten die der Zusammenbruch der Wirtschaft und Finanzsystem mit sich bringen würde. Als allererstes müssen sich die Lobbypolitiker global zusammensetzen und ihre gesamten Schulden an diese Plutogoofykratienfamilen nullyfizieren. Es darf in der globalen Menschheit nirgendwo irgendwo irgendwann nördlich von irgendwo Schulden geben. Der Mensch ist nämlich ohne Schuld geboren und alles was mit Schuld Schulden zu tun hat ist das Werk dieser Familienstrukturen dieser Raubmenschen. Denen die WHO die UN die IWF und so weiter als Instrument für ihre globalen Ziele gilt. Dann muss Rüstung und Sicherheitspolitik aus der menschlichen Ignoranzpolitik entfernt werden. Und zwar total. Das raubt nämlich der Menschheit pure Lebenskraft und schöpferische Freude. Und die Abschaffung des Zinseszinses und Zinsen muss auch sofort verwirklicht werden. Aber bis das wohl passiert werden die MonsterprofitPlutokraten Familien eher einen weiteren Weltkrieg anfachen wollen. Den haben sie zwar schon denn er geht ja um Ressourcen wie Erz Kohle Uran Silber Gold Weizen und Pflanzen und Wasser und Tiere. All das kontrollieren die ja schon mit ihrer Giftdemokratie global. So es ist also keine Friedensdemokratie auf der Erde vorhanden. Und in den Islamstaaten ist ja sowieso bloß die Öldemokratie soweit vorhanden bis der Hahn zu ist. Und die Ignoranzscharia Hau den Lukas Irgendetwaspolitik. Also die total Ausbeut Verblödungsdemokratie herrscht heute in den Industriestaaten. **Das ist aber nicht vom Himmel gefallen.** Nein. Das ist so aufgebaut worden von diesem Raubtiermenschen dieser Globalplayerplutokratenfaschisten. Geld mit Arbeitsplätzen verdienen und wenn nötig wegrationalisieren. Aber mit Schinah und deren kommunistischen Lächel wenn du lügst und unterdrückst regierenden, ist ja erstmal ein Monstermarkt vorhanden der auch die Industriestaaten kochen lässt und wenn dann noch Indien dazu kommt, dann Afrika und dann Südamerika, holladrioho, da geht aber erstmal für Jahrhunderte so richtig brodelnd weiter. Also ist erstmal die Demokratie gesichert. Oleeeeeee.

Aber der Systemzwang des Kapitals das wenige alles haben wollen wird schon dafür sorgen das es aber bald wieder knallt und die nächste Zusammenbruchgeldorgienkrise zu erwarten ist. Da das Universum ja endlos ist, ist auch die Ignoranz dieser Raubtiermenschen der Fleischfresserdemokratien endlos. Oleeeeeeeeeeeeeeeeeeeee.

Und Jesus wollte doch das Himmelreich Gottes präsentieren. Ach ja das ist ja inwendig. Und das neue ruh sanft Jer**USA**lem, wo ist das. Das haben die Päpste verfickt und vermordet und verorgiet. Und die Investmentbanker im Stern von Haderer, brauchen ja auch viel, viel, viel, mehr Kohle zum Grillen.

Und was ist mit Gott. Gott schaut zu und ist Glückseelig. Wenn man nämlich total Glückseelig ist da ist auch nicht das Geringste an anderen Gedanken vorhanden von wegen Ausbeutung Betrug Armut Lobbywirtschaft Vergiftungsgesellschaften und Monsantofaschismus. Oder der Situation der Lebewesen auf der Erde.

(Diese folgenden Worte habe ich galant Eingefügt als Übergang aus „Ein Kurs in Wundern" und mit meinen Zutaten ergänzt)

Also müssen wollen dürfen haben wir es selbst zu machen. Das liebende. Das liebevolle. Das wirklich Bedeutende können wir nur mit dem Herzen erfühlen. Es ist mit den Händen nicht tastbar, mit den Ohren nicht hörbar. Aber wer ist der Taster und wer ist der Hörer? Wir können es nicht greifen und auch nicht sehen. Aber wer ist der Seher? Es ist mit den Körpersinnen nicht zu erreichen. Selbst unsere mentalen Fähigkeiten reichen nicht aus, es wirklich vollständig zu begreifen. Weil das Mental ja bloß ein Werkzeug ist! Dennoch ist es wahrnehmbar. Denken Sie an die Liebe! Auch die Liebe lässt sich nicht tasten, noch lässt sie sich greifen. Obwohl, wenn man den Schöpfer und seine Geschöpfe als ein und das gleiche erkennt ,dann lässt sie die Liebe wohl doch „Begreifen" da der Körper, die Materie, die Energie, ja immer selber das Göttliche ist. Denn es gibt ja gar keine Grenzen. Dennoch ist sie da. Nicht nur Antoine de Saint-Exupery gelangte zur Erkenntnis der Weisheit des Herzens ... Der Mensch ist ein multidimensionales Wesen. Der Schlüssel zu einer solchen Einsicht besteht in der Tatsache, dass jeder Mensch alles Wissen und alle Weisheit bereits in sich trägt - sei es auch versteckt oder verschüttet - die höchste Weisheit ist allezeit vorhanden, auch in Ihnen! Sie wartet nur darauf, von Ihnen selbst wiederentdeckt zu werden.

Doch wie gelange ich zum Herzens-Sehen? Wie funktioniert das Herzens-Sehen?

Was wissen wir darüber?

Das Herzens-Sehen wurde bereits seit tausenden von Jahren durch viele weise Menschen, wie z.B. den „Rishis" (Sanskrit = weiser Seher), erfahren und weitergegeben. Auch tibetische Meister haben das Herzens-Sehen umfassend praktiziert und sehr präzise dargestellt. Die Kraft dieses Bewusstseins ist genau jetzt und heute der Schlüssel, den die Menschheit braucht: Die Methode kann lebensnah, alltagstauglich und mit einfachen Mitteln weitergegeben werden. Jeder kann es erlernen. Es holt jeden Menschen da ab, wo er sich gerade befindet und unterstützt ihn voll und ganz darin, seine eigenen, ihm am nächsten gelegenen Schritte in seinem Leben zu tun. Dabei kann das Potenzial des Herzens-Sehens auch durch die bereits vorhandene Entwicklung zur vollen Entfaltung kommen.

Ist das Herzens-Sehen für jeden geeignet? Können wir einfachen Menschen es? Aber wir sind keine einfachen Menschen wir sind das göttliche Wesen .Ja wir sind sogar selber Gott. Denn es geht direkt vom allesdurchdringenden Göttlichen alles in Allem bis zum jeweiligen Individuum. Das ist die Bedeutung von Multidimensional. Wir sind zur gleichen Zeit in allen Dimensionen aktiv vorhanden.

Ja! In uns allen befindet sich von Geburt an ein kostbarer und jederzeit keimfähiger Same: Die grundlegende Befähigung zur Umwandlung und zum Wachstum unserer Sicht des Lebens - hin zu einer Sicht, die uns zu einer heiteren und leichten Lebensweise führt. Und diese Heiterkeit ist ja schon da das weiß ja jeder andere Mensch an seiner eigenen Heiterkeit die er lebt und erlebt. Die hat er sich ja nicht erst bei Aldi oder in Bioläden kaufen müssen. Das Tor zu diesem Wissen führt durch das Zentrum unseres Herzens geradewegs in unsere strahlende Seele hinein.

Was ist die Seele? Ach so, was ist denn Seele? Seele ist mit dem Intellekt wenig erklärbar, wenn man nicht unmittelbare Erfahrung macht, bleibt es eine Glaubensfrage. Und vom Glauben wollen wir ja schleunigst wegkommen denn dadurch kann sich doch die Faschisten Demokratie und die Vatikanausbeutung weiterhin am Steuerabzocken Geil-Laben.

In buddhistischer Weise ausgedrückt beinhaltet dies: Sie haben ein über Ihre intellektuellen Fähigkeiten und Ihre Sinnesfähigkeiten hinausgehendes Bewusstsein. Oder anders formuliert: Sie sind nicht bloß der Körper in dieser dreidimensionalen Welt sondern sie sind das Unsterbliche ICH BIN. Der Mensch besitzt nicht nur die Qualität von Sinnes - und Verstandes Sein. Dies ist nur die eine Bewusstseinsdimension. In ihm sind noch weitaus größere Qualitäten. Das sind die anderen Bewusstseinsdimensionen! In der Nähe des Herzen des Herzchakras lebt sogar der Christusgeist die reine bedingungslose Liebe. Ich habe sie erfahren wie sie dort ausströmt und andere das garnicht bemerken wenn diese bedingungslose Liebe strömt.

Diese sogenannten anderen Bewusstseinsdimensionen, sind jederzeit in jedem Menschen vorhanden, auch wenn der Einzelne sie noch nicht entdeckt hat. Sie sind sogar dann ein Teil von ihm, wenn er nicht glaubt, dass es sie gibt. Sie können es nicht glauben? Dann seien sie Wissenschaftler und testen sie. Dann probieren Sie es einfach aus. Erste Erfahrungen können Sie in einem Seminar sammeln. Oder in den Regenbogenzentren die im Buch „Meditative Transformation der Industrie" von mir beschrieben sind. Dies geschieht durch einfache leicht erlernbare Meditation, indem Sie sich bei völliger Wachheit und geistiger Klarheit durch die Weisheit Ihres Herzens mit Ihrer Seele bzw. Ihrem höheren Bewusstsein verbinden.

Was geschieht, wenn wir diese Erfahrung der Verbindung mit unserer Seele, unserem höheren Bewusstsein, machen?

Wir gelangen zu einer heiteren und unbeschwerten Sicht- und Lebensweise. Wir erlangen z. B. auch Gelassenheit mehr Einklang und Akzeptanz mit anderen Menschen. Wir entwickeln mehr Geistesgegenwärtigkeit in erforderlichen Situationen. Dies geschieht indem wir mehr und mehr das Steuer der Unabhängigkeit von Emotionen übernehmen, die uns an unserer Entwicklung hindern, und alle Gefühle fördern, die uns darin unterstützen. Die Persönlichkeit kann, wenn sie dazu bereit ist, Schritt für Schritt zu immer weiter ausgedehntem Bewusstsein heranreifen. Bewusstsein, aus dem mehr und mehr all das Göttliche in uns, das Schöpferische, das Kreative und Wandelbare, das Mittfühlende, mit wunderbarer charismatischer Leichtigkeit und Heiterkeit erstrahlt.

Jede Situation unseres Lebens bietet uns die Möglichkeit des Aufstiegs, indem wir bewusst in Freude und mitfühlender Harmonie mit uns selbst und anderen Menschen voranschreiten. Eines ist von vorneherein wichtig zu verstehen: **Auch Sie, Du, sind bereits multidimensionales Bewusstsein.**

Auch Sie sind reine Schwingung. Diese alte Weisheits-Erfahrung wird seit tausenden von Jahren von vielen verschiedenen Menschen wiederholt weitergegeben - Menschen aus Fleisch und Blut wie Sie und ich, die nichts weiter getan haben als einfach in den Bewusstseinsdimensionen aufzusteigen, die bereits jedem von uns innewohnen. Wir alle sind weit mehr als das, was wir kennen. Mehr als Materie mit Gedanken und Emotionen. Hinter dem Horizont geht es weiter. Wir bestehen aus diesem Bewusstsein. Nicht nur das wir sind sogar die Erschaffer des Bewusstseins. Aber das ist von der Erfahrung her garnicht so einfach das zu erfahren zu wissen und zu erreichen. Über das Denken geht es einfacher, denn, aus Gott, aus dem Göttlichen kann nur das Göttliche kommen.

 Bewusstsein

Ein jedes Lebewesen hat seinen individuellen Funken. Er entspricht seiner von negativen, Leid erzeugenden Gedankenmustern befreiten Persönlichkeit. Anwachsendes bzw. erwachendes Bewusstsein beinhaltet die Umwandlung unseres mentalen und emotionalen bislang noch begrenzten Bewusstseinshorizontes in eine immer weiter sich ausdehnende und unbegrenztere (von Leid) befreite Sicht. Diese Wandlung kommt aus der Seele des Menschen, oder je nach religiöser oder weltanschaulicher Zugehörigkeit aus dem Atman, dem Überbewusstsein, dem höheren Selbst oder anders ausgedrückt: dem Göttlichen in ihm, dem innewohnenden schöpferischen, kreativen Potenzial, das nun, da das Bewusstsein sich von seiner Enge befreien kann, mehr und mehr aus seinem Herzen leuchtet und in seiner Persönlichkeit erstrahlt.

Ein jeder Mensch darf und sollte sogar diesen seinen individuellen Funken, seine innersten Rufe, seine Berufung, leben. Dies ist tatsächlich auch möglich, unter allen Begleitumständen und bei allen Verpflichtungen, die wir auch haben mögen. Es gibt immer einen guten und gangbaren Weg. Er zeigt sich Ihnen Schritt für Schritt als ein Aufstieg, nein, Öffnen, zum Berg der Freude. Oder anders formuliert: Zum Tal der Freude. Denn immer Berge herauf krakzeln das ist anstrengend als schriftliche Metapher Darstellung. Denn Sie werden Freude empfinden, wenn sich Ihr geistiger Horizont immer weiter ausdehnt! Sie werden in der Lage sein, vorher nicht erkannte, einfache und gute Lösungen für die Herausforderungen im Alltag zu finden und beengende Verhaltensmuster in befreiende Fähigkeiten zu transformieren. Der individuelle Funke ist immer das, was auch der höchsten universellen Weisheit entspricht und dem höchsten Nutzen, Gut und Wohle der Gemeinschaft aller Wesen dient. Wir sind alle mehr als bloß Materie mit Gedanken und Emotionen. Sie und Ich, wir sind alle aus reinem Bewusstsein. Selbstverständlich auch Sie, wahrscheinlich kennen Sie den heute häufig benutzten Satz: Alles ist Eins. Ohne Sie waren wir doch nicht Alle und wie waren wir dann Eins?

Sie können es nicht glauben? - Dann probieren Sie es einfach aus. Erste Erfahrungen können Sie in einem Seminar sammeln. Oder sie Autodidakten sich selber über Anleitungsbücher oder eigenem Denken. Wobei eine Frage sehr präzise ist die wie ein SuperMantra wirken kann, nämlich: Mich selbst erkennen. Diesen Vorgang habe ich in meinem Buch: „Das Mantra mich selbst erkennen“, beschrieben.

Im Verlauf Ihres Aufstiegs werden Sie selbst mehr und mehr entdecken, dass wir aus Bewusstsein bestehen. Deshalb verändern Sie sich nicht wirklich, sie holen nur das Beste aus sich heraus! Wie Buddha schon sagte: Wenn du Buddhaschaft erlangt hast, weißt du das es garnichts zu erreichen gab. Das warst du schon immer. Genauso kann man sagen: Wenn du den Christus in dir verwirklicht hast wirst du wissen das du das schon immer warst und es garnichts zu erreichen gab.

„Es gibt keine Vorstellung, die sich selbst mehr widersprechen würde als die der »nichtigen

Gedanken«. Was die Wahrnehmung einer ganzen Welt entstehen lässt, kann man kaum »nichtig« nennen. Jeder deiner Gedanken trägt zur Wahrheit oder Illusion bei; entweder dehnt er die Wahrheit aus, oder er vervielfacht die Illusionen."

„Jeder Gedanke, den Du hast, bildet ein Segment der Welt, die du siehst. Es sind demnach Deine Gedanken, mit denen wir arbeiten müssen, wenn deine Wahrnehmung der Welt verändert werden soll."

Warum ist das wohl so: Weil du nämlich selbst das Göttliche bist. Und nun leite davon ab, das Göttliche Denken, da siehst du welche schöpferische Bindung und Gestaltungsmacht dahinter stehen hinter deinen Ängsten Illusionen guten Hoffnungen oder Albträumen. Das ist alles Göttliche Power. Sei also wachsam und bleib in der Liebe und vergesst das Gute Geile Heiße Vögeln nicht, mit Liebe.

Im Grunde gibt es nur zwei Gefühle:
Liebe und Angst. Aus diesen beiden entstehen all unsere besonderen Gefühle. Der sogenannte Dualismus Muus.
Aber im Ur-Grunde gibt es nur Glückseligkeit. Und das ist TotalEinheit ohne Dualismus Muus.

Genau genommen ist nur die Liebe wirklich. Die Angst ist von uns in dieser Welt gemacht worden und besitzt keine Wirklichkeit. Weil wir von der falschen Annahme ausgingen wir sind ausschließlich die zukünftige Leiche. Oder anders formuliert wir sind ausschließlich der Körper. **Das Gegenteil der Angst ist die weltliche Liebe, begrenzt und an Bedingungen geknüpft. Die wirkliche Liebe kennt keine Grenzen und ist bedingungslos, sie hat kein Gegenteil, denn sie ist nicht von dieser Welt. Sie ist Gott selber.** Das, was du selber bist. Sie erzählt uns von unserem Zuhause, von dem Ort den wir in Wirklichkeit nie verlassen haben, in dem alles was ist eins ist. Das schöne Himmelreich Gottes. Die Ewigkeitswelt. Dort wo Gott das Göttliche die Ur-Zentralsonne ist. Und alles von innen heraus leuchtet. Das ist sehr schön dort, dort kommen wir alle als sage ich mal „Formen" als „Form" her. Es gibt aber auch die Einheit die keine Form hat. Das ist dann das Göttliche in allem und jedem Einheit. Aber das Göttliche Super-Himmelreichspiel das ist schon die Form der Geschöpfe im Himmelreich. Oleeeeeeeeeeeeh.

Die Körper (Das Multidimensionale)

Zu jedem Lebensstrom gehören sieben Körper, wobei Wir vier Niedrige und drei Höhere unterscheiden. Jeder dieser sieben Körper hat seine eigene Schwingung - Dichte - und wirkt auf der ihm entsprechenden Ebene. Diese Körper durchdringen einander. Die Vier Niederen Körper werden (Wir nennen diesen Vorgang Tod) nach und nach abgelegt. Die drei Höheren Körper sind der unsterbliche Teil von Uns selbst!

Die Niedrigen Körper:

Der Physische Körper

Der Ätherkörper, in diesem sind alle Erfahrungen (Essenzen) der Inkarnationen aufgezeichnet - das ätherische Double.

Der Gefühls- oder Astralkörper

Der Gedanken- oder Mentalkörper

Schon bei den niedrigen Körpern ist das Wesentlichste immateriell, durch die Schwere des Physischen Körpers ist die Essenz lokal gebunden. In dieser vierschichtigen Erscheinungsform artikuliert sich der Lebensstrom - HOLON – oder KlangStrom, oder Heilige Geist, als Mensch in der dreidimensionalen Wirklichkeit. Selbstverständlich sind auch in einer solchen konkreten Historischen Inkarnation seine drei höheren Strukturell präsent. Wobei diese Höhere Qualität auch während einer Inkarnation die Niederen Reiche vorübergehend verlassen kann; das tun wir jeweils, wenn Wir schlafen, das tun Wir bewusst, wenn Wir meditieren; und wenn Wir voll erwacht sind können Wir bewusst mit diesem Potential überallhin im Kosmos „reisen" ohne Raketen, nur mit dem Potential der voll entwickelten Telepathischen Energie! Die Sufis nenne das: Stirb bevor du stirbst. Auch Deskalos hat das ja tagtäglich angewendet und ist „herumgereist" Wie schön in seinen Büchern nachgelesen werden kann.

Die drei Höheren Körper:

Der Kausalkörper

Das Heilige Christ-Selbst (Buddhi)

Jedes Menschen Höchste Autorität, der Teil (Funke) Gottes in ihm, das ICH BIN
Der Kausalkörper ist die unsterbliche Essenz des Ätherkörpers, durch ihn wird die Lebensfülle und auch die karmischen Essenzen von einer auf die folgende Inkarnation weitergetragen. So beginnt essentiell eine Neue Inkarnation auf dem Stand, wo die vorhergehende aufgehört hat. Das biologische Werden - Kind - Jugendlicher - Reifer Mensch - ist immer nur ein Neuer Vollstart in einen konkreten neuen Lebensvollzug!

Das Heilige Christ-Selbst ist Jene geistige Bewusstseinsentwicklung, die die funktionierende Brücke zwischen den niedrigen Körpern und der Kausalseele mit der Essenz des Göttlichen Funkens in einem Selbst herstellt.
„Niemand kommt zum Vater als durch mich!" Ohne diese Brücke gibt es keine Rückkehr. Nicht der historische Jesus Christus ist die Brücke, sondern der „Erwachte" Christus in einem Selbst!
Dies ist die Liebesenergie, die alle Reiche in einem Selbst und in der Ganzheit alle Reiche miteinander vereint. Und das ist letztlich die Lichtenergie, die jenen „Raum" einnehmen wird, der heute noch von Karmaenergie besetzt ist! Es ist im wahrsten Sinne die Erleuchtung! - „Es werde LICHT!"
LICHT = LIEBE

Das Wesen Mensch ist ein HOLON

Die Substanz des Menschseins ist holistisch, das heißt: eine mehrdimensionale Wesenheit ist in der momentanen Entwicklungsstufe in einem dreidimensionalen Körper „gebunden"! Durch Unseren Bewusstseinsverlust, wer Wir sind, hat sich das Selbstverständnis auf diese dreidimensionale Form reduziert. Durch diesen, jetzigen kosmisch ermöglichten Aufbruch zur Erkenntnis zurück, erreichen Wir auch wieder die Handhabung Unserer mehrdimensionalen Potentiale! Je nach

Bewusstseinsidentität verfügen Wir über entsprechende Fähigkeiten!
(Ende aus „Ein Kurs in Wundern", das ich mit einigen meiner Zutaten ergänzt habe.)

Tulsi Sahib Die Seele hört eine Welle des Klangs

Ein Teil über das sich alle Splittergruppen einigen, besteht darin, dass Tulsi Sahib die Lehren von nirguna bhakti konsolidierte, den Pfad von surat shabd Yoga erklärte, und für den populären Gebrauch des Begriffs Sant Mat größtenteils verantwortlich war. [Tulsi Sahib - Heiliger von Hathras,] Seine Lehren sind in Ghat Ramayana, Ratan Sagar, und Shabdavali aufgenommen. Die Schriften von Tulsi, in der Tradition von früher Sant Dichtern, verurteilen Idol-Anbetung, tantrische Übermaße, Sektiererei, und Ritualismus, der in mehreren der populären religiösen Bewegungen seiner Zeit überwiegend ist. Er stellte seine Gespräche auf den Innenaspekt von geistigem Sadhana in den Mittelpunkt, eine Reinigung der Seele (surat) mittels surat shabd Yoga verlangend, so dass Moksha (oder Befreiung) gesichert werden konnte. [Das Leben und Lehren des Tulsi Sahib.] Die ultimative Verwirklichung beschreibend, schreibt Tulsi Sahib: Die Seele hört eine Welle des Klangs und Rhythmus, der sichtbar aus dem Westen wird. Sie öffnet die Tür - unbeschreiblich, unbeschreiblich. Rhythmus und Anblick überschreitend, geht man ins Tor des Turms der Leere ein, wo mittels der zwei Türen des Sehens und Klangs man die höchste Wirklichkeit (parbrahma) findet. Dann sieht man den Klang-Strom (sabda), hervorbringend Hunderte vom Universen ausgebend (lit. Himmel-Eier), und Klang (surat) dringt zur Mitte von ihnen allen, ihrem Kronjuwel ein, das klein wie ein Insekt ist.

Das Wissen der Alten

Das Wissen der Alten ist perfekt. Wie perfekt?

Zuerst wussten sie nicht, dass es Dinge gibt. Dies ist das vollkommenste Wissen, nichts kann hinzugefügt werden. Danach erkannten sie, dass es Dinge gibt, aber sie haben sie nicht unterschieden. Danach haben sie sie unterschieden, aber sie haben kein Urteil darüber gefällt. Alls sie Urteile darüber fällten, wurde das Dao (Tao) zerstört. Nachdem das Dao zerstört war, entstanden individuelle Präferenzen.

Dschuang Dsi oder Zhuangzi

Der Ursprung der Welt ist ein Aspekt der nicht über Denken und Sprache erfasst werden kann.

Laotze (Laozi)

Wissenschaft ist Begriff. Der Begriff aber ist ein Vieles. So verfehlt sie das Einssein, da sie in Zahl und Vielheit gerät. So musst du also über die Wissenschaft hinaus gehen, musst ablassen von der Wissenschaft und dem Wissbaren, ja von jedem anderen Gegenstand der Schau, wenn er auch schön sein mag, denn alles Schöne ist später als das Eine und kommt von ihm so wie alles Tageslicht von der Sonne.

Plotin.

Einssein

Wozu glauben, oh ihr Frommen? Ich fand den Weg zurück zur Nüchternheit. Bin weder Moslem, noch bin ich Hindu. Kein Christ, nicht Anhänger Zarathustras, und auch kein Jude. Bin weder aus dem Westen, noch aus dem Osten. Bin keinem Ozean entstiegen und auch bin ich kein irdisch Tier. Weder bin ich ein Wunder der Natur. Und komm auch nicht von fernen Sternen.
Weder Fleisch von ird'scher Krume, noch vom Wind belebt. Weder Wasser meine Adern, noch Feuer

formte mich. Nicht bin ich weltliches Gewebe, noch ein Juwel aus Teilchen und Atom'n. Und auch nicht begrenzt durch Schöpfung, auch nicht durch Himmelsthron. Nicht durch versprechen alter Zeiten, noch durch Vorsehungen. Nicht durch höllische Qualen, noch durch paradiesische Ekstase. Bin weder nachkomme Adam und Evas. Noch ein Geschöpf himmlischer Phantasien.

Mein Platz ist das Nirgendwo. Mein Bild ist ohn' Gesicht. Weder einem Körper noch einer Seele entsprungen. Ich entstamme dem göttlichen Ganzen.

Ich habe fröhlich lachend das Getrenntsein überwunden. Sah die Einheit des Hier und des Danach. Einssein ist, was ich singe. Einssein ist, was ich sage. Einssein ist, was ich weiß. Einssein ist, was ich suche.

Trunken von dem Kelch der Liebe habe ich beide Welten verloren, unten und oben. Alleiniges Schicksal, das mich erreicht, Liederliche Heuchelei.

In meinem gesamten Leben, sogar als ich einmal seinen Namen vergaß, eben durch Zufall. Für die verbrachte Stunde, für den Moment habe ich mein Leben gegeben, und bereue.

Geliebter Meister, Shams aus Täbris, In dieser Welt bin ich so trunken von Liebe! Der Weg der Liebe ist nicht einfach. Ich habe Schiffbruch erlitten und ward versenkt.

Mowlana Jalalodin Balkhy Rumi oder Mevlana Rumi

Zu Abschluss noch das hier: In diesen Demokratie Faschiss Muuus Zeiten, wo Sekten also Gruppierungen unterschiedlicher Ziele und Fähigkeiten und Ansprüche und Lügen und Betrug und Zerstörung auf der Erde herum torkeln und einige sich fragen: „Was ist hier los, wo bin Ich und Wer Bin Ich", gibt es von denjenigen die noch erkannt hatten wer sie sind und was sie sind und welche Fähigkeiten und Aufgaben sie hier im Wirrnisleben auf dem Erdplaneten erfahren, die Worte aus Schriften und Propheten und Erleuchteten Erwachten Meistern und anderen, die versucht haben etwas Klarheit und Lebensqualität unter diese Bedingungen und Entwicklungsphasen der menschlichen Evolution zu bringen.

In den indischen Schriften Veden Bhagavadgita und anderen Schriften steht ganz eindeutig das der Mensch das Göttliche Selbst ist. In der Bibel sagte Jesus zu den Juden: Steht nicht geschrieben in eurem Gesetz (Psalm 82,6) Ich habe gesagt: Ihr seid Götter. Oder aus dem ersten Brief des Johannes: Meine Lieben, wir sind schon Gottes Kinder, es ist aber noch nicht offenbar geworden, was wir sein werden. Oder aber Jesus Worte: Ich bin Gottes Sohn. Also sind alle anderen Menschen auch die Söhne Gottes oder die Töchter Gottes. Oder aber wer genau Buddhas Schriften gelesen hat der erkennt das Buddha klipp und klar sagte:"Das es nichts zu erreichen gibt, das was er erreichte stellte er fest das war er schon immer". Also egal was passiert und wie durchgeknallt die Menschheit sich präsentiert wie verrückt senil mörderisch und elegant oder aufgeteilt in Klassen und Arme und Reiche und Mittelschicht oder sonstwas. Wie schlecht es dir geht oder wie erfolgreich man ist, das ist alles nichts gegen das was du wirklich bist.

Aber es nützt nicht viel, erfolgreich superreich berühmt und mörderisch zu sein, senil im glaube radikal im ermorden andersdenkender und anders lebender, schlau im betrügen und ausbeuten zu sein in der Wirtschaft in der Gesetzgebung bei den Steuereintreibersystemen oder aber die Ziele von Managerwirtschaftlobbygruppen erfolgreich durchzusetzen mit der Lobbypolitik, das Innenleben dieser erwähnten Menschengruppen, wird Armseelig bleiben, es wird ein Raubmensch bleiben trotz des göttlichen Erbes trotz des göttlichen Ursprungs, und das sterbliche das sinnlose das zerstörerische wird im Vordergrund sein und Leiden schaffen für alle jene die entweder Täter und auch diejenigen die Opfer sind. Hier hilft nur wahrhaftige Reinigung der Innenwelt dieser Menschen. Und dazu gibt es ja diese meditativen spirituellen Arbeitsprozesse und Aufgaben. Und als ich erkannte und sah was hier auf der Erde abging und immer mehr feststellte das hat mit mir fast garnichts mehr zu tun, das bin ich nicht, so bin ich nicht, so will ich auch nicht sein und werden durch deren Einfluss und Beeinflussung, und ich mich auf den inneren Weg machte das abzulegen wegzumeditieren wegzudenken, da gab ich mir, danach, erstmal eine Belohnung für meine jahrzehntelange Arbeit und erschuf den „Spirituellen Nobelpreis" den ich mir als erster Träger selber verlieh, am 21.September 1996…HoHoHo.

W.Schorat
Bad Zwesten
18.10.2010

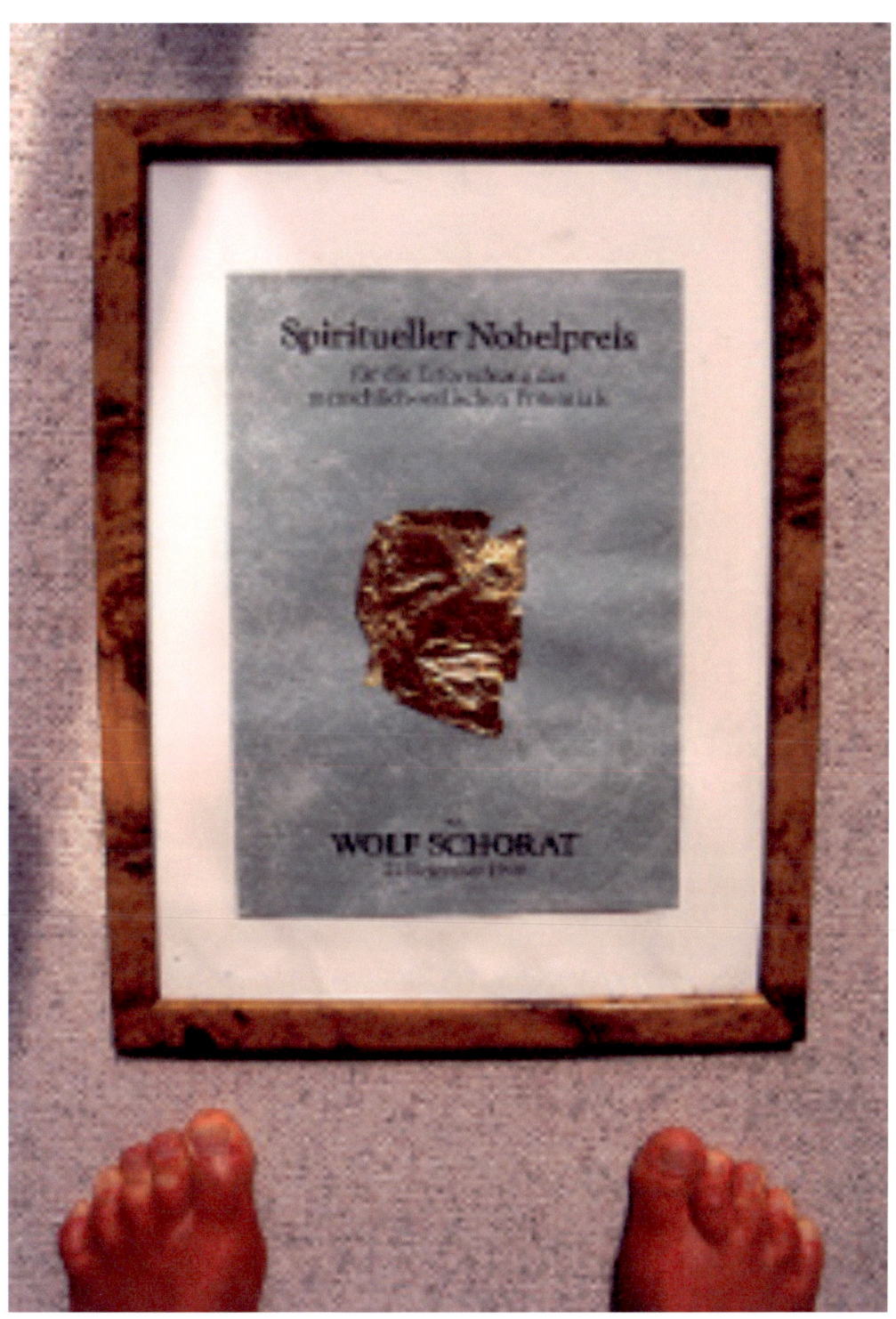

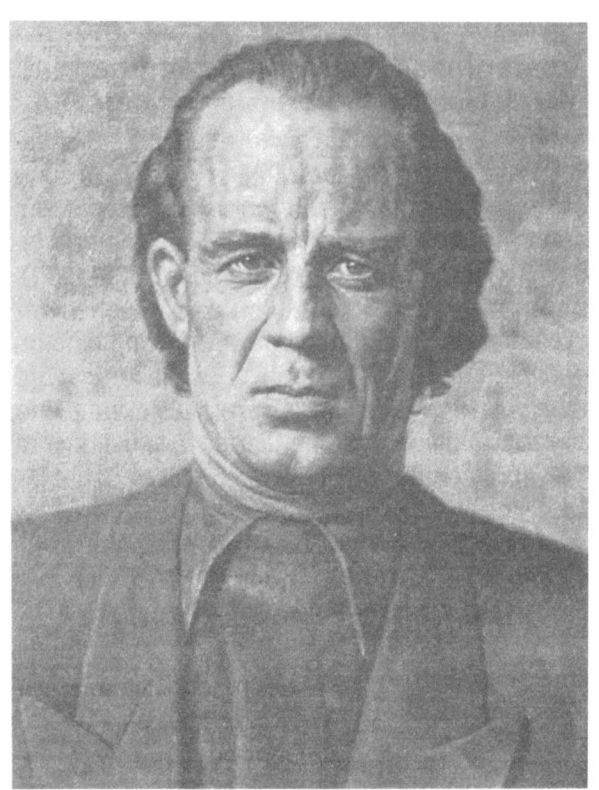

Hilfe und Heilung auf geistigem Weg durch die Lehre Bruno Grönings

– medizinisch beweisbar –

www.bruno-groening.de

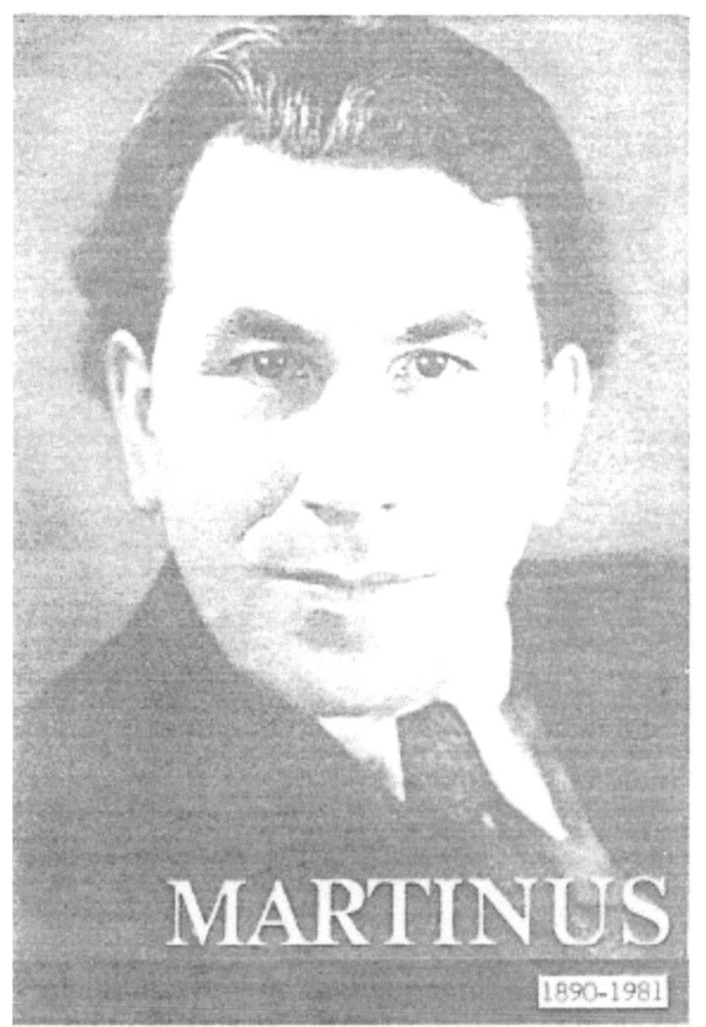

MARTINUS

1890-1981

"Wo Unwissenheit
entfernt wird,
hört die Existenz
des Bösen auf"

Kosmische Analysen für die Welt

www.martinus-verlag.de

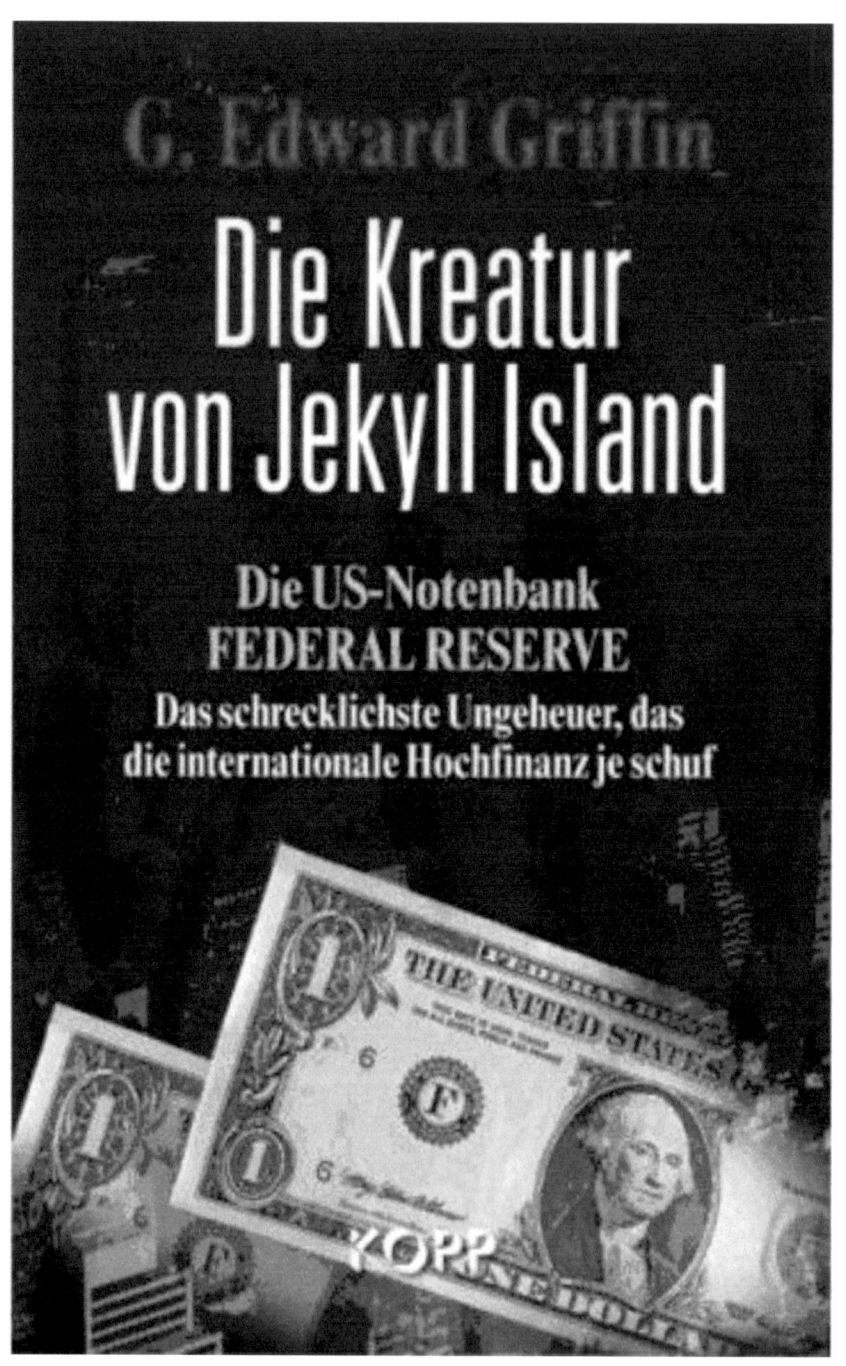

G. Edward Griffin

Die Kreatur
von Jekyll Island

Die US-Notenbank
FEDERAL RESERVE
Das schrecklichste Ungeheuer, das
die internationale Hochfinanz je schuf

KOPP

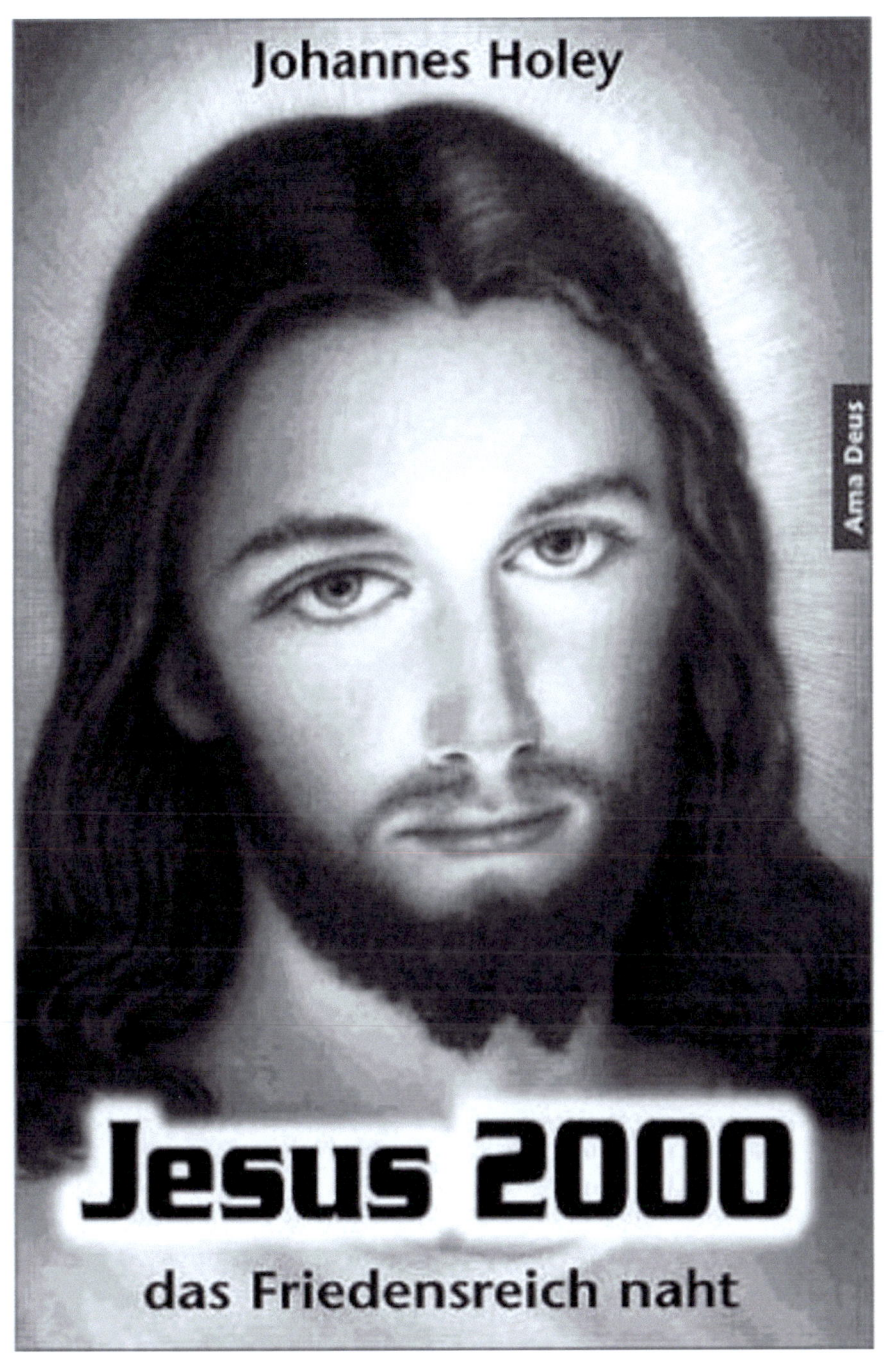

Johannes Holey

Ama Deus

Jesus 2000
das Friedensreich naht

Wissenschaft und Gesundheit

mit Schlüssel
zur Heiligen Schrift

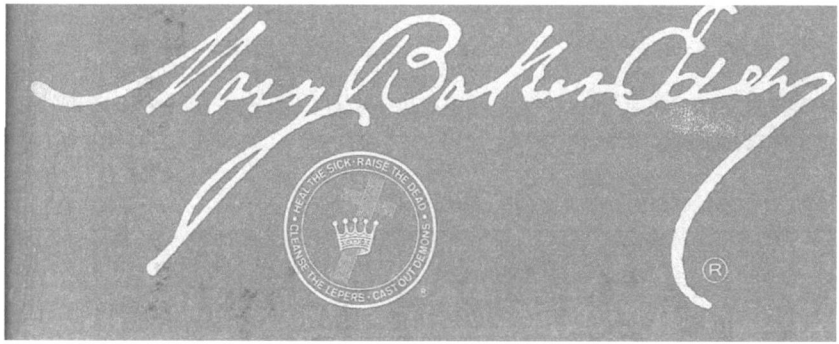

Deutsch - Druck 1975

Herausgeber : The First Church of Christ, Scientist, in
Boston, Massachusetts, USA

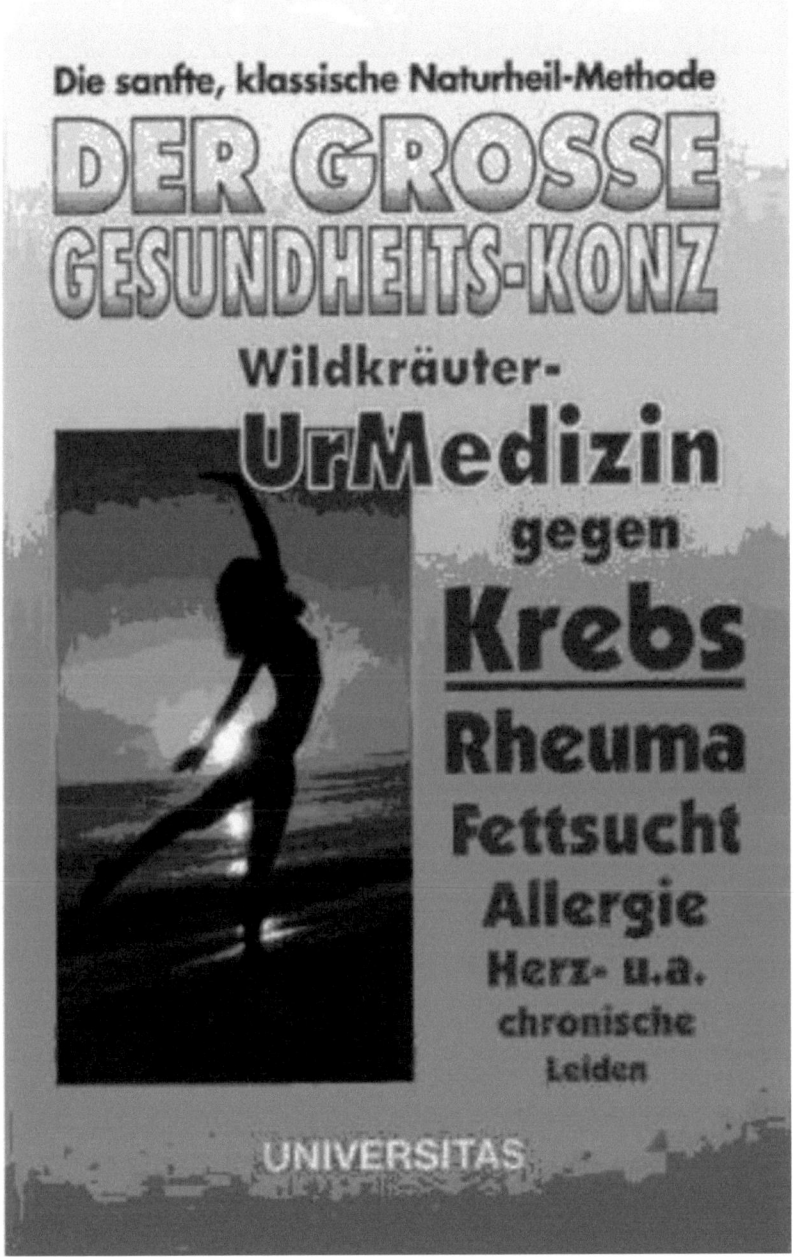

Die sanfte, klassische Naturheil-Methode

DER GROSSE
GESUNDHEITS-KONZ

Wildkräuter-

UrMedizin

gegen

Krebs

Rheuma

Fettsucht

Allergie

Herz- u.a.

chronische

Leiden

UNIVERSITAS

JUSTUS - LIEBIG - UNIVERSITÄT GIESSEN

Institut für Ernährungswissenschaft
der Justus - Liebig - Universität Gießen

Rohkost

Historische, therapeutische und theoretische Aspekte einer alternativen Ernährungsform

Edmund Semler

Dissertation zur Elangungdes Doktorgrades (Dr. oec. troph.)

Versannd, Kontakt : edmund.semler@gmx.net
473 Seiten

ICH BRINGE EUCH HEIM

Ausgewählte spirituelle Lehren
von der
Höchsten Meisterin Ching Hai

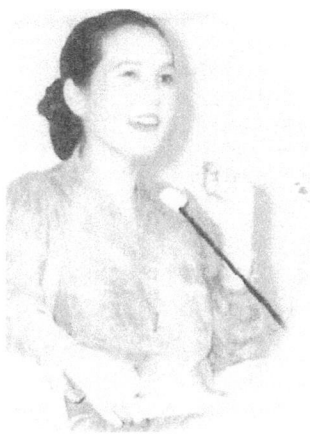

Die von der Höchsten Meisterin Ching Hai gelehrte Guanyin-Methode (Kontemplation des inneren Lichts und Klangstroms) eröffnet uns einen Weg. Gottes grenzenlose Liebe zu erfahren und eins mit Ihm zu werden.
„Wahrscheinlich habt ihr schon gehört, dass es verschiedene Methoden gibt, die zur Erleuchtung führen, und es gibt auch tatsächlich mehrere. Aber es gibt nur eine Methode, die euch zur höchsten Erleuchtung bringen kann. Am Anfang könnt ihr verschiedenen Wegen folgen, aber um ganz nach oben zu gelangen, müsst ihr auf diesem Weg gehen. Er muss die Kontemplation des inneren Lichts beinhalten und der inneren Schwingung, die in der Bibel das Wort genannt wird."

„Dieses Wort oder diese göttliche Schwingung wird in allen Religionen erwähnt. Wir nennen sie "Yin" andere bezeichnen sie als "Logos", „Tao", himmlische Musik" usw. Ihre Schwingung ist in allem Leben und erfüllt das ganze Universum. Diese Innere Melodie kann alle Wunden heilen, alle Wünsche erfüllen und allen weltlichen Durst löschen. Sie ist reine Kraft und reine Liebe. Weil wir aus diesem Klang gemacht
sind, lässt uns der Kontakt mit ihm im Herzen Frieden und Zufriedenheit finden.
Nachdem wir dem Klang gelauscht haben, verändert sich unser ganzes Wesen, unsere Lebenseinstellung wandelt sich ganz und gar zum besseren"

Aufschließung der Apokalypse

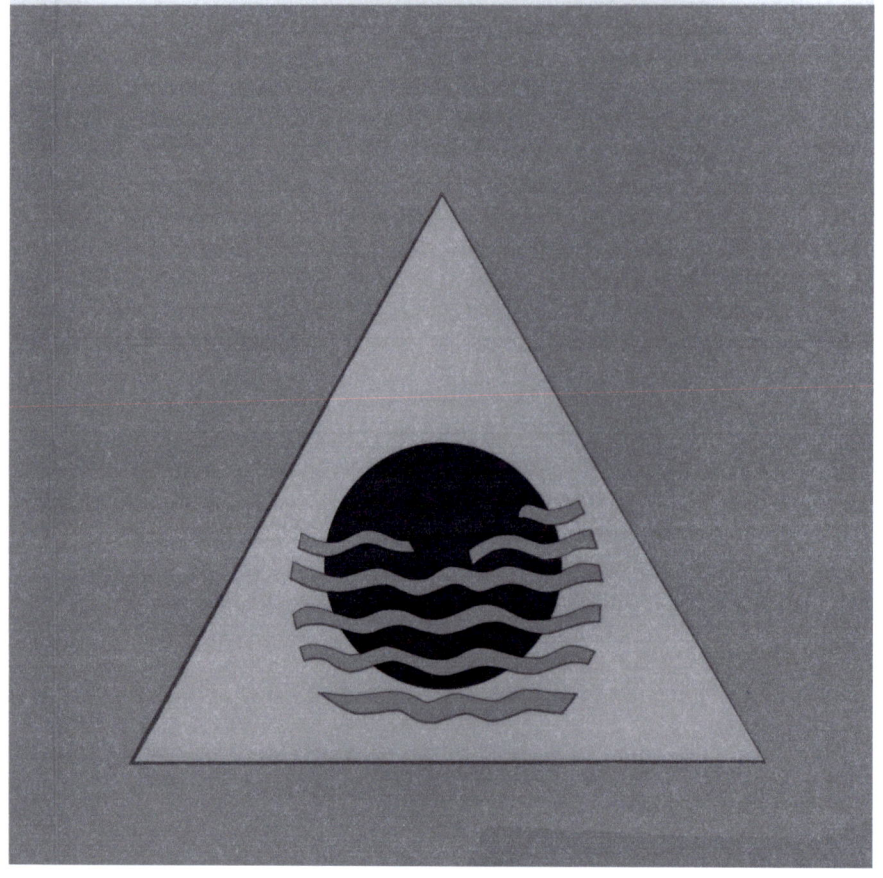

Helene Möller
RADONA-VERLAG * USINGEN / TAUNUS

Bisher erschienen oder in Vorbereitung:

Meditative spirituelle Schwangerschaftslösung *Sachbuch* & **Buddhas höchste Lehre** *Sachbuch (nach 2600 Jahren zum ersten Mal ins Deutsche übersetzt)* & **Spirituelle Transformation der** *Industrie Anleitung zur Oualitätssteigerung* . *Mit* **dem Solar- Kanu zur Hudson Bay** *(3000 Kilometer von Saskatchewan zu den Eisbären) Expeditionsbeschreibung* **Kohlenhydrate Eddy** *Verrückte Erzählung.* **Modernes** *amerikanisches* **Management** *In* **München** *Wahre Kriminalerzählung* & *Die blitzartige Erleuchtung* **des Herrn „Z"** *Humorvolle Erzählung* & *Wiedergeburt* **und Erleuchtung des Jungen Werther** *In* **Marrakesch** *Humorvolle Erzählung.* **Reise zur** *Fraueninsel Komische Liebeserzählung* & **Die Realität des** *Geleerten Seltsame Erzählung* *mit Erfahrung des übernatürlichen Lichts* & **Sigurd** *Lichtlos* **oder die Menschwerdung eines Engels** *Meditative Kriminalerzählung* & **Als Jesus noch blödelte** *Die Witze die Jesus erzählte, der Vatikan jedoch verbot* & **Als** *Ich* **noch Jude war** *Erfahrungserzählung* & **Der Detektiv** *Detektiverzählung auf spirituellem Niveau* & *Salziger* **Honig** *Liebeserzählung* & **Gott mit Koffer und Handtasche auf der staubigen Landstraße zur bedingungslosen Liebe** *Poetische Erzählung* & **Abschied vom Angeln** *Erzählung* & **Mit Lachsen und Grizzlys am Babine River In** *British* **Columbia** *Erzählung* & **Sogar** *in* **Kanada lebt der Blues der Germanen** *Verrückte wilde Erzählung.* **Die Auflösung** *Tagebuch-Tage* & **Sie nannten Ihn Fuzzy** *Wenn 10-Jährige missbraucht werden, Erzählung* & **Liebe stinkt nicht** *Theaterstück* & **Der** *Sinn* **des** *Papalagie* *Witzige Antworten* & **Ausbildung zum** *spirituellen* **Therapeuten** *Ein persönliches Lehrbuch* & **Die Meisterin Ching Hai** *Licht und Ton Meditation und mehr* & **Rosa Frühling in Montreal** *Erotische Erzählung* & **Reise zur Badewanne** *Holstein das sauberste Land der Erde* **& Psychologie der Meister** *Das Denken und Sein* **& Demokratie Faschisssmuuus** *Der Selbstbedienungsladen für Raubmenschen* **& Erleuchtung durch alkoholische Getränke** *Realität unabhängig von Moral usw.* **& Das Mantra „ Mich selbst erkennen"** *Selbsterkenntnis* .

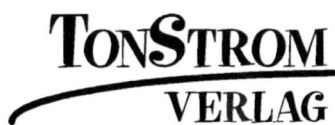

TonStrom
VERLAG

Wolfgang Eckhardt Schorat

Heinrich-Heine-Straße 17 . 34596 Bad Zwesten Telefon u. Fax 05626-1414

11.11.2014

Inzwischen gibt es mehr Informationen zu dieser menschlich staatlichen Entwicklung als FIRMA. Präzise Informationen sind unter diesem weblink zu finden: http://www.neudeutschland.org/index.php/news/items/staat-regierung-oder-unternehmen.html
http://www.neudeutschland.org/index.php/W%C3%A4hrungsrechtliches_Grundlagenwissen.html

Die Banker haben also aus ehemaligen souveränen Staaten Firmen gemacht. Zuerst passierte das in den USA.
Wenn also die USA oder die Bundesrepublik gar kein Staat sind sondern eine Ficktief Fiktive Struktur im Anwaltsjargon, dann sind deren Rechtslehren und Gerichtswesen und Geldwesen und andere Ableitungen total ohne jegliche Vollmacht oder Verantwortung für die FirmenArbeiter oder das FirmenPersonal also deswegen der Personal-Ausweis.

Es ist also eine Firmenstruktur die natürlich ohne wenn und aber ausschließlich Gewinne machen muss und das ist das Kapitalistensystem. Also das System oder Denken der Ignoranz der Dummen,die sich die westliche Wirtschaftswelt aufgebaut haben. Es waren die Banker,FED,Zentralbanker und andere Banker Global die dieses Betrugssystem aufgebaut haben indem die arbeitende Bevölkerung mit dem benebeln von Demokratie ausgebeutet wird.
Denn eine Demokratie erscheint immer erst dann wenn die Besitzenden die Bevölkerungen so weit ausgebeutet haben, das sie nun mehr Zugeständnisse machen müssen,indem sie Demokratie zulassen. Aber da ja schon alles von den Bankern global besessen wird gibt es für die demokratische Bevölkerung nur das Spielfeld der Fakten der Besitzenden.
Die aber haben schon vorsorglich daran mitgearbeitet Parteien mitzugründen in dem Denken „teilen und herrschen".Denn Parteien sind Teile wie ihr Begriff ja Impliziert und deswegen sind Streitigkeiten Uneinigkeiten auf ewig Vorprogrammiert. So ist das auch gewollt.
Denn dieses System ist ja aus der Natur heraus entstanden, der Mensch als Raubtier gegen die Natur der anderen;bis hin zu den Königreichen und anderen Besitzern. Und wenn heute nachgeforscht wird,sind diese Besitzenden alten Familien größtenteils weiterhin die Besitzenden in den Ländern. Nahrung, Medien,Banken,Politik,Wirtschaft,Polizeiwesen,Gerichte,Militär,das ist alles im Sinne der Besitzenden,der Banker oder Bankster wie sie heute genannt

werden aufgebaut. Da aber dieses System in dem Uralten Denken dieser Wahnsinnigen und Intoleranten und Ignoranten Kaiser,Könige. Prinzen, aufgebaut wurde, herrscht auch das Denken gegen die Bevölkerung weiterhin genau so wie damals,nämlich das die Bevölkerung zur Ausbeutung und dem Habgierrausch der Besitzer dieser alten Strukturen angewendet wird. Und Deutschland ist enorm davon geprägt. Deutschland gibt es aber gar nicht. Es gibt auf dem Papier aber the federal republic of germanyy-die Bundesrepublik Deutschland. Und das ist eine Firma genau so wie die USA eine Firma ist. Und deswegen bekommen Firmen das Totalrecht die Politik zu bestimmen und Firmen werden immer mächtiger und korrupter weil im Geschäftswesen sich das Raubtier Mensch mit seiner Totalkriminalität am perfektesten austoben kann.

China wird in ca.10 Jahren den Chinesen die Demokratie geben,weil bis dann die Parteifunktionäre den größten Teil Chinas besitzen genau das gleiche mit Putin in Russland auch da wird die Demokratie bald passieren denn die Parteifunktionäre und Freunde von Putin werden bis dann alles so weit kontrollieren und einige eigenen sogenannte demokratische Parteien gründen um die Bevölkerung zu verblöden auszubeuten und keine weitere spirituelle Entwicklung im Sinne von :"Die Wahrheit wird euch frei machen", erlauben.
Aber dafür gibt es die Totalverblödung Demokratie.

Es gibt ein weiteres neues Buch: „Das Ubuntu Prinzip" von Michael Tellinger.Da wird schon weiter gedacht im Sinne von eine Gesellschaft ohne Geld, woran ich schon seit Jahrzehnten arbeite.

Aber zur Zeit lebe Ich, Du, Er, Sie, Es, noch unter der ausbeuterischen abgrundtief verlogenen Firma,Firmen, die sich als Staat hochstillisiert haben.Das ist ein Betrug der ist so abgrundtief bösartig so menschenverachtend dunkel so wiederlich unfrei so versklavt so gruselig dumpf,der kann nur von Raubtieren und noch nicht von Menschen entworfen sein.
Und somit sind diese Besitzenden diese Bankster noch keine Menschen sondern bloße gerissene verlogene primitive Raubtiere geblieben.

Helau Helau Helau heute am 11.11.2014

Wolfgang Schorat

webseiten von schorat

www.www.ararat-foto-ansichten.de
www.meditative-transformation-der-industrie.de
www.olhos-de-aguas-1974.de
www.nilgans-im-schwalm-eder-kreis.de
www.anleitung-zum-verhalten-in-finanzkrisen.de
www.shizzo-berlin1980.de

Erste Auflage 2011   Neuauflage 2014
TonStrom Verlag
Heinrich-Heine-Straße 17
34596 Bad Zwesten
Tel/Fax (05626)-1414
Herstellung: Books on Demand GmbH
Umschlag: Schorat
Layout : Schorat
© by Wolfgang Schorat
Printed in Germany

ISBN 978-3-932209-23-9